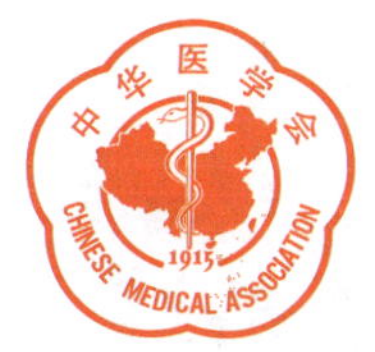

中国医学发展系列研究报告

重症医学

【2019】

中华医学会　编著

管向东　于凯江　陈德昌　康　焰　主编

中華醫學電子音像出版社
CHINESE MEDICAL MULTIMEDIA PRESS
北　京

图书在版编目（CIP）数据

重症医学．2019 / 管向东等主编；中华医学会编著．—北京：中华医学电子音像出版社，2019.5
ISBN 978-7-83005-138-9

Ⅰ．①重…　Ⅱ．①管…　②中…　Ⅲ．①险症－诊疗　Ⅳ．① R459.7

中国版本图书馆 CIP 数据核字（2019）第 060374 号

重症医学【2019】
ZHONGZHENG YIXUE【2019】

主　　编：管向东　于凯江　陈德昌　康　焰
策划编辑：裴　燕
文字编辑：王翠棉
责任印刷：李振坤
出版发行：中華醫學電子音像出版社
通信地址：北京市东城区东四西大街 42 号中华医学会 121 室
邮　　编：100710
E - mail：cma-cmc@cma.org.cn
购书热线：010-85158550
经　　销：新华书店
印　　刷：廊坊市佳艺印务有限公司
开　　本：889 mm×1194 mm　1/16
印　　张：31.25
字　　数：780 千字
版　　次：2019 年 5 月第 1 版　　2019 年 5 月第 1 次印刷
定　　价：78.00 元

内容简介

本书为“中国医学发展系列研究报告”丛书之一，旨在记录中国重症医学领域的创新发展和学科建设，以期对该专业后续发展起到良好的指导和推动作用。集全国重症医学同道之力，秉持最前沿、最客观、最实用的理念，旨在为重症医学同道系统化了解重症医学前沿进展及最新成果提供简便、客观的途径，引领我国重症医学的发展方向。编者收集了近1年来感染、呼吸、循环、凝血、神经、消化、营养、超声、护理及科研等重症医学各个领域最前沿的学术动向，紧密围绕重症医学临床及基础研究的焦点、难点问题展开阐述。本书具有学术引领性和规范性，是重症医学同道的案头经典著作，可作为重症医学专业医疗、护理从业者，实习医师及研究生的参考用书。

中国医学发展系列研究报告
重症医学【2019】
编委会名单

名誉主编 刘大为 邱海波

主　　编 管向东 于凯江 陈德昌 康　焰

副 主 编 严　静 马晓春 王春亭 杨　毅 赵鸣雁 王小亭 李建国

编写秘书 廖雪莲 尹万红 潘　盼

编委名单 （按姓氏笔画排序）

于凯江 马晓春 王小亭 王春亭 王洪亮 王常松 司　向 朱　然
刘　玲 刘大为 刘丽霞 刘海涛 许　媛 许强宏 严　静 李　旭
李文雄 李尊柱 杨　毅 吴健锋 邱海波 张丽娜 张继承 陈德昌
欧阳彬 周飞虎 赵鸣雁 胡　波 胡振杰 段　军 费东生 秦秉玉
钱素云 钱淑媛 高恒妙 郭凤梅 崔　娜 康　焰 隆　云 彭志勇
詹庆元 蔡国龙 管向东 廖雪莲

参编人员 （按姓氏笔画排序）

丁　欣 丁仁彧 于凯江 于荣国 于湘友 万献尧 马朋林 马晓春
马新华 王　亮 王　洁 王　虑 王　雪 王　斌 王　静 王　黎
王小亭 王小智 王广健 王存真 王迪芬 王春亭 王剑荣 王首红
王常松 王婧超 毛　智 毛燕飞 公方晓 方　巍 尹万红 尹承芬
艾宇航 石广志 叶　岭 付江泉 冯　英 冯　清 冯全胜 司　向
朱　然 朱江勃 朱芳芳 朱艳萍 朱桂军 朱雪梅 庄一渝
刘　畅（武汉） 刘　畅（重庆） 刘　玲 刘　健 刘　楠 刘大为
刘小军 刘丽霞 刘松桥 刘忠民 刘京涛 刘春峰 刘海燕 刘景仑
刘紫锰 刘瑞金 汤展宏 安友仲 许　媛 许强宏 孙　骎 孙荣青
严　静 李　旭 李　易 李　波 李　涛 李　萧 李　敏 李　鑫
李文雄 李建国 李洁琼 李素玮 李晓鹏 李维勤 李尊柱 杨　梅
杨　毅 杨向红 杨荣利 杨梦媛 吴　为 吴肖清 吴健锋 吴筱箐
何先弟 邱海波 余　刚 邹同娟 宋　青 张　东 张　奕 张西京

张丽娜　张利鹏　张宏民　张佳慧　张根生　张继承　张琳琳　陆国平
陈　宇　陈　洁　陈　瑶　陈敏英　陈德昌　武　钧　欧阳彬　尚秀玲
罗　云　罗红波　周　华　周　敏　周　翔　周飞虎　周发春　周丽华
赵鸣雁　赵春光　胡　炜　胡　波　胡振杰　段　军　侯晓彤　姜　军
费东生　秦秉玉　顾　勤　柴瑞峰　晁彦公　钱传云　钱素云　皋　林
徐　磊　徐静媛　高心晶　高恒妙　郭凤梅　席修明　唐　雯　黄　伟
黄　曼　黄华玮　黄英姿　黄晓波　黄海燕　黄道政　曹相原　龚仕金
崔　娜　康　凯　康　焰　康福新　章志丹　梁　明　隋　峰　隆　云
彭志勇　彭雅慧　董丽华　蒋怡佳　程　卫　童　荔　谢剑锋　赖　巍
詹庆元　蔡书翰　蔡国龙　蔡学英　蔡常洁　裴　飞　管向东　翟　茜
黎毅敏　颜默磊　潘　纯　潘　盼　潘熠平　瞿金龙

序

习近平总书记指出："没有全民健康，就没有全面小康"。医疗卫生事业关系着亿万人民的健康，关系着千家万户的幸福。随着经济社会快速发展和人民生活水平的提高，我国城乡居民的健康需求明显增加，加快医药卫生体制改革、推进健康中国建设已成为国家战略。中华医学会作为党和政府联系广大医学科技工作者的桥梁和纽带，秉承"爱国为民、崇尚学术、弘扬医德、竭诚服务"的百年魂和价值理念，在新的百年将增强使命感和责任感，当好"医改"主力军、健康中国建设的推动者，发挥专业技术优势，紧紧抓住国家实施创新驱动发展战略的重大契机，促进医学科技领域创新发展，为医药卫生事业发展提供有力的科技支撑。

服务于政府、服务于社会、服务于会员是中华医学会的责任所在。我们从加强自身能力建设入手，努力把学会打造成为国家医学科技的高端智库和重要决策咨询机构；实施"品牌学术会议""精品期刊、图书""优秀科技成果评选与推广"三大精品战略，成为医学科技创新和交流的重要平台，推动医学科技创新发展；发挥专科分会的作用，形成相互协同的研究网络，推动医学整合和转化，促进医疗行业协调发展；积极开展医学科普和健康促进活动，扩大科普宣传和医学教育覆盖面，服务于社会大众，惠及人民群众。为了更好地发挥三个服务功能，我们在总结经验的基础上，策划了记录中国医学创新发展和学科建设的系列丛书《中国医学发展系列研究报告》。丛书将充分发挥中华医学会88个专科分会专家们的聪明才智、创新精神，科学归纳、系统总结、定期或不定期出版各个学科的重要科研成果、学术研究进展、临床实践经验、学术交流动态、专科组织建设、医学人才培养、医学科学普及等，以期对医学各专业后续发展起到良好的指导和推动作用，促进整个医学科技和卫生事业发展。学会要求相关专科分会以高度的责任感、使命感和饱满的热情认真组织、积极配合、有计划地完成丛书的编写工作。

本着"把论文写在祖国大地上，把科技成果应用在实现现代化的伟大事业中"的崇高使命，《中国医学发展系列研究报告》丛书中的每一位作者，所列举的每一项研究，都是来自"祖国的大地"、来自他们的原创成果。该书及时、准确、全面地反映了中华医学会各专科分会的现状，系统回顾和梳理了各专科医务工作者在一定时间段内取得的工作业绩、学科发展的成绩与进步，内容丰富、资料翔实，是一套实用性强、信息密集的工具书。我相信，《中国医学发展系列研究报告》丛书的出版，让广大医务工作者既可以迅速把握我国医学各专业蓬勃发展的脉搏，又能在阅读学习过程中不断思考，产生新的观念与新的见解，启迪新的研究，收获新的成果。

《中国医学发展系列研究报告》丛书付梓之际，我谨代表中华医学会向全国医务工作者表示深深的敬意！也祝愿《中国医学发展系列研究报告》丛书成为一套医学同道交口称赞、口碑远播的经典丛书。

百年追梦，不忘初心，继续前行。中华医学会愿意与全国千百万医疗界同仁一道，为深化医疗卫生体制改革、推进健康中国建设共同努力！

中华医学会会长

目　录

第一章　融合与创新：重症医学发展的灵魂

转眼10年过去了！

10年前，2008年7月4日，国务院国家标准化委员会正式将重症医学列为二级学科，原卫生部将重症医学定位为我国医疗机构的一级诊疗科目，代码28，并颁布了《重症医学科建设与管理指南（试行）》。从那时起，重症医学在崭新的学科平台上飞速发展，走上了专业化、规范化发展的道路，取得了一系列学科发展的成果，也获得了欧美同行的称赞。今天，中国重症医学对急危重患者的救治和突发公共卫生事件重伤病症患者的救治，彰显了重症医学在现代医学发展中的关键作用，可为现代医学发展提供巨大动力。

随着我们所处的伟大时代，中国重症医学专业，幸运地发展到这样一个状态：历史要求中国重症医学工作者紧紧抓住学科发展的良好机遇，认真思考重症医学持续高速发展的途径，认真思考如何有效融合国外及国内不同区域、不同学科，以及科学与社会等多方面有利于重症医学专业发展的力量，坚持创新，建立有效的发展体系，推动现代医学发展，为社会提供越来越专业的优质重症医疗服务。

一、重症医学的国际化、全球化发展

我国的重症医学从20世纪80年代开始起步，比西方国家起步及发展晚，而且在学科发展及基础与临床研究领域，西方发达国家的重症医学理念长期走在我们的前面。但是，近十年来，我国重症医学专业与国际的交流日益密切，深度及广度日益扩大，中国重症医学专业的声音越来越多地出现在不同层级的国际学术交流舞台上，中国重症医学专业的基础与临床研究成果越来越多地出现在不同层级重症和相关顶级学术期刊上。欧美重症医学顶级团队与国际重症医学知名专家越来越多地用认真、关注和热情的眼神看着中国重症医学，且越来越认真地参与其中。中华医学会重症医学分会2018年学术年会，秉持友好合作、开放包容、互学互鉴、互利共赢的理念，举行了“一带一路”学术活动启动仪式，热情地欢迎来自“一带一路”沿线16个国家（包括10月份与分会签订协议的俄罗斯）的重症医学学术团体负责人出席了本次大会。在“一带一路”医疗卫生领域的交流与合作中，中国重症医学专业应该发挥积极的作用，也必将是其中一支重要的力量。我们还盛情邀请了11名全球重症医学和相关专业学术团体的主席及著名专家，作为中华医学会重症医学分会特别邀请的荣誉教授团，友好协作，共同推动重症医学的快速发展。中国重症医学参与国际融合，已经进入良性发展的轨道。

20世纪80年代以来，越来越多的重症医学医师走出国门，通过各种学术会议或国际医疗、研究中心的交流、学习，了解并掌握了重症医学的新理论、新技术、新方向，不断缩小与国际先进水平的差距。另外，在重要的学术会议上，我国专家与外籍专家的交流、沟通日益密切。近年来，在美国重症医学年会、欧洲重症医学年会上，我国知名专家、学者和教授们多次受邀发言或进行专题讲座，设立中文专场已经是这些重症医学专业年会的重要内容之一。2018 年，第 31 届欧洲重症医学年会专门设立了中文专场，我国重症医学教授们受邀作了专题演讲。这些成绩都彰显了我国重症医学专家在推动全球重症医学发展的过程中扮演着越来越重要的角色。近几年在中国重症医学学术年会中（如中华医学会重症医学分会学术年会），也都设立了国际交流板块，如中欧板块、中美板块等。2017 年和 2018 年参会外籍著名重症医学相关专家均多达 40 余名，分别有 50 余场外籍著名专家作演讲。这种创新的双向学术交流与融合，极大地推动了中国重症医学国际化合作的发展。

我国重症医学资源之丰富，可谓全球第一。区域之间的合作，数据的整合利用，正成为中国重症医学工作者开展多中心临床研究无可比拟的巨大优势；大样本、多中心临床研究，为我们提供了丰富的临床数据，可更好地指导临床工作，并且能在疾病整体评价和全面判断方面对世界重症医学的发展发挥积极地推动作用。令人振奋的是，我们一些已经完成的或正在进行的优秀临床研究，正处于国际相关领域的领先水平。例如，2017 年华西医院康焰教授团队在国际重症医学顶尖杂志 *Intensive Care Medicine* 发表的论著：*Early application of airway pressure release ventilation may reduce the duration of mechanical ventilation in acute respiratory distress syndrome*，在第 31 届欧洲重症医学年会上获得 *Intensive Care Medicine* 年度最佳论文第 1 名。2018 年，中山大学附属第一医院管向东教授团队也在 *Intensive Care Medicine* 发表了一项全球领先的多中心临床研究：*Terlipressin versus norepinephrine as infusion in patients with septic shock: A multicenter, randomised, double-blinded trial*，并受邀在第 31 届欧洲重症医学年会上进行交流。近 5 年，中国大陆地区发表在 *Intensive Care Medicine*（2018 年 IF 15.008）的研究论著有 8 篇。

2018 年，中国重症医学专业在国外重症医学及相关杂志上发表论文超过 430 篇，接近 2013—2017 年 5 年发表数量的总和，仅五大重症专业顶级期刊（*Intensive Care Medicine*、*Critical Care Medicine*、*Critical Care*、*American Journal of Respiratory & Critical Care Medicine*、*Journal of Critical Care*、*Chest*），中国发表研究论著的总数就达 121 篇。

2000 年之前，这些成就是难以想象的。今天，这些成就只是坚实的第一步。可以预期，不久的将来，中国重症医学的声音将响彻世界重症医学领域。

二、学科的融合与创新

重症医学的理论体系是研究任何损伤或疾病导致机体向死亡方向发展过程的特点和规律性的体系，它涵盖了针对所有重症疾病所进行的治疗，有着丰富的内涵。现代医学的发展对重症医学的内涵提出了更高的要求，极大地推动着重症医学的持续发展。例如，新的高难度手术和复杂的外科操作（如心肺移植、肝移植和器官簇移植等）日益增加，对重症患者围术期管理提出了新的挑战，需要多学科的协同。重症医学以其在器官功能支持及对并发症处理方面的优势，对抢救危重患者正发挥着不可或缺的重要保障作用。当今社会老龄化日趋明显，老龄重症患者明显增多，由于老龄患者基础疾病多，病情复杂，这也正成为临床医学的一大挑战，因为重症老年患者常常需要重症医学科与其他学科联合诊治。另外，突发公共卫生事件中的重症救治、地震等重大灾难事件的重症救治等均需要多学科间的融合与创新，取长补短，这不仅是重症医学整体发展的需求，更是现代医学发展的重要标志。

三、学科发展与社会发展

医学的发展和社会的发展总是相辅相成的。在现代社会发展过程中，重症医学的发展更是清楚地遵循这一规律。20 世纪 60 至 70 年代，发达国家、地区率先发展了重症医学；20 世纪 80 至 90 年代，中国沿海发达地区，重症专业和 ICU 也得到较好的普及发展。中国今天正处在高速发展的伟大时代，这为医学发展提供了良机，同时也是重症医学发展的黄金时代。中国幅员辽阔，各省、直辖市及自治区之间由于地域差异、经济水平差异、社会状态差异等原因，医疗水平参差不齐、医疗资源分布不均、医疗体系不够完善等问题依然有待改善。从原国家卫生和计划生育委员会发布的《“十三五”国家医学中心及国家区域医疗中心设置规划》中，我们可以看到，我国欲构建以国家区域医疗中心为骨干的国家、省、市、县四级医疗卫生服务体系。这是目前医疗体系建设的重要工程，它将充分发挥国家医学中心和国家区域医疗中心在临床研究、人才培养、技术转化、技术辐射和管理示范等方面的作用，促进我国医疗技术水平及重症患者救治与国际接轨，不断提高我国整体医疗服务水平。我们应该清楚地意识到重症医学的发展正处在绝好时期，我们有责任适应社会需求，推动重症医学的发展。

四、重症医学创新体制的模式

虽然我国重症医学起步晚，但是发展迅猛。从全国各地 ICU 建成数量、规范化、系统化和重症医学从业人员不断增加等方面，都取得了显而易见的成绩。更为重要的是，重症医学的专业知识、专业技能得到广泛普及。新的科研成果进一步揭示重症医学发生发展的机制，学术内涵更加丰富，临床实践的依据更加充实。未来 10 年，我们必须在学科建设、人才培养、诊疗体制、科研建设和网络数据智能化应用等方面建立高效且规范的体制模式，才能推动重症医学的持续发展，使我们的学科能够站在现代医学的最前沿。

1. 组建重症救治快速反应小组　重症医学理念不应局限在 ICU 内，应让所有住院患者都能享受到重症医学发展的成果，从重症医学诊疗理念中获益；也就是说要建立没有“围墙”的 ICU。在所有临床科室中强调“早期识别和处理重症患者”的理念，要求所有临床医师能够对住院患者可能出现或已经出现的病情恶化作出早期快速识别和处理。因此，应建立以重症医学医护人员为主体的快速反应小组（critical care rapid response team，CCRRT），负责制订 CCRRT 的响应标准、职责及启动后的应答。当患者出现呼吸、循环、神经等指标早期异常改变时，CCRRT 需要快速响应呼叫、现场指导救治。CCRRT 是保证各学科重症医疗质量和安全，保证患者成功救治的重要举措。事实上，CCRRT 的有效实施能够从机制上消灭住院患者“突然被发现的病情变化”的现象。因此，重症医学在推广和建立 CCRRT 方面责无旁贷。

2. 大数据与信息化促使ICU诊疗和研究模式改变　大数据成为时代性标志。重症医学科室实际上是最大医疗数据量产生单位，也是医疗大数据的主要应用与研究单位，是临床医学最早进入大数据时代的学科。ICU从诞生开始实际上就步入了大数据时代。对ICU重症患者密集的监测和治疗使我们面对数据超负荷状态。大数据的概念不只是数量上的“大”，其定义包括：①更大的容量（volume）；②更快的生成速度（velocity），大量、实时、在线的数据生成；③更丰富的多样性（variety），医疗数据中通常包括结构化数据表、结构化文本文档和医疗影像等多种多样的数据储存形式；④更多的价值（value），大数据能改变诊疗模式、评估治疗、判断预后和指导临床研究。

从事重症医学的医护人员如何从海量的数据中挖掘出有用的信息，是解决有效利用大数据的关键。在重症患者入住ICU时，医师关注最多的指标是“RR、MAP、SpO_2、HR”，其他大量的数据都被浪费掉。对重症临床信息系统的海量数据进行有效地挖掘，在“大海”中寻找到“金矿”，才能更好地为医师和患者提供服务。也就是说要学会从海量数据中获取有效的、新颖的、潜在的有用数据，从中发现规律，指导临床决策。数据挖掘方式包括：①基础层的多维数据整合和储存；②平台层的数据处理；③功能层的数据即时查询和统计分析等；④提供在线查询及疾病预防、控制、预警及决策等。

大数据的应用将彻底改变临床研究的模式。传统的临床研究是通过有效的抽样对疾病进行研究；大数据将改变抽样的局限性，从整体样本而不是局部样本研究、探讨临床诊疗问题，这将有助于获得重症医学“真实世界”的结果，从而彻底改变临床研究模式和临床统计学模式，重症医学工作者应当勇敢地面对和迎接这一新的科技浪潮。Jean-Louis Vincent在“2050年的重症医学：ICU管理的未来”一文中描述：将来的ICU必然是人工智能化、管理程序化和信息大数据化的新医疗模式。我们的世界将因人工智能而快速改变，谁占领了这个制高点，谁就占据了推动进步的先机。

3. 远程ICU诊疗模式探索　中国既是一个地域和人口大国，又是一个医疗资源，特别是重症医疗资源配置极不均衡的国家，而且处于经济快速发展和社会转型期，突发事件频发，使重症医疗资源的严重匮乏和供需的结构性矛盾日益突出。远程ICU诊疗模式是解决ICU人力资源短缺和地域差异的有效措施。重症医学能够反映医院整体的医疗救治实力，是现代化医院的重要标志。目前，各地各级医院都在不断扩大ICU规模，ICU人力资源短缺和重症患者数量激增的矛盾日益突出。同时，重症患者病情发生发展的突然性和地域的不可预测性，使边远地域突发重症患者无法及时获得专业治疗。远程ICU诊疗模式，能够有效地解决上述问题。它以自动化临床信息系统为基础，利用互联网、大数据等技术，对尽可能多的重症患者实施远距离监控和诊治，这是一种全新的诊疗模式。

1项纳入351家ICU共41 374例重症患者的荟萃分析提示，远程ICU可明显降低重症患者在ICU的病死率和住院时间，提高重症医疗人力资源的利用效率。我国远程ICU的发展尚处于起步阶段，面临人力资源、技术、伦理等问题更为突出，部分地区开始了萌芽式发展，远程ICU独特的优势是实现重症医学普及化发展的有效途径，将在实现重症医疗的区域性均等化，提高重症医学人力资源使用效率等方面发挥重要作用。

4. 统一规范的人才培养模式　学科的核心竞争力，归根结底是专业人员的能力与水平。如何培养合格的重症医疗医师，是学科未来发展的核心要素。近10年，我国各种自然灾难及重大传染性疾病频发，在客观上对重症学科的发展起到了促进作用。在大灾大难面前，重症医疗医师的知识技能及沟通协调能力有目共睹，得到了业界内外的公认。然而，伴随规模的需求与发展，人才短板问题日益凸显。不同年龄、教育层次、受训专业、不同年资的医师在 ICU 基础知识方面的欠缺与差距非常明显。

每天，全国万余个 ICU 内有数万名随时有死亡威胁、医疗花费最昂贵的重症患者。每年，在中国这种重症患者数量达千万。无论如何，这些患者应该接受受过重症医疗专业化训练的、熟练的 ICU 医师的救治管理。因此，培养合格、称职的重症医疗医师，应该建立一套行之有效的模式。美国医疗教育决策者对重症医师培训计划失败的原因早在 8 年前 *JAMA* 杂志上进行了深刻反思。无论什么原因，让这些年轻的 ICU 医师接受重症医疗规范化培训的继续教育需要不断完善。

其他相关专科 ICU（如麻醉、急诊、呼吸等）的医师，也应当接受重症医学培训，否则相关专科培训是不完整的。今天，重症医学已经成为一个独立的医学学科，形成了自己的学科体系，拥有自己的专科实践基地，有解决临床威胁重症患者生命问题的一整套循证医学规范。无论是哪个专科的医师，想要掌握 ICU 知识技能，就必须接受完整的重症医学培训。总之，在我国建立统一、规范的重症医学人才培训体系是迫在眉睫的关键问题。

在重症医学即将进入 21 世纪第 3 个 10 年之际，是一个充满了一切机遇和可能的 10 年，一个伟大转折时代的 10 年。明确学科发展规划，理清发展思路，坚持融合与创新，重症医学的未来一定可以站在现代医学的最前沿，一定拥有美好的明天，为现代医学、为人类健康做出更大的贡献！

（中山大学附属第一医院　管向东）

第二章 脓 毒 症

第一节 糖皮质激素在脓毒症休克中的应用

脓毒症指宿主对感染产生失控的炎症反应，并出现危及生命的器官功能障碍，被世界卫生组织确定为全球健康事业的重点。脓毒症是危重症患者死亡的主要原因之一，病死率为30%～50%。脓毒症的病理生理机制非常复杂，迄今为止，除了早期抗生素、液体治疗和血管升压药外，尚未发现特异的、有效的药物治疗。20世纪初期，人们就发现肾上腺切除的动物对毒素、细菌感染和其他病原体感染性疾病的抵御能力显著下降，这引起了人们对肾上腺功能的关注。在随后的1个世纪里，研究者们展开了22项关于糖皮质激素和脓毒症有关的随机对照试验。对这些结果的分析表明，大剂量激素与病死率和并发症增加有关，小剂量激素在住院病死率和28天病死率方面显示出一些生存优势。对于小剂量糖皮质激素在脓毒症中的作用，研究者们又进行了17项荟萃分析，但是这些研究结果相互矛盾。2018年*the New England Journal of Medicine*发表了2项大型随机对照研究结果，下面就这2项研究的主要内容进行分析与评价，并提出今后糖皮质激素在脓毒症休克应用中可能的研究方向和临床价值。

一、ADRENAL和APROCCHSS试验

2018年*the New England Journal of Medicine*连续发表了关于糖皮质激素的2项研究结果，ADRENAL和APROCCHSS试验分别得出了不同的结果，再次将这个问题推上了风口浪尖，在重症医学界引起了极大的反响。在生存率方面，ADRENAL试验中氢化可的松治疗没有改善90天生存率，且在任何亚组分析中都没有表现出生存获益；而APROCCHSS试验显示90天存活率显著降低6%。在次要结局方面，无论ADRENAL试验还是APROCCHSS试验，在休克时间、机械通气停止时间和重症监护室（intensive care unit，ICU）转出时间方面，氢化可的松组均明显短于安慰剂组。

2018年3月Venkatesh等在*the New England Journal of Medicine*发表了*Adjunctive Glucocorticoid Therapy in Patients with Septic Shock*，即ADRENAL试验。这项研究系一项国际多中心、随机、双盲的平行对照研究，联合澳大利亚、英国、新西兰、沙特阿拉伯和丹麦5国的69家ICU，选择脓毒症休克并进行机械通气的患者，随机给予氢化可的松200mg/d或安慰剂共7天，或死亡或转出ICU。主要结局为90天全因病死率。该研究共纳入了2013年3月至2017年4月的3658例患者，1832例纳入氢化可的松组，1826例纳入安慰剂组。截至90天时，氢化可的松组511例（27.9%）患者死亡，安

慰剂组 526 例（28.8%）死亡，病死率无显著差异。亚组分析结果显示，病死率亦无显著差异。其中，氢化可的松组患者的休克逆转率高于安慰剂组。

2018 年 5 月，Venkatesh 教授又在 *the New England Journal of Medicine* 报道了 ADRENAL 试验的远期随访结果。在 6 个月后，追踪到氢化可的松组患者 1812 例（97.8%）和安慰剂组患者 1803 例（96.9%）。其中，氢化可的松组有 571 例（31.5%）死亡，而安慰剂组有 574 例（31.8%）死亡，2 组 6 个月病死率无显著差异。亚组分析显示，6 个月病死率亦无显著差异。

ADRENAL 试验主要结局显示，氢化可的松不改变感染性休克的成年患者 90 天及 6 个月病死率。虽然主要结局没有观察到差异，但对次要结局进行分析可以看到，相对于安慰剂组患者，氢化可的松组患者的休克纠正速度更快、输血率低，住 ICU 时间和机械通气时间均较短。但是 28 天病死率、休克复发率、ICU 生存期和住院生存期、机械通气时间、肾替代治疗率、新发菌血症或真菌血症均无显著差异。同时氢化可的松组观察到更多的不良反应，但是没有对患者预后造成影响。

同期，Annane 教授在 *the New England Journal of Medicine* 也发表了 1 项多中心、随机、双盲试验，即 APROCCHSS 试验。结果显示，在脓毒症休克患者中，接受氢化可的松联合氟氢可的松治疗的患者 90 天全因病死率低于使用安慰剂的患者（该研究设计之初旨在对比氢化可的松联合氟氢可的松或重组活化蛋白 C，或三药联合，与安慰剂的治疗效果，后因重组活化蛋白退市，试验采用了 2 组平行设计继续进行）。主要结局是 90 天全因病死率，次要结局包括住 ICU 时间、总住院时间、28 天和 180 天病死率、总生存期、无血管升压药时间、机械通气时间或器官衰竭时间。该研究对接受氢化可的松联合氟氢可的松的患者和未接受氢化可的松的患者（安慰剂组）进行了比较。研究共纳入 1241 例，氢化可的松联合氟氢可的松组入组 614 例，90 天病死率为 43.0%（264 例），安慰剂组入组 627 例，90 天病死率为 49.1%（308 例）。氢化可的松联合氟氢可的松组的相对死亡风险为 0.88。无论在转出 ICU，或者出院及 180 天时氢化可的松联合氟氢可的松组病死率均显著低于安慰剂组。但 2 组 28 天病死率差异无显著性（氢化可的松联合氟氢可的松组病死率仍低于安慰剂组的趋势，只是差异不具有显著性）。针对次要结局，在无血管升压药时间和无器官衰竭时间方面，氢化可的松联合氟氢可的松组也均显著高于安慰剂组。在机械通气时间和严重不良反应方面，2 组之间无显著差异。但高血糖方面，在氢化可的松联合氟氢可的松组更多见。

当透过矛盾的结果去分析这两项研究的异同时，我们可以看到，APROCCHSS 试验中报道的生存获益可能与以下因素有关：① APROCCHSS 试验的受试者比 ADRENAL 试验的受试者感染性休克更严重，需要的血管升压药剂量更高，年龄更大，血乳酸更高，对肾移植的需求更高，术后感染患者的数量更少。在术后感染的患者中，对感染源处理的充分性和及时性可能比辅助治疗对预后的影响更大。②治疗时机的区别，APROCCHSS 治疗时机更早。ADRENAL 试验中，患者从休克发生到入组的平均时间约为 20 小时，而在 APROCCHSS 试验中所有患者的从休克发生到入组的时间均不到 24 小时，这表明 ADRENAL 试验中有相当大比例的患者在休克出现一整天后才开始接受氢化可的松治疗。③糖皮质激素给药方式的区别，APROCCHSS 试验给药方式是间断推注，而 ADRENAL 试验是连续输注的方式给药，根据氢化可的松的药代动力学，间断推注的给药方式更加科学。上述这些因素可能导致上述 2 项研究得出不同的结果。

二、影响糖皮质激素治疗效果的因素

结合 ADRENAL 和 APROCCHSS 试验迥异的结局。我们可以看到，临床上影响糖皮质激素治疗效果的因素有很多，如糖皮质激素的给药时机，糖皮质激素的类型、剂量和给药方式，以及患者对糖皮质激素治疗的反应性。

1. 给药时机　与我们一直强调脓毒症治疗的早期抗生素应用一样，糖皮质激素的益处也可能随着给药时间的延迟而减弱。其可能的机制与促炎介质以时间依赖的方式降低糖皮质激素受体的表达并增加糖皮质激素受体的氧化失活有关。在 ADRENAL 试验中，从休克发生到入组的平均时间约为 20 小时，而在 APROCCHSS 试验中所有患者的时间均不到 24 小时。这种差异表明，ADRENAL 试验中有相当大比例的患者在休克开始一整天后才接受氢化可的松治疗。开始治疗的时机可能是 ADRENAL 试验 90 天病死率未改善的原因。

2. 品种选择　在糖皮质激素的品种选择上，ADRENAL 和 APROCCHSS 试验均选用了氢化可的松。目前在治疗方面，普遍认为急性呼吸窘迫综合征（acute respiratory distress syndrome，ARDS）患者选择甲泼尼龙，而脓毒症患者使用氢化可的松。在 APROCCHSS 试验中，氢化可的松组患者也接受了口服氟氢可的松（50μg/d）。但何时使用氟氢可的松尚不清楚，因为其有大量的盐皮质激素活性，氟氢可的松在脓毒症休克患者中的口服吸收率并不明确，而且药物半衰期相对较短（1.35 小时），其生物利用度易受质子泵抑制剂影响。

3. 剂量和给药方式　关于糖皮质激素的剂量和给药方式，研究证实短疗程、大剂量激素治疗与死亡风险增加相关，故 ADRENAL 和 APROCCHSS 试验均采取应激状态下生理量的糖皮质激素剂量，即每天 200～300mg 氢化可的松。但两者的给药方式不尽相同，在 APROCCHSS 试验中，氢化可的松的给药方式是间断推注（每 6 小时 50mg），而在 ADRENAL 试验中，氢化可的松连续输注（200mg/d）。氢化可的松的生物半衰期是 8～12 小时，与连续输注相比，间断给药可能形成更高的峰浓度和细胞内浓度，增加其与糖皮质激素受体的结合，从而带来更佳的治疗效果。而在脓毒症患者中，这种差异可能更加显著。ADRENAL 试验中未给予负荷剂量的氢化可的松，考虑到氢化可的松的半衰期，这种给药方式说明需要 6～12 小时之后氢化可的松才能达到稳定血药浓度，可能进一步影响了试验的结果。

4. 患者的基因多态性　与糖皮质激素治疗效果有关的另一个重要的影响因素是患者对激素的反应性。患者对激素的反应可能受患者遗传基因多态性的影响，如炎症亚型多态性、NF-κB 启动子多态性和糖皮质激素受体多态性等。

5. 治疗的安全性　中到大剂量糖皮质激素（＞400mg/d）可能会增加感染的风险并影响切口愈合。由于使用了短疗程、小剂量激素，ADRENAL 和 APROCCHSS 试验均显示，糖皮质激素并未增加并发症的风险，包括感染、肌病、胃肠道出血和切口裂开。

在 ADRENAL 和 APROCCHSS 之后，又有多篇荟萃分析发表，探讨小剂量糖皮质激素在脓毒症治疗中的作用，但结果与之前一样，仍然众说纷纭。迄今，关于糖皮质激素的争论已经延续了 1 个世纪，临床上的争论仍然在继续。虽然 2017 年欧洲危重症学会（European Society of Intensive Care

Medicine，ESICM）和美国危重症学会（Society of Critical Care Medicine，SCCM）联合发布的 CIRCI 相关指南给我们的临床实践提供了依据，但关于激素的问题仍然未解决，2018 年的 2 篇随机对照研究结果的矛盾充分说明了问题的复杂性，我们对脓毒症的病理生理和免疫机制的认识远远不够，脓毒症休克患者首选的糖皮质激素和最佳剂量策略尚不明确，期待未来涌现出关于激素在脓毒症和脓毒症休克中更多、更高质量的研究！

（首都医科大学附属北京复兴医院 张琳琳 席修明）

参考文献

[1] Reinhart K, Daniels R, Kissoon N, et al. Recognizing Sepsis as a Global Health Priority—A WHO Resolution. New Eng J Med, 2017, 377(5):414-417.

[2] Shankar-Hari M, Phillips GS, Levy ML, et al. Sepsis Definitions Task F: Developing a New Definition and Assessing New Clinical Criteria for Septic Shock: For the Third International Consensus Definitions for Sepsis and Septic Shock (Sepsis-3). JAMA, 2016, 315 (8): 775-787.

[3] Marik PE. The role of glucocorticoids as adjunctive treatment for sepsis in the modern era. Lancet Respir Med, 2018, 6(10):793-800.

[4] Venkatesh B, Finfer S, Cohen J, et al. Adjunctive Glucocorticoid Therapy in Patients with Septic Shock. New Eng J Med, 2018, 378(9):797-808.

[5] Annane D, Renault A, Brun-Buisson C, et al. Hydrocortisone plus Fludrocortisone for Adults with Septic Shock. New Eng J Med, 2018, 378(9):809-818.

[6] Venkatesh B, Finfer S, Myburgh J, et al. Long-Term Outcomes of the ADRENAL Trial. New Eng J Med, 2018, 378(18):1744-1745.

[7] Annane D, Renault A, Bellissant E. Glucocorticoids with or without Fludrocortisone in Septic Shock. New Eng J Med, 2018, 379(9):895-896.

[8] Sweeney TE, Azad TD, Donato M, et al. Unsupervised Analysis of Transcriptomics in Bacterial Sepsis Across Multiple Datasets Reveals Three Robust Clusters. Crit Care Med, 2018, 46(6):915-925.

[9] Hauer D, Weis F, Papassotiropoulos A, et al. Relationship of a common polymorphism of the glucocorticoid receptor gene to traumatic memories and posttraumatic stress disorder in patients after intensive care therapy. Crit Care Med, 2011, 39(4):643-650.

[10] Rochwerg B, Oczkowski SJ, Siemieniuk RAC, et al. Corticosteroids in Sepsis: An Updated Systematic Review and Meta-Analysis. Crit Care Med, 2018, 46(9):1411-1420.

[11] Annane D, Pastores SM, Rochwerg B, et al. Guidelines for the diagnosis and management of critical illness-related corticosteroid insufficiency (CIRCI) in critically ill patients (Part Ⅰ): Society of Critical Care Medicine (SCCM) and European Society of Intensive Care Medicine (ESICM) 2017. Intensive Care Med, 2017, 43(12):1751-1763.

第二节　提高改善脓毒症患者固有免疫吞噬细胞功能

脓毒症是机体应对感染反应失控而导致的一系列危及生命的器官功能障碍的综合征。由于失控的炎症反应和持续的免疫抑制，脓毒症具有较高的病死率。近年来，免疫系统在脓毒症病理生理中的作用受到广泛重视。巨噬细胞、中性粒细胞等吞噬细胞是机体免疫防御的第一道防线，当外界病原菌侵入机体时，它们通过识别、吞噬、抗原呈递等作用吞噬杀灭病原体，并能够释放炎性介质等调节适应性免疫。吞噬细胞功能下降会导致机体清除病原微生物的能力下降，进而促进脓毒症的发生和发展。因此，提高吞噬细胞功能可以增强机体清除致病菌的能力，有助于早期治疗脓毒症。但是增强吞噬细胞功能往往又会促进炎性介质的释放，导致机体进一步的炎症损害。那么，怎样才能在增强机体清除病原微生物能力的同时，又可以避免过强的炎症反应呢？近期，国内外学者开始探索趋利避害的治疗策略。

一、增强吞噬细胞清除病原微生物的能力

清除病原微生物是脓毒症治疗的关键。拯救脓毒症战役相关指南推荐要尽早进行抗生素治疗。除抗生素治疗外，如果可以增强吞噬细胞功能，提高吞噬细胞清除病原微生物的能力，将会有助于脓毒症病原微生物的控制，有助于减少抗菌药物的使用和耐药。

1. 鞘氨醇 -1- 磷酸受体　鞘氨醇 -1- 磷酸受体（sphingosine-1-phosphate receptor，S1PR，包括 S1PR1～5）是一组可以和跨膜 G 蛋白偶联受体家族结合而发挥细胞内生物功能的蛋白受体。目前研究发现 S1PR3 在介导炎症反应和血管屏障功能中发挥重要作用。2017 年方向明等阐述了 S1PR3 在脓毒症发生、发展中的作用，为治疗脓毒症免疫功能下降指出了新的方向。该研究首先在脓毒症患者外周血单核细胞中发现 S1PR3 mRNA 表达水平明显降低，并且 S1PR3 的降低与单核巨噬细胞的杀菌活性减弱和不良结局有关。为了解释 S1PR3 在脓毒症中如何发挥作用，该研究使用盲肠结扎穿孔（cecal ligation and puncture，CLP）和细菌诱导腹膜炎 2 种脓毒症模型来探索 S1PR3 在脓毒症中发挥的作用。结果显示，在 CLP 和腹膜炎模型中均发现 S1PR3 $^{-/-}$ 小鼠血清中炎性因子（TNF-α、IL-6）显著升高，并且体内的细菌负荷也明显增加。因此，S1PR3 可以在宿主防御病原体侵入中起到保护作用。研究还发现，巨噬细胞内 S1PR3 $^{-/-}$ 会导致其杀灭大肠埃希菌的效能下降；而提高巨噬细胞内 S1PR3 的活性后，杀菌功能又可以恢复，重新表现出保护脓毒症的作用。随后，该研究发现 S1PR 3$^{-/-}$ 小鼠是通过降低活性氧（reactive oxygen species，ROS）水平和延迟吞噬溶酶体成熟进而造成巨噬细胞的杀菌功能下降。当巨噬细胞中 S1PR3 缺失时，吞噬体募集液泡蛋白分离 34（Vps34）的能力受损，磷脂酰肌醇 3- 磷酸的产生也相应减少。此时，该研究合成了一种新的 S1PR3 特异性激动剂 GPS-725.017，它可以显著改善脓毒症小鼠的生存率，增强细菌清除能力。而在巨噬细胞特异性敲除 *Vps34* 的小鼠中发现，GPS-725.017 既不会增加小鼠生存率，也不会提高其清除细菌的能力。因此，Vps34 在介导巨噬细胞内 S1PR3 信号清除病原微生物中发挥着至关重要的作用。总之，该研究系统地阐明了 S1PR3 作

为脓毒症潜在治疗靶点，能够增强巨噬细胞吞噬杀菌能力，从而增强脓毒症小鼠抗感染能力，改善生存率。首次合成的 S1PR3 特异性激动剂（GPS-725.017）可以作为新型抗感染药物，具有广阔的临床应用前景。

2. Park 7　Park 7 是由 *park 7* 基因编码的蛋白质，又称 DJ-1。Park 7 最初被认为是一种新的致癌基因产物，目前它更多地被认为是帕金森病早期发病的主要原因。在神经疾病中，持续的氧化应激可以引起 Park 7 功能丧失、ROS 积累，最终导致神经细胞死亡。近年来的研究发现，Park 7 参与巨噬细胞 ROS 产生及其杀菌功能，从而在调节脓毒症固有免疫功能中发挥重要作用。Liu 等研究发现 *Park 7* 基因缺陷（Park $7^{-/-}$）可以显著增加脓毒症模型（CLP 模型和 LPS 模型）小鼠的病死率，降低局部炎性因子（IL-6、TNF-α 和 IL-10）水平。体外实验同样发现经过 LPS（腹腔注射，5mg/kg）刺激后，Park $7^{-/-}$ 巨噬细胞产生的炎性因子也显著降低。因此，在脓毒症中，Park7 与炎性因子可能存在相互作用。而 Toll 样受体（Toll-like receptors，TLRs）识别多数病原微生物来源的大分子，在巨噬细胞炎症反应的激活中起重要作用。接着，该研究发现，Park $7^{-/-}$ 严重阻碍 TLRs 信号，抑制了炎性因子的产生，同时也影响巨噬细胞的杀菌能力。巨噬细胞的杀菌作用与 NADPH 氧化酶和细胞内 ROS 的水平有关，而 NADPH 氧化酶产生的 ROS 在调节 TLR 信号通路中又起着重要作用。随后，研究发现 Park $7^{-/-}$ 小鼠巨噬细胞中 ROS 水平下降，而这种下降源于 ROS 的生成减少。当恢复 Park $7^{-/-}$ 小鼠巨噬细胞中 Park 7 的表达后，巨噬细胞上调 ROS 表达，促进炎性因子产生，改善脓毒症小鼠的生存率。可见，Park7 可以激活巨噬细胞中 NADPH 氧化酶，提高 ROS 的生成，促进炎症反应，增强巨噬细胞吞噬杀菌功能，改善脓毒症预后。

与此同时，Amatullah 等也研究了 DJ-1/Park 7 在脓毒症中的作用。该研究发现，DJ-1/ Park7 可以通过减少 ROS 产生而破坏巨噬细胞的杀菌功能。该研究首先对比野生型（WT）和 DJ-$1^{-/-}$ 小鼠在脓毒症 CLP 模型打击中的表现。结果发现，与 WT 小鼠相比，DJ-$1^{-/-}$ 小鼠可以显著改善 CLP 后小鼠的生存率，减轻脓毒症诱发器官功能损伤，并且 DJ-$1^{-/-}$ 小鼠组织和细胞内 ROS 的生成增加，促炎因子（IL-1β、IL-6 等）水平升高及血培养和组织培养中细菌负荷减少。这些现象证明了 DJ-1 缺失促进 ROS 生成，增强细菌清除能力，提高小鼠生存率。为了进一步了解细菌负荷的降低是否源于巨噬细胞的清除增加，该研究使用小鼠骨髓来源巨噬细胞（bone marrow derived macrophage，BMM）吞噬荧光标记大肠埃希菌颗粒来检测其吞噬杀菌功能。结果发现，在脂多糖（lipopolysaccharide，LPS）刺激后，DJ-$1^{-/-}$ 小鼠 BMM 吞噬和杀灭大肠埃希菌的能力均显著增强；但是当使用 ROS 抑制剂（Bay-117082 和 mitoTEMPO）抑制 ROS 功能后，BMM 的吞噬能力受到了削弱。因此，细菌清除增加的现象是由于巨噬细胞杀菌功能的增强，而杀菌能力的强弱与 ROS 的功能有关。为了进一步解释 DJ-1 是如何通过 ROS 降低巨噬细胞杀菌功能，该研究检测了在 ROS 生成中发挥至关重要的物质——NADPH 氧化酶复合物。结果发现，与 DJ-$1^{-/-}$ 小鼠相比，WT 小鼠 NAPDH 氧化酶活性显著降低，而这种活性下降是由于 DJ-1 与 p47phox（NADPH 氧化酶复合物中的一种亚基）结合抑制了 p47phox 磷酸化，影响 NADPH 氧化酶复合物稳定性，从而降低了 NADPH 氧化酶 2 泛素化。因此，在脓毒症中，DJ-1 可以降低巨噬细胞中 ROS 的产生，抑制炎性因子释放，降低巨噬细胞的杀菌能力，最终造成不良预后。

有趣的是，Park 7 作为脓毒症巨噬细胞中一个重要的调节因子，却在同样的 DJ-1/Park $7^{-/-}$ 动物模型上观察到了脓毒症小鼠的不同生存预后。Park 7 在调节脓毒症 ROS 中可能具有双重作用：在 ROS 生成增加时抑制其生成，而在 ROS 生成不足时则促进 ROS 生成。因此，对于那些长程的免疫抑制患者，可能需要增加 Park 7 的表达；反之，对于那些早期严重炎症反应的脓毒症患者，需要抑制 Park7 的表达。

二、寻找关键靶点，控制炎症反应

中性粒细胞肽（neutrophil peptide，HNP）是中性粒细胞中储存最丰富的蛋白质，由于其广谱的抗菌活性可以消灭致病菌。HNP 同时可以促进 IL-8 释放，IL-8 是一种炎性细胞趋化因子，在炎性和感染性情况下招募和激活中性粒细胞。HNP 对肺上皮细胞和内皮细胞的刺激导致 IL-8 的上调。同时，HNP 也可以激活巨噬细胞，促进炎性因子生成和上调黏附分子表达，最终导致内皮屏障功能破坏。因此，HNP 扮演着两个不同的角色：抗菌肽的杀菌作用和炎症反应的效应器。随着抗菌活性的增强，促炎因子的分泌也随之增强，过强的炎症反应也会造成机体的进一步损害。那么如何在不减弱其吞噬杀菌功能的前提下降低炎症反应呢?

近期，吴健锋等的研究初步找到了可以解决的办法。该研究发现，靶向基底细胞黏附分子 / P2Y 嘌呤受体 6（BCAM/P2Y6）信号通路可作为一种新的途径，在降低中性粒细胞介导的炎症反应和损伤的同时仍可以维持 HNP 在脓毒症中的抗菌功能。该研究使用 HNP 转基因（HNP $^+$）小鼠发现，在脓毒症（CLP 模型）中循环血和腹腔灌洗液的细菌负荷较 WT 小鼠明显下降，全身炎性因子（IL-1β、IL-6、IL-10 等）和趋化因子［单核细胞趋化蛋白 -1（monocyte chemoattractant protein 1，MCP-1）等］水平也相应降低。HNP 还表现出了降低肺部炎症的组织保护作用。然而，在接下来的急性肺损伤模型（机械通气和盐酸滴注模型）中却发现相反作用，即 HNP $^+$小鼠有更加强烈的炎症反应（IL-1β、IL-6、MCP-1 等）和肺损伤作用。骨髓过氧化物酶（myeloperoxidase，MPO）作为白细胞计数的重要指标之一，其在脓毒症小鼠和急性肺损伤小鼠体内的浓度远高于对照组小鼠。但是 MPO 在 HNP $^+$小鼠和 WT 小鼠之间却没有差异。由此可见，先前肺部的不同表现可能是由于 HNP 水平增加导致的。那么，HNP 是如何在肺泡上皮细胞中发挥作用呢? 该研究发现，HNP 可以直接与肺上皮细胞（BEAS-2B 和 SAECs 细胞系）表面的 BCAM 结合，而 BCAM 又可以与 P2Y6 结合。当体外实验中敲除 *BCAM* 时，细胞黏附性显著下降，而 HNP 诱导的 IL-8 产生仅有减弱的趋势；但是敲除 *P2Y6* 却可以导致 IL-8 产生和细胞黏附性均显著下降。使用特异性 P2Y6 抑制剂（MRS2578）直接作用肺上皮细胞可以发现，随着 MRS2578 浓度的增加，HNP 诱导的 IL-8 会出现进行性下降，但是细胞的黏附作用却不受影响。随后，郑俊波等进一步研究了 P2Y6 抑制剂（MRS2578）在肺炎模型和二次打击模型（机械通气后气管内滴注铜绿假单胞菌）中的作用。该研究发现，在单纯肺炎模型和二次打击模型中均可以发现 MRS2578 可以降低 HNP $^+$小鼠的炎症反应，减弱肺部损伤，但又不会抑制其杀菌功能。这些结果证明了 P2Y6 抑制剂（MRS2578）可以降低 HNP 诱发的炎症反应，同时又不会影响其抗菌作用。因此，在调节脓毒症免疫功能时，特异性地阻断炎症通路可以达到一举两得的效果。

脓毒症的全身炎症反应和细胞免疫抑制并不是独立的两个部分，它们在很多脓毒症患者体内同时存在。如何在逆转免疫抑制的同时预防过度的炎症反应是脓毒症治疗的一大难题。目前的研究初步表明，可以通过调控吞噬细胞杀菌功能来增强固有免疫；同时，又可以通过特异性的阻断主要的炎症调控通路，在维持清除病原微生物功能的同时降低炎症反应。因此，未来我们可以通过调控固有免疫细胞吞噬杀菌能力的关键靶点或阻断其主要的炎症通路来实现在脓毒症治疗中的趋利避害。

（中山大学附属第一医院 裴 飞 吴健锋）

参考文献

[1] Hou J, Chen Q, Wu X, et al. S1PR3 Signaling Drives Bacterial Killing and Is Required for Survival in Bacterial Sepsis. Am J Respir Crit Care Med, 2017, 196(12):1559-1570.

[2] Amatullah H, Shan Y, Beauchamp BL, et al. DJ-1/PARK7 Impairs Bacterial Clearance in Sepsis. Am J Respir Crit Care Med, 2017, 195(7):889-905.

[3] Liu W, Wu H, Chen L, et al. Park7 interacts with p47(phox) to direct NADPH oxidase-dependent ROS production and protect against sepsis. Cell Res, 2015, 25(6):691-706.

[4] Cheng Y, Marion TN, Cao X, et al. Park 7: A Novel Therapeutic Target for Macrophages in Sepsis-Induced Immunosuppression. Front Immunol, 2018, 9: 2632.

[5] Lehrer RI, Lu W. alpha-Defensins in human innate immunity. Immunol Rev, 2012, 245(1):84-112.

[6] Quinn KL, Henriques M, Tabuchi A, et al. Human neutrophil peptides mediate endothelial-monocyte interaction, foam cell formation, and platelet activation. Arterioscler Thromb Vasc Biol, 2011, 31(9):2070-2079.

[7] Wu J, Han B, Fanelli V, et al. Distinctive Roles and Mechanisms of Human Neutrophil Peptides in Experimental Sepsis and Acute Respiratory Distress Syndrome. Crit Care Med, 2018, 46(9): e921-e927.

[8] Zheng J, Huang Y, Islam D, et al. Dual effects of human neutrophil peptides in a mouse model of pneumonia and ventilator-induced lung injury. Respir Res, 2018, 19 (1): 190.

第三节 脓毒症生物标志物

脓毒症（sepsis）是感染导致机体反应失调引发危及生命的器官功能障碍，是重症监护室（ICU）患者死亡的主要原因之一，具有发病隐匿、进展迅速、病死率高等特点。因此，脓毒症的早期识别与处理至关重要，是当前研究的重点之一。微生物培养是目前诊断脓毒症的金标准，但其培养成功率较低，需要从不同部位重复取样才有助于提高其阳性率，而且等待培养结果时间较长，常常耽误患者的有效治疗时机，因此有必要找到某种检验指标，可早期、迅速、准确地诊断脓毒症，并用以区别脓毒症和其他导致机体发生严重炎症反应的非感染性疾病。理想的生物标志物不仅可快速检测脓毒症的发生，而且能够辅助早期诊断、危险分层、监测疗效及判断预后，但多数生物标志物敏感性或特异性不足，成本高且缺乏证据证实其实用性，这阻碍了脓毒症生物标志物在临床上的推广使用。

一、生物标志物的应用基础——脓毒症的炎症反应与免疫抑制

脓毒症本质是各种炎性介质影响机体免疫功能的一种严重的感染性疾病，免疫紊乱是脓毒症发生发展的关键因素之一。在脓毒症发病早期，多种炎性介质启动炎症级联反应，导致全身炎症反应综合征（systemic inflammatory response syndrome，SIRS），清除机体入侵的微生物，对机体发挥保护作用。但随着炎症反应加重的同时，抗炎反应也随之增强，机体释放大量的抗炎因子（如 IL-10、TNF-α 和 IL-4 等），启动代偿性抗炎反应综合征（compensatory anti-inflammatory response syndrome，CARS），部分患者呈现严重免疫抑制状态，甚至出现混合拮抗反应综合征（mixed antagonist response syndrome，MARS）。整体而言，脓毒症的病理生理改变涉及机体早期的过度炎症反应和随之进展的严重免疫抑制或麻痹，这是没有明确界线并且有所重叠的两个过程，整个过程涉及太多的细胞因子参与，因此寻找单一的生物标志物精确反映机体 SIRS 或 CARS 的发生过程，该标志物还需具有高特异性、敏感性等优点，是非常困难的。到目前为止，已经有超过 100 种生物标志物被用来诊断脓毒症，但其有效性仍需进一步研究，因此目前研究者们较多地将目光投向多个标志物协同应用在诊断脓毒症中的价值。

二、常见单一脓毒症生物标志物的应用

C 反应蛋白（C-reactive protein，CRP）是一种急性血浆蛋白，由肝细胞合成，在感染或全身炎症反应时升高，因其检测方便、容易获得，且升高程度与感染程度有一定相关性，已在临床中广泛应用。但 CRP 受多种因素干扰，敏感性、特异性均不强，目前仅作为脓毒症的排除性诊断。但尽管如此，近期一项研究表明，研究者纳入 53 项脓毒症生物标志物用于鉴别脓毒症及非感染因素引起的 SIRS，主要包括 CRP、可溶性尿激酶纤维蛋白酶原激活受体（soluble urokinase plasminogen activator receptor，suPAR）、粒细胞集落刺激因子（granulocyte colony-stimulating factor，G-CSF）、IL-6、IL-8、趋化因子（interferon-inducible protein-10，IP-10）、巨噬细胞炎症蛋白（macrophage inflammatory protein，MIP）-1α、MIP-1β、基质金属蛋白酶（matrix metalloproteinase，MMP）8、降钙素原（procalcitonin，PCT）、S100A9 等研究中所使用的指标。结果提示，CRP 及 HLA-DRA mRNA 与脓毒症的相关性最好，而其他标志物组合诊断的效能，也没有 1 项优于 CRP 单独诊断的效能。该项研究也证明了，随着越来越多诊断脓毒症的新型生物标志物的涌现，CRP 依旧是我们不可忽视的重要参考指标之一。

PCT 是目前国际上广泛使用的判断脓毒症细菌感染的重要工具，《2016 年国际脓毒症和感染性休克指南》中针对 PCT 做出以下推荐意见：建议测定 PCT 水平用以指导缩短抗菌药物疗程（弱推荐意见、低质量证据）和对最初怀疑感染随后临床证据不足的患者，建议以 PCT 水平指导经验性

抗菌药物的停药（弱推荐意见、低质量证据）。但少数非感染性疾病患者也可出现 PCT 的升高，如创伤、胰腺炎、恶性肿瘤和风湿病等。其另一局限性在于当局部或慢性感染时，PCT 水平不升高或仅轻微升高。

三、脓毒症生物标志物组合诊断

脓毒症标志物组合有利于提高脓毒症诊断与预测的准确性，能为脓毒症的诊治提供新思路。研究表明，血清淀粉样蛋白 A 在感染早期较 CRP 更灵敏，与 CRP 组合可提高对脓毒症患者细菌与病毒感染的鉴别诊断；中性粒细胞表面 CD64 与 CRP、PCT 组合也可更准确地鉴别细菌与病毒感染。

细胞免疫功能异常，在重症患者中是非常常见的，与重症患者感染及其他重要并发症的发生密切相关。1 项发表在 *Intensive Care Medicine* 上的名为 INFECT 的研究，利用流式细胞仪检测与细胞免疫功能异常紧密相关的 3 种表面标志物：中性粒细胞 CD88、HLA-DR 的表达及调节性 T 细胞（Tregs）比例，随访观察重症患者二次感染的发生率。结果表明，中性粒细胞表面 CD88 表达降低、HLA-DR 表达降低及 Tregs 比例升高预测感染发生率的 *OR* 值分别为 2.18（95%*CI* 1.00～4.74）、3.44（95%*CI* 1.58～7.47）和 2.41（95%*CI* 1.14～5.11）。该研究证实，细胞免疫功能相关的标志物表达异常，与患者发生二次感染密切相关，这也表明未来流式细胞仪可作为检测脓毒症免疫功能的重要手段之一，同时免疫功能异常可作为脓毒症的重要治疗靶点之一。

另外 1 项发表在 *Critical Care Medicine* 的队列研究，利用 9 种脓毒症生物标志物单独或联合预测临床怀疑细菌感染脓毒症患者的病死率。纳入研究的主要人群为满足 2 条或 2 条以上的 SIRS 诊断标准并接受了广谱抗菌药物治疗的 139 例患者。研究者主要观察 9 项生物标志物，包括 α-2 巨球蛋白、CRP、铁蛋白、纤维蛋白原、结合珠蛋白、PCT、血清淀粉样蛋白 A、血清淀粉样蛋白 P 和组织纤溶酶原激活因子，分别于脓毒症发生、24 小时、48 小时及 72 小时后 4 个时间节点检测标志物的水平。利用受试者操作特征（receiver operator characteristic，ROC）曲线下面积比较单一或联合生物标志物对 14 天及院内病死率的预测价值。结果表明，血清淀粉样蛋白 P 在 14 天及院内死亡组患者中均显著降低，而组织纤溶酶原激活因子在 2 组间均显著升高。联合血清淀粉样蛋白 P 与组织纤溶酶原激活因子，其预测效能最佳，预测脓毒症患者 14 天病死率 ROC 曲线下面积为 0.76，预测院内病死率方面为 0.74。

在辅助诊断腹腔感染引起的脓毒症方面，另外 1 项发表在 *American Journal of Respiratory and Critical Care Medicine* 的研究纳入腹腔感染脓毒症患者作为研究人群，因非感染原因进行腹部手术的患者作为对照。对患者入院 24 小时内留取的血样进行全基因组表达谱分析。结果发现，相比于对照组，腹腔感染脓毒症患者有 1196 个过表达的基因及 686 个低表达的基因。在此过程中，研究者提出新型的脓毒症标志物预测模型：sNIP 指数具体计算公式为（NLRP1－IDNK）/PLAC8，其鉴别腹腔感染脓毒症的 ROC 曲线下面积可达 0.97。当 sNIP 指数取临界值－0.12 时，其预测灵敏度为 93%，特异度为 86%。研究者同时对这一预测模型进行了外部验证，其预测腹腔感染脓毒症的 ROC 曲线下面积达 0.91，灵敏度为 88%，特异度为 79%。同研究者比较了 sNIP 指数与 PCT 及其他脓毒症生物标志物组成的预测模型 MetaScore、Septicyte 评分和 FAIM3：PLAC8 的效能。结果显示，其他三者预测脓毒症发生的 ROC 曲线下面积均显著低于 sNIP 指数。因此，研究者有理由认为 sNIP 指数可辅助快速诊断腹腔脓毒症的发生。

除生物标志物联合诊断脓毒症外，1 项来自 *Critical Care Medicine* 的研究提出联合其他临床指标及生物标志物用于区分脓毒症 / 感染性休克与其他非感染性 SIRS 患者。研究者纳入 947 例患者作为研究队列，其他 185 例患者作为验证队列。在进行脓毒症生物标志物诊断前，研究者对于脓毒症及非感染性 SIRS 患者利用列线图（nomogram）进行了初步预测，列线图主要包括年龄、序贯器官衰竭评估（SOFA）分值、近期抗生素使用情况、高体温、白细胞增多及 CRP 水平增高等指标。初步预测后，研究者只需在预测算法中纳入 PCT 及可溶性磷酸酶 A2ⅡA 组 2 种生物标志物，将非感染性 SIRS 患者中的脓毒症患者区分出来，其阴性预测值高达 93%。因此，利用临床指标列线图及生物标志物组成的预测算法，可以有效快速地在急诊室将脓毒症从 SIRS 患者中鉴别出来。

综上所述，由于脓毒症发病机制与病理生理过程极其复杂，许多生物标志物对脓毒症的早期诊断有一定的参考价值，但每个标志物都有其较大的局限性，因此目前没有任何一个单一的标志物可以对脓毒症做出快速、准确的诊断与预后预测。而多种生物标志物组合为脓毒症诊治研究提供了新的思路，但其特异性与敏感性的优势尚待更多的临床研究证实。我们期待未来开展更多大样本、多中心的临床研究，进行多种生物标志物的组合或生物标志物与临床症状、评分系统等组合综合应用，以帮助临床医师早期诊断、指导决策及最终改善脓毒症患者的预后。

（中国人民解放军东部战区总医院　皋　林　李维勤）

参考文献

[1] Lippi G. Sepsis biomarkers: past, present and future. Clin Chem Lab Med, 2019.

[2] Bone RC. Sir Isaac Newton, sepsis, SIRS, and CARS. Crit Care Med, 1996, 24(7):1125-1128.

[3] Parlato M, Philippart F, Rouquette A, et al.Circulating biomarkers may be unable to detect infection at the early phase of sepsis in ICU patients: the CAPTAIN prospective multicenter cohort study.Intensive Care Med, 2018, 44 (7): 1061-1070.

[4] Conway Morris A, Datta D, Shankar-Hari M, et al. Cell-surface signatures of immune dysfunction risk-stratify critically ill patients: INFECT study. Intensive Care Med, 2018, 44(5):627-635.

[5] Kelly BJ, Lautenbach E, Nachamkin I, et al. Combined Biomarkers Predict Acute Mortality Among Critically Ill Patients with Suspected Sepsis. Crit Care Med, 2018, 46(7):1106-1113.

[6] Scicluna BP, Wiewel M, Avan Vught LA, et al.Molecular Biomarker to Assist in Diagnosing Abdominal Sepsis upon ICU Admission.Am J Respir Crit Care Med, 2018, 197(8):1070-1073.

[7] Mearelli F, Fiotti N, Giansante C, et al. Derivation and Validation of a Biomarker-Based Clinical Algorithm to Rule Out Sepsis From Noninfectious Systemic Inflammatory Response Syndrome at Emergency Department Admission: A Multicenter Prospective Study. Crit Care Med, 2018, 46 (9): 1421-1429.

第四节 《脓毒症低血容量治疗的专家意见》解读

近期，*Intensive Care Medicine* 杂志发布了欧洲危重症医学会（European Society of Intensive Care Medicine，ESICM）制定的《脓毒症低血容量治疗的专家意见》。该意见讨论了脓毒症患者低血容量治疗领域内的进展和争议，并对脓毒症患者低血容量时的管理提出专家声明，内容包括液体治疗的时机和目标、液体治疗容量、液体种类等，同时指出目前该领域遗留的问题，为未来的研究规划了蓝图。

一、液体治疗的时机和目标

血容量不足在脓毒症患者中很常见，无论是绝对（血容量丢失）或相对的（血容量重新分配）均可能导致不良结局。因为脓毒症低血容量患者存在低心排血量或低血压引发低组织灌注，进而造成器官功能障碍，所以液体复苏仍是首要措施，但时机仍建议要早、综合多项指标作为目标。

早期目标指导治疗（early goal directed therapy，EGDT）试验中脓毒症和低血压和（或）乳酸盐升高患者在液体治疗后结局明显改善。2016 年拯救脓毒症战役相关指南指出脓毒症和脓毒症休克是临床急症，低血压和乳酸＞2mmol/L，推荐立即开始治疗与复苏。2018 年针对脓毒症提出的 1 小时集束化诊疗也再次强调：脓毒症尤其低血压患者是不能等待或进行延长复苏的。尽管 PROCESS，ARISE 及 PROMISE 3 项试验质疑 EGDT，但每个试验都进行了早期液体复苏。

在 ICU 中，输注液体的主要指标除了低血压和高乳酸，临床触手可及地反映组织灌注的体征（如少尿）也不能忽略。但因在脓毒症休克患者中液体复苏可能不会增加尿量，反而还助长液体正平衡，可能加剧脓毒症休克患者的急性肾损伤（acute kidney injury，AKI）。为了寻求单一的或组合的体征作为液体治疗的起始标志，欧洲 1 项随机临床试验（TARTARE-2S）为我们带来了曙光，该研究将患者分为组织灌注目标组［包括细血管再充盈时间、皮肤花斑、外周温度、尿量、乳酸和平均动脉压（mean arterial pressure，MAP）］和宏观微循环目标组［包括 MAP、中心静脉压（central venous pressure，CVP）和尿量］，旨在评估微观循环和宏观循环目标的效果孰优孰劣。

二、液体治疗容量

早期有效的液体复苏对于稳定脓毒症诱发的组织低灌注或脓毒症休克来说至关重要。2016 年拯救脓毒症战役相关指南推荐静脉输注固定容积的晶体液 30ml/kg。但单一数字不能应对脓毒症时循环衰竭的复杂性，维持血流动力学稳定的最少液体量才是个体化治疗的最优体现。最初紧急时用静脉输液恢复血容量，但患者稳定时输液应谨慎。

针对 CLASSIC、TFM、EHOSS-1、SSSP-1 和 SSSP-2 等 5 项随机对照试验的荟萃分析提示高或低液体容量均没有使低灌注指标得到改善或仅有有限的改善，而有改善的研究结果支持更低的液体量。我们也期待目前正在进行的随机对照试验（CLOVERS、CLASSIC、ARISE FLUIDS 试验）在评估脓毒症休克复苏过程中几种不同情况下液体容量方案的疗效。

尽管在液体复苏的临床研究方面取得了很大进展，但仍然存在以下核心问题：①存在理想的临床参数和体积复苏终点；②应如何滴定容量复苏；③初始量推注给药的最佳剂量是多少；④如何在资源有限的环境中修改容量复苏的方法？

三、液体种类

近些年，根据羟乙基淀粉具有肾损伤的循证证据，脓毒症低血容量休克时液体复苏晶体液作为优选。生理盐水因高氯性酸中毒的风险，如有条件建议使用平衡液。

到现在为止最有价值的是 2 项在 ICU 患者中比较生理盐水与平衡液的研究，即 SMART 研究（n=15 802）和 SPLIT 研究（n=2278）。在这两项研究中，病死率是唯一“真正”以患者为中心的结局。SMART 是单中心和开放标签的，两者都能增加干预效果。上述 2 项研究的结果却不同：SMART 表明生理盐水与平衡液相比肾结局更差，而 SPLIT 研究表明 AKI 发生率或其他结局在生理盐水与醋酸盐 / 葡萄糖酸盐缓冲液组的比较差异无统计学意义。对 SMART 和 SALT-ED 进行了比较，SMART 显示平衡液组较生理盐水组在重症患者病死率和肾替代等综合预后方面下降 1.1%。SALT-ED 试验结果，虽然平衡液并未改变非重症患者的住院天数和预后，但与主要不良肾事件下降 0.9% 相关。目前正在进行的 PLUS 试验（n=8800）和 BASICS 试验（n=11 000）将在一般 ICU 患者中比较生理盐水与醋酸盐 / 葡萄糖酸盐缓冲液对 90 天病死率影响的差异。

众所周知，几项大型随机对照多中心试验发现白蛋白和晶体之间无显著差异。生理盐水与白蛋白液评估（SAFE）研究发现，随机分配到 0.9% 生理盐水或 4% 白蛋白的患者 28 天病死率无差异；ALBIOS 试验结果显示，接受 20% 白蛋白或晶体患者的病死率也无差异。

四、血管升压药与扩张药

血管扩张引起低血压是脓毒症的特点，因此强烈推荐应用血管升压药。去甲肾上腺素在感染性休克中为首选，紧急情况可外周输注。血流动力学不稳定时可考虑糖皮质激素，临床上还需注意具有血管舒张作用的药物，如丙泊酚，可能会加重脓毒症休克患者“血容量不足”的程度，增加前负荷依赖性。

去甲肾上腺素使血管收缩而增加 MAP，心率变化很小，每搏排血量增加。多巴胺增加平均动脉压和心排血量，主要是由于每搏排血量和心率增加。去甲肾上腺素与多巴胺相比，在脓毒症休克患者中逆转低血压方面更有效。针对 11 项随机试验（n=1710）的系统综述和荟萃分析比较去甲肾上腺素与多巴胺的疗效，结果不支持常规使用多巴胺治疗脓毒症休克，与多巴胺相比，去甲肾上腺素有更低的病死率和心律失常风险。

在临床实践中，延迟给予去甲肾上腺素的原因可能包括缺乏有创监测和（或）中心静脉通路。

经外周静脉给予去甲肾上腺素目前已在实施，但整体益处与危害尚不清楚。目前有外周去甲肾上腺素给药后，出现皮肤和组织坏死等严重不良反应的病例报道，但如果是在肘前或腘窝的大静脉近端仅数小时给药，这些风险可以避免。在过渡监护病房的脓毒症休克患者中通过外周使用去甲肾上腺素是安全的，且预期结局更好，加拿大急诊医师协会相关指南也提出在脓毒症休克早期外周使用去甲肾上腺素。

如果充分的液体复苏及血管活性药物治疗后，患者能够恢复血流动力学稳定，建议不使用氢化可的松；如果无法达到血流动力学稳定，我们建议静脉使用氢化可的松，剂量为每天200mg。最新研究指出，糖皮质激素可增加脓毒症休克患者的血压，类固醇是否可以增加感染性休克患者的静脉回流并不明确。但是，由于接受糖皮质激素治疗的患者血压升高，临床医师不再倾向于继续给予静脉输注激素。

五、液体复苏的治疗标准

基于患者病史，全面临床检查及在选定患者中进行更高级血流动力学监测的个体化策略，可能会更好地识别那些将从液体治疗中获益的患者。液体治疗：快速输注250～500ml液体。如果循环没有改善就停止；输注固定的液体溶剂；使用晶体液，如缓冲溶液或生理盐水（酸中毒时首选缓冲液，脑损伤或碱中毒时首选生理盐水）；强烈建议不要给羟乙基淀粉、明胶或右旋糖酐；一旦循环稳定，尽可能设法控制液体和负液体平衡；严重低血压的患者考虑早期输注去甲肾上腺素，在等待建立中心静脉通路时，或者如果预计短的输液时间，可考虑在肘前或腘窝大静脉近端处行外周输注。减少任何潜在的心血管抑制药的输注，因为这些（如丙泊酚、瑞芬太尼、右美托咪定和硬膜外麻醉）可能会抑制代偿机制，并使休克程度进一步恶化。

综上所述，该专家意见针对脓毒症和低血容量患者如何通过应用更新的指南、共识、患者自身情况和医院自身特点综合判断进一步液体复苏的指导。但临床一线医师应根据患者自身的特点，借助每搏量变异度（stroke volume variation，SVV）、PVV和超声等动态指标评估液体复苏带来益处和损害。未来患者治疗的改进还依赖于在这个领域内大力开展合作研究。

（兰州大学附属第一医院　刘　健）

参考文献

［1］ Perner A, Cecconi M, Cronhjort M, et al. Expert statement for the management of hypovolemia in sepsis. Intensive Care Med, 2018, 44(6):791-798.

［2］ Rhodes A, Evans LE, Alhazzani W, et al. Surviving Sepsis Campaign: international guidelines for management of sepsis and septic shock: 2016. Intensive Care Med, 2017, 43:304-377.

［3］ Hjortrup PB, Haase N, Wetterslev Jw, et al. Effects of fluid restriction on measures of circulatory efficacy in adults with

septic shock. Acta Anaesthesiol Scand, 2017, 61:390-398.
[4] Pettil V, Merz T, Wilkman E, et al. Targeted tissue perfusion versus macrocirculation-guided standard care in patients with septic shock (TARTARE-2S): study protocol and statistical analysis plan for a randomized controlled trial. Trials, 2016, 17(1):384.
[5] Macdonald SPJ, Taylor DM, KeijzersG , et al. REstricted Fluid REsuscitation in Sepsis-associated Hypotension (REFRESH): study protocol for a pilot randomised controlled trial. Trials, 2017, 18:399-417.
[6] Coopersmith CM, Backer DD, Deutschman CS, et al. Surviving Sepsis Campaign: Research Priorities for Sepsis and Septic Shock. Critical Care Med, 2018, 46(8):1.
[7] Semler MW, Self WH, Wanderer JP, et al. Balanced crystalloids versus saline in critically ill adults. N Engl J Med, 2018, 378: 829-839.
[8] Hammond NE, Bellomo R, Gallagher M, et al. The Plasma-Lyte 148 v Saline (PLUS) study protocol: a multicentre, randomised controlled trial of the effect of intensive care fluid therapy on mortality. Crit Care Resusc, 2017, 19:239-246.
[9] Zampieri FG, Azevedo LCP, Correa TD, et al. Study protocol for the Balanced Solution versus Saline in Intensive Care Study (BaSICS): a factorial randomised trial. Crit Care Resusc, 2017, 19:175-182.
[10] Annane D, Renault A, Brun-Buisson C, et al. Hydrocortisone plus fludrocortisone for adults with septic shock. N Engl J Med, 2018, 378:809-818.

第五节　血管活性药物用于休克相关的专家意见解读

严重血流动力学紊乱机制包括（实际或有效）血容量、心脏［收缩和（或）舒张］功能或血管等多种因素的异常改变。这些血流动力学变化常导致休克。血管活性药是缩血管药和正性肌力药的统称，包括拟交感类、血管升压素类似物和血管紧张素Ⅱ等类型的药物，是休克最基本的治疗。各类药物作用机制不同，给临床选择带来一定困惑。

新近，来自全球各大洲的多国专家根据当前的文献和循证医学证据，提出血管活性药用于休克的相关专家意见。下面就其要点进行概述。

一、血管活性药物的药理学基础

（一）儿茶酚胺类药物

儿茶酚胺类药物是临床应用最广泛的血管活性药。根据对肾上腺素 α_1、α_2、β_1、β_2 和 β_3 受体的选择性不同，儿茶酚胺又可分为选择性受体药物（如多巴胺、苯肾上腺素）和非选择性受体药物（如肾上腺素、去甲肾上腺素）。儿茶酚胺类药物通过刺激 α 或 β 受体，对血管平滑肌产生兴奋作用，导致皮肤、肾和肺的血管收缩或舒张。多巴胺受体至少包括 5 个亚型，广泛分布于中枢神经系统、肺和全身血管、心脏和肾。

（二）血管升压素及其拟似物

血管升压素是垂体后叶针对低血压和高钠血症的反应而释放的强效非肽缩血管类激素。血管升压素刺激多种血管升压素受体而发挥不同作用：V_{1a}（收缩血管）、V_{1b}（刺激 ACTH）、V_2（抗利尿作用）、缩宫素（扩张血管）和嘌呤受体（感染性休克时意义有限）。血管平滑肌 V_{1a} 受体活性不受儿茶酚胺活性影响，且感染性休克早期存在血管升压素缺乏。感染性休克时低剂量输注血管升压素（0.01～0.04U/min）可升高血压，减少去甲肾上腺素需求。常用的血管升压素拟似物有特利加压素。高选择性 V_{1a} 受体激动剂在感染性休克中的作用优于血管升压素。

（三）钙增敏剂

钙增敏剂为正性肌力药，通过使心肌细胞对已有的钙敏感性增加（而非增加细胞内浓度）产生心肌变力效应，具有增强心肌收缩力而不增加氧耗的优点。随着钙在舒张期水平的下降，钙增敏剂并不像其他正性肌力药物那样损害心肌舒张。左西孟旦是临床所能获得的唯一钙增敏剂。在缺血事件中有心肌保护作用，通过血管平滑肌的 ATP 敏感性钾通道开放，导致血管扩张，较高剂量时也表现出磷酸二酯酶Ⅲ抑制剂的作用。虽然母体药物的半衰期约 1 小时，但活性代谢物 OR1896 的半衰期很长，因此输注 24 小时左西孟旦可获得持续 1 周的血流动力学效应。

（四）选择性 β_1 受体阻滞剂

循环中高水平儿茶酚胺和心动过速均与感染性休克的死亡率增加相关。短效 β_1 受体阻滞剂可能通过减慢心率、改善舒张功能和冠状动脉灌注而产生有益的心血管效应。艾司洛尔是心血管 β_1 受体阻滞剂，快速起效，作用时间极短。

（五）其他药物

传统意义上认为，血管紧张素是一种强效缩血管物质。新近研究证实，合成的人血管紧张素Ⅱ制剂用于成年人血管扩张性休克，在不改变心排血量的情况下大幅度增加了体循环血管阻力，并随之升高血压，与去甲肾上腺素有协同作用。

亚甲蓝是非选择性一氧化氮合酶抑制剂，通过调节内皮血管舒张而引起血管收缩。

磷酸二酯酶Ⅲ抑制剂通过调节环腺苷酸代谢而发挥正性肌力和血管舒张作用，是临床较为常用的正性肌力药。

二、血管活性药物的心血管作用

（一）对心脏的作用

1. 儿茶酚胺类药物　儿茶酚胺类药物用于休克的目的是拮抗血管扩张或心肌抑制，或兼具两种作用。治疗益处为增加心排血量，改善心肌灌注，降低心肌耗氧量，增加每搏排血量和冠状动脉血流量。患者能否获益，应就以下几方面的负性影响进行平衡：心排血量、心肌氧耗、心肌灌注和心率。

去甲肾上腺素对心功能和心排血量的影响不一致，取决于患者心血管基础状况、心室血管偶联性，以及增加后负荷后对心肌的抑制等因素。肾上腺素具有更强β受体活性，故在加快心率，改善传导，刺激舒张速率，以及增强收缩效能等方面，较去甲肾上腺素更显著。其增强心功能的代价是增加心脏做功和耗氧，与去甲肾上腺素比较，发生心动过速和心律失常的风险更高。多巴胺输注速率为2～15μg/（kg·min）时刺激 $β_1$ 受体而增强心肌收缩力，增加心动过速和心律失常风险。苯肾上腺素为纯α受体激动剂，增加心脏后负荷，减慢心率和降低心排血量。

2. 血管升压素及其拟似物　血管升压素及其拟似物可通过血管升压素 V_{1a} 受体介导的β肾上腺素受体敏感性降低，影响心脏收缩。同样，血管紧张素可通过增加后负荷而降低心排血量。

3. 正性肌力药　正性肌力药用于心肌抑制患者，通过增强心肌纤维的收缩力而改善心排血量。多巴酚丁胺初始使用时可降低血管张力，但随着心排血量增加通常会改善MAP，除非存在体循环阻力低下。磷酸二酯酶Ⅲ抑制剂可增强心肌收缩力，并与多巴酚丁胺有协同作用，但常常与低血压和心律失常相关联。左西孟坦在增强心肌收缩力和提高心排血量时，轻微加快心率，不增加心肌耗氧。常有显著血压降低（尤其在使用负荷量时）。心排血量用于心源性休克，与多巴酚丁胺比较，提高心排血量和降低心脏后负荷作用更为显著。

4. 选择性 $β_1$ 受体阻滞剂　短效选择性 $β_1$ 阻滞剂用于实验性脓毒症和心力衰竭的治疗，可增强心肌收缩功能，提高左心室舒张末期容积，降低心肌耗氧量，恢复心脏变异性。严重感染性休克和心动过速患者使用后，每搏排血量和心排血量明显改善。

（二）对体循环和肺循环的作用

对于体循环血压和体循环血管阻力的影响，去甲肾上腺素和肾上腺素作用相当。低剂量肾上腺素有可能激活血管 $β_2$ 受体而降低血压，去甲肾上腺素无此作用。两药同样升高肺动脉压和增加肺血管阻力，而对肺动脉嵌压无影响。去甲肾上腺素还降低前负荷依赖性，该作用可能是使非压力性容量转变为压力性容量而增加静脉回流的结果。

大剂量多巴胺［10～20μg/（kg·min）］刺激α肾上腺素受体，增加体循环血管阻力。但临床应用剂量通过增加心排血量而提高MAP，外周血管收缩作用微弱。多巴酚丁胺可降低全身和肺血管阻力，但由于同时增加心排血量，故体循环血压变化不大。

血管升压素可减少去甲肾上腺素用量，增加后负荷且无肺血管收缩作用，对右心功能可能发挥有益效应。但是作为主要药物用于心脏手术后的血管扩张性休克（包括心律失常和心肌梗死）结果不一致。高选择性 V_{1a} 受体激动剂用于感染性休克可减少去甲肾上腺素用量，限制液体正平衡，其作用尚待正在进行的ⅡB/Ⅲ期临床试验予以验证。

新合成的血管紧张素Ⅱ用于成年人血管扩张性休克，显著增加体循环阻力而不改变心排血量，随后升高血压。感染性休克时进行左西孟坦输注，可显著降低体循环阻力，有必要增加去甲肾上腺素剂量。存在肺动脉压力升高时，左西孟坦可能降低肺血管阻力，改善右心室功能。

（三）对局部循环的作用

β受体激动剂、磷酸二酯酶Ⅲ抑制剂和左西孟旦均可增加内脏灌注，而α受体激动剂和血管升压素的作用不一致。多巴酚丁胺通常会增加内脏灌注，但有较大个体差异。低剂量［5μg/（kg·min）］时改善内脏灌注，但增加剂量并无进一步改善。

缩血管药可通过提高器官灌注压而改善内脏血流灌注，但将灌注压提高到超过器官血流自主调节压上限范围未必有益。大剂量肾上腺素药物和血管升压素均可能对内脏血液灌注和代谢造成显著不利影响。

正性肌力药用于低心排血量时可改善肾灌注。血容量正常而使用缩血管药纠正低血压也可改善肾灌注。血管升压素可能优先作用于出球小动脉而显著提高肾小球充盈压，从而增加尿量和改善肌酐清除率。

（四）对微循环的作用

当MAP低于60～65mmHg的自我调节阈值时，器官灌注便成为压力依赖性。处于此种状态的重度低血压的感染性休克患者，使用缩血管药可提高MAP而改善微循环。反之，MAP在自身调节阈值以上时，缩血管药引起的过度血管收缩也可能是有害的。

三、血管活性药物在抗休克中的应用

（一）药物选择

经过充分液体复苏和评估后，应依据低血压事件的病因和病理生理选择血管活性药。从休克的病理生理学角度考虑，心源性休克强调改善心肌功能，分布性休克更强调对血管的调节。但临床上这两种休克往往同时存在，因此对血管的调节和对心肌的正性作用均要兼顾。

在低血容量休克、心源性休克和梗阻性休克时，低血压的原因为心排血量下降，局部灌注可能与全身性灌注相关联。但是，分布性休克（脓毒症、胰腺炎）更为复杂，同时存在血管扩张、分流、氧摄取减少，而心排血量可正常甚至增加。顽固性低血压有指征应用血管活性药，在液体复苏期间就应该启动应用。有条件时应用超声检查确认休克的病因，并辅助管理血管活性药的持续应用。

心源性休克导致心排血量下降的病因多数是心肌功能低下。需要制订个体化的MAP目标，因要将低灌注的风险与提高MAP对心排血量、心肌耗氧、缺血和心律失常等方面的不利影响进行权衡。急性心力衰竭时，指南推荐正性肌力药（多巴酚丁胺、多巴胺和磷酸二酯酶Ⅲ抑制剂）作为一线药物（除非是急性心肌梗死尚未进行再血管化者）。心源性休克持续低血压伴心动过速时，宜使用去甲肾上腺素，而有心动过缓时可考虑使用多巴胺。对某些特定的后负荷依赖状态（主动脉瓣狭窄、三尖瓣狭窄），宜使用苯肾上腺素或血管升压素。

分布性休克时，推荐去甲肾上腺素为恰当液体复苏后的首选初始血管活性药物。如仍持续存在低血压考虑加用血管升压素（最高输注速率 0.03U/min）以减少去甲肾上腺素用量，并可能减少肾替代治疗的需求。多巴酚丁胺和左西孟旦等正性肌力类药物是治疗难治性休克的二线药物。对于因变态反应或胰腺炎所致其他形式的分布性休克，缺乏高质量的证据和随机试验评估血管活性药物对生存的影响。

（二）治疗目标

血流动力学支持的目的是优化对生命器官的灌注、确保充分的细胞氧供给。应滴定血管活性药剂量达到特定的最佳器官灌注靶目标（如尿量充分和血乳酸清除等）。MAP 能够反映组织灌注，各器官的血流自主调节能力不同，因而对低血压的耐受能力也不尽相同。总体而言，若低于某个 MAP 阈值，组织灌注便线性依赖于血压。当前指南推荐，在感染性休克早期复苏时滴定缩血管药维持 MAP 在 65mmHg 以上。但一些研究提示，尽管对多数患者而言，MAP＞65mmHg 是良好的起始目标，还应根据患者的病史和临床发现而采用个体化的靶目标。如对有慢性高血压病史的患者，以更高目标 MAP（80～85mmHg）为靶目标可减少肾替代治疗的需求。

正性肌力药的剂量滴定应同时关注心排血量和组织灌注指标。以超生理心排血量为靶点未能改善结局，应予避免。除以血流动力学参数为靶目标外，还应全面观察体循环和器官灌注标志物，如乳酸、混合 / 中心血氧饱和度、尿量、皮肤灌注、肝及肾功能检测、意识状况等。尽管组织灌注不良并非乳酸升高的唯一原因，但仍可以乳酸作为血流动力学支持是否充分的标志。在不同类型的休克中均观察到乳酸升高与病死率增加相关联，乳酸变化可有效指导液体复苏。

（三）监测和撤药

使用血管活性药始终应以达到治疗效果为目的，而非依据某个固定剂量（但个别药物要考虑使用最大剂量，如血管升压素），应采用动脉内置管测压进行监测。因正性肌力药和缩血管药均对心功能和组织灌注有影响，最好进行心排血量监测（以超声心动图评估为主），并定时测量血乳酸和混合 / 中心静脉血氧饱和度。对某些患者群进行肺动脉导管监测或脉搏波分析也可能有益。

血管活性药减量撤除指征与启动指征同样重要。床旁医护人员常高估病情再恶化的风险，维持较高血压而非最佳血压，或者持续使用超治疗剂量的正性肌力药。建议只要达到了血流动力学稳定便应该进行血管活性药的撤除。

（四）严重不良事件

心律失常是血管活性药使用最常见的并发症，发生率为 2%～25%。使用去甲肾上腺素和血管升压素的心律失常风险最低，而多巴胺和多巴酚丁胺的风险最高。使用儿茶酚胺治疗是 ICU 患者致命性心律失常的主要触发因素，独立相关于住院病死率和神经学结局。使用儿茶酚胺类血管活性药滴定到较高靶目标（MAP 为 80～85mmHg）有更高的心律失常发生率。

使用血管活性药是急性冠状动脉事件的发生率为 1%～4%。脑卒中、指（趾）端缺血和肠道缺血的发生率分别为 0.3%～1.5%、2% 和 0.6%～4.0%。儿茶酚胺治疗感染性休克的患者，报道的中枢神经系统出血发生率为 1%。严重脑血管并发症多发生于血管活性药物输注速率急剧波动及有凝血紊乱的患者。药物所致应激性心肌病（Tako-Tsubo cardiomyopathy）中有 1/3 与儿茶酚胺输注相关。β_2 肾上腺素受体激动剂可能加重乳酸性酸中毒和 ICU 获得性高血糖。

（武汉大学中南医院 王 静 李建国）

参考文献

［1］Djillali A, Lamia QB, Daniel B, et al. A global perspective on vasoactive agents in shock. Intensive Care Med, 2018, 44:833-846.

［2］Boucheix OB, Milano SP, Henriksson M, et al. Selepressin, a new V1A receptor agonist: hemodynamic comparison to vasopressin in dogs. Shock, 2013, 39(6):533-538.

［3］Khanna A, English SW, Wang XS, et al. Angiotensin Ⅱ for the treatment of vasodilatory shock. N Engl J Med, 2017, 377:419-430.

［4］Sun D, Huang A, Mital S, et al. Norepinephrine elicits beta2-receptor -mediated dilation of isolated human coronary arterioles. Circulation, 2002, 106 (5):550-555.

［5］Hernandez G, Bruhn A, Luengo C, et al. Effects of dobutamine on systemic, regional and microcirculatory perfusion parameters in septic shock: a randomized, placebo-controlled, double-blind, crossover study. Intensive Care Med, 2013, 39:1435-1443.

［6］Ponikowski P, Voors AA, Anker SD, et al. ESC Guidelines for the diagnosis and treatment of acute and chronic heart failure: the task force for the diagnosis and treatment of acute and chronic heart failure of the European society of cardiology (ESC) Developed with the special contribution of the heart failure association (HFA) of the ESC. Eur Heart J, 2016, 37(27):2129-2200.

［7］van Diepen S, Katz JN, Albert NM, et al. Contemporary management of cardiogenic shock: a scientific statement from the American heart association. Circulation, 2017, 136(16):e232-e268.

［8］Gordon AC, Mason AJ, Thirunavukkarusu N, et al.Effect of early vasopressin vs norephinephrine on kidney failure patients with septic shock. The Vanish randomised clinical trial. JAMA, 2016, 316 (5): 509-518.

［9］Kido K, Guglin M. Drug-induced takotsubo cardiomyopathy. J Cardiovasc Pharmacol Ther, 2017, 22(6):552-563.

第六节 高选择性血管升压素在感染性休克治疗中的地位

去甲肾上腺素仍然为感染性休克治疗的首选血管活性药物。然而大剂量儿茶酚胺药物的使用将可能面临着氧化应激反应的加重、细胞氧耗增加等问题。如何降低儿茶酚胺药物的用量及寻找更佳的血管活性药物仍然是当今研究的热点与难点。

2007 年发表在 *the New England Journal of Medicine* 的 VASST 研究未能证明与去甲肾上腺素相比，

血管升压素能降低感染性休克患者的病死率，改善其预后。2017 年发表于 *JAMA* 杂志上的 VANISH 研究，仍然未能证实早期使用血管升压素能降低感染性患者的肾替代治疗及病死率。有学者认为，VASST 研究及 VANISH 研究的阴性结果可能与血管升压素的受体非选择性有关。血管升压素产生血管收缩、维持灌注压的作用主要是通过血管升压素 V_1 受体介导。而血管升压素其他受体类型的激动可能会产生许多不利的影响。近年来，这些高选择性 V_1 受体激动的血管升压素如特利加压素、selipressin 在脓毒症休克中的应用研究引起了学者们的广泛关注。

一、特利加压素与感染性休克

特利加压素为一种临床上广泛使用的血管升压素类似物，是高选择性 V_1 受体激动剂，与精氨酸加压素相比具有更高的受体选择比（2.2：1.0）。许多实验研究及小样本的临床研究发现，特利加压素能显著改善脓毒症休克的血压，减少去甲肾上腺素的用量。2018 年 6 月，我国管向东教授团队在 *Intensive Care Medicine* 杂志发表了 1 项关于特利加压素在感染性休克中应用的多中心双盲随机临床研究。该研究共纳入了 617 例来自中国 11 个省份的 21 家 ICU 的感染性休克患者，探讨了特利加压素与去甲肾上腺素作为首选血管活性药物在 28 天病死率、器官功能保护及并发症等方面的差异。研究将入组的脓毒症休克患者随机分为 2 组，分别给予去甲肾上腺素或特利加压素（最大剂量 4mg/d）持续静脉泵注作为首选血管活性药物。结果显示，特加压素组的 28 天病死率为 40%，去甲肾上腺组为 38%（$P=0.63$），特利加压素与去甲肾上腺素均能明显改善感染性休克患者的 7 天 SOFA 分值。但值得关注的是，特利加压素组的指端缺血及严重腹泻的发生率更高。研究中特利加压素组指端缺血的发生率为 12.6%，明显高于既往关于血管升压素用于脓毒症休克的临床研究报道。研究者及学者们指出，特利加压素组出现更多的指端缺血可能与多种因素有关，如患者液体复苏不充分、研究使用的特利加压素剂量过大、多种血管活性药物的叠加作用、特利加压素是否引起心排血量降低等。该研究首次探讨了特利加压素作为首选血管活性药物用于感染性休克的效果，在 28 天病死率及 SOFA 分值改善方面与去甲肾上腺素相仿，研究中使用的特利加压素剂量可为目前临床和后续临床研究中药物剂量的选择提供参考。但特利加压素能否替代去甲肾上腺素作为首选血管活性药物仍需要更多研究证实。特利加压素的合适剂量、应用时机和目标人群等问题仍有待研究进一步明确。

特利加压素用于脓毒症休克的另一个关注点在于它对肾功能是否有保护作用。特利加压素用于肝硬化导致的肝肾综合征患者能延缓其肾功能恶化，可增加尿量，改善肾功能。在绵羊的感染性休克模型中，持续泵注特利加压素与血管升压素相比，去甲肾上腺素更能改善肌酐水平，增加尿量。Liu 等的临床研究结果发现，在事后分析中，特利加压组第 5 天和第 7 天的肌酐水平明显低于去甲肾上腺组，但未能证实特利加压素能降低脓毒症休克患者的肾损伤发生或肾替代治疗。2017 年发表在 *JAMA* 杂志上的 VANISH 研究，是迄今为止以探讨血管升压素保护感染性休克患者肾功能为主要研究目标的最大型临床多中心研究。该研究结果未能证实早期血管升压素的使用能减少肾衰竭的发生，但早期血管升压素使用可减少肾替代治疗的时间。因此，特利加压素是否可以降低感染性休克患者的肾衰竭发生，减少肾替代治疗仍需更多研究证据证实。

二、selepressin 与感染性休克

selepressin（FE202158）较特利加压素具有更高的受体选择性，能选择性激动血管升压素 V_1 受体，而不激动血管升压素其他受体类型。近 10 年来，有不少学者在感染性休克的动物模型上发现，selipressin 不仅能有效维持灌注压，而且可以改善血管通透性，减轻肺水肿等效果。血管升压素却不能差生类似的效果。如果同时使用 selipressin 和去氨加压素（血管升压素 V_2 受体激动剂），selipressin 的改善效应将明显减弱。因此，selipressin 有希望成为一种更理想的血管活性药物，不仅可降低去甲肾上腺素剂量、有效维持灌注压，而且能有效阻断严重感染导致的血管扩张、通透性增加、液体渗漏等问题。2017 年 Russell 等在 *Critical Care Medicine* 上发表了关于 selipressin 用于脓毒症休克患者的Ⅱ期临床研究，研究结果引起了广泛的关注。该研究为多中心双盲对照临床研究。研究纳入 53 例脓毒症休克成年患者，分为安慰剂组（n= 21）及 selipressin 组，且 selipressin 的剂量为 1.25ng/（kg·min）（n=10），2.5ng/（kg·min）（n=19），3.75ng/（kg·min）（n=2）。研究发现，2.5ng/（kg·min）selipressin 较 1.25ng/（kg·min）selipressin 更能有效维持血压，去甲肾上腺素用量更少。selipressin 2.5ng/（kg·min）时较安慰剂组 7 天内血管活性药物使用时间更短，7 天内机械通气使用时间更短，液体复苏量更少。但 ICU 住院时间、总住院时间、血浆炎性介质浓度及其他合并症发生等次要研究指标均无统计学差异。该研究样本量少，未能对患者短期或长期病死率进行评价。该Ⅱ期临床结果与动物研究结果吻合。动物研究发现，selipressin 可减轻严重感染所导致的血管通透性增加、液体渗漏和组织水肿等，其机制可解释临床研究的结果，如 selipressin 可降低机械通气时间、减少液体复苏量及血管活性药物使用时间。

为进一步证实 selipressin 的作用，Lewis 等组织的 1 项Ⅲ期临床研究已经结束（ClinicalTrials，NCT02508649）。该研究设计将入组的感染性休克患者分为 4 组，每组随机接受不同剂量的 selipressin 或安慰剂，selipressin 的剂量分别为 1.7ng/（kg·min）、2.5ng/（kg·min）、3.5ng/（kg·min）及 5.0ng/（kg·min），以不使用血管活性药物天数及不使用机械通气天数为主要研究目标，次要目标为病死率、ICU 住院天数及不使用肾替代治疗的时间。该研究从 2015 年开始入选病例，在完成前 3 剂量组后的中期分析发现，2 组的主要指标无统计学差异。该研究于 2018 年 2 月被终止，最高剂量组的研究未能继续完成。该研究结果尚未正式发表，其余次要指标的研究结果尚不清楚。从 ClinicalTrials 注册信息可见，该研究的主要研究目标“不使用血管活性药物天数及不使用机械通气天数”定义为从入组开始 30 天内不使用血管活性药物天数及不使用机械通气天数。该研究终点将时限设定为 30 天内而非 7 天内，可能难以评判血管活性药物作为维持灌注压的即时或短期疗效。这是研究设计上与Ⅱ期临床研究的最大区别。笔者认为这可能是Ⅲ期临床研究阴性结果的原因之一。

综上所述，V_1 受体高选择性的血管升压素特利加压素及 selipressin 能有效维持脓毒症休克患者的灌注压，是复苏治疗中血管活性药物的选择之一，但其合适剂量、使用时机及是否产生器官功能保护作用仍需要临床实践进一步探讨。

（中山大学附属第一医院　刘紫锰　管向东）

参考文献

[1] Rhodes A, Evans LE, Alhazzani W, et al. Surviving Sepsis Campaign: international guidelines for management of sepsis and septicshock: 2016. Intensive Care Med, 2017, 43:304-377.

[2] Bracht H, Calzia E, Georgieff M, et al. Inotropes and vasopressors: More than haemodynamics! Br J Pharmacol, 2012, 165:2009-2011.

[3] Asfar P, Russell JA, Tuckermann J, et al. Selepressin in Septic Shock: A Step Toward Decatechola minization? Crit Care Med, 2016, 44(1):234-236.

[4] Russell JA, Walley KR, Singer J, et al. Vasopressin versus norepinephrine infusion in patients with septic shock. N Engl J Med, 2008, 358:877-887.

[5] Marks JA, Pascual JL. Selepressin in septic shock: Sharpening the VASST effects of vasopressin? Crit Care Med, 2014, 42:1747-1748.

[6] Svoboda P, Scheer P, Kantorová I, et al. Terlipressin in the treatment of late phase catecholamine-resistant septic shock. Hepatogastroenterology, 2012, 59(116): 1043-1047.

[7] Avni T, Lador A, Lev S, et al. Vasopressors for the Treatment of Septic Shock: Systematic Review and Meta-Analysis. PLoS One, 2015, 10(8):e0129305.

[8] Morelli A, Ertmer C, Rehberg S, et al. Continuous terlipressin versus vasopressin infusion in septic shock (TERLIVAP): a randomized, controlled pilot study. Crit Care, 2009, 13: 130.

[9] Liu ZM, Chen J, Kou QY, et al. Terlipressin versus norepinephrine as infusion in patients with septic shock: a multicentre, randomised, double-blinded trial.Intensive Care Med, 2018, 44(11):1816-1825.

[10] Gordon AC, Mason AJ, Thirunavukkarasu N, et al. Effect of early vasopressin vs norepinephrine on kidney failure in patients with septic shock: the VANISH randomized clinical trial. JAMA, 2016, 316:509-518.

[11] Johan M, Anthony CG. Terlipressin or norepinephrine, or both in septic shock? Intensive Care Med, 2018, 44:1964-1966.

[12] Papaluca T, Gow P. Terlipressin: Current and emerging indications in chronic liver disease. J Gastroenterol Hepatol, 2018, 33(3):591-598.

[13] Lange M, Ertmer C, Rehberg S, et al. Effects of two different dosing regimens of terlipressin on organ functions in ovine endotoxemia. Inflamm Res, 2011, 60(5): 429-437.

[14] Ryan R, Pharm D, BCPS, Michaelia Cucci, et al. Novel Vasopressors in the Treatment of Vasodilatory Shock: A Systematic Review of Angiotensin Ⅱ, Selepressin, and Terlipressin. J Intensive Care Med, 2018,18:885066618818460.

[15] Asfar P, Russell JA, Tuckermann J, et al. Selepressin in Septic Shock: A Step Toward Decatecholaminization? Crit Care Med, 2016, 44(1):234-236.

[16] Russell JA, Vincent JL, Kjølbye AL, et al. Selepressin, a novel Selective vasopressin V1A agonist, is an effective substitute for norepinephrine in a phase Ⅱa Randomized, placebo-controlled trial in septic shock patients. Crit Care, 2017, 21(1):213.

第三章　感染与抗生素

第一节　ICU 的耳念珠菌感染值得重视

耳念珠菌（Candida auris）是一种新型的、快速出现的院内病原菌，与医疗机构的感染暴发有关。它可以从患者皮肤（很常见）、泌尿生殖道（普通）和呼吸道（偶尔）等部位分离出，可导致侵袭性感染，如念珠菌菌血症、心包炎、泌尿生殖道感染和肺炎等。因其具有多重耐药及致死率高的特征，也被称为“超级真菌”，引起全球专家越来越多的关注。

一、耳念珠菌感染的临床现状与生物特性

（一）临床现状

耳念珠菌于 2009 年首次在日本住院患者的外耳道内被发现，2011 年韩国首先报道了耳念珠菌血流感染，且感染患者对氟康唑和两性霉素 B 治疗效果不佳。随后美国、英国、印度、委内瑞拉、巴西、科威特、巴基斯坦和南非等国家相继报道了耳念珠菌的暴发流行。2018 年中国也有耳念珠菌感染的相关报道。感染病例具有高病死率，高耐药率，主要涉及重症患者等特点。目前关于耳念珠菌的全球流行病学资料尚不清楚，全球大部分地区均分离出该菌，但未发现菌株间直接或间接与旅行有关的证据。中国耳念珠菌感染的相关数据暂时较缺乏。截至 2018 年 12 月 31 日根据美国疾病控制与预防中心（Centers for Disease Control and Prevention，CDC）官网报道：全球各大洲均有耳念珠菌感染的病例，美国确诊耳念珠菌感染者 551 例，疑似感染者 31 例，在美国的这些耳念珠菌感染患者中发现有患者发病近期曾在印度、肯尼亚、科威特、巴基斯坦、南非、阿拉伯联合酋长国和委内瑞拉的医疗机构停留。侵袭性感染者院内病死率高达 40%，有的医院耳念珠菌已经成为真菌血症的首要病原菌。

（二）生物特性

耳念珠菌能产生如此大的威胁与其生物学特性有关。①耳念珠菌生化特性与希木龙念珠菌（Candida haemulonii）、黏红酵母（Rhodotorula glutinis）、Candida duobushaemulonii 和罕见念珠菌（Candida famata）等菌株相似，常规诊断方法（API 20C AUX，MicroScanm，BD Phoenix）无法识别耳念珠菌，常常会将耳念珠菌误诊为其他念珠菌。②耳念珠菌能够形成高毒力生物膜长期停留在环境物体表面，可导致持续性和侵袭性感染，这可能增加耳念珠菌感染暴

发。耳念珠菌不同于其他念珠菌，它能顽固地黏附在环境物体表面，与平滑念珠菌相比，2 种病原体均能在环境中存在长达数周，但它也可以定植在人体皮肤，并导致人际接触与患者间的传播。③耳念珠菌耐药的模式并未在其他念珠菌中发现，耳念珠菌对唑类有天然耐药，且对两性霉素 B 耐药性不等。有报道称有少量菌株出现了泛耐药。目前不推荐经验性地使用 2 种抗真菌药物治疗耳念珠菌感染；棘白菌素类抗真菌药是目前治疗耳念珠菌感染的最好选择。治疗困难可能也是感染暴发的因素。

二、ICU 耳念珠菌感染的危险因素与诊治策略

（一）感染的危险因素

虽然耳念珠菌具体传播机制还不是很清楚，但有许多研究报道过耳念珠菌定植或感染的危险因素。在印度的 1 项多中心、前瞻性、观察性研究中收录了印度 27 家 ICU 的患者，其中 19 家 ICU 中存在院内获得性真菌血症的 1400 例患者，其中 74 例感染耳念珠菌。该研究通过对比感染耳念珠菌与非耳念珠菌 2 组患者的资料得出几组数据：耳念珠菌感染患者诊断真菌感染前的住院时间明显长于非耳念珠菌感染患者；曾全身使用过抗真菌药物与感染耳念珠菌有关；一些有创操作，如放置深静脉导管、术后留置引流管、放置导尿管等与感染耳念珠菌有关；罹患肺部疾病、血管外科手术也与感染耳念珠菌有关。在 Eyre 等的研究中，对单次在神经 ICU 中的耳念珠菌感染暴发的患者身体部位（如腋窝、腹股沟和鼻腔等部位）和环境中重复使用的医疗设备（如体温计、氧饱夹等）取样后发现，尽管耳念珠菌很少广泛分布于环境或空气中，但是却常常存在于一些重复使用的设备中，如体温计等。耳念珠菌的感染与重复使用的经腋窝体温计（在患者与患者使用之间通过季铵盐类消毒剂擦拭消毒），以及全身使用抗真菌药物相关。研究还发现在耳念珠菌感染暴发中，尽管已经采取了一系列措施，但只有停止体温计的交叉使用后感染率才下降，在这些重复使用设备中分离出的菌株与患者身上分离出的菌株在遗传物质方面有相关性。

（二）诊治策略

1. 耳念珠菌的鉴别　耳念珠菌感染管理最重要的步骤是早期诊断。一些常规诊断方法无法识别耳念珠菌，目前通过分子生物学方法，如内转录间隔区（internal transcribed spacer，ITS）和 D1/D2 区域基因测序是鉴定耳念珠菌的金标准，然而其并不是常规使用。另外，耳念珠菌及相关菌株特异性 PCR 分析似乎可以快速诊断，用于暴发流行中的筛查。2018 年 4 月 20 日美国食品及药物管理局（Food and Drug Administration，FDA）批准首个鉴定新型致病菌耳念珠菌的新方法—— Bruker MALDI Biotyper CA 系统。Bruker MALDI Biotyper CA 系统采用 MALDI-TOF 质谱与微生物数据库相结合的技术。用患者样本培养的菌落，经过 MALDI-TOF 质谱仪测定，获得微生物独特的质谱图，与数据库里的谱峰比对，最终得到种水平可靠的鉴定结果。

2. 治疗特征　虽然分离的耳念珠菌普遍对唑类耐药，有的甚至对 3 类主要抗真菌药物均耐药，但是绝大多数对棘白菌素类药物仍然敏感。对于唑类和两性霉素 B 耐药者，棘白菌素类可

作为耳念珠菌感染的一线治疗药物。美国 CDC 建议如下：成年人可给予阿尼芬净、卡泊芬净或米卡芬净治疗。用法：阿尼芬净给予负荷剂量 200mg 然后 100mg/d；卡泊芬净给予负荷剂量 70mg 然后 50mg/d；米卡芬净 100mg/d。年龄≥2 个月的儿童给予卡泊芬净或米卡芬净治疗，用法：卡泊芬净给予负荷剂量（根据体表面积）70mg/（m^2·d）然后 50mg/（m^2·d）；米卡芬净 2mg/（kg·d），在体重＜40kg 的儿童中可以增加至 4mg/（kg·d）。如果对于棘白菌素治疗无反应，或菌血症持续 5 天及以上者，可考虑单用两性霉素 B 脂质体或联合棘白菌素类治疗。研究表明，Ceragenins（具有与抗菌肽 AMPs 相同机制的非肽化合分子）乳剂或凝胶配方（2% CSA-44 或 CSA-131）对游离的耳念珠菌或耳念珠菌菌落均有活性，并且与其他抗真菌药物无交叉耐药性，将来可用于皮肤或黏膜耳念珠菌感染。β-13- 葡聚糖合成酶抑制剂（SCY-078）对多种真菌都有活性，包括耳念珠菌。新型抗真菌药物的出现可成为将来对抗多重耐药耳念珠菌的重要手段。

三、耳念珠菌院内感染防控策略与研究进展

耳念珠菌感染越来越普遍，多重耐药率高，感染后病死率高，并且可以在患者与患者或患者与环境间相互传播导致暴发流行，因此越来越受到关注。ICU 耳念珠菌感染一旦暴发，其治疗和管理将是巨大的挑战，有效的院内感染（以下简称院感）防控策略是必要的。

（一）防控策略

耐药菌的管理经验表明，最有效的方法是在它广泛流行前准确地识别和早期积极采取措施控制。美国 CDC 和英国公共卫生部（Public Health England，PHE）分别发布了有关耳念珠菌感染的医疗机构临床警示和实验室研究、管理和感染预防控制指南。耳念珠菌的防控策略与大多数耐药菌相似，包括以下几点。

1. 快速准确识别耳念珠菌感染　耳念珠菌感染管理最重要的步骤是早期诊断。常规表型鉴定方法容易导致鉴别错误，上文提到的鉴别方法可以帮助准确鉴别。如果使用常规的表型鉴定得出病原菌为 Candida duobushaemulonii，或者罕见念珠菌等其他菌株，或者未检出病原菌，这些情况都不可排除耳念珠菌感染。临床医师应该了解所在医院使用的耳念珠菌鉴定方式。分离出来的病原菌均建议行药敏试验，如果 1 种以上抗真菌药物耐药，则应该怀疑是否为耳念珠菌感染。

2. 控制感染　建立感染患者监测上报系统，对感染患者应接触隔离进行抗真菌治疗。

3. 消毒（终末消毒及设备的清洁消毒）　耳念珠菌可在环境中长期定植，临床上常用的聚维酮碘、氯己定、含氯消毒剂、过氧化氢蒸汽可以有效杀死表面的耳念珠菌，耳念珠菌在波长（254±2）nm 紫外线下暴露 15 分钟便可被杀死。医务人员应严格执行标准化的接触预防措施，包括手卫生、穿工作服和戴手套。对环境和污染物采取常规的感染预防和控制措施，终末去污染考虑采用过氧化氢蒸汽法或紫外线设备等。耳念珠菌感染或定植患者，床旁重复使用的设备应加强管理和清洁，包括血压计袖带、氧饱夹、体温计和听诊器等每天使用的小设备及监护设备。

4. 耳念珠菌定植筛查　从流行病学来看，与耳念珠菌感染患者有接触的患者需进行耳念珠菌定植筛查：这类患者包括与感染者同一病房的患者，或者先前与感染者使用同一设备的患者。用复合拭子在常见的定植部位（一般为腋窝和腹股沟区）取样鉴定。耳念珠菌也曾被发现在鼻、外耳道、口咽、尿液、伤口和直肠等处存在定植的情况，一般不建议给予耳念珠菌定植患者进行抗真菌治疗。

5. 关注高危人群　为了能够早期识别和管控耳念珠菌感染，我们必须关注耳念珠菌定植或感染的高危因素。医护人员应对具备危险因素如放置中心静脉导管、先前全身使用抗真菌药物、罹患肺部疾病等患者保持高度警惕。

6. 医务工作者培训教育　正确接触隔离、环境消毒、感染控制实施监测等。

7. 废物及织物处理　应注意合理包装，避免废物和织物污染环境；在儿科和新生儿科应注意用过的尿布正确处置；任何时候不应在洗手池中丢弃或清洗污染的物品。

（二）研究进展

1. 含铜化合物　铜是有效的抗菌剂，含铜化合物长期以来被用作生物防治剂。研究表明，$CuSO_4$ 对耳念珠菌生长有抑制作用。YPD 培养基中，在 40℃下，0.5mmol/L 的 $CuSO_4$ 完全抑制了耳念珠菌的生长；在 25℃ 和 37℃下，分别使用 5mmol/L 和 10mmol/L 的 $CuSO_4$ 时，培养基中均没有观察到耳念珠菌生长。

2. 生物之间的相互抑制　利用生物之间的相互抑制作用来控制耳念珠菌的流行，将来可成为一种新的防控方向。研究表明，有的真菌具有杀死别的真菌的能力，如利用木霉菌（Trichodermaspp）作为生物防腐剂防控真菌植物病原体一样，Saccharomycopsis schoenii 可以有效杀死包括耳念珠菌在内的一些真菌，它的机制与从自身细胞伸出一丝状结构攻击其他细胞有关。研究者每分钟获取 2 次显微镜下的照片，连续 2 小时观察发现，在 15～30 分钟内耳念珠菌细胞便可崩解。

当前，念珠菌属已是第三或第四大常见的感染原因，耳念珠菌导致的菌血症，院内病死率为 30%～72%，大多数感染发生于危重症成年患者，儿科患者报道的病例也逐渐增多。感染危险因素与其他念珠菌属感染相似。因当前的临床检测手段有限，耳念珠菌常规诊断容易错误识别，耳念珠菌可顽固地黏附在环境表面，且在患者中具有很高的传播倾向。此外，感染患者的耳念珠菌定植很难根除，它可能持续存活数月。医疗保健组织已经发布针对耳念珠菌感染患者和接触者隔离的具体建议，以及清洁医疗设施和医院环境等预防措施，预防和控制耳念珠菌的暴发。事实上，预防和控制措施比抗真菌治疗本身更有意义。耳念珠菌因其高感染率、高病死率、多重耐药性、污染环境性和人际接触传播性等特性，成为未来几年临床实践中的一个重要问题。医疗人员对其的认知度和警觉性，尤其是 ICU 医护人员的院感防控策略和工作，将是有效控制传播、快速准确诊断和有效防控耳念珠菌感染的重要环节。

（昆明医科大学第一附属医院　李　波　钱传云）

参考文献

[1] Chowdhary A, Voss A, Meis JF. Multidrug-resistant Candida auris: "new kid on the block" in hospital-associated infections? J Hosp Infect, 2016, 94(3):209-212.

[2] Wang X, Bing J, Zheng Q, et al. The first isolate of Candida auris in China: clinical and biological aspects. Emerg Microbes Infect, 2018, 7(1):93.

[3] Rudramurthy SM, Chakrabarti A, Paul RA, et al. Candida auris candidaemia in Indian ICUs: analysis of risk factors. J Antimicro Chemo, 2017, 72(6):1794-1801.

[4] Eyre DW, Sheppard AE, Madder H, et al. A Candida auris Outbreak and Its Control in an Intensive Care Setting. N Eng J Med, 2018, 379(14):1322-1331.

[5] Hashemi MM, Rovig J, Holden BS, et al. Ceragenins are active against drug-resistant Candida auris clinical isolates in planktonic and biofilm forms. J Antimicrob Chemother, 2018, 73(6):1537-1545.

[6] Berkow EL, Angulo D, Lockhart SR. In Vitro Activity of a Novel Glucan Synthase Inhibitor, SCY-078, against Clinical Isolates of Candida auris. Antimicrob Agents Chemother, 2017, 61(7).

[7] Cortegiani A, Misseri G, Fasciana T, et al. Epidemiology, clinical characteristics, resistance, and treatment of infections by Candida auris. J Inten Care, 2018, 6:69.

[8] Welsh RM, Bentz ML, Shams A, et al. Survival, Persistence, and Isolation of the Emerging Multidrug-Resistant Pathogenic Yeast Candida auris on a Plastic Health Care Surface. J Clin Microb, 2017, 55(10):2996-3005.

[9] Tsay S, Kallen A, Jackson BR, et al. Approach to the Investigation and Management of Patients With Candida auris, an Emerging Multidrug-Resistant Yeast. Clin Infect Dis, 2018, 66(2):306-311.

[10] Abdolrasouli A, Armstrong-James D, Ryan L, et al. In vitro efficacy of disinfectants utilised for skin decolonisation and environmental decontamination during a hospital outbreak with Candida auris. Mycoses, 2017, 60(11):758-763.

[11] Ponnachan P, Vinod V, Pullanhi U, et al. Antifungal activity of octenidine dihydrochloride and ultraviolet-C light against multidrug-resistant Candida auris. J Hosp Infect, 2018.

[12] Junker K, Bravo Ruiz G, Lorenz A, et al. The mycoparasitic yeast Saccharomycopsis schoenii predates and kills multi-drug resistant Candida auris. Sci Rep, 2018, 8(1):14959.

第二节　快速生长型分枝杆菌的导管相关性血流感染

快速生长型分枝杆菌（rapidly growing mycobacteria，RGM）是非结核分枝杆菌（non-tuberculous mycobacteria，NTM）的 1 种亚型。NTM 指除结核分枝杆菌和麻风分枝杆菌外所有的分枝杆菌，也称为环境分枝杆菌，常见于水源、土壤、尘埃、鱼类和家禽中，NTM 常常对水消毒剂（如氯）有耐受性，因此在许多国家都有可能通过水源致病。与肺结核不同的是，NTM 并不通过人与人之间进行传播。由 NTM 引起的人类疾病分为 4 种综合征：慢性肺病、淋巴结炎、皮肤病和播散性疾病。其中肺部感染约占 NTM 感染的 90%，其余包括淋巴结、皮肤和软组织及骨骼、角膜炎、中耳炎，而中枢神经系统感染和播散性感染较少见。早期 Runyon 根据 NTM 在固体培养基的生长速率和形成颜色，将其分为Ⅰ、Ⅱ、Ⅲ、Ⅳ型。Ⅰ型，缓慢生长，生长时间≥7 天，光照下才能产色，为感光产色素菌；Ⅱ型，黑暗中能产色，为暗产色菌；Ⅲ型，非感光产色素菌；Ⅳ型，快速生长，生长时间＜7 天，但仍比大部分细菌生长速度慢。缓慢生长型分枝杆菌包括鸟胞内复合体分枝杆菌（MAC）、堪萨斯分枝杆菌、蟾蜍分枝杆菌和玛尔摩分枝杆菌等。RGM 主要为龟分枝杆菌（MABC）和偶发分枝杆菌（M.fortuitum）。偶发分枝杆菌是最常见的 RGM 之一，其引起导管相关性感染非常罕见，发病率约为 1%，免疫功能受损的患者更易感染 RGM。

近年来，随着人口老龄化、器官移植的开展和免疫抑制剂的大量使用，同时也由于对病原菌识别和鉴定技术的不断进步，RGM 作为导管相关性血流感染（catheter related bloodstream infection，CRBSI）的致病菌得到人们越来越多的关注。

一、流行病学特点

不管在发达国家还是在发展中国家，由于患者免疫功能受损愈发常见，NTM 呈逐年增长的趋势。持续不断的和无休止的自然和人类灾害，包括社会动乱、种族冲突、战争、地震和水灾，造成不可避免的健康问题在持续恶化。在三级保健资源丰富的区域中，分离和鉴定技术的改进提高了对 RGM 感染的认识。随着表型和分子诊断技术的成本不断降低，以及国家和区域优质实验室数量增加迅速，提高了诊断率，因此 RGM 疾病的发病率将继续上升。全球范围内已发现一些新的 RGM，特别是在资源贫瘠国家。其中一些微生物通常存在于特定的地理位置，并具有特定的抗微生物敏感性，这对诊断和治疗具有重要意义。由技术、仪器或实验室污染引起的暴发和伪暴发的广泛报道，RGM 从无菌甚至非无菌部位的复苏应该始终受到质疑。然而，尽管有污染的可能性，但是只要血液中检出 RGM，便应认为是真正致病病原体，除非有充分证据证明是其他原因所致，对此类患者尤其是免疫缺陷患者，应给予充分治疗。

二、发病机制

尽管 RGM 并非剧毒或高度危及生命，但有形成生物被膜的特性，而且在血管内导管上广泛繁殖并发生感染。首先，偶发分枝杆菌可以抵御常用消毒剂，通过污染医院内用水，引起院内暴发（特别是引起心脏和整形手术术后的切口感染）。其次，偶发分枝杆菌通过形成生物膜增加其致病效率。研究发现，RGM 常发生于癌症患者中，其中大部分与置入导管相关。偶发分枝杆菌引起的血流感染的发生率可能与导管放置的持续时间、导管的位置及类型有关。患者易感因素包括癌症、免疫抑制和置入中心导管。Read 等报道的 15 例导管相关性 RGM 血流感染的患者中有 4 例是乳腺癌患者，这说明乳腺癌等特定的疾病可能是导管相关性 RGM 血流感染的独立诱发因素，但其具体机制仍不清楚，有待进一步的研究。偶发分枝杆菌与脂质性肺炎成高度相关性，说明偶发分枝杆菌在脂质环境中有生存优势，结核分枝杆菌和偶发分枝杆菌这类剧毒菌株都含有的一种霉菌酸，即海藻糖 -66- 二霉菌酸盐

（TDM）。1 项小鼠相关实验也发现只有在脂质环境中接种 TDM 才能诱导生长肉芽肿。

三、临床表现及诊断标准

RGM 感染患者的临床表现特征往往不典型。大多数患者都有慢性潜在疾病和免疫抑制的病史，RGM 造成的 CRBSI 最常见于免疫功能低下的患者。Hawkins 等提供的病例中，患者还同时合并中性粒细胞减少症，这是一种与免疫抑制相关的潜在风险因素。

血流感染的诊断标准为血培养中 RGM 生长≥1 个。

CRBSI 诊断标准：①存在血流感染的临床特征；②在外周血和导管中血培养出相同的微生物；③排除其他感染源。

四、实验室检查

普通的抗酸（AFB）染色不能区分结核分枝杆菌和 NTM。目前许多用于核酸扩增试验的商业试剂盒可用于在 AFB 涂片阳性呼吸道样品中区分结核分枝杆菌和 NTM。液体和固体培养基均可用于分枝杆菌培养。在固体培养基上培养可观察菌落形态、生长速率、色素沉着和定量分析。液体培养基则能更为敏感地检出 NTM，但容易受到其他微生物和细菌污染。因为不同的 NTM 物种有不同的治疗方法和效果，所以 NTM 物种的准确鉴定非常重要。

这些微生物能够在标准分枝杆菌（Middlebrook 7H11 或 Lownstein-Jensen）和常规细菌培养基（绵羊血和 MacConkey 琼脂）中生长，但往往要在 5 天以后才能在标准培养基上形成菌落，超过了许多临床上常见微生物的常规培养时间。临床上容易将 48～72 小时内无微生物生长的导管尖端视为阴性，即使观察到有微生物生长，因为其表现为珠状革兰阳性杆菌的形态，也容易被误认为是污染，所以早期识别及诊断 RGM 引起的血流感染十分困难。

鉴定 NTM 时，分子方法已逐渐取代传统生化试验或高效液相色谱，如线性探针杂交、PCR 限制性片段长度多态性分析、实时 PCR、DNA 测序等。基因测序是鉴定 NTM 物种的参考方法，可以针对不常见菌株在亚种水平进行快速精确鉴定。近几年多通过对 16S 核糖体 RNA（rRNA）基因测序来鉴定分枝杆菌属。分子方法是识别 RGM 的金标准，但其成本高且耗时长，相比之下，基质辅助激光解吸 / 电离飞行时间（MALDI-TOF）质谱分析法是一种新型、快速、精确的替代方法。Artacho-Reinoso 等联合 MALDI-TOF 和反转录 - 聚合酶链反应（RT-PCR）确诊了偶发分枝杆菌感染。MALDI-TOF 可能会对血红蛋白产生影响，因此常使用血液作为培养基。

五、治疗措施

RGM 的治疗方案应根据指南制订，但目前缺乏临床随机对照试验证实，大部分指南仅依赖于专家意见。治疗 RGM 引起的 CRBSI 通常需要抗生素治疗及拔除导管。

是否需要抗生素治疗或如何联用抗生素应根据患者的潜在风险和益处来评估，同时应根据感染部位、严重程度、基础疾病及合并症、年龄等进行个体化治疗。在所有 RGM 中，偶发分枝杆菌对抗生素最敏感，其分离株对许多试验药物都是敏感的。美国胸科学会和美国传染病学会的指南推荐使用至少 2 种活性药物以获得最佳效果。氨基糖苷类加大环内酯类和（或）喹诺酮类药物的联合治疗是一种常见的经验方案。在偶发分枝杆菌引起的心血管置入性电子装置的感染（CIED）患者中，只有 4 例对大环内酯类耐药。遗传研究表明，大多数偶发分枝杆菌含有 rRNA 甲基化酶基因，*Erm* 基因活化时，则可以产生大环内酯抗性。目前尚不清楚这种大环内酯类诱导性耐药机制的临床意义，特别是在该基因处于失活的基线水平时。作为治疗严重偶发分枝杆菌的基础方案，专家建议临床医师谨慎使用大环内酯类药物。在临床实际工作中，RGM 对抗生素的易感性差异很大，因此临床和实验室标准协会建议对所有 RGM 分离株行常规肉汤微量稀释药敏试验，如阿米卡星、头孢西丁、环丙沙星、克拉霉素、多西环素、亚胺培南、磺胺甲基异噁唑（或甲氧苄氨嘧啶 / 磺胺甲噁唑）、利奈唑胺、莫西沙星和替加环素等，最终应参照药敏试验指导用药。RGM 引起的 CRBSI 抗菌治疗的持续治疗时间也没有明确，最近 1 项研究通过分析 341 例感染 RGM 的癌症患者发现，抗生素治疗＜1 个月和＞1 个月的患者预后无统计学差异，这说明可能仅在无法拔除导管时需要行长期抗生素治疗。通常静脉用药 2～4 周，然后口服用药 4～6 周，对免疫功能低下的患者需要延长抗生素治疗时间，未来仍需要更多的前瞻性随机化研究来确认抗生素治疗的时间。

ICU 患者多为肿瘤术后或器官移植术后的免疫功能低下的患者，RGM 作为一种新兴的病原体受到 ICU 医师越来越多的关注，其发病率和流行程度在全球范围内增加。诊断标准应符合微生物学标准，目前对 RGM 物种的鉴定可精确到亚种水平。需要根据患者的基础疾病、感染程度进行个性化治疗。ICU 医师应十分警惕 RGM 的感染，包括早期识别、正确诊断及个性化治疗。

（四川省人民医院　黄晓波）

参考文献

[1] Griffith DE, Aksamit T, Brown-Elliott BA, et al. An official ATS/IDSA statement: diagnosis, treatment, and prevention of nontuberculous mycobacterial diseases. Am J Respir Crit Care Med, 2007, 175(4):367-416.

[2] Kasperbauer S, Huitt G. Management of extrapulmonary nontuberculous mycobacterial infections. Semin Respir Crit Care Med, 2013, 34(1):143-150.

[3] El Helou G, Viola GM, Hachem R, et al. Rapidly growing mycobacterial bloodstream infections. Lancet Infect Dis, 2013, 13(2):166-174.

[4] Shojaei H, Heidarieh P, Hashemi A, et al. Species identification of neglected nontuberculous mycobacteria in a developing country. Jpn J Infect Dis, 2011, 64(4):265-271.

[5] Lee SA, Raad II, Adachi JA, et al. Catheter-related bloodstream infection caused by mycobacterium brumae. J Clin Microbiol, 2004, 42(11):5429-5231.

[6] Jimenez MS, Campos-Herrero MI, Garcia D, et al. Mycobacterium canariasense sp. nov. Int J Syst Evol Microbiol,

2004, 54: 1729-1734.

[7] Oh WS, Ko KS, Song JH, et al. Catheter-associated bacteremia by Mycobacterium senegalense in Korea. BMC Infect Dis, 2005, 5: 107.

[8] Schinsky MF, McNeil MM, Whitney, AM et al. Mycobacterium septicum sp. nov., a new rapidly growing species associated with catheter-related bacteraemia. Int J Syst Evol Microbiol, 2000, 50 (pt 2): 575-581.

[9] Shojaei H, Hashemi A, Heidarieh P, et al. Pulmonary and extrapulmonary infection caused by Mycobacterium conceptionense: the fi rst report from Iran. JRSM Short Rep, 2011, 2: 31.

[10] Skiest DJ, Levi ME. Catheter-related bacteremia due to Mycobacterium smegmatis. South Med J, 1998, 91: 36-37.

[11] Gitti Z, Mantadakis E, Maraki S, et al. Clinical significance and antibiotic susceptibilities of nontuberculous mycobacteria from patients in Crete, Greece. Future Microbiol, 2011, 6: 1099-1109.

[12] De Groote MA, Huitt G. Infections due to rapidly growing mycobacteria. Clin Infect Dis, 2006, 42: 1756-1763.

[13] Hodgson K, Isabel S, McNamara P, et al. Mycobacterium Fortuitum Bloodstream Infection in a Very Low Birth Weight Preterm Neonate. Pediatr Infect Dis J, 2017, 36(8):800-802.

[14] Raad II, Vartivarian S, Khan A, et al. Catheter-related infections caused by the Mycobacterium fortuitum complex: 15 cases and review. Rev Infect Dis, 1991, 13(6): 1120-1125.

[15] Hunter RL, Olsen M, Jagannath C, et al. Trehalose 6,6'-dimycolate and lipid in the pathogenesis of caseating granulomas of tuberculosisin mice. Am J Pathol, 2006, 168(4): 1249-1261.

[16] Hawkins C, Qi C, Warren J, et al. Catheter-related bloodstream infections caused by rapidly growing nontuberculousmycobacteria:a case series including rare species. Diagn Microbiol Infect Dis, 2008, 61(2):187-191.

[17] von Graevenitz A, Pünter-Streit V. Failure to recognize rapidly growing mycobacteria in a proficiency testing sample without specific request--a wider diagnostic problem? Eur J Epidemiol, 1998, 14(5):519-520.

[18] Somoskovi A, Salfinger M. Nontuberculous mycobacteria in respiratory infections: advances in diagnosis and identification.Clin Lab Med, 2014, 34(2):271-295.

[19] Han XY, Dé I, Jacobson KL. Rapidly growing mycobacteria:clinical and microbiologic studies of 115 cases. Am J Clin Pathol, 2007, 128(4):612-621.

[20] Hawkins C, Qi C, Warren J, et al. Catheter-related bloodstream infections caused by rapidly growing nontuberculous mycobacteria: a case series including rare species. Diagn Microbiol Infect Dis, 2008, 61(2):187-191.

[21] Brown-Elliott BA, Nash KA, Wallace RJ Jr. Antimicrobial susceptibility testing, drug resistance mechanisms, and therapy of infections with nontuberculous mycobacteria. Clin Microbiol Rev, 2012, 25(3):545-582.

[22] Schembri S, Williamson PA, Short PM, et al. Cardiovascular events after clarithromycin use in lower respiratory tract infections: analysis of two prospective cohort studies.BMJ, 2013, 346:f1235.

第三节　导管相关性血流感染的流行病学变迁

重症医学科中，留置各种类型血管（动脉、外周静脉和中心静脉）内导管十分常见，导管相关性血流感染（CRBSI）在所难免。同时，由于抗菌药物的不合理使用，加速了细菌耐药的发展，促使多重耐药菌（multidrug resistant bacteria，MDRB）的产生，给临床感染的治疗造成极大的困难。这亦使 MDRO 所致的 CRBSI 日益被重视。

一、发病率的变化

2009 年，美国 ICU 每年中心静脉导管（central vein catheter，CVC）留置例数超过 1500 万，其中发生 CRBSI 者超过 8 万例，CRBSI 发病率呈上升趋势。美国 NHSN 2009 年公布的 CRBSI 平均发生率为 2.1/1000 留置日。2008 年中华医学会重症医学分会发布的相关数据显示，我国 CRBSI 的发生率为（2.9～11.3）/1000 留置日。2013 年在中国医科大学附属盛京医院进行的 1 项前瞻性研究显示，CRBSI 平均发病率为 11.0/1000 留置日，导管使用率为 72.8%。2013 年陈萍等对 9424 例血管内置管术后患者做了统计研究。结果显示，CRBSI 发病率为 4.1%。2018 年的研究数据显示，美国每年 CRBSI 中的中央型 CRBSI 患者超过 20 000 例，这已经成为医疗相关感染最常见的原因之一，CRBSI 引起的患者死亡病例数占所有医疗相关感染死亡病例数的 1/3，造成的额外费用高达数十亿美元。

CRBSI 的发病率不断升高，不仅增加患者病死率，同时还导致大量广谱抗生素的应用，使得细菌耐药菌株增加，迫切需要采取相关措施进行预防控制。在美国，由 MDRB 引起的感染每年造成 200 多万人感染和 2.3 万人死亡，而且在全球范围内发病率还在上升。MDRB 的感染与 2～3 倍的住院费用增加有关，与住院时间增加＞12 天有关。

最近，van der Kooi 及其同事在 *Intensive Care Medicine* 杂志上对 PROHIBIT 研究进行了报道。这是关于 ICU 预防 CRBSI 的研究。研究者把 14 家 ICU 随机分配进行干预，干预措施包括导管插入、导管的护理及手卫生改善措施。参与研究的 ICU 分布在位于欧洲 11 个文化传统不同的国家，超过 50% 的 ICU 是大学附属医院的 ICU。结果发现，上述这些指定的干预措施改善了导管插入的操作习惯及手卫生的依从性，并显著降低了 CRBSI 的发生率。Laupland 等对此项研究发表了社论，给予了很高的评价。该研究入组的 ICU 患者人数超过 25 000 例，相关中心静脉导管数超过 35 000 例。最终得到 2 个重要的结果。第一，研究成功地证明了他们的干预可以改善手卫生依从性和导管插入及导管管理技巧。第二，这些干预措施可减少 CRBSI 的发生。值得提出的是，该研究为前瞻性对照临床试验，这比既往文献中“前 - 后”干预设计在方法学上更科学。基于这项研究的结果和以前的大量文献，目前有足够的证据支持我们在 ICU 中广泛实施手卫生、导管插入和管理的操作流程。但是，进一步推进这些措施实施的同时，还必须关注 CRBSI 的“根本问题”，即 CVC。慎重地使用 CVC 是临床医师的职责。

二、CRBSI 的常见致病菌种类变化

血流感染（bloodstream infection，BSI）的病原菌及其耐药性（antimicrobial resistance，AMR）在发展中国家和发达国家之间存在显著差异。

Dat 等的 1 项来自越南的回顾性研究发现，主要致病菌为肺炎克雷伯菌（17.5%）、大肠埃希菌（17.3%）、金黄色葡萄球菌（14.9%）、嗜麦芽窄食单胞菌（9.6%）和猪链球菌（7.6%）。肠杆菌科细菌产超广谱 β 内酰胺酶（extended spectrum beta-lactamases，ESBL）的总比率为 25.1%（67/267 分离株），耐甲氧西林金黄色葡萄球菌（methicillin-resistant Staphylococcus aureus，MRSA）的总比率为 37%（40/108）。检索 477 例（64.6%）患者的临床资料，年龄中位数为 48 岁，总病死率为 28.9%，最高病死率与肠杆菌科 BSI（34.7%）有关，占所有 BSI 死亡病例的 61.6%。

2017 年发表在 *The Lancet Infectious Diseases* 上的 1 篇关于马拉维（非洲国家）1998—2016 年的 BSI 监测结果显示，非伤寒沙门菌、肠道伤寒沙门菌和肺炎链球菌为主要的病原菌。病原菌检出率从 1998 年的 327.1/10 万下降到 2016 年的 120.2/10 万（$P<0.0001$）。26 174 株细菌中有 13 366 株（51.1%）对马拉维一线抗生素阿莫西林或青霉素、氯霉素和复方新诺明耐药，68.3% 为革兰阴性菌，革兰阳性菌占 6.6%。2003 年后，产 ESBL 非沙门肠杆菌或氟喹诺酮耐药比例显著上升至 61.9%（$P<0.0001$）。2003—2016 年，大肠埃希菌对 ESBL 的耐药率从 0.7% 上升到 30.3%，肺炎克雷伯菌的耐药率从 11.8% 上升到 90.5%，其他肠杆菌科的耐药率从 30.4% 上升到 71.9%。同样，大肠埃希菌对环丙沙星的耐药率从 2.5% 上升到 31.1%，肺炎克雷伯菌从 1.7% 上升到 70.2%，其他肠杆菌科从 5.9% 上升到 68.8%。相比之下，超过 92.0% 的常见革兰阳性病原体仍然对青霉素或氯霉素敏感。MRSA 于 1998 年首次被报道，占 7.7%，占 2016 年金黄色葡萄球菌分离株的 18.4%。

在中国，引起 BSI 的病原菌每个地区也不一样。1 项关于河南、重庆 2 省新生儿医院 BSI 的临床特点研究发现，在河南大肠埃希菌是引起 BSI 最流行的病原菌，而重庆则是肺炎克雷伯菌。近期 Lei 等做了 1 项多中心回顾研究，研究中国湖北省 2014—2016 年关于抗菌药物耐药导致的院内血流感染。结果显示，导致 BSI 的最常见的三大细菌为大肠埃希菌、金黄色葡萄球菌、肺炎克雷伯菌。年龄段在 0～5 岁和≥40 岁主要易感大肠埃希菌、肺炎克雷伯菌、铜绿假单胞菌、鲍曼不动杆菌和阴沟肠杆菌，其中 0～5 岁主要易感金黄色葡萄球菌、粪肠球菌、屎肠球菌、肺炎链球菌和嗜麦芽窄食单胞菌。大肠埃希菌和肺炎克雷伯菌的对头孢噻肟相关耐药率是 59.1%、24.3%，对头孢他啶的相关耐药率是 42.9%、27.2%。2014—2016 年 ESBL 大肠埃希菌检出率从 29.07% 降至 24.5%，ESBL 肺炎克雷伯菌检出率由 18.64% 降至 12.33%。碳青霉烯类耐药大肠埃希菌低于 0.5%，但是 1%～10% 的肺炎克雷伯菌出现碳青霉烯类耐药。值得肯定的是该团队还分析了多重耐药菌株的发展趋势及 2014—2016 年 MRSA、ESBL 阳性的大肠埃希菌、肺炎克雷伯菌、碳青霉烯耐药（Carbapenem-resistant，CR）的大肠埃希菌和肺炎克雷伯菌的检出频率。MRSA 的比例为 30%～40%，ESBL 阳性的大肠埃希菌占 20%～30%，ESBL 阳性的肺炎克雷伯菌占 10%～20%。CR- 大肠埃希菌的比例低于 0.5%，但是 CR- 肺炎克雷伯菌的比例为 1%～10%。需要注意的是，在这几类细菌中，CR- 肺炎克雷伯菌呈上升趋势。其他菌株出现频率均有下降趋势。这个结果与来自欧洲和非洲人的报道不一致，这篇报道显示凝固酶阴性的葡萄球菌和非伤寒类的沙门菌是 BSI 主要的致病菌（芬兰、马拉维），可能是不同区域、经济、环境等因素所致。大肠埃希菌对第三代头孢 CTX 和头孢他啶（CAZ）的耐药率分别是 59.1% 和 24.3 %，ESBL 可能是最重要的耐药原因，尤其是 β 内酰胺酶耐药基因［3 种 bla（TEM）、bla（SHV）和 bla（CTX-M）］中 bla（CTX-M）菌株。上海市 2011—2013 年大肠埃希菌分离株导致 BSI 的分子流行病学研究显示，CTX-14、CTX-55、

CTX-15 是最常见的 β 内酰胺酶。相比之下，bla（SHV）和 bla（CTX-M）是肺炎克雷伯菌最常见的 β 内酰胺酶。一项关于肺炎克雷伯菌所致 BSI（NKp-BSI）死亡相关因素分析研究指出，脓毒症、败血症休克和美罗培南耐药性显著增加了 NKp BSI 的病死率。NKp BSI 继发于肺炎、肾衰竭和使用侵入性器械时的病死率也更高。

近年来，全球范围内的产 ESBL 的大肠埃希菌和肺炎克雷伯菌感染率不断增加，导致住院时间延长，花费增多，影响了患者的预后。国内根据 Lei 等监测结果，2014—2016 年产 ESBL 的大肠埃希菌和肺炎克雷伯菌在逐年下降。这一发现可能与美国 CDC 控制 MDRB 传播的策略有关，如对 MDRB 感染患者的隔离、医务人员严格的手部消毒、医疗器械的常规消毒和特殊抗生素的有限使用。MDRB 的出现和产 ESBL 革兰阴性杆菌感染的不断增加，导致碳青霉烯类药物应用越来越多。欧洲比利时的 1 项关于产碳青霉烯肠杆菌调查显示，院内产碳青霉烯酶（CP）大肠埃希菌和肺炎克雷伯菌从 2013 年的 0.124/1000 上升至 2014 年的 0.223/1000。这与 Lei 等研究结果显示的 CP-E/K 菌株有上升风险是一致的，尤其是 CPK。

MRSA 与患者发病率、病死率显著相关。Lei 等监测数据显示，金黄色葡萄球菌在革兰阳性病原菌中的比例最高，对甲氧西林的耐药率为 30%～40%，这与 1 项来自中国香港特区 26 家医院 2010 年 1 月至 2012 年 12 月的研究数据基本一致。近年来，临床上通过多种感染控制方法来控制耐甲氧西林金黄色葡萄球菌的传播。这些方法包括严格的接触预防措施，针对 MRSA 定植或感染的患者单间病房进行隔离，有针对性地对高危患者和有感染风险的医护人员进行入院筛查，对所有 MRSA 菌株进行分子分型，并对 MRSA 携带者包括健康工作人员的去定植处理。这些使得今年 MRSA 呈下降趋势。

Burnham 等关于 MDRB 感染患者再次感染耐多药微生物的发生率及危险因素的研究发现，共有 4429 例 MDRB 培养阳性，其中 3453 例（78.0%）通过了指标住院治疗。2127 例（61.6%）在 1 年内再次入院 1 次，共 5849 例。此外，512 例（24.1%）在再入院期间从血液、支气管肺泡灌洗液（BAL）/ 支气管洗液或其他无菌部位分离出相同或不同的 MDRB。同时他的团队还做了 1 项关于 MDRB 感染后患者进行感染性疾病会诊讨论可以降低 30 天死亡率的研究。最近 Burnham 等又展开了 1 项研究，旨在发现 MDRB 所致中央型 CRBSI 患者未能成功拔除 CVC 与 30 天全因病死率的关系。这是 1 项回顾性研究，病例来自巴恩斯医院 2009 年 1 月 1 日至 2015 年 10 月 1 日的 MDRB 所致中央型 CRBSI 患者。病原菌包括金黄色葡萄球菌、肠球菌、肠杆菌、不动杆菌和铜绿假单胞菌。结果发现，没有成功拔除 CVC 与 30 天全因病死率成强相关（$P<0.001$，OR 13.5，95%CI 6.8～26.7）。其他的风险因素包括患者的并发症（心血管疾病、充血性心力衰竭、血管硬化）及在 ICU 时进行的 MDRB 隔离。在这项单中心回顾性研究中，未能成功拔除 CVC 与 30 天全因病死率成强相关性，因此研究者鼓励鉴别出 MDRB 所致中央型 CRBSI 患者都应该拔除 CVC。

重症患者留置血管内导管较多，易于发生 CRBSI。全球范围内产 ESBL 的大肠埃希菌和肺炎克雷伯菌感染率不断增加，但 MRSA 呈下降趋势。近年国内外产碳青霉烯酶大肠埃希菌和肺炎克雷伯菌有上升趋势，但这些变化在发达与发展中国家也存在差异，一国之内也存在地域差异。实施手卫生、规范导管插入和管理流程，审慎使用导管侵入性操作，可减少 CRBSI 的发生。针对 MDRB 感染患者可以进行多学科会诊制订抗感染策略，对于能够拔除 CVC 患者应尽早拔除。

（蚌埠医学院第一附属医院　余　刚　何先弟）

参考文献

［1］Scott RD.The Direct Medical Costs of Healthcare-Associated Infections in U.S.Hospitals and the Benefits of Prevention. Atlanta: Centers for Disease Control and Prevention,2009.[2018-05-14]http://www.cdc.gov/hai/pdfs/hai/scott_costpaper.pdf.

［2］Dortet L, Cuzon G, Ponties V, et al. Trends in carbapenemase-producing Enterobacteriaceae,France,2012 to 2014.Euro Surveillance, 2017,22(6).

［3］Chang YT, Coombs G, Ling T, et al. Epidemiology and trends in the antibiotic susceptibilities of Gram-negative bacilli isolated from patients with intra-abdominal infections in the Asia-Pacific region. Int J Antimicrob Agents, 2017, 49:734-739.

［4］Kooi TVD, Sax H, Pittet D, et al. Prevention of hospital infections by intervention and training (PROHIBIT): results of a pan-European cluster-randomized multicentre study to reduce central venous catheter-related bloodstream infections. Inten Care Med, 2018, 44(1):48.

［5］Laupland KB, Koulenti D, Schwebel C.The CVC and CRBSI: don't use it and lose it.Inten Care Med, 2018, 44 (2): 1-3.

［6］Dat VQ, Vu HN, The H N, et al. Bacterial bloodstream infections in a tertiary infectious diseases hospital in Northern Vietnam: aetiology, drug resistance, and treatment outcome. Bmc Infect Dis, 2017, 17(1):493.

［7］Musicha P, Cornick JE, Barzeev N, et al. Trends in antimicrobial resistance in bloodstream infection isolates at a large urban hospital in Malawi (1998-2016): a surveillance study. Lancet Infect Dis, 2017, 17(10):1042.

［8］Wang S, Chen S, Feng W, et al. Clinical Characteristics of Nosocomial Bloodstream Infections in Neonates in Two Hospitals,China.J Trop Pediatr, 2017, 64(3).

［9］Lei T, Ziyong S, Zhen Z. Antimicrobial resistance of pathogens causing nosocomial bloodstream infection in Hubei Province, China,from 2014 to 2016: a multicenter retrospective study. BMC Public Health, 2018, 18:1121.

［10］De Laveleye M, Huang TD, Bogaerts P, et al. Increasing incidence of carbapenemase-producing Escherichia coli and Klebsiella pneumoniae in Belgian hospitals. Eur J Clin Micr Infect Dis, 2017, 36 (1): 139-146.

［11］You JHS, Choi KW, Wong TY, et al. Disease Burden, Characteristics, and Outcomes of Methicillin-Resistant\r,*Staphylococcus aureus*\r, Bloodstream Infection in Hong Kong.Asia Pacific J Public Health, 2017, 29(5):451-461.

［12］Burnham JP, Olsen MA, Babcock HM, et al. Readmissions with multidrug resistant infection in patients with prior multidrug resistant infection.Infect Control Hosp Epidemiol, 2018, 39(1):12-19.

［13］Burnham JP, Olsen MA, Stwalley D, et al. Infectious Diseases Consultation Reduces 30-Day and 1-Year All-Cause Mortality for Multidrug-Resistant Organism Infections.Open Forum Infect Dis, 2018, 5(3).

［14］Burnham JP, Rebecca KM.Catheter Removal and Outcomes of Multidrug Resistant Central-Line Associated Bloodstream Infection. Medicine, 2018, 97:42.

第四节　耐药菌院内感染防控不能忽视表面消毒

感染和感染性疾病对人类健康的威胁持续性存在，耐药菌感染的防控是全球院内感染（以下简称院感）防控的重点。病房环境中重点部位表面耐药菌污染，导致交叉感染，是医院获得性感染的主要原因和途径之一。表面消毒是指使用消毒剂对物体表面进行消毒，杀灭或清除致病微生物和多重耐药菌，阻断表面污染—交叉感染—细菌耐药感染加重的恶性循环态势。因此表面消毒是耐药菌院内感染防控的重中之重。

一、防控现状

根据欧洲疾病预防和控制中心的数据，在欧洲估计每年有 400 多万人（美国为 170 万人）发生医院获得性感染（health care associated infection，HCAI）。在这些受感染的人群中，每年由于感染直接导致的死亡人数至少为 3.7 万人，而间接导致的死亡人数为 11 万（在美国，估计总死亡人数为 9.9 万）。

ICU 中环境污染已被确定为细菌交叉传播、患者定植和感染的主要因素，接触频率越高的物体和设备表面的污染率越高，物体表面的污染方式有 2 种：患者携带细菌直接脱落；通过医护人员（health care worker，HCW）的手造成。加强表面消毒策略可以降低此类细菌通过医院环境传播的风险，因此如何制订表面消毒策略和方法对耐药感染院感防控至关重要。

二、表面消毒策略及方法

基于院感防控的重要性，Sax 等提出了患者区和医疗区的概念，旨在提高手卫生合规性。患者区包括患者和周围的物体表面（即床架、呼吸机、监护仪等）；医疗区由给定患者区域（即医疗设施环境和其他患者区域）外的所有物体表面组成。医疗区可能受到来自不同患者区的细菌污染；而患者区的物体表面污染来自细菌定植 / 感染患者。来自细菌感染患者的污染程度和发生率高于来自细菌定植者。此外，环境污染严重程度与培养结果阳性率成正相关，在腹泻患者中，患者区域污染程度尤其高。因此，表面消毒要制订完善监测策略，才能保证效果。

（一）表面消毒策略

1. 明确流行病学　要明确本单位乃至本病房近期细菌感染的流行病学状况；了解环境与物体表面常见细菌的种类和分布状态。

2. 分区消毒　对患者区和医疗区进行有针对性的消毒。

3. 确定消毒的重点部位　在分区的基础上，要进一步对物体表面分类管理，重点加强频繁接触物体表面的消毒。物体表面污染严重的部位有床架（100%）、血压计袖带（88%）、电视遥控器

（75%）、床头柜（63%）和洗手盆（63%）。物体表面在消毒 8 小时后细菌总数显著升高，33% 的物体表面超过 10cfu/cm^2，而细菌总数＞10cfu/cm^2 的物体表面的致病菌检出率是≤10cfu/m^2 样本的 2.3 倍，因此 ICU 物体表面应保持清洁和干燥，每天进行消毒，建议频繁接触的物体表面每天应消毒 2 次以上。遇明显污染随时去污、清洁与消毒，拖布和抹布宜清洗、消毒，干燥后备用。

4. 增强性消毒策略　联合使用目前常规的消毒方法，并积极开发新型消毒方法。

5. 监测　常规采用随机采样检测菌落总数的方法监测；医院感染暴发时采用微生物自动鉴定系统和分子生物学的方法进行微生物分离鉴定。

（二）表面消毒方法

1. 常规接触式消毒

（1）季铵盐类消毒：如苯扎溴铵（新洁尔灭）无刺激气味，价格便宜，适用于物体表面及医疗仪器表面的清洁消毒，但血清等有机物质能降低季铵盐类消毒剂的杀菌浓度，对结核分枝杆菌无效，由于使用广泛导致细菌耐药性增加。

（2）含氯消毒剂：消毒效果好，用含氯消毒剂可明显降低许多多重耐药菌（multidrug resistance bacteria，MDRB）如耐甲氧西林金黄色葡萄球菌（methicillin resistant staphylococcus aureus，MRSA）、耐万古霉素肠球菌（vancomycin resistant enterococcus，VRE）、耐碳青霉烯肠杆菌科细菌（carbapenem-resistant enterobacteriaceae，CRE）、耐碳青霉烯类铜绿假单胞菌（carbapenem-resistant pseudomonas aeruginosa，CRPA）、耐碳青霉烯类抗菌药物鲍曼不动杆菌（carbapenem-resistant acinetobacter baumannii，CRAB）及艰难梭菌（clostridium difficile，CD）等暴发期间物体表面的污染。无论是对病区所有病房环境、物体表面或仅对艰难梭菌相关腹泻（clostridium difficile-associated diarrhea，CDAD）患者所在的病房物体表面用含氯消毒剂进行消毒，均能控制 CDAD 的流行。但含氯消毒液不稳定，需要现配现用，易与有机污物发生反应降低消毒效果，因此在使用含氯消毒剂前，必须对物体表面进行清洁。含氯消毒剂还会腐蚀金属制品，会损坏待清洁消毒物体表面。

（3）醇类消毒剂：主要有乙醇和异丙醇，适用于高频接触物体表面及手的消毒，70%～80% 浓度保持消毒时间 3 分钟以上可达到清洁消毒效果。Best 等研究 1 种新型乙醇凝胶释放门板，比较乙醇凝胶释放门板与标准门板相比的有效性，乙醇凝胶释放门板在 7 天的测试期间能够快速减少测试门板上的细菌数量，有效地降低金黄色葡萄球菌和大肠埃希菌的表面污染，可以切实降低医疗相关和其他感染的风险。但是此门板对 CD 无效，因为在这些门板中使用的乙醇凝胶对艰难梭菌的胞子没有活性，所以可探索在凝胶中加入对 CD 有效的杀菌剂。另需强调的是，乙醇凝胶门板的设计并不是为了净化手本身，而是为了防止手被污染，从而保持手的清洁。因此，本产品不是用来替代乙醇快速手消毒剂，而是用来补充乙醇手消毒剂。

（4）胍类消毒剂：如氯己定，温度高时杀菌效果更好，对皮肤黏膜无刺激性，对金属和织物无腐蚀性，但有机物可消耗和吸附消毒液中的氯己定从而降低其杀菌效果。

（5）过氧化氢消毒剂：起效时间短，分解产物无污染，但易损害物体及仪器表面，其改良制剂（增加表面活性物质和螯合剂）具有更好的杀菌效果，消毒时间缩短，能有效清除物体表面的 MDRB。

2. 常规非接触消毒

（1）紫外线：紫外线装置降低了 MRSA、VRE 和 CD 的环境生物负担。在 4 项已发表的研究中，1 项研究显示医院获得性多药耐药菌减少了 20%，3 项研究显示 CD 感染减少了 22%～53%。

（2）非接触式过氧化氢消毒：分为汽化和雾化 2 种方式，过氧化氢蒸汽消毒对 MDRB 和 CD 的感染减少了 64%，对 VRE 的感染减少了 75%。但非接触式消毒前需提前清洁物体表面。

三、新型抗菌材料的研发

新型抗菌涂料的研发是基于不同的物理和化学的方法：修改材料维度（微米级和纳米级）、增强表面抗黏附性（如超疏水、两性离子等）、改进表面接触杀菌性（如聚合物刷、噬菌体等）和开发表面生物除害功能（如触发释放、基于群体感应的系统等）。抗菌活性直接发生在表面，还可释放到试验介质中发挥抗菌活性，或者这两种机制同时起作用。欧洲委员会资助了 1 个为期 4 年的自主研究项目，建立了 1 个包括 30 个欧洲国家 60 多所大学、研究机构和公司参与的抗菌涂料创新网络（www.amici-consumptium.eu），是迄今为止针对医疗保健环境中这些紧急技术最全面的组织。

（一）抗菌（纳米）涂料

关于抗菌（纳米）涂料对抗病原菌的一项最先进的创新是通过应用具有抗生物污垢和（或）杀菌性能的涂层来创建自消毒表面，这些涂料能够在接触时杀死病原体。抗菌涂料可含有活性洗脱剂（如银、铜、锌或抗生素、氯化物、碘等的离子或纳米粒子）、接触后变成有活性的固定化分子（如季铵聚合物或肽）或光活化分子（如二氧化钛或光敏剂）。在物体表面嵌入金属（铜、镓和钛）对铜绿假单胞菌、金黄色葡萄球菌和大肠埃希菌试验菌株的浮游生物和生物膜生长具有有效的预防作用。在最近发表的 1 项观察性研究中，用于分隔 ICU 病床的嵌入银的屏风在减少表面污染和病原体交叉传播方面比传统的布屏更有效。

Bio-Kil®［3-（三甲氧基甲硅烷基）丙基十八烷基二甲基氯化铵］是 1 种抗菌（纳米）材料，由无机金属成分和有机季铵成分组成，Bio-Kil® 分子具有高亲和力结构和强大的电场，可吸引病原体，强电荷可破坏微生物的膜蛋白，从而杀死病原体，Bio-Kil® 与许多材料（塑料、油漆和纺织品）的表面形成永久的共价键。Lee 等研究发现涂有 Bio-Kil® 的污染物和纺织品比未经处理的表面更不利于细菌生长，可有效减少该环境中的细菌负荷，从而降低了 ICU 环境中感染传播的风险，这是第 1 项评估纳米环境消毒产品在预防 HCAI 方面潜在用途的研究。尽管 Bio-Kil® 有效降低了 ICU 环境中细菌负荷和 MDRO 的比例，但并没有降低 HCAI 发生率的确切证据，但在干预期间，研究组中新发脓毒症的发病率是下降的，而对照组则是增加的（P＝0.001）。

（二）潜在的抗菌替代品

潜在的抗菌替代品包括噬菌体、细菌细胞壁水解酶（bacterial cell wall hydrolase，BCWH）和抗菌肽（antimicrobial peptide，AMP）。噬菌体是一种能感染细菌的病毒，具有很高的效率和相对的成本效益。噬菌体是宿主特异性的，但它们的宿主范围很广，能感染多种菌株或细菌种类，包括革兰阳性菌和革兰阴性菌，噬菌体对水分特别敏感，可以干燥后失效，润湿后可再活化，并且添加多糖可提高它们的稳定性。在过去的几十年中，噬菌体作为抗生素治疗的替代物或补充物，其使用得到了广泛的评价，甚至被美国国家过敏和传染病研究所列为对抗抗生素耐药性的一个重要方法。最近 Melo 等分离 2 种新型毒性噬菌体，即 podovirus vB_-PmiP_5460 和 myovirus vB_-PmiM_5461，这两种噬菌体在噬菌体涂层导管中使用模拟导管相关性感染的动态生物膜模型展开的进一步试验表明，在导管插入后的 168 小时内，奇异变形杆菌生物膜的形成显著减少，结果证实了这两种噬菌体在防止这种细菌表面定植方面的潜在作用。AMP 对细菌和真菌具有广谱的抗药性，诱导抗性低，但在高剂量下可能导致毒性。由于存在外膜，BCWH 对革兰阴性细菌作用有限，一些革兰阳性病原体如金黄色葡萄球菌也对溶菌酶有抵抗力。

（三）长效消毒剂

长效消毒剂是一种高分子的溶胶聚合材料，通过溶胶技术制备而成，在物体表面喷涂该消毒液可在涂层表面形成微观结构。该消毒液可以附着在各种清洁无污的材质表面上，在物体表面形成一层疏水疏油的表层，并且可以阻止细菌的生长和渗透。由于该涂层本身带有正电荷，可以与细菌等微生物相互作用，破坏或渗透进入细胞膜，破坏细胞内组分。不仅如此，该涂层更能吸附带负电荷的微生物，形成微团，通过渗透作用进入细胞膜的类脂层，改变膜通透性，从而抑制了细菌、病毒的繁殖能力。在静电库仑力的作用下，细菌带负电荷的细胞膜与带正电荷的涂层牢固结合在一起，使细菌发生“溶菌”现象而死亡，不会导致产生遗传变异的耐药性，并且针对 MDRB 的预防也起到良好的作用。

耐药感染院感防控，表面消毒不可忽视，性能优良的消毒剂必须具有多种特性：①能够控制某个表面的致病菌群；②在广泛的医院环境（机械、摩擦学和化学）中保持稳定；③毒性等不良反应小，耐药风险低；④经济、实惠且易于实施。因此，未来的技术发展应着眼于解决这些问题。然而，研究消毒抗菌涂料的最终目标不能单靠该涂料来解决 MDRB，同时需要包括涂层技术的改进、临床工作人员和清洁人员及负责抗生素管理人员的共同努力。因此，使用增强性消毒策略联合使用目前常规的消毒方法，并积极开发新型消毒方法，持续性提高院内及 ICU 物体表面消毒效果，降低 MDRB 和 CD 的感染率，可防止医疗环境中的 HCAI 导致患者死亡。

（内蒙古医科大学附属医院　王婧超　张利鹏）

参考文献

［1］French CE, Coope C, Conway L, et al. Control of carbapenemase-producing Enterobacteriaceae outbreaks in acute settings: an evidence review. J Hosp Infect, 2017, 95(1):3-45.

［2］Dunne CP, Keinanen-Toivola MM, Kahru A, et al. Anti-microbial coating innovations to prevent infectious diseases (AMiCI): Cost action ca15114. Bioengineered, 2017, 8(6): 679-685.

[3] Adlhart C, Verran J, Nuno F, et al. Surface modifications for antimicrobial effects in the healthcare setting: a critical overview. J Hosp Infect, 2018, 99(3):239-249.

[4] Gugala N, Lemire JA, Turner RJ. The efficacy of different anti-microbial metals at preventing the formation of, and eradicating bacterial biofilms of pathogenic indicator strains. J Antibio, 2017, 70 (6):775-780.

[5] Ruiz J, Ramirez P, Villarreal E, et al. Silver-embedded screens in the intensive care unit. A new tool to control multi-drug resistant bacterial cross-transmission. Eur J Clin Microbio Infect Diss, 2017, 36 (8): 1505-1509.

[6] Crijns FR, Keinanen-Toivola MM, Dunne CP. Antimicrobial coating innovations to prevent healthcare-associated infection. J Hosp Infect, 2017, 95: 243-244.

[7] Russotto V, Cortegiani A, Fasciana T, et al. What Healthcare Workers Should Know about Environmental Bacterial Contamination in the Intensive Care Unit. Biomed Res Int, 2017, 6905450.

[8] Russotto V, Cortegiani A, Iozzo P, et al. No-touch methods of terminal cleaning in the intensive care unit: results from the first large randomized trial with patient-centred outcomes. Crit Care, 2017, 21(1):117.

[9] Legeay C, Thépot-SV, Pailhoriès H, et al. Is cohorting the only solution to control carbapenemase-producing Enterobacteriaceae outbreaks? A single-centre experience. J Hosp Infect, 2018, 99(4):390-395.

[10] Best EL, Parnell P, Wilcox MH, et al. The potential of alcohol release doorplates to reduce surface contamination during hand contact. J Hosp Infect, 2017, 97(4):424-429 .

[11] Lee WS, Hsieh TC, Shiau JC, et al. Bio-Kil, a nano-based disinfectant, reduces environmental bacterial burden and multidrug-resistant organisms in intensive care units. J Microbiol Immunol Infect, 2017, 50(5):737-746.

[12] Anderson DJ, Chen LF, Weber DJ, et al. Enhanced terminal room disinfection and acquisition and infection caused by multidrugresistant organisms and Clostridium difficile (the Benefits of Enhanced Terminal Room Disinfection study): a cluster-randomised, multicentre,crossover study. Lancet, 2017, 389 (10071): 805-814.

第五节 哌拉西林 / 他唑巴坦与碳青霉烯类药物经验性治疗耐药革兰阴性杆菌血流感染

多年来，碳青霉烯类药物是治疗革兰阴性杆菌血流感染的首选用药，但也因此导致耐药率增高，减少碳青霉烯类药物的暴露有助于控制碳青霉烯类药物耐药性。因此，选择有效的替代药物显得尤为必要。近 2 年，研究表明哌拉西林 / 他唑巴坦可作为替代碳青霉烯类药物作为耐药革兰阴性杆菌血流感染的经验性选择药物，到底两者孰优孰劣？笔者对近期相关进展进行综述。

一、抗血流感染药物选择现状

体外实验中，头霉素类药物对产 ESBL 肠杆菌科细菌有抗菌活性。但是头霉素类药物容易诱导细菌产生诱导酶且头霉素本身对诱导酶不稳定容易出现耐药。目前建议头霉素类药物用于治疗产 ESBL 的耐药菌导致的非重症尿路感染患者。

第三、四代头孢菌素在产 ESBL 菌株中存在明显的接种效应，其对感染部位菌量多时疗效不佳。目前不主张将第三、四代头孢菌素作为产 ESBL 菌株经验抗感染治疗的一线用药及重症感染的患者。

β 内酰胺酶抑制剂的复合制剂与第三、四代头孢菌素相似，也存在“接种效应”。既往文献多不支持此类药物作为耐药革兰阴性杆菌感染的首选药物。但近些年有研究比较了耐药革兰阴性杆菌血流感染中哌拉西林 / 他唑巴坦与碳青霉烯类药物的临床疗效，虽然结果不尽相同，但是提示其可能为一种有效的替代品，可以降低碳青霉烯类药物抗性的选择压力。

二、哌拉西林 / 他唑巴坦与碳青霉烯类药物疗效比较

2016 年 1 项来自新加坡 2 所大学教学医院的回顾性队列研究，在 2011 年 8 月至 2013 年 5 月共收集 394 例初始培养出产 ESBL 的大肠埃希菌或肺炎克雷伯菌菌血症的患者。结果显示，接受碳青霉烯类药物治疗组较哌拉西林 / 他唑巴坦治疗组更多被应用于泌尿系来源的感染（70.2% *vs.* 52.1%）；在 30 天内病死率相当的结局下，碳青霉烯组多重耐药细菌和真菌感染概率更高（24.6% *vs.* 7.4%）；多变量分析显示经验性使用碳青霉烯类药物是多重耐药细菌和真菌感染的唯一重要风险因素（*OR* 3.32，95%*CI* 1.12～9.87）；在菌血症复发概率方面，单因素分析同样显示碳青霉烯类药物治疗组复发率更高（15.8% *vs.* 3.2%），复发的菌株多为产 ESBL 肠杆菌患者多变量分析后显示经验性使用碳青霉烯类药物与复发性菌血症无关。

类似的 1 项来自哥伦比亚大学的回顾性队列研究，由 2009—2015 年，对因肠杆菌、沙雷菌或枸橼酸杆菌属引起的 493 例成年住院患者血流感染进行筛查，165 例患者符合纳入标准，其中 88 例患者接受哌拉西林 / 他唑巴坦治疗，77 例接受头孢吡肟或美罗培南治疗。结果显示，在 7 天病死率、菌血症持续时间及 30 天病死率方面 2 组均无显著差异，唯一有差异的是哌拉西林 / 他唑巴坦组患者年龄更大。

在儿童研究方面，1 项来自日本的旨在评估因中性粒细胞减少症导致血流感染的患儿初始治疗失败后选择美罗培南或哌拉西林 / 他唑巴坦作为二线药物优劣的前瞻性随机对照研究显示，该研究从 2012 年 4 月至 2016 年 3 月纳入符合入组条件的 105 例 434 例次出现感染症状的患儿。结果显示，434 例患者中有 47 例（10.8%）血培养呈阳性，选择使用美罗培南方案组中阳性 23 例（10.2%）、哌拉西林 / 他唑巴坦方案组阳性 24 例（11.5%），更改方案后治疗总成功率为 49.3%(其中美罗培南组成功率为 44.3%，哌拉西林 / 他唑巴坦组为 55.3%，两者无明显差异）。美罗培南与哌拉西林 / 他唑巴坦两者疗效相当且安全，可用于中性粒细胞减少症导致血流感染患儿的二线治疗药物。

Patrick 等展开的另外 1 项多中心、随机、开放标签对照研究结果显示，在 2014 年 2 月至 2017 年 7 月对 9 个国家（澳大利亚、新西兰、新加坡、意大利、土耳其、黎巴嫩、南非、沙特阿拉伯王国和加拿大）的 26 家医院进行了针对哌拉西林 / 他唑巴坦对比美罗培南评估对头孢曲松耐药的大肠埃希菌或克雷伯菌属导致的血流感染治疗疗效的筛查，在 1646 例患者中，有 379 例患者被纳入研究。结果显示，美罗培南组患有更多糖尿病 [*n*=79（41.4%）*vs.* *n*=59（31.4%）]、更多因尿路

来源导致的血流感染［ *n*＝128（67.0%）*vs.* *n*＝103（54.8%）］及更高的 APACHE Ⅱ评分，但 2 组病例因病情需要入住 ICU 均较少（ *n*＝13 *vs.* *n*＝14）；哌拉西林 / 他唑巴坦 MIC 中位数为 2mg/L、美罗培南 MIC 中位数为 0.023mg/L；发现 1 株对哌拉西林 / 他唑巴坦高水平耐药的基因型为 bla DHA-1 的克雷伯菌属（MIC≥256mg/L）及 1 株对美罗培南耐药的基因型为 bla OXA-162 的大肠埃希菌（MIC＝4mg/L），主要的 ESBL 基因型是 bla CTX-M（83.5%），常见亚型为 bla CTX-M-15（54.5%）、bla CTX-M-27（13.0%）和 bla CTX-M-14（11.0%）。哌拉西林 / 他唑巴坦组与美罗培南组临床结局比较方面，临床症状改善中位时间（3 天 *vs.* 2 天，*P*＝0.18）、第 4 天微生物学转阴率（68.4% *vs.* 74.6%）及继发其他多重耐药菌感染率（3.2% *vs.* 2.1%）、30 天病死率比较［（23/187，12.3%）*vs.*（7/191，3.7%），*P*＝0.90］、药物不良反应等方面均无明显差异。虽然该研究结果显示，哌拉西林 / 他唑巴坦与美罗培南的 30 天病死率比较无明显差异，但作者并未做出将哌拉西林 / 他唑巴坦作为替代美罗培南治疗产 ESBL 血流感染优选药物的结论。究其原因作者考虑可能与下列因素有关：①受试者的病情严重程度不高及已排除了被认为不可能存活的患者，因此会倾向于将这项研究偏向较低的病死率估计值风险。泌尿系感染源患者的死亡风险较低，此类患者也占多数（60.9%）。②早期随机经验性选择药物与随后的药敏结果不符，应接受美罗培南治疗的患者 26.2%（50/191）根据经验选择了哌拉西林 / 他唑巴坦；相反，可接受哌拉西林 / 他唑巴坦治疗的患者有 13.8%（26/188，13.8%）根据经验选择了碳青霉烯类药物，经验性的治疗可能对结果产生重大影响。③是否实现了有效血流感染的源头控制尚不清楚，这可能会影响病死率。④尽管受试者来自不同的地理和经济区域，但这些结果仍不适用于全球情况，因不同地域的 ESBL 基因类型不一致，不同的基因类型对 β 内酰胺酶抑制剂的复合制剂和碳青霉烯类药物耐药性不同，如北美主要流行 TEM 型，CTX-M-14 基因型却在中国广泛流行。不同医院使用哌拉西林 / 他唑巴坦的剂量可能不同于该试验（如每 6 小时 3.375g 或每 6 小时 4.5g 的用药方案），但是由于存在哌拉西林 / 他唑巴坦的“接种效应”，较低的给药方案可能不能获得最佳的治疗疗效，延长或连续输注哌拉西林 / 他唑巴坦这种方法目前仍然不确定。⑤该研究作为一项非盲研究，临床医师有可能观察到临床指标未及时改善而认为使用哌拉西林 / 他唑巴坦是失败的。

三、哌拉西林 / 他唑巴坦与碳青霉烯类药物毒性研究比较

1 项前瞻性、开放标签队列研究评估接受哌拉西林 / 他唑巴坦联合万古霉素治疗与头孢吡肟或美罗培南联合万古霉素治疗超过 72 小时对成年患者急性肾损伤（AKI）发生率差异。结果显示，共 85 例接受抗微生物治疗发生 AKI 评估。哌拉西林 / 他唑巴坦联合万古霉素组 AKI 的发病率明显高于头孢吡肟或美罗培南联合万古霉素组（37.3% *vs.* 7.7%，*P*＝0.005）。应警惕哌拉西林 / 他唑巴坦联合万古霉素用药的不良反应，考虑限制它们的综合使用。该研究对其结果解释为万古霉素肾毒性是通过直接氧化作导致的过敏性间质性肾炎，但是确切的机制尚不清楚。有万古霉素单独使用可能不会导致相关的 AKI，而与万古霉素暴露的危险因素有关。哌拉西林 / 他唑巴坦也可表现为急性间质性肾炎，在重症患者中，其肾毒性是作用于肾小管，而不是间质，这可能是它导致 AKI 发生的原因，但哌拉西林 / 他唑巴坦联合万古霉素导致的 AKI 的机制目前仍不清楚。

四、临床启迪与建议

综合近2年的几项研究结果表明，为了减少碳青霉烯类药物的暴露压力，有助于降低其耐药率，更多研究倾向于将哌拉西林/他唑巴坦作为替代碳青霉烯类药物的选择方案。但选择时需要考虑一些限制因素：①需要考虑感染来源。以上研究的感染源多来自泌尿系感染，其他部位感染来源病例数偏少，且感染源是否已经实施有效的源头干预治疗不得知，因此该结论是否适用于其他感染部位证据尚不明确。②需要考虑疾病的危重程度。多数研究病例因感染最终需入住ICU病房的患者数偏少，疾病危重程度不高，该结论是否适用于ICU内的重症患者尚不得知。③需要考虑革兰阴性杆菌的耐药基因型，携带不同的耐药基因型对不同的抗菌药物有不同的耐药性，但很多医疗机构无法鉴定具体的耐药基因类型，可能导致选择同样的药物有不同的治疗结局。④需要考虑哌拉西林/他唑巴坦的MIC值。由于产ESBL菌株中存在明显的接种效应，针对不同MIC值不同的药物剂量使用方案可能疗效不一致，目前针对哌拉西林/他唑巴坦最佳剂量使用方案尚无统一标准。⑤需要考虑是否同时联合使用万古霉素。哌拉西林/他唑巴坦同时联合使用万古霉素有可能造成AKI发生风险。

以下情况可考虑选择哌拉西林/他唑巴坦替代碳青霉烯类药物：①对于疾病危重程度较轻（Pitt评分<4分）；②感染来源为泌尿系；③针对当地既往流行病学数据哌拉西林/他唑巴坦敏感率高的病原菌；④患者没有肾功能损害的高危因素或没有发生肾损害且不需要联合使用万古霉素时；⑤中性粒细胞减少症导致血流感染患儿的二线治疗药物；⑥使用剂量建议为成年患者每8小时3.375g，延长持续输注时间至4小时或每6小时4.5g；患儿337.5mg/（kg·d），最大剂量13.5g/d，每次滴注1小时，每天3次可能是比较适合的剂量方案。

（广西医科大学第一附属医院 潘熠平 汤展宏）

参考文献

［1］Wang R, Cosgrove SE, Tschudin-Sutter S, et al. Cefepime therapy for cefepime-susceptible extended-spectrum β-lactamase-producing Enterobacteriaceae bacteremia. Open Forum Infect Dis，2016，3: 132.

［2］Kanj SS, Kanafani ZA. Current concepts in antimicrobial therapy against resistant gram-negative organisms: extended-spectrum beta-lactamase-producing Enterobacteriaceae, carbapenem-resistant Enterobacteriaceae, and multidrug-resistant Pseudomonas aeruginosa. Mayo Clin Proc, 2011, 86:250-259.

［3］Nguyen HM, Shier KL, Graber CJ. Determining a clinical framework for use of cefepime and beta-lactam/beta-lactamase inhibitors in the treatment of infections caused by extended-spectrum-beta-lactamase-producing Enterobacteriaceae. J Antimicrob Chemother, 2014, 69: 871-880.

［4］Tat MN, Khong WX, Patrick NA， et al. Empiric Piperacillin-Tazobactamversus Carbapenems in the Treatment of Bacteraemia Due to Extended-Spectrum Beta-Lactamase-Producing Enterobacteriaceae. PLoS One, 2016, 11(4):e0153696.

[5] Cheng L，Nelson BC，Mehta M. Piperacillin-tazobactam versus Other Antibacterial Agents for Treatment of Bloodstream Infections due to AmpC Beta-Lactamase-Producing Enterobacteriaceae. J Antimicrob Agents Chemo, 2017.

[6] Sano H, Kobayashi R, Suzuki D, et al. A prospective randomized trial comparing piperacillin/tazobactam with meropenem as empiric antibiotic treatment of febrile neutropenic children and adolescents with hematologic and malignant disorders. Pediatric Blood Cancer, 2017, 64.

[7] Ryoji K, Daiki H, Hirozumi S, et al. Meropenemversuspiperacillin/tazobactamwith or without immunoglobulin as second-line therapy for febrile neutropeniain pediatric patients. J Microbiol Immunol Infect, 2018, 51(4):473-477.

[8] Patrick N, Harris A, Paul A, et al. MBBS .Effect of Piperacillin-Tazobactam vs Meropenem on 30-Day Mortality for Patients With E coli or Klebsiella pneumoniae Bloodstream Infection and Ceftriaxone Resistance. A Randomized Clinical Trial. JAMA, 2018, 320(10):984-994.

[9] Quan JJ, Zhao DD, Liu LL, et al. High prevalence of ESBL-producing Escherichia coli and Klebsiella pneumoniae in community-onset bloodstream infections in China. J Antimicrob Chemother, 2017, 72:273-280.

[10] Vincent P, Pharm D, Samantha S. Prospective Comparison of Acute Kidney Injury During Treatment with the Combination of Piperacillin-Tazobactam and Vancomycin Versus the Combination of Cefepime or Meropenem and Vancomycin. J Pharm Pract, 2017, 30(2):209-213.

第六节　替加环素对革兰阴性菌敏感性新变化

替加环素曾是王牌抗生素。但是近年来不断有替加环素不敏感甚至耐药的报道。耐替加环素的鲍曼不动杆菌、肺炎克雷伯菌、阴沟肠杆菌等均有报道。替加环素耐药现状已十分严峻。对于替加环素耐药机制及筛查有相关研究，可能为临床何时使用替加环素提供参考。

一、替加环素对耐药革兰阴性菌感染的疗效变化

替加环素是甘氨酰环素类抗菌药物，不同于四环素，其在中央骨架的侧链上，在第 9 位的 N- 烷基 - 甘氨酰氨基被 D 环甘氨酰环所取代，使替加环素与核糖体的结合能力是四环素或米诺环素的 5 倍，因此对耐药菌替加环素保持广谱高效的抗菌活性。

替加环素体内外研究显示，其对革兰阴性菌有较好的疗效。Sader 等对美国 31 家医疗中心收集的具有不同耐药表型的肠杆菌科（9563 株）和不动杆菌属（835 株）的替加环素的活性进行了评估。结果显示，替加环素具有持续有效的体外活性。Kelesidi 等完成的 1 项关于评估替加环素对多药耐药（包括碳青霉烯耐药亚群）不动杆菌的微生物活性和临床疗效研究，共收集 2384 株不动杆菌（1906 株鲍曼不动杆菌）的 22 项微生物学研究报道数据，替加环素治疗多重耐药菌（multidrug resistant bacteria，MDRB）或碳青霉烯类耐药肠杆菌科细菌感染的临床有效率约 70%，对于碳青霉烯类敏感性下降的大

肠埃希菌和克雷伯菌属，替加环素灵敏度为 100% 和 94.8%。Vasilev 等的 1 项评价替加环素治疗多重耐药革兰阴性菌严重感染患者疗效和安全性的非对照研究结果显示，感染常见的革兰阴性病原菌是鲍曼不动杆菌（47%）、大肠埃希菌（25%）、肺炎克雷伯菌（16.7%）和肠杆菌属（11.0%），患者的临床治愈率达到 72.2%，病原菌清除率为 66.7%。Chan 等研究也发现，替加环素在治疗耐碳青霉烯类鲍曼不动杆菌感染所致呼吸机相关肺炎（ventilator associated pneumonia，VAP）的疗效上，明显优于其他药物。

2004—2010 年亚太区耐药菌耐药趋势（TEST）报道显示，替加环素对常见耐药菌具有良好的抗菌活性，对革兰阳性菌和革兰阴性菌的抗菌活性分别在 99% 和 85% 以上，MIC90 在 0.5mg/L 以下。就替加环素高效、广谱的抗菌活性，北美开展了 1 项历时 5 年的多中心大规模的临床研究，共收集 104 株产碳青霉烯酶的肠杆菌科细菌，监测替加环素等 26 种抗菌药物的抗菌活性，测试药物对这些菌株的抑菌率结果为替加环素（100%）＞多黏菌素 B（88.1%）＞阿米卡星（73.0%）＞亚胺培南（37.5%）。而 Freire 等比较替加环素方案和亚胺培南 / 西拉司丁方案在医院获得性肺炎（hospital acquired pneumonia，HAP）患者中的疗效和安全性，共选取 945 例患者进行了多中心、随机、双盲研究。结果显示，替加环素对 VAP 及 HAP 治疗效果低于预期，治疗 VAP 的替加环素组治愈率为 67.9%，低于亚胺培南 / 西拉司丁钠组的 78.2%。该研究 VAP 组的临床有效率为 30.8%，显著低于非 VAP 组。这可能和该组高龄危重患者居多，耐药铜绿假单胞菌发生率较高有关，替加环素的药代动力学 / 药效学受影响，药物有效治疗浓度降低，最终影响疗效。提高替加环素的给药剂量，可获得更好的临床疗效，而药物相关不良反应并无明显增加，但这还需要大样本临床随机试验数据的进一步验证。

替加环素在血液中只能维持较低的浓度（C_{max} 0.67～0.85μg/ml），治疗血液系统的感染可能无法取得预期效果。但多数血流感染是因细菌由组织中入血所致，而替加环素可以在各个组织器官中保持较高药物浓度，能高效杀灭并逐步清除组织中的细菌。Neuner 等展开的关于替加环素治疗耐碳青霉烯类的肺炎克雷伯菌感染菌血症的研究显示，治疗可以达到 94% 的临床有效率。Gardiner 等比较了替加环素与其他抗菌药物治疗继发菌血症的疗效及安全性，结果显示替加环素临床治愈率为 81.3%，对照组为 78.5%。替加环素组织分布浓度高，能高效清除病灶细菌，在治疗复杂性皮肤和软组织感染（complicated skin and soft tissue infection，CSSSI）、复杂性腹腔内感染（complicated intra-abdominal infection，CIAI）和社区获得性肺炎（community acquired pneumonia，CAP）相关的继发性菌血症安全、耐受性好，治愈率与对照标准治疗相似。

在我国 50% 以上的替加环素用于治疗由鲍曼不动杆菌感染导致的 HAP。虽然替加环素在国内上市时间较短，但国内外多项研究表明替加环素治疗 MDRO 感染取得了较好的临床疗效。

二、替加环素耐药性变迁及耐药机制

随着替加环素临床使用量的增加，细菌耐药现象随之产生，并有加速之势。尤其是在治疗过程中出现耐药，随着替加环素的使用，细菌从治疗之初的敏感菌株，在药物的选择压力下突变，进而发展成为耐药菌。

早在 2005 年就已经发现有少量替加环素耐药菌的存在。Peleg 等在 2007 年报道了应用替加环素治疗鲍曼不动杆菌败血症时，出现替加环素耐药菌株，这是最早的关于替加环素在治疗过程中出现耐药的报道。随后关于替加环素耐药的报道不断出现，主要集中在鲍曼不动杆菌和肠杆菌科细菌。在这些病例报道中，起始时细菌对替加环素是敏感的，在治疗一段时间后发展成为耐药，这种病例对临床造成很大的困扰。

1. 主动外排泵介导替加环素耐药　替加环素的耐药机制复杂多种，外排泵为其中之一。主动外排泵分布广泛，包括所有真核细胞和原核细胞，其具有非常重要的生理作用。在革兰阴性菌中，耐药细胞分裂（RND）外排泵的表达增强与对替加环素敏感性下降有关。RND 外排泵 *AcrAB* 和 *OqxAB* 的过表达是肠杆菌科中报道最多的机制之一，*AraC* 家族的几个全局转录调控因子，即 *RamA*、*MarA*、*SoxS* 和 *RarA*，通过外排泵参与对替加环素的耐药性。

最近 Sherein 研究了感染肺炎克雷伯菌的中性粒细胞减少症发热患者对替加环素的耐药性。通过分析外排泵基因 *acrB*、*oqxB* 及其调控基因 *ramA*、*rarA* 的表达水平。结果发现，在耐药性机制方面，*ramA* 基因起主要作用，但也可能存在其他机制。

国内学者对耐替加环素肺炎克雷伯菌临床菌株的研究也发现是 *ramR* 基因突变导致了 *ramA* 基因的高表达，进而引起 RND 型外排系 *AcrAB* 的高表达，这或许是导致肺炎克雷伯菌临床菌株替加环素耐药的具体机制之一。

2. 核糖体突变介导替加环素耐药　相比较于临床药物治疗过程中产生耐药，细菌通过体外诱导有高达 10～100 倍的突变率产生耐药。Hammerstrom 等在实验中提到鲍曼不动杆菌通过一系列的体外诱导进化成为高水平替加环素耐药的超突变体菌株，与野生型菌株相比，超突变体菌株有着成百上千的基因突变。通过统计学方法得到 5 组与替加环素最为相关的耐药基因，它们分别是 *AdeS*、*rpsJ*、*rrf*、*msbA* 和 *gna*。Li 等发现经替加环素治疗后产 NDM-5 型的大肠埃希菌易出现替加环素耐药，外排泵抑制剂作用和全基因测序结果显示，在没有外排泵参与的情况下，*rpsJ* 基因突变是替加环素耐药的主要因素。Angeles 最近在对替加环素耐药的临床金黄色葡萄球菌菌株中发现核糖体 *S10* 基因突变，这项研究首次描述了涉及临床耐替加环素金黄色葡萄球菌菌株的 *rpsJ* 突变。

3. 修饰酶介导　Moore 等早在 2005 年就发现在脆弱拟杆菌中存在 1 种由 *tet*（*X*）基因编码的黄素依赖性单加氧酶 TetX 可抵抗替加环素修饰酶介导替加环素耐药。随后，Bartha 等报道在临床菌株中也发现 *tet*（*X*）及其同源基因 *tet*（*X1*），同时他们还发现 *tet*（*X*）和 *tet*（*X1*）的流行率与替加环素敏感性有关。Du 等首次报道了 1 例感染耐碳青霉烯类抗生素肺炎克雷伯菌（Carbapenem-resistant Klebsiella pneumoniae，CRKP）56 岁女性患者，在替加环素治疗期间分离获得连续克隆一致的肺炎克雷伯菌菌株。这些耐替加环素菌株（QJJ49 和 QJJ51）既没有过量表达 RND 外排泵 *AcrAB* 和 *OqxAB*，也没有 *rpsJ* 基因突变，最后通过分析证实了 TetA 变体（S251A）对替加环素耐药性的作用。该研究结果提供了直接的体内证据，表明 *tetA* 基因的进化可导致携带 *tetA* 的 CRKP 临床菌株对替加环素耐药。

三、如何抑制耐药替加环素菌株的传播

近年来，耐替加环素的鲍曼不动杆菌、肺炎克雷伯菌和阴沟肠杆菌等均有报道。从血液感染中分离的耐替加环素阴沟肠杆菌 ST93 临床菌株的基因组序列数据，证实了 19 个抗生素耐药性基因。药敏试验表明，除黏菌素外，该菌株对包括替加环素在内的所有抗生素均有耐药性。以往关于耐药替加环素的肠杆菌科的报道多与医疗环境有关，和自然环境的关系很少报道，但最近有学者报道在奥地利的穆尔河里也分离出耐替加环素的肺炎克雷伯菌。

在抗菌药物选择性压力下，细菌的耐药性会不断进化，产生新的耐药形式。因此，抑制耐药替加环素菌株的传播形式十分严峻。

最新研究发现，多药物耐受性在细菌病原体中的传播主要是由于所谓的“persisters”（微生物持留菌）的存在，它们是表型变体，处于休眠状态，具有较低的代谢潜能和更好的生物膜形成能力，这反过来可能使其难以从环境中根除。最近有学者对 1 例感染 CRKP 的白血病患者进行为期 3 年的随访分析，分析不同治疗阶段不同标本中分离的 CRKP 菌株的表型和基因型特征的变化。研究发现，携带 KPC-2 的结合质粒和变异基因的临床 CRKP 菌株，一旦使用替加环素治疗后，很容易进化成耐替加环素的 CRKP，并长期存在于人胃肠道。CRKP 在人胃肠道的定植和富集已成为常见事件，这可能和频繁使用抗生素治疗有关，这又导致免疫系统低下人群发生不可治疗的机会性感染和全身性感染的风险显著增加。这些菌株容易在医院环境中获得，并且通过抗生素治疗进一步选择，使 CRKP 在临床环境中进一步传播。患者的胃肠道可被视为 CRKP 的贮存器和孵化器。大多数 CRKP 菌株是遗传相关的，大量此类菌株多含有和 *tet*（*A*）和 *blaKPC-2* 基因的结构相似的结合质粒，经替加环素治疗由这些菌株引起的感染，就会显著增强这些菌株对替加环素的耐药性。

胃肠道在替加环素耐药菌株传播中的作用也不能忽视。1 项关于替加环素耐药的鲍曼不动杆菌菌株体内效应的研究证实可在感染患者的胃肠道中发现鲍曼不动杆菌，这表明肠道定植在感染的建立和进展中可能有重要作用。因此，耐替加环素菌株传播防控策略应该包括对所有有定植风险的患者、近期到医疗机构就诊者进行主动筛查。可采取如直肠拭子的方法，对患者实施耐药菌株主动筛查干预措施，早期发现耐药替加环素菌株定植患者，对感染或定植患者实施以接触隔离为核心的综合防控措施，隔离至患者临床症状好转或治愈。还需要建立全面的监测方案，以监测这些耐药菌株患病率的变化及其对人类健康的影响，从而阻断耐药菌株的传播。

耐药菌株可通过医护人员的手进行传播，当进行医疗护理操作或接触感染者邻近的周围环境表面时，手很容易被污染。如不遵守手卫生规范，就很可能将耐药菌传播给其他患者。因此，采取策略加强感染控制措施的落实是控制传播的重要部分。

控制耐替加环素菌株传播的方法还包括：加强医疗人员专业培训，家属访客接受相关内容口头及书面形式的教育防护设备的正确使用，落实环境和设备的清洁消毒，尤其是气道护理或治疗手段包括气管镜、雾化治疗和呼吸机回路等，必须确保这些物件都按照各自的消毒方法彻底处理及替加环素的合理应用等。研究显示，外排泵抑制剂可通过阻滞细菌外排泵、保护抗菌药物不被释放，从而部分逆转替加环素耐药。联合用药也可缩小细菌耐药突变选择窗（mutant selection window，MSW）从而减

少耐药突变株选择性富集扩增。

综上所述，近年来随着耐替加环素菌的不断出现，我们将面临无药可用的局面，而且在药物选择性压力下，细菌的耐药性会不断进化，产生新的耐药形式。因此，需要针对替加环素的耐药机制做进一步研究，这将有助于耐药菌株的快速诊断，从而指导临床合理使用替加环素。建立或完善耐药监控机制，控制耐药菌株传播，防治耐药菌的交叉感染。

（上海交通大学医学院附属瑞金医院　王　虑　陈德昌）

参考文献

[1] 胡付品，郭燕，汪复，等. 2016年中国CHINET细菌耐药性监测. 中国感染与化疗杂志，2017（5）：481-491.

[2] Elgendy SG, Abdel Hameed MR, El-Mokhtar MA. Tigecycline resistance among Klebsiella pneumoniae isolated from febrile neutropenic patients. J Med Microbiol, 2018, 67(7): 972-975.

[3] Li X，Mu X, Yang Y, et al. Rapid emergence of high-level tigecycline resistance in Escherichia coli strains harbouring blaNDM-5 in vivo. Int J Antimicrob Agents, 2016, 47(4):324-327.

[4] Angeles Argudín M, Roisin S, Dodémont M, et al. Mutations at the Ribosomal S10 Gene in Clinical Strains of Staphylococcus aureus with Reduced Susceptibility to Tigecycline. Antimicrob Agents Chemother, 2018, 62(1): e01852-17.

[5] Xiaoxing D, Fang H, Qiucheng S, et al. The Rapid Emergence of Tigecycline Resistance in blaKPC-2 Harboring Klebsiella pneumoniae, as Mediated in Vivo by Mutation in tetA During Tigecycline Treatment. Front Microbiol, 2018, 9:648.

[6] Long S, Juan X, Fang H. Draft genome sequence data of a tigecycline-resistant Enterobacter cloacae ST93 clinical strain isolated from bloodstream infection. Data Brief, 2018, 21: 414-418.

[7] Alexander H, Clemens K, Gernot Z. Tigecycline Resistant Klebsiella pneumoniae Isolated from Austrian River Water Int J Environ Res Public Health, 2017, 14(10):1169.

[8] Schumacher MA, Min J, Chinnam NB, et al. HipBA-promoter structures reveal the basis of heritable multidrug tolerance. Nature, 2015, 524 (7563): 59-64.

[9] Michael H, David W. Wareham Effects of In vivo Emergent Tigecycline Resistance on the Pathogenic Potential of Acinetobacter baumannii. Sci Rep, 2018, 8: 4234.

第七节　耐药感染抗菌药物管理策略：轮换给药可能并无优势

病原体对治疗药物的耐药性是一种自然的生物现象，由于各种原因应用抗菌药物造成的选择性压力是导致和加速耐药性产生的主要因素之一。自 20 世纪 80 年代起，有学者不断地尝试通过不同的抗菌药物管理策略来减少细菌耐药，但遗憾的是并未取得令人信服的结果。

一、抗菌药物轮换管理策略的定义及方法

2011 年，Duijn 和 Bonten 教授设计了抗菌药物管理的轮换方案，即针对 ICU 内尤其严重的革兰阴性杆菌耐药，指定第三 / 四代头孢菌素、哌拉西林 / 他唑巴坦、碳青霉烯类药物作为抗革兰阴性杆菌感染的初始经验选择，入轮换组的 ICU（由研究团队外的 1 人在研究开始前随机选择）严格按照上述 3 种抗菌药物的给定顺序（由研究团队外的 1 人在研究开始前确定抗菌药物的应用顺序）轮番应用，每 6 周更换 1 次，干预期 9 个月。为了验证轮换策略是否有助于降低 ICU 细菌耐药，研究设计另外的 ICU 执行混合方案，即仍然遵循抗菌药物的给定顺序，但以接诊的单个患者的治疗周期为单位依次选择，干预期也是 9 个月。经 1 个月的洗脱期后互换方案（图 3-7-1）。在 2011 年 6 月 27 日至 2014 年 2 月 16 日，Duijn 和 Bonten 教授在欧洲进行了该项目的聚类随机对照研究。计划入组欧洲的 38 家 ICU，后有 30 家 ICU 不符合入组条件而被剔除，最终共有来自欧洲 8 家 ICU 的 10 980 例纳入研究。入组 ICU 按照研究计划分别实施轮换和混合策略。治疗期间，仅允许出于患者安全考虑（如前期抗菌药物应用史、耐药菌定植、过敏等因素）而进行的抗菌药物调整，但是抗菌药物的降阶梯或联合应用（研究指定或非研究指定的抗菌药物）都可以进行。

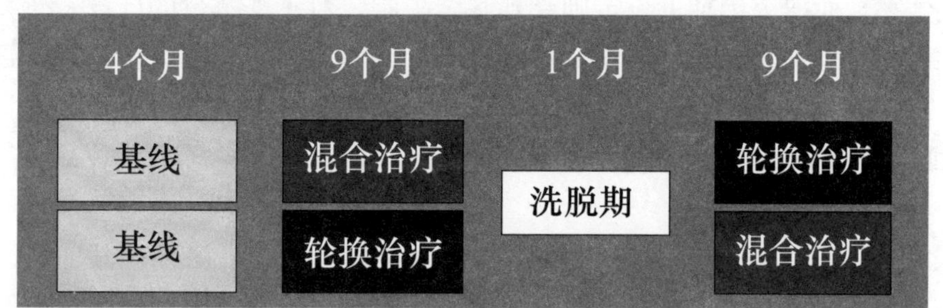

图 3-7-1　研究时间轴

注：引自 van Duijn PJ, Bonten MJ. Antibiotic rotation strategies to reduce antimicrobial resistance in Gram-negative bacteria in European intensive care units: study protocol for a cluster-randomized crossover controlled trial. Trials, 2014, 15: 277

二、抗菌药物轮换管理策略研究结果

2018 年 1 月，*The Lancet Infectious Diseases* 刊发了该研究的最终结果。①整个研究期间，抗生素应用限定日剂量（defined daily dose，DDD）未观察到差异，研究指定的 3 类抗菌药物占到所应用抗菌药物的 39%（基线期）、42%（轮换）、43%（混合），这当中碳青霉烯类药物应用最多，其次是第三 / 四代头孢菌素、哌拉西林 / 他唑巴坦。②轮换治疗期间，指定抗菌药物在非选择期较选择期用量下降明显，碳青霉烯类药物下降 1/2，第三 / 四代头孢菌素和哌拉西林 / 他唑巴坦下降接近

2/3。但在混合治疗期间所有抗菌药物维持稳定用量。③轮换治疗期间的耐药革兰阴性杆菌发生率为 23%，混合治疗期间为 22%，不管是做亚组分析还是不同耐药菌种分析，均未获得显著性差异。④基线期 ICU 病死率为 11%，轮换治疗期为 11%，混合治疗期为 12%，也无统计学意义。对抗菌药物使用强度而言，与基线期比较，轮换和混合治疗期间不管是全部抗菌药物还是研究选择的抗菌药物使用强度均未见降低。

三、抗菌药物轮换管理策略阴性结果分析

重症患者病情复杂，各个 ICU 水平参差不齐，那么是否有其他干扰因素影响了研究结果的可信性呢？为避免偏倚，首先对入组 ICU 研究期间的手卫生依从率、预防隔离措施实行率及护患比进行了监督和比较，结果发现上述因素在各 ICU 间均无统计学差异。其次，已知 ICU 患者多重耐药菌定植现象严重，当单个患者随机入组时，如若干预措施仅针对某种耐药菌则其他耐药菌分离率可能增加。为减少耐药菌定植导致的这种偏倚，本研究采用了聚类随机入组，并在整个研究期间严密监测了携带耐药菌的患者比例、感染源控制、患者病例组合、手卫生依从性、非研究选定抗菌药物使用率的变化等可能影响研究结论准确性的因素，结果并未发现上述干扰因素在研究期间有明显波动。此外，研究者还对研究方案做了一些说明，抗菌药物选择是基于前期对耐药革兰阴性菌流行病学调查及欧洲逐年降低的耐甲氧西林金黄色葡萄球菌（methicillin-resistant Staphylococcus aureus，MRSA）感染发生率，而研究周期的设定则受到基金限制。对于样本量的计算，研究者提到仍存在一些缺憾，如对所需的亚组分析估计不足。尽管有着少许瑕疵，但总体而言，该项研究结果可信。

四、ICU 细菌耐药管理策略展望

上述研究均在 ICU 病房完成，而 ICU 收治的患者有相当一部分已经在其他病区接受了抗菌药物治疗，ICU 本身就是细菌耐药高发区域，且容易发生耐药菌交叉感染，因此没有阳性结果也不足为奇。首先，将抗菌药物的轮换给药策略前置到急诊科、内科、外科、儿科等普通病房，或许能有阳性发现。其次，研究虽然对不同的耐药菌做了亚组分析，但是均以整个轮换或混合给药期为单位，并未对轮换给药期间单个指定抗菌药物用药期的细菌耐药情况做进一步比较。多项研究证实，某一类抗菌药物的使用会相应增加某种耐药细菌的分离率。那么在该类抗菌药物应用被有意控制时，与之相关的细菌耐药是否会相应下降呢？重新使用之后，耐药会再反弹吗？令人期待。有趣的是，2018 年 8 月，*International Journal of Antimicrobial Agents* 杂志在线发表了来自美国的 1 项研究，该研究恰恰回答了这个问题。研究者针对产 AmpC 酶的革兰阴性杆菌导致的血流感染，有意限制了治疗效果肯定的碳青霉烯类药物的应用，而将头孢吡肟或哌拉西林 / 他唑巴坦作为治疗药物。结果发现，治疗效果并无二致，总体细菌清除率达到 93.2%，其中应用头孢吡肟治疗组为 92.6%，而哌拉西林 / 他唑巴坦治疗组为 95.8%；取得预期治疗效果的同时并未增加细菌耐药（与文献报道相比较）。但该研究为单中心研究，受研究所在医院管理限制，未能同期进行碳青霉烯类药物治疗组的对照。此外，研究指定了第三 / 四代头孢菌素、哌拉西林 / 他唑巴坦、碳青霉烯类药

物作为治疗革兰阴性杆菌感染的初始经验性选择，这三类抗菌药物本身诱导耐药现象严重。中国最近的流行病学调查结果表明，对于控制 ICU 内的革兰阴性杆菌感染而言，这三类抗菌药物并无显著优势。因此，本研究结果或许尚不足以完全否定抗菌药物轮换治疗策略在降低细菌耐药方面可能发挥的作用。不仅如此，抗菌药物选择或许只是抗感染治疗的第 1 步，对选定的抗菌药物规范使用在降低细菌耐药方面的作用也不容小觑，如要遵循抗生素的药代动力学 / 药效学（pharmacokinetic/pharmacodynamics，PK/PD）原则为浓度依赖抗菌药物防耐药突变浓度是否达标、时间依赖抗菌药物治疗期间药物浓度是否高于 4～5 倍 MIC 等。

总之，目前的研究结果不支持哪种单一措施可以降低细菌耐药发生率，现阶段仍应采取应对细菌耐药的集束化策略，除合理应用抗菌药物外，还应包括感染源控制，严格手卫生依从性，在革兰阴性耐药菌低发的病区预防性地进行消化道或上呼吸道去污染，应用生物标志物导向以缩短抗菌药物疗程等。也期待更深入的基础研究、设计更严谨的临床研究进一步探索遏制细菌耐药的方法。

（山东大学齐鲁医院 翟 茜）

参考文献

[1] Ong DS, Jongerden IP, Buiting AG, et al. Antibiotic exposure and resistance development in Pseudomonas aeruginosa and Enterobacter species in intensive care units. Crit Care Med, 2011, 39 (11): 2458-2463.

[2] Noteboom Y, Ong DS, Oostdijk EA, et al. Antibiotic-Induced Within-Host Resistance Development of Gram-Negative Bacteria in Patients Receiving Selective Decontamination or Standard Care. Crit Care Med, 2015, 43(12):2582-2588.

[3] van Duijn PJ, Bonten MJ. Antibiotic rotation strategies to reduce antimicrobial resistance in Gram-negative bacteria in European intensive care units: study protocol for a cluster-randomized crossover controlled trial. Trials, 2014,15:277.

[4] van Duijn PJ, Verbrugghe W, Jorens PG, et al. The effects of antibiotic cycling and mixing on antibiotic resistance in intensive care units: a cluster-randomised crossover trial. Lancet Infect Dis, 2018, 18(4):401-409.

[5] Corbella X, Montero A, Pujol M, et al. Emergence and rapid spread of carbapenem resistance during a large and sustained hospital outbreak of multiresistant Acinetobacter baumannii. J Clin Microbiol, 2000, 38(11):4086-4095.

[6] Urbanek K, Kolar M, Loveckova Y, et al. Influence of third-generation cephalosporin utilization on the occurrence of ESBL-positive Klebsiella pneumoniae strains. J Clin Pharm Ther, 2007, 32(4):403-408.

[7] McKamey L, Venugopalan V, Cherabuddi K, et al. Assessing antimicrobial stewardship initiatives: Clinical evaluation of cefepime or piperacillin/tazobactam in patients with bloodstream infections secondary to AmpC-producing organisms. Int J Antimicrob Agents, 2018, 52(5):719-723.

[8] 国家卫生和计划生育委员会. 中国抗菌药物管理和细菌耐药现状报告（2017）：北京：中国协和医科大学出版社，2017.

[9] 中国医药教育协会感染疾病专业委员会 . 抗菌药物药代动力学 / 药效学理论临床应用专家共识. 中华结核

和呼吸杂志，2018，41（6）：409-446.
[10] de Smet AM, Kluytmans JA, Cooper BS, et al. Decontamination of the digestive tract and oropharynx in ICU patients. N Engl J Med, 2009, 360 (1): 20-31.
[11] Oostdijk EAN, Kesecioglu J, Schultz MJ, et al. Effects of decontamination of the oropharynx and intestinal tract on antibiotic resistance in ICUs: a randomized clinical trial. JAMA, 2014, 312(14):1429-1437.
[12] de Jong E, van Oers JA, Beishuizen A, et al. Efficacy and safety of procalcitonin guidance in reducing the duration of antibiotic treatment in critically ill patients: a randomised, controlled, open-label trial. Lancet Infect Dis, 2016, 16 (7): 819-827.

第八节　肠道去污染可以预防耐药菌所致的血流感染

ICU 患者的病情危重，常伴免疫功能低下，且侵入性操作多，感染发生率较普通病房明显增加。此类感染常常由患者自身定植于口咽和胃肠道的潜在致病微生物（potentially pathological microorganisms，PPMs）所致，学者提出“选择性消化道去污染”（selective digestive decontamination，SDD）疗法，即应用适宜的抗生素选择性地清除患者口咽和胃肠道内的 PPMs，保留能阻止细菌定植的正常专性厌氧菌，使患者肠道的定植抗力维持正常。SDD 在一定程度上减少了院内感染的发生率，但本身也存在一定的争议，以下对选择性肠道去污染进行讨论。

一、肠道条件致病菌定植增加院内获得性感染的发生率

条件致病菌又称为机会致病菌，当其集聚部位改变、机体免疫力降低或菌群失调时可致病，如患者在化疗、放疗和抗生素治疗后，抵抗力下降，胃肠道菌群失调和免疫系统受损，出现菌群易位、增殖，条件致病菌感染，定植菌可以穿越上皮细胞进入血流，出现肠源性血流感染。部分患者可能因为禁食、胃肠道黏膜炎症等原因，为机会致病菌致肠源性感染创造了入口。定植于胃肠道耐药菌包括 VRE、MRSA、艰难梭菌、耐药的大肠埃希菌、假单胞菌、肺炎克雷伯菌和白念珠菌等，是后续院内继发性感染的重要危险因素，尤其引起呼吸机相关性肺炎。Daniel 等发现，ICU 内的 VRE、大肠埃希菌、假单胞菌的感染与入 ICU 之前的致病菌定植有明显相关性，并且与院内发生全因感染和病死率明显相关。在对肺炎克雷伯菌定植与感染的研究中，肺炎克雷伯菌肠道定植导致同种异体造血干细胞移植患者患血流感染的风险增加 5 倍，内镜检查是感染的潜在来源。研究还发现了肺炎克雷伯菌定植与随后的感染之间有密切的关系，胃肠道定植与住院患者的感染显著相关，即使在调整了其他感染危险因素之后，5% 的定植患者仍继续感染，研究中均采用基因检测的方法探讨感染株与定植株的关系，发现感染患者中感染株和定植株之间存在 80% 的一致，该结果提示细菌定植是后续感染的高危因素，为识别定植菌和清除定植菌来预防继发的院内感染提供了理论基础。

二、肠道去污染策略能降低耐药菌所致的血流感染

重症患者由于多种原因而出现胃肠蠕动障碍，如阿片类药物的使用、肠道水肿或肠道血流灌注不足。胃肠道动力不足的结果是消化道内微生物过度生长，成为重症患者发生脓毒症的重要原因之一。Goris 等通过尸体解剖数据发现 92 例多器官衰竭患者中 50 例（54%）不能确定感染源的来源，而且在临床上也存在很多脓毒症患者，没有明显的微生物来源依据，而在肠腔内定植着大量的细菌，猜测肠道可能是肠黏膜屏障损伤后引起感染的潜在来源，为肠道去污染提供了理论基础。

肠道去污染自从 1984 年在 ICU 病房运用以来，在一定程度上减少了院内感染，尤其是革兰阴性菌血流感染的发生率在血流感染的控制上也有明显的优势。De Smet 将 5939 例患者随机分成 3 组（标准治疗组 1990 例，SOD 组 1904 例，SDD 组 2045 例），随访 28 天病死率，标准治疗组为 27.5%，SDD 组为 26.9%，SOD 组为 26.6%，无统计学差异，而 SOD 组和 SDD 组金黄色葡萄球菌、葡萄糖非发酵性革兰阴性杆菌（铜绿假单胞菌、嗜麦芽窄食单胞菌、不动杆菌）和肠杆菌科引起的血流感染的发生率显著减少，细菌血流感染或真菌血症的患者发生率显著降低，从标准治疗组的 9.3% 分别降低到 SOD 组和 SDD 组的 6.5% 和 4.3%。重要的是，尽管 SDD 和 SOD 使用抗生素，但细菌耐药率始终低于 5%，多重耐药菌株比例甚至更低。1 项针对 SDD 对细菌引起的血流感染和病死率荟萃分析显示，1987—2005 年共 51 项 RCT 研究，包括 8065 例重症患者，4079 例接受 SDD 的患者和 3986 例为对照组。结果显示，SDD 显著降低总血流感染、革兰阴性菌引起的血流感染和总病死率，而未发现 SDD 影响革兰阳性菌引起的血流感染。亚组分析显示，同时使用肠外和肠内抗生素的 SDD 方案对总体血流感染、革兰阴性菌引起的血液感染和总病死率的影响更大，提示 SDD 能显著减少血流感染的发生率。

三、肠道去污染不会诱导细菌耐药风险

肠道常见耐药菌包括 MRSA、ESBL、VRE、MDR 鲍曼不动菌和铜绿假单胞菌等。不同耐药菌的耐药机制不尽相同，对妥布霉素的耐药通常是以质粒为基础，而对亚胺培南和喹诺酮类药物的耐药主要由基因突变引起，这些耐药机制可以发生在抗菌治疗期。在区分耐药原因的时候必须要关注以下两个问题：治疗期间有无耐药菌株的引入，如通过医护人员的肢体将耐药细菌带给患者；耐药菌的内源和外源定植问题，区分内源和外源定植可通过耐药基因的分型与耐药基因相关的基因转移进行。使用静脉注射抗生素的治疗确实为先前存在的耐药细菌创造了更高的选择力，或者可能诱导了导致耐药性的更多突变。在 SDD 患者的整个治疗中，降低了整个细菌的压力，减少了细菌定植的数量，降低了耐药基因在不同细菌间相互传播的可能性。当然也有可能在 SDD 的治疗中，敏感定植菌被清除，而耐药的定植菌可以通过克隆的形式增多，从而导致耐药定植菌的增多。SDD 患者对感染的治疗措施可能更多，多种的抗感染措施都可能增加敏感菌和耐药菌的筛选，因此 SDD 是否诱导细菌耐药，有待全面细致的临床研究来评价上述各方面的权重。VRE 在医院的传播和暴发主要由粪肠球菌的特定基因群引起，在荷兰曾发生过 2 次带有这种耐药基因型的暴发，因此如果没有这种具有耐药基因菌株的引入或存在，这种基因型的耐药菌不会暴发，而那两次暴发流行

与 SDD 完全没有关联。Camus 等通过双氯苯双胍己烷（氯己定，又名洗必泰）洗浴和鼻饲莫匹罗星进行肠道去污染和安慰剂对照研究发现，安慰剂组发生多黏菌素耐药的革兰阴性菌感染的患者比例明显高于肠道去污染组（11% *vs.* 2%，P=0.005），同样也发现妥布霉素耐药的革兰阴性菌感染的发生率也高于肠道去污染组（17% *vs.* 9%），并没有发现 SDD 组的耐药细菌感染率高。Oostdijk 等也发现，通过对比肠道去污染对耐药菌（耐头孢的肠杆菌科细菌）和非耐药菌（头孢敏感的肠杆菌科细菌）的比较发现，SDD 能更好地清除肠道耐药菌定植（耐药菌清除率为 81%、非耐药菌清除率为 62%，P<0.001），提示 SDD 能成功地从肠道根除耐头孢菌素的肠杆菌科定植，并没有增加耐药菌的发生率。

综上所述，SDD 用于防治重症患者发生血流感染是有效的。从时间上来讲，SDD 使用了将近 30 年，而耐药菌也仅仅是近十年才出现和增多的，SDD 的应用与耐药菌感染并无明显的联系。当然对于抗生素的使用来讲，用得越多，耐药菌出现的概率越大，以后的可用性越差，但是短期内合理使用应该是获益的。

（上海交通大学医学院附属瑞金医院　瞿金龙　陈德昌）

参考文献

[1] Wang B, Suh KN, Muldoon KA, et al. Risk Factors for Methicillin-Resistant Staphylococcus aureus (MRSA) Colonization Among Patients Admitted to Obstetrical Units: A Nested Case-Control Study. J Obstet Gynaecol Can, 2018, 40(6): 669-676.

[2] Frencken JF, BHJ W, Plantinga NL, et al. Associations Between Enteral Colonization With Gram-Negative Bacteria and Intensive Care Unit-Acquired Infections and Colonization of the Respiratory Tract. Clin Infect Dis, 2018, 66(4): 497-503.

[3] Freedberg DE, Zhou MJ, Cohen ME, et al. Pathogen colonization of the gastrointestinal microbiome at intensive care unit admission and risk for subsequent death or infection. Intensive Care Med, 2018.

[4] Kovaleva J, Peters FT, van der Mei HC, et al. Transmission of infection by flexible gastrointestinal endoscopy and bronchoscopy. Clin Microbiol Rev, 2013, 26(2): 231-254.

[5] Gorrie CL, Mirceta M, Wick RR, et al. Gastrointestinal Carriage Is a Major Reservoir of Klebsiella pneumoniae Infection in Intensive Care Patients. Clin Infect Dis, 2017, 65(2): 208-215.

[6] Wells CI, O'Grady G, Bissett IP. Colonic Electromechanical Abnormalities Underlying Post-operative Ileus: A Systematic and Critical Review. J Neurogastroenterol Motil, 2018.

[7] Bond A, Teubner A, Taylor M, et al. Catheter-related infections in patients with acute type Ⅱ intestinal failure admitted to a national centre: Incidence and outcomes. Clin Nutr, 2018.

[8] Goris RJ, te BTP, Nuytinck JK, et al. Multiple-organ failure. Generalized autodestructive inflammation. Arch Surg, 1985, 120(10): 1109-1115.

[9] de Smet AM, Kluytmans JA, Cooper BS, et al. Decontamination of the digestive tract and oropharynx in ICU patients. N Engl J Med, 2009, 360(1): 20-31.

[10] Silvestri L, van Saene HK, Milanese M, et al. Selective decontamination of the digestive tract reduces bacterial bloodstream infection and mortality in critically ill patients. Systematic review of randomized, controlled trials. J Hosp Infect, 2007, 65(3): 187-203.

[11] Bonten MJ, Willems R, Weinstein RA. Vancomycin-resistant enterococci: why are they here, and where do they come from. Lancet Infect Dis, 2001, 1(5): 314-325.

[12] Camus C, Bellissant E, Sebille V, et al. Prevention of acquired infections in intubated patients with the combination of two decontamination regimens. Crit Care Med, 2005, 33(2): 307-314.

[13] Oostdijk EA, de Smet AM, Kesecioglu J, et al. Decontamination of cephalosporin-resistant Enterobacteriaceae during selective digestive tract decontamination in intensive care units. J Antimicrob Chemother, 2012, 67(9): 2250-2253.

第九节　耐药菌感染的疫苗预防

抗生素耐药（antimicrobial resistance，AMR）是危害全球公共健康的严峻问题，其发生率以惊人的速度增长，当代新药研发上市后细菌出现耐药菌的周期也越来越短。在美国，对一线抗菌药物耐药的感染高达 200 万次 / 年，治疗成本约 200 亿美元 / 年。据国际组织估计，AMR 的持续增加可能会使世界国民生产总值在 2050 年下降 2.0%～3.5%。在这个 AMR 肆虐，尤其多重耐药菌（multidrug resistance bacteria，MDRB）横行的时代，除强化院感防控、抗菌药物合理使用、新药研发等措施外，是否还有其他的措施能够降低耐药菌感染的发生率？疫苗接种成为研究者们关注的热点，近年也有一些新的证据显示，虽然目前绝大多数耐药细菌疫苗接种尚未有成功的临床转化，但这可能是未来应对 AMR 有重大突破的方向。作为临床医师，也可以对这方面有一定的了解，为此本文就疫苗预防 AMR 感染的现状做一简要介绍，供同道们参考。

一、疫苗接种的预防效果

1. 耐氨苄青霉素分离株（Hib）结合疫苗　在 20 世纪 70 年代末与 80 年代初，美国某些地区耐氨苄青霉素分离株（Hib）的比例已达到 22%，这使侵袭性 Hib 感染的治疗颇具挑战性。但随着幼儿 Hib 疫苗的研发和推广，侵袭性 Hib 的发病率下降了 99%。2012 年在≤5 岁的儿童中仅报道了 30 例侵袭性 Hib。证据还显示，Hib 结合疫苗可减少接种疫苗和未接种疫苗个体的细菌携带，这是因为低水平的细菌传播与较少的感染率降低了抗生素的需求和耐药菌株播散的概率。

2. 肺炎球菌结合疫苗　2000 年第 1 种 7 价结合型肺炎球菌疫苗（PCV-7）被批准上市，7 种血清型中有 5 种是针对青霉素不敏感肺炎球菌的。在上市的 4 年内，PCV-7 使多药不敏感菌株的发病率下降了 57%，2 岁以上儿童多药不敏感的侵袭性肺炎球菌病（invasive pneumococcal diseases，IPD）的发生率下降了 84%，≥65 岁成年人青霉素不敏感性 IPD 的发生率下降了 49%。肺炎球菌结合疫苗可见作为一种以低龄儿童为靶向的疫苗，不仅高效地降低了目标人群的 IPD 发生率，同时也显著降低了整体人群的 AMR 细菌的定植和传播，进一步减少了抗菌药物的使用。根据 2003 年的 1 项调查显示，美国因 PCV-7 的接种避免了每年约 140 万份抗生素处方。2010 年，13 价的结合疫苗（PCV-13）在美国获准上市。与 PCV-7 的监测结果相似，在 PCV-13 推出的 3 年内 5 岁以下儿童（下降 78%～96%）和成年人（下降 50%～62%）的抗生素耐药性 IPD 均显著下降。美国 CDC 的数据也显示，因 PCV-13 在≥65 岁成年人中的推广，20%～25% 的 IPD 及 10% 的 65 岁以上的社区获得性肺炎（community acquired pneumonia，CAP）被成功预防。因此，谨慎使用抗生素与增加 PCV-13 接种相结合，肺炎球菌的播散会显著降低并且可减缓耐药菌的发生与传播。

二、预防多重耐药菌感染的尝试与证据

1. 金黄色葡萄球菌　鉴于金黄色葡萄球菌的疾病负担和对多种抗菌药物的耐药性，有效疫苗的开发显然是非常需要的。但是迄今为止，尽管进行了多次尝试，目前仍没有可用于预防金黄色葡萄球菌病的疫苗获得上市许可，而且相反，多项旨在考察金黄色葡萄球菌疫苗功效的临床研究均告失败（表 3-9-1）。这些试图以单个抗原为目标的疫苗研究失败的原因可能是细菌的致病力是由多因素构成，因此目前疫苗的研发方向转变为以多抗原为目标，以期更全面地契合金黄色葡萄球菌感染的复杂病理生理机制。

表 3-9-1　既往及目前正在进行临床研究的金黄色葡萄球菌疫苗

疫苗	研发公司	机制	靶点	研究结果
StaphVAX	NABI	疫苗	CP5/CP8	Ⅲ期试验失败
Altastaph	NABI	抗体	CP5/CP8	结束
Pentastaph	NABI/GSK	疫苗	CP5/CP8	Ⅲ期试验失败
Aurograb	NOVARTIS	抗体	脂蛋白	Ⅲ期试验失败
Veronate	INHIBITEX	抗体	ClfA	Ⅲ期试验失败
Tefibazumab	INHIBITEX	抗体	ClfA	结束
Pagibaximab	BIOSYNEXUS	抗体	LTA	Ⅲ期试验失败
V710	MERCK	疫苗	IsdB	Ⅲ期试验失败
SAR279356	SANOFI	抗体	PNAG	结束
NVD3	NOVADIGM	疫苗	Als3	Ⅰ / Ⅱ期试验失败
STEBVax	IBT	疫苗	Seb	Ⅰ期试验
SA3Ag	PFIZER	疫苗	CP5＋8/ClfA	Ⅱ b 期试验
PF-06290510	PFIZER	疫苗	CP5＋8/ClfA/MntC	Ⅱ b 期试验
MEDI4893	MEDIMMUNE	抗体	Hla	Ⅱ b 期试验

2. 肺炎克雷伯菌　产碳青霉烯酶的肺炎克雷伯菌的播散是临床尤其是 ICU 内最值得重视的耐药情况之一。肺炎克雷伯菌在其表面主要表达 2 种类型的多糖类抗原，分别是位于细菌外膜的 O 抗原（脂多糖）和位于荚膜的 K 抗原（荚膜多糖），O 抗原有 9 种血清型，K 抗原组成呈高度多样化，具

有至少 77 种不同的变体。这些多糖结构的高度可变性对肺炎克雷伯菌血清型的定义及基于此开发保护性疫苗提出了挑战。考虑到这种高变异性，在 20 世纪 80 年代末和 90 年代，对肺炎克雷伯菌疫苗主要聚焦于荚膜多糖，由此研发的 24 价荚膜多糖疫苗可诱导特异性免疫球蛋白 G（IgG）和免疫球蛋白 A（IgA）的产生，且耐受性良好，但该疫苗并未投入临床。目前唯一正在进行的临床试验是用含有肺炎克雷伯菌、金黄色葡萄球菌、变形杆菌和大肠埃希菌的抗原复合物的多组分疫苗（VP4），考察其对支气管哮喘、慢性阻塞性肺疾病患者感染的影响，该疫苗在老年患者和学龄前儿童中具有免疫原性，并且降低了儿童急性呼吸道疾病发作的频率。

有关肺炎克雷伯菌疫苗的研究方向还包括能与细胞外膜的 O 抗原共价结合的各种载体，如铁调节细胞表面蛋白、破伤风类毒素和外膜蛋白，这些载体蛋白均具有免疫原性，在临床前模型中表现出作为候选疫苗的潜力。未来针对脂多糖和 O 抗原或 K 抗原的免疫疗法还可联合单克隆抗体组成鸡尾酒式疗法，为战胜多重耐药肺炎克雷伯菌提供更为广泛的支持。

3. 鲍曼不动杆菌　鲍曼不动杆菌的基因组编码超过 1500 种蛋白质，理论上，其中任何一种蛋白质单独或组合都可以作为免疫识别的靶点。鲍曼不动杆菌疫苗最初是以灭活的全细胞或细胞成分（OMV 和 OMC）作为免疫原，使用这些疫苗对动物（主要是小鼠）进行免疫接种可以诱导抗原特异性的抗体反应，并对随后各种不同临床或 ATCC 分型的鲍曼不动杆菌株的刺激产生保护作用，显著减少组织和血液中细菌的载量及相关的炎症反应。尽管这些疫苗在动物实验中效果非常好，但其临床应用受到潜在的监管与安全问题的限制。迄今为止，尚无鲍曼不动杆菌疫苗进入Ⅰ期临床试验，可见鉴定出最能刺激保护性免疫应答的抗原对疫苗安全性与制造过程提出了挑战。

鲍曼不动杆菌疫苗的未来研究方向着眼于新一代疫苗开发技术，如反向疫苗学、比较基因组学、免疫蛋白质组学和糖组学的结合，在研发中的多组分鲍曼不动杆菌疫苗很可能具有高效、广泛的覆盖范围和良好的安全性。

4. 铜绿假单胞菌　尽管对铜绿假单胞菌疫苗的临床需求一直存在，但现有研究证明开发出 1 种耐受性良好且有效的疫苗是困难的。缺乏疗效的主要原因是疫苗的攻击率低于临床试验设计的预期。目前疫苗的研究主要是 3 个方向：①外膜蛋白 OMP，如外膜蛋白 F（OprF）和 I（OprI），Ⅰ期临床试验显示疫苗增加 OprF/I 的特异性抗体滴度（NCT00778388），但在Ⅱ/Ⅲ期临床试验中，疫苗未能保护 ICU 机械通气患者，与安慰剂相比铜绿假单胞菌病的发病率增加，研究人群中侵袭性感染增加，令这一策略受到质疑（NCT01563263）；②在欧洲Ⅲ期临床试验中，由鞭毛亚型（IMMUNO）组成的疫苗可防止囊性纤维化患者感染铜绿假单胞菌，但研究发现菌株鞭毛的异质性是 1 个问题；③用脂多糖、脂多糖毒素 A 结合物和全细胞接种，可在健康志愿者中诱导脂多糖特异性 IgA。不过由于脂多糖的 O 抗原的化学性质有明显异质性，会导致免疫原性多变，这一方式已被放弃。

5. 大肠埃希菌　致病性大肠埃希菌（InPEC）是中低收入国家肠道疾病尤其腹泻的主要病因，多年来其发病率未降低，并造成严重的经济负担。疫苗的研发始终是大肠埃希菌治疗中的一个重要课题，但至今并无有效地针对 InPEC 感染的疫苗上市。

以肠毒性大肠埃希菌（enterotoxigenic E. coli，ETEC）为例，1 种口服灭活的整细胞疫苗正在荷兰进行，这是1项针对成年旅行者（18～64岁）开展的扩大Ⅱ期临床试验，以评价其预防腹泻的效果。此外，有关致病性大肠埃希菌疫苗用于重症患者及疫苗对耐药菌是否能产生影响并无进一步的数据证实，值得期待和探究。

综上所述，细菌多药耐药性的严峻形势也在不断逼迫科学界和医药界寻找新的出路，疫苗的研发是最可能解决问题并造福患者和社会的办法之一。与药物治疗相比，疫苗接种的最大获益还在于疫苗能够为个体和群体提供持续多年保护而极少发生耐药。

对于流感嗜血杆菌、脑膜炎双球菌和肺炎球菌等社区获得性感染常见的病原菌，疫苗在降低其发病率，减少抗菌药物处方量，降低耐药性方面有着重要的作用。目前针对金黄色葡萄球菌、肺炎克雷伯菌、大肠埃希菌及鲍曼不动杆菌等院内获得性感染的主要致病菌的疫苗均未获得有效的临床转化，这与上述细菌血清型复杂多变，致病因子不仅包含被膜抗原还涉及金属载体与黏附因子等多种因素，真菌分型庞杂繁复及抗原的蛋白提纯与化学分析复杂等有关。未来的方向是多组分疫苗、联合疫苗及减活疫苗的研发，并与反向疫苗学、比较基因组学、免疫蛋白质组学和糖组学等新技术结合。我们相信随着技术的进步及诸多研发策略的加入，会有极具潜力的疫苗出现，在紧密结合抗菌药物合理应用及贯彻落实感染控制措施的前提下，共同为解决细菌耐药和抗菌药物过度使用的问题带来新的曙光。

（大连医科大学附属第一医院　黄　伟）

参考文献

[1] Jansen KU, Anderson AS. The role of vaccines in fighting antimicrobial resistance (AMR). Hum Vaccin Immunother, 2018, 14: 2142-2149.

[2] Fattom AI, Horwith G, Fuller S, et al. Development of StaphVAXTM, a polysaccharide conjugate vaccine against S. aureus infection: from the lab bench to phase Ⅲ clinical trials. Vaccine, 2004, 22:880-887.

[3] Gagneux-Brunon A, Lucht F, Launay O, et al. Vaccines for healthcare-associated infections: present, future, and expectations. Expert Rev Vaccines, 2018, 17: 421-433.

[4] Adamo R, Margarit I. Fighting Antibiotic-Resistant Klebsiella pneumoniae with “Sweet” Immune Targets. MBio, 2018, 9: undefined.

[5] Chen W. Current advances and challenges in the development of Acinetobacter vaccines. Hum Vaccin Immunother, 2015, 11: 2495-500.

[6] Riddle MS, Chen WH, Kirkwood CD, et al. Update on vaccines for enteric pathogens.Clin Microbiol Infect, 2018, 24: 1039-1045.

[7] Pletz MW, Uebele J, Götz K, et al. Vaccines against major ICU pathogens: where do we stand? Curr Opin Crit Care, 2016, 22: 470-476.

第十节 关注 ECMO 患者的抗生素 PK/PD

体外膜肺氧合（extracorporeal membrane oxygenation，ECMO）是借助人工膜肺气体交换，起到替代部分心肺功能的一种体外生命支持方式，近年来 ECMO 发展迅速。随着 ECMO 应用增加，重症患者使用 ECMO 过程中复杂的药代动力学（pharmacokinetics，PK）和药效学（pharmacodynamics，PD）成为个体化抗生素使用的巨大挑战，原因在于重症患者改变的容量状态、脏器功能障碍、微循环衰竭及血清白蛋白浓度等因素严重影响抗生素的 PK/PD，ECMO 体外机械支持又通过管路及膜肺管路及膜肺对药物的吸附截留、对分布容积的改变及对药物清除率的影响，使得行 ECMO 治疗的重症患者抗生素 PK/PD 改变变得更加错综复杂。优化 ECMO 重症患者抗生素的 PK/PD，既能保证药物良好的治疗效果，又避免潜在的药物不良反应，对于改善患者预后具有重大临床意义。本文着重在 ECMO 对抗生素 PK/PD 的影响、几种常用抗生素在 ECMO 治疗中的 PK/PD 特点及基于现有资料对 ECMO 治疗中抗生素使用的临床建议 3 方面进行阐述。

一、ECMO 对抗生素 PK/PD 的影响

ECMO 治疗对重症患者抗生素 PK/PD 的影响主要表现在 3 个方面：管路及膜肺对药物的吸附截留、对分布容积的改变及对药物清除率的影响。

1. ECMO 环路对抗生素的吸附截留　ECMO 环路主要包括乙烯聚合物材料（PVC）的管路和聚甲基戊烯材料的膜肺组成，ECMO 环路具有较大的表面积，具有吸附截留药物的能力。一方面，在 ECMO 使用过程中，药物可能吸附在 ECMO 的膜肺和管路表面，导致体内药物浓度降低，且随着 ECMO 进行时间的延长，其吸附、截留药物及蛋白的能力会达到饱和，其吸附作用会明显降低。有研究比较了新的和使用过的 ECMO 环路中各种药物的损失。结果显示，万古霉素、庆大霉素在新 ECMO 环路中损失更大。另一方面，在抗生素停止输注的时间中，ECMO 中残存的抗生素具有重新进入血液的能力，这些在临床工作中应引起我们的注意，避免过量用药造成的药物不良反应。

ECMO 对抗生素的吸附截留和抗生素的理化特性息息相关。影响药物吸附最重要的 2 个性质是药物亲脂性和血浆蛋白结合率。通常用正辛醇水分配系数（logP）来衡量药物的水溶性及脂溶性，其值越大，药物亲脂性越高，脂溶性药物相比水溶性药物更容易吸附在 ECMO 的氧合器及管路上，导致血药浓度迅速下降。研究显示，在 ECMO 治疗期间卡泊芬净由于水溶性好，logP 低（−2.798），因此不能被 ECMO 管路吸附、清除，能达到正常的血药浓度；伏立康唑脂溶性高，logP 高（2.561），易被 ECMO 环路吸附，给药后 24 小时的吸附高达 71%。1 项 ECMO 的体外实验发现，高蛋白结合力的抗生素在 ECMO 循环 24 小时后其浓度更低，在环丙沙星、利奈唑胺、氟康唑、头孢曲松和卡泊芬净中，蛋白结合力强的头孢曲松及卡泊芬净在 24 小时后其浓度降低更明显。另外，ECMO 时药物吸附还受到其他多种因素的影响，包括氧合器的类型、管路的材料和预充溶液的组成等。

2. ECMO 对抗生素分布容积的影响　药物的表观分布容积是指当药物在体内达动态平衡后，体

内药量与血药浓度之比值。ECMO 治疗时循环回路、预充液、血容量及抗生素的理化性质等均影响药物分布容积。

ECMO 的循环回路，可看作药代动力学的另一室，即增大了循环的容积，从而增加了药物分布容积；ECMO 预充液增加了患者体内总血容量，使总表观分布容积增大；VA-ECMO 非搏动性血流刺激肾素 - 血管紧张素系统，也可能导致循环容量增加，导致药物分布容积的增加。

抗生素的理化性质（水溶性、电离常数、蛋白结合力等）是影响抗生素分布容积的重要因素。亲水性的药物有较低的分布容积，浓度容易受到体液转移或液体复苏的影响。亲脂性药物具有较好的组织穿透性，血中浓度偏低，表观分布容积偏大。脂溶性高的抗生素及蛋白结合力高的抗生素其分布容积及血液浓度受 ECMO 影响较大，水溶性高的药物受 ECMO 影响较小。1 个 ECMO 绵羊模型实验发现，logP 与 ECMO 绵羊中抗生素的分布容积具有相关性，在环丙沙星、头孢曲松、庆大霉素、万古霉素、多利培南和美罗培南等抗生素中，logP 越高的抗生素其分布容积增加越多，说明 ECMO 更容易增加脂溶性高的抗生素的分布容积。ECMO 体外实验发现，水溶性抗生素万古霉素在 ECMO 循环 48 小时后其浓度仍能保持稳定，说明 ECMO 对万古霉素的分布容积影响较小。但值得注意的是 ECMO 对抗生素分布容积的影响大多来自体外实验和新生儿研究，是否适用于重症成年 ECMO 患者，还有待于更多的针对性的研究

3. ECMO 对抗生素清除的影响　使用 ECMO 的重症患者，其肾、肝多存在脏器功能不全，影响药物的清除代谢。肾的低灌注及功能不全状态会降低肾小球滤过率，影响肾排泄药物（多为水溶性药物）的功能。肝的低灌注及功能不全状态会降低肝相关酶类的活性，影响肝代谢药物的能力。

在 ECMO 中，尤其是 VA-ECMO，患者循环输出量会增加，而且 ECMO 患者多合并炎症反应这种高血流动力学状态，心排血量甚至增加，这些现象可能会增加 ECMO 患者的药物清除率。因此目前 ECMO 对药物清除率的影响尚不完全确定。ECMO 使患者抗生素等药物的清除率降低，因为在成年人 VV-ECMO 和 VA-ECMO 中，肾功能障碍的比例高达 32% 及 47%，而且 VA-ECMO 降低了肺循环流量，使部分在肺部代谢的药物的清除率下降。

二、常用抗生素在 ECMO 治疗中的 PK/PD 特点

1. β 内酰胺类药物　β 内酰胺类抗生素是一类时间依赖性抗生素，多为亲水性，蛋白结合力差距较大，药物多在肾代谢。在 1 个给药周期中，血液中抗生素浓度在最低抑菌浓度（minimum inhibitory concentration，MIC）以上所占的时间比例（fT＞MIC）是评价该类抗生素治疗效果的指标。不同的 β 内酰胺类药物，由于其自身理化性质的不同，ECMO 时对药物 PK 的影响也有所不同。氨苄青霉素有较高的 logP（1.35）、较低的蛋白结合率（15%～30%），ECMO 对氨苄青霉素 PK 的可能影响为小到中等的吸附截留、增大的 Vd。头孢曲松 logP 低（－1.67）、蛋白结合率高（95%），ECMO 对头孢曲松 PK 的影响为明显的药物吸附截留、增大的 Vd。美罗培南或哌拉西林 / 他唑巴坦均为较低的 logP、较低的蛋白结合率，故 ECMO 对其影响可能为最小的药物吸附、增大的 Vd。新近的关于美罗培南、哌拉西林 / 他唑巴坦的 2 项研究也证实了上述观点。Donadello 等进行了 1 项病例对照研究，26 例 ECMO 患者与 41 例非 ECMO 患者的治疗药物浓度的监测（therapeutic drug monitoring，TDM）发现

美罗培南或哌拉西林 / 他唑巴坦在 2 组中的药代动力学参数基本相似。ECMO 组与非 ECMO 组的药物分布容积、半衰期和清除率相似，而且使用药物后药效不充分及充分的患者比例也相似。另外 1 项配对队列研究发现，11 例 ECMO 患者与 10 例无 ECMO 的危重患者的美罗培南的分布容积与清除率无统计学差异。

2. 氨基糖苷类药物　氨基糖苷类药物系浓度依赖性抗生素，多为亲水性，低蛋白结合率，在重症患者中需要维持足够的峰浓度来发挥其杀菌作用，优化的 C_{max}/ MIC 靶值为 10～12，$AUC_{0\sim24}$/MIC 靶值为 80～160。关于氨基糖苷类药物在 ECMO 中的 PK/PD 研究较少，早期的几项研究主要局限在婴幼儿中，他们发现庆大霉素在 ECMO 循环中表现为 Vd 增加，清除率下降。新近的关于 50 例成年 ECMO 危重患者与非 ECMO 危重患者对照研究发现，ECMO 24 小时内阿米卡星的峰浓度没有明显差异。由于氨基糖苷类药物在 ECMO 中的研究较少，在临床上建议根据 TDM 来具体优化使用。

3. 糖肽类药物　糖肽类抗生素万古霉素属于亲水性抗生素，中等度蛋白结合率（50%～60%），其优化的 $AUC_{0\sim24}$/MIC 靶值为≥400。体外实验表明，万古霉素在 ECMO 循环 48 小时后仍能保持稳定的浓度。近年来的几项临床研究显示，ECMO 对万古霉素的 PK 参数影响较小。1 项纳入 11 例 ECMO 患者和 11 例非 ECMO 患者的配对队列研究，在持续输注万古霉素的早期阶段（24 小时内），2 组的药物分布容积、清除率、浓度无明显差异。另外 1 项前瞻性配对队列研究发现，在 4 次给药后，48 小时内 ECMO 患者与非 ECMO 患者的药代动力学参数无明显差异，只不过使用滚压泵的 ECMO 患者其药物清除率低于非 ECMO 患者。1 项纳入 14 例 ECMO 患者的研究，通过非线性混合效应建立的模型显示 ECMO 对万古霉素的 PK/PD 影响小。但也有临床研究发现，尽管 ECMO 没有影响万古霉素的分布容积、清除率等 PK 参数，但在起始 1g 每 12 小时 1 次的常规剂量时，4 次给药后 ECMO 组能达到治疗剂量稳态谷浓度的比例只有 5%，而非 ECMO 组为 33.33%，且达到稳态谷浓度 ECMO 组平均时间为 84.59 小时，而非 ECMO 组为 57.41 小时。

4. 喹诺酮类药物　喹诺酮类药物属于亲脂性抗生素（logP＜2.3），低到中等度蛋白结合率（20%～40%），其优化的 $AUC_{0\sim24}$/MIC 靶值为 30～200。接受 ECMO 治疗的重症患者中有关喹诺酮类药物的 PK 数据较少。1 项体外研究显示，与对照组相比，ECMO 环路未发现明显的环丙沙星损失。与环丙沙星相比，左氧氟沙星和莫西沙星亲脂性较差，血浆蛋白结合率相似。这些药物在 ECMO 治疗中的损失可能与环丙沙星相似。

5. 抗真菌药物　抗真菌药物种类较多，在蛋白结合力及亲脂性方面具有较大差异。吡咯类抗真菌药与 β 内酰胺类药物相似，为时间依赖性抗生素，fT＞MIC 是衡量其抗感染效果的重要指标。目前关于氟康唑在 ECMO 中应用的研究较少，只在婴幼儿中有文献报道，且提示 ECMO 能增加氟康唑的分布容积，但对药物清除率影响较小。伏立康唑具有高亲脂性，预示其容易被 ECMO 循环截留。体外实验发现循环 24 小时，通路中伏立康唑的浓度下降了 71%。1 例使用伏立康唑的 ECMO 患者的 PK/PD 研究报道，未使用 ECMO 前，伏立康唑剂量为前 2 次 6mg/kg，每 12 小时 1 次，后续为 4mg/kg 每 12 小时 1 次常规剂量。使用 ECMO 后，经验性给予 6mg/kg 每 12 小时 1 次给药。结果发现，使用 ECMO 及药物加量后 48 小时内，药物的谷浓度与峰浓度与未使用 ECMO 前相似，但 48 小时后血液中的谷浓度、峰浓度明显上升。

棘白菌素类药物的研究目前存在较大争议。体外实验发现，卡泊芬净的截留程度可达 43%，但其他的研究与这一结果不同。研究发现，在ECMO患者中，70mg/d的卡泊芬净使用剂量，药物的浓度水平与无ECMO的ICU患者基本相似。因此棘白菌素类药物在ECMO中的使用仍需进一步研究。

6. 其他类别抗生素　有学者对3例因ARDS而进行ECMO治疗的患者进行研究，结果发现ECMO并不能影响阿奇霉素的药代动力学。1例ECMO患者使用替加环素的文献报道，ECMO没有改变替加环素的预期浓度。3例ECMO患者的研究发现，如果MIC值＞1mg/L，常规剂量的利奈唑胺在ECMO患者中无法达到治疗效果，但目前缺乏大样本研究。

三、临床建议

1. β内酰胺类药物　不同的β内酰胺类药物，由于其自身理化性质的不同，ECMO时对药物PK的影响也有所不同。现有资料给出了ECMO治疗中不同β内酰胺类药物的临床建议。头孢曲松：建议与非ECMO重症患者的使用剂量类似，也根据TDM来调整剂量。美罗培南：预期达到40%fT＞MIC，推荐参考非ECMO重症患者的常规使用剂量（1g静脉滴注，每8小时1次），若预期达到100%fT＞MIC或100%fT＞4倍MIC，增加给药剂量，延长每次输注时间或连续输注是需要的，另外也可以根据TDM来调整剂量。哌拉西林/他唑巴坦：建议与非ECMO重症患者的使用剂量类似，也可考虑连续输注或延长输注的给药策略，必要时根据TDM调整剂量。

2. 氨基糖苷类药物　现在缺乏足够的证据来给出优化的剂量方案，推荐根据TDM来调整给药剂量。

3. 糖肽类药物　优化ECMO重症患者万古霉素的使用策略，现有资料推荐负荷剂量为25～30mg/kg，维持剂量为30～40mg/（kg·d），也可采取万古霉素持续输注来减少ECMO相关的PK影响或根据TDM来调整剂量。

4. 氟喹诺酮　接受ECMO的患者不需要进行氟喹诺酮的剂量调整，但建议根据优化$AUC_{0\sim24}$/MIC靶值来给药以期取得最佳疗效，也急需进一步的ECMO治疗时氟喹诺酮PK/PD的研究。

5. 抗真菌药物　由于现有研究结果有争议，ECMO治疗中卡泊芬净的使用可能需要调整剂量，有待进一步的研究来明确。针对婴儿ECMO治疗时，推荐米卡芬净预防和治疗侵袭性念珠菌血症时剂量分别为2.5mg/kg和5.0mg/kg。伏立康唑在ECMO治疗中应增加负荷剂量和最初几天的维持剂量来保证药物达到稳态浓度，但后续因ECMO的截留作用饱和，药物容易过量而产生不良反应，需根据TDM来降低药物剂量。儿童行ECMO治疗时，推荐氟康唑治疗侵袭性真菌感染时增加负荷剂量为35mg/kg，维持剂量为12mg/kg，预防侵袭性真菌感染时，推荐剂量负荷剂量为12mg/kg，维持剂量为6mg/kg。

6. 其他类别抗生素　在ECMO治疗中，阿奇霉素、替加环素不需要调整剂量，利奈唑胺在MIC＞1mg/L时可能需增加剂量，由于样本量少，还需进一步研究来明确。

基于现有资料，ECMO治疗中不需要调整给药剂量的抗生素包括头孢曲松、哌拉西林/他唑巴坦、氟喹诺酮、阿奇霉素和替加环素等；需要增加给药剂量的包括万古霉素、伏立康唑和氟康唑；需要连续输注或延长输注的抗生素包括美罗培南、哌拉西林/他唑巴坦和万古霉素；目前不明确是否需要调整剂量的包括卡泊芬净、氨基糖苷类药物；有条件建议进行 TDM 是尽可能实现 ECMO 治疗中抗生素优化使用的有效策略。此外，采用新材料可减少 ECMO 膜材和管路对抗菌药物的吸附，也是减少 ECMO 对抗生素 PK/PD 影响的重要举措。

（浙江省人民医院　公方晓　杨向红）

参考文献

[1] Cheng V, Abdul-Aziz MH, Roberts JA, et al. Optimising drug dosing in patients receiving extracorporeal membrane oxygenation. J Thorac Dis, 2018, 10(Suppl 5):S629-641.

[2] Dzierba AL, Abrams D, Brodie D. Medicating patients during extracorporeal membrane oxygenation: the evidence is building. Critical Care, 2017, 21(1):66.

[3] Heavner MS, Claeys KC, Masich AM, et al. Pharmacokinetic and Pharmacodynamic Considerations of Antibiotics of Last Resort in Treating Gram-Negative Infections in Adult Critically Ill Patients. Curr Infect Dise Rep, 2018, 20(5):10.

[4] Cheng V, Abdul-Aziz MH, Roberts JA, et al. Overcoming barriers to optimal drug dosing during ECMO in critically ill adult patients, Expert Opin Drug Metab Toxicol, 2019, 15(2): 103-112.

[5] Ha MA, Sieg AC. Evaluation of Altered Drug Pharmacokinetics in Critically Ill Adults Receiving Extracorporeal Membrane Oxygenation. Pharmac, 2017, 37(2):221-235.

[6] Hahn J, Choi JH, Chang MJ. Pharmacokinetic changes of antibiotic, antiviral, antituberculosis and antifungal agents during extracorporeal .membrane oxygenation in critically ill adult patients. J Clin Pharm Ther, 2017, 42(6):661-671.

[7] Donadello K, Antonucci E, Cristallini S, et al. β-Lactam pharmacokinetics during extracorporeal membrane oxygenation therapy: A case-control study. Int J Antimicrob Agents, 2015, 45(3):278-282.

[8] Gélisse E, Neuville M, de Montmollin E, et al. Extracorporeal membrane oxygenation (ECMO) does not impact on amikacin pharmacokinetics: a case-control study. Intensive Care Med, 2016, 42(5):946-948.

[9] Moore J, Healy J, Thoma B, et al. A Population Pharmacokinetic Model for Vancomycin in Adult Patients Receiving Extracorporeal Membrane Oxygenation Therapy. CPT: Pharmacometrics & Systems Pharmacology, 2016, 5(9):495-502.

[10] Hanberg P, brink-Hansen, K, Thorsted A, et al. Population Pharmacokinetics of Meropenem in Plasma and Subcutis in Patients on Extracorporeal Membrane Oxygenation Treatment. Antimicrob Agents Chemo, 2018, AAC: 02390-17.

第十一节　重症感染细菌耐药相关专家共识解读

重症感染是指引起器官功能损害的严重全身或局部感染，是 ICU 中常见的疾病之一，具有较高的病死率。在重症感染的诊治过程中，由于抗菌药物的广泛不合理应用，细菌耐药特别是多重耐药（multidrug resistance，MDR）越来越成为影响治疗效果和患者预后的重要因素，给临床医师带来严峻的挑战。针对上述情况，欧洲重症医学会（European Society of Intensive Care Medicine，ESICM）、欧洲临床微生物和感染疾病学会（European Society of Clinical Microbiology and Infectious Diseases，ESCMID）联合世界防范抗菌药物耐药联盟（World Alliance Against Antimicrobial Resistance，WAAAR）共同召开圆桌会议，发表了针对 MDR 的相关专家共识。该共识对细菌耐药的现状和原因进行了深入的探讨，总结了现有的防治多重耐药菌感染策略，并对未来的研究方向和发展趋势进行了展望。通过其全面系统的阐述，对我们日常合理选择抗感染策略、有效开展院内感染（以下简称院感）防控、降低 MDR 的发生率均有重要的启示。

一、细菌耐药产生的高危因素

迄今为止，全世界最大规模的抗生药物应用和耐药调查研究（Global Point Prevalence Survey，Global-PPS）显示，53 个国家 303 家医院住院患者中抗菌药物使用率达到了 34.4%，而其中全身应用抗菌药物比例占到了 89.3%，可见抗感染治疗已成为住院患者的主要治疗手段之一。然而其中也暴露出缺少用药依据、缺少疗效评价、违反用药原则等问题。从全世界范围来看，细菌耐药已成为各个国家均面临的严重医疗健康威胁。但实际上，不同区域、不同国家的细菌耐药发生率、主要耐药菌株分布存在着巨大的差异。这与产生细菌耐药的影响因素众多、作用强弱不等密切相关。而不合理使用抗菌药物在其中扮演着重要的角色。免疫疾病、肿瘤放化疗术后、器官移植等具有高危感染风险的免疫抑制患者，以及高龄患者人数的不断增长使应用抗菌药物的人群范围明显扩大；有创操作和人体置入装置的增多也增加了抗菌药物使用的概率；由于缺乏准确的早期感染诊断工具，又担心疏漏危及生命的严重感染，致使医师在药物选择上倾向尽量覆盖大多数病原菌的广谱抗菌药物，而忽视抗菌药物给药剂量、方式和组织穿透性，即使是广谱抗菌药物，也可能出现事倍功半的效果。再加上对细菌耐药认识不足及抗菌药物管理政策缺失，共同导致抗菌药物滥用成为普遍现象，从而容易诱导产生细菌耐药。一旦出现细菌耐药，选择更加广谱的抗菌药物、多种抗菌药物联用及延长抗菌药物疗程则成为必然的选择。这进而筛选出更加顽固、更难杀灭的“超级细菌”，使重症感染完全进入“抗感染—耐药—加强抗感染—更加耐药”的恶性循环。

除了院内抗菌药物管理存在问题外，抗菌药物滥用也是一个严重的社会问题。在大众人群中，普遍存在非医嘱自行应用抗菌药物的现象。其中许多情境并非是感染引起，而是由其他潜在病因未去除造成的。应用抗菌药物只会进一步增加药物相关不良反应的风险。而在供食用的动物和农作物中，为去除病害、增加产量也消耗着大量的抗菌药物。这些行为增加了人类生存环境中耐药细菌产生的风险，通过基因片断的转移，对导致重症感染的致病菌耐药性也有着潜移默化的影响。

二、耐药细菌感染的防治

1. 早期诊断，缩短经验性治疗时间　虽然耐药细菌的产生与应用抗菌药物相关，但针对其引起的重症感染，治疗上仍离不开使用抗菌药物。在用药前，尽最大可能明确致病菌种类、获得药敏结果至关重要。但因传统微生物鉴定技术的时间限制，临床上很难在第一时间获得病原结果。近些年出现的早期微生物诊断技术则弥补了这一短板。质谱分析法与传统培养相比，判断病原菌种类的一致性高达99%且能节省8小时以上的时间。流式细胞仪在菌种鉴定上也表现出了一定的优势。而分子诊断技术以核酸探针为指引，可以迅速确认病原的种属，将微生物检查向前推进了一大步。这些技术尽管还未在临床大规模开展应用，但其在未来一定会成为重症医师不可或缺的诊断工具。在现阶段，若仍采用传统微生物培养或无法迅速明确病原时，当地病原微生物的流行趋势也可作为初始抗菌药物选择的重要参考。以本地主要病原微生物为目标经验性选择抗感染药物，可大大减少抗感染的盲目性，缩小广谱抗菌药物的应用范围，间接降低了细菌耐药的发生率。此外，应用感染相关生物学标志物，如降钙素原（procalcitonin，PCT）、（1，3）-β-D-葡聚糖试验（G试验）、半乳甘露聚糖试验（GM试验）、隐球菌荚膜多糖抗原和烯醇化酶等，来初筛确定病原微生物种类，也能使经验性抗感染治疗有的放矢。

2. 抗菌治疗策略可降低细菌耐药产生　在选择抗菌药物时，除了考虑对病原菌的敏感性外，还应注意抗菌药物本身的特点。不同种类的抗菌药物可诱导出不同的耐药菌。第三、四代头孢菌素容易诱导出产超广谱β内酰胺酶的菌株。而喹诺酮类药物和耐甲氧西林葡萄球菌的出现也存在着一定的联系。因此，在经验性应用抗菌药物时，除了考虑窄化抗菌谱外，还应注意严格按治疗疗程用药，或者定期对不同种类抗菌药物进行轮替，以避免不同患者之间出现同一耐药趋势的流行。

在抗感染治疗过程中，抗菌药物的用法、用量、疗程还需要依据药代动力学/药效学（pharmacokinetic/pharmacodynamic，PK/PD）特点来制订。对于MDR，可通过给予负荷量、加大给药剂量、延长输注时间等方式来优化。但根据PK/PD理论精细化调整药物的前提是需先明确最小抑菌浓度（minimum inhibitory concentration，MIC），而这受限于菌种的早期鉴定，因此还无法切实在初始经验性抗菌药物选择上应用。但对于目标性治疗，PK/PD理论的指导作用是毋庸置疑的。药物的吸收、转运、作用位点、组织亲和力和清除等因素均影响着最终的治疗效果。此外治疗药物浓度的监测（therapeutic drug monitoring，TDM）是复核用药合理性的有益补充。有条件的情况下开展TDM，避免对MDR用药剂量不足，治疗结果失败。

3. 耐药菌防护阻止耐药菌株传播　对细菌耐药的防护还应侧重于院感防控的管理，手卫生、消毒隔离和微生物流行病学监测是必不可少的步骤。通过加强手卫生措施，可使耐甲氧西林葡萄球菌血症发生率降低33%。消毒隔离措施（包括日常清洁、终末消毒、负压病房隔离和穿隔离衣隔离等）也可使院内继发感染率明显下降。流行病学监测对于早期发现特定耐药菌的暴发流行，进行专门管理可起到预警作用。而通过建立定期的反馈机制提高院感管理的依从性，增强其持续性，是维持院感措施发挥最大效力的重要保障。加强院感防护可以减少交叉感染，避免耐药菌播散引起区域流行。将此作为ICU质量管理目标的组成之一，在耐药细菌的管理上显得更为重要。

三、细菌耐药管理的展望

尽管临床上细菌耐药压力越来越大，使得重症感染的诊治变得越来越艰难。针对细菌耐药的管理也在逐步发展壮大，其中许多新技术、新手段的引入都具有巨大的开创意义。这些技术若能大规模应用于临床，将会大大提高MDR的防控水平。同时Global-PPS也提醒我们，对于抗菌药物的应用和管理，还存在着很大的地区差异。细菌耐药的管理不是仅靠几家顶尖医院就可完成的，而是需要整个医疗系统、每位医务人员都行动起来。对于中低收入、欠发达地区，如何消除现有的地区、医院间的差异远远比开发新技术更加重要。

总之，对细菌耐药的管理已成为了一个系统工程。干预单一因素常常效果有限，将微生物学、感染病学、检验医学、药理学、重症医学、感染控制和继续教育结合起来，才能迸发出惊人的能量。在此次圆桌会议上，ESICM 和 ESCMID 提出了关于 MDR 管理的推荐意见，包括提高对 MDR 的警惕性、开展感染和定植细菌的流行病学调查、制定指南指导临床行为、加强培训、收集特殊耐药病原感染的相关资料，以及开展多中心合作研究（表 3-11-1）。我们希望通过这一系列集束化诊疗策略，能更好地降低耐药菌对身体的打击，降低患者病死率及相关医疗花费，减轻整个社会的医疗负担。

表 3-11-1　ESICM/ESCMID MDR 圆桌会议推荐意见

提高 ICU 医护人员的认知，将多重耐药相关内容作为制定指南和开展研究的优先选项
从全球视角记录多重耐药革兰阴性菌感染和定植的流行情况
制定指南指导特定情况下抗菌药物的临床应用，包括应用药物浓度监测调整剂量，优化经验性治疗，XDR/PDR 病原的联合治疗，以及降阶梯治疗，抗菌药物应用疗程，屏障预防和感染预防
收集 XDR/PDR 病原（包括不动杆菌、耐碳青霉烯肠杆菌和多重耐药铜绿假单胞菌）感染治疗和预后的信息
开展抗菌药物多重耐药的继续教育活动
建立联盟，开展 ICU 中抗菌药物多重耐药的联合研究

纵览上述专家共识，可以看到耐药细菌的监测和管理是一项长期、艰巨的任务，需要医护人员全身心地参与其中。只有深刻认识耐药细菌产生的背景和机制，才能从根源上采取针对措施，使 ICU 更加安全、高效。

（中国医学科学院北京协和医院　周　翔　隆　云）

参考文献

［1］ Bassetti M, Poulakou G, Ruppe E, et al. Antimicrobial resistance in the next 30 years, humankind, bugs and drugs: a visionary approach. Intensive Care Med, 2017, 43:1464-1475.

［2］ De Waele JJ, Akova M, Antonelli M, et al. Antimicrobial resistance and antibiotic stewardship programs in the ICU: insistence and persistence in the fight against resistance. A position statement from ESICM/ESCMID/WAAAR round table on multi-drug resistance. Intensive Care Med, 2018, 44:189-196.

［3］ Versporten A, Zarb P, Caniaux I, et al. Antimicrobial consumption and resistance in adult hospital inpatients in 53 countries: results of an internet-based global point prevalence survey. Lancet Glob Health, 2018, 6:e619-e29.

［4］ Prestinaci F, Pezzotti P, Pantosti A. Antimicrobial resistance: a global multifaceted phenomenon. Pathog Glob Health, 2015, 109:309-318.

［5］ Morgan DJ, Okeke IN, Laxminarayan R, et al. Non-prescription antimicrobial use worldwide: a systematic review. Lancet Infect Dis, 2011, 11:692-701.

［6］ Stockwell VO, Duffy B. Use of antibiotics in plant agriculture. Rev Sci Tech, 2012, 31:199-210.

［7］ Paterson DL. "Collateral damage" from cephalosporin or quinolone antibiotic therapy. Clin Infect Dis, 2004, 38 Suppl 4:S341-345.

［8］ Tangden T, Ramos Martin V, Felton TW, et al. The role of infection models and PK/PD modelling for optimising care of critically ill patients with severe infections. Intensive Care Med, 2017, 43:1021-1032.

［9］ Chun JY, Seo HK, Kim MK, et al. Impact of a hand hygiene campaign in a tertiary hospital in South Korea on the rate of hospital-onset methicillin-resistant Staphylococcus aureus bacteremia and economic evaluation of the campaign. Am J Infect Control, 2016, 44:1486-1491.

第十二节　耐碳青霉烯类肺炎克雷伯菌感染治疗相关的专家共识解读

近年来多重耐药菌感染的诊疗成为临床热点话题，耐碳青霉烯类肺炎克雷伯菌（carbapenem-resistant Klebsiella pneumoniae，CRKP）是其中最重要的耐药菌之一，CRKP 中最常见的是产 KPC 酶的肺炎克雷伯菌（Klebsiella pneumoniae carbapenemase-producing K. pneumoniae，KPC-KP）。到目前为止，大部分针对 KPC-KP 的研究都是观察性研究，KPC-KP 没有明确治疗方案，也没有针对 KPC-KP 治疗的指南推荐意见。基于 2018 年 2 月发表在 *Clinical Microbiology and Infection* 上的专家共识，给出以下解读建议。

一、KPC-KP 感染现状

肺炎克雷伯菌（Klebsiella pneumoniae，KP）是导致社区获得性感染和院内获得性感染的常见病原菌之一，呈全球性流行，而碳青霉烯类抗生素是控制 KP 的主要药物。近年来，随着碳青霉烯类抗生素的大量使用，KPC-KP 在世界不少地区散发，甚至流行，患者病死率高。KPC 酶可以水解进入细胞内的碳青霉烯类药物，使之到达靶位前失去活性，且编码这些酶的基因位于可转移基因元件上，易导致耐药基因在不同菌种及菌属之间水平传播，造成严重的院内交叉感染和耐药菌的扩散。KPC 能从克雷伯菌属转移到其他属的细菌，如大肠埃希菌、铜绿假单胞菌、枸橼酸杆菌属、沙门菌属、沙雷菌属和肠杆菌属某些种。目前研究已经识别出不同变异性的 KPC 酶能够以不同的速度水解 β 内酰胺酶，这可能是导致体外实验时 KPC-KP 敏感性特点各不相同的原因。近年来，有研究报道产 KPC 酶基因可以通过质粒或可移动遗传元件整合到毒力质粒重组，成为可传播的高毒力强耐药的菌株。KPC-KP 感染已对全球人类健康构成严重威胁。欧洲 CDC 最新数据显示，2013 年 9300 例 CRE 感染患者中，CRKP 感染 7900 例，CRKP 已成为 CRE 中最主要的致病菌。美国有数据显示，KPC-KP 病死率高达 47%。我国细菌耐药监测网（CARSS）《2015 年全国细菌耐药监测报告》显示，2014 年 10 月至 2015 年 9 月，我国 1338 家医院上报的非重复细菌总数 2 400 786 株，KP 为 336 829 株（占革兰阴性菌的 19.8%），KP 对碳青霉烯类药物耐药率方面，全国为 7.6%，各省为 0.5%～20.0%，其中上海最高（20.0%），宁夏最低（0.5%）。根据中国细菌耐药监测网（CHINET）监测数据显示，2005—2015 年 KP 对碳青霉烯类药物耐药率逐年上升，从 2005 年对美罗培南和亚胺培南耐药率的 3%，分别上升到 14.4% 和 15.6%。院内获得性感染，尤其是 ICU 中 CRKP 检出率极高，感染控制难度大，患者病死率高，是院内死亡的独立危险因素。

二、KPC-KP 管理策略

1. KPC-KP 诊断策略　快速检出 KPC-KP 菌株才能尽早开始针对性治疗及相关感染控制策略。目前能快速诊断 KPC-KP 的方法包括 MALDI-TOF MS、快速免疫层析法、快速酶学检测法、分子生物学相关技术等方法。上述方法可以尽早检出病原菌，同时给出药敏结果。上述快速诊断方法可以缩短住院时间，降低病死率，降低远期医疗费用；但与此同时会增加此次住院费用，增加人力成本，同时要求任何时候都能够接收并处理标本。此外，这些诊断技术提供的药敏结果不同于传统的最小抑菌浓度（minimum inhibitory concentration，MIC），因此需要临床医师谨慎解读结果，避免干扰。

2. KPC-KP 治疗策略　迄今为止，对于 KPC-KP 感染治疗方案的临床推荐意见尚无高级别临床证据，仅有观察性研究结果，因此治疗方案尚无定论。观察性研究结果显示联合抗感染方案能够显著降低病死率，因此对于严重感染 KPC-KP 或重症患者，建议给予联合抗感染方案。许多抗生素可以用于治疗 KPC-KP 的联合用药方案，包括氨基糖苷类药物、多黏菌素类药物、替加环素、磷霉素、头孢他啶 / 阿维巴坦和碳青霉烯类药物。对于病死率低的非重症患者，联合用药并未显示显著的临床获益。对于这部分患者，起病初期可以给予联合用药方案，随后结合患者病情进行用药降级。然而，对于非重症患者，联合用药诱导耐药的风险不可忽视，评估临床获益与诱导耐药之间的平衡还有待于 RCT（NCT01597973 和 AIDA 研究）的结果。碳青霉烯类抗生素由于可以增加杀菌作用，仍然作为联合方案中的用药选择之一，特别是对于 MIC≤8mg/L，此时可以采用大剂量给药和延长输注时间等方法。但也有部分观察性研究发现即使 MIC≤8mg/L，包含碳青霉烯类抗生素的联合用药方案仍会增加病死率，特别是对于 KPC-KP 引起的血流感染患者。意大利和希腊的大样本多中心临床研究结果显示，若 KPC-KP 对于碳青霉烯类药物的 MIC≤8g/L，包括碳青霉烯类药物的联合用药方案会增加患者病死率。小样本病例观察研究结果也提示，对于碳青霉烯类药物 MIC 高达 32～64mg/L 的 KPC-KP，增加碳青霉烯类药物剂量或延长输注时间，增加血药浓度，有临床获益。但考虑到目前尚无大样本临床研究证据，因此对于碳青霉烯类药物 MIC＞8mg/L 的 KPC-KP，特别是若 MIC 高达 32～64mg/L，要进行体外抗菌药物联合试验，有协同或相加作用时，才能应用碳青霉烯类药物进行联合治疗，以防药物无效或诱导耐药。由于碳青霉烯类药物的 MIC 对于选择联合用药方案十分重要，如何准确测量 MIC 已成为临床热点问题。考虑到目前临床常用的自动系统和梯度扩散试验精确度不够，我们推荐使用微量肉汤稀释法确定碳青霉烯类药物对 KPC-KP 的 MIC 值。由于 KPC-KP 对碳青霉烯类药物耐药，建议应该尽可能通过持续输注或延长输注时间（长达 6 小时）来增加血药浓度在体内大于 MIC 的时间。

KPC-KP 感染的最佳疗程尚未明确，因感染部位而异。多项回顾性研究报道治疗时间约为 2 周。

对于呼吸机相关肺炎患者，目前临床研究结果支持给予 8 天的经验性治疗，在减少抗生素使用、降低耐药的同时不增加患者病死率，但也要视临床症状和影像学结果作为停药依据。对于多重耐药菌和产 KPC 酶的耐药菌，目前随机对照试验尚未完成，但其结果很有可能提示并不需要长疗程的抗生素治疗。该共识指出，尽管 KPC-KP 感染患者的数据有限，但感染灶清除对这类患者预后有利。1 项包括 99 例对照研究表明，感染灶清除是 KPC-KP 感染患者生存率的独立预测因子。1 项前瞻性队列研究纳入 53 例 KPC-KP 血流感染患者，结果表明感染灶清除与生存率显著相关。因此，KPC-KP 感染患者应尽可能立刻进行感染灶清除。

3. KPC-KP 感染预防策略　ESCMID 近期发布了关于减少多重耐药革兰阴性菌感染的指南，其中预防交叉感染最有效的措施是注意手卫生，其他措施包括减少有创操作，加强抗生素管理、积极监控高危人群等。常规进行 KPC-KP 直肠拭子筛查是增加 KPC-KP 携带者识别和隔离的重要措施，但这一措施并不能作为预防 KPC-KP 播散的唯一措施，而是需要同时采取多种干预措施。每天使用 2% 双氯苯双胍己烷（氯己定，又名洗必泰）擦浴，直肠拭子定点监测，隔离定植或感染人群，集中医务人员，增加环境监控，反复进行患者教育等措施共同执行，可以有效控制 KPC-KP 传播。污染的水槽可能导致 KPC-KP 长期暴发，提示需要精确的环境监控及消毒。此外，还需要注意是否存在超级传播者，即容易传播 KPC-KP 的患者，其临床特点是直肠 CPE 浓度高，通常以肺部感染起病。美国 1 项多中心研究表明，KPC-KP 清除与导尿管使用减少相关。

许多研究聚焦于 KPC-KP 定植对于 KPC-KP 感染的影响，以指导早期干预治疗。意大利 1 项回顾性研究表明，KPC-KP 肠道定植在预测 KPC-KP 感染方面存在重要作用。KPC-KP 血流感染的高危因素还包括入住 ICU、腹腔有创操作、放化疗和既往血流感染史。对于 KPC-KP 定植患者，长期使用抗生素会增加 KPC-KP 导致呼吸机相关肺炎的风险，需要优化抗生素使用与管理。

KPC-KP 感染的管理需要建立包含多种措施的管理流程。通过在预防定植和感染诊疗多方面的共同努力，即预防患者 KPC-KP 定植，预防定植患者及其接触者进展为 KPC-KP 感染，加强快速检出、合理用药和最佳疗程，来降低感染患者病死率。对于所有预防诊疗措施，还需要临床研究来加以证实并指导临床治疗。

（中国医学科学院北京协和医院　张佳慧　崔　娜）

参考文献

［1］Bassetti M, Giacobbe DR, Giamarellou H, et al. Management of KPC-producing Klebsiella pneumoniae infections. Clin Microb Infect, 2018, 24(2):133-144.

［2］Gutiérrez-Gutiérrez B, Salamanca E, de Cueto M, et al. Effect of appropriate combination therapy on mortality of patients with bloodstream infections due to carbapenemase-producing Enterobacteriaceae (INCREMENT): a retrospective cohort study. Lancet Infect Dis, 2017,17(7):726-734.

［3］Pea F, Della Siega P, Cojutti P, et al. Might real-time pharmacokinetic/pharmacodynamic optimisation of high-dose continuous-infusion meropenem improve clinical cure in infections caused by KPC-producing Klebsiella pneumoniae? Int J Antimicrobial Agents, 2017, 49(2):255-258.

[4] Lorente L, Lorenzo L, Martín MM, et al. Meropenem by continuous versus intermittent infusion in ventilator-associated pneumonia due to Gram-negative bacilli. Ann Pharmacother, 2006, 40: 219.

[5] Tacconelli E, Cataldo MA, Dancer SJ, et al. ESCMID guidelines for the management of the infection control measures to reduce transmission of multidrug-resistant Gram-negative bacteria in hospitalized patients. Clin Microb Infect, 2014, 20(S1):1-55.

[6] Tumbarello M, Trecarichi EM, Tumietto F, et al. Predictive models for identification of hospitalized patients harboring KPC-producing Klebsiella pneumoniae. Antimicrob Agents Chemother, 2014, 58(6):3514-3520.

[7] Giannella M, Bartoletti M, Morelli MC, et al. Risk factors for infection with carbapenem-resistant Klebsiella pneumoniae after liver transplantation: The importance of pre- and posttransplant colonization. Am J Transplant, 2015, 15(6):1708-1715.

[8] Giacobbe DR, Del Bono V, Bruzzi P, et al. Previous bloodstream infections due to other pathogens as predictors of carbapenem-resistant Klebsiella pneumoniae bacteraemia in colonized patients: results from a retrospective multicentre study. Eur J Clin Microb Infect Dis, 2017, 36(4):663-669.

[9] Sbrana F, Malacarne P, Bassetti M, et al. Risk factors for ventilator associated pneumonia due to carbapenemase-producing Klebsiella pneumoniae in mechanically ventilated patients with tracheal and rectal colonization. Minerva Anestesiol, 2016, 82(6):635-640.

第四章　重症血流动力学及重症心脏

第一节　白蛋白与小容量复苏改写容量复苏策略

液体复苏是重症患者治疗的重要内容。多项研究证明，复苏早期液体正平衡量会影响患者预后，且转出 ICU 时总液体正平衡是 ICU 内病死率和院内病死率的独立预测因子，也是构成严重脓毒症或感染性休克患者出院时新发器官系统功能障碍的危险因素。因此，近年来众多研究将目光转向了小容量复苏策略，且复苏溶液的对比研究也从晶体液与白蛋白溶液逐步转向不同浓度的白蛋白溶液。最新的一些试验通过研究不同浓度白蛋白溶液用于容量复苏的液体用量、扩容效果，以及复苏后产生的生理、生化及器官功能的变化，使白蛋白溶液与小容量复苏之间的关系更为清晰，甚至对今后的容量复苏策略产生了巨大影响。

一、白蛋白与晶体液用于容量复苏的分析

2004 年 SAFE 研究发现，相比于晶体液，输注 4% 白蛋白溶液能产生适度的扩容效果，即相比于生理盐水，用白蛋白溶液进行容量复苏，患者输注的液体更少，该特点与追求减少液体用量的小容量复苏策略相契合。

相对于晶体液，脓毒症患者用白蛋白溶液进行容量复苏存在许多可能获益的作用机制。包括相似复苏目标下，白蛋白溶液存在额外的血管内容量扩张；白蛋白是药物黏合剂、生物活性分子的转运体和自由基清除抗氧化剂，可维持胶体渗透压和毛细血管膜的渗透性，并抑制血小板聚集。

2014 年 Caironi 等进行的关于白蛋白和晶体用于严重脓毒症成年患者容量复苏的比较是该类型的第 3 次大规模随机试验。而综合前 3 次试验结果，用白蛋白溶液进行容量复苏治疗的患者病死率较低，且相对危险度相近（95%*CI* 0.87～0.90）。虽然该效应在任何单独试验中均未达到统计学意义，但上述 3 项试验后的合并相对危险度均为 0.92，表明在严重脓毒症的成年患者中，使用白蛋白溶液进行容量复苏显著降低患者病死率。这一结果支持 2011 年 Anthony 的 meta 分析。该分析显示，相比于其他液体，白蛋白溶液用于容量复苏可能导致更低的病死率，而在获得更多试验数据之前，临床医师应考虑将白蛋白溶液作为脓毒症患者的一线复苏液体。这一结果也与观察到的自发性细菌性腹膜炎患者使用白蛋白溶液导致病死率降低相一致，自发性细菌性腹膜炎具有与脓毒症相似的病理生理学特征。

二、4% 与 20% 白蛋白溶液用于容量复苏的比较

相比于等渗性的 5% 白蛋白溶液，使用 20% 白蛋白溶液进行小容量复苏理论上存有优势。研究数据表明，4%～5% 白蛋白溶液的扩容效果约等同于输液量，而 20% 白蛋白溶液的扩容效果近似于输液量的 2 倍。此外，观察性临床数据表明，相比于 20% 白蛋白溶液，用 5% 白蛋白溶液进行容量复苏可能需要输注更多的液体，从而达到相同的血流动力学反应。近年来，越来越多的研究开始比较上述 2 种常见浓度的白蛋白溶液用于容量复苏的不同之处。

1. 生理变化　最近 Bannard 及其同事发现，在静脉推注 4% 或 20% 白蛋白溶液后的 4 小时内，任何生理参数的绝对值或百分比变化未见显著差异，但考虑到初始情况的差异并调整疾病严重程度，静脉推注 20% 白蛋白溶液后，患者具有更高的平均动脉压（mean arterial pressure，MAP）。

2. 生化变化　近期 Martensson 及其同事研究（SWIPE 试验）发现，输注 4%～5% 白蛋白溶液后血清氯化物浓度较高，相反，接受 20% 白蛋白溶液用于容量复苏的患者，其氯化物和钠浓度较低。这与 Bannard 及其同事先前研究所得结果相对应，即与静脉推注 4% 白蛋白溶液相比，20% 白蛋白溶液进行容量复苏时，输液量减少 5 倍，钠输注量减少 7 倍，氯化物减少 30 倍。

其他研究表明，在患有严重脓毒症或感染性休克的患者中，用 4% 白蛋白溶液进行容量复苏会在不影响血钠浓度的情况下显著增加血清氯化物浓度。相反，在重度低蛋白血症的患者中，静脉推注 20% 白蛋白溶液可在不改变血清钠浓度的情况下显著降低血清氯化物浓度。同样，相较于 20% 白蛋白溶液，在用 4%～5% 白蛋白溶液进行容量复苏的患者，前 48 小时内其血清氯化物浓度显著增高。

3. 对肾功能的影响　理论上，血浆胶体渗透压的增高会抵消肾小囊静水压，从而可降低肾小球滤过率，由此提出了高渗性溶液（如 20% 白蛋白溶液）会对肾功能产生负面影响的说法。然而，最新研究表明肾小球对白蛋白存在显著的改善滤过的作用。实际上，用 20% 白蛋白溶液治疗低蛋白血症并未显著增加脓毒症患者急性肾损伤（acute kidney injury，AKI）的发生率或肾替代治疗的需求。而在冠状动脉旁路移植前给予 20% 白蛋白溶液，可降低术后 AKI 的发生率。Sort 及其同事发现，在患有肝病和自发性细菌性腹膜炎的患者中给予 20% 白蛋白溶液，可预防肾衰竭并降低死亡率。输注富含氯化物的液体可通过激活管 - 球反馈而损害肾小球滤过率，从而与 AKI 相关，而 20% 白蛋白溶液是市面上所有复苏液体中氯化物浓度最低的，这同样不支持 20% 白蛋白溶液会对肾功能产生负面影响的观点。

4. 对肺功能的影响　Martin 及其同事发现，相比于输注安慰剂，在输注呋塞米过程中每 8 小时添加 25% 白蛋白溶液导致更多患者实现液体负平衡，即急性肺损伤的患者可通过使用 25% 白蛋白溶液来改善呋塞米相关的利尿作用，这提示 25% 白蛋白溶液在某种程度上对急性肺损伤患者是有益的。血钠的积累可能导致重症患者的气体交换能力变得更差，而如前文所述，相对于 5% 白蛋白溶液，用 20% 白蛋白溶液进行容量复苏减少了钠的输注量。同时，显著的液体正平衡与严重肺损伤时的机械通气依赖性和感染性休克患者的死亡率增加有关，而用 20% 白蛋白

溶液进行容量复苏时的给药量减少了 80%。相对于 5% 白蛋白溶液，20%～25% 白蛋白溶液一定程度避免了重症患者呼吸功能恶化，有利于肺功能的改善。

5. 对微循环的影响　脓毒症的特征是组织氧摄取的能力受损，主要取决于毛细血管血流分布和微循环功能障碍。微循环灌注的受损是脓毒症期间组织缺氧的主要决定因素，并且是脓毒症诱导的器官衰竭发病机制的关键因素。人血白蛋白对微循环的保护机制包括抗氧化作用，如直接清除自由基，并且对血管内皮多糖包被具有潜在的获益。2016 年 Elisa 及其同事研究发现，在血压正常的脓毒症大鼠模型中，输注 4% 或 20% 白蛋白溶液恢复了在其他未复苏大鼠中的微循环灌注，且结果提示相对于 4% 白蛋白溶液，20% 白蛋白溶液对脓毒症中微循环的改善可能更加稳定。

总之，应用白蛋白溶液进行小容量复苏的策略越来越受到重视，20% 白蛋白溶液逐渐显现出的优势同样备受关注，但不可否认，目前仍缺乏高质量的大规模随机对照试验来比较 20% 白蛋白溶液和 4%～5% 白蛋白溶液（或晶体液）的综合效果，小容量复苏作为首选复苏策略也缺乏强有力的临床证据，希望未来的试验能为目前存在的争议提供更明确的答案。

（中国医学科学院北京协和医院　王广健　王小亭　刘大为）

参考文献

[1] Brotfain E, Koyfman L, Toledano R, et al. Positive fluid balance as a major predictor of clinical outcome of patients with sepsis/septic shock after ICU discharge. Am J Emerg Med, 2016, 34: 2122-2126.

[2] Finfer S, Bellomo R, Boyce N, et al. A comparison of albumin and saline for fluid resuscitation in the intensive care unit. N Engl J Med, 2004, 350:2247-2256.

[3] Caironi P, Tognoni G, Masson S, et al. Albumin replacement in patients with severe sepsis or septic shock. N Engl J Med, 2014, 370: 1412-1421.

[4] Delaney AP, Dan A, McCaffrey J, et al. The role of albumin as a resuscitation fluid for patients with sepsis: a systematic review and meta-analysis. Crit Care Med, 2011, 39:386-391.

[5] Salerno F, Navickis RJ, Wilkes MM. Albumin infusion improves outcomes of patients with spontaneous bacterial peritonitis: a meta-analysis of randomized trials. Clin Gastroenterol Hepatol, 2013, 11: 123-130.

[6] Bannard-Smith J, Alexander P, Glassford N, et al. Haemodynamic and biochemical responses to fluid bolus therapy with human albumin solution, 4% versus 20%, in critically ill adults. Crit Care Resusc, 2015, 17: 122-128.

[7] Mårtensson J, Bihari S, Bannard-Smith J, et al. Small volume resuscitation with 20% albumin in intensive care: physiological effects : The SWIPE randomised clinical trial. Intensive Care Med, 2018, 44: 1797-1806.

[8] Bihari S, Prakash S, Bersten AD. Early changes in serum electrolytes and acid-base status with administration of 4% albumin.Intensive Care Med, 2014, 40:1392-1393.

[9] Mallat J, Meddour M, Lemyze M, et al. Effects of a rapid infusion of 20% human serum albumin solution on acid-base status and electrolytes in critically ill patients.Intensive Care Med, 2016, 42: 128-129.
[10] Lawrence MG, Altenburg MK, Sanford R, et al. Permeation of macromolecules into the renal glomerular basement membrane and capture by the tubules. Proc Natl Acad Sci USA, 2017, 114: 2958-2963.
[11] Eun-Ho L, Wook-Jong K, Ji-Yeon K, et al. Effect of Exogenous Albumin on the Incidence of Postoperative Acute Kidney Injury in Patients Undergoing Off-pump Coronary Artery Bypass Surgery with a Preoperative Albumin Level of Less Than 4.0 g/dl.Anesthes, 2016, 124: 1001-1011.
[12] Sort P, Navasa M, Arroyo V, et al. Effect of intravenous albumin on renal impairment and mortality in patients with cirrhosis and spontaneous bacterial peritonitis. N Engl J Med, 1999, 341:403-409.
[13] Nor'azim MY, Rinaldo B, Neil G, et al. Chloride-liberal vs. chloride-restrictive intravenous fluid administration and acute kidney injury: an extended analysis.Intensive Care Med, 2015, 41: 257-264.
[14] Martin GS, Moss M, Wheeler AP, et al. A randomized, controlled trial of furosemide with or without albumin in hypoproteinemic patients with acute lung injury. Crit Care Med, 2005, 33: 1681-1687.
[15] Damiani E, Ince C, Orlando F, et al. Effects of the Infusion of 4% or 20% Human Serum Albumin on the Skeletal Muscle Microcirculation in Endotoxemic Rats.PLoS ONE, 2016, 11: e0151005.

第二节　平衡盐溶液与生理盐水越平衡越好

目前，晶体液是感染性休克患者初始复苏的首选液体。临床常用的晶体液包括平衡盐溶液和非平衡盐溶液，平衡盐溶液主要包括乳酸盐平衡液和醋酸盐平衡液；非平衡盐溶液主要包括生理盐水和林格液。Fluid-TRIPS 研究显示，2014 年与 2007 年相比，27 个国家 426 家 ICU 中晶体液尤其是平衡盐溶液的使用显著增加，比人工胶体更有优势，但不同种类的晶体液，包括生理盐水和不同缓冲盐平衡液之间相比，其有效性和安全性的优劣需要进一步研究证实。

一、临床常用晶体液比较

临床常用的各种晶体液及血浆主要成分见表 4-2-1。由于含有较高浓度的氯化物且缺乏维持正常血浆浓度的碳酸氢盐或其前体缓冲剂，林格液和生理盐水等非平衡盐溶液并不“生理”，为高氯高钠的酸性液体，与血浆成分相差较大。与生理盐水相比，平衡盐溶液中 Cl^- 浓度相对较低，且含有 K^+、Ca^{2+} 和具有缓冲能力的乳酸盐或醋酸盐。乳酸盐平衡液 Na^+ 含量偏低，渗透压相对低于血浆，呈弱酸性。乳酸盐可以迅速经肝代谢成为 CO_2 和水，大量输注乳酸盐平衡液可能产生多余的 HCO_3^-，经肾代谢排出。在所有类型的晶体液中，醋酸盐平衡液中的 Na^+、Cl^-、pH 值和渗透压最接近血浆浓度，且醋酸盐代谢主要通过三羧酸循环，受肝、肾影响较小。

表 4-2-1　各种晶体液及血浆的主要成分及参数比较

各种晶体液及血浆	Na^+（mmol/L）	K^+（mmol/L）	Ca^{2+}（mmol/L）	Mg^{2+}（mmol/L）	Cl^-（mmol/L）	醋酸根（mmol/L）	乳酸根（mmol/L）	pH 值	渗透压（mmol/L）
生理盐水	154	—	—	—	154	—	—	5	309
林格液	148	4.0	2.3	—	156	—	—	—	309
乳酸林格液	130	4.0	1.5	—	109	—	28	6.5	273
醋酸盐平衡液	140	5.0	—	1.5	98	27	—	7.4	294
血浆	135～145	3.5～5.0	2.2～2.6	0.8～1.2	98～106	—	—	7.4	280～310

注："—"为无数据

二、生理盐水与平衡盐溶液比较

近年来，有研究者认为，由于生理盐水为富含 Cl^- 的酸性液体，大量应用生理盐水不仅会引起高氯性酸中毒，还会促进肾血管收缩，减少肾血流并导致肾小球滤过率降低，从而增加肾损伤的风险。因此，生理盐水作为危重患者的首选液体之一，其安全性也受到质疑。近年来不同学者进行了大量研究，但由于受到研究方法和病例样本量的限制，就生理盐水与平衡盐溶液相比，是否会增加患者酸中毒、电解质紊乱、肾损伤的发生率、肾替代治疗（renal replacement therapy，RRT）的使用率，甚至增加患者病死率等问题争论多年。

有学者开展了平衡盐溶液和生理盐水分别用于重症和非重症成年患者的大样本随机对照临床研究。在 SPLIT 研究中，Young 等纳入了新西兰 4 家 ICU 共 2278 例患者，分别给予生理盐水和平衡盐溶液治疗。结果显示，2 组患者的急性肾损伤（acute kidney injury，AKI）发生率、院内病死率等预后指标均无显著差异。但是，该研究中患者输注的液体量较少，而且疾病严重程度较低。若排除择期手术后的患者，平衡盐溶液组的病死率（15.4%）稍低于生理盐水组（17.6%），因其统计学上的不足，未能确定该研究中病死率影响因素的强度。但是，可以从该研究中发现，对于病情危重患者大量输注生理盐水可能较输注平衡盐溶液风险高。为进一步比较生理盐水和平衡盐溶液的安全性，等渗溶液和主要不良肾事件试验（SMART）研究组和使用重症治疗研究组发起了比较生理盐水和平衡盐溶液（由临床医师选择乳酸林格液或 Plasma-Lyte®）安全性的真实世界群集级分配随机交叉试验。SMART 研究于 2015 年 6 月 1 日至 2017 年 4 月 30 日在美国田纳西州纳什维尔范德比尔特大学医学中心的 5 家 ICU 进行。每家 ICU 每个月被分配提供生理盐水或平衡平衡盐溶液，每个月分配的晶体液在试验过程中交替使用。所有在研究期间入住 ICU 的成年患者均被纳入研究并接受随访，直至出院或住院后 30 天。主要终点为 30 天内严重肾不良事件，包括观察期间全因病死率、新接受 RRT 或持续肾功能障碍（肌酐较基线值升高 200% 以上）。次要终点包括住 ICU 病死率、30 天或 60 天病死率。入院后 28 天内非住 ICU 时间、无机械通气时间、无缩血管药物时间、生存时间及无 RRT 时间。该研究最终纳入了 15 802 例成年重症患者，生理盐水组 7860 例，平衡盐溶液组 7942 例。平衡盐溶液组患者更少发生高氯血症（Cl^-＞110mmol/L）（24.5% *vs.* 35.6%，P＜0.001）和代谢性酸中毒（HCO_3^-＜20mmol/L）（35.2% *vs.* 42.1%，P＜0.001），组间 Cl^- 和碳酸氢盐浓度的差异在接受较大体积等渗晶体的患者中更大。平衡盐溶液组中有 1139 例（14.3%）发生了严重的肾不良事件，而生理盐水组中有 1211 例（15.4%）发生了严重的肾不良事件（边际优势比 0.91，95%*CI* 0.84～0.99；条件优势比 0.90，95%*CI* 0.82～0.99，*P*=0.04）。平衡盐溶液组 30 天住院病死率为 10.3%，生理盐水组为 11.1%（*P* = 0.06），新接受 RRT 患者的发生率分别为 2.5% 和 2.9%（*P*=0.08），持续性肾功能不全的发生率分别为 6.4% 和 6.6%（*P*=0.60）。在 SMART 研究的同时，Wesley 等还开展了为期 16 个月的急诊非重症患者应用平衡盐溶液和生理盐水安全性的单中心多交叉临床试验（SALT-ED）研究，共纳入 13 347 例患者，平衡盐溶液组 6708 例，生理盐水组 6639 例，急诊给予液体量中位数 1079ml，其中 88.3% 的患者仅接受指定的晶体。生理盐水组和平衡盐溶液组患者住院天数无差异，平衡盐溶液组严重肾不良事件发生率低于生理盐水组（4.7% *vs.* 5.6%，调整优势比 0.82，95%*CI* 0.70～0.95，*P*=0.01）。在到达急诊室时已经符合 KDIGO 指南标准 2 期或更加严重 AKI 的 1274 例患者中，平衡盐溶液组 30 天内严重肾不良事件发生率（28.0%）低于生理盐水组（37.6%）（*P*<0.001）。

SMART 和 SALT-ED 研究表明，平衡盐溶液较生理盐水对避免急诊患者肾不良事件更具有优势，但这两项研究中平衡盐溶液包括乳酸盐平衡液和醋酸盐平衡液，并未严格限定某一种平衡盐溶液与生理盐水进行比较，尤其是 SALE-ED 研究中的平衡盐溶液以使用乳酸盐平衡液为主。目前，另有 2 项比较醋酸盐平衡液（Plasma-Lyte 148）和生理盐水优劣的大规模 RCT 正在进行：1 项是巴西的随机对照临床试验，计划纳入 11 000 例伴有中重度 AKI 风险的重症患者（BaSICS 研究）；1 项是澳大利亚、新西兰的比较 Plasma-Lyte 148 与生理盐水（PLUS）研究。这些研究将为以 Plasma-Lyte 148 为代表的醋酸盐平衡液是否优于生理盐水提供证据。

三、不同平衡盐溶液比较

随着平衡盐溶液在临床中的应用越来越广泛，不同平衡盐溶液的优劣也越来越受到研究者们的关注。输注性醋酸代谢速度是乳酸的 2 倍，乳酸的代谢依赖肝和肾，而对醋酸的代谢主要通过三羧酸循环，受肝、肾影响较小。因此，对于肝、肾功能受损或高乳酸血症患者，醋酸平衡盐溶液治疗可能优于乳酸林格液。2018 年发表的 1 篇 meta 分析纳入了 49 项发表于 1977—2018 年 RCT，其中单中心 RCT 33 项，多中心 RCT 16 项，共分析了 40 910 例创伤、烧伤或需要液体复苏的脓毒症等成年重症患者（年龄≥18 岁，排除孕妇），比较用于复苏的不同种类液体的临床效果，主要预后指标为患者病死率，次要指标为肾损伤 RIFLE 分级进展、肾小球滤过率、尿量及 RRT 需求。网状 meta 分析比较了包括平衡盐溶液的 9 种液体，发现使用不同液体的患者病死率无差异，基于累积概率图和累积排序曲线下面积对复苏液进行排序，平衡盐溶液为最有效的液体；在区分醋酸盐平衡液和乳酸盐平衡液后，分析比较相关液体结果显示使用不同种类液体的患者病死率仍然无差异，基于累积概率图和累积排序曲线下面积排序最为有效的液体是以 Plasma-Lyte® 为代表醋酸盐平衡液。虽然目前的 meta 分析研究结果显示醋酸盐平衡液可能是最具优势的复苏液体，但仍需要大规模临床随机对照试验验证醋酸盐平衡液和乳酸盐平衡液的优劣。

综上所述，与平衡盐溶液相比，生理盐水并不“生理”，其含有较高浓度的氯化物可导致高氯性代谢性酸中毒并增加肾不良事件风险，因此在液体治疗中应选择更加接近生理的平衡盐溶液。平衡盐溶液中醋酸盐平衡液的主要成分更接近血浆浓度，且醋酸缓冲盐代谢快，肝、肾负担更小，比乳酸盐平衡液更加“平衡”。

（武汉大学中南医院　蔡书翰　李建国）

参考文献

[1] Dellinger RP, Levy MM, Rhodes A, et al. Surviving sepsis campaign: international guidelines for management of severe sepsis and septic shock: 2012. Crit Care Med, 2013, 41 (2): 580-637.

[2] Rhodes A, Evans LE, Alhazzani W, et al. Surviving sepsis campaign: international guidelines for management of severe sepsis and septic shock: 2016. Crit Care Med, 2017, 43 (3): 304-377.

[3] 安友仲，赵慧颖. 液体治疗中不同晶体液合理选择. 中国实用外科杂志，2015，35（2）：145-148.

[4] Hammond NE, Taylor C, Finfer S, et al. Patterns of intravenous fluid resuscitation use in adult intensive care patients between 2007 and 2014: An international cross-sectional study. PLoS One, 2017, 12 (5): e0176292.

[5] Yunos NM, Bellomo R, Story D, et al. Bench-to-bedside review: Chloride in critical illness. Crit Care, 2010, 14 (4): 226.

[6] Young P, Bailey M, Beasley R, et al. Effect of a buffered crystalloid solution vs saline on acute kidney injury among patients in the intensive care unit: the SPLIT randomized clinical trial. JAMA, 2015, 314(16): 1701-1710.

[7] Matthew W, Semler, MD, Wesley H, et al. Balanced crystalloids versus saline in the intensive care unit: study protocol for a cluster-randomized, multiple-crossover trial. Trials, 2017, 18(1): 129.

[8] Matthew W, Semler, MD, Wesley H, et al. Balanced crystalloids versus saline in critically ill Adults. N Engl J Med, 2018, 378(9): 829-839.

[9] Self WH, Semler MW, Wanderer JP, et al. Balanced crystalloids versus saline in noncritically ill Adults. N Engl J Med, 2018, 378(9): 819-828.

[10] Zampieri FG, Azevedo LCP, Corrêa TD, et al. Study protocol for the Balanced Solution versus Saline in Intensive Care Study (BaSICS): a factorial randomized trial. Crit Care Resusc, 2017, 19 (2): 175-182.

[11] Hammond NE, Bellomo R, Gallagher M, et al. The Plasma-Lyte 148 vs Saline (PLUS) study protocol: a multicentre, randomized controlled trial of the effect of intensive care fluid therapy on motality. Crit Care Resusc, 2017, 19 (3): 239-246.

[12] Liu C, Mao Z, Hu P, et al. Fluid resuscitation in critically ill patients: a systematic review and network meta-analysis. Ther Clin Risk Manag, 2018, 14: 1701-1709.

第三节　左心房应力应变：左心室充盈压评估的新参数

左心室舒张功能是心脏功能评估的一个重要组成部分，而且随着心脏超声在临床医师中的认知及掌握程度逐年提高，心脏舒张功能得到越来越多的重视。心脏舒张功能的评估有助于重症医师对容量的管理，对肺水肿增加原因的鉴别及判断脱机困难原因的判断。左心室舒张功能的评估包括定性评估和定量评估，定性的指标包括室壁明显增厚、心腔明显减小、左心房增大等，而常用定量指标包括二尖瓣左心室舒张早期最大血流和二尖瓣心房收缩期最大血流之比（E/A）、二尖瓣左心室舒张早期最大血流和组织多普勒测量二尖瓣瓣环早期舒张速度之比（E/e′）、左心房容积指数、三尖瓣反流速度等。2016 年的相关指南中对于左心室舒张功能的评估方法做了详细的描述。

近年来，随着应力、应变等新技术的出现和发展，推动左心室舒张功能评估的一些新的指标也在不断出现，如左心房峰应力、左心室舒张早期应力速率、左心房收缩期应力速率等，这些技术使得左心室舒张功能的评估更加准确。在重症患者的管理过程中，突出了舒张功能的早期发现，同样重要的是左心室充盈压力的评估。因此，本文就舒张功能的早期评价指标及左心室充盈压的评估进行简单阐述。

一、左心室舒张功能的早期发现

舒张功能的评价是左心功能评估的重要组成部分，尤其是一部分出现心力衰竭症状的患者并没有出现收缩功能的明显异常，舒张功能不全往往是首发表现。因此，如何更早地识别，尤其对于重症患者非常关键。而最近的一些研究为左心室充盈压的评估提供了新的方法，可以更早发现舒张功能障碍，同时也更趋准确的评估。

左心房同时具有储存血液、作为血液的通路及推动血液流动的泵出功能，其功能评价是反映心脏舒张功能的重要指标。应变是指物体变形后回归原来形状的能力，应变率是对变形速度的评估指标。心脏超声对左心室的应变及应变率探讨较多，但对心房的应变及应变率涉及较少，是较新的指标。早在 2005 年就有学者指出心房的应变率与老年患者及心房颤动患者的心房功能相关。

Singh 等应用二维斑点追踪技术测量左心房的应变，将术中心导管测量的压力作为金标准，与指南推荐的反映左心室舒张功能的常用指标比较。结果发现，左心房的应变在反映左心室舒张期压力时总体精度优于指南推荐的常用指标（81% *vs.* 72%）。

左心房的功能除应变指标外，左心房的射血分数也可反映左心室的舒张功能，无论是总体的左心房射血分数，还是左心房主动排空指数，都与 E/e′ 相关。而且，这个指标的优势是无需进行多普勒测量，应用常规的二维技术即可完成，只是测量对图像要求偏高，而且务必与心电图相结合，以避免测量误差。 Henein 等对放置右心导管的右心患者进行左心房应变率的超声检查，发现左心房收缩期应变率较左心房容积与肺毛细血管楔压线相关性更强，提示左心房收缩期应变率能更早地反映左心室舒张功能不全。

综上所述，这些左心房指标有助于左心室舒张功能的早期评估，提高舒张功能评估指标的敏感性和准确性。

二、左心室舒张功能的定量评价

左心室舒张功能的评价除了常规的定性和定量指标外，左心室充盈压的评估是左心室舒张功能的重要组成部分。虽然在机械通气的重症患者中的研究较少，但是在未行机械通气的患者中，E/e′与左心室充盈压力相关性较好。在重症患者的应用中，尤其对于左心室射血分数下降的患者，左心室充盈压力的评估对于重症患者的管理十分有用。常用的方法是，对于 E/A≤0.8 ＋ E≤50cm/s 提示充盈压正常；E/A≥2 提示左心室充盈压严重升高（Ⅲ级）；对于 E/A＞0.8 ＋ E＞50cm/s 或 0.8＜E/A＜2 的患者，在 3 个指标（E/e′＞14，三尖瓣反流速度＞2.8m/s；左心房容积指数＞34ml/m^2）中 1 个阳性提示左心室充盈压轻度升高（Ⅰ级），2 个阳性提示左心室充盈压中度升高（Ⅱ级）。

Henein 等在关于左心房应变率的超声检查的研究中，同时进行被动抬腿试验，以判断左心房应变率是否能反映抬腿后肺毛细血管楔压的增加。结果发现，左心房收缩期应变率与肺毛细血管楔压有较好的相关性，值得进一步研究，其是否能作为判断左心室充盈压力的新指标。

三、应用心脏超声进行舒张功能评估的局限性

上述左心房指标是左心室舒张功能评价很好的补充，左心室充盈压的评估也非常必要。但是这些指标有其特有的局限性。第一，这些测量对超声仪器有要求，普通床旁的机器很难完成如二维斑点追踪检查，因此影响了这些指标的广泛使用。第二，这些指标的测量对操作者要求较高，必须十分熟悉心脏超声的检查，甚至需要经过特殊的培训，才可能完成这些心房指标的测量。第三，这些指标都只在小规模的研究中进行探讨，还需要进一步的研究证实。第四，舒张功能的评估必须与患者的整体血流动力学状态，甚至重症疾病的管理紧密结合，才能在重症患者的诊断和治疗中发挥作用。

总之，舒张功能的评估是重症患者血流动力学管理的重要组成部分。左心房应力、应变等指标应用于舒张功能的想法，为舒张功能定性、定量评价提供了新的指标，有助于提高左心室舒张功能评价的准确率，进一步推动重症患者循环的管理。

（中国医学科学院北京协和医院　张宏民）

参考文献

[1] Nagueh SF, Smiseth OA, Appleton CP, et al. Recommendations for the Evaluation of Left Ventricular Diastolic Function by Echocardiography: An Update from the American Society of Echocardiography and the European Association of Cardiovascular Imaging.J Am Soc Echocardiogr, 2016, 29(4): 277-314.

[2] Henein MY, Tossavainen E, A'Roch R, et al. Can Doppler echocardiography estimate raised pulmonary capillary wedge pressure provoked by passive leg lifting in suspected heart failure? Clin Physiol Funct Imaging, 2018.

[3] Singh A, Medvedofsky D, Mediratta A, et al. Peak left atrial strain as a single measure for the non-invasive assessment of left ventricular filling pressures.Int J Cardiovasc Imaging, 2018.

[4] Worley E, Rana B, Williams L, et al. Left ventricular diastolic dysfunction: identifying presence by left atrial function.

Echo Res Pract, 2018.

[5] Inaba Y, Yuda S, Kobayashi N, et al. Strain rate imaging for noninvasive functional quantification of the left atrium: comparative studies in controls and patients with atrial fibrillation. J Am Soc Echocardiog, 2005, 18:729-736.

[6] Salem R, Vallee F, Rusca M, et al. Hemodynamic monitoring by echocardiography in the ICU: the role of the new echo techniques. Current Opin Crit Care, 2008, 14(5):561-568.

第四节　PPV 如何走过“灰色地带”

容量反应性评估是重症患者监测中非常重要的主题之一。一些能反映容量状态的指标包括中心静脉压（central venous pressure，CVP）、肺动脉闭合压（pulmonary artery occlusive pressure，PAOP）、全心舒张末期容积指数（global end diastolic index，GEDI）和下腔静脉直径等，这些指标被称为静态指标。但是在机械通气情况下，这些指标的准确性不高；正压通气情况下，由于心肺相互作用，患者从吸气到呼吸过程中中心静脉回心血量的增加，导致呼吸周期中存在周期性的回心血量扩容效应。当潮气量足够大（＞8ml/kg），这个周期性扩容效应足够明显，能够被监测。因此此时监测心脏每搏量变化及其造成的血流动力学效应变化，就能直接反映容量反应性，而且具有更好地预测容量反应性的能力。这些指标被称为“动态”指标，包括每搏量变异（stroke volume variation，SVV）、收缩压变化值（systolic pressure variation，SPV）、脉搏压变异（pulse pressure variation，PPV）等。其中 PPV 是重症医师们最为接受并广泛应用的指标之一。

一、PPV 预测容量反应性存在“灰色地带”

PPV 反映了机械通气期间由于心肺相互作用导致的动脉脉压变化，是目前临床可以预测容量反应性的可靠指标之一。研究表明，当患者处于完全控制性机械通气且潮气量在＞8ml/kg 的情况下，与静态指标 CVP、GEDI 等相比，PPV 等动态指标可以较好地预测液体反应性。PPV＞13% 被认为容量有反应性，meta 分析显示 PPV 预测容量反应性的灵敏度为 88%，特异度为 95%。PPV 有非常好的评估价值。同时由于其监测简单易行，使其在机械通气患者容量反应性评估中广受欢迎。

然而，任何指标都不能“包打天下”。PPV 在评估容量反应性中也存在“灰色地带”。一方面，PPV 数值为 9%～13% 时被认为不能准确预测容量反应性；另一方面，重症患者容易发生心律失常、腹内高压、HR/RR＜3.6、小潮气量、肺顺应性下降和开胸手术等情况，以及自主呼吸，均可能导致 PPV 评估容量反应性不准确，增加了“灰色地带”的范围。

二、导致 PPV 存在“灰色地带”的原因及对策

学者们在通过不断探索来减少和填补这个“灰色地带”。Min 等发现通过瞬时将潮气量由 8ml/kg 增加至 12ml/kg 测量 PPV 的变化来预测 PPV 处于“灰色地带”患者的容量反应性，其预测容量有反

应性的曲线下面积（area under the curve，AUC）为 0.935，灵敏度为 95%，特异度为 72%，截断值为 17%。然而，使用 12ml/kg 的潮气量对很多重症患者来说是不可接受的，可能增加气压伤的风险。即使不出现气胸，也影响了合理的通气，因为很多重症患者使用小潮气量进行肺保护是必须的。

Myatra 等提出了“潮气量负荷试验（tidal volume challenge）”，较 Min 等的方法有了改进。他们也是采用提高潮气量的方法，但提升幅度更小；同时改进了监测指标，即潮气量变化前后 PPV、SVV 的变化差值（$\Delta PPV_{6\sim8}$、$\Delta SVV_{6\sim8}$），使得小潮气量机械通气患者在能接受的范围内容量反应性的评估准确性大大提高。在他们的研究中，Myatra 等将潮气量一过性地由 6ml/kg 增加至 8ml/kg，分别测量 6ml/kg 及 8ml/kg 时 1 分钟后的 PPV 及 SVV、呼气末阻塞试验（end expiratory occlusion test，EEOT）、心排血量（cardiac output，CO），然后将潮气量降至 6ml/kg 的基线后通过容量负荷试验心指数增加＞15% 作为金标准验证患者是否具备容量反应性，分为有容量反应性组及无容量反应性组。结果表明，经过扩容后，有容量反应性组患者的 PPV 及 SVV 均明显下降（$P<0.05$）；潮气量在 6ml/kg 时的 PPV（PPV_6）、SVV（SVV_6）均未能预测容量反应性，而潮气量升至 8ml/kg 时，由于胸膜腔内压及跨肺压的变化足够引起心脏前后负荷的波动，PPV_8、SVV_8 均能预测容量反应性（$P<0.001$）。然而，潮气量变化前后 PPV、SVV 的变化差值（$\Delta PPV_{6\sim8}$、$\Delta SVV_{6\sim8}$）预测容量反应性的敏感性及特异性较直接测量潮气量增加后的 PPV_8、SVV_8 更高，$\Delta PPV_{6\sim8}$ 及 $\Delta SVV_{6\sim8}$ 诊断容量有反应性的 AUC 分别为 0.99（95%*CI* 0.98～1.00）、0.97（95%*CI* 0.92～1.00），截断值为 3.5% 和 2.5%。因此，通过“潮气量负荷试验”动态观察 PPV 的变化可以有效解决小潮气量通气时如何应用动态指标的问题，并且预测容量反应性准确性更高。

对于依赖前负荷的患者，PPV 的主要刺激因素可能是由于吸气导致胸膜腔压力增加引起的右心室前负荷在吸气相的减少。因此，胸膜和胸膜腔内压力变化才是前负荷依赖患者的每搏量周期性变化的始动因素。因此，有学者提出使用驱动压校正的 PPV（$\Delta PP/\Delta P$）预测容量反应性，对于机械通气潮气量＞8ml/kg 的 ICU 患者，$\Delta PP/\Delta P$ 预测容量反应性的价值比单纯使用 ΔPP 的价值更高，AUC 为 0.88（95%*CI* 0.77～0.98）和 0.75（95%*CI* 0.60～0.89）。但是对于潮气量＜8ml/kg 的 ICU 患者，$\Delta PP/\Delta P$ 预测容量反应性并未显示出更优的价值，AUC 为 0.72（95%*CI* 0.55～0.88）。基于此，为了解决小潮气量通气时 PPV 预测容量反应性的准确性这一问题，2016 年 Liu 等提出可以通过使用胸膜腔压力随呼吸的变化校正后的 PPV（$\Delta PP/\Delta Ppl$）来预测小潮气量通气患者的容量反应性。结果显示，$\Delta PP/\Delta Ppl$ 反应容量有反应性的敏感性及特异性较 PPV 更高，AUC 为 0.94（95%*CI* 0.88～0.98）和 0.789（95%*CI* 0.69～0.86），$\Delta PP/\Delta Ppl$ 的截断值为 2%。因此，Liu 等认为，通过测量 $\Delta PP/\Delta Ppl$ 也可以有效预测容量反应性，解决小潮气量通气时如何应用动态指标的问题。

关于肺顺应性对“灰色地带”的影响，有学者发现，ARDS 患者的肺顺应性（Crs）与 PPV 预测容量反应性是成反比的，Crs＞30ml/cmH$_2$O 的患者，PPV 预测容量有反应性的 AUC 为 0.98，而 Crs＜30ml/cmH$_2$O 的患者，PPV 预测容量有反应性的 AUC 只有 0.69。而且对于机械通气潮气量＜8ml/kg 且 Crs＞30ml/cmH$_2$O 的患者比潮气量＞8ml/kg 且 Crs ≤30ml/cmH$_2$O 的患者 PPV 的预测价值更好（平均高 5%），说明 Crs 的下降可能是导致 PPV 预测价值差的更主要原因。针对这一问题，Monnet 等发现对于 Crs＜30ml/cmH$_2$O 的患者，使用被动抬腿试验（passive leg raising test，PLR）和 EEOT 较 PPV 能更好预测容量反应性，其预测容量有反应性的 AUC 为 0.94±0.05、0.93±0.05 及 0.69±0.01，截断值为 10%、5% 及 4%。因此，对于 ARDS 肺顺应性下降的患者，通过 PLR 及 EEOT 可以有效预测容量反应性，解决肺顺应性下降时如何应用动态指标的问题。

PLR 不仅可以用于肺顺应性下降患者容量反应性的评估，而且还可以用于自主呼吸、心房颤动患者的容量反应性评估。对于腹内压力＞16mmHg 的患者，PLR 用于预测容量反应性可能受到限制导致结果假阴性。针对这一“灰色地带”，Jacques 等的动物研究表明 SVV 及 PPV 仍然可以用于预测腹内高压患者的容量反应性，只是 SVV 及 PPV 阈值较腹内压正常患者更高，分别为 67% 及 41%，但是由于此项研究为动物研究，且导致 PPV 及 SVV 阈值明显增大的可能原因不仅为腹内高压，还可以归因于高潮气量及低胸壁顺应性试验模型的原因，因此在临床中使用应该慎重。

综上所述，面对使用 PPV 评估容量反应性的“灰色地带”，根据不同原因导致的“灰色地带”运用潮气量负荷试验、EEOT、PLR 及校正的 PPV 进行容量反应性的动态评估，不仅可以提高容量反应性评估的准确度，也在一定程度上弥补了 PPV 的使用限制。

（四川大学华西医院　邹同娟　尹万红　康　焰）

参考文献

[1] Myatra SN, Prabu SR, Divatia JV, et al. The changes in pulse pressure variation or stroke volume variation after a “tidal volume challenge” reliably predict fluid responsiveness during low tidal volume ventilation. Crit Care Med, 2017, 45:415-421.

[2] Teboul JL, Monnet X, Chemla D, et al. Arterial pulse pressure variation with mechanical ventilation. Am J Respir Crit Care Med, 2018, 199(1):22-31.

[3] Min JJ, Gil NS, Lee JH, et al. Predictor of fluid responsiveness in the “grey zone”: augmented pulse pressure variation through a temporary increase in tidal volume. Br J Anaesth, 2017, 119:50-56.

[4] Monnet X, Marik PE, Teboul JL. Prediction of fluid responsiveness: an update. Ann Intensive Care, 2016, 6:111.

[5] Marik PE, Cavallazzi R. Does the central venous pressure predict fluid responsiveness? An updated meta-analysis and a plea for some common sense. Crit Care Med, 2013, 41:1774-1781.

[6] Teboul JL, Monnet X. Pulse pressure variation and ARDS. Minerva Anestesiol, 2013, 79:398-407.

[7] Liu Y, Wei LQ, Li GQ, et al. Pulse Pressure Variation Adjusted by Respiratory Changes in Pleural Pressure, Rather Than by Tidal Volume, Reliably Predicts Fluid Responsiveness in Patients With Acute Respiratory Distress Syndrome. Crit Care, Med, 2016, 44:342-351.

[8] Jozwiak M, Monnet X, Teboul JL. Prediction of fluid responsiveness in ventilated patients.Ann Transl Med, 2018, 6(18):352.

[9] Preau S, Dewavrin F, Demaeght V, et al. The use of static and dynamic haemodynamic parameters before volume expansion: A prospective observational study in six French intensive care units. Anaesth Crit Care Pain Med, 2016, 35:93-102.

[10] Monnet X, Marik P, Teboul JL. Passive leg raising for predicting fluid responsiveness: a systematic review and meta-analysis. Intensive Care Med, 2016, 42:1935-1947.

[11] Cherpanath TG, Hirsch A, Geerts BF, et al. Predicting Fluid Responsiveness by Passive Leg Raising: A Systematic Review and Meta-Analysis of 23 Clinical Trials. Crit Care Med, 2016, 44:981-991.

[12] Vieillard-Baron A, Evrard B, Repesse X, et al. Limited value of end-expiratory inferior vena cava diameter to predict fluid responsiveness impact of intra-abdominal pressure. Intensive Care Med, 2018, 44:197-203.

第五节　血管紧张素Ⅱ：缩血管药物的新选择

循环休克是一种危及生命的病理生理状态，特征是低血压、组织灌注不足和细胞氧利用障碍。休克管理的重要原则是维持合适的平均动脉压（mean arterial pressure，MAP），通常需要血管升压药治疗。传统上，儿茶酚胺和血管升压素被用于维持休克患者的MAP，但这些药物存在不良事件的风险，包括外周和内脏缺血、心律失常和器官功能障碍。迄今为止，尚未发现特定的血管升压药可进一步改善死亡率。血管紧张素Ⅱ（angiotensin Ⅱ，Ang Ⅱ）可升高低血压患者的血压，并且最近被美国食品和药品管理局（FDA）批准为用于治疗分布性休克的血管升压药。本文就Ang Ⅱ的生理学作用及在重症患者中的应用做一介绍。

一、Ang Ⅱ的生理学作用

肾素-血管紧张素-醛固酮系统（renin-angiotensin-aldosterone system，RAAS）、精氨酸加压素和交感神经系统共同组成了人体内调节血压平衡的三个重要系统。肾素是丝氨酸蛋白酶，介导血管紧张素原转化为Ang Ⅰ。Ang Ⅰ主要通过肺内的内皮细胞结合血管紧张素转换酶（angiotensin converting enzyme，ACE）裂解成八肽的Ang Ⅱ，也可在血浆、肾、心脏与脑的血管床中转换，并且在某种程度上还通过储存在肥大细胞分泌颗粒中的糜蛋白酶进行裂解。Ang Ⅱ通过结合各种类型细胞的膜特异性血管紧张素（angiotensin，AT）受体（AT-1、AT-2、AT-4和Mas受体）发挥作用，包括对外周血管的直接收缩，增强抗利尿激素的作用以增加水重吸收，合成醛固酮增加钠潴留，以及增加儿茶酚胺的活性。在脓毒症患者中，内皮功能障碍及细菌毒素可以降低ACE活性，导致Ang Ⅰ转化为Ang Ⅱ的能力下降。低水平的ACE和Ang Ⅱ水平是严重脓毒症病死率的预测因子。此外，脓毒症诱导的Ang Ⅱ相关受体下调导致其生理学作用下降。正是由于上述原因，使得Ang Ⅱ成为感染性休克患者缩血管药物的选择之一。

二、Ang Ⅱ用于重症患者的临床研究

1. Ang Ⅱ在血管舒张性休克中的应用　2017年Khanna等在*The New England Journal of Medicine*发表了1项研究（ATHOS-3），旨在探索重组人Ang Ⅱ在感染性休克中对于血压的支持作用。该

研究为Ⅲ期安慰剂对照、双盲、多中心、随机对照研究，纳入标准包括年龄≥18岁，血管舒张性休克，尽管过去的24小时给予静脉液体复苏（至少25ml/kg）和大剂量血管升压药，血管舒张性休克仍然未纠正。血管舒张性休克定义为心指数超过2.3L/（min·m^2）或中心静脉血氧饱和度超过70%及中心静脉压（central venous pressure，CVP）超过8mmHg，MAP介于55～70mmHg。高剂量血管升压药定义为去甲肾上腺素超过0.2μg/（kg·min）或等效剂量其他血管升压药物，持续时间至少6小时但不超过48小时。开始输注Ang Ⅱ时，第1个3小时调整药物剂量一直到MAP至少75mmHg。调整期间，背景血管升压药物输注速度保持不变，只有发生安全性问题才能增加剂量。在这期间增加背景血管升压药物输注速度，这个患者就被定义为对研究药物干预无效。3小时15分钟以后可以调整研究药物或安慰剂及其他血管升压药物的输注速度，维持目标MAP为65～75mmHg。该研究共纳入321例患者，随机分为Ang Ⅱ组（*n*=163）和安慰剂组（*n*=158）。主要结局指标为背景血管升压药物剂量未增加的基础上，接受治疗3小时后的反应率（定义为MAP由基线增加10mmHg或至少为75mmHg）。结果发现，与安慰剂相比，Ang Ⅱ可使更多患者达到主要终点（69.9% *vs.* 23.4%，*OR* 7.95，95%*CI* 4.76～13.3，*P*<0.001）；显著改善干预48小时后序贯器官衰竭评估（SOFA）分值（−1.75 *vs.* −1.28，*P*=0.01）；不增加严重不良事件发生率（60.7% *vs.* 67.1%），并有降低28天死亡风险的趋势但未达统计学差异（46% *vs.* 54%，*HR* 0.78，95%*CI* 0.57～1.07，*P*=0.12）。Ang Ⅱ能够有效提高传统升压药物治疗无效的血管舒张性休克患者的血压。

2. Ang Ⅱ在急性肾损伤患者中的应用　感染性休克中的急性肾损伤（acute kidney injury，AKI）与不良后果相关。需要肾替代治疗的AKI患者的病死率可达50%。虽然常见，但脓毒症诱发的AKI所涉及的机制尚不完全清楚。脓毒症诱导的AKI不仅是低血压情况下肾灌注的减少，相关的机制还包括肾内微血管失调和分流，炎症和免疫激活及细胞周期的停滞。全身性低血压和肾内血管舒张导致肾小球内灌注压降低及肾小球滤过率降低。在肾微循环中，Ang Ⅱ增加出球小动脉张力的幅度比入球小动脉更强，从而恢复肾小球灌注压，在脓毒症相关的AKI中具有独特的作用。动物模型中发现Ang Ⅱ可以恢复全身血压，但伴随着肾血流量的减少。然而，尽管有这种减少，接受Ang Ⅱ的动物表现出尿量和肌酐清除率改善。在其他的动物实验中也发现了其对肾功能的有益作用。

最近，1项对ATHOS-3研究的事后分析发现，对于合并AKI且需要肾替代治疗的血管舒张性休克患者，将Ang Ⅱ作为初始缩血管药物的患者28天存活率更高，肾功能恢复者更多（第7天不需要肾替代治疗），机械通气天数减少，住ICU和住院时间更短。这些结果提示，对于感染性休克合并AKI需要肾替代治疗的患者，将Ang Ⅱ作为初始缩血管药物可能获益。脓毒症相关的AKI通过肾小球水平的血管舒张导致肾小球滤过率及肌酐清除率下降，钠离子重吸收增加，尽管肾血流是增加的。Ang Ⅱ可在一定程度上减轻这一现象，从而恢复肾小球滤过率和增加尿量，且不减少肾内的氧供。

3. Ang Ⅱ在急性呼吸窘迫综合征患者中的应用　感染性休克患者同时合并急性呼吸窘迫综合征（acute respiratory distress syndrome，ARDS），可能是由于2种综合征之间相似或相关的病理生理机制。ARDS的特征是肺血管内皮损伤和肺泡内富含蛋白质的液体积聚，这是由于肺毛细血管通透性增加造成的。肺内皮结合的 ACE 能够将 Ang Ⅰ转化为 Ang Ⅱ，在显著肺损伤的情况下，该酶促反应的下降可导致 Ang Ⅱ水平降低。补充外源性 Ang Ⅱ可有效支持 ARDS 患者的血流动力学。

1 项对 ATHOS-3 研究数据的事后分析，目的是评估感染性休克合并 ARDS 患者中 Ang Ⅱ的作用。该研究分析了开始使用研究药物时满足柏林标准的 ARDS 患者的血压反应（定义为 MAP 由基线增加 10mmHg 或至少为 75mmHg）及临床结局。结果发现，ATHOS-3 研究中有近 3/4 的患者存在一定程度的肺损伤。与安慰剂相比，接受 Ang Ⅱ治疗的肺损伤患者中更多患者出现血压反应。此外，严重 ARDS 患者的血压反应最为明显。虽然随着 ARDS 严重程度的增加，Ang Ⅱ组和安慰剂组的 28 天病死率都增加。但在 Ang Ⅱ组，随着 ARDS 严重程度的增加其病死率的增长率较低，且严重 ARDS 28 天病死率的获益程度最明显。该分析结果表明，外源性 Ang Ⅱ可能有助于逆转感染性休克合并 ARDS 患者的血流动力学。肺血管内皮对于 Ang Ⅱ的合成和降解是必需的，并且 ACE 活性在严重肺损伤中改变，且这种功能障碍与疾病的严重程度相关。虽然目前尚未完全了解该机制，但 RAS 的其他组成部分，包括 ACE 同源物，如 ACE2，可能在 ARDS 中发挥着调节作用，这仍需要进一步研究以全面地了解 Ang Ⅱ在 ARDS 中的独特作用。

4. Ang Ⅱ在心源性休克、心脏停搏患者中的应用　Ang Ⅱ在分布性休克方面得到了很好的研究，但也可能在其他疾病状态中发挥作用。一些研究表明，Ang Ⅱ可能对心源性休克和心脏停搏都有益。尽管数据有限，但接受 Ang Ⅱ输注的心源性休克患者的血压也有很大改善。与感染性休克患者一样，心源性休克患者可能通过“ACE 逃逸现象”表现出 RAS 的失调，因此 Ang Ⅰ、Ang Ⅱ、肾素和 ACE 的水平在发病前 ACE 抑制的情况下发生改变。Ang Ⅱ在休克中使用的回顾性分析中，5 例存在 ACE 抑制剂暴露的心力衰竭患者在接受 Ang Ⅱ治疗心源性休克后血压有明显改善。在心源性休克及使用 ACE 抑制剂过量的患者中，通过静脉使用 Ang Ⅱ恢复其血流动力学稳定性表明，Ang Ⅱ在这些人群中也具有一定作用。

在 1 项回顾性分析中发现，14 例心脏停搏的患者在使用 Ang Ⅱ后恢复自主循环时出现了明显的血压效应。研究者假设成功的复苏和血压正常化可能来自许多潜在的机制，包括重要器官血流的恢复，心肌收缩力的增加，儿茶酚胺效应的增强或冠状动脉灌注的改善。迄今为止，尚没有在心脏停搏人群中评估 Ang Ⅱ作用的研究。但是在猪心脏停搏模型中评估了 Ang Ⅱ水平并且发现其有升高。心脏停搏期间 Ang Ⅱ对 RAS 的影响是未来研究的潜在方向之一。

在许多疾病中，Ang Ⅱ可以逆转其休克状态，这些疾病本质上可能与 RAS 失调有关。如肝衰竭或肝硬化患者的血管紧张素原合成受损，并且可能对外源性 Ang Ⅱ反应良好。同样，在接受体外循环支持（心肺分流术）的患者中，绕过肺循环后 ACE 水平的改变可能与 Ang Ⅱ敏感性增加有关。由此推测，体外膜肺氧合循环的患者也会表现出类似的 ACE 功能障碍，尽管到目前为止没有相关数据来描述这一观点。

Ang Ⅱ是一种有效的血管收缩剂，凭借其独特的作用机制成为治疗感染性休克缩血管药物的新选择，并且可能对 AKI 和 ARDS 有益。此外，Ang Ⅱ在其他重症状态中的作用值得进一步探讨。

（浙江医院　龚仕金　严　静）

参考文献

[1] Khanna A, English SW, Wang XS, et al. Angiotensin Ⅱ for the Treatment of Vasodilatory Shock. N Eng J Med, 2017, 377(26):2602-2603.

[2] Bissell BD, Browder K, Mckenzie M, et al. A Blast From the Past: Revival of Angiotensin Ⅱ for Vasodilatory Shock. Ann Pharma, 2018:106002801876789.

[3] Busse LW, Mccurdy MT, Ali O, et al. The effect of angiotensin Ⅱ on blood pressure in patients with circulatory shock: a structured review of the literature. Crit Care, 2017, 21(1):324.

[4] Tumlin JA, Murugan R, Deane AM, et al. Outcomes in Patients with Vasodilatory Shock and Renal Replacement Therapy Treated with Intravenous Angiotensin Ⅱ. Crit Care Med, 2018, 46(6):949-957.

[5] Busse LA, Gong T, Thompson M. Outcomes in patients with acute respiratory distress syndrome receiving angiotensin Ⅱ for vasodilatory shock. Crit Care, 2018, 22(Suppl 1): 82.

第六节　感染性休克复苏与微循环数据

感染性休克是重症医学科常见的临床综合征，病死率高达50%，其病理生理机制在于血管异常扩张所致有效循环血量的相对减少、组织灌注不足和细胞缺氧。因此，在控制感染的基础上给予液体复苏和应用血管活性药物是目前主要的治疗措施。然而，即使给予积极液体复苏并应用血管活性药物提高平均动脉压和器官灌注压，仍有部分患者存在微循环障碍，且其障碍程度与预后相关，如能早期发现并及时改善微循环，可能减少器官功能障碍。因此，有研究者提出微循环导向的感染性休克复苏策略。

感染性休克治疗的根本目标在于改善氧供需失衡，纠正组织缺氧。微循环是调节氧供需平衡的器官，故在感染性休克的发生发展中地位重要。目前多种微循环的监测手段已被用于科研和临床，期望能在床旁高效、直观地早期发现微循环障碍并评估治疗的有效性，且已有学者致力于制订统一规范的微循环监测和定量标准，以上均为未来制订微循环导向的感染性休克复苏策略提供了必要条件。

一、微循环障碍提示感染性休克复苏后仍存在组织缺血缺氧

感染性休克治疗的根本目标在于改善氧供需失衡，纠正组织缺氧。而微循环是体内调节氧供需的主要器官，其在病理状态下导致组织缺氧。感染性休克时内皮细胞和各种血细胞功能发生改变，炎症反应和凝血系统被激活，血管通透性增加、血管扩张和微血栓形成，导致毛细血管灌注减少和血流减慢。研究发现，与健康志愿者相比，感染性休克患者毛细血管密度显著降低，且其中灌注血管比例显著减少，无灌注或间断灌注血管的比例增加，部分毛细血管血流速度显著下降。

感染性休克时即使给予积极液体复苏和血管活性药物提高平均动脉压和器官灌注压，微循环障碍仍存在，且其障碍程度与预后呈正相关。研究显示，与存活者比较，感染性休克死亡患者微循环障碍更严重，即使经过积极复苏使平均动脉压达目标水平，死亡患者毛细血管分流更加明显。这可能与微循环调节氧供需的基本功能有关。感染性休克时，微循环灌注的减少尤其是毛细血管灌注的减少导致功能性毛细血管密度降低，从而引起氧供障碍；而微循环血流的分流，表现为某些毛细血管低灌注或完全无灌注，同时其他毛细血管正常灌注或高灌注，导致局部组织细胞缺氧。

二、多重手段可在床边直观、快速地监测微循环

感染性休克复苏时，临床常直接通过监测患者的血压、意识状态和尿量反映组织灌注是否足够，如通过复苏使平均动脉压达 65mmHg，尿量达 0.5ml/（kg·h）以上，并通过观察机体远端部位（如手指、足趾、耳垂、鼻等）的颜色、温度、皮肤花纹和毛细血管再充盈时间等判断是否存在微循环障碍及其程度。临床亦通过血气分析中乳酸和治疗前后乳酸清除率的变化，评估微循环的障碍程度和治疗的有效性。如复苏后乳酸仍高于 2mmol/L，常提示患者仍存在组织灌注不足。近期有研究者监测复苏前后动静脉二氧化碳分压差（是否超过 6mmHg），发现其与反映微循环功能的指标如功能毛细血管密度、灌注毛细血管比例相关，故此指标在临床上被广泛用于间接评估微循环异常。

随着正交极化光谱成像和其改良手段旁流暗视野成像（side-stream dark field imaging，SDF）技术的出现，使床边实时动态监测微循环成为可能。目前感染性休克微循环障碍的研究多依赖此技术。在接受严格培训，获得微循环的图像和掌握数据分析的能力后，此技术被不同课题组广泛用于微循环的研究。为了得到高质量的数据，亦有研究者致力于制订此技术图像获取和分析的统一规范和共识。

近红外光谱技术（near-infrared spectroscopy，NIRS）监测局部组织或肌肉的血红蛋白氧饱和度，通过短时间施加压力阻断血流，观察组织氧饱和度的变化以评估组织对缺血的反应能力和微循环状态。但由于目前缺乏动脉阻断试验（arterial occlusion test）的标准流程，且 NIRS 数据是否优于其他微循环评估手段暂不明确，故此技术暂未用于临床。

三、微循环能否导向感染性休克复苏

多项临床研究通过观察治疗前后微循环的变化评估该治疗对微循环的治疗价值。感染性休克治疗的主要目标是增加氧输送，降低氧消耗，从而纠正微循环障碍导致的组织缺氧。氧输送是单位时间内心脏泵出的血液所携带的氧量，由心脏泵功能、血红蛋白浓度和动脉氧分压决定。因此，在肺交换功能不变的情况下，提高氧输送、改善微循环就可通过增加心脏有效泵血和血液的携氧能力来实现。心脏前负荷、心肌收缩力、心脏后负荷和心率是影响心脏有效泵血的决定性因素。因此，多项临床研究观察液体复苏、血管活性药物和正性肌力药物对微循环的影响。

1. 液体复苏改善感染性休克早期患者微循环　液体复苏是治疗感染性休克的基本手段，可以明显降低感染性休克病死率，增加有效循环血量，提高心排血量和驱动压，可能增加毛细血管灌注从而改善微循环。前瞻性观察研究发现，实施被动抬腿、输注 500ml 羟乙基淀粉或

500ml 生理盐水均可改善有容量反应性的感染性休克患者的全身血流动力学及微循环，但微循环血流指数的改变与心排血量和血压的升高无关，提示液体复苏对全身和局部血流动力学的影响不同。

液体复苏对微循环的改善与休克时期有关。Ospina-Tascon 等在研究中给予 60 例感染性休克患者输注 1000ml 乳酸林格液或 400ml 白蛋白，并将患者分为早期（24 小时内）组和晚期（即 48 小时后）组。结果发现，虽然所有患者心排血量和动脉血压显著升高，但仅早期患者液体复苏后微循环灌注增加。该结果提示感染性休克一旦被诊断，液体复苏越早越好。最近有研究者观察 ProCESS 研究中不同复苏方案对微循环的影响，发现即使实施不同的复苏策略达到不同的治疗目标，常规治疗、早期目标导向治疗和标准化治疗策略（液体复苏、使用正性肌力药物和输注红细胞）对患者的预后和微循环的影响均没有差异，提示仍需进一步研究为微循环导向的复苏策略提供依据。

2. 血管活性药物和正性肌力药物对微循环的影响　血管活性药物可以提高血压从而维持灌注压，去甲肾上腺素为目前治疗感染性休克首选的血管活性药，但其对微循环的影响目前尚无定论。Thooft 等应用去甲肾上腺素滴定平均动脉压发现，灌注血管密度和血流指数显著增加。1 项研究纳入基础存在高血压的感染性休克患者，使用去甲肾上腺素将患者血压滴定至平时水平，发现患者灌注毛细血管密度和血流指数明显提高，提示去甲肾上腺素治疗微循环障碍可能改善血液分流。但有 2 项临床研究将感染性休克患者平均动脉压滴定至不同水平，发现微循环的血流未有显著增加，提示血管活性药物对微循环的作用受纳入人群及其他因素影响，需要更多研究以明确血管活性药物改善微循环的目标人群。

多巴酚丁胺可以增加心肌收缩力。动物实验证实多巴酚丁胺可以改善微循环血流。然而，临床研究得到的结论不一。对 22 例感染性休克患者应用多巴酚丁胺治疗 2 小时，结果发现毛细血管灌注改善，但以上效应与心指数和动脉血压无关。1 项随机双盲对照研究发现，多巴酚丁胺可提高感染性休克患者的灌注毛细血管密度和血流指数。而多巴酚丁胺对感染性休克微循环的治疗效果仅见于基础微循环极差（基础灌注毛细血管密度$<12mm/mm^2$）的患者，提示多巴酚丁胺对于微循环的改善受某些因素影响。

3. 红细胞输注对微循环的影响　输注红细胞从理论上可以提高组织的携氧能力，通过增加氧输送从而纠正微循环障碍。然而临床研究未得到理想结果。有研究通过 NIRS 和 SDF 观察红细胞输注前后的微循环变化，未发现明显差异。另有研究观察到，对于基础微循环障碍明显的患者，输注红细胞可以减轻微循环障碍，但此结果不适用于基础微循环障碍相对较轻者。因此，有研究者提出，红细胞对微循环的影响与红细胞保存时间有关。老化红细胞变形能力下降，通过微循环受阻，氧输送降低和 2,3-DPG 丢失可能导致红细胞治疗失效，提示应用红细胞治疗微循环障碍仍需进一步研究明确。

鉴于以上治疗措施均可能改善微循环。近期有多中心随机对照研究，在目标导向治疗的基础上，将反映微循环的指标——组织氧饱和度（tissue oxygen saturation，StO_2）作为复苏的重要目标进行研究，发现与早期目标导向治疗比较，增加 StO_2 作为感染性休克复苏目标，不仅不降低感染性休克患者的病死率，还可能导致机械通气时间延长和红细胞输注量的增多。1 项多中心随机对照研究得到结果与此不同。该研究纳入 424 例感染性休克患者，比较外周毛细血管充盈时间恢复正常和 2 小时乳酸清除率高于 20% 对预后的影响，虽然 28 天病死率没有差异，但以外周灌注为重点的复苏策略降低 72 小时器官衰竭评分，提示微循环导向的感染性休克复苏策略还需进一步探索。

微循环障碍是感染性休克复苏后局部组织缺血缺氧的重要病理生理机制，复苏后仍存在微循环障碍的患者预后更差。目前临床已有多种监测微循环的手段，并有多项研究评估感染性休克时不同复苏策略对微循环的影响，但尚缺实质证据提示微循环导向的复苏策略可改善感染性休克患者的预后。因此，现有感染性休克复苏效果的评价仍集中在组织灌注指标上，未来需要更多的研究明确微循环在感染性休克复苏中的地位和作用。

（东南大学附属中大医院　徐静媛　杨　毅）

参考文献

[1] Monnet X, Saugel B. Could resuscitation be based on microcirculation data? We are not sure. Intensive Care Med, 44(6):950-953.

[2] Scorcella C, Damiani E, Domizi R, et al. MicroDAIMON study: Microcirculatory DAIly MONitoring in critically ill patients: a prospective observational study. Ann Intensive Care, 2018, 8 (1):64.

[3] Ospina-Tascon GA, Umana M, Bermudez WF, et al. Can venous-to-arterial carbon dioxide differences reflect microcirculatory alterations in patients with septic shock? Intensive Care Med, 2016, 42 (2):211-221.

[4] Naumann DN, Lima A. Could resuscitation be based on microcirculation data? No. Intensive Care Med, 2018, 44(6):947-949.

[5] Ince C, Boerma EC, Cecconi MA, et al.Second consensus on the assessment of sublingual microcirculation in critically ill patients: results from a task force of the European Society of Intensive Care Medicine. Intensive Care Med, 2018, 44 (3):281-299.

[6] Legrand M, Ait-Oufella H, Ince C. Could resuscitation be based on microcirculation data? Yes. Intensive Care Med, 2018, 44(6):944-946.

[7] Massey MJ, Hou PC, Filbin M, et al. Microcirculatory perfusion disturbances in septic shock: results from the ProCESS trial. Crit Care, 2018, 22 (1):308.

[8] Potter EK, Hodgson L, Creagh-Brown B, et al. Manipulating the Microcirculation in Sepsis - the Impact of Vasoactive Medications on Microcirculatory Blood Flow. A Systematic Review. Shock, 2018.

[9] Nardi O, Zavala E, Martin C, et al. Targeting skeletal muscle tissue oxygenation (StO_2) in adults with severe sepsis and septic shock: a randomised controlled trial (OTO-StS Study). BMJ Open, 2018, 8 (3): e017581.

[10] Hernandez G, Ospina-Tascon GA, Damiani LP, et al. Effect of a resuscitation strategy targeting peripheral perfusion status vs serum lactate levels on 28-day mortality among patients with septic shock: The Andromeda—Shock randomized clinical trial. JAMA, 2019, 321 (7):654-664.

第七节 VA-ECMO 时监测微循环的意义

心力衰竭出现血流动力学障碍可能导致全身组织器官灌注异常，继而迅速出现器官功能衰竭。心源性休克不仅在宏观上表现为血流动力学和氧动力学指标恶化，而且会出现微循环障碍。VA-ECMO 作为挽救性治疗，改善全身血流动力学及器官组织的血流。通常用血压、乳酸、器官血流来评价 VA-ECMO 是否达到支持目标，但是微循环的目标如何评价？如何改善微循环？临床上的办法并不多。

一、VA-ECMO 与微循环改变

心源性休克不仅出现大循环指标的异常，而且出现微循环功能障碍，继而导致器官功能衰竭。VA-ECMO 通过提供足够的流量支持来帮助心脏满足全身灌注的需要，因此提供稳定而合适的流量是 VA-ECMO 支持的关键环节。大循环指标的改善并不等于微循环的改善。研究表明，心源性休克患者应用 VA-ECMO 支持 12 小时，在大循环无明显差异的情况下，存活组患者的舌下微循环明显优于死亡组。该研究进一步发现，舌下微循环的监测可以预测心源性休克在 VA-ECMO 支持下的病死率，并且在 VA-ECMO 上机的 12 小时预测准确性高于乳酸。另外，微循环监测在 VA-ECMO 撤机中也有很好的预测价值。ECMO 流量减少到 50%，舌下微循环灌注血管密度（perfused vessel density，PVD）> $14mm/mm^2$，预测 VA-ECMO 撤机的 ROC 曲线下面积为 0.91。因此，VA-ECMO 运行过程中应关注微循环的变化。

二、VA-ECMO 过程中如何监测微循环

微循环、组织灌注是循环复苏的终点。建立 VA-ECMO 后，哪些指标可以用来评价微循环呢？临床上常把乳酸、外周皮肤的温度、毛细血管充盈时间和混合静脉血氧饱和度（SvO_2）作为器官微循环的指标。但是，这些指标有其自身的局限性，不能真正反映器官微循环。乳酸作为无氧糖酵解的产物，乳酸增加是全身微循环灌注恶化的指标，不能反映器官局部灌注的情况。同样，SvO_2 是评估全身氧供氧耗的指标，也不能反映局部器官灌注。外周皮肤温度、毛细血管充盈时间与皮肤微循环相关，由于体温调节的影响，准确性差。有关 VA-ECMO 与微循环相关的临床研究主要采用以下方法评价微循环。

1. 舌下微循环成像　舌下微循环成像采用偏光分光技术实时可视化监测微循环的变化，通过监测计算总血管密度（total vessel density，TVD）、灌注血管比例（proportion of perfused vessels，PPV）、PVD、流动性指数（microvascular flow index，MFI）和异质性指数（HI）等指标判断微循环状态。舌下微循环的组织胚胎起源与内脏器官相同，解剖结构相似，因此监测舌下微循环可以反映内脏器官微循环及灌注。

2. 脑组织氧饱和度　脑组织氧饱和度是采用近红外光谱技术对大脑局部区域混合血液进行氧饱和度监测。研究表明，局部脑氧监测是休克复苏过程中监测组织灌注的方法之一，对病死率具有很好的预测价值。外周 VA-ECMO 过程中，心脏和 ECMO 之间的相互作用，可能出现上半身缺氧，因此脑氧在 VA-ECMO 局部微循环监测方面具有广阔的应用前景。

3. 组织氧饱和度与血管阻断试验　随着近红外光谱技术的发展，组织氧饱和度（StO_2）已经成为连续监测组织缺氧，组织氧代谢和局部微循环功能的无创监测手段。血管阻断试验（VOT）指局部组织受压，引起周围组织缺血缺氧，压迫解除后血流又进入组织，受压区域充血，这是正常组织对缺血缺氧的正常生理反应，是局部微循环功能完整性的体现。在 VOT 中最常用的监测为 StO_2，在阻断血流的过程中 StO_2 迅速下降，动脉血流恢复再灌注期后，StO_2 恢复并反应性增高后回到基线水平。StO_2 增加速率和 ΔStO_2（再灌注期 MaxStO_2－基础 StO_2）是定量评估局部组织微循环完整性和储备能力的指标。

三、如何改善 VA-ECMO 过程中微循环功能障碍

1. 提高平均动脉压　微循环的改善与组织血流相关，而组织血流由灌注压和血管阻力决定，MAP 是灌注压的重要参数，是不是提高 VA-ECMO 过程中 MAP 能够改善微循环呢？北京安贞医院侯晓彤用儿茶酚胺提高 VA-ECMO 患者的 MAP，舌下微循环、StO_2 和 VOT 及脑氧作为微循环监测的指标。结果表明，VA-ECMO 过程中，与 MAP＜60mmHg 比较，MAP 增加到 60～90mmHg 并不能改善微循环状态。在外周 VA-ECMO 过程中，组织血流依赖于 ECMO 和心脏，MAP 增加导致心脏泵血负荷增加，直接导致心脏泵血减少。在相同转速的情况下 ECMO 流量也会受到影响。提高血流量也可以增加 MAP，然而外周 VA-ECMO 血流量越大，心脏的后负荷就越大，反而抑制心脏的搏出，出现左心淤血，左心室室壁张力增加，心脏灌注减少，心肌氧耗增加。心脏舒张末期压力使肺水肿加重，心脏血流淤滞可能引起左心室血栓。因此，需要维持合适的血压和 ECMO 流量。

2. 主动脉球囊反搏　主动脉球囊反搏（intra-aortic balloon counterpulsation，IABP）在心脏舒张期充气，收缩期放气，从而改善了心脏冠状动脉血流，降低了心脏收缩期后负荷，把 ECMO 平流变成了搏动血流。在 ECMO 辅助过程中，若心脏收缩差，则 ECMO 提供的多是非搏动血流。体外循环研究结果表明，与搏动血流相比，非搏动血流导致毛细血管塌陷、微血管分流和炎症反应的激活，继而恶化了微循环功能。而左心室辅助装置同样是提供非搏动血流，但是并没有增加微循环的损害。因此，非搏动灌注对于微循环的影响存在争议。心源性休克使用 IABP 降低心脏收缩期后负荷，增加舒张期血流，改善冠状动脉供血。但是，对于改善微循环的研究不多，目前仍然存在争议。Thibaut 等对于 ECMO 联合 IABP 的患者进行研究发现，主动脉血流速度时间积分（velocity-time integral，VTI）＜ 5cm，IABP 可以改善左心室后负荷，减小舒张末期容积，导致肺小动脉嵌压下降，但是微循环没有改善。此研究存在一些局限性：这是小样本临床研究，入选时间为 ECMO 转流 6 天，而且停用 IABP 的时间为 30 分钟，当停用 IABP 后，仅有 50% 的患者出现肺动脉嵌压的升高。IABP 在 VA-ECMO 过程中经常使用，是否改善微循环尚无定论，期待更多大样本，设计严谨的临床研究来证实。

3. ECMO 时机　1 项有关 ECMO 与微循环的研究发现，在存活组和死亡组微循环差异最大的时

间在ECMO建立的时候，由此推测微循环恶化发生的时间应该在ECMO建立前。心源性休克患者长时间处于低灌注状态，激发全身炎症反应综合征，血管张力下降，进一步恶化微循环功能，导致器官衰竭如果把ECMO时间提前，是否可以避免微循环的恶化。此外，体温、血红蛋白、凝血等因素都可能影响微循环状态，管理好ECMO相关细节，对于提高患者存活率意义重大。

泵功能衰竭常常合并微循环功能障碍，VA-ECMO增加全身组织流量，改善了大循环。但是，局部微循环在部分心源性休克患者中没有改善，并且VA-ECMO过程中存在微循环功能障碍与患者预后相关。临床上不仅要关注大循环，还要关注微循环指标，VA-ECMO影响微循环状态的因素很多，准确把握VA-ECMO时机，管理好ECMO相关细节，根据循环状态维持合适而稳定的流量，寻找更多改善微循环的方法，从而改善患者预后。

（中南大学湘雅医院　马新华）

参考文献

[1] De Backer D, Creteur J, Marc-Jacques D.Microvascular alterations in patients with acute severe heart failure and cardiogenic shock. Am Heart J, 2004, 147:91-99.

[2] den Uil CA, Maat AP, Lagrand WK, et al.Mechanical circulatory support devices improve tissue perfusion in patients with end-stage heart failure or cardiogenic shock. J Heart Lung Transplant, 2009, 28:906-911.

[3] Yeh YC, Lee CT, Wang CH, et al. Investigation of microcirculation in patients with venoarterial extracorporeal membrane oxygenation life support. Critical Care, 2018, 22:200-208.

[4] Sakir A, Dinis dos R, Ma Kadir C, et al. Functional evaluation of sublingual microcirculation indicates successful weaning from VA-ECMO in cardiogenic shock. Critical Care, 2017, 21:265-273.

[5] Jung C, Kelm M. Evaluation of the microcirculation in critically ill patients. Clin Hemorheol Microcirc, 2015, 61:213-224.

[6] Du ZT, Jia ZS, Hou XT, et al. Effect of increasing mean arterial blood pressure on microcirculation in patients with cardiogenic shock supported by extracorporeal membrane oxygenation. Clin Hemor Microcirc, 2018, 70:27-37.

[7] O' Neil MP, Fleming JC, Badhwar A, et al. Pulsatile versus nonpulsatile flow during cardiopulmonary bypass: Microcirculatory and systemic effects. Ann Thorac Surg, 2012, 94:2046-2053.

[8] Radovancevic B, Vrtovec B, de Kort E, et al. End-organ function in patients on long-term circulatory support with continuous- or pulsatile-flow assist devices. J Heart Lung Transplant, 2007, 26:815-818.

[9] Jung C, Rödiger C, Fritzenwanger M, et al. Acute microflow changes after stop and restart of intra-aortic balloon pump in cardiogenic shock. Clin Res Cardiol, 2009, 98:469-475.

[10] Munsterman LD, Elbers PW, Ozdemir A, et al. Withdrawing intra-aortic balloon pump support paradoxically improves microvascular flow. Crit Care, 2010, 14:R161.

[11] Petroni T, Harrois A, Amour J, et al. Intra-Aortic Balloon Pump Effects on Macrocirculation and Microcirculation in Cardiogenic Shock Patients Supported by Venoarterial Extracorporeal Membrane Oxygenation. Crit Care Med, 2014,

42:2075-2082.

[12] Atila K, Sakir A, Dinisdos RM, et al. Microcirculatory assessment of patients under VA-ECMO. Critical Care, 2016, 20:344.

[13] Reyentovich A, Barghash MH, Hochman JS. Management of refractory cardiogenic shock. Nature Rev, 2016, 13:481-492.

[14] Atila K, Sakir A, Can C.The response of the microcirculation to cardiac surgery. Curr Opin Anesthesiol, 2016, 29:85-93.

第八节　重症右心认识：进步还是改变

右心作为心脏的组成部分，由于临床观察指标和直接干预手段的缺乏，限制了我们对右心功能的认知。近年来，随着重症领域监测技术的突飞猛进，尤其是重症超声在临床的开展和不断普及，使我们对右心功能的认识逐渐深入、完善。从国内的《重症右心功能管理专家共识》，到美国《右心衰竭评估与处理指南》，再到欧洲《急性右心衰竭专家意见》，对于右心功能的认知改变颇多。国内《重症右心功能管理专家共识》作为首个从重症角度进行右心管理的共识，极具重症特色，明确指出了右心在重症医学理论及重症血流动力学理论中的地位，把对右心的认识贯穿重症疾病诊断与治疗的始终。而重症医学对于右心功能的探索也将不断推动重症右心功能认知的进步。

一、重症右心功能改变

1. 右心功能的重要性　传统认为，右心室只是一个微不足道的管道，其变化对人整体血流动力学的影响是微弱的。其实，右心是血液循环重要的动力器官，右心既要维持充足的肺灌注压使低氧的静脉血进入呼吸膜进行氧合，还要保持低的全身静脉压以预防器官充血。作为静脉回流的终点，右心需与容量相匹配；作为肺循环的起点，还需与肺循环相匹配；此外，右心还需与左心相匹配，使肺循环与体循环亲密互动且遥相呼应。因此，当右心功能不全时，不仅不能很好地使静脉血氧合，还不能把充足的血输送到左心，使左心处于“巧妇难为无米之炊”的窘境，甚至出现右心室“欺凌”左心室的情况，从而导致全身血流动力学的不稳定、器官低灌注及内环境紊乱。

2. 重症右心功能受累的易感性与普遍性　重症患者往往具备损伤右心的多种条件。重症相关的各种疾病，如肺部病变、不同原因致肺血管收缩、肺栓塞、急性呼吸窘迫综合征（ARDS）等会直接导致肺循环阻力增高，使右心后负荷升高；紊乱的内环境，如低氧血症、高碳酸血症则是恶化肺循环的主要间接因素；机械通气时呼吸机条件，尤其呼气末正压通气（positive end expiratory pressure，PEEP）的变化对肺血管的改变可进一步加重右心后负荷。左心功能不全则通过肺血管传递，引起肺循环阻力增高，进而增加右心后负荷，导致右心的急、慢性扩张和功能不全。因此，急性重症右心功能不全往往伴随重症相关肺动脉高压的出现，其特征在于存在可逆的重症相关诱因，纠正诱因后可改善肺循环，进而改善右心功能。右心冠状动脉缺血也可导致右心功能不全；然而，与上述重症肺动脉高压相关的病症不同，右心梗死患者的病变位于右心室内，而不是在肺循环中。此外，作为静脉回流终点，不合理的液体治疗或急性容量过负荷同样可导致右心功能受损；严重时，心脏超声可见自主吸气时室间隔左移，形成右心压迫左心，左心舒张末容积减少，射血减少。其他一些全身性因素，如脓毒症、药物或毒物损伤、外科手术、心肌病等，会同时损害左心和右心。流行病学研究证明，ARDS合并急性肺心病患者的比例可达25%，而脓毒症患者存在右心功能不全的比例可高达50%，合并右心功能不全使重症患者的预后更为不良。

3. 重症右心功能受累的自主恶化　右心功能受累后，患者会进入自主恶化的恶性循环，从而显著影响血流动力学。与左心不同，右心功能从代偿到失代偿进展非常迅速。不管是肺血管阻力的增加引起的右心功能失代偿，还是容量过负荷或右心本身病变，都会由于右心室 - 肺动脉失偶联导致右心室扩张、室壁张力逐渐增。左、右心室在有限的心包腔内争夺空间，右心室扩张必然引起左心室充盈减少和心排血量下降。心排血量的减少最终表现为全身动脉压降低及冠状动脉血流减少。冠状动脉灌注压（舒张压与右心房压之间的梯度）下降和左、右心室的收缩不同步导致右心室缺血，进一步加重右心功能的恶性循环。此外，右心扩张反射性激活交感神经系统和肾素 - 血管紧张素 - 醛固酮轴，两者均导致肾水盐潴留，加重体循环淤血，右心室进一步扩张造成心室间相互作用的恶化。因此，必须早期识别右心功能不全，快速终止这种自主循环的恶性进展，否则将对机体造成严重的、不可逆的影响。

二、监测的进步推动右心病理生理认知的改变

近些年，随着血流动力学监测的完善和先进的成像技术的出现，特别是重症超声技术的突飞猛进，为右心功能的评估打开了新的窗口，使我们能在床边评估重症疾病状态或重症相关治疗对右心的影响，极大地推动了对右心病理生理认知的改变。

1. 右心与容量　右心与容量的匹配体现在右心富有特色的Starling曲线上，右心可分为无张力、低张力、高张力阶段。右心在生理情况下通常处于无张力阶段，称为“布口袋”期，此期右心主要通过形状的变化，将静脉回流的血液泵入肺动脉，增加心排血量，但舒张末期压力并不会出现变化，中心静脉压（central venous pressure，CVP）也不发生改变。如果继续给予正向液体复苏，心排血量可继续增加，此时右心室舒张末期压力开始轻度增加，右心室室壁进入低张力阶段，CVP随之升高；此阶段范围很窄，符合Starling曲线。如果容量负荷继续增加，右心进一步增大，右心室舒张末期压力可迅速增高，右心室室壁处于高张力阶段，CVP可明显升高；此阶段增大的右心使室间隔左移，导致左心舒张末压力增高，引起心排血量下降，称之为“恃弱凌强”期。因此，在容量管理过程中，正确判断患者右心处于何种张力状态，是决定容量治疗的关键；有效而恰当的容量管理会使右心室处于“布口袋”期或“Starling”期，维持良好的右心输出，而不恰当的容量管理会使右心室进入“恃弱凌强”期，这时只有通过液体负平衡的“反向液体复苏”才能改变右心高张力状态，从而增加左心排血量。

2. 右心与肺动脉高压　重症患者出现右心功能不全最常见于右心室后负荷的急性增加，即肺动脉阻力增高。重症相关的多种因素，如ARDS、不适当的机械通气、低氧、严重感染、大面积肺栓塞等，均会导致肺血管阻力升高，引起急性肺心病或慢性肺动脉高压急性加重。ARDS是ICU中常见的重症疾病，占ICU总体发病率的10.4%。研究发现，这部分患者即使接受保护性通气策略，急性肺

心病的发生率仍高达25%；而不恰当的机械通气可使急性肺心病的发生率升高至40%，病死率明显增加。因此，以右心保护为核心的通气策略开始出现，当ARDS患者未合并右心受累时，可进行恰当的复张以改善氧合；但当ARDS患者表现出右心受累时，为肺复张而进一步提高机械通气条件则会明显增加右心后负荷，加速循环恶化。此时，治疗的靶点在于减轻重症相关的肺动脉高压，缓解右心功能不全，能够降低肺循环阻力和减轻右心后负荷的俯卧位通气策略成为首选。

3. 右心与左心　左、右心室的相互匹配是保证血流动力学稳定的重要机制，两者之间相互影响、相互牵制。在右心功能不全的患者中，左心源性右心功能不全占有相当比例；而当右心容量负荷和（或）压力负荷迅速增加时，其压力会通过室间隔传至左心室，出现右心对左心“恃弱凌强”。此时，通过对室间隔的评估，可对右心功能异常有较为准确的定性评价，为进一步治疗提供启示和方向。如果室间隔在收缩期及舒张期均表现为左移，提示右心室后负荷明显增加，需尽快处理增加右心室后负荷的因素，如肺栓塞的溶栓治疗、ARDS呼吸机参数的调整、俯卧位通气等；如果室间隔表现为舒张末期左移、收缩早期迅速右移的矛盾运动，则提示右心室容量过负荷，需行容量调整。

三、重症医学对急性右心衰竭的探索与认知

到目前为止，仍没有通用的定义来描绘急性右心衰竭。2016年，欧洲心脏病学会将急性右心衰竭定义为由于右心室充盈受损和（或）右心室心排血量减少导致体循环淤血快速进展的综合征。2018年，美国心肺移植学会则将急性右心衰竭定义为在保证足够的前负荷下，右心室做功仍不能维持循环稳定。这些定义强调了急性右心衰竭的结果，而忽视了疾病发生、发展的过程。因此，对于临床的意义是出现了这些结果后再去治疗，而错过了提早预防急性右心衰竭发生的最佳时机。这和重症医学“没有突然发生的病情变化，只是病情变化突然被发现”的理念相悖，只有更早地发现可能引起急性右心衰竭的蛛丝马迹，才能找到干预治疗的靶点，避免急性右心衰竭的发生，实现治未病的目标。基于对急性右心衰竭的病理生理及发生、发展过程的认识，2018年，欧洲重症医学专家在《急性右心衰竭专家意见》中将急性右心衰竭定义为“如果不过度使用Frank-Starling机制（即增加前负荷，每搏量增加），右心室将无法满足血流需求的状态”。如当肺动脉阻力增加时，右心室的收缩力往往不能适应后负荷的增加，只能通过右心室的增大以保证血流量的输出，并且右心室的增大可以扩张超过正常范围（健康对照人群），排血量充足而尚未出现体循环淤血。这个中间区域被称为右心室功能不全，可能与最终的生物改变及“即将发生”右心衰竭有关。而当肺动脉阻力进一步增加时，进一步增大的右心室可导致三尖瓣在短时间内横向扩张，引起急性反流。这是一种有效的短期适应机制，因为它可以减轻右心室的急性超载，防止其进一步扩张。然而，这种适应性反流的代价是充盈压增高和体循环淤血，即右心衰竭的发生。这与国内《重症右心功能管理专家共识》对于右心“布口袋期—Starling期—恃弱凌强期”的认识不谋而合。右心在正常生理状况下处于“布口袋”期，其核心作用即维持CVP越低越好；不管何种原因引起右心需要进入Starling期动员储备功能来保证血流量时，代表右心室已进入右心功能不全阶段；在应用Frank-Starling机制增加心排血量的过程中，一旦出现室间隔的左移，此时右心室已过度使用Frank-Starling机制导致进入“恃弱凌强”期，即代表出现急性右心衰竭。

正是由于重症医学在病理生理基础上对于急性右心衰竭的探索与认知，我们对于急性右心衰竭的管理开辟了新的视角。当我们在床边发现重症患者右心已处在 Starling 期，此时需要提高警惕，启动干预治疗，阻断病情继续恶化至急性右心衰竭；通过治疗使患者由 Starling 期退回至布“口袋期”，不仅早期避免了右心衰竭的发生，同时也释放出最大的右心储备功能。

综上所述，在重症患者中右心功能更易受损，而随着重症医学理念的发展及监测技术的更新，我们对于右心的认识和评估不断前进；在此基础上，对于急性右心衰竭的定义有了全新的阐述，帮助我们更好地理解右心、评估右心、管理右心。尽管如此，我们对于右心功能的认识仍有很多不确定性和认知空白，未来仍有广阔的探索空间；而认知的改变必然带来右心理念的进步，使更多的临床重症患者从中获益。

（中山大学附属第一医院　司　向　吴健锋　管向东）

参考文献

[1] 王小亭，刘大为，张宏民，等. 重症右心功能管理专家共识. 中华内科杂志，2017，56：962-973.

[2] Konstam MA, Kiernan MS, Bernstein D, et al. Evaluation and Management of Right-Sided Heart Failure: A Scientific Statement From the American Heart Association. Circulation, 2018, 137: e578-e622.

[3] Vieillard-Baron A, Naeije R, Haddad F, et al. Diagnostic workup, etiologies and management of acute right ventricle failure : A state-of-the-art paper. Intensive Care Med, 2018, 44 (6): 774-790.

[4] Nobre C，Thomas B. Right Ventricle in ARDS.Chest，2017，152(1):181-193.

[5] Orde SR, Behfar A, Stalboerger PG, et al. Effect of positive end-expiratory pressure on porcine right ventricle function assessed by speckle tracking echocardiography.BMC Anesthesiol, 2015, 15: 49.

[6] Harjola VP, Mebazaa A, Celutkiene J, et al.Contemporary management of acute right ventricular failure: a statement from the heart failure association and the working group on pulmonary circulation and right ventricular function of the European Society of Cardiology. Eur J Heart Fail, 2016, 18(3):226-241.

[7] Guérin C. Acute corpulmonale and the acute respiratory distress syndrome. Intensive Care Med, 2016, 42: 934-936.

[8] Vallabhajosyula S, Kumar M, Pandompatam G, et al. Prognostic impact of isolated right ventricular dysfunction in sepsis and septic shock: an 8 year historical cohort study. Ann Intensive Care, 2017, 7: 94.

[9] Heringlake M, Schön J, Pliet T, et al. Prevalence, diagnosis, perioperative monitoring and treatment of right ventricular dysfunction and/or pulmonary arterial hypertension in cardiac surgical patients in germany-a postal survey. Thorac Cardiovasc Surg, 2017, 65 (8): 593-600.

[10] Naeije R, Badagliacca R. The overloaded right heart and ventricular interdependence. Cardiovasc Res, 2017, 113 (12): 1474-1485.

[11] Ventetuolo CE, Klinger JR. Management of right ventricular failure in the intensive care unit. Ann Thorac Soc, 2014, 11 (5): 811-822.

[12] Van der Bruggen CE, Tedford RJ, Handoko ML, et al. RV pressure overload: from hypertrophy to failure.Cardiovasc Res, 2017, 113(12): 1423-1432.

[13] 张宏民，刘大为．室间隔左移：“恃弱凌强”的治疗启示．中华内科杂志，2017，56：483-484.

[14] Pinsky MR. The right ventricle: interaction with the pulmonary circulation.Crit Care，2016，20:266.

[15] Repessé X, Charron C, Vieillard-Baron A. Acute cor pulmonale in ARDS: rationale for protecting the right ventricle. Chest, 2015, 147(1):259-265.

[16] Paternot A, Repessé X, Vieillard-Baron A. Rationale and description of right ventricle-protective ventilation in ARDS. Respir Care, 2016, 61(10):1391-1396.

[17] Vonk Noordegraaf A, Westerhof BE, Westerhof N. The relationship between the right ventricle and its load in pulmonary hypertension. J Am Coll Cardiol, 2017, 69(2):236-243.

第九节　器官自我调节与血流动力学治疗血压目标的选择

目标压力的选择一直是血流动力学治疗的棘手问题。目标压力的个体化治疗是解决问题的关键，根据患者的具体情况选择能够维持器官组织灌注的压力是个体化治疗的宗旨，而实际上对器官的组织灌注影响最直接的经常是器官自我调节机制，因此，以器官自我调节为导向或将成为血流动力学治疗压力目标选择的发展方向。

一、目标平均动脉压的相关研究

在重症医学的临床实践中，压力目标选择过低会直接造成重要器官的组织灌注不足，加重器官功能障碍；反之，如果压力目标选择较高，又可能造成补液量及缩血管药物应用增加，可使水肿加重、心律失常发生率增加及肠道和皮肤的缺血，甚至增加病死率。近年来，几项多中心研究对不同水平目标压力的预后做了相关比较。其中，Asfar 等的多中心研究（SEPSISPAM 研究）显示，目标平均动脉压 65～70mmHg 与 80～85mmHg 比较，感染性休克患者住院病死率无显著性差异，但高压力组新发心房颤动的发生率较低压力组高；既往高血压患者中，高压力组的肾替代治疗需求率较低压力组降低。Lamontagn 等的研究（OVATION 研究）中比较了目标平均动脉压 65～70mmHg 与 75～80mmHg。结果显示，分布性休克患者的住院病死率及心律失常发生率无显著差异，但 75 岁以上患者低压力组的住院病死率降低。Deruddre 等将目标平均动脉压由 65mmHg 升高至 75mmHg，可观测到肾血流量的增加，但继续增加到 85mmHg，则没有发现肾血流的进一步改善。脓毒症相关治疗指南中推荐初始复苏的平均动脉压为 65mmHg，但同时也指出目标血压的选择需要个体化。

二、器官自我调节存在异质性

器官自我调节是器官的一种自我保护机制，使其能在灌注压波动的情况下仍能够维持自身血流量的恒定，以避免高灌注或低灌注造成的损伤。器官自我调节广泛存在于多个器官，包括脑、脊髓、心脏、肾、骨骼肌和其他内脏器官，但存在明确的异质性。不同器官的自我调节能力有所不同，同一器官不同部位表现亦不同，并且受多种因素的影响。有的器官压力上、下限阈值很明确，平台期斜率几乎为 0，且各种研究中可重复性高，这样的器官自我调节性强，如脑、心脏、脊髓和肾；而有的器官压力阈值不清晰，平台期的倾斜度很高，且研究结果不一致，其自我调节性弱，主要包括各种内脏器官，如胃、结肠、肝、胰腺和小肠等；而介于两者之间的为中度自我调节，如骨骼肌组织。器官自我调节的异质性增加了目标压力选择的困难。对各器官自我调节特点的深入研究是解决问题的关键，此方面研究最多的器官是脑。

三、脑的自我调节

1. 健康成年人动态脑血管自我调节指数　近来，Pham 等采用无创技术对 28 例健康志愿者进行了脑自我调节的监测，以明确健康成年人动态脑血管自我调节指数（TOx）和以此为基础得到的理想动脉压（ABP_{OPT}）。该研究中应用近红外光谱技术测定局部脑组织氧饱和度（rSO_2），结合动脉血压（arterial blood pressure，ABP），得到两者的动态 TOx，TOx 的范围是－1～＋1，负值或接近 0 表示自我调节正常，如 TOx＞0.3，则表明自我调节受损；最低 TOx 所对应的 ABP 为理想 ABP，即 ABP_{OPT}。结果显示，平均 rSO_2、TOx 和 ABP_{OPT} 分别为 72.3%±2.9%、0.05±0.18 和（87.0±16.7）mmHg，ABP 与 ABP_{OPT} 的差值是（－0.3±7.5）mmHg，44% 的研究对象 ABP 与 ABP_{OPT} 差值超过 5mmHg，ABP_{OPT} 的范围为 57～117mmHg。

2. 重症相关脑自身调节损伤的研究　脑自我调节受多种因素的影响，包括年龄、性别、疾病、代谢状态、血管活性药物、麻醉方式、交感神经兴奋性、血红蛋白浓度及血氧和二氧化碳水平等。婴儿脑自身调节下限约为 30mmHg，成年人约为 60mmHg。近年来，重症相关脑自身调节损伤的研究主要涉及脓毒症、高颅压及心搏骤停等。Crippa 等对 100 例成年脓毒症患者进行动脉压及脑多普勒超声（transcranial Doppler，TCD）大脑中动脉血流速的监测研究中发现，50% 存在脑自我调节损伤。多变量分析显示，脑自我调节受损是脓毒症相关脑功能障碍的独立预测因素。1 项对猪高颅压模型的研究发现，高颅压会导致脑自我调节损伤，并且严重高颅压组更为显著，而随着降颅压治疗，脑自我调节又会得到改善。de-Lima-Oliveira 等对高颅压与脑自我调节相关的 38 项研究进行了系统综述，提出颅内压≥20mmHg 是高颅压患者脑自我调节功能受损的独立危险因素。心脏停搏对脑自我调节影响的研究显示，心脏停搏的即刻，脑血管的临界闭合压即自我调节的下限阈值显著增高，脑血管阻力增高，随后 48 小时内逐渐降至正常。病理状态下器官自我调节的改变增加了压力目标选择的复杂性。

四、不同血管活性药物对器官自我调节的影响

用来调控血压的血管活性药物本身也会对器官自我调节产生影响，且可能因为血管活性药物的作用机制不同，对器官的自我调节功能影响也不同。Post 等比较了血管升压素及去甲肾上腺素对感染性休克肾自我调节的影响。结果发现，血管升压素组的肾自我调节阈值明显低于去甲肾上腺素组

[（59±5）mmHg *vs.*（65±7）mmHg，P=0.010]，去甲肾上腺素组的肾血流，在不同血压水平，包括在调节阈值水平，均明显高于血管升压素组。猪创伤性脑损伤模型的研究证实了血管活性药物的选择会影响脑自我调节的保护，与去甲肾上腺素、肾上腺素和去氧肾上腺素比较，仅有多巴胺能够不受年龄和性别的影响，保护脑自我调节功能，抑制海马神经元坏死，更好地改善预后。上述研究提示，在血流动力学治疗设定目标血压的过程中，还应该注意血管活性药物的选择。

五、器官自我调节导向的压力调控

很多研究对脑自我调节监测指导平均动脉压及脑灌注压个体化治疗进行了探讨。Rivera-Lara 等对与此相关的 9 篇观察性研究进行了系统综述，这些研究通过对脑自我调节的监测提出了理想的平均动脉压或灌注压，其中有 6 篇研究显示当实际平均动脉压或灌注压与理想水平相差较大时，其预后更差，该系统综述总结了床旁脑自我调节监测指导压力治疗的可行性。Goodson 等对脓毒症患者脑自我调节方面的研究也进行了系统综述，提出随着床旁脑自我调节的实时动态评估技术的开展，以脑自我调节来指导平均动脉压的个体化治疗是可行的，且更为合理。Sekhon 等应用评估心脏停搏后脑组织氧合与平均动脉压之间关系的方法探寻到理想平均动脉压为 75mmHg。Hori 等对体外循环的 614 例患者进行 TCD 动态监测来评估脑自我调节指导目标平均动脉压的选择。结果发现，脑自我调节的下限阈值是（65±12）mmHg，上限阈值是（84±11）mmHg，理想的平均动脉压是（78±11）mmHg，实时脑自我调节监测能够更好地实现体外循环患者平均动脉压的个体化治疗并改善其预后。Post 等对肾自我调节与休克患者血压管理方面的研究进行了系统综述，尽管对肾自我调节机制相关研究进行了总结，但新进展较少，尤其是肾自我调节导向的血压管理方面，其可行性仍需要更深入广泛的研究提供依据。

血流动力学治疗血压目标的选择需要保证各器官的组织灌注，而器官自我调节是维持其组织灌注的重要机制，在一定压力范围内维持器官血流恒定而不受血压波动的影响，目标血压应当选择在该压力范围内，因为各器官自我调节存在异质性，所以应当综合分析选择其阈值低限。目前，由于监测技术的限制，临床研究多仅限于以脑自我调节为指导的理想压力的选择，综合各器官自我调节导向的个体化压力目标选择是未来血流动力学压力调控的发展方向。

（大连医科大学附属第一医院　李素玮　万献尧）

参考文献

[1] Dhooria S, Sehgal IS, Agargal R. The quest for the optimal blood pressure in septic shock. J Thorac Dis, 2016, 8(9):E1019-E1022.

[2] Meng L, Wang Y, Zhang L, et al. Heterogeneity and variability in pressure Autoregulation of Organ Blood Flow: Lessons Learned Over 100+ Year. Crit Care Med, 2019, 47(3): 436-448.

[3] Rivera-Lara L, Zorrilla-Vaca A, Geocadin RG, et al. Cerebral autoregulation-oriented therapy at the bedside: A comprehensive review. Anethesiology, 2017, 126(6):1187-1199.

[4] Pham P, Bindra J, Aneman A, et al. Nonivasive mornitoring of dynamic cerebrovascular autoregulation and "optimal blood pressure" in normal adult subjects. Neurocrit Care, 2019, 30(1):201-206.

[5] Crippa IA, SubiràC, Vincent JL, et al. Impaired cerebral autoregulation is associated with brain dysfunction in patients with sepsis. Crit Care, 2018, 22(1):327.

[6] de Lima Oliveira M, Salinet AM, Nogueira RC, et al. The Effects of induction and treatment of intracranial hypertension on cerebral autoregulation: An experimental study. Neurol Res Int, 2018:7053932.

[7] de-Lima-Oliveira M, Salinet ASM, Nogueira RC, et al. Intracranial hypertension and cerebral autoregulation: A systematic review and meta-analysis. World Neurosurg, 2018, 113:110-124.

[8] van den Brule JM, Vinke E, van Loon LM, et al. Middle cerebral artery flow, the critical closing pressure, and the optimal mean arterial pressure in comatose cardiac arrest survivors-an observational study. Resuscitation, 2017, 110:85-89.

[9] Post EH, Su F, RighyShinotsuka C, et al. Renal autoregulation in experimental septic shock and its response to vasopressin and norepinephrine administration. J ApplPhysiol, 2018.

[10] Curvello V, Hekierski H, Pastor P, et al. Dopamine protects cerebral autoregulation and prevents hippocampal necrosis after traumatic brain injury via block of ERK MAPK in juvenile pigs. Brain Res, 2017, 1670:118-124.

[11] Goodson CM, Rosenblatt K, Rivera Lara L, et al. Cerebral blood flow autoregulation in sepsis for the intensivist: Why its monitoring may be the future of individualized care. J Intensive Care Med, 2018, 33(2):63-73.

[12] Sekhon MS, Smielewski P, Bhate TD, et al. Using the relationship between brain tissue regional saturation of oxygen and mean arterial pressure to determine the optimal mean arterial pressure in patients following cardiac arrest: A pilot proof-of-concept study. Resuscitation, 2016, 106:120-125.

[13] Hori D, Nomura Y, Ono M, et al. Optimal blood pressure during cardiopulmonary bypass defined by cerebral autoregulation monitoring. J Thorac Cardiovasc Surg, 2017, 154(5):1590-1598.

[14] Post EH, Vincent JL. Renal autoregulation and blood pressure management in circulatory shock. Crit Care, 2018, 22(1):81.

第十节　心脏手术后患者的心率优化

心律失常是心脏手术后引起心率改变的最普遍因素，发生类型多样，产生原因也十分复杂。心律失常会导致心排血量（cardiac output，CO）下降，进而出现外周脏器灌注不足表现，导致患者住院时间延长，并发症、病死率及医疗费用增加，给患者和医疗资源带来沉重负担，是临床医师面临的巨大挑战。在心脏手术后改善心功能的治疗过程中，心率优化是首要前提。

一、心脏手术后心律失常的病因

心率是 CO 最简单的决定因素。因本身存在各种心脏基础疾病，通常心脏手术后会出现快速性心律失常、心动过缓、心房颤动（以下简称房颤）、心房扑动及交界性心律等室上性心律失常，以及室性心动过速、心室颤动等室性心律失常，而这些心律失常均可导致CO下降。其中，房颤是心脏手术后最常见的并发症，其次是室性心律失常和室上性心律失常及其他表现。对术后血流动力学影响最大的是房颤和恶性室性心律失常。新发术后房颤（postoperative atrial fibrillation，POAF）在心脏手术后的发病率为30%～50%；尽管在外科手术、术后护理和麻醉学方面有所改进，但在过去的几十年里，这种情况仍未改变。新发术后室性心律失常（postoperative ventricular arrhythmia，POVA）发病率则相对较低，为0.95%～3.20%。

在生理条件下，心率越快，在特定时间段内泵送的血液就越多。相反，当心脏储备减少时，心率的变化可能通过增加心肌氧摄取来影响血流动力学，导致灌注与延迟的机电活化不匹配，从而导致CO下降。心脏手术后出现心律失常的病因很多，主要包括房室肥大、心肌缺血、麻醉、酸碱平衡失调和电解质紊乱、低氧血症、疼痛、谵妄、引流管刺激、药物、患者的情绪及其他脏器功能不全等。心率优化的主要目的是防止及减少心律失常的发生，维持足够的CO及组织器官灌注，改善患者血流动力学，减少并发症的发生，最终改善预后。

二、心率优化的方法

心率优化的主要原则是去除诱因，稳定心率及心律，预防及减少心律失常发生。主要治疗方法包括加强护理、抗心律失常药物、电复律、电除颤及人工起搏等。

（一）去除诱因

心脏术后患者应及时去除相关可逆的危险因素，如有效的镇痛、镇静，预防谵妄发生，适当的低温保护，维持电解质及酸碱平衡，合理的机械通气及容量管理，维持其他脏器的功能等。

（二）稳定心率及心律

心脏手术后患者应尽量维持窦性心律在80～100次/分。对于心肌缺血、心室壁增厚患者在维持满意CO基础上应尽量降低心率，延长心脏舒张期，增加心肌灌注，以维持CO与心肌氧耗之间的平衡；对于小左心室如二尖瓣狭窄瓣膜置换术后、房间隔缺损修补术后等出现左心室失用性萎缩患者或左心室室壁瘤切除患者，由于左心室物理容积减少，每搏排血量减少，需要维持心率在90～100次/分，以代偿每搏排血量的减少，增加心排血量。心率增快可能是对每搏排血量降低的代偿，在未明确病因前需谨慎应用负性肌力及负性频率药物，如β受体阻滞剂或二氢吡啶类钙拮抗剂。

（三）预防及减少心律失常的发生

胺碘酮、β受体阻滞剂、镁、心房起搏和后路心包切开术均显著降低了心脏手术后POAF的发生率，缩短住院时间，减少治疗费用。目前，推荐围术期使用β受体阻滞剂治疗，并且可考虑使用胺碘酮预防心脏手术后的POAF。对于因POAF而血流动力学不稳定的患者，我们建议使用心脏复律和抗心律失常药物来恢复窦性心律。在无症状或症状较轻的患者中，控制POAF的节律应该是首选策略，而速率控制也可以是一种选择。对于速率控制，β受体阻滞剂或地尔硫䓬/维拉帕米（如果禁用β受体阻滞剂）优于地高辛。药物的选择取决于患者的特征，包括血流动力学和左心室射血分数，可能需要β受体阻滞剂和地高辛的组合。

研究表明，预防性补充镁可能减少心脏手术后POVA的发生率，但对住院时长、围术期发生急性心肌梗死患者病死率无影响。心室颤动和室性心动过速是冠状动脉旁路移植术（coronary artery bypass graft，CABG）后常见和潜在的危及生命的并发症，缺血预处理可减少缺血-再灌注损伤，可减少CABG后持续性的POVA。血流动力学稳定的POVA，可静脉给予Ⅰ类或Ⅲ类抗心律失常药物，如胺碘酮、利多卡因或普鲁卡因胺。血流动力学不稳定的POVA可以电击除颤或使用植入式心律转复除颤器（implantable cardioverter defibrillator，ICD）；与抗心律失常药物治疗（主要是胺碘酮）比较，ICD治疗可以有效预防心脏手术后血流动力学不稳定的POVA患者的猝死，降低病死率。

血流动力学不稳定的缓慢性心律失常可考虑使用药物（如异丙肾上腺素、肾上腺素、阿托品等）及心内膜或心外膜起搏器，加快心率以增加CO，以保证良好的心律、心率，维持循环功能。

在心脏手术后，应该个体化优化心率，选择抗心律失常药物时应充分考虑其对心肌的抑制作用，所有药物治疗及机械治疗的目的是获得良好的血流动力学状态。

三、存在的问题及进展

（一）存在的问题

以往针对心脏手术后心率的优化，主要是围绕传统的抗心律失常药物、电复律、电除颤及人工起搏。在临床应用的过程中主要存在以下问题。

1. 抗心律失常药物使用欠合理　造成此现象的原因：首先是诊断及危险程度的判断有误，其次并非所有的心律失常都需要用药，最后是用药适应证把握不严。由于抗心律失常药物治疗窗窄，有效浓度与治疗浓度接近；且因为种族、年龄、性别、基因、药物相互作用、触发因素、神经改变、心脏基础疾病和严重性等存在异质性，个体差异也比较大，所以应正确评估病情，严格掌握适应证，做到安全、合理用药。

2. 起搏器并发症多　心脏起搏器治疗术是临床上治疗缓慢性心律失常的重要手段之一。但随着起搏器应用的增加，一些相关的并发症也随之增多，如囊袋内积血及血肿、囊袋破溃及感染、电极导线脱位及血栓形成等。因此，起搏器的技术改进将是未来一个重要的发展方向及挑战。

（二）进展

近年来，心脏手术后心率优化的理念发生了转变。我们在使用新型药物、消融和器械设备来应对危及生命的缓慢性和快速性心律失常上，取得了很多进步。特别是无线心脏起搏器、导管消融、皮下植入式心律转复除颤器及植入式循环记录仪等新设备在心律失常诊断及治疗中的作用，被临床实践及试验证实。

1. 非抗心律失常药物　心脏手术后心率优化仍然以经典的药物治疗为主。随着心律失常病理机制研究的不断深入，目前非抗心律失常药物的抗心律失常作用日益受到重视，这些药物主要包括血管紧张素转换酶抑制剂 / 血管紧张素Ⅱ受体阻滞剂、他汀类药物、维生素 C、多不饱和脂肪酸、噻唑烷二酮类药物、抗氧化剂、N- 乙酰半胱氨酸和秋水仙碱。另外，肾素 - 血管紧张素 - 醛固酮系统的抑制剂可以降低 POAF 的发生率。围术期服用他汀类药物可降低 CABG 后 POAF 的风险，并缩短住院和住 ICU 时间。维生素 C 也可预防 CABG 后的 POAF。而 ω-3 多不饱和脂肪酸、类固醇、秋水仙碱等对心脏手术后心律失常的预防作用也有很多相关研究，但仍待进一步考证。

2. 导管消融　导管消融越来越多地被用于房颤的治疗。最近研究显示，对于持续性房颤，几种复杂的消融术与单纯肺静脉隔离效果相当。药物控制房颤心室率和症状失败时，可给予房室结消融并置入永久起搏器，有效控制心室率，缓解症状，以减少猝死风险，但能否减少脑卒中、痴呆、病死率等仍在研究中。

3. 人工心脏起搏　人工心脏起搏器的临床应用领域不断扩大，起搏技术及置入方式逐渐完善，适应证范围越来越广。心脏起搏器现已逐渐演变成多种心脏疾病的“监管者”。Tavazzi 等研究在心脏手术中放置心脏起搏器，同时根据血流动力学参数设定起搏心率，术后使用经胸超声心动图评估心率是否可以驱动每搏排血量（stroke volume，SV）、CO 和心脏指数（cardiac index，CI）的变化。结果显示，超声心动图引导的心率优化可使 CO 和 CI 显著增加，当超声心动图显示总等容时间（total isovolumic time，t-IVT）显著降低时，CO 和 CI 会同时增加；t-IVT 与 SV、CO 和 CI 之间存在强负相关。这些结果提示，针对心功能不全患者（如心脏手术后），可以通过起搏器或药物（如 β 受体阻滞剂）调节心率和 t-IVT，达到最佳的血流动力学特征，以期最优化个体治疗。

4. 改善心室 - 动脉偶联　心室 - 动脉偶联（ventricular-arterial coupling，VAC）是左心室负荷状态的表达，可用于评估心脏做功效率。有效动脉弹性（effective arterial elastance，Ea）/ 心室收缩末期弹性（end-systolic elastance，Ees）是目前较为公认的 VAC 评估指标。心脏手术后患者通常并发急性或慢性心力衰竭（heart failure，HF），引起心肌收缩力 - 频率改变，心率的线性增加导致 Ea 的增加，从而影响 VAC。Oliva 等指出心率可以作为急性和慢性 HF 的预后标志物和治疗靶点，在窦性心律的 HF 患者中，观察到增加病死率的心率阈值为 70 次 / 分，心率越快，病死率越高。对 SHIFT 试验的亚组分析发现，伊伐布雷定可通过降低心率改善总动脉顺应性，降低 Ea 而不影响 Ees，改善 VAC。在严重的心脏手术后患者，左心室 - 动脉偶联与机械通气（mechanical ventilation，MV）时间延长有关，VAC 的评估和优化可能有助于减少患者的 MV 持续时间。这些研究提示，通过改变心率，以达到最佳 VAC，进而改善 HF 患者的预后。

5. 心率变异性分析　Nenna 等使用心率变异性（heart rate variability，HRV）分析可以预测心脏手术后患者的并发症。由于许多心脏手术后的并发症与自主神经不稳定有关，因此 HRV 分析可能在术后早期阶段作为自主神经系统不稳定的潜在预计指标，帮助预防这些并发症。HRV 是一种新型工具，可以在术后早期和住院期间检测自主神经不稳定，从而预测或及时诊断心脏手术后的并发症，有很重要的临床实践前景。但在这之前，有必要进行更大规模的研究。

综上所述，心脏手术后出现的心律失常具有起病急、病情复杂、进展较快的特点，因此，术后心率优化显得至关重要。心律失常的评估应结合患者的心脏功能及血流动力学状态，积极去除可逆的危险因素，制订规范化的治疗方案。尽管在过去的许多年里，在心律失常的药物、消融和机械治疗方面已经取得了许多进展，但临床工作中仍存在很多问题。心脏手术后患者心率优化治疗任重道远。

（浙江医院　张根生　许强宏　严　静）

参考文献

[1] Kang YA , Kang YA . Risk Factors and Outcomes Associated With Readmission to the Intensive Care Unit After Cardiac Surgery. Aacn Advanced Critical Care, 2016, 27(1):29-39.

[2] Fairley JL, Zhang L, Glassford NJ, et al. Magnesium status and magnesium therapy in cardiac surgery: A systematic review and meta-analysis focusing on arrhythmia prevention. J Critical Care, 2017, 42:69-77.

[3] Giuseppe B, Laurent F, Luis A, et al. European Heart Rhythm Association (EHRA) consensus document on management of arrhythmias and cardiac electronic devices in the critically ill and post-surgery patient, endorsed by endorsed by Heart Rhythm Society (HRS), Asia Pacific Heart Rhythm Society (APHRS), Cardiac Arrhythmia Society of Southern Africa (CASSA), and Latin American Heart Rhythm Society (LAHRS). EP Europace, 2019, 21(1):7-8.

[4] Ascione R, Reeves BC, Santo K, et al. Predictors of new malignant ventricular arrhythmias after coronary surgery: a case-control study. J Am College Cardiol, 2004, 43(9):1630-1638.

[5] 张海涛，杜雨，曹芳芳，等. 低心排血量综合征中国专家共识 . 解放军医学杂志，2017，42（11）：7-18.

[6] Kirchhof P, Benussi S, Kotecha D, et al. 2016 ESC Guidelines for the management of atrial fibrillation developed in collaboration with EACTS. Eur Heart J, 2016, 74(12):1359-1469.

[7] Sousa-Uva M, Head SJ, Milojevic M, et al. 2017 EACTS Guidelines on perioperative medication in adult cardiac surgery. Eur J Cardio Thoracic Surg, 2018, 53(1):5-33.

[8] Shiga T, Wajima Z, Inoue T, et al. Magnesium prophylaxis for arrhythmias after cardiac surgery: A meta-analysis of randomized controlled trials. Am J Med, 2004, 117(5):325-333.

[9] Wu ZK, Iivainen T, Pehkonen E, et al. Ischemic preconditioning suppresses ventricular tachyarrhythmias after myocardial revascularization. Circulation, 2002, 106(24):3091-3096.

[10] Priori SG, Carina BL, Mazzanti A , et al. 2015 ESC Guidelines for the management of patients with ventricular arrhythmias and the prevention of sudden cardiac death: The Task Force for the Management of Patients with Ventricular Arrhythmias and the Prevention of Sudden Cardiac Death of the European Society of Cardiology (ESC). Endorsed by: Association for European Paediatric and Congenital Cardiology (AEPC).G Ital Cardiol, 2016,17(2):108-170.

[11] Giuseppe B, Igor D. A closer look into the complexity of our practice: Outcome research for transvenous temporary cardiac pacing. Int J Cardiol, 2018, 271:117-118.

[12] Sezai A, Iida M, Yoshitake I, et al. Carperitide and Atrial Fibrillation After Coronary Bypass Grafting. Circ : Arrhyth Electr, 2015, 8(3):546-553.

[13] Siskos, D, Tziomalos K. The Role of Statins in the Management of Patients Undergoing Coronary Artery Bypass Grafting. Diseases, 2018, 6(4):102-105.

[14] Hu X, Yuan L, Wang H, et al. Efficacy and safety of vitamin C for atrial fibrillation after cardiac surgery: A meta-analysis with trial sequential analysis of randomized controlled trials. Int J Surg, 2017, 37:58-64.

[15] Macle L, Nattel S. Arrhythmias in 2015: Advances in drug, ablation, and device therapy for cardiac arrhythmias. Nat Rev Cardiol, 2016, 13(2):67-68.

[16] Tavazzi G, Kontogeorgis A, Guarracino F, et al. Heart Rate Modification of Cardiac Output Following Cardiac Surgery: The Importance of Cardiac Time Intervals. Critic Care Med, 2017, 45(8):e782-e788.

[17] Ohte N, Cheng CP, Little WC. Tachycardia exacerbates abnormal left ventricular-arterial coupling in heart failure. Heart Vessels, 2003, 18(3):136-141.

[18] Oliva F, Sormani P, Contri R, et al. Heart rate as a prognostic marker and therapeutic target in acute and chronic heart failure. Int J Cardiol, 2018, 253:97-104.

[19] Reil JC, Tardif JC, Ford I, et al. Selective Heart Rate Reduction with Ivabradine Unloads the Left Ventricle in Heart Failure Patients. J Am Coll Cardiol, 2013, 62(21):1977-1985.

[20] Wang X, Long Y, He H, et al. Left ventricular-arterial coupling is associated with prolonged mechanical ventilation in severe post-cardiac surgery patients: an observational study. BMC Anesthes, 2018, 18(1):184.

[21] Nenna A, Lusini M, Spadaccio C, et al. Heart rate variability: a new tool to predict complications in adult cardiac surgery. J Geriatr Cardiol, 2017, 14(11):662-668.

第十一节　休克患者血流动力学评估：颈动脉血流超声监测

休克是重症监护室（ICU）危重症患者死亡的主要原因，液体复苏是休克的主要治疗手段之一，恰当的液体复苏可增加机体有效循环血容量，改善组织灌注，降低病死率。但休克患者液体复苏治疗不当，可导致患者容量过多，反而会延长住 ICU 时间，增加病死率。目前相关指南推荐应用功能性血流动力学指标评估休克患者容量反应性，仅对有容量反应性的患者进行液体复苏，但获得这些指标往往需要有创操作和昂贵的仪器监测，从而限制了这些指标的广泛应用。近年来，重症超声在休克患者血流动力学评估中显示出其独特优势，受到越来越多重症医师的重视。颈动脉超声由于操作相对简单且容易获得较高质量的超声图像，在休克患者血流动力学评估上显示出一定的优势，本文将就颈部血流超声在血流动力学评估中的近期进展进行评述。

一、颈动脉超声监测与休克患者血流动力学评估

尽管颈动脉超声是众多超声检查项目中较为普通的一项，但近年来重症超声的发展赋予了其新的涵义，使其在休克患者血流动力学评估中占有一席之地。颈动脉超声监测对休克患者血流动力学评估主要包括患者容量状态评估和心排血量评估，常用的指标主要有以下 3 个：颈动脉校正流速时间（carotid artery corrected flow time，FTc）、颈动脉流速时间积分（common carotid artery velocity time integral，VTI-CA）和颈动脉峰流速（carotid artery peak velocity，Vpeak-CA）。其中

FTc 是反映前负荷的指标，而 Peak-CA 和 Peak-CA 则是实时监测心排血量的指标。因此对于休克患者，在其接受被动抬腿试验（passive leg raising，PLR）或容量负荷试验时，均可以通过颈动脉血流超声代替有创监测来实时反映患者心排血量变化，评估患者容量反应性，从而指导休克患者液体复苏。

1. 颈动脉血流量和颈动脉流速时间积分　颈动脉距离心脏近，颈动脉血流可以准确反映出心排血量的变化。健康人双侧颈动脉血流可以占心排血量的 21.9%，因此评价患者容量状态时，可以通过颈动脉血流量（carotid blood flow，CF）超声监测测定其心排血量的变化。通过测定颈动脉内膜直径（carotid artery diameter，D）进而计算出颈动脉面积和利用多普勒超声测定颈动脉 VTI，则可计算出 CF：

$$CF（ml/min）= 1/4 \times VTI \times \pi D^2 \times HR（次 / 分）$$

Marik 等对血流动力学不稳定患者的研究发现，颈动脉超声可以准确监测到 PLR 后颈动脉血流变化，以 VTI-CA 增加 20% 作为截断值来预测容量反应性，其灵敏度和特异度分别达到了 94% 和 86%，因此推荐对血流动力学不稳定患者应用 PLR 联合颈动脉血流超声评估患者容量反应性。

2. 颈动脉峰流速　重症患者心排血量的变化可以通过动脉峰值流速的变异度（ΔVpeak-CA）准确进行监测，常用的监测部位包括主动脉根部、颈动脉和肱动脉。与其他评价容量反应性的功能性指标相比，ΔVpeak-CA 具有良好的灵敏度和特异度。Song 等对冠状动脉疾病机械通气患者的研究发现，颈动脉峰值流速变化（ΔVpeak-CA）与每搏排血量指数（stroke volume index，SVI）的增加显著相关，ΔVpeak-CA 对液体反应的最佳截断值为 11%（灵敏度和特异度分别为 85% 和 82%）。该研究对 17 例高脉压差（≥60mmHg）受试者进行的亚组分析发现，ΔVpeak-CA 预测液体反应性优于 PPV 。国内学者对比研究了每搏排血量变异度（stroke volume variation，SVV）、体积描记变异指数（PVI）、颈动脉多普勒峰值血流速变异度（ΔVpeak-CA）、下腔静脉变异度（respiratory variation in inferior vena cava diameter，ΔIVC）、肱动脉峰值流速（brachial artery peak velocity，ΔVpeak-BA）预测脓毒症机械通气患者的容量反应性。结果发现，ΔVpeak-CA 是其最好的预测指标，其截断值取 13% 时，灵敏度和特异度分别是 78% 和 90%（曲线下面积 0.91）。

3. 颈动脉校正流速时间　通过测量颈总动脉血流频谱可以测定左心室收缩射血期时间（即血流时间）。校正流速时间（carotid artery corrected flow time，FTc）校正了患者心率对血流时间的影响，从而能更准确地反映出患者的前负荷。近年来的多项研究证实 FTc 可用于评估休克患者的容量状态。

PLR 后 FTc 降低提示患者对液体有反应，反之则无反应，FTc 具有较强预测容量反应性的能力，其变异度的截断值在 4%～6% 时具有可靠的预测价值。Kim 等对麻醉诱导前的患者以超声测量的主动脉根部 ΔSVI 的截断值为 15% 评价颈动脉超声对容量反应性的预测价值，FTc 具有较高的预测容量反应性能力，FTc 预测容量反应性的截断值是 349.4ms，其灵敏度和特异度分别是 72.7% 和 83.9%。献血者会出现的急性体液丢失，颈动脉超声也能够准确监测到这一过程。

4. 颈动脉直径变化　颈动脉直径变化也可以反映患者容量状态。患者颈动脉内径越小，容量反应性越高，并且颈动脉直径变化与 PPV 变化相关，提示颈动脉直径可能是评价患者容量状态的潜在指标，Marik 等的研究也证实了这一点。

二、颈动脉血流超声监测的优势

休克患者的容量反应性判断对指导重症患者液体复苏非常重要，而容量反应性的判断要求对心排血量进行实时监测，对比肺动脉漂浮导管、脉搏指示连续心排血量测定（pulse-indicated continuous cardiac output，PiCCO）等有创监测手段，超声具有快速方便、易重复、无创和经济的优势，上述原因推动了重症超声在重症休克患者血流动力学监测和治疗中的广泛开展。临床上最常用的是下腔静脉变异度和心脏超声（主动脉根部流速时间积分和主动脉根部峰流速）。由于下腔静脉变异度容易受到患者腹内压增加、胃肠胀气等影响，心脏超声容易受操作者经验技术、机械通气、肥胖及开胸手术等因素的影响，存在这些因素的重症患者无法通过上述超声方法来评估容量反应性。而颈动脉解剖上内径大且表浅，因此颈动脉超声操作相对简单，经过简单培训即可操作，且超声显像清晰，图像质量高。研究显示对急诊医师而言，通过简单的视频学习可掌握颈动脉超声测量的关键技术，并获得满意的检查结果。同肱动脉相比，颈动脉距离心脏较近，减少了其他因素的干扰，对容量反应性的评估更准确。此外，颈动脉双侧均可监测，因此适用于一侧颈部损伤的急诊患者及因中心静脉置管占据一侧颈部的重症患者，同其他超声监测一样，颈动脉超声具有快速方便、易重复、无创和经济的特点，尤其适用于资源匮乏的医疗环境及在其他血流动力学监测手段匮乏的情况下使用。

三、颈动脉血流超声监测的局限性和争议

颈动脉超声监测患者血流动力学存在一定的局限性，其动脉血流调节除受心排血量影响外，还受血管顺应性、血管病变、局部肌肉收缩等多因素影响，如果重症患者合并上述因素时，往往会影响到颈动脉超声血流监测的准确性。此外，对颈动脉超声监测能否替代其他血流动力学指标，目前仍存在一定的争议。Monnet 等学者在除外了颈动脉狭窄和超声成像效果差的患者后，比较颈动脉超声与热稀释法来评估患者容量反应性，结果发现颈动脉超声不能准确预测容量反应性。国内学者也报道了尽管总体上颈动脉和经胸心脏超声（TTE）测定的心排血量的相关性尚可，但是在感染性休克、多发性创伤和呼吸衰竭患者中，TTE 与颈动脉相关性较差，因此他们认为颈动脉血流超声评估容量反应性不适用于此类患者。休克患者使用血管活性药物可能影响颈部超声血流动力学监测的准确性，进而影响到后负荷并降低 FTc，导致 FTc 变化对 PLR 不敏感。此外，尽管颈动脉超声较其他超声检测技术简单易学，但对通过比较不同年资的超声操作者对健康患者进行监测颈动脉超声 FTc 的研究发现，不同年资的超声操作者的 FTc 检查结果一致性较差，提示仍然需要谨慎评估不同医师监测出的不同结果。同时对于健康人志愿者，PLR 后每搏排血量明显增加，下腔静脉塌陷指数也出现明显下降，但颈动脉血流并未发生显著变化，可能因为健康人由于其调节功能良好，PLR 引起的容量可逆性变化在 1 分钟内即可消除，如此短的时间内颈动脉超声不能及时监测到这种变化。

综上所述，颈动脉血流超声在休克患者容量反应性的评估方面为重症医师提供了一种新的评估手段。在资源匮乏无法进行有创心排血量监测或在其他血流动力学监测手段匮乏的情况下，颈动脉血流超声不失为重症医师评估休克患者血流动力学的一种选择。然而目前有关颈动脉血流超声的研究较少，在经典血流动力学异常患者如感染性休克、创伤性休克、低血容量性休克和心源性休克等方面的研究仍少，研究样本量也较小，其检查结果的截断值也未能统一，而且像所有的评价容量反应性的指标均具有局限性一样，特定情形下其测量的准确性也受到影响。因此，颈动脉血流超声在评估血流动力学中的价值仍有待更多大样本研究验证。

（重庆医科大学附属第一医院　刘景仑）

参考文献

[1] 王小亭，刘大为，于凯江，等. 中国重症超声专家共识. 中华内科杂志，2016，55（11）：900-912.

[2] Sidor M, Premachandra L, Hanna B, et al. Carotid Flow as a Surrogate for Cardiac Output Measurement in Hemodynamically Stable Participants. J Intensive Care Med, 2018 : 885066618775694.

[3] Marik PE, Levitov A, Young A, et al. The use of bioreactance and carotid Doppler to determine volume responsiveness and blood flow redistribution following passive leg raising in hemodynamically unstable patients. Chest, 2013, 143(2): 364-370.

[4] Song Y, Kwak YL, Song JW, et al. Respirophasic carotid artery peak velocity variation as a predictor of fluid responsiveness in mechanically ventilated patients with coronary artery disease. Br J Anaesth, 2014, 113(1): 61-66.

[5] Lu N, Xi X, Jiang L, et al. Exploring the best predictors of fluid responsiveness in patients with septic shock. Am J Emerg Med, 2017, 35(9): 1258-1261.

[6] Kim DH, Shin S, Kim N, et al. Carotid ultrasound measurements for assessing fluid responsiveness in spontaneously breathing patients: corrected flow time and respirophasic variation in blood flow peak velocity. Br J Anaesth, 2018, 121(3): 541-549.

[7] Hossein-Nejad H, Banaie M, Davarani SS, et al. Assessment of corrected flow time in carotid artery via point-of-care ultrasonography: Reference values and the influential factors. J Crit Care, 2017, 40: 46-51.

[8] Girotto V, Teboul JL, Beurton A, et al. Carotid and femoral Doppler do not allow the assessment of passive leg raising effects. Ann Intensive Care, 2018, 8(1): 67.

[9] Peng QY, Zhang LN, Ai ML, et al. Common Carotid Artery Sonography Versus Transthoracic Echocardiography for Cardiac Output Measurements in Intensive Care Unit Patients. J Ultrasound Med, 2017, 36(9): 1793-1799.

[10] Doctor M, Siadecki SD, Cooper D, et al. Reliability, Laterality and the Effect of Respiration on the Measured Corrected Flow Time of the Carotid Arteries. J Emerg Med, 2017, 53(1): 91-97.

第十二节　中重度急性呼吸窘迫综合征患者肺开放策略的心脏效应

肺开放策略（open lung strategy，OLS）包括肺复张（recruitment maneuver，RM）和呼吸末正压（positive end expiratory pressure，PEEP），二者均可增加气道压力，理论上有导致心功能障碍的可能，本文将对中重度急性呼吸窘迫综合征（ARDS）患者 OLS 的心脏效应进行相关更新。

一、中重度 ARDS 患者的心功能改变

ARDS 患者由于肺部的不均一性，为促使广泛塌陷的肺泡重新开放常需要较高的通气压力。但通气压力的增加会使已经开放的肺泡过度扩张，扩大塌陷与开放肺泡中间的表面张力，消耗肺泡表面活性剂，从而损伤肺部上皮细胞，导致微血管炎症发生。OLS 主要包含实施肺复张和通过 PEEP 保持肺泡持续开放两部分内容。最大限度地减少处于塌陷肺泡的数量是其主要目标。通过维持肺泡开放状态，改善肺部均一性，最终提高机械通气患者的氧合状态。但该策略在 ARDS 机械通气患者中的应用尚存争议，对机械通气时间和最终病死率的改善在不同时间或 meta 分析中往往出现矛盾结果。

ARDS 患者的死亡原因，除低氧血症本身外，很多是源于循环衰竭。在这些患者中，一部分循环衰竭可以由脓毒症休克解释，但对更多的患者而言，肺循环功能障碍导致右心室衰竭，引起血流动力学不稳定是导致 ARDS 患者最终循环衰竭的关键。ARDS 患者肺循环功能障碍的发生率为 73%，与病死率增加直接相关。其病理机制在于右心室特殊的功能结构，与左心室相反，右心室没有收缩功能储备，正常情况下主要起着“被动导管”的作用，肺动脉压力的增加可导致右心室扩张，引起左心室受压，从而诱发急性肺源性心脏病。在大量接受保护性机械通气治疗的 ARDS 患者中，急性肺源性心脏病与病死率独立相关。因此，尽管该类患者通气策略的最初目标是“打开肺”和优化动脉血氧饱和度，需要同时兼顾到肺血管损伤及其对右心室和血流动力学的影响。

二、关注心功能前提下在 ARDS 患者应用 OLS

对中重度 ARDS 患者进行 OLS 治疗是重要的呼吸支持手段，但机械通气过程中会有诸多因素，可导致右心室前负荷降低或后负荷增加，进而出现心功能障碍，影响血流动力学稳定，包括肺泡和毛细血管损伤及机械通气。由于后者是中重度 ARDS 患者的治疗基石之一，在整个呼吸周期中保持高水平的平均气道压力，会改变肺血管循环、右心室功能和预后。

机械通气的血流动力学效应主要是由于胸膜腔压力和跨肺压的变化。二者反复出现大幅度变化会增加左心室后负荷和右心室充盈，增加肺血容量，增加毛细血管通透性，产生肺水肿。机械通气时，气道正压增加胸膜腔内压，降低了左心室后负荷，但静脉回流同时减少，右心室充盈减少，最终左心室泵出降低，从而在呼气期间降低全身动脉压。当施加 PEEP 时，静脉回流梯度在整个通气周期中降低，放大血压下降效应。在控制通气期间，潮气量和 PEEP 导致肺毛细血管阻力及胸膜腔压力增加，平均肺泡压力增加，即气道内压力增加。在高水平的气道压力下，通气 / 血流比例进一步失调。严重

的 ARDS 患者可能出现卵圆孔未闭，导致右向左分流。如果心排血量保持不变，左心室顺应性降低会导致左心房和肺静脉压力升高，进而增加水肿形成的趋势。为减少容积相关性肺损伤，常采用限制潮气量，即肺保护性通气策略，进而引起高碳酸血症。后者可导致肺血管收缩，引起肺循环和右心室功能变化。大样本队列研究发现 ARDS 患者二氧化碳分压≥48mmHg 与急性肺源性心脏病的发生相关。因此，“容许性高碳酸血症”或“治疗性高碳酸血症”的应用价值需要再评估。

关于 PEEP 的理想水平和实施肺复张的具体方法尚存争议。一些 ARDS 患者应用高 PEEP 设置可以改善一定程度的呼吸功能，然而就生存率而言并没有比低 PEEP 设置显示出更明显的优势，最主要原因之一就是对此类危重患者血流动力学的负面影响。除了对呼吸支持条件下进行液体、血管活性药物及针对原发病的治疗外，更需要认识到 OLS 包含两部分内容，其中 RM 的目的是实现闭合肺泡重新开放，PEEP 则是维持肺泡开放手段之一。由于 ARDS 患者肺部的不均一性，单纯提高 PEEP 更可能导致“婴儿肺”的过度扩展，导致肺毛细血管闭塞，肺动脉压升高，右心室功能障碍，最终影响患者预后。因此，只有在绝大部分肺泡已实现开放状态的前提下，应用 PEEP 方能实现压力的均匀分布，实现该策略预计的“肺开放”状态，改善氧合。最近的荟萃分析也同样得到类似结论，同时结合 PEEP 和 RM 的 OLS 能够降低 ARDS 患者的病死率。在二者应用的方式上，对 RM 具有反应的 ARDS 患者，在肺复张后，通过容积 / 压力曲线的呼气肢设定 PEEP 对血流动力学影响更小，呼吸功能改善更明显。

最近 1 项研究对实施逐步肺复张手法的 ARDS 患者，应用心脏超声进行呼吸评估和功能评估。初始 PEEP 设置为 25cmH_2O，以每 2 分钟 5cmH_2O 的速度逐渐增加 PEEP 直达 40cmH_2O，再以每 4 分钟 2cmH_2O 逐步减少 PEEP。当氧饱和度或顺应性分别降低 2% 或 2ml/cmH_2O 时，停止调整。一旦达到最低水平则再次进行肺复张，然后将 PEEP 直接降低到最低水平之前的 PEEP 水平，并将此水平定为最佳 PEEP 水平，即最佳 PEEP 水平为比最低 PEEP 水平高 2cmH_2O。结果发现，在施行肺复张手法 PEEP 达到峰值时，动脉压、心排血量、左心室容积减小，右心室容积增加，左心室射血分数降低，心室整体应变均受损。尽管最佳 PEEP 有较高的压力水平，但在施行肺复张手法后所有血流动力学变均可恢复到基线值。这说明逐步增加 PEEP 的肺复张策略有利于中重度 ARDS 患者氧合功能的改善；在此过程中肺复张产生的心脏功能障碍，不会明显损伤心脏功能，轻度可逆。但对 RM 没有反应的患者，应用 OLS 需要更为慎重，其对心血管的负面影响可能远大于呼吸功能改善的正面效应，此时应考虑其他如俯卧位通气、体外氧合膜等治疗措施。

（空军军医大学西京医院　陈　宇　张西京）

参考文献

[1] Albert RK. The role of ventilation-induced surfactant dysfunction and atelectasis in causing acute respiratory distress syndrome. Am J Respir Crit Care Med, 2012, 185(7): 702-708.

[2] Amato MB, Mead MO, Slutsky AS, et al. Driving pressure and survival in the acute respiratory distress syndrome. N Engl J Med, 2015, 372(8): 747-755.

[3] Marini JJ. Should We Embrace the "Open Lung" Approach? Crit Care Med, 2016, 44(1): 237-238.

[4] Kacmarek RM, Villar J, Sulemanji D, et al. Open Lung Approach for the Acute Respiratory Distress Syndrome: A Pilot, Randomized Controlled Trial. Crit Care Med, 2016, 44(1): 32-42.

[5] Meade MO, Cook DJ, Guyatt GH, et al. Ventilation strategy using low tidal volumes, recruitment maneuvers, and high positive end-expiratory pressure for acute lung injury and acute respiratory distress syndrome: a randomized controlled trial. JAMA, 2008, 299(6): 637-645.

[6] Xi XM, Jiang L, Zhu B, et al.Clinical efficacy and safety of recruitment maneuver in patients with acute respiratory distress syndrome using low tidal volume ventilation: a multicenter randomized controlled clinical trial. Chin Med J (Engl), 2010, 123(21): 3100-3105.

[7] Brower RG, Lanken PN, MacIntyre N, et al. Higher versus lower positive end-expiratory pressures in patients with the acute respiratory distress syndrome. N Engl J Med, 2004, 351(4): 327-336.

[8] Ferguson ND, Cook DJ, Guyatt GH, et al. High-frequency oscillation in early acute respiratory distress syndrome. N Engl J Med, 2013, 368(9): 795-805.

[9] Bellani G, Laffey JG, Pham T, et al. Epidemiology, Patterns of Care, and Mortality for Patients with Acute Respiratory Distress Syndrome in Intensive Care Units in 50 Countries. JAMA, 2016, 315(8): 788-800.

[10] Vieillard-Baron A, Girou E, Valente E, et al. Predictors of mortality in acute respiratory distress syndrome. Focus on the role of right heart catheterization. Am J Respir Crit Care Med, 2000, 161(5): 1597-1601.

[11] Brun-Buisson C, Minelli C, Bertolini G, et al. Epidemiology and outcome of acute lung injury in European intensive care units. Results from the ALIVE study. Intensive Care Med, 2004, 30(1): 51-61.

[12] Bull TM, Clark B, McFann K, et al. Pulmonary vascular dysfunction is associated with poor outcomes in patients with acute lung injury. Am J Respir Crit Care Med, 2010, 182(9): 1123-1128.

[13] Repesse X, Charron C, Vieillard-Baron A. Acute cor pulmonale in ARDS: rationale for protecting the right ventricle. Chest, 2015, 147(1): 259-265.

[14] Repesse X, Charron C, Vieillard-Baron A. Acute respiratory distress syndrome: the heart side of the moon. Curr Opin Crit Care, 2016, 22(1): 38-44.

[15] Mercado P, Maizel J, Kontar L, et al. Moderate and Severe Acute Respiratory Distress Syndrome: Hemodynamic and Cardiac Effects of an Open Lung Strategy with Recruitment Maneuver Analyzed Using Echocardiography. Crit Care Med, 2018, 46(10): 1608-1616.

[16] Moloney ED, Evans TW. Pathophysiology and pharmacological treatment of pulmonary hypertension in acute respiratory distress syndrome. Eur Respir J, 2003, 21(4): 720-727.

[17] Magder S, Guerard B. Heart-lung interactions and pulmonary buffering: lessons from a computational modeling study. Respir Physiol Neurobiol, 2012, 182(2-3): 60-70.

[18] Chikhani M, Das A, Haque M, et al. High PEEP in acute respiratory distress syndrome: quantitative evaluation between improved arterial oxygenation and decreased oxygen delivery. Br J Anaesth, 2016, 117(5): 650-658.

[19] Santa Cruz R, Rojas JI, Nervi R, et al. High versus low positive end-expiratory pressure (PEEP) levels for mechanically ventilated adult patients with acute lung injury and acute respiratory distress syndrome. Cochrane Database Syst Rev, 2013, (6): CD009098.

[20] Vieillard-Baron A, Matthay M, Teboul JL, et al. Experts' opinion on management of hemodynamics in ARDS patients: focus on the effects of mechanical ventilation. Intensive Care Med, 2016, 42(5): 739-749.

[21] Mekontso Dessap A, Boissier F, Charron C, et al. Acute cor pulmonale during protective ventilation for acute respiratory distress syndrome: prevalence, predictors, and clinical impact. Intensive Care Med, 2016, 42(5): 862-870.

[22] Lu J, Wang X, Chen M, et al. An Open Lung Strategy in the Management of Acute Respiratory Distress Syndrome: A Systematic Review and Meta-Analysis. Shock, 2017, 48(1): 43-53.

第五章 重 症 呼 吸

第一节 PaO_2/FiO_2＜150mmHg 作为 ARDS 严重程度分级的临床意义

急性呼吸窘迫综合征（ARDS）是入住 ICU 的主要原因。国际流行病学 LUNGSAFE 研究显示，ARDS 在 ICU 内的发生率约为 10% 。尽管近 20 年来对 ARDS 病理生理的理解及治疗措施均有了巨大进展，然而重症 ARDS 的病死率仍然为 30%～50%。根据患者的病情严重程度，给予流程化、规范合理的治疗是改善病死率的关键 。因此，如何准确地进行 ARDS 严重程度的分级，并在此基础上给予相应的治疗具有重要的临床意义。

一、柏林标准 ARDS 严重程度分级的意义

鉴于原来 ARDS 美国欧洲共识会议（American-European Consensus Conference，AECC）定义存在的局限性，2016 年欧洲和北美的重症医学专家共同讨论形成了新的柏林标准。尽管研究证实无效腔通气、CT 影像学结果、电阻抗 CT（EIT）等可以反映 ARDS 的严重程度，预测预后。然而，因可行性较差不适合广泛推广。柏林标准根据低氧血症的严重程度将 ARDS 分成轻度（200mmHg＜PaO_2/FiO_2≤300mmHg）、中度（100mmHg＜ PaO_2/FiO_2≤200mmHg）及重度 PaO_2/FiO_2≤100mmHg。同时发现按照上述诊断标准，不同严重程度的 ARDS 病死率分别为 27%、32% 和 45%。柏林标准的严重程度分级简单易行，按照 PaO_2/FiO_2 进行严重程度分级，与机械通气时间、肺水肿的严重程度及存活率显著相关。与 AECC 标准相比，柏林标准预测 ARDS 病死率的准确性显著提高。

柏林诊断标准对 ARDS 的治疗具有一定的提示作用。肺可复张性评估在 ARDS 治疗的机械通气治疗中具有重要意义。Caironi 等研究发现根据柏林诊断标准，在 PEEP 等于 5cmH_2O 情况下的 PaO_2/FiO_2 可以很好地预测 ARDS 患者的肺可复张性及肺水肿严重程度。此外，根据不同的严重程度，给予了不同的治疗策略。

二、柏林标准 ARDS 严重程度分级的不足

尽管与之前的 AECC 标准相比，2012 年柏林标准有了显著进步。然而，随着对 ARDS 研究的进一步深入，逐渐发现柏林标准同样存在较大的局限性。

1. 早期 PaO_2/FiO_2 不能有效预测患者预后　尽管柏林标准根据 PaO_2/FiO_2 分层后，发现随着病情严重程度的加重，病死率逐渐增加。但这一结果并没有被后期的研究进一步证实。Hernu 等筛选了 3504 例 ICU 患者，针对符合柏林标准的 240 例 ARDS 患者进行分析，结果发现按照 PaO_2/FiO_2 分层进行诊断的轻度和中度 ARDS 的病死率分别为 30.9% 和 27.9%，两者无显著性差异。进一步通过 Cox 回归模型也发现按照柏林诊断标准的 ARDS 严重程度与 28 天病死率不相关。尽管与 AECC 标准相比，柏林标准预测 ARDS 患者病死率的准确性有了显著提高。然而，该标准提出时得到的 ARDS 死亡预测价值曲线下面积 ROC 仅为 0.577，没有实际临床意义。

2. 柏林标准的病情严重程度分层不能指导治疗　尽管专家针对柏林标准的疾病危重程度分层给出了相应的治疗推荐，然而目前 ARDS 相关的治疗措施与柏林标准的诊断并不完全符合。如俯卧位通气目前被证实可以显著改善中重度 ARDS 的病死率。然而，证实俯卧位通气有效的多中心随机对照的研究人群为 PaO_2/FiO_2＜150mmHg 的 ARDS 人群。之后也将 PaO_2/FiO_2＜150mmHg 的 ARDS 患者推荐使用俯卧位通气治疗。同样，早期镇静、肌松治疗也是基于 PaO_2/FiO_2 值是否＜150mmHg 给出的。鉴于 PaO_2/FiO_2 值并不能完全有效地反映 ARDS 患者病情的严重程度，需要联合其他指标共同考虑，因此根据柏林诊断标准并不能有效指导合理的治疗。

三、PaO_2/FiO_2＜150mmHg 作为 ARDS 严重程度分级的依据与优势

由于按照柏林标准的分层不能完全反映患者的病情危重程度，在指导治疗上也存在一定的局限性。一些重要的治疗措施如早期肌松及俯卧位通气均以 PaO_2/FiO_2＜150mmHg 为指征。因此，Gattinoni 等学者评估是否可以按照 PaO_2/FiO_2＜150mmHg 对 ARDS 进行严重程度分级。研究中将在 PEEP 等于 5cmH_2O 情况下 PaO_2/FiO_2 在 100～200mmHg 的患者按照 PaO_2/FiO_2 是否＜150mmHg 分成轻中度及中重度 ARDS，共纳入 227 例 ARDS 患者，其中轻度、轻中度、中重度及重度分别为 38、50、55 例及 84 例。结果发现，与轻中度患者相比，中重度患者的气道峰压显著增高，肺水肿更加严重，不参与通气的肺组织也显著增加，肺不均一性更加显著，但肺的可复张性更高。

基于上述情况，将 ARDS 患者 PaO_2/FiO_2＜150mmHg 作为 ARDS 严重程度分级可能更加合理。此外，轻中度 ARDS 患者与轻度 ARDS 患者的临床特点及呼吸力学更为接近，而中重度患者和重度患者的特点更为接近。再者，按照 PaO_2/FiO_2＜150mmHg 进行严重程度分组也更有利于临床的处理措施如俯卧位通气的实施。然而，按照上述标准分组研究较少，仍然需要后续研究进一步证实。

四、PaO_2/FiO_2＜150mmHg 作为 ARDS 严重程度分级的注意事项

1. PaO_2/FiO_2 受多种因素影响　临床上 PaO_2/FiO_2 极易受机械通气设置参数的影响。如 PEEP 水平的高低会显著影响 PaO_2/FiO_2。此外，吸入氧浓度本身也会影响 PaO_2/FiO_2 值。在相同分流的情况下，不同吸入氧浓度情况下的 PaO_2/FiO_2 存在较大差异。分流为 40% 的时候，吸入氧浓度为 21% 的时候 PaO_2/FiO_2 约为 200mmHg，而吸纯氧的时候，PaO_2/FiO_2 则不足 100mmHg。因此，通过 PaO_2/FiO_2 来判断 ARDS 严重程度仍然存在一定的局限性。

2. ARDS 诊断后第 2 天的 PaO_2/FiO_2 更能准确预测患者预后　由于 PaO_2/FiO_2 受很多因素影响，因此有研究按照 ARDS 诊断第 1 天的 PaO_2/FiO_2 值进行严重程度的分组，发现在第 2 天时该值会发生很大变化。进一步的研究也发现，诊断 ARDS 当天的 PaO_2/FiO_2 与患者病死率并不相关，而第 2 天经过治疗后的 PaO_2/FiO_2 可以更准确地反映 ARDS 的严重程度并准确预测预后。Bos 等共分析了 519 例 ARDS 患者，按照 PaO_2/FiO_2 为 150mmHg 及设置 PEEP 为 10mmHg 将患者分成 4 组，发现根据第 1 天的结果来分组，病死率无显著差异。然而，按照第 2 天的结果分组，PaO_2/FiO_2＞150mmHg 的患者病死率不足 30%，而在 PEEP 水平≥10mmHg 的情况下 PaO_2/FiO_2＜150mmHg 的患者，病死率达 50% 以上。此外，患者的肺部基础情况也同样会影响 PaO_2/FiO_2 预测预后的结果。因此，在判断患者预后的时候，需要联合 PaO_2/FiO_2 及其他指标一同考虑。

五、基于 ARDS 亚型有利于分层诊断

理想的分层诊断不仅可以反映患者的危重程度及预后，同时可以导向合理的治疗。然而目前的标准仍然无法满足上述需求，因此寻求可以反映 ARDS 病理生理的生物标志物，结合临床特点，指导临床治疗至关重要。

根据患者的各种表型，将患者分成不同亚型，有利于临床的诊疗。Calfee 等针对纳入 2 项随机对照研究的 ARDS 患者进行分析，通过前类别分析将所有 ARDS 患者分成 2 个亚组，发现 2 组的病死率、无机械通气时间及无器官功能障碍时间存在显著差异。进一步减少代表不同亚型的指标，最后发现使用 IL-6、可溶性肿瘤坏死因子受体 1（sTNFr-1），及是否使用血管活性药物 3 个指标就可以将 ARDS 患者准确地分型。进一步研究发现这两个亚型对 PEEP 的反应存在显著差异。符合亚型 1 的使用高 PEEP 患者的病死率显著高于低 PEEP 的病死率（24% *vs.* 16%），相反，符合亚型 2 的使用高 PEEP 患者的病死率为 42%，而是用低 PEEP 的病死率为 51%。因此，通过该方法进行的 ARDS 分型可以指导 PEEP 水平的设置。此外，按照不同亚型进行分类还可以指导 ARDS 患者的液体管理。通过进一步研究发现这两个亚型的表达非常稳定，证明采用此方法进行分类的可行性和准确性。

综上所述，目前按照 ARDS 柏林标准进行危重程度的分层判断存在较大局限性，不能有效指导患者治疗。根据 PaO_2/FiO_2＜150mmHg 进行危重程度分层，可以更好地区分患者的病情危重程度，肺不均一性的差异，且有利于进行合理的治疗。然而，这种分层方法仍然存在一定的局限性，且目前的证据较少，值得进一步研究证实。新表型的分类可能有助于 ARDS 的诊断及治疗。

（东南大学附属中大医院　谢剑锋　邱海波）

参考文献

[1] Bellani G, Laffey JG, Pham T, et al. Epidemiology, Patterns of Care, and Mortality for Patients with Acute Respiratory

Distress Syndrome in Intensive Care Units in 50 Countries. JAMA, 2016, 315: 788-800.

[2] Fan E, Brodie D, Slutsky AS. Acute Respiratory Distress Syndrome: Advances in Diagnosis and Treatment. JAMA, 2018, 319: 698-710.

[3] ARDS Definition Task Force. Acute Respiratory Distress Syndrome: the Berlin Definition. JAMA, 2012, 307: 2526-2533.

[4] Caironi P, Carlesso E, Cressoni M, et al. Lung Recruitability Is Better Estimated According to the Berlin Definition of Acute Respiratory Distress Syndrome at Standard 5 cmH_2O Rather Than Higher Positive End-expiratory Pressure: a Retrospective Cohort Study. Crit Care Med, 2015, 43: 781-790.

[5] Hernu R, Wallet F. Thiollière F, et al. An Attempt to Validate the Modification of the American-European Consensus Definition of Acute Lung Injury/Acute Respiratory Distress Syndrome by the Berlin Definition in A University Hospital. Intensive Care Med, 2013, 39:2161-2170.

[6] Guérin C, Reignier J, Richard JC, et al. Prone Positioning in Severe Cute Respiratory Distress Syndrome. N Engl J Med, 2013, 368:2159-2168.

[7] Papazian L, Forel JM, Gacouin A, et al. Neuromuscular Blockers in Early Acute Respiratory Distress Syndrome. N Engl J Med, 2010, 363: 1107-1116.

[8] Maiolo G, Collino F, Vasques F, et al. Reclassifying Acute Respiratory Distress Syndrome. Am J Respir Crit Care Med, 2018, 197: 1586-1595.

[9] Gattinoni L, Pesenti A, Matthay M. Understanding Blood Gas Analysis. Intensive Care Med, 2018, 44(1):91-93.

[10] Villar J, Blanco J, del Campo R, et al. Assessment of PaO_2/FiO_2 for Stratification of Patients with Moderate and Severe Acute Respiratory Distress Syndrome. BMJ Open, 2015, 5:e006812.

[11] Bos LD, Cremer OL, Ong DS, et al. External Validation Confirms the Legitimacy of A New Clinical Classification of ARDS for Predicting Outcome. Intensive Care Med, 2015, 41: 2004-2005.

[12] Calfee CS, Delucchi K, Parsons PE, et al. Subphenotypes in Acute Respiratory Distress Syndrome: Latent Class Analysis of Data from Two Randomised Controlled Trials. Lancet Respir Med, 2014, 2(8): 611-620.

[13] Famous KR, Delucchi K, Ware LB, et al. Acute Respiratory Distress Syndrome Subphenotypes Respond Differently to Randomized Fluid Management Strategy. Am J Respir Crit Care Med, 2017, 195:331-338.

[14] Delucchi K, Famous KR, Ware LB, et al. Stability of ARDS Subphenotypes over Time in Two Randomised Controlled Trials. Thorax, 2018, 73(5):439-445.

第二节　呼吸机相关肺损伤防治重点：容量伤还是萎陷伤

呼吸机相关肺损伤（ventilator induced lung injury，VILI）与机械通气如影随形，急性呼吸窘迫综合征（acute respiratory distress syndrome，ARDS）以弥漫性肺泡损伤，有效肺通气单位减少为主要病理特征。在此基础上，VILI 易加重 ARDS 患者的肺损伤。因此，防治 VILI 对 ARDS 患者至关重要。

一、VILI 的发生机制

ARDS 患者 VILI 的发生机制主要有以下 3 个方面。

1. 容量伤 机械通气中，过大的应力使肺实质过度扩张而造成的肺损伤称之为容量伤。此外还有气压伤这一概念，究其本质，过高气道压力造成的结果也是肺实质过度牵张。因此，对机械通气过程中，由过大的压力或容量造成的肺损伤，可一并归为容量伤。

2. 萎陷伤 萎陷伤主要有 2 种存在形式：一种是因 ARDS 患者肺泡结构破坏，肺泡表面活性物质减少，使得肺泡在呼吸过程中无法维持正常开放状态，而表现为肺泡随呼吸运动反复开放和塌陷，对肺实质造成损害；另一种则是因为 ARDS 造成非均质肺损伤，使得正常和非正常开放的肺组织之间形成一应力扩增界面，伴随呼吸运动，在这一界面上产生巨大的剪切力，进一步损伤肺组织。这两种损伤机制均与肺泡萎陷相关，因此统称为萎陷伤。

3. 生物伤 容量伤与萎陷伤造成肺实质机械性损伤，而机械性损伤诱导肺组织炎症反应，造成全身炎症反应综合征，形成对肺和肺外器官的炎症损伤，称为生物伤。

二、VILI 防治策略及相关证据

在 VILI 发生发展过程中，容量伤与萎陷伤何者占据主导地位，目前尚无定论。为了预防 VILI，目前针对 ARDS 患者所使用的肺保护性通气策略，集中体现了以下两种思路。

1. 小潮气量通气 小潮气量通气（low tidal volume，LTV）目的在于控制潮气量，减少容量伤发生的风险。迄今为止，有 6 项 RCT 评估了 LTV 对 ARDS 患者预后的影响，对这些研究的荟萃分析显示，将 ARDS 患者的潮气量控制在 4～6ml/kg（理想体重），可以降低患者 28 天病死率和出院病死率。基于以上循证医学证据，LTV 成为 ARDS 患者 VILI 防治的基础治疗措施。

2. 肺开放策略 LTV 有效避免了容量伤，但对 ARDS 造成的肺泡萎陷却无法纠正，由于在机械通气过程中刻意控制潮气量和平台压，可造成肺萎陷的进一步加重，使得萎陷伤的发生概率增加。据此，研究者们提出了肺开放策略，肺开放策略的核心措施有两点：一是肺复张，通过短时间应用高水平的气道压力，促进萎陷肺泡复张，减轻肺部病变的不均一性，减少非均质肺部病变造成的应力扩增；二是使用较高水平的呼气末正压（positive end expiratory pressure，PEEP），维持肺泡在呼气相的开放状态，避免肺泡反复开放和塌陷造成的肺实质损伤。

理论上，肺开放策略对 ARDS 患者大有裨益。但相比 LTV 有大量基础研究和临床研究证实其获益，现有的临床研究却没能提供充分的证据证实肺开放策略能为 ARDS 患者带来获益。研究显示，肺复张不能减少 ARDS 患者 VILI 发生，提高患者生存率。而 3 项 RCT 比较了高水平 PEEP（约 15cmH_2O）和低水平 PEEP（约 8cmH_2O）对 ARDS 患者的影响，高水平 PEEP 并不能改善 ARDS 患者预后。2017 年发表的 ART 研究是迄今为止评价肺开放策略临床效果的规模最大的 RCT，共纳入来自 9 个国家 120 家 ICU 的 1010 例中重度 ARDS 患者，其目的是明确肺开放策略是否能降低中重度 ARDS 患者病死率。但结果显示，肺复张联合高水平 PEEP 增加了患者的 6 个月病死率和机械通气天数，并导致气胸和气压伤的发生率增高。

三、VILI 防治的重点

结合已有的研究结果，对于 VILI 的临床防治，以下问题值得关注。

1. LTV 是防治 VILI 的基础　LTV 是目前为止能够降低 ARDS 患者病死率的最有效措施，而且 LTV 的不良反应相对可控，不会造成严重的附加损害。

2. 萎陷伤客观存在，但萎陷伤难以完全消除　肺开放策略的初衷在于使萎陷肺泡复张，消灭肺部病变的不均一性。但在临床应用中，肺复张联合高水平 PEEP 却并未给患者带来获益，其原因可能如下。①肺复张并不能使所有萎陷肺泡恢复到正常通气状态。短暂增加的复张压力造成以下几种可能的结果。第一，部分萎陷肺泡重新充气开放，但肺泡结构的破坏和肺泡表面活性物质的减少并未得到解决，这使得重新开放的肺泡呈现为不良充气状态。第二，部分重力依赖区域的实变肺组织仍无法开放。第三，正常开放的肺泡过度膨胀。而由此造成的后果是，肺组织的不均一病变并未得到消除，在实变、充气不良和过度膨胀的肺组织之间，应力扩增界面依然存在，剪切力造成的肺损伤无法避免。② PEEP 的作用体现在维持肺泡开放，由于重力作用，越靠近 ARDS 患者背部，维持肺泡开放所需的 PEEP 水平越高。相比低水平 PEEP，应用高水平 PEEP 可以维持更多的肺泡在呼气末开放，但仍不足以维持所有肺泡开放，特别是靠近重力依赖区域的肺泡。因此，高水平 PEEP 并不能消灭由肺泡反复开放和塌陷带来的肺损伤，仅能减少此类损伤，或者将这类损伤发生部位向重力依赖区域转移。③理想的肺开放策略需要的压力水平过高，风险与获益不成比例。开放肺泡需要克服的阻力主要来自于肺组织的重力、小气道和肺泡的表面张力及胸廓的弹性回缩力。根据研究者的测算，为达到肺泡完全开放的目的，需要使用约 45cmH_2O 的气道平台压进行肺复张，同时使用约 20cmH_2O 的 PEEP 维持肺泡开放。而在这一压力水平下，血流动力学紊乱、高碳酸血症、肺实质过度牵张等不良反应的发生率将会显著增加，从而使患者难以从肺开放措施中获益。

四、进一步的研究方向

如上所述，肺开放策略在防治 VILI 中的作用正在被挑战，什么是最佳的 VILI 防治策略需要进一步的研究去证实和检验。在开展相关研究时，以下问题需要关注。①现有的研究在评价肺保护性通气策略的作用时，往往将保护性通气（LTV＋中等水平 PEEP）与非保护性通气（大潮气量＋低水平 PEEP）进行比较，虽然保护性通气能改善 ARDS 患者预后，但如前所述，PEEP 并不能给患者带来获益，由此产生一个疑点：保护性通气的临床获益可能全部是由 LTV 带来的，中等水平的 PEEP 甚至部分抵消了这些获益。因此，在日后的研究中，有必要探讨 LTV＋低水平 PEEP 这一通气策略对 ARDS 患者的作用，以进一步厘清 LTV 和肺开放策略在 VILI 预防中的作用孰轻孰重。② ARDS 是一临床综合征，迥异的病因和不同的疾病阶段，决定了 ARDS 患者对于肺开放策略具有不同的临床反应。迄今为止评价肺保护性通气策略的多数研究，都是在一个混杂的异质性 ARDS 患者群体中探讨这一问题的，由此得出的结论值得商榷。而为了进一步评价肺开放策略的作用，需要仔细筛选研究对象，尽可能在一同质群体中去评价其作用，明确肺开放策略的临床价值和适用对象。

在 ARDS 患者 VILI 的发生发展过程中，容量伤与萎陷伤是客观并存的，并可能相互恶化的 2 种损伤因素。结合已有的循证医学证据，LTV 仍是 ARDS 患者肺保护性通气的核心措施；而基于肺开放策略，采用高气道平台压进行肺复张和使用高水平的 PEEP，可能并不足以消灭萎陷伤，甚至带来进一步危害，其临床价值需要进一步评估，应用应审慎。

（武汉大学中南医院　刘　畅　彭志勇）

参考文献

［1］Petrucci N, De Feo C. Lung protective ventilation strategy for the acute respiratory distress syndrome. Cochrane Database Syst Rev, 2013, 2:CD003844.

［2］Brower RG, Lanken PN, MacIntyre N, et al. Higher versus lower positive end-expiratory pressures in patients with the acute respiratory distress syndrome. N Engl J Med, 2004, 351(4):327-336.

［3］Meade MO, Cook DJ , Guyatt GH, et al. Ventilation strategy using low tidal volumes, recruitment maneuvers, and high positive end-expiratory pressure for acute lung injury and acute respiratory distress syndrome: a randomized controlled trial. JAMA, 2008, 299(6):637-645.

［4］Mercat A, Richard JCM, Vielle B, et al. Positive End-Expiratory Pressure Setting in Adults With Acute Lung Injury and Acute Respiratory Distress Syndrome. JAMA, 2008, 299(6):646-655.

［5］Cavalcanti AB, Suzumura ÉA, Laranjeira LN, et al. Effect of Lung Recruitment and Titrated Positive End-Expiratory Pressure (PEEP) vs Low PEEP on Mortality in Patients With Acute Respiratory Distress Syndrome: A Randomized Clinical Trial. JAMA, 2017, 318(14):1335-1345.

［6］Gattinoni L, Quintel M, Marini JJ. Volutrauma and atelectrauma: which is worse? Critical Care, 2018, 22(1):264-266.

［7］Cruz FF, Ball L, Rocco PRM, et al. Ventilator-induced lung injury during controlled ventilation in patients with acute respiratory distress syndrome: less is probably better. Exp Rev Respir Med, 2018, 12(5):403-414.

［8］Cressoni M, Chiurazzi C, Chiumello D, et al. Does high PEEP prevent alveolar cycling? Med Klin Intensivmed Notfmed, 2017, 113(1):7-12.

［9］Cipulli F, Vasques F, Duscio E, et al. Atelectrauma or volutrauma: the dilemma. J Thorac Dis, 2018, 10 (3):1258-1264.

第三节　优化 ARDS 肺保护性通气策略需考虑限制驱动压

小潮气量通气明显降低 ARDS 患者的病死率，是肺保护性通气的核心内容。然而以患者理想千克体重作为潮气量设置的依据，显然难以与 ARDS 的严重程度匹配，可能难以有效减缓呼吸机相关性肺损伤（ventilator induced lung injury，VILI）的发生。ARDS 患者严重程度不同，肺顺应性下降的程度也有差异，有学者提出根据 ARDS 患者呼吸系统顺应性变化标化潮气量的设置，提出了驱动压的概念，并作为指导 ARDS 患者潮气量设置的安全限值。

一、驱动压的概念及监测

驱动压（driving pressure，ΔP）是指克服肺的弹性阻力和胸壁弹性阻力完成吸气所需要的压力，反映吸气过程呼吸系统静态压力的改变，与潮气量（tidal volume，Vt）成正比，与呼吸系统顺应性成反比。其公式表示为 Vt 与 Crs 之比（ΔP＝Vt/Crs）。对于无自主呼吸的患者，ΔP 等于吸气平台压（inspiratory plateau pressure，Pplat）与呼气末正压（positive end expiratory pressure，PEEP）的差值（ΔP＝Pplat－PEEP）。驱动压可通过呼吸机波形在床旁实时进行监测，与跨肺压相比具有更好的临床可行性。

二、驱动压导向的 ARDS“安全”潮气量设置

肺泡塌陷是 ARDS 患者重要的病理生理特征，导致呼气末肺容积减少及呼吸系统顺应性下降。研究显示，呼吸系统静态顺应性（Crs）与 ARDS 患者的呼气肺容积显著正相关，Crs 降低提示肺泡塌陷增加，呼气末肺容积减少。ΔP 是根据患者 Crs 标化的潮气量，体现了根据 ARDS 严重程度设置潮气量进而减缓 VILI 的理念。Amato 等采用多层中介效应分析的 9 项随机对照研究中 3562 例 ARDS 患者的再次分析发现，ΔP 是影响预后最重要的因素，随着驱动压的升高 ARDS 患者病死率呈增加趋势，ΔP＞15cmH_2O 时 ARDS 患者死亡的相对风险超过 1。此后，对于 787 例 ARDS 数据的二次分析也显示，ΔP 是 ARDS 患者 90 天病死率的独立危险因素（*OR* 1.05，95%*CI* 1.02～1.08，*P*=0.005），ΔP 超过＞15cmH_2O 校正后病死率明显增加。1 项回顾性研究也证实 ΔP 是 ARDS 患者住院病死率的独立危险因素。虽然也有研究显示在 ΔP＞19cmH_2O 时 ARDS 患者病死率明显增加，目前大多数学者认为，在胸壁顺应性无异常情况下，以 ΔP＜15cmH_2O 作为潮气量设置时参考的安全限值更为合适，但上述结果均来自回顾性研究，仍需要前瞻性随机对照研究进一步证实。此外，驱动压影响 ARDS 存活患者远期肺功能。近期 1 项纳入 22 例中重度 ARDS 患者的前瞻性队列研究发现，入院 24 小时内驱动压低于 13cmH_2O 的患者，远期肺功能及纤维化指标均优于驱动压高于 13cmH_2O 的患者，驱动压与患者出院后 1 个月及 6 个月肺功能相关。临床上在无自主呼吸容量控制通气模式下，测定不同潮气量下的驱动压，明确个体患者机械通气潮气量的安全限值，对于潮气量的个体化设置和调整至关重要。

三、驱动压是限制平台压肺保护性通气策略的必要补充

在 ARDS 患者 PEEP 确定后，为了避免吸气末肺容积过高必须对潮气量进行限制，使吸气末肺容积和压力不超过某一水平，以减少机械通气的容积伤和气压伤。平台压是吸气末暂停时的气道压力，反映吸气末的肺泡内压。目前比较公认的观点是对于机械通气的 ARDS 患者平台压应不超过 30cmH_2O。也有学者认为平台压在 25～27cmH_2O 较 28～30cmH_2O 更有利于减少过度膨胀，建议平台压应不超过 28cmH_2O。在胸壁顺应性无明显异常的情况下，平台压可作为反映吸气末跨肺压的简单

可行的临床指标，但是平台压不能直接反映患者每次吸气过程中吸入潮气量导致的肺泡内压力变化，即使在平台压不超过 30cmH$_2$O 的情况下，也可能由于患者潮气量过大或肺顺应低，导致每次吸气过程中肺泡受到潮汐性牵张力过大而出现肺损伤。驱动压反映每次吸气时肺泡内压力增加值，在限制平台压的同时也应该限制驱动压作为肺保护性通气的必要补充。平台压和驱动压的监测目标都在于避免 ARDS 患者机械通气时应力过高，且都具有一定的局限性，临床上 ARDS 的肺保护性机械通气设置应同时考虑平台压与驱动压的安全限值。

四、驱动压与非 ARDS 患者的潮气量设置

小潮气量和限制驱动压对减少非 ARDS 患者呼吸系统相关并发症及 ARDS 的发生同样至关重要。纳入 2127 例非 ARDS 术后患者的荟萃分析显示，随着潮气量的增加，患者术后肺部并发症的发生风险也明显增加。纳入 15 项 RCT 研究共 2679 例术后机械通气患者的荟萃分析显示，随着驱动压的升高术后肺部并发症的发生风险也明显增加，驱动压升高是肺部并发症的独立危险因素。2018 年前瞻性多中心观察性研究数据的二次分析显示，对于患者至少存在 1 项 ARDS 高危因素的患者，驱动压是导致高危患者 7 天内进展为 ARDS 的危险因素，截断值在 11.5cmH$_2$O 时灵敏度为 72%，特异度为 73%。而 ARDS 发生风险与潮气量、PEEP 和其他基础危险因素无关。虽然非 ARDS 患者驱动压影响肺部并发症及 ARDS 的发生，但其与非 ARDS 患者病死率的关系仍不明确，近期研究显示非 ARDS 患者机械通气第 1 天的驱动压与住院病死率无关。对于非 ARDS 患者潮气量的设置应该关注并限制驱动压，低驱动压有益于减缓呼吸系统并发症及 ARDS 的发生。但是非 ARDS 患者驱动压限制的安全范围目前仍不清楚，需要进一步研究明确。

五、驱动压与胸壁顺应性异常患者的潮气量设置

驱动压反映克服肺弹性阻力和胸壁弹性阻力完成吸气所需要的压力，在考虑驱动压作为潮气量设置的安全限值时需要关注胸壁顺应性的影响。一般情况下驱动压可用于预测跨肺压水平，无需常规测定跨肺驱动压。近期对 150 例 ARDS 患者的研究显示，驱动压与跨肺压成明显正相关（r^2=0.581，P<0.01），以 ΔP<15cmH$_2$O 预测跨肺压<24cmH$_2$O 的曲线下面积 ROC 为 0.884。但是在胸壁顺应性严重异常的患者中，驱动压反映跨肺压的准确性下降（采用既定的驱动压将高估实际跨肺压），以 ΔP<15cmH$_2$O 作为潮气量设置的安全限值可能并不合适。

胸壁顺应性改变在重症患者中并不少见，包括 6 个国家 13 家 ICU 进行的横断面调查研究显示，腹腔高压（IAP≥12mmHg）发生率高达 50.5%，8.2% 的患者发生腹腔间隔室综合征（IAP≥20mmHg）体质量指数是与 IAH 显著相关的唯一风险因素。针对 362 例 ARDS 患者的回顾性研究发现，与非肥胖患者相比，不同体质量指数的肥胖 ARDS 患者（>30kg/m^2）驱动压与病死率无关。肥胖患者胸壁顺应性降低使得驱动压不能准确地反映跨肺压是导致上述研究结果的重要原因。对于胸壁顺应性降低的患者，既定的驱动压作用在胸壁的比例增加，作用于肺的压力比例降低。仍然以 ΔP<15cmH$_2$O 作为潮气量设置的安全限值将会低估潮气量的安全范围。由于个体患者胸壁顺应性下降的程度不同，此

时很难通过驱动压准确预测跨肺压并指导潮气量的设置，对于严重胸壁顺应异常的 ARDS 患者建议通过食管压直接测定跨肺压或跨肺驱动压指导潮气量的选择。

总之，驱动压是克服肺弹性阻力和胸壁弹性阻力完成吸气所需要的压力，与 ARDS 患者预后密切相关。胸壁顺应性无异常的情况下，驱动压可反映跨肺压，用作 ARDS 患者潮气量设置的安全限值，并作为限制平台压肺保护性通气策略的必要补充。驱动压高与患者术后呼吸系统并发症及高危患者发生 ARDS 的比例相关，但非 ARDS 患者驱动压限制的安全范围目前仍不清楚。目前关于驱动压的研究多为回顾性，采用驱动压作为潮气量设置的安全限值仍需前瞻性研究进一步探讨。

（东南大学附属中大医院　刘　玲）

参考文献

[1] Acute Respiratory Distress Syndrome Network, Brower RG, Matthay MA, et al. Ventilation with lower tidal volumes as compared with traditional tidal volumes for acute lung injury and the acute respiratory distress syndrome. N Engl J Med, 2000, 342(18): 1301-1308.

[2] Amato MB, Meade MO, Slutsky AS, et al. Driving pressure and survival in the acute respiratory distress syndrome. N Engl J Med, 2015, 372(8):747-755.

[3] Xie J, Jin F, Pan C, et al. The effects of low tidal ventilation on lung strain correlate with respiratory system compliance. Crit Care, 2017, 21(1):23.

[4] Guérin C, Papazian L, Reignier J. Effect of driving pressure on mortality in ARDS patients during lung protective mechanical ventilation in two randomized controlled trials. Critical Care, 2016, 20:384.

[5] Robert R, Le Gouge A, Kentish-Barnes N, et al. Correction to: Terminal weaning or immediate extubation for withdrawing mechanical ventilation in critically ill patients (the ARREVE observational study). Intensive Care Med, 2017, 43(12):1942-1943.

[6] Villar J, Mart C, Dom AM, et al. A quantile analysis of plateau and driving pressures: effects on mortality in patients with acute respiratory distress syndrome receiving lung-protective ventilation. Crit Care Med, 2017, 45(5):843-850.

[7] Toufen Junior C, De Santis Santiago RR, Hirota AS, et al. Driving pressure and long-term outcomes in moderate/severe acute respiratory distress syndrome. Ann Intensive Care, 2018, 8:119.

[8] Serpa Neto A, Hemmes SN, Barbas CS, et al. Protective versus conventional ventilation for surgery: A systematic review and individual patient data meta-analysis. Anesthesiology, 2015, 123(1): 66-78.

[9] Neto AS, Hemmes SN, Barbas CS, et al. Association between driving pressure and development of postoperative pulmonary complications in patients undergoing mechanical ventilation for general anaesthesia: a meta-analysis of individual patient data. Lancet Respir Med, 2016, 4(4): 272-280.

[10] Blondonnet R, Joubert E, Godet T, et al. Driving pressure and acute respiratory distress syndrome in critically ill patients. Respirology, 2018.

[11] Schmidt MF, Amaral AC, Fan E, et al. Driving Pressure and Hospital Mortality in Patients without ARDS: A Cohort 2 Study. Chest, 2017, 153:46-54.

[12] Malbrain ML, Chiumello D, Pelosi P, et al. Prevalence of intra-abdominal hypertension in critically ill patients: a multicentre epidemiological study. Intensive Care Med, 2004, 30(5):822-829.

[13] De Jong A, Cossic J, Verzilli D, et al. Impact of the driving pressure on mortality in obese and non-obese ARDS patients: a retrospective study of 362 cases. Intensive Care Med, 2018, 44(7): 1106-1114.

第四节 肺开放策略改善 ARDS 患者肺通气的再评价

急性呼吸窘迫综合征（ARDS）是重症患者发生呼吸衰竭的重要原因之一。其病理特征为肺容积减少、肺顺应性下降、通气 / 血流比例失调。呼气末肺泡开放和改善肺的不均一性是改善 ARDS 患者通气的关键。

2017 年美国胸科学会（American Thoracic Society，ATS）/ 欧洲重症医学会（European Society of Intensive Care Medicine，ESICM）/ 美国重症医学会（Society of Critical Care Medicine，SCCM）制定了成年 ARDS 患者的机械通气相关指南，该指南推荐 ARDS 患者应接受限制潮气量［4～8ml/kg（理想体重）］和吸气压（平台压＜30cmH$_2$O）的通气策略（强推荐，疗效评价为中等信度）。这种小潮气量的通气策略可能会改善 ARDS 患者的氧合，达到更均一的通气，降低患者对镇静剂的需求，降低呼吸机相关肺损伤的发生。但是如此小潮气量的通气方式在使用时是低容量性的，缺乏充分的压力支持，不能使萎陷的肺泡扩张，不能从根本上解决肺泡开放进而改善肺的不均一性。因此，针对 ARDS 患者的机械通气，该指南推荐肺开放策略为中重度 ARDS 患者接受肺复张及较高而不是较低水平的呼气末正压（positive end expiratory pressure，PEEP）（条件性推荐，疗效评价为中等信度）。大量研究表明，对于高可复张性患者肺复张及复张后维持一个较高的压力（PEEP）能够改善 ARDS 患者的肺容积，使塌陷的肺泡复张，提高肺的顺应性，改善氧合。对于低可复张中重度 ARDS 患者，实施肺复张反而会因为压力较高出现气压伤，此时俯卧位通气似乎更适合肺泡的复张。目前以跨肺压为目标对 PEEP 进行个体化管理普遍被临床接受（RCT 研究结果也显示以跨肺压指导 PEEP 的选择结果令人满意）。针对肺复张虽然一些试验报道的血流动力学危害发生率差异较大（多数为短暂性低血压），但是除了对已存在低血容量或休克患者进行肺复张需慎重外，指南仍建议对中重度 ARDS 患者接受肺复张。在 1 项纳入 2299 例中重度 ARDS 患者的系统回顾及 meta 分析中，与低 PEEP 相比，高 PEEP 组病死率降低（分别为 34.1% *vs.* 39.1%，P=0.049）。1 项纳入 1594 例 ARDS 患者的 meta 分析中，肺复张降低住院病死率，而且不增加不良事件风险。另外 1 项纳入 200 例中重度 ARDS 患者的随机临床试验显示，肺开放策略改善氧合及驱动压，对病死率、无机械通气时间或气压伤没有不良影响。以上证据表明，肺开放策略对于改善 ARDS 患者肺通气是有益的。

然而，2017 年 9 月在 *JAMA* 杂志上发表的 1 篇文章《肺复张及滴定 PEEP 增加 ARDS 患者 28 天病死率》引起了学术界广泛的关注，从而引发学者们对肺开放策略能够改善 ARDS 患者肺通气的重新评价。该项研究目的是与传统低 PEEP 策略相比，观察肺复张及根据呼吸系统最佳顺应性进行 PEEP 滴定能否降低中重度 ARDS 患者 28 天病死率。这项多中心随机临床试验在 9 个国家 120 家 ICU 进行，入选患者为中重度 ARDS 患者。研究方法为肺复张及根据呼吸系统最佳顺应性滴定 PEEP，低 PEEP 组则按照 FiO_2/PEEP 表格设定 PEEP。主要预后终点为 28 天全因病死率，次要预后终点是 ICU 住院日、总住院日、28 天内无机械通气天数、7 天内需要引流的气胸比例、7 天内气压伤的比例及 ICU 病死率、住院病死率和 6 个月病死率。结果显示，与对照组相比，试验组 6 个月病死率增加（65.3% *vs.* 59.9%），平均无机械通气天数减少（5.3 天 *vs.* 6.4 天），需要引流的气胸风险（3.2% *vs.* 1.2%）及气压伤风险（5.6% *vs.* 1.6%）均增加。2 组 ICU 住院日、总住院日、ICU 病死率及住院病死率无显著差异。该研究必现，对于中重度 ARDS 患者，与低 PEEP 相比，肺复张及根据呼吸系统最佳顺应性滴定 PEEP 策略增加 28 天全因病死率。这一研究结果的出现引发学术界广泛的关注和争议。有些学者们针对此项研究结论提出了质疑，McKown 等认为得出这样的研究结果是该研究方案采用潮气量 5ml/kg（理想体重），在此条件下根据最大顺应性确定 PEEP。如果多个 PEEP 水平下的顺应性相似（在 1ml/cmH_2O 内），则将 PEEP 设置为上述最大值以上 2cmH_2O。这种方法可能导致在潮气量 5ml/kg（理想体重）的情况下，通气接近 PV 曲线的高位转折点，很多患者接受的潮气量超过了 PEEP 递减法中确定最大顺应性使用的潮气量。这种个体化设置 PEEP 无意中增加了吸气末肺过度膨胀导致气胸的风险，而对照组采用统一方法设置较低 PEEP 避免了这种过度膨胀的危害。 Barbas 等认为出现这样的研究结果可能与以下因素有关：第一，该研究肺复张时间很短，而且没有通过肺影像学检查进行监测。第二，该研究未对肺复张的效果进行检查。由于此研究为多中心研究，经过培训但缺乏经验的临床医师或许未能发现并及时处理肺复张过程中可能出现的可逆性并发症。第三，部分 ARDS 患者未能根据治疗方案的要求，在设置 PEEP 后进行第 2 次肺复张，也可能影响肺复张及 PEEP 策略的疗效。第四，在肺复张前使用俯卧位，也可能对研究结果造成一定的影响。由于上述原因的存在，得出完全不一样的试验结果也是完全可能的。针对这些质疑，文章中也做了详细的解释：第一，针对他们使用的个体化设置 PEEP 的方法可能是造成肺复张及 PEEP 滴定组患者病死率较高的原因，基于既往系列研究结果，当多个 PEEP 水平下的顺应性相似时，将 PEEP 设置在上述最高水平之上 2cm H_2O。试验组的平均 PEEP 水平与其他高 PEEP 研究相似。在 PEEP 滴定过程中，使用的潮气量为 5ml/kg（理想体重），尽管在维持通气过程中使用的潮气量为 6ml/kg（理想体重）（如果平台压＞30cmH_2O，潮气量更低）。但这两个阶段潮气量的微小差异不可能显著影响适宜的 PEEP 水平。第二，针对肺复张时间较短的疑问，研究者认为已有证据显示，肺复张多发生在持续充气 10 秒内，此后低血压的风险就会增加。第三，在此项试验中，采取了多种措施保证试验方案的实施，如对所有中心进行实地访查和培训，采用床旁说明书指导具体操作步骤，并在每例患者入选后立即联系参研中心，以保证研究方案的依从性，没有证据表明不同中心病死率存在异质性。第四，针对部分患者在 PEEP 滴定后未接受第 2 次肺复张，研究者解释根据试验方案要求，第 1 次肺复张过程中一旦发生并发症，就不应进行第 2 次肺复张。第五，针对俯卧位通气的问题，研究者认为在 PROSEVA 试验证实俯卧位的疗效后，引入俯卧位通气符合伦理学研究，而且不应作为混杂因素，因为 2 组患者接受俯卧位通气的比例相似。第六，该研究结果可能与高氧及肺泡牵张有关。虽然有生理研究提示高氧与肺泡牵张之间存在相互作用，但临床意义尚不明确。高氧造成的肺损伤能够引起水肿、纤维化及血管重构等类似 ARDS 的改变，高氧联合肺泡牵张可能对肺泡上皮细胞造成更多危害。

由此看来，由于目前对肺复张的手法、压力的选择、频率及肺复张后 PEEP 的选择没有统一的标准，因此对临床预后的影响得出不一致的结论也是可能的。但无论如何，我们在临床实践过程中对实施肺开放策略前评估是必须的，通过评估可以判断哪些患者能够通过肺开放策略获益。如对于那些中重度具有高可复张 ARDS 患者实施肺复张及选择高 PEEP 仍是目前复张塌陷肺泡、维持肺泡开放、改善肺不均一性的较为有效的措施；对于低可复张中重度 ARDS 患者，实施肺复张反而会因为压力较高出现气压伤，此时俯卧位通气似乎更适合肺泡的复张。患者的循环稳定与否，液体管理是否得当等都会影响肺开放策略的结果。随着对 ARDS 患者病理生理学变化特点研究的深入，对肺复张之前的评估、复张手法的规范及复张之后评价体系的完备，肺开放策略对于改善 ARDS 患者肺通气及预后将会有更为可信的结论。

（内蒙古医学院附属医院　周丽华）

参考文献

[1] Fan E, dEL Sorbo L, Goligher EC, et al. An Official American Thoracic Society/European Society of Intensive Care Medicine/Society of Critical Care Medicine Clinical Practice Guideline: Mechanical Ventilation in Adult Patients with Acute Respiratory Distress Syndrome. Am J Respri Crit Care Med, 2017, 195:1253-1263.

[2] Morris IS, Lane AS, Seppelt I. Lung Recruitment and Positive End-Expiratory Pressure Titration in Patients with Acute Respiratory Distress Syndrome.JAMA, 2018, 319 (9): 933-934.

[3] McKown AC, Semler MW, Rice TW, et al. Lung Recruitment and Positive End-Expiratory Pressure Titration in Patients with Acute Respiratory Distress Syndrome. JAMA, 2018, 319 (9): 932-933.

[4] Barbas CSV, Nemer SN.Lung Recruitment and Positive End-Expiratory Pressure Titration in Patients with Acute Respiratory Distress Syndrome. JAMA, 2018, 319 (9): 933.

[5] Cavalcanti AB, Suzumura ÉA, Laranjeira LN, et al. Effect of Lung Recruitment and Titrated Positive End-Expiratory Pressure (PEEP) vs Low PEEP on Mortality in Patients with Acute Respiratory Distress Syndrome: A Randomized Clinical Trial. JAMA, 2017, 318 (14): 1335-1345.

[6] McKown AC, Semler MW, Rice TW. Lung Recruitment and Positive End-Expiratory Pressure Titration in Patients with Acute RespiratoryDistressSyndrome. JAMA, 2018, 319(9):932-933.

[7] Morris IS, Lane AS, Seppelt I. Lung Recruitment and Positive End-Expiratory Pressure Titration in Patients with Acute Respiratory Distress Syndrome. JAMA, 2018, 319(9):933-934.

[8] Alexandre BC, Marcelo BPA, Carlos RRC. Lung Recruitment and Positive End-Expiratory Pressure Titration in Patients with Acute Respiratory Distress Syndrome—Reply. JAMA, 2018, 319(9):934-935.

[9] Cressoni M, Chiumello D, Algieri I, et al. Opening pressures and atelectrauma in acute respiratory distress syndrome. Intensive Care Med, 2017, 43: 603-611.

[10] Bellani G, Laffey JG, Pham T, et al. Epidemiology, Patterns of Care, and Mortality for Patients with Acute Respiratory

Distress Syndrome in Intensive Care Units in 50 Countries.JAMA, 2016, 315:788-800.

[11] Chiumello D, Brochard L, Marini JJ, et al. Respiratory support in patients with acute respiratory distress syndrome: an expert opinion. Crit Care, 2017, 21:240.

[12] Erratum: An Official American Thoracic Society/European Society of Intensive Care Medicine/Society of Critical Care Medicine Clinical Practice Guideline: Mechanical Ventilation in Adult Patients with Acute Respiratory Distress Syndrome.Am J Respri Crit Care Med, 2017, 195:1540.

第五节 肺内源性及肺外源性 ARDS 有何不同

急性呼吸窘迫综合征（ARDS）是由各种肺内外因素引起的弥漫性炎症性肺损伤，导致急性低氧性呼吸功能不全或衰竭的临床综合征。根据造成 ARDS 的病因可以将 ARDS 分为肺内源性和肺外源性 ARDS，肺炎和胃内容物误吸是肺内源性 ARDS 的主要原因，其他病因包括吸入有毒气体、呼吸机相关肺损伤（容量伤、气压伤）、肺挫伤和溺水等；肺外感染导致的脓毒症是肺外源性 ARDS 的主要病因，其他常见的病因包括创伤、体外循环，大量输血、急性胰腺炎和药物滥用等。肺内源性及肺外源性 ARDS 在病理生理机制、分子标志物、呼吸力学特征和通气策略选择、预后和转归等方面具有较大差异，临床上有必要对肺内源性及肺外源性 ARDS 之间的差异进行深入的探索。

一、病理生理机制和分子标志物

动物模型的研究突出了肺内源性及肺外源性 ARDS 不同的损伤机制，特别是在疾病早期更为明显。肺内源性 ARDS 的病理损伤首选部位是肺泡上皮，早期的病理改变局限在肺泡腔内，病理变化以肺泡腔内改变为主，引起肺泡腔内中性粒细胞聚集、纤维蛋白和胶原渗出及水肿，可合并出血，从而导致肺的实变。而肺外源性 ARDS 是由于肺外炎性介质大量释放并进入肺内引起间接肺损伤，其首先损伤部位为肺血管内皮细胞，继而导致血管通透性的增加和单核细胞、淋巴细胞、多核细胞和血小板等炎性细胞的聚集，引起肺内小血管的充血和肺间质水肿，其早期肺泡腔的结构相对正常，而肺间质水肿则更为明显。此外，肺内源性及肺外源性 ARDS 在肺血管通透性和肺内无效腔分数（VD/VT）等病理生理指标上也不尽相同。Morisawa 的研究表明，尽管肺外源性 ARDS 患者序贯器官衰竭评估（SOFA）分值显著高于肺内源性 ARDS 组，但肺内源性 ARDS 组的肺血管通透性指数（pulmonary vascular permeability index，PVPI）的测量值较肺外源性 ARDS 患者显著升高。VD/VT 升高是 ARDS 死亡风险的一个特别强的指标，Kallet 等分析不同病因引起 ARDS 对 VD/VT 的影响发现，VD/VT 在不同病因的 ARDS 患者中均升高，但肺内源性（误吸和肺炎）ARDS 的 VD/VT 明显高于非肺部脓毒症或创伤所致 ARDS；在不同病因的 ARDS 患者中均发现，死亡患者与存活者相比 VD/VT 显著升高。

由于肺内源性 ARDS 肺上皮细胞的局部损伤显著，而肺外源性 ARDS 血管内皮细胞损伤更为明显，因此两者生物学标志物的表达模型明显不同。Calfee 等学者对 100 例 ARDS 和严重脓毒症患者和 FACTT 研究的 853 例 ARDS 患者检测肺上皮和内皮损伤及炎症的血浆生物标志物，结果发现在这两个研究群体中，肺内源性 ARDS 患者的肺上皮损伤生物标志物（表面活性蛋白 D）水平明显高于肺外源性 ARDS 患者，而内皮损伤生物标志物（血管生成素 2）水平明显低于肺外源性 ARDS 患者。生物标志物的预后价值在肺内源性及肺外源性 ARDS 中相似。因此，肺内源性 ARDS 肺损伤的分子生物学表型符合更严重的肺上皮损伤，相反，肺外源性 ARDS 的特点是更严重的内皮损伤和炎症反应。这项研究提示特异性靶向肺上皮或内皮的新治疗方法的临床试验应该优先招募不同病因 ARDS 患者群体，对今后的 ARDS 临床试验的设计和实施具有重要提示。此外，微小 RNA（miRNA）在 ARDS 发病机制的基因表达调控中也发挥重要作用。Zheng 等研究发现肺内源性 ARDS 患者比肺外源性 ARDS 患者有更高的 Murray 肺损伤评分和更差的氧合指数，血浆 miR-221 和 miR-27b 的表达水平在肺外源性 ARDS 患者组明显低于肺内源性 ARDS 组；肺外源性 ARDS 组患者血浆 vWF 浓度明显低于肺内源性 ARDS 组，并且血浆中 miR-221 与 vWF 两者的表达水平成显著正相关。这些研究表明，继续深入研究肺内源性和肺外源性 ARDS 遗传易感性和生物标志物表达之间的差异，有望开发针对特定病因的 ARDS 有效靶向药物治疗。缺乏一种特异的 ARDS 生物标志物是阻碍 ARDS 治疗研究进展的最重要的原因之一，利用近年来迅速发展的多组学技术可进一步高通量分析肺内源性及肺外源性 ARDS 的分子标志物的差异，有望促进 ARDS 特异性药物精准治疗的发展。

二、呼吸力学特征和通气策略的选择

由于病理生理机制的差异，肺内源性及肺外源性 ARDS 患者呼吸系统弹性阻力增加的机制并不相同。Gattinoni 等的经典研究表明，肺内源性 ARDS 的肺顺应性降低较明显，提示肺内源性 ARDS 时肺部顺应性更差；而肺外源性 ARDS 时胸壁顺应性降低的幅度是肺内源性 ARDS 的 2 倍，提示肺外源性 ARDS 时胸壁更“硬”。肺外源性 ARDS 的胸壁顺应性下降主要是由于腹腔压力增加，原发腹部疾病和胃肠道水肿是腹腔压力增加的可能原因。因此，肺部顺应性降低是导致肺内源性 ARDS 呼吸系统顺应性降低的主要原因，而肺外源性 ARDS 呼吸系统顺应性降低是由肺和胸壁顺应性降低共同导致。

由于肺内源性及肺外源性 ARDS 不同的呼吸力学改变和不同的病理生理特点，决定了它们对不同机械通气策略的反应也有差异。将 PEEP 从 0cmH_2O 上调至 15cmH_2O 后，发现肺外源性 ARDS 患者肺泡明显复张，肺顺应性显著改善，但对肺内源性 ARDS 患者，PEEP 并未改善肺顺应性，反而增加肺弹性阻力。Lim 等的研究则发现在实施肺复张后，肺外源性 ARDS 患者 PaO_2 增加明显高于肺内源性 ARDS 患者。适合肺复张的患者至少具备以下因素：ARDS 早期或肺外源性病变，肺部病变以渗出性改变为主，而非完全实变；病变越重，肺可复张性越好；病变分布较均一。因此，肺复张对肺外源性 ARDS 的肺泡复张效果较好，对可复张肺泡有限的肺内源性 ARDS 患者，不仅难以达到理想的复张效果，而且还可能导致正常肺泡的过度扩张。Eddy 等 2017 年发表在 *JAMA* 的 ART 研究显示，对于中重度 ARDS 患者，与低 PEEP 相比，肺复张及滴定 PEEP 策略增加 28 天全因病死率，导致这一阴性结果的可能原因之一是该研究纳入较多的肺部感染等肺内源性 ARDS 患者，这些患者往往肺可复张性低。俯卧位通气改善氧合的主要机制是通过改变肺组织重力梯度和胸膜腔内压力分布以增加肺背侧不张和实变组织的通气，使肺组织气体分布和通气分布更均一，最终达到改善通气 / 血流比例和氧合的目的。肺外源性 ARDS 患者俯卧位时重力再分布使肺不张由后背部转移至前胸部，原来不张的肺组织局部的跨肺压随之增加，氧合可迅速随之改善。肺内源性 ARDS 肺部病变以实变为主，肺泡塌陷较少，故俯卧位通气的上述机制较难以发挥作用。因此，肺外源性 ARDS 对俯卧位通气的反应优于肺内源性 ARDS，主要表现在氧合恢复的幅度更大且速度更快，肺顺应性和影像学改善也更明显。由于目前随机对照临床研究数据不足，暂不能针对肺内源性和肺外源性 ARDS 对俯卧位通气的临床效果进行荟萃分析。此外需要特别注意的是，尽管肺内源性和肺外源性 ARDS 在呼吸力学表现方面有所不同，但也需要注意无论是肺内源性 ARDS 或是肺外源性 ARDS，仍是由不同病因引起异质性很强的一大类疾病，在临床中我们应更关注不同 ARDS 患者的病理生理状态，根据不同 ARDS 患者肺部的病理生理学特点来决定个体化的机械通气策略。

三、预后和转归

目前的研究表明肺内源性和肺外源性 ARDS 患者的病死率并没有显著差异。对 ARDS Network 开展随机对照试验，对 ARDS 患者人群根据病因学与病死率的关系分析发现，与其他病因相比，病因为创伤的 ARDS 患者 28 天病死率显著降低。在儿科 ARDS 相关研究中，Gan 等对儿科肺内源性和肺外源性 ARDS 患者流行病学、死亡危险因素和转归的 1 项多中心回顾性队列研究发现，尽管肺外源性儿科 ARDS 病情较重，但在校正了病情严重程度、合并症、多器官功能障碍和严重程度等混杂因素后，肺外源性 ARDS 并不是病死率独立的危险因素。在另外 1 项研究中同样也发现在儿科患者的肺内源性和肺外源性 ARDS 具有相似的预后和病死率。

肺内源性和肺外源性 ARDS 发病机制是不同的，两者的临床特征和病死率预测因素也不相同。Luo 等进行了 1 项回顾性队列研究比较肺内源性 ARDS 和肺外源性 ARDS 之间临床特征及病死率预测因子的差异。该研究共纳入 417 例 ARDS 患者，其中肺内源性 ARDS 患者（肺炎或误吸患者）250 例为 ARDSp 组，肺外源性 ARDS 患者（脓毒症或胰腺炎患者）167 例为 ARDSexp 组。结果显示，与 ARDSexp 组比较，ARDSp 组患者有较高的肺损伤评分（肺损伤评分 3.0 分 *vs.* 2.8 分，$P<0.001$），但简化急性生理学评分（SAPS Ⅱ分值 51 分 *vs.* 62 分，$P<0.001$）和急性生理学与慢性健康状况评估Ⅱ评分（APACHE Ⅱ评分 7 分 *vs.* 30 分，$P<0.001$）较低，以及更少的肺外器官衰竭数（1 个 *vs.* 2 个，$P<0.001$），但 2 组患者的住院病死率差异无统计学意义（28% *vs.* 31%，$P>0.05$）。年龄、肺损伤评分和肺以外的器官衰竭数是 ARDSp 患者住院病死率增加的独立风险因素，而糖尿病与住院病死率降低相关；器官衰竭数是 ARDSexp 患者住院病死率的独立预测因子。该研究提示肺内源性 ARDS 患者较肺外源性 ARDS 患者病情较轻，器官衰竭数较少，但两者住院病死率相似。由此可见，肺内源性及肺外源性 ARDS 患者具有相同诊断却是临床特征不同的患者群体，不能用同样的指标预测其发病风险及临床结局。

ARDS 是一种异质性很强的临床综合征，ARDS 的不同表型及众多不同的基础疾病是多种 ARDS 治疗措施临床试验失败的重要原因之一。而最新的研究表明将 ARDS 患者根据不同病因、生理学、临床特征、生物标志物或它们的组合分为不同的亚型，不同的临床表型对液体治疗、高 PEEP 等的治疗反应具有指导作用，可见未来 ARDS 治疗必将实现精准化和个体化。根据病因的不同将直接导致肺损伤的 ARDS 与间接导致肺损伤的 ARDS 进行区分是减少异质性的一个经典方法，可提高我们对该疾病 ARDS 的认识，指导未来临床试验的进行。

（广州医科大学附属第一医院　黎毅敏）

参考文献

[1] Thompson BT, Chambers RC, Liu KD. Acute Respiratory Distress Syndrome. N Engl J Med, 2017, 377(6): 562-572.

[2] Shaver CM, Bastarache JA. Clinical and biological heterogeneity in acute respiratory distress syndrome: direct versus indirect lung injury. Clin Chest Med, 2014, 35(4): 639-653.

[3] Morisawa K, Fujitani S, Taira Y, et al. Difference in pulmonary permeability between indirect and direct acute respiratory distress syndrome assessed by the transpulmonary thermodilution technique: a prospective, observational, multi-institutional study. J Intensive Care, 2014, 2(1): 24.

[4] Kallet RH, Zhuo H, Ho K, et al. Lung Injury Etiology and Other Factors Influencing the Relationship between Dead-Space Fraction and Mortality in ARDS. Respir Care, 2017, 62(10): 1241-1248.

[5] Calfee CS, Janz DR, Bernard GR, et al. Distinct molecular phenotypes of direct vs indirect ARDS in single-center and multicenter studies. Chest, 2015, 147(6): 1539-1548.

[6] Zheng Y, Liu SQ, Sun Q, et al. Plasma microRNAs levels are different between pulmonary and extrapulmonary ARDS patients: a clinical observational study. Ann Intensive Care, 2018, 8(1): 23.

[7] Gattinoni L, Pelosi P, Suter PM, et al. Acute respiratory distress syndrome caused by pulmonary and extrapulmonary disease. Different syndromes? Am J Respir Crit Care Med, 1998, 158(1): 3-11.

[8] Lim CM, Jung H, Koh Y, et al. Effect of alveolar recruitment maneuver in early acute respiratory distress syndrome according to antiderecruitment strategy, etiological category of diffuse lung injury, and body position of the patient. Crit Care Med, 2003, 31(2):411-418.

[9] Writing Group for the Alveolar Recruitment for Acute Respiratory Distress Syndrome Trial (ART) Investigators, Cavalcanti AB, Suzumura ÉA, et al. Effect of Lung Recruitment and Titrated Positive End-Expiratory Pressure (PEEP) vs Low PEEP on Mortality in Patients with Acute Respiratory Distress Syndrome: A Randomized Clinical Trial. JAMA, 2017, 318(14):1335-1345.

[10] Munshi L, Del Sorbo L, Adhikari NKJ, et al. Prone Position for Acute Respiratory Distress Syndrome. A Systematic Review and Meta-Analysis. Ann Am Thorac Soc, 2017, 14(Supplement_4): S280-S288.

[11] Lim CM, Kim EK, Lee JS, et al. Comparison of the response to the prone position between pulmonary and extrapulmonary acute respiratory distress syndrome. Intensive Care Med, 2001, 27(3): 477-485.

[12] Bloomfield R, Noble DW, Sudlow A. Prone position for acute respiratory failure in adults. Cochrane Database Syst Rev, 2015, (11): CD008095.

[13] El-Haddad H, Jang H, Chen W, et al. Effect of ARDS Severity and Etiology on Short-Term Outcomes. Respir Care,

2017, 62(9): 1178-1185.

[14] Gan CS, Wong JJ, Samransamruajkit R, et al. Differences Between Pulmonary and Extrapulmonary Pediatric Acute Respiratory Distress Syndrome: A Multicenter Analysis. Pediatr Crit Care Med, 2018, 19(10): e504-e513.

[15] Yehya N, Keim G, Thomas NJ. Subtypes of pediatric acute respiratory distress syndrome have different predictors of mortality. Intensive Care Med, 2018, 44(8): 1230-1239.

[16] Luo L, Shaver CM, Zhao Z, et al. Clinical Predictors of Hospital Mortality Differ between Direct and Indirect ARDS. Chest, 2017, 151(4): 755-763.

[17] Famous KR, Delucchi K, Ware LB, et al. Acute Respiratory Distress Syndrome Subphenotypes Respond Differently to Randomized Fluid Management Strategy. Am J Respir Crit Care Med, 2017, 195(3): 331-338.

第六节 ARDS 患者自主呼吸相关肺损伤与 PEEP

急性呼吸窘迫综合征（ARDS）是临床常见的危重症。自主呼吸的保留对于 ARDS 肺损伤有重要的影响，轻中度 ARDS 患者自主呼吸的保留能够促进重力依赖区肺泡复张并改善氧合，然而对于重度 ARDS 患者，过强的自主呼吸往往会加重肺损伤。因此早期控制过强的自主呼吸有助于减轻肺损伤。

一、ARDS 呼吸窘迫的机制

ARDS 病理生理特点主要是肺不均一性损伤，主要临床表现为有效肺容积减少、肺顺应性降低和通气 / 血流比例失调。肺损伤的不均一性是 ARDS 呼吸窘迫产生的基础，呼吸窘迫产生的机制主要有重力依赖区肺泡塌陷引起的牵张反射、肺内及全身的炎症反应、肺容积减少、低氧血症及高碳酸血症等。然而，轻度 ARDS 患者自主呼吸能够改善氧合、通气 / 血流比例失调和保护膈肌功能，但对于重度 ARDS 患者，过强的自主呼吸会导致肺损伤的加重并导致不良预后。

二、过强自主呼吸导致 ARDS 肺损伤的机制

虽然自主呼吸能够改善靠近膈肌区域肺泡的复张，但过强的自主呼吸会加重中重度 ARDS 肺损伤。自主呼吸导致肺损伤的机制包括跨肺压的增加、呼气末跨肺压的降低、肺内气体摆动、肺水肿的增加及人机不同步的发生。

（一）跨肺压的增加

重度 ARDS 存在过强的自主呼吸时，跨肺压将会显著增高，增高的跨肺压不仅会导致非重力依赖区的肺泡过度膨胀，还会导致塌陷肺泡和正常通气肺泡间局部应力的明显升高，这很有可能出现气压伤和生物伤。

（二）呼气末跨肺压的降低

重度 ARDS 的呼吸窘迫会出现用力呼气的表现，导致呼气末胸膜腔内压的摆动，呼气末胸膜腔内压的摆动往往会导致呼气末跨肺压＜0mmHg，从而导致呼气末肺泡塌陷的发生，引起潮汐性肺泡塌陷与开放的发生。

（三）肺内气体摆动

过强的自主呼吸会使肺内气体会从非重力依赖区向重力依赖区转移，进而导致重力依赖区肺组织局部出现潮汐性肺泡开放和塌陷，使重力依赖区局部肺应力和应变升高，加重肺损伤。

（四）肺水肿的增加

强烈的自主呼吸会使胸膜腔内压显著下降，其结果不仅会使肺血流量增加，还会导致跨血管的静水压增加，加之 ARDS 本身肺毛细血管通透性增加，这种情况往往导致患者肺水肿加重，通气 / 血流比例失调更加明显，氧合进一步恶化。

（五）人机不同步的发生

自主呼吸过强往往会导致双触发及辅助不同步的发生，增加肺应力及应变，进而加重肺损伤。研究还发现人机不同步会导致机械通气时间延长，增加病死率。

三、高 PEEP 减少重度 ARDS 患者自主呼吸相关肺损伤

PEEP 的设定是 ARDS 的重要治疗措施，对 ARDS 的效应主要是使塌陷肺组织复张、降低肺应变并且减少潮汐性塌陷及复张的肺组织、改善氧合、减少无效腔、降低肺弹性阻力及肺血管阻力。基于 PEEP 的效应，其在自主呼吸时减轻肺损伤的机制包括降低呼吸驱动和改善肺局部均一性。

（一）PEEP 降低 ARDS 呼吸驱动

高 PEEP 能够降低呼吸驱动进而减轻肺损伤。PEEP 降低 ARDS 呼吸驱动机制包括复张肺泡改善氧合、增加呼气末跨肺压减少潮汐性肺泡塌陷及增加胸膜腔内正压减少肺水肿，改善氧合。

1. PEEP 复张肺泡改善氧合　PEEP 能够复张肺泡并且改善 ARDS 的肺顺应性及氧合，顺应性的改善有助于降低跨肺压的变化，并且氧合的改善有助于减轻由于低氧血症引起的呼吸驱动增加。

2. PEEP 增加呼气末跨肺压　ARDS 呼气末跨肺压＞0mmHg 是维持肺泡开放的生理基础。重度 ARDS 患者在机械通气的情况下，呼气末跨肺压＝PEEP－胸膜腔内压，若患者在呼气时存在过强的呼气努力，胸膜腔内压会明显升高，此时呼气末跨肺压会＜0mmHg，从而不能维持呼气末肺泡的开放。Guervilly 等的研究发现，氧合指数＜150mmHg 的 ARDS 患者，存在自主呼吸时，呼气末跨肺压存在明显的波动，从而使患者氧合、肺弹性阻力明显恶化。当给予高 PEEP 后，可以使呼气末跨肺压

升高，进而维持呼气末肺泡的开放。

3. PEEP 能够减少肺水肿　PEEP 通过增加胸膜腔内压可以减少肺血容量，并且降低跨血管压进而降低毛细血管静水压，从而减少肺水肿的产生。临床可以在床旁使用超声、电阻抗断层成像技术（electrical impedance tomography，EIT）及胸部 X 线片评估 PEEP 对肺水肿的影响。

4. PEEP 使 ARDS 膈肌电机械解偶联　生理状态下，膈神经发放冲动使膈肌产生相应的收缩，在 ARDS 肺损伤状况下，中枢冲动增加会导致膈肌收缩加强，高 PEEP 能够改变膈肌的压力 - 长度的关系并减少膈肌收缩曲率，从而导致膈肌电机械解偶联。呼气末肺容积的增加能够降低食管压的变化。Morais 等发现，在同等水平的膈肌电位基础上，高 PEEP 能够降低食管压的变化。

（二）PEEP 改善 ARDS 肺局部均一性

ARDS 患者肺往往存在不均一性改变，重度 ARDS 患者尤为明显，这种情况下应力在肺内传导会出现差异，自主呼吸时膈肌收缩产生的应力主要作用于重力依赖区塌陷肺组织，使局部肺应力增加，导致肺内气体从应力较小的非重力依赖区向应力较大的重力依赖区转移，此时重力依赖区肺泡出现潮汐性的塌陷开放相交替，从而产生肺内气体摆动，导致容积伤的发生。高 PEEP 能够使局部塌陷的肺组织复张，改善肺局部均一性，使肺内应力分布均一，减轻肺损伤。动物研究发现，当自主呼吸联合低 PEEP 时，动物肺内气体摆动及潮汐性塌陷复张的表现非常明显，肺损伤也明显加重，给予合适的 PEEP 后能够减少肺内气体摆动及潮汐性塌陷复张的表现。

（三）自主呼吸下高 PEEP 可减轻肺损伤

Magalhaes 等在给予大鼠气道内注射内毒素制作 ARDS 模型后，随机分为 4 组，分别给予 PSV 及 PCV 模式联合 2cmH_2O 和 5cmH_2O PEEP 进行机械通气。结果发现，在 PSV 模型下，给予高 PEEP 能够降低跨肺压，减轻肺泡上皮细胞的损伤及炎性因子的表达。这一研究结论在大动物及临床研究中得到了进一步证实。Morais 等分别在兔、猪及 ARDS 患者存在自主呼吸时，使用最佳顺应性法滴定 PEEP 与 PEEP 5cmH_2O 进行比较，结果发现 ARDS 的呼吸窘迫会导致重力依赖区损伤加重，高 PEEP 通过减轻自主呼吸努力并改善肺局部生理变化，从而减轻局部的损伤。因此，高 PEEP 能够减轻重度 ARDS 呼吸窘迫，可能减少肌松药物的需要。

四、关于 PEEP 的争议

高 PEEP 能够改善自主呼吸下的肺损伤。对于 ARDS 患者来说，虽然高 PEEP 能复张重力依赖区肺组织，但往往会导致非重力依赖区过度膨胀的发生，并不改善肺不均一性。近期的临床研究发现，与 PEEP 5cmH_2O 比较，PEEP 15cmH_2O 虽然复张了更多塌陷的肺组织，但并未减少潮汐性塌陷开放肺组织的比例，未改善 ARDS 肺不均一性分布。2017 年的 1 项多中心研究也未能发现肺复张联合高 PEEP 能够改善 ARDS 患者临床预后，原因可能与没有区分肺可复张性、患者的危重程度等因素相关。目前也有一些专家提出“维持塌陷，让肺休息”的保护性通气策略，但这些观点仍需要临床研究证实。

总之，ARDS 过强的自主呼吸会加重肺损伤，高 PEEP 有可能控制呼吸驱动和改善肺局部均一性，进而减轻肺损伤，但过高的 PEEP 究竟能带来什么样的益处，需要进一步临床研究证实。

（东南大学附属中大医院　潘　纯　杨　毅）

参考文献

［1］Del Sorbo L, Nava S, Rubenfeld G, et al. Assessing Risk and Treatment Responsiveness in ARDS. Beyond Physiology. Am J Respir Crit Care Med, 2018, 197:1516-1518.

［2］Yoshida T, Fujino Y, Amato MB, et al. Fifty Years of Research in ARDS. Spontaneous Breathing during Mechanical Ventilation. Risks, Mechanisms, and Management. Am J Respir Crit Care Med, 2017, 195:985-992.

［3］Bolaki M, Amargianitakis V, Georgopoulos D, et al. Effects of neuromuscular blockers on transpulmonary pressures in moderate to severe acute respiratory distress syndrome. Intensive Care Med, 2017, 43:600-601.

［4］Yoshida T, Nakahashi S, Nakamura MAM, et al. Volume-controlled Ventilation Does Not Prevent Injurious Inflation during Spontaneous Effort. Am J Respir Crit Care Med, 2017, 196:590-601.

［5］Coppola S, Froio S, Chiumello D. Higher vs. lower PEEP in ARDS: just one part of the whole. J Thorac Dis, 2018, 10:56-59.

［6］Morais CCA, Koyama Y, Yoshida T, et al. High Positive End-Expiratory Pressure Renders Spontaneous Effort Noninjurious. Am J Respir Crit Care Med, 2018,197:1285-1296.

［7］See KC, Ong V, Tan YL, et al. Chest radiography versus lung ultrasound for identification of acute respiratory distress syndrome: a retrospective observational study. Crit Care, 2018, 22:203.

［8］Magalhaes PAF, Padilha GA, Moraes L, et al. Effects of pressure support ventilation on ventilator-induced lung injury in mild acute respiratory distress syndrome depend on level of positive end-expiratory pressure: A randomised animal study. Eur J Anaesthesiol, 2018, 35:298-306.

［9］Cressoni M, Chiurazzi C, Chiumello D, et al. Does high PEEP prevent alveolar cycling? Medizinische Klinik, Intensivmedizin und Notfallmedizin, 2018, 113:7-12.

［10］Pelosi P, Rocco PRM, Gama de Abreu M. Close down the lungs and keep them resting to minimize ventilator-induced lung injury. Crit Care, 2018, 22:72.

第七节　重症流行性感冒患者的侵袭性肺曲霉病不可忽视

目前流行性感冒（以下简称流感）仍是危害人类健康的一大呼吸道传染病，全球每年数十万人死于流感及其并发症。其中相当部分重症流感患者会合并细菌感染或因其他高危因素后期发生二次细菌感染，使其病死率居高不下。而近十年来开始有学者观察到重症流感相关的侵袭性肺曲霉病明显增加，可能是重症流感高病死率的原因之一。

一、重症流感相关侵袭性肺曲霉病的流行病学

重症流感相关的侵袭性肺曲霉病最初被报道可追溯至1952年，随后报道的案例数并不多，但2009年H1N1流感大暴发后报道案例逐渐增多。有学者对自1952年以来关于免疫功能正常的人群重症流感相关侵袭性肺曲霉病的个案报道进行文献回顾及分析，发现共报道的36例患者26例死亡，病死率高达72%！

对重症流感患者合并其他肺部感染的流行病学展开的研究来自于西班牙，它是1项前瞻性多中心观察性研究，历时7年（2009—2015）最终纳入148家ICU共计2901例流感确诊患者。通过这项研究发现，重症流感患者合并其他肺部感染发生率逐年增加，而侵袭性肺曲霉病总体发生率可达7.3%（35/482）。

目前关于重症流感相关侵袭性肺曲霉病流行病学最大的1项研究来自于比利时-荷兰，其结果发表在2018年*Lancet Respiratory Medicine*杂志上。该研究是1项回顾性队列研究，最终纳入了比利时-荷兰7家ICU在2006年1月至2016年6月7个流感高发季节收治的432例流感确诊患者，其中83例患者并发侵袭性肺曲霉病（19%），发生率与之前其他报道类似，其90天病死率较非并发侵袭性肺曲霉病患者明显增加（51% *vs.* 28%）。在被诊断为侵袭性肺曲霉病的病例中，免疫低下或缺陷患者侵袭性肺曲霉病的发生率及病死率均较非免疫低下或缺陷患者亦明显增加（32% *vs.*14%，71% *vs.* 33%）。

该项研究还纳入了315例免疫功能正常的社区获得性肺炎患者作为正常对照组，通过与同样具有正常免疫功能的流感确诊患者进行对比分析后发现，流感亦是侵袭性肺曲霉病的独立危险因素。因此该研究可以提示重症流感相关侵袭性肺曲霉病具有较高的发生率及病死率，不容忽视！

二、重症流感相关侵袭性肺曲霉病的高危因素

侵袭性肺曲霉病通常发生在存在免疫缺陷，如血液系统恶性肿瘤、肺移植、糖尿病等的宿主。2008年欧洲癌症/侵袭性真菌感染研究治疗组织及国立变态反应和感染病研究院真菌病研究组（EORTC/MSG）亦对宿主的免疫缺陷因素做了描述：①近期中性粒细胞减少＞10天（中性粒细胞＜0.5×10^9/L）；②异基因造血干细胞移植；③应用糖皮质激素（泼尼松每天平均最低剂量0.3mg/kg或同等剂量其他激素，除外过敏性支气管肺曲霉病）超过3周；④近90天内应用T细胞免疫抑制剂，如环孢素、TNF-α抑制剂、特异性单克隆抗体或核苷类似物或遗传性严重免疫缺陷症，如慢性肉芽肿性疾病或严重联合免疫缺陷。

在重症流感后合并侵袭性肺曲霉病的部分患者并没有免疫功能下降或缺陷的基础。研究表明，A型流感病毒、B型流感病毒感染及病毒诱导可能是其高危因素。而在比利时-荷兰的研究中学者们进一步对重症流感后合并侵袭性肺曲霉病患者进行多变量分析后发现，对于总体而言，血液系统恶性肿瘤、激素的长期使用、男性、APACHE Ⅱ评分升高均是其独立危险因素，而针对没有免疫功能下降或

缺陷基础的患者，男性和入 ICU 前 4 周接受激素治疗则是主要的独立危险因素。由此可看出激素使用可能是发生重症流感相关侵袭性肺曲霉病主要的高危因素，而激素在重症流感中应用是否有益处仍然不明。

三、重症流感相关侵袭性肺曲霉病的治疗时机及治疗药物的选择

来自于荷兰的多中心回顾性研究发现，在重症流感相关的侵袭性肺曲霉病患者中，诊断滞后及相应抗真菌治疗延后的患者病死率更高，提示及时诊断和及时治疗的重要性，提倡在怀疑侵袭性肺曲霉病时就给予抗真菌治疗，而预防性抗真菌治疗是否获益尚无明确研究及定论。

目前常用的侵袭性肺曲霉病定义仍然是基于 EORTC/MSG 的描述，并将患者划分为确诊、高度疑似及可能病例。确诊是需要肺组织病理学检查（金标准）；高度疑似则需要宿主免疫抑制因素、特殊影像学表现、真菌学证据（GM 试验等）；可能病例仅有宿主因素、特殊影像学表现但没有或阴性的真菌学证据。而对于高度疑似或可能的病例中可能混淆部分为曲霉菌定植的患者，因此有学者对这部分患者通过改良的评估方式（加入了临床表现等内容）进行区分，并且认为这样更适合危重病患者（表 5-7-1）。

表 5-7-1　侵袭性肺曲霉病的改良临床判定

确诊侵袭性肺曲霉病
与 EORTC/MSG 诊断标准一致
高度疑似（4 条标准均满足）
1. 下呼吸道标本曲霉菌培养阳性（入选标准）
2. 相应症状及体征（以下之一）
（1）抗感染治疗 3 天后仍持续发热
（2）抗感染治疗期间退热至少 48 小时后再次出现无法解释的发热
（3）胸膜炎性胸痛
（4）胸膜摩擦音
（5）呼吸困难
（6）咯血
（7）给予合适的抗感染治疗及呼吸支持后呼吸功能不全仍恶化
3. 异常的肺部影像学表现（胸部 X 线片或 CT）
4. 下列两项之一
（1）宿主危险因素（以下其中之一）
①入 ICU 前或入 ICU 时存在中性粒细胞减少（中性粒细胞$<0.5\times10^9$/L）;
②接受血液或肿瘤的细胞毒性药物治疗
③糖皮质激素治疗（泼尼松>20mg/d 或同等剂量其他激素）
④先天性或获得性免疫缺陷
（2）支气管肺泡灌洗液曲霉菌培养半定量阳性（＋或＋＋），并且没有能够在细胞学上妨碍观察菌丝的细菌一起生长

注：曲霉菌呼吸道定植定义为当 1 条及以上高度疑似的诊断标准不满足时则认为曲霉菌定植

治疗药物方面，根据 ESCMID-ECMM-ERS/IDSA 等相关指南，伏立康唑仍是初始治疗侵袭性肺曲霉病的一线药物，新型三唑类药物 isavuconazole 可能具有更好的安全性和抗菌谱，在相关指南中两者证据级别是相同的。在环境耐药性超过 10% 的区域，推荐伏立康唑联合棘白菌素类或单一使用

脂质体两性霉素 B 抗真菌治疗，如果是挽救性治疗则更推荐联合治疗方案。此外，如果药敏试验表明三唑类敏感（伏立康唑 MIC＜1mg/L），可单一使用伏立康唑，如果三唑类耐药（伏立康唑 MIC＞2mg/L）则后续治疗可能需要包含敏感的抗真菌药物。

综上所述，重症流感相关侵袭性肺曲霉病发病率逐年升高，并具有较高病死率。宿主的基础免疫缺陷因素除外，流感治疗过程中的激素使用可能是基础免疫功能正常人群发病及死亡的主要高危因素，而早期诊断、早期合理抗真菌治疗对降低其病死率有着重要意义。

（重庆医科大学附属第一医院　刘　畅　周发春）

参考文献

[1] Klein EY, Monteforte B, Gupta A, et al.The frequency of influenza and bacterial coinfection: a systematic review and meta-analysis.Influenza Other Respir Viruses, 2016, 10(5):394-403.

[2] Martin-Loeches I J, Schultz M, Vincent JL,et al.Increased incidence of coinfection in critically ill patients with influenza. Intensive Care Med, 2017, 43(1):48-58.

[3] Wauters J, Baar I, Meersseman P, et al.Invasive pulmonary aspergillosis is a frequent complication of critically ill H1N1 patients:a retrospective study. Intensive Care Med, 2012, 38(11):1761-1768.

[4] Crum-Cianflone NF.Invasive aspergillosis associated with severe influenza infections. Open Forum Infect Dis, 2016, 3 (3): ofw171.

[5] Shah MM, Hsiao EI, Kirsch CM, et al. Invasive pulmonary aspergillosis and influenza co-infection in immunocompetent hosts:case reports and review of the literature.Diagn Microbiol Infect Dis, 2018, 91(2):147-152.

[6] Schauwvlieghe AFAD, Rijnders BJA, Philips N, et al.Invasive aspergillosis in patients admitted to the intensive care unit with severe influenza: a retrospective cohort study. Lancet Respir Med, 2018, 6(10):782-792.

[7] De Pauw B, Walsh TJ, Donnelly JP, et al.Revised definitions of invasive fungal disease from the European Organization for Research and Treatment of Cancer/Invasive Fungal Infections Cooperative Group and the National Institute of Allergy and Infectious Diseases Mycoses Study Group (EORTC/MSG)consensus group. Clin Infect Dis, 2008, 46:1813-1821.

[8] Rodrigo C, Leonardi-Bee J, Nguyen-Van-Tam J, et al.Corticosteroids as adjunctive therapy in the treatment of influenza. Cochrane Database Syst Rev, 2016, 3:CD010406.

[9] van de Veerdonk FL, Kolwijck E, Lestrade PP, et al. Influenza-Associated Aspergillosis in Critically Ill Patients. Am J Respir Crit Care Med, 2017.

[10] Patterson TF, Thompson GR 3rd, Denning DW, et al.Practice guidelines for the diagnosis and management of aspergillosis: 2016 update by the Infectious Diseases Society of America.Clin Infect Dis, 2016, 63(4):e1-e60.

[11] Blot SI, Taccone FS, Van den Abeele AM, et al.A Clinical Algorithm to Diagnose Invasive Pulmonary Aspergillosis in Critically Ill Patients. Am J Respir Crit Care Med, 2012, 186(1):56-64.

[12] Ullmann AJ, Aguado JM, Arikan-Akdagli S, et al.Diagnosis and management of Aspergillus diseases:executive summary of the 2017 ESCMID-ECMMERS guideline. Eur J Clin Microbiol Infect Dis, 2018, 24(Suppl 1):e1-e38.

[13] Maertens JA, Raad II, Marr KA, et al. Isavuconazole versus voriconazole for primary treatment of invasive mould disease caused by Aspergillus and other filamentous fungi (SECURE): a phase 3, randomised-controlled, non-inferiority trial. Lancet, 2016, 387(10020):760-769.

[14] Verweij PE, Ananda-Rajah M, Andes D, et al.International expert opinion on the management of infection caused by azole-resistant Aspergillus fumigatus.Drug Resist Updat, 2015, 21-22:30-40.

[15] Bassetti M, Garnacho-Montero J, Calandra T, et al.Intensive care medicine research agenda on invasive fungal infection in critically ill patients. Intensive Care Med, 2017, 43 (9): 1225-1238.

第八节　机械通气撤机中需要注意的细节：新指南相关推荐

呼吸机撤机是指逐渐降低机械通气水平，逐步恢复患者自主呼吸，最终脱离呼吸机的过程。临床上有 20%～30% 的患者出现困难撤机和延迟撤机。不恰当的撤机时机和错误的撤机流程和方法会使得撤机延迟，甚至使得重症患者住院时间延长、机械通气相关并发症显著增加，是临床医师十分关注的难题。

面对如何规范撤机，2017 年美国胸科医师学会（American College of Chest Physician，ACCP）和美国胸科学会（American Thoracic Society，ATS）联合发表了撤机的相关临床实践指南，为临床医师提供有关呼吸机撤机的相关建议。该临床实践指南（以下简称“指南”）使用 GRADE 分级方法评价证据质量，通过多学科组成的委员会（委员会组成：6 位联席主席，8 位呼吸重症医师，4 位重症医学医师，1 位重症医学护士，1 位物理治疗师，1 位重症医学药剂师和 2 位方法学家）制定循证分级建议，每 1 条建议至少要求 80% 的委员会成员同意方能通过。指南涉及与重症成年患者机械通气撤机相关的 6 个问题，以解决临床常见撤机问题，帮助临床医师更规范的完成撤机。

问题一：自主呼吸试验应该用何种通气方式？

自主呼吸试验（spontaneous breathing trial，SBT）可以用 T 管、持续气道正压通气（continuous positive airway pressure，CPAP）和压力支持（pressure support ventilation，PSV）（压力支持水平为 5～8cmH_2O）进行通气，但究竟哪种通气模式在 SBT 时更具优势。通过对 1 项多中心和 3 项单中心研究进行荟萃分析发现，与 T 管和 CPAP 相比，用 PSV 通气模式进行 SBT，撤机成功率较高（84.6% *vs.* 76.7%，*RR* 1.11，95%*CI* 1.02～1.18），拔管成功率增加（75.4% *vs.* 68.9%，*RR* 1.09，95%*CI* 1.02～1.18），且用 PSV 进行撤机与 ICU 病死率降低相关（8.6% *vs.* 11.6%，*RR* 0.74，95%*CI* 0.45～1.24）。荟萃分析存在一定的局限性，总的病例数少（n=118）、4 项研究中有 3 项研究是在同一个中心进行，此外，纳入研究的是第 1 次进行 SBT 的患者，是否适用于每次撤机的 SBT 还有待进一步研究。

与 T 管和 CPAP 等模式相比，用 PSV 模式进行 SBT，拔管成功率高，甚至可能降低 ICU 病死率，可能与降低呼吸肌做功、避免呼吸肌疲劳有关。故指南推荐：机械通气时间超过 24 小时的成年患者进行 SBT 时应选择 PSV 模式（条件推荐、中等质量证据）。

问题二：机械通气患者是否需要最小化镇静方案?

机械通气患者需要使用镇痛和镇静治疗以保证患者舒适、避免人机不协调等的发生，但镇静过深会影响机械通气时间及撤机，故应在实时评估机械通气患者镇痛、镇静程度的基础上，尽量缩短镇静药物使用时间和使用剂量，及时判断是否需要中断镇静剂的使用进行每日唤醒。

专家组纳入来自内科 ICU 和外科 ICU 的患者，观察使用最小化镇静方案是否可以改善机械通气患者的预后。2000 年 Kress 等研究发现，每天中断镇静药物输注是治疗机械通气患者安全而实用的方法。既减少了机械通气时间、ICU 住院时间及镇静药物剂量，又便于临床医师评估神经精神状况。专家组对 6 项研究的荟萃分析发现，其中 695 例患者接受了最小化镇静方案，699 例患者未接受最小化镇静化方案。结果显示，最小化镇静方案可以显著缩短机械通气时间，但患者短期（60 天）病死率和 ICU 住院时间没有明显统计学差异。

这六项研究也存在严重的偏倚风险。首先大多数研究没有进行盲法；没有报道方案依从性；研究的结果判读还存在不一致和不精确（即围绕绝对效应的宽可信区间），因此证据质量较低。但专家组最终判断最小化镇静方案的减少机械通气时间带来的“利”大于减少镇静带来的“弊”。

因此，指南推荐机械通气患者应使用最小化镇静方案（条件推荐、低质量证据）。

问题三：高危患者 SBT 后是否需要无创通气序贯治疗?

机械通气患者撤机后需要何种氧疗方式序贯治疗，以减少插管率，尤其对于特别高危的患者，临床上存在困惑和争议。所谓高危患者，即撤机拔管后有再插管很高风险的患者，包括高碳酸血症、慢性阻塞性肺疾病（COPD）、充血性心力衰竭及其他严重并发症。研究表明，与普通氧疗相比，无创通气（non-invasive ventilation，NIV）可显著降低高碳酸血症、COPD、充血性心力衰竭及代谢性酸中毒等高危患者的插管率。

专家组纳入了 5 项随机对照研究进行荟萃。Nava 等对 97 例 SBT 成功后拔管的高危患者（SBT 失败 1 次、拔管后 $PaCO_2$＞45mmHg，出现 1 个以上的伴随症状，如咳痰力量差、上呼吸道喘鸣但不需要立即重新插管等）进行了随机分组，分成 NIV 组（拔管后 1 小时内接受 NIV）和标准治疗组。结果发现，对于高危患者 NIV 组再插管率显著降低（$P=0.027$），ICU 病死率明显下降（$P<0.01$）。Ferrer 等将 162 例再插管高风险患者（年龄＞65 岁、心力衰竭、拔管当天 APACHE Ⅱ评分＞12 分）随机分为 NIV 组和标准治疗组。再插管高风险患者接受 NIV 治疗后，患者的再插管率、ICU 病死率和 90 天病死率均显著降低（$P=0.029$、$P=0.015$ 和 $P=0.0244$）。

荟萃分析显示，再插管高风险的患者，在拔管后使用 NIV 序贯治疗优于标准治疗（*RR* 1.14，95%*CI* 1.05～1.23），显著缩短住 ICU 时间，降低近期和远期病死率。虽然 NIV 也有潜在不良后果，包括鼻损伤、结膜炎和鼻腔溃疡。但提高拔管成功率、缩短 ICU 住院时间的获益超过了这些潜在不良后果的危害。

故指南推荐：机械通气超过 24 小时、通过 SBT 的高危患者，拔管后使用 NIV 序贯治疗（强推荐、中等质量证据）。

问题四：机械通气患者是否应接受早期康复治疗?

长时间机械通气及镇痛镇静的 ICU 重症患者容易并发 ICU 获得性衰弱、下肢深静脉血栓形成、呼吸机相关肺炎等一系列并发症，导致撤机困难、住 ICU 时间延长，显著影响患者预后。

专家组纳入了 4 项随机试验作为指南推荐的证据基础。试验纳入了 ICU 机械通气超过 24 小时的成年患者，比较了各种早期康复干预措施对患者的影响。Burtin 等将 90 例患者随机分为早期康复组和非早期康复组，在出院时患者 6 分钟步行距离，四头肌力量和功能性幸福感的主观感觉（健康调查问卷的“身体功能”项目测量）在早期康复组中均显著改善（$P<0.05$）。

通过荟萃分析发现接受早期康复患者机械通气时间较短，出院时行走的可能性更大。但患者病死率、住 ICU 时间、行走能力、6 分钟步行距离或呼吸机撤机天数没有显著差异。诚然这些研究有非盲法、纳入对象不多、主观判断影响大等局限性，尽管证据有限，但是指南建议机械通气超过 24 小时的患者应接受早期康复（条件推荐、低质量证据）。但早期康复对重症患者的病死率、住 ICU 时间、行走能力、6 分钟步行距离等的影响还需要进一步观察研究，另外针对不同的患者应在具体评估的基础上，制订个体化的康复流程和方案，目前在临床上还存在一定困难，需要进一步研究探索。

问题五：机械通气患者撤机时是否应该使用标准的呼吸机撤机流程?

呼吸机的撤离需要规范和流程，撤机流程包括筛查、SBT 及气道通畅评估。专家组纳入 5 项研究，对数据进行分析显示，使用标准撤机流程管理的患者机械通气（95%*CI* 12.5～35.5 小时）时间显著短于没有使用撤机流程的患者。此外，使用标准撤机流程的患者比没有使用撤机流程患者撤机提前将近 1 天（0.96 天）（95%*CI* 0.24～1.7 天）。然而，呼吸机撤机方案对总体病死率（22.3% *vs.* 22.2%，*OR* 1.02，95%*CI* 0.82～1.26）和再插管率（10.6% *vs.*11.9%，*OR* 0.74，95%*CI* 0.44～1.23）没有显著影响。使用撤机流程管理能显著缩短机械通气时间及住 ICU 时间。故指南建议应使用呼吸机撤机流程筛查撤机患者、把握撤机时机及规范撤机过程（条件推荐、低质量证据）。

问题六：机械通气患者拔管前是否应进行气囊漏气试验？拔管前对气囊漏气试验失败的患者是否应给予全身糖皮质激素治疗?

机械通气患者拔除气管插管后若出现任何原因的上气道梗阻都会导致撤机失败。此类患者常常由于喉头、会厌或气道水肿或气管外肿物的压迫等使得再插管异常困难，导致严重低氧血症，甚至呼吸、心脏停搏，严重影响患者预后。

专家组共纳入 14 项相关观察性研究的荟萃分析显示，气囊漏气试验（cuff leak test，CLT）失败是上呼吸道阻塞（即通过喉镜检查可见的纹状体或喉部水肿）敏感的预测指标，其灵敏度和特异度分别为 56% 和 92%。可见，机械通气患者撤机拔管前进行 CLT 是十分必要的，尤其是符合拔管条件的上气道梗阻高危患者应进行 CLT，CLT 成功患者拔管后，喘鸣减少，再插管率显著降低。CLT 失败患者，一般不建议贸然拔管，综合评估后认为可以尝试拔管的患者，至少在拔管前 4 小时使用全身糖皮质激素，可降低再插管和喘鸣的发生。使用全身糖皮质激素后不需要再重复 CLT，同时应做好再插管或床边紧急气道开放的准备。

综上所述，机械通气患者的规范撤机是临床难题，撤机困难患者比例高。指南专家小组通过循证医学针对 6 个临床困惑的问题给出了建议和推荐。由于证据质量和级别的问题，上述建议中强烈推荐的只有高危患者拔管后应给予 NIV 序贯治疗。目前其他建议虽然都被有条件的推荐，但在临床上都有一定的实践价值，也需要进一步的观察，评估患者的撤机时机和拔管条件，在规范撤机的基础上，为患者制订个体化的撤机流程是今后努力的方向。

（东南大学附属中大医院　黄英姿）

参考文献

[1] Boles JM, Bion J, Connors A, et al. Weaning from mechanical ventilation. Eur Respir J, 2007, 29(5):1033-1056.

[2] Ochoa ME, Marín Mdel C, Frutos-Vivar F, et al. Cuff-leak test for the diagnosis of upper airway obstruction in adults: a systematic review and meta-analysis. Intensive Care Med, 2009, 35(7):1171-1179.

[3] Heunks LM, Hoeven JG. Clinical review: the ABC of weaning failure--a structured approach. Crit Care, 2010, 14(6):245.

[4] Ouellette DR, Patel S, Girard TD, et al. Liberation From Mechanical Ventilation in Critically Ill Adults: An Official American College of Chest Physicians/American Thoracic Society Clinical Practice Guideline: Inspiratory Pressure Augmentation During Spontaneous Breathing Trials, Protocols Minimizing Sedation, and Noninvasive Ventilation Immediately After Extubation. Chest, 2017, 151(1):166-180.

[5] Schmidt GA, Girard TD, Kress JP, et al. Official Executive Summary of an American Thoracic Society/American College of Chest Physicians Clinical Practice Guideline: Liberation from Mechanical Ventilation in Critically Ill Adults. Am J Respir Crit Care Med, 2017, 195(1):115-119.

第九节　代谢组学评估社区获得性肺炎严重程度的临床价值

社区获得性肺炎（community acquired pneumonia，CAP）是威胁人类健康的最常见感染性疾病之一，成年人发病率为30%～50%。若延误治疗，可能导致水、电解质和酸碱平衡紊乱，脓毒症休克，甚至多器官功能障碍。及时诊断，并动态评估CAP的严重程度，起始恰当治疗可以改善患者的预后。生物标志物有利于疾病早期严重程度的评估，有助于预测治疗反应性，及时对病理生理过程提出新见解。近年来，CAP生物标志物的发现越来越多地针对分子表达谱，包括体液中的基因和蛋白质表达生物标志物，用于肺炎的诊断和临床管理。一些代谢组学研究为发现生物标志物并阐明肺炎的潜在机制提供了强有力的支持。北京大学人民医院高占成教授团队进行了1项关于不同严重程度的CAP患者代谢特征的研究。

一、代谢组学的概念

代谢组学是20世纪90年代中期发展起来的一门新学科，它是研究生物体系受外部刺激产生的所有代谢产物变化的科学，关注的是代谢循环中相对分子质量＜1000的小分子代谢物的变化，反映的是外界刺激或遗传修饰的细胞或组织的代谢应答变化。

二、相关代谢物与 CAP 临床严重程度之间的关系

2013 年 1 月至 2017 年 2 月该研究收集了 6 家医院呼吸科与重症监护医学科的 CAP 生物标本进行了代谢组学的研究，描述了代谢组学使用液相色谱 - 串联质谱（liquid chromatography with tandem mass spectrometry，LC-MS/MS）在确定 CAP 代谢特征和严重程度评估方面的新应用。与对照组相比，非靶向代谢分析有 15 种代谢物提示 CAP 导致生化稳态出现显著破坏，均具有显著性差异。途径分析显示，这些失调的代谢物可能与鞘脂、精氨酸和脯氨酸、丙酮酸和肌醇磷酸的代谢途径有关。该研究通过采用基于 S- 图上 VIP＞1、FDR＜0.05 和协方差＞0.1 的组合标准选择差异代谢物，最终识别了 CAP 患者和对照之间的 15 种差异代谢物。统计分析显示 15 种代谢物中的鞘氨醇、乳酸和硫酸脱氢表雄酮（dehydroepiandrosterone sulfate，DHEA-S）与 CAP 严重程度有关，这也提示存在一组潜在的小分子生物标志物，可用于评估 CAP 的严重程度。

三、鞘脂反映 CAP 患者肺部炎症的严重程度

在已发现的 CAP 潜在代谢生物标志物中，CAP 患者血清中的二氢鞘氨醇水平低于对照组，且与血常规中性粒细胞比例、红细胞沉降率和 C 反应蛋白成正相关，因此它可能反映了感染和炎症的存在。严重 CAP 患者血清鞘氨醇浓度高于非严重 CAP 患者，且低于对照组，区分非严重 CAP 与重度 CAP 的 AUC 为 0.821，血清鞘氨醇与 CURB-65（意识、尿素水平、呼吸频率、血压和年龄＞65 岁）、肺炎严重度指数（pneumonia severity index，PSI）、急性生理与慢性健康状况评估（Acute Physiology and Chronic Health Evaluation，APACHE）Ⅱ评分成正相关。因此，该研究推断它可能与 CAP 的严重程度相关。鞘氨醇是鞘脂的主要成分，鞘脂是肺泡上皮分泌黏液的活性成分之一，可保护肺组织免受入侵病原体的侵害。鞘脂及其主要代谢产物和中间代谢产物的一个重要特性是它们之间可以相互转化，这使它们能够整合和调节过多的细胞功能。肺部支原体肺炎感染导致鞘糖脂诱导自身抗体的产生，这表明鞘脂参与诱导肺部炎症。此外，较多证据表明，某些肺部病原体如衣原体导致鞘脂从反式高尔基体运输到包涵膜，以确保其在细胞内存活，这有助于细菌的免疫逃避机制。因此，鞘脂可能与感染期间的肺部炎症有关。

四、DHEA-S 与 CAP 患者的疾病严重程度相关

研究发现，CAP 患者的 DHEA-S 浓度低于对照组，其水平与疾病严重程度成负相关。脱氢表雄酮（dehydroepiandrosterone，DHEA）是人体中最丰富的肾上腺类固醇激素，DHEA-S 是硫酸酯 DHEA 的亲水性储存形式与血液中的白蛋白结合。DHEA 调节免疫系统的功能已被证明。研究显示，在用多种刺激物（如有丝分裂原或抗原）激活后，与不用 DHEA 预处理 $CD4^+T$ 细胞相比较，用 DHEA 预处理的健康成年人中的 $CD4^+T$ 细胞产生出更大量的白介素 -2（interleukin-2，IL-2）并介导更强效的

细胞毒性。在 1 项研究中，与健康对照组相比，结核病患者的 DHEA 水平降低，DHEA 活性最低的患者表现出最高的疾病严重程度。此外，研究发现 DHEA-S 的生物活性能够增强人中性粒细胞的活性。因此，DHEA-S 水平降低可能会产生不良反应，特别是对细菌感染的易感性增加。基于这些发现可以推测抑制严重 CAP 患者的 DHEA-S 水平可能会进一步下调对外来病原体的免疫反应，这表明 DHEA 或 DHEA-S 可用于替代疗法，作为目前使用的长期抗生素治疗方案的补充，或者作为预防疾病复发的策略。

五、研究的局限性

高占成教授团队通过独立验证研究进一步证实了初步发现的结果。尽管如此，生物标志物的发现并不是简单的事情，通常需要多年的验证测试才能进入临床应用阶段。他们的研究只是使用代谢组学方法进行 CAP 严重程度评估的第 1 步，研究存在一定的局限性。首先，由于验证队列中死亡患者的样本量很小，因此无法确定 CAP 潜在代谢生物标志物的预测价值。其次，本研究中严重 CAP 患者的机械通气比例明显高于非严重 CAP 患者。机械通气水平可能会影响代谢组学图片，因此需要进一步的研究来评估机械通气前 CAP 患者的血清代谢状况。研究中未获得来自 CAP 患者的康复期血清样本，因此无法确定代谢物浓度随时间的变化，动态监测代谢物的变化可能预知疾病进展，以及对治疗的反应性和临床结局。此外，我们无法具体阐明已识别的代谢物在 CAP 发病机制中的作用。为了阐明代谢物在 CAP 发病机制中的作用，需要进一步的研究。

总之，该研究进一步揭示了基于 LC-MS/MS 的代谢组学方法可成功用于揭示 CAP 的代谢变化，并建立与疾病严重程度相关的代谢物特征。鉴定的潜在分子代谢物及其相关作用可为今后 CAP 生物标志物发现研究和 CAP 患者精准医学的发展提供有价值的线索。

（天津市第三中心医院　尹承芬　徐　磊）

参考文献

[1] Liu W, Peng L, Hua S. Clinical significance of dynamic monitoring of blood lactic acid, oxygenation index and C-reactive protein levels in patients with severe pneumonia. Exp Ther Med, 2015, 10:1824-1828.

[2] Biron BM, Ayala A, Lomas-Neira JL. Biomarkers for sepsis: what is and what might be? Biomark Insights, 2015, 10:7-17.

[3] Scicluna BP, Klein Klouwenberg PM, van Vught LA, et al. A molecular biomarker to diagnose community acquired pneumonia on intensive care unit admission. Am J Respir Crit Care Med, 2015, 192:826-835.

[4] Banoei MM, Vogel HJ, Weljie AM, et al. Plasma metabolomics for the diagnosis and prognosis of H1N1 influenza pneumonia. Crit Care, 2017, 21:97.

[5] Ning P, Zheng Y, Luo Q, et al. Metabolic profiles in community-acquired pneumonia: developing assessment tools for disease severity. Crit Care, 2018, 22(1):130.

[6] Luies L, Mienie J, Motshwane C, et al. Urinary metabolite markers characterizing tuberculosis treatment failure. Metabolomics, 2017,13:124.
[7] Sharma L, Prakash H. Sphingolipids are dual specific drug targets for the management of pulmonary infections: perspective. Front Immunol, 2017, 8:378.
[8] Dias TR, Alves MG, Almeida SP, et al. Dehydroepiandrosterone and 7-oxo-dehydroepiandrosterone in male reproductive health: implications of differential regulation of human Sertoli cells metabolic profile. J Steroid Biochem Mol Biol, 2015, 154:1-11.

第十节 膈肌功能障碍与膈肌保护性通气策略

膈肌功能障碍是机械通气患者中较为常见的并发症，可导致患者呼吸机依赖，与不良预后相关。机械通气是这类患者出现膈肌功能障碍的主要原因，而优化机械通气设置可在一定程度上避免膈肌损伤。近年来，许多学者将预防膈肌功能障碍的机械通气策略定义为膈肌保护性机械通气，并有较多的临床、基础研究探讨这一问题，有学者将之归结为膈肌保护性通气。本文就膈肌保护性机械通气的概念和研究进展做一概述，并介绍实施这一策略的潜在途径和面临的挑战。

一、膈肌功能障碍的病理生理机制

1. 机械通气辅助过度导致膈肌损伤 机械通气引起膈肌功能障碍最重要的生理机制是由于辅助过度导致的膈肌失用性萎缩。1 项经典研究显示，脑死亡器官供体给予控制通气 18～69 小时膈肌出现明显萎缩。后续的体内、体外实验也证实，膈肌无主动收缩时可激活该蛋白水解途径，导致肌原纤维萎缩和线粒体功能障碍，从而导致膈肌收缩功能障碍。目前联系膈肌收缩和肌原纤维萎缩的信号通路尚不明确。脑死亡器官供体的动物模型和活检显示，控制通气后膈肌氧化应激标志物升高，提示膈肌功能障碍可能与线粒体活性氧过多有关；然而，这些线粒体功能障碍和氧化应激的标志物在控制通气患者的膈肌活检标本中并未发现，膈肌氧化应激在膈肌萎缩中的作用仍需进一步探讨。膈肌萎缩的速度和程度与抑制呼吸努力的程度密切相关，而相对较低水平的肌肉活动可预防线粒体功能障碍，因此机械通气时维持一定程度的膈肌活动可减轻膈肌萎缩。

2. 机械通气辅助不足导致膈肌损伤 机械通气辅助不足、呼吸负荷过重是导致膈肌损伤的另一重要原因。健康受试者和慢性阻塞性肺疾病（COPD）患者的肌肉活检均证实了慢性和急性负荷所致膈肌损伤的影响。基础研究则发现，过度负荷下的收缩（等张 / 同心负荷）会导致急性膈肌损伤和炎症反应。全身炎症反应是呼吸负荷过重导致膈肌功能损伤的加重因素，在炎症反应状态下，呼吸肌纤维更易受到损伤。收住 ICU 的患者常伴有全身炎症反应，此类患者机械通气辅助不足或呼吸负荷过重发生膈肌损伤的风险更高。

3. 膈肌偏心收缩导致膈肌损伤 膈肌收缩过程中偏心负荷比同心负荷更具有危害性。实验证明，膈肌收缩过程中存在偏心负荷可导致膈肌损伤，而这种形式的收缩常见于下列几种情况。①在急性肺损伤和肺不张患者中，为防止呼气末肺容积的减少，膈肌在呼气时仍保持收缩状态，这种现象被称为“呼气制动”，而膈肌在肌纤维伸长的状态下持续收缩可导致肌纤维损伤。②某些形式的人机不同步表现为患者在呼气阶段触发呼吸机，在这种情况下，膈肌收缩会导致肺容积减少，膈肌表现为偏心收缩，从而导致膈肌损伤。

4. 膈肌纤维缩短导致膈肌损伤　膈肌纤维缩短导致急性膈肌损伤是最近发现的一种新机制，这一过程可能是机械通气过程中呼吸机施加于膈肌的侧压导致的。机械通气时呼气末正压可增加呼气末肺容积，但这一压力作用于膈肌可导致膈肌纤维长度的急性缩短，以维持每个肌节的最佳长度。当呼气末正压急剧下降时（在脱机试验期间），可能导致膈肌纤维的“过度拉伸”超过其最佳长度，从而导致膈肌功能障碍。

二、膈肌保护性机械通气的理念与意义

呼吸机引起的膈肌功能障碍在理论上是可以避免的，这为我们进行膈肌保护通气、避免膈肌损伤、加速膈肌功能恢复提供了新的概率，而对膈肌损伤的各种机制的不断了解为探讨膈肌保护性机械通气提供了合理的基础。由于膈肌功能障碍在机械通气数小时内就开始发生，因此需要给予早期干预保护膈肌。在膈肌保护性机械通气过程中，最重要的是保持适当的膈肌负荷，同时避免人机不同步等潜在的膈肌损伤形式。虽然比例辅助模式（如神经调节通气辅助和比例辅助通气）可在一定程度上避免膈肌功能损伤，但需要注意的是，膈肌保护性通气不应局限于特定的机械通气模式，关注其病理生理改变才是最重要的。在膈肌保护性机械通气过程中，临床医师需监测膈肌活动来调整相应的机械通气设置，并避免人机不同步，从而避免机械通气相关的膈肌功能障碍。

三、膈肌保护性机械通气的实施

1. 调整合适的呼吸负荷　机械通气时辅助过度或辅助不足均可导致膈肌功能损伤，维持合适的呼吸负荷至关重要。目前预防膈肌功能障碍所需的最佳呼吸负荷水平尚不完全明确，但近期较多研究试图探讨这一问题。研究发现，与健康志愿者在休息时呼吸类似，保持相对较低的努力可能是最有效避免膈肌功能障碍的方法。在动物实验中也发现，较低呼吸负荷的适应性支持通气可有效避免膈肌萎缩。对目前临床研究进行梳理，可发现维持以下水平的呼吸负荷，可降低机械通气时间、改善预后。①吸气食管压变化（ΔPes）为 3～15cmH_2O；② 吸气膈肌电活动变化（ΔEAdi）为 5～20μV；③膈肌厚度变异率为 15%～30%。

2. 进行有效膈肌功能监测　目前临床可采用多种工具和方法对膈肌功能进行监测与评估，主要包括有创和无创的方法。在过去的 10 年中，超声是评估 ICU 患者膈肌功能的重要工具。通过床边超声，我们可以对患者的膈肌活动度、膈肌厚度及膈肌厚度变异率进行有效测量与评估，而测量的这些参数也是调整机械通气设置，实现膈肌保护性机械通气的重要参考。其他可以用来评估吸气努力程度的技术是食管测压术，这一方法通过测量食管的压力来反映胸膜腔内压力，从而反映患者吸气努力程

度。该技术提供了一种机械通气下吸气努力程度连续测量的方法，但需要具备相关技能的人员进行操作。肌电图（electromyogram，EMG）或膈肌电信号（Edi）也是临床常用的监测膈肌活动的指标，肌电图信号需要专门技术人员采集，而EAdi可通过放置膈肌电信号导管获得，在ICU有较好的应用价值。

3. 平衡肺保护与膈肌保护之间的关系 在设计一种新的膈肌保护性机械通气方式时，我们不能忽视的是机械通气对肺的影响。以ARDS患者为例，即便机械通气可能导致膈肌功能障碍，肺保护仍然是首位的。针对ARDS患者的研究表明，过强的自主呼吸可显著增加肺实质的应力，加重肺损伤。如果肺损伤严重，导致肺的时间常数明显缩短，可出现“气体摆动”现象（早期吸气时，可发生气体从非重力依赖性区域向重力依赖性区域的再分配），从而导致局部区域肺组织过度拉伸，肺实质损伤。因此，在机械通气过程中，需同时平衡患者膈肌保护和肺保护，首先考虑选用能同时实现膈肌保护和肺保护的通气策略。当两者出现冲突时，需权衡利弊，有的放矢。

总之，膈肌功能障碍是机械通气患者面临的重要问题，如何有效预防机械通气相关的膈肌功能障碍值得每位临床医师重视。目前临床可通过超声、食管压力导管、膈肌电信号导管和肌电图等方式对膈肌功能进行监测评估，并可在机械通气过程中限制、调整 ΔPes 及 ΔEAdi 和膈肌厚度变异率水平来实现膈肌保护，后续仍需要进一步研究来完善膈肌保护性机械通气的概念与实施流程。

（东南大学附属中大医院 孙 骎 刘 玲）

参考文献

［1］ Levine S, Nguyen T, Taylor N, et al. Rapid disuse atrophy of diaphragm fibers in mechanically ventilated humans. N Engl J Med, 2008, 358:1327-1335.

［2］ Levine S, Biswas C, Dierov J, et al. Increased proteolysis, myosin depletion,and atrophic AKT-FOXO signaling in human diaphragm disuse. Am J Respir Crit Care Med, 2011, 183:483-490.

［3］ Tang H, Lee M, Budak MT, et al. Intrinsic apoptosis in mechanically ventilated human diaphragm: linkage to a novel Fos/FoxO1/Stat3-Bim axis. FASEB J, 2011, 25:2921-2936.

［4］ Picard M, Jung B, Liang F, et al. Mitochondrial dysfunction and lipid accumulation in the human diaphragm during mechanical ventilation. Am J Respir Crit Care Med, 2012, 186:1140-1149.

［5］ Kavazis AN, Talbert EE, Smuder AJ, et al. Mechanical ventilation induces diaphragmatic mitochondrial dysfunction and increased oxidant production. Free Radic Biol Med, 2009, 46:842-850.

［6］ van den Berg M, Hooijman PE, Beishuizen A, et al. Diaphragm atrophy and weakness in the absence of mitochondrial dysfunction in the critically ill. Am J Respir Crit Care Med, 2017, 196:1544-1558.

［7］ Goligher EC, Fan E, Herridge MS, et al. Evolution of diaphragm thickness during mechanical ventilation. Impact of inspiratory effort. Am J Respir Crit Care Med, 2015, 192:1080-1088.

[8] Martin AD, Joseph AM, Beaver TM, et al. Effect of intermittent phrenic nerve stimulation during cardiothoracic surgery on mitochondrial respiration in the human diaphragm. Crit Care Med, 2014, 42:e152-e156.

[9] Jung B, Constantin JM, Rossel N, et al. Adaptive support ventilation prevents ventilator-induced diaphragmatic dysfunction in piglet: an in vivo and In vitro study. Anesthesiology, 2010, 112:1435-1443.

[10] Goligher EC, Dres M, Fan E, et al. Mechanical ventilation-induced diaphragm atrophy strongly impacts clinical outcomes. Am J Respir Crit Care Med, 2018, 197:204-213.

[11] Martin AD, Joseph AM, Beaver TM, et al. Effect of intermittent phrenic nerve stimulation during cardiothoracic surgery on mitochondrial respiration in the human diaphragm. Crit Care Med, 2014,42:e152-e156.

[12] Orozco-Levi M, Lloreta J, Minguella J, et al. Injury of the human diaphragm associated with exertion and chronic obstructive pulmonary disease. Am J Respir Crit Care Med, 2001,164:1734-1739.

[13] Jiang TX, Reid WD, Belcastro A, et al. Load dependence of secondary diaphragm inflammation and injury after acute inspiratory loading. Am J Respir Crit Care Med, 1998, 157:230-236.

[14] Proske U, Morgan DL. Muscle damage from eccentric exercise: mechanism, mechanical signs, adaptation and clinical applications. J Physiol, 2001, 537:333-345.

[15] Pellegrini M, Hedenstierna G, Roneus A, et al. The diaphragm acts as a brake during expiration to prevent lung collapse. Am J Respir Crit Care Med, 2017, 195:1608-1616.

[16] Akoumianaki E, Lyazidi A, Rey N, et al. Mechanical ventilation-induced reverse triggered breaths: a frequently unrecognized form of neuromechanical coupling. Chest, 2013, 143:927-938.

[17] Lindqvist J, van den Berg M, van der Pijl R, et al. Positive end-expiratory pressure ventilation induces longitudinal atrophy in diaphragm fibers. Am J Respir Crit Care Med, 2018, 198:472-485.

[18] Gorman RB, McKenzie DK, Pride NB, et al. Diaphragm length during tidal breathing in patients with chronic obstructive pulmonary disease. Am J Respir Crit Care Med, 2002, 166:1461-1469.

[19] Schepens T, Dres M, Heunks L, et al. Diaphragm-protective mechanical ventilation. Curr Opin Crit Care, 2019, 25(1):77-85.

[20] Vivier E, Mekontso Dessap A, Dimassi S, et al. Diaphragm ultrasonography to estimate the work of breathing during noninvasive ventilation. Intensive Care Med, 2012, 38:796-803.

[21] Yoshida T, Amato MB, Grieco DL, et al. Esophageal manometry and regional transpulmonary pressure in lung injury. Am J Respir Crit Care Med, 2018, 197: 1018-1026.

[22] Yoshida T, Amato MB, Kavanagh BP. Understanding spontaneous vs. ventilator breaths: impact and monitoring. Intensive Care Med, 2018.

[23] Yoshida T, Torsani V, Gomes S, et al. Spontaneous effort causes occult pendelluft during mechanical ventilation. Am J Respir Crit Care Med, 2013, 188:1420-1427.

第十一节　免疫功能低下合并呼吸衰竭患者早期的呼吸策略

急性呼吸衰竭（acute respiratory failure，ARF）是免疫功能低下患者入住重症监护室 ICU 的首要原因，其早期的呼吸策略目前存在较大争议。唯一明确的是，在众多预后预测因子中，有创机械通气是死亡的主要决定因素。因此，必须尽早选择最佳的氧疗策略，以减少有创机械通气。

近年来，免疫功能低下合并呼吸衰竭的患者早期采取的呼吸支持方式主要有无创通气（non-invasive ventilation，NIV）和高流量经鼻吸氧（high flow nasal cannula oxygen therapy，HFNC），近期有关研究也有了一定进展，主要研究结果如下。

一、无创通气

2000 年，Antonelli 等发表的 1 项 RCT 研究首次分析了免疫功能低下的 ARF 患者 NIV 的优势。该研究共纳入 40 例实体器官移植患者。结果显示，与标准吸氧相比，NIV 的使用与良好预后相关，减少了气管插管需要（20% *vs.* 70%，P=0.002），甚至降低了病死率（20% *vs.* 50%，P=0.05）。随后，2001 年 Hilbert 等发表的 1 项 RCT 研究取得了相似结果。该研究共纳入 52 例免疫功能低下患者，50% 以上为血液病及粒细胞减少患者。结果显示，NIV 患者的插管率（12% *vs.* 20%，P=0.03）和病死率（10% *vs.* 18%，P=0.03）明显较低，尤其是在血液病患者中。因此，在随后的 15 年间，NIV 被视为免疫功能低下患者氧疗的金标准。但其结果仍受到部分学者的质疑：一方面上述 2 项研究患者样本量少，存在选择偏倚，且其中一些患者有心源性肺水肿，而心源性肺水肿容易从 NIV 中获益；另一方面上述 2 项研究发表时机械通气相关病死率高达 80%，在过去 20 年中，入住 ICU 的免疫功能低下患者的存活率也有所提高。这些试验报道的结果现在可能不适用，因此 NIV 的获益需要更多的证据来支持。

2015 年，Lemiale 等进行了 1 项多中心 RCT，在法国和比利时的 28 家 ICU 中，纳入了 374 例患有轻度至重度 ARF 的免疫功能低下患者，其中 317 例（84.7%）接受了血液系统恶性肿瘤或实体瘤治疗。结果显示，随机分组后第 28 天，NIV 组有 46 例死亡（24.1%），氧气组为 50 例（27.3%）（绝对差异−3.2，95%CI −12.1～5.6，P=0.47），总共 155 例患者（41.4%）发生氧疗失败，NIV 组 73 例（38.2%），氧气组 82 例（44.8%）（绝对差异−6.6，95%CI −16.6～3.4，P=0.20）。与标准吸氧相比，NIV 没有益处也没有伤害。Frat HFNC 试验的事后分析显示，NIV 与病死率增加独立相关。该研究共纳入 82 例免疫功能低下患者，30 例患者接受标准吸氧，26 例患者单独使用高流量鼻导管治疗，26 例患者使用 NIV 治疗加上间隔高流量鼻导管吸氧。结果显示，使用 NIV 患者插管的优势比（ORs）高于使用高流量鼻导管治疗患者（ OR 4.25，95%CI 1.33～13.56）。在多变量逻辑回归后，与气管插管和病死率独立相关的 2 个因素是年龄和使用 NIV 作为一线治疗。分析其原因，NIV 不能避免高潮气量传递给低氧血症患者的高呼吸驱动，并且可能导致呼吸机相关肺损伤和呼吸状态恶化。因此，对于低氧血症 ARF 的癌症患者，可谨慎使用 NIV，严重低氧血症时应避免使用。但是，在慢性阻塞性肺疾病（chronic obstructive pulmonary disease，COPD）急性加重、心力衰竭或腹部手术后的 ARF 患者中，即使存在免疫功能低下，NIV 仍然是一线治疗方法。

二、高流量经鼻吸氧

关于 NIV 的研究陷入了困境，人们开始把目光投向另一种无创氧疗方法，即 HFNC，其与传统氧疗法相比，可以减少解剖无效腔，增加呼吸效率，提供恒定的氧浓度及加热加湿的气体。目前，研究仅限于免疫功能低下ARF患者的事后分析报道，接受NIV治疗的患者插管ORs高于HFNC治疗患者。然而，对于Lemiale试验的事后分析并未证实这一点，其中HFNC既不降低插管率，也不降低28天病死率。因此，HFNC对免疫功能缺陷合并呼吸衰竭患者是否有获益仍缺乏前瞻性研究数据。在178例患有低氧血症ARF的癌症患者的回顾性研究中，HFNC联合NIV与标准吸氧或单独的NIV治疗进行了比较。虽然插管率没有差异（47% *vs.* 49%），但接受HFNC联合NIV的患者病死率显著降低（37% *vs.* 54%，P=0.027）。在舒适度的改善方面，在1项纳入了100例患有低氧血症ARF的免疫功能低下患者的前瞻性多中心随机研究中，与标准文丘里面罩吸氧相比，使用HFNC并未改善患者舒适度。

为了评估初始管理对有创机械通气（invasive mechanical ventilation，IMV）和病死率的影响，在16个国家（68家中心，EFRAIM研究）进行了1项多国前瞻性队列观察研究。共招募了1611例患者（血液系统恶性肿瘤占51.9%，实体瘤占35.2%，全身性疾病占17.3%，实体器官移植占8.8%）。入院时，915例（56.8%）患者未插管。他们接受标准氧疗（n=496，53.9%），HFNC（n=187，20.3%），NIV（n=153，17.2%）和NIV+HFNC（n=79，8.6%）。在倾向评分匹配后，HFNC而非NIV对IMV率有影响（*HR* 0.77，95%*CI* 0.59～1.00，P=0.05）。多变量分析显示，初始氧疗策略不影响病死率。然而，IMV与病死率相关，根据无创机械通气条件，病死率的比值比不同：NIV + HFNC失败（2.31，95%*CI* 1.09～4.91），一线IMV（2.55，95%*CI* 1.94～3.29），NIV失败（3.65，95%*CI* 2.05～6.53），标准氧气失败（4.16，95%*CI* 2.91～5.93）和HFNC失效（5.54，95%*CI* 3.27～9.38）。该研究提示，初始氧疗策略的选择虽然不直接影响病死率，但由于其对IMV率有影响，故仍应高度重视。

最近Azoulay在*JAMA*发表了1项多中心高度随机化临床试验。这项随机试验是在法国32家医院包括24所大学附属医院和8所非大学附属医院中进行的。主要研究对象是患有免疫功能缺陷的ARF患者。研究分为HFNC组和标准氧疗组（对照组）。在HFNC组中，氧气仅通过持续的高流量氧疗来提供，以50L/min和100%的吸入氧浓度开始，使血氧饱和度达到95%或以上。在标准氧疗组中，氧通过任何用于标准护理的装置或装置组合提供。氧流量可使血氧饱和度达到95%或以上。研究发现，在严重免疫功能缺陷合并ARF的患者中，HFNC与标准氧疗相比并没有显著降低患者28天的死亡率。HFNC对免疫功能缺陷合并呼吸衰竭患者的效果并没有优于标准氧疗，插管率、ICU获得性感染、主观呼吸困难和舒适度及ICU住院时间均未发现显著差异。这些结果表明，改善氧合可能不是提高免疫功能缺陷患者生存率的最佳方法。尽管如此，值得注意的是，该研究中HFNC不降低免疫缺陷合并呼吸衰竭患者病死率的原因可能与以下局限性相关：①所有参与的中心都位于法国，因此其研究结果的普遍适用性受到质疑，需要更大规模的RCT证实；②未评估NIV与HFNC组合；③缺乏盲法可能对个体治疗或效果的评估有影响；④只有最小95%的血氧饱和度标准而没有上限标准；⑤治疗效果的估计没有根据分层因素进行调整，这可能导致对治疗组终点发生率之间差异的P值进行高估。

目前有多项无创或高流量吸氧的相关meta分析发表。Cortegiani等发表的meta分析纳入了1项RCT、2项RCT的事后分析和1项回顾性研究，结果显示HFNC与常规吸氧的短期病死率无显著差异（ICU病死率：n=872例患者，*OR* 0.80，95%*CI* 0.44～1.45，P=0.46；I^2=30%，P=0.24。

28 天病死率：*n*=996 例患者，*OR* 0.79，95%*CI* 0.45～1.38，*P*=0.40；I^2=52%，*P*=0.12），但 HFNC 组的插管率降低（*n*=1052 例患者，*OR* 0.74，95%*CI* 0.55～0.98，*P*=0.03；I^2=7%，*P*=0.36）。Sklar 等发表的 meta 分析纳入了 13 项研究（4 项 RCT，9 项观察性研究），与 7 项研究中的氧疗法对照（NIV 或常规 O_2 治疗）相比，HFNC 的最长随访病死率较低（1429 例受试者，*RR* 0.72，95%*CI* 0.56～0.93，*P*=0.01），与 8 项研究中的氧疗法对照相比，HFNC 的 IMV 率较低（1529 例受试者，*RR* 0.81，95%*CI* 0.67～0.96，*P*=0.02）。Huang 等发表的 meta 分析包括 5 项 RCT，与单独使用氧疗相比，早期 NIV 显著降低短期病死率（*RR* 0.62，95%*CI* 0.40～0.97，*P*=0.04）和插管率（*RR* 0.52，95%*CI* 0.32～0.85，*P*=0.01）。此外，早期 NIV 与较短的 ICU 住院时间相关（MD －1.71 天，95%*CI* －2.98～1.44，*P*=0.008），但不影响长期病死率（*RR* 0.92，95%*CI* 0.74～1.15，*P*=0.46）。因此，即使 meta 分析由于纳入的研究不同，结论也存在很大差异，对 NIV 和 HFNC 的使用仍没有标准建议。

综上所述，免疫功能低下合并呼吸衰竭患者早期的呼吸策略目前仍存在较大争议。目前 VENIM RCT 相关研究正在进行，仍未有定论，我们期待更多证据。

三、有创机械通气的时机

尽管目前有证据支持 NIV 和 HFNC 作为一线方法来治疗不同病因的免疫功能低下患者的轻度 / 中度 ARF，但其不可能适合所有免疫功能受损的患者。NIV 失败与插管并发症的增加有关，因此掌握转为 IMV 的时机至关重要。对于免疫功能低下患者而言，简化的急性生理评分（SAPS Ⅱ）反映的基线疾病严重程度较高、NIV 时呼吸频率快、入 ICU 后开始使用 NIV 延迟、需要血管升压药、需要肾替代治疗（renal replacement therapy，RRT）及存在 ARDS 都是 NIV 失败的预测因子，应该密切监测。当患者 NIV 治疗 1 小时后通气 / 氧合仍不理想、持续性呼吸困难、严重的血流动力学不稳定、NIV 不耐受或气道分泌物增多时，要及时改为有创机械通气。

（天津市第三中心医院　冯全胜　高心晶
哈尔滨医科大学附属肿瘤医院　彭雅慧　王常松）

参考文献

［1］ Benoit DD, Soares M, Azoulay E. Has survival increased in cancer patients admitted to the ICU? We are not sure. Intensive Care Med, 2014, 40: 1576-1579.

［2］ Mokart D, Pastores SM, Darmon M.Has survival increased in cancer patients admitted to the ICU? Yes.Intensive Care Med, 2014, 40:1570-1572.

［3］ Azoulay E, Pène F, Darmon M, et al. Groupe de Recherche Respiratoire en Réanimation Onco-Hématologique (Grrr-OH): Managing critically Ill hematology patients: Time to think differently. Blood Rev, 2015, 29:359-367.

［4］ Mokart D, Darmon M, Resche-Rigon M, et al. Prognosis of neutropenic patients admitted to the intensive care unit.

Intensive Care Med, 2015, 41:296-303.

[5] Antonelli M, Conti G, Bufi M, et al. Noninvasive ventilation for treatment of acute respiratory failure in patients undergoing solid organ transplantation: a randomized trial. JAMA, 2000, 283: 235-241.

[6] Hilbert G, Gruson D, Vargas F, et al. Noninvasive ventilation in immunosuppressed patients with pulmonary infiltrates, fever, and acute respiratory failure. New Engl J Med, 2001, 344: 481-487.

[7] De Jong A, Calvet L. The challenge of avoiding intubation in immunocompromised patients with acute respiratory failure. Expert Rev Respir Med, 2018, 12(10):867-880.

[8] Lemiale V, Mokart D, Resche-Rigon M, et al. Groupe de Recherche en Réanimation Respiratoire du patient d'Onco-Hématologie (GRRROH): Effect of noninvasive ventilation vs oxygen therapy on mortality among immunocompromised patients with acute respiratory failure: A randomized clinical trial. JAMA, 2015, 314:1711-1719.

[9] Frat JP, Ragot S, Girault C, et al. Effect of non-invasive oxygenation strategies in immunocompromised patients with severe acute respiratory failure: a post-hoc analysis of a randomised trial. Lancet Res Med, 2016, 4(8):646-652.

[10] Brochard L. Ventilation-induced lung injury exists in spontaneously breathing patients with acute respiratory failure: yes. Intensive Care Med, 2017, 43(2):250-252.

[11] Jaber S, Lescot T, Futier E, et al. Effect of noninvasive ventilation on tracheal reintubation among patients with hypoxemic respiratory failure following abdominal surgery: a randomized clinical trial.JAMA, 2016, 315(13):1345-1353.

[12] Ullmann AJ, Aguado JM, Arikan-Akdagli S, et al. Diagnosis and management of Aspergillus diseases: executive summary of the 2017 ESCMID-ECMM-ERS guideline. Clin Microb Infect, 2018, 24(Suppl 1):e1-e38.

[13] Huang HB, Xu B, Liu GY, et al. Use of noninvasive ventilation in immunocompromised patients with acute respiratory failure: a systematic review and meta-analysis. Crit Care, 2017, 21(1):4.

[14] Lemiale V, Resche-Rigon M, Mokart D, et al. High-Flow Nasal Cannula Oxygenation in Immunocompromised Patients With Acute Hypoxemic Respiratory Failure: A Groupe de Recherche Respiratoire en Réanimation Onco-Hématologique Study. Crit Care Med, 2017, 45(3): e274-e280.

[15] Mokart D, Geay C, Chow-Chine L, et al. High-flow oxygen therapy in cancer patients with acute respiratory failure. Intensive Care Med, 2015, 41:2008-2010.

[16] Lemiale V, Mokart D, Mayaux J, et al. The effects of a 2-h trial of high-flow oxygen by nasal cannula versus Venturi mask in immunocompromised patients with hypoxemic acute respiratory failure: A multicenter randomized trial. Crit, Care, 2015, 19:380.

[17] Azoulay E, Efraim investigators and the Nine-I study group. Acute hypoxemic respiratory failure in immunocompromised patients: the Efraim multinational prospective cohort study. Intensive Care Med, 2017,43 (12): 1808-1819.

[18] Cortegiani A, Crimi C, Sanfilippo F, et al. High flow nasal therapy in immunocompromised patients with acute respiratory failure: A systematic review and meta-analysis. J Crit Care, 2018, 29(50): 250-256.

[19] Sklar MC, Mohammed A, Orchanian-Cheff A, et al. The Impact of High-Flow Nasal Oxygen in the Immunocompromised Critically Ill: A Systematic Review and Meta-Analysis. Respir Care, 2018, 63(12): 1555-1566.

[20] Huang HB, Peng J, Weng L, et al. High-flow oxygen therapy in immunocompromised patients with acute respiratory

failure: A review and meta-analysis. J Crit Care, 2018, 43: 300-305.

[21] Azoulay E, Lemiale V, Mokart D, et al. Effect of High-Flow Nasal Oxygen vs Standard Oxygen on 28-Day Mortality in Immunocompromised Patients With Acute Respiratory Failure: The HIGH Randomized Clinical Trial. JAMA, 2018, 320(20): 2099-2107.

[22] Wang T, Liu G, He K, et al. The efficacy of initial ventilation strategy for adult immunocompromised patients with severe acute hypoxemic respiratory failure: study protocol for a multicentre randomized controlled trial (VENIM). BMC Pulm Med, 2017, 17(1):127.

[23] Jarrod M, Mosier J, Sakles, C, et al. Failed noninvasive positive-pressure ventilation is associated with an increased risk of intubation-related complications. Annals Intensive Care, 2015, 5:4.

第六章 体外循环

第一节 VA-ECMO 联合 Impella 治疗心源性休克的利与弊

静脉 - 动脉体外膜肺氧合（venoarterial extracorporeal membrane oxygenation，VA-ECMO）是急性难治性心源性休克的机械循环辅助支持技术，但其可能增加左心后负荷及心脏做功，减少心脏血流，造成左心血液淤滞。Impella 是一种外周置入的心室辅助装置，在辅助左心功能的同时可降低左心室压力，避免左心室膨胀，减少心脏做功，从病理生理和临床应用角度来说，两者有良好的联合指征，但目前其临床应用指征和利弊关系仍值得探讨。

一、VA-ECMO 联合 Impella 的适应证和病理生理基础

1. VA-ECMO 适应证和血流动力学特点　VA-ECMO 是临床循环衰竭的有效支持手段。VA-ECMO 从静脉引血，通过离心泵和膜肺将氧合过的血液泵回动脉，替代心肺功能。VA-EMCO 的临床适应证包括各种原因导致的急性难治性心源性休克、恶性心律失常、心肺复苏及急性右心衰竭。临床实践证实，VA-ECMO 可改善心脏手术后心源性休克、急性暴发性心肌炎、心源性休克及心肺复苏的预后。股动、静脉置管操作简单，可以通过穿刺或半切开置管，管理方便，是临床常用的 VA-ECMO 置管方式。

VA-ECMO 在主动脉内产生逆向血流，增加左心室后负荷及室壁张力，增加心肌耗氧量，减少冠状动脉血流量，从而加重心肌缺血、肺水肿，并且心室扩张、血液淤滞后发生左心室及肺血栓的风险增加，可能增加患者病死率等不良预后。另外，股动、静脉置管的 VA-ECMO 患者同时存在肺功能明显恶化时还可能存在半身缺氧。

VA-ECMO 患者出现左心室膨胀扩张，进而加重主动脉瓣反流、肺水肿和血流淤滞，增加血栓形成风险，需要进行左心引流。VA-ECMO 患者左心膨胀的发生率约 7%，主要与急性心肌梗死、急性暴发性心肌炎、恶性心律失常、心肺复苏等导致的左心室收缩功能严重下降有关。临床可以通过应用强心药物，如多巴酚丁胺、米力农、肾上腺素等，平衡氧供需和左心室收缩功能，降低 ECMO 流量，减少左心室后负荷，继而降低左心室膨胀扩张的风险。出现左心膨胀的 VA-ECMO 患者需要进行左心减压，临床常用的方法包括联合使用主动脉球囊反搏（intra-aortic balloon counterpulsation，IABP）和 Impella 等；其他方法包括介入和微创手术进行减压，介入如经房间隔穿刺进行左心房引流，微创手术包括经右肺静脉、左心耳、左心室置管引流。Meani 等的 1 项系统综述统计左心室减压的方法有十

余种，其中减压的位置有左心房（31%）、主动脉（27%）、经主动脉（27%）、左心室（11%）和肺动脉（4%）等。

2. Impella的应用原理与适应证 Impella是外周动脉置入的微轴流泵，其头端通过主动脉瓣放置到左心室内，血流从左心室泵入主动脉泵，是一种体外生命支持手段。Impella的导管由股动脉逆行跨主动脉瓣进入左心室，通过微型轴流泵，建立左心室-升主动脉压力梯度，将左心室血流泵入主动脉内。Impella其有Impella 2.5、Impella CP、Impella 5.0、Impella RP等不同类型的导管，临床常用于急性心源性休克的左心支持和右心支持。Impella可通过设置P0～P9不同的挡产生不同的辅助流量，实现个体化减压，根据患者实际情况设定左心室所需的减压程度。Impella提供的血流支持不受心率和药物影响，而是通过确定支持水平选择合适的导管，并通过左心室和主动脉的压力梯度的设定控制泵转速速率和左心室卸载的流量。Impella可增加心排血量，降低左心压力，常用于高危经皮冠脉介入术（percutaneous coronary intervention，PCI）的围术期支持或急性心源性休克的支持。

3. VA-ECMO联合Impella的病理生理基础 Impella作为一种心脏辅助装置，与VA-ECMO联合应用的临床效应呈现相加优势。另外，Impella 2.5导管直径小，导管鞘只有13.0F，可以在介入或超声引导下通过股动脉外周穿刺置管，损伤小，置入方便，无须手术，可与VA-ECMO患者联合应用。

VA-ECMO联合Impella从病理生理角度来说可优化心源性休克患者的血流动力学，有利于左心休息和功能恢复。VA-ECMO可以通过体外循环减少肺血流，增加氧输送；Impella可以通过轴流泵将左心室血液抽吸到主动脉内，进一步增加心排血量，减少左心室做功，降低左心室压力，维持机体组织器官灌注，促进心脏的恢复。VA-ECMO患者通过联合Impella 2.5增加左心室排血量，降低左心室压力，减少心脏做功，有利于心脏功能恢复。

VA-ECMO联合Impella可以明显减少肺血流，降低肺动脉嵌压，降低左心室壁张力，减少心脏做功。Eliet等的研究发现11例VA-ECMO后放置Impella进行左心减压的患者，比较在Impella血流量上升期间多普勒肺动脉瓣口流速-时间积分和左心室舒张末期直径的变化。结果发现，随着Impella血流量的增加，多普勒肺动脉瓣口流速-时间积分逐渐增加，而左心室舒张末期直径逐渐下降。Impella能改善肺动脉高压和右心室血流动力学，在Impella支持后2小时测定肺动脉压力，发现肺毛细血管楔压和肺血管阻力较Impella支持前显著下降，降低右心室后负荷，排血量增加，其中4/6例患者撤离机械循环支持，达到长期存活。

二、VA-ECMO联合Impella的临床应用

VA-ECMO联合Impella改善难治性心源性休克患者的预后。Fiedler等回顾性分析2015—2017年59例VA-ECMO患者中12例患者应用了Impella装置进行左心室减压，总体存活率达58%，与单独VA-ECMO支持组相比，VA-ECMO联合Impella的临床应用明显改善左心室功能，改善患者预后。VA-ECMO支持联合Impella的队列研究纳入66例难治性心源性休克患者，单纯使用VA-ECMO组36例和联合使用VA-ECMO＋Impella（ECPELLA）组30例，VA-ECMO组患者58%（$n=21$）进行再次手术左心引流，而ECPELLA组患者100%（30例）联合应用Impella，ECPELLA组患者30天全因病死率较单纯VA-ECMO组显著降低（57% *vs.* 78%，*HR* 0.51，95%*CI* 0.28～0.94，$P=0.02$）。Mourad的

回顾性研究纳入42例心源性休克患者，分别采用ECMO或Impella及VA-ECMO联合Impella支持，ECMO支持患者和Impella支持患者的预后无显著差异，ECMO和Impella 2种技术的结合可能有助于克服各自固有的局限性，提高救治成功率，VA-ECMO联合Impella可以降低病死率。

VA-ECMO联合Impella支持增加心源性休克治疗成功率。新近1项回顾性研究共纳入157例难治性心源性休克患者，其中34例VA-ECMO患者联合应用Impella支持减压。结果显示，与单独应用VA-ECMO相比，VA-ECMO联合Impella组的住院病死率显著降低（47% *vs.* 80%），患者康复的成功率显著增高（76% *vs.* 20%）。

目前，VA-ECMO联合Impella的临床应用多为病例报道、回顾性研究（表6-1-1），结果提示，VA-ECMO联合Impella有改善预后的临床效应，但VA-ECMO与Impella临床联合的确切时机和指征尚不明确，需要大规模高质量的随机对照临床研究进行证实。

表6-1-1 VA-ECMO联合Impella的临床应用

研究者	时间	研究类型	研究对象	研究分组和例数	预后
Fiedler AG	2018	回顾性观察研究	难治性心源性休克	ECMO联合Impella（$n=12$）*vs.* ECMO（$n=47$）	全因病死率：ECMO联合Impella（42%）
Patel SM	2019	回顾性观察研究	难治性心源性休克	ECMO联合Impella（$n=30$）*vs.* ECMO（$n=36$）	30天全因病死率：ECMO联合Impella（57%），单纯ECMO（78%）（$P=0.02$）
Mourad M	2018	回顾性观察研究	心肌梗死心源性休克	Impella（$n=15$）*vs.* ECMO联合Impella（$n=14$）	NA
Pappalardo F	2017	回顾性对照研究	心肌梗死心源性休克	ECMO联合Impella（$n=34$）*vs.* ECMO（$n=123$）（1：2配对后21：42例）	住院病死率：ECMO联合Impella（47%），单纯ECMO（80%）（$P<0.001$）
Koeckert MS	2011	病例报道	失代偿性心力衰竭	ECMO联合Impella（$n=1$）	存活
Vlasselaers D	2006	病例报道	先天性心脏病，失代偿性心力衰竭	ECMO联合Impella（$n=1$）	存活

注：NA.无

三、VA-ECMO联合Impella值得关注的问题

第一，需要关注VA-ECMO与Impella联合应用的潜在适应证和时机。VA-ECMO患者如果出现左心室膨胀，室壁张力增加，肺水肿增加，伴有心肌缺血加重、血液淤滞，甚至血栓形成，需要尽早进行左心减压引流。Impella是VA-ECMO患者左心减压的临床选择之一，对于左心室收缩功能显著下降、严重左心衰竭、超声显示左心明显扩张、主动脉完全不能开放、存在明显的血液淤滞，甚至自显影现象、肺水肿进展极其迅速的患者，需要积极进行左心减压。目前，Impella价格昂贵，限制了在我国的临床应用，其在VA-ECMO患者中左心减压应用具体指征和时机尚需要进一步明确。

第二，超声下主动脉瓣开放不佳，需要鉴别心功能顿抑的患者。对存在心室节律、左心室不大、肺水肿不明显、对血管活性药和正性肌力药物有反应的患者，在维持机体组织器官灌注的基础上，通

过调整容量和后负荷，促进左心前向血流，密切观察下等待心脏功能恢复。

第三，需要关注 VA-ECMO 与 Impella 联合应用的禁忌证。对于患有左心室或主动脉根部血栓形成、心内大量分流和主动脉机械瓣的患者禁用联合 Impella；对于患有重度主动脉狭窄、中度至重度主动脉功能不全、重度二尖瓣狭窄、严重外周动脉疾病的患者慎用。

第四，VA-ECMO 与 Impella 联合应用的并发症也需要关注。Impella 需要血管内置管，增加了创伤和感染发生的可能，出血和溶血是 Impella 支持的常见并发症。Impella 轴流泵转速高达每分钟 50 000r，可能导致血细胞破坏增加，VA-ECMO 联合 Impella 的患者溶血发生率较高。

第五，Impella 患者的预后与使用单位的使用经验和例数成量效关系。与 ECMO 支持一样，医疗中心 Impella 支持例数和患者预后也存在显著的量效关系。美国 15 259 例急性心肌梗死伴发休克患者接受 Impella 支持结果分析提示，51% 存活撤除 Impella，每年＜1 例 Impella 的医院和每年＞7 例的医疗中心患者生存率分别为 30%、76%；此外，高龄是 Impella 患者不良预后的独立危险因素。

总之，VA-ECMO 与 Impella 联合应用是急性循环衰竭患者出现显著左心室衰竭时的有效支持手段。选择合适的适应证和时机，进行合理临床应用、精细管理，可优化临床急性难治性心源性休克的救治，从而改善患者预后。VA-ECMO 与 Impella 联合应用具有较好的临床应用前景。

（东南大学附属中大医院　刘松桥　邱海波）

参考文献

［1］ King CS, Roy A, Ryan L, et al. Cardiac Support: Emphasis on Venoarterial ECMO. Crit Care Clin, 2017, 33 (4): 777-794.

［2］ Abrams D, Garan AR, Abdelbary A, et al. Position paper for the organization of ECMO programs for cardiac failure in adults. Intensive Care Med, 2018, 44 (6): 717-729.

［3］ Negi SI, Sokolovic M, Koifman E, et al. Contemporary Use of Veno-Arterial Extracorporeal Membrane Oxygenation for Refractory Cardiogenic Shock in Acute Coronary Syndrome. J Invasive Cardiol, 2016, 28 (2): 52-57.

［4］ Pineton de Chambrun M, Brechot N, Lebreton G, et al. Venoarterial extracorporeal membrane oxygenation for refractory cardiogenic shock post-cardiac arrest. Intensive Care Med, 2016, 42 (12): 1999-2007.

［5］ Aneman A, Macdonald P. Venoarterial extracorporeal membrane oxygenation for cardiac arrest/cardiogenic shock. Intensive Care Med, 2017, 43 (1): 116-118.

［6］ Baran DA. Extracorporeal Membrane Oxygenation (ECMO) and the Critical Cardiac Patient. Curr Transplant Rep, 2017, 4 (3): 218-225.

［7］ Becher PM, Schrage B, Sinning CR, et al. Venoarterial Extracorporeal Membrane Oxygenation for Cardiopulmonary Support. Circulation, 2018, 138 (20): 2298-2300.

［8］ Werdan K, Gielen S, Ebelt H, et al. Mechanical circulatory support in cardiogenic shock. Eur Heart J, 2014, 35 (3): 156-167.

[9] Hireche-Chikaoui H, Grubler MR, Bloch A, et al. Nonejecting Hearts on Femoral Veno-Arterial Extracorporeal Membrane Oxygenation: Aortic Root Blood Stasis and Thrombus Formation-A Case Series and Review of the Literature. Critical Care Med, 2018, 46 (5): e459-e464.

[10] Lim HS, Howell N, Ranasinghe A. Extracorporeal Life Support: Physiological Concepts and Clinical Outcomes. J Card Fail, 2017, 23 (2): 181-196.

[11] Frenckner B, Broman M, Broome M. Position of draining venous cannula in extracorporeal membrane oxygenation for respiratory and respiratory/circulatory support in adult patients. Critical Care (London, England), 2018, 22 (1): 163.

[12] Truby LK, Takeda K, Mauro C, et al. Incidence and Implications of Left Ventricular Distention During Venoarterial Extracorporeal Membrane Oxygenation Support. ASAIO J, 2017, 63 (3): 257-265.

[13] Meani P, Gelsomino S, Natour E, et al. Modalities and Effects of Left Ventricle Unloading on Extracorporeal Life support: a Review of the Current Literature. Eur J Heart Fail, 2017, 19 (Suppl 2): 84-91.

[14] Lemaire A, Anderson MB, Lee LY, et al. The Impella device for acute mechanical circulatory support in patients in cardiogenic shock. Ann Thorac Surgery, 2014, 97 (1): 133-138.

[15] O’Neill WW, Grines C, Schreiber T, et al. Analysis of outcomes for 15 259 US patients with acute myocardial infarction cardiogenic shock (AMICS) supported with the Impella device. Am Heart J, 2018, 202: 33-38.

[16] Vlasselaers D, Desmet M, Desmet L, et al. Ventricular unloading with a miniature axial flow pump in combination with extracorporeal membrane oxygenation. Intensive Care Med, 2006, 32 (2): 329-333.

[17] Koeckert MS, Jorde UP, Naka Y, et al. Impella LP 2.5 for left ventricular unloading during venoarterial extracorporeal membrane oxygenation support. J Card Surg, 2011, 26 (6): 666-668.

[18] Eliet J, Gaudard P, Zeroual N, et al. Effect of Impella During Veno-Arterial Extracorporeal Membrane Oxygenation on Pulmonary Artery Flow as Assessed by End-Tidal Carbon Dioxide. ASAIO J, 2018, 64 (4): 502-507.

[19] Lim HS. The Effect of Impella CP on Cardiopulmonary Physiology During Venoarterial Extracorporeal Membrane Oxygenation Support. Artif Organs, 2017, 41 (12): 1109-1112.

[20] Fiedler AG, Dalia A, Axtell AL, et al. Impella Placement Guided by Echocardiography Can Be Used as a Strategy to Unload the Left Ventricle During Peripheral Venoarterial Extracorporeal Membrane Oxygenation. J Cardiothoracic Vasc Anesth, 2018, 32 (6): 2585-2591.

[21] Patel SM, Lipinski J, Al-Kindi SG, et al. Simultaneous Venoarterial Extracorporeal Membrane Oxygenation and Percutaneous Left Ventricular Decompression Therapy with Impella Is Associated with Improved Outcomes in Refractory Cardiogenic Shock. ASAIO J, 2019, 65 (1): 21-28.

[22] Mourad M, Gaudard P, De La Arena P, et al. Circulatory Support with Extracorporeal Membrane Oxygenation and/or Impella for Cardiogenic Shock During Myocardial Infarction. ASAIO J, 2018, 64 (6): 708-714.

[23] Pappalardo F, Schulte C, Pieri M, et al. Concomitant implantation of Impella (R) on top of veno-arterial extracorporeal membrane oxygenation may improve survival of patients with cardiogenic shock. Eur J Heart Fail, 2017, 19 (3): 404-412.

[24] Riahi M, Baruteau AE. Left ventricular distention under venoarterial extracorporeal membrane oxygenation support: when should we consider percutaneous left heart decompression? J Thorac Dis, 2017, 9 (12): 4919-4921.

[25] Weber C, Deppe AC, Sabashnikov A, et al. Left ventricular thrombus formation in patients undergoing femoral veno-arterial extracorporeal membrane oxygenation. Perfusion, 2018, 33 (4): 283-288.

[26] Bhatia M, Kumar PA. Pro: Venoarterial Extracorporeal Membrane Oxygenation Should Always Include Placement of a Left Ventricular Vent. J Cardiothoracic Vasc Anesth, 2019, 33 (4): 1159-1162.

[27]Ma C, Tolpin D, Anton J. Con: Patients Receiving Venoarterial Extracorporeal Membrane Oxygenation Should Not Always Have a Left Ventricular Vent Placed. J Cardiothoracic Vasc Anesth, 2019, 33 (4): 1163-1165.

[28] Badiye AP, Hernandez GA, Novoa I, et al. Incidence of Hemolysis in Patients with Cardiogenic Shock Treated with Impella Percutaneous Left Ventricular Assist Device. ASAIO J, 2016, 62 (1): 11-14.

[29] Lauten A, Engstrom AE, Jung C, et al. Percutaneous left-ventricular support with the Impella-2.5-assist device in acute cardiogenic shock: results of the Impella-EUROSHOCK-registry. Circ Heart Fail, 2013, 6 (1): 23-30.

第二节 VV-ECMO 治疗 ARDS 是否获益

目前，急性呼吸窘迫综合征（ARDS）病死率仍居高不下，部分重度 ARDS 患者即使已经采用最优化的机械通气策略，仍难以改善氧合，继而出现继发性器官功能障碍。ECMO 是通过体外氧合器进行长时间体外循环，代替或部分代替心肺功能的支持治疗手段。重度 ARDS 患者在积极治疗原发病的同时，通过 ECMO 支持可以改善低氧血症，清除二氧化碳。然而，ECMO 仅仅是一项支持措施，不能治疗患者的原发病，并且作为临床操作创伤极大，并发症也非常明显。目前，由于研究人群及 ECMO 治疗的异质性，关于 ECMO 治疗对重度 ARDS 患者预后影响的临床研究结果并不一致。那么，静脉 - 静脉体外膜肺氧合（veno-venous ECOM，VV-ECMO）治疗是否能使 ARDS 患者获益？对哪些患者何时开始 ECMO 治疗能获益？近年来，有多篇文献更新，综述如下。

一、VV-ECMO 是否可使 ARDS 患者获益

目前，ECMO 越来越多地用于非心脏相关呼吸衰竭患者的支持治疗，2008—2012 年 ECMO 在 ARDS 患者中的使用相对增加了 70%，尤其是 2009 年甲型 H1N1 流感大流行期间 ECMO 的成功救治经验促进了其在这一领域的应用。2015 年，世界范围内有超过 300 家 ECMO 中心能够提供 ECMO 支持。随后的几年，尽管没有高质量的证据证明 ECMO 在 ARDS 中的作用，但 ECMO 中心的数量仍持续增加，ECMO 支持治疗开展得十分迅猛。

早期关于 ARDS 患者接受 VV-ECMO 治疗的研究数据大多是观察性的。2009 年，流感大流行期间 68 例 H1N1 流感相关 ARDS 患者应用 ECMO 治疗后病死率为 21%，明显低于预期病死率。沙特阿拉伯报道的中东呼吸综合征冠状病毒感染导致的难治性低氧血症患者接受 ECMO 治疗后住院病死率降低（62% *vs.* 100%，$P=0.02$）。这两项研究纳入患者均为病毒所致 ARDS 患者。随后 CESAR 研究纳入各种原因所致的病情可逆的严重呼吸衰竭患者，将这些患者随机分为 ECMO 治疗组和常规治疗组，结果发现，ECMO 组的无残疾生存率显著高于常规治疗组（63% *vs.* 47%）。CESAR 研究是目前第 1 篇

证实早期 ECMO 治疗能改善重度 ARDS 患者生存率的大规模、多中心的随机对照研究。从该研究可以得出 ECMO 能够挽救大部分早期重度 ARDS 患者的生命，改善其生活质量，改善整体的医疗成本效益。

2018 年，*The New England Journal of Medicine* 发布了 EOLIA 研究，其设计对照更为合理，ECMO 组 98% 的患者均接受 ECMO 治疗，对照组 90% 的患者均接受了肺保护通气策略、肌松药和足够长时间的俯卧位。尽管该试验没有显示 ECMO 组比常规治疗组显著降低主要终点（60 天病死率）的发生率，但仍有不显著的潜在获益提示（ECMO 组 60 天病死率 35%，对照组 46%，$P=0.09$）。对于次要结果（过渡至 ECMO 或死亡），接受 ECMO 治疗可以获益，有 28% 的对照组患者过渡至 ECMO，虽然没有进行正式的亚组分析，但早期接受 ECMO 的患者生存率高于晚期接受 ECMO（即补救性）的患者（65% *vs.* 43%）。在不良事件方面，ECMO 组氧合改善、无肾衰竭的天数更多（46% *vs.* 21%），并且缺血性脑卒中发生率更低（0 *vs.* 5%），2 组出血性脑卒中发生率无显著差异。

现有的研究结果证实，在经验丰富的 ECMO 中心早期进行 ECMO 支持可能使保守治疗无效的重度 ARDS 患者获益。

二、现有研究存在的不足

尽管现有的研究结果证实 VV-ECMO 在重度 ARDS 中的应用前景令人振奋，但各项研究均有诸多不足。

严重急性呼吸综合征的研究均为观察性研究，纳入标准不统一，而且纳入患者均为病毒感染导致的 ARDS 患者。最早的多中心随机对照研究——CESAR 研究，虽然有明确的入选标准（严重急性呼吸衰竭的定义为高碳酸血症性呼吸性酸中毒，要求动脉血 pH＜7.20 或 Murray 评分＞3.0 分），但该研究纳入的患者存在较大异质性，转诊至 ECMO 中心的患者中有中 25% 未行 ECMO 治疗，并且对照组患者的治疗均在原来不同的医院，无统一的、标准的常规治疗方案，对于小潮气量通气、液体管理、激素的应用等未强制实行，致使其结论饱受争议。

EOLIA 研究取长补短，弥补了 CESAR 研究的不足，纳入患者均符合 AECC 的 ARDS 诊断标准，并且病情更重（氧合指数＜80mmHg 甚至 50mmHg，$PaCO_2$＞60mmHg 伴有代谢性酸中毒），ECMO 组 98% 的患者均接受了 ECMO 治疗，对照组 90% 接受了肺保护性通气策略、肌松药和俯卧位通气治疗。尽管如此，该试验仍存在较大不足。首先，EOLIA 试验结果的说服力存在缺陷，计划纳入 331 例患者，但仅入组 75% 就被终止，ECMO 治疗的主要终点和次要终点的选择存在问题。其次，在对照组中，28% 的患者被认为治疗失败而过渡到 ECMO 进行抢救治疗。“向 ECMO 过渡”的判断没有明确的依据，过渡至 ECMO 组的患者血氧饱和度没有明显偏低，这显示出治疗医师的偏好，该决定很可能认为 ECMO 是一种有益的治疗方法，因此可以预计在这些“被挽救”的患者中，一部分患者继续接受机械通气治疗亦可存活下来，这一设计缺陷降低了解释 EOLIA 研究结果的可信度。

因此，尽管目前 VV-ECMO 在重度 ARDS 治疗中应用前景广阔，但仍存在较多问题，未来的研究应高度重视这些问题。

三、未来 VV-ECMO 在呼吸衰竭中应用研究面临的问题

1. 研究人群和开始时机的选择 VV-ECMO 对于重度 ARDS 可能获益，然而 Gattinoni 等最近的回顾性研究发现，以氧合指数 150mmHg 为临界值将中度 ARDS 分为轻 - 中度和中 - 重度 2 组，中 - 重度患者的病死率明显增加；而且 ARDS 的随机对照研究中接受俯卧位及肌松药治疗也以氧合指数＜150mmHg 为入选标准。进行 ECMO 支持治疗的患者的入组标准基于目前研究尚不统一，部分患者是重度，甚至极重度（氧合指数＜50mmHg）ARDS，也有部分研究是重度 ARDS、医师临床判断其保守治疗无效即进行 ECMO 支持，因此下一步的研究有待统一明确的入组标准。

开始 ECMO 支持的时机对研究结果也会产生很大影响，CESAR 与 EOLIA 研究均排除了机械通气时间＞7 天的患者，而且 EOLIA 研究发现早期 ECMO 支持与后期挽救性治疗相比，患者病死率更低，因此主张早期进行 ECMO 支持。然而对“lung safe”纳入患者的数据再分析发现，部分 ARDS 患者在诊断 24 小时后病情明显改善，诊断 24 小时内进行 ECMO 支持可能会存在过度医疗的问题，在诊断 ARDS 的 24 小时后至起病 1 周内何时开始 ECMO 支持也是亟待解决的问题。

2. 研究方案的设计、终点选择和伦理方面的问题 目前，关于 ECMO 的随机对照研究，基于伦理方面的问题，无法避免治疗无效的对照组患者向 ECMO 过渡，因为目前的普遍认识仍定位于 ECMO 可能是难治性低氧血症患者最后的补救措施，所以后续的研究可能需要应用配对设计或自适应设计，随着研究的进行，将患者的治疗分配转向更有利的方面，同时又可以得出有统计学意义的结果。研究终点的选择方面，随着 ECMO 技术的广泛开展、ICU 支持水平的进步，ECMO 的维护水平越来越高，超长期的 ECMO 支持越来越常见，急性 ARDS 经过数月的 ECMO 支持后肺功能能够恢复成为一种新的现象，延迟恢复可能的影响因素、恢复的概率问题、基本的机制及 ECMO 的最佳管理办法都是近几年研究的重点方向。但是新的临床问题随之而来，目前我们无法判断哪些患者经过长时间的 ECMO 支持能够恢复，无法恢复的患者需要长期住 ICU、依靠生命支持设备，但其远期预后并不佳，单用 30 天、60 天生存率无法明确说明 ECMO 在 ARDS 患者中的作用，之后的研究除了 60 天乃至 1 年的生存率外还应该纳入呼吸功能的改善情况、无机械通气时间、后续的生活质量及独立生活能力等。

3. 风险防控问题 尽管医疗技术进步迅速，但 ECMO 却是侵入性、昂贵和危险的，其并发症不容忽视，患者很可能因为并发症而导致死亡。近期 1 项 meta 分析显示，与 VA-ECMO 一样，VV-ECMO 的医疗并发症也非常常见，总体并发症的发生率为 40.2%。最常见的并发症是出血相关并发症，占 29.3%，主要是插管部位和手术部位的出血；机械并发症占 10.9%，主要是氧合器和血泵功能障碍。与 ECMO 支持相关的医疗并发症约占总体病死率的 7%。启动 ECMO 支持前需充分评估并发症的风险，尤其是颅内出血等致命并发症，因为这些并发症对患者病死率有显著影响，对患者生活质量有长远影响，必须高度重视患者的选择和经验丰富的 ECMO 管理，以进一步减少 ECMO 并发症的发生及其对患者预后的影响。长期 ECMO 支持越来越常见，VV-ECMO 支持主要在 ICU 进行，由此会产生巨大经济负担、消耗大量医护资源，占用有限的 ICU 床位资源，评估哪些患者经过长时间的 ECMO 支持后肺功能能够恢复是临床医师面临的巨大挑战。同时对于评估肺功能不可恢复患者何时

停止 ECMO 支持也是后续研究和临床工作不得不面对的问题。

因此，ECMO 启动前应充分权衡 ECMO 支持可能的获益和并发症风险，对于支持过程中的出血、栓塞和机械并发症要有一定的预判性，能够及早发现并正确处理相关并发症。ECMO 患者的长时支持和远期预后会成为下一步 VV-ECMO 研究的难点。

目前的研究提示，对于通过最佳保守治疗（肺保护性通气策略联合试验性俯卧位通气、肺复张策略、肺血管扩张药和神经肌肉阻滞）仍然无效的严重 ARDS 患者应尽早使用 ECMO，这部分患者可能会从 ECMO 支持中获益，但仍需更大规模、设计更为合理的随机对照研究来证实，伦理相关的问题可能会迫使研究者转向其他的研究方法。我们相信随着 ECMO 技术的逐渐成熟和 ARDS 早期诊断技术的进步，更多的 ARDS 患者会从 VV-ECMO 支持中获益。

（中国医学科学院北京协和医院　程　卫　隆　云）

参考文献

[1] Peek GJ, Mugford M, Tiruvoipati R, et al. Efficacy and economic assessment of conventional ventilatory support versus extracorporeal membrane oxygenation for severe adult respiratory failure (CESAR): a multicentre randomised controlled trial. Lancet, 2009, 374: 1351.

[2] Combes A, Hajage D, Capellier G, et al. Extracorporeal Membrane Oxygenation for Severe Acute Respiratory Distress Syndrome. N Engl J Med, 2018, 378: 1965-1975.

[3] Michael Y. Extracorporeal Membrane Oxygenation for Severe Acute Respiratory Distress Syndrome. N Engl J Med, 2018, 379: 9.

[4] Zangrillo A, Londoni G, Biondi-Zoccai G, et al. A meta-analysis of complications and mortality of extracorporeal membrane oxygenation. Crit Care Resusc, 2013, 15: 172-178.

[5] Noah MA, Peek GJ, Finney SJ, et al. Referral to an extracorporeal membrane oxygenation center and mortality among patients with severe 2009 influenza A (H1N1). JAMA, 2011, 306: 1659.

[6] Harrington D, Drazen JM. Learning from a Trial Stopped by a Data and Safety Monitoring Board. N Engl J Med, 2018, 378: 2031.

[7] Pham T, Combes A, Rozé H, et al. Extracorporeal membrane oxygenation for pandemic influenza A (H1N1)-induced acute respiratory distress syndrome: a cohort study and propensity-matched analysis. Am J Respir Crit Care Med, 2013, 187: 276.

[8] Menon N, Perez-Velez CM, Wheeler JA, et al. Extracorporeal membrane oxygenation in acute respiratory distress syndrome due to influenza A (H1N1)pdm09 pneumonia. A single-center experience during the 2013-2014 season. Rev Bras Ter Intensiva, 2017, 29 (3): 271-278.

[9] Reiichiro O, Kazunari A, Itaru N, et al.Severe acute respiratory distress syndrome in a patient with AIDS successfully treated with veno-venous extracorporeal membrane oxygenation: a case report and literature review.Acute Med Surg,

2018, 5: 384-389.

[10] Sergi V, Candelaria de H, Paula P, et al. Systematic review and meta- analysis of complications and mortality of veno-venous extracorporeal membrane oxygenation for refractory acute respiratory distress syndrome. Ann. Intensive Care Med, 2017, 7: 51.

[11] Michael H, Frank H, Michael A, et al. Comparison of mortality prediction models in acute respiratory distress syndrome undergoing extracorporeal embrane oxygenation and development of a novel prediction score: the PREdiction of Survival on ECMO Therapy-Score (PRESET-Score). Critical Care, 2017, 21: 301.

[12] Brogan TV, Thiagarajan RR, Rycus PT, et al. Extracorporeal membrane oxygenation in adults with severe respiratory failure: a multi-center database. Intensive Care Med, 2009, 35: 2105.

[13] SKlar MC, Sy E. Anticoagulation practices during Veno-venous Extracorporeal Membrane Oxygenation for respiratory failure. A systematic review. Ann Am Thorac Soc, 2016, 13: 2242.

[14] Mazzeffi M, Greenwood J, Tanaka K, et al. Bleeding, Transfusion, and Mortality on Extracorporeal Life Support: ECLS Working Group on Thrombosis and Hemostasis.Ann Thorac Surg, 2016, 101: 682.

[15] Stefan K, Thomas M, Nils T, et al. Hemorrhage under veno-venous extracorporeal membrane oxygenation in acute respiratory distress syndrome patients: a retrospective data analysis. J Thorac Dis, 2017, 9 (12): 5017-5029.

第三节 $ECCO_2R$ 联合肾替代治疗在 ARDS 合并 AKI 中的应用价值

体外二氧化碳清除技术（extracorporeal carbon dioxide removal，$ECCO_2R$）可以通过体外气体交换来排出血液中的 CO_2，纠正呼吸性酸中毒，降低潮气量和气道压，减少呼吸机相关性肺损伤（ventilator induced lung injury，VILI），实施超保护性肺通气，降低急性呼吸窘迫综合征（ARDS）患者的肺损伤。对于已经尝试保护性肺通气策略优化有创通气，但严重的高碳酸血症酸中毒（pH＜7.15）仍无法纠正，或者极度异常的低氧血症（PaO_2＜60mmHg）及由脓毒血症、肺炎或胸部外伤导致的中重度 ARDS 患者可考虑选择 $ECCO_2R$。

对于 ARDS 合并急性肾损伤（acute kidney injury，AKI）患者，其 AKI 的发生与血浆中炎性因子的增加及肾小管上皮细胞凋亡的加速相关，而 ARDS 实施保护性肺通气可以减轻全身炎症反应及减缓细胞凋亡，从而减少肾等肺外远端器官发生功能衰竭。此外，在 $ECCO_2R$ 支持下，可避免出现严重呼吸性酸中毒，最大限度降低机械通气支持水平，实施超保护性肺通气，减少 VILI 的发生，从而减少了炎性因子和促凋亡介质的释放，降低肾损伤程度。

一、重症患者肺与肾的交互作用

ICU 中的 ARDS 患者，约有 20% 合并有 AKI，这类患者的病死率可达 70%～80%。除了全身炎症反应可以导致包括肺和肾在内的多器官功能衰竭外，肺和肾之间还有特殊的交互作用。

急性呼吸衰竭伴随的低氧血症、二氧化碳潴留、呼吸性酸中毒，必然增加机械通气支持水平，高支持的机械通气和急性肺损伤就可能导致 AKI。有以下 3 方面的原因：①高呼气末正压（PEEP）和高平台压导致心排血量的降低，从而减少了肾的血供；同时还激活了肾素 - 血管紧张素系统，肾血管收缩，肾血流减少；抑制心房利钠肽释放导致少尿和容量过负荷。②低氧和高碳酸血症引起肾血供减少，引发肾小管内皮细胞凋亡。③肺的压力伤和容积伤可以诱导释放大量的炎性因子，直接导致肾功能损伤。机械通气可能造成肺及肺外器官功能损害，是 AKI 患者临床死亡的独立危险因素之一。而 AKI 尿量减少，容量过负荷导致肺含水量增加，诱发急性呼吸衰竭。同时由于炎症反应旁路的激活，大量细胞因子和趋化因子释放，诱导肺泡内皮细胞凋亡，以至 ARDS 发生。

二、肺保护与炎性因子和促凋亡介质

对于 ARDS 患者，保护性肺通气和 $ECCO_2R$ 均可减少 VILI 的发生，减少全身炎症反应及细胞凋亡，减轻肺及肺外器官功能损害。

1. VILI 与全身炎症反应　由机械力学导致的 VILI 可引起肺泡毛细血管通透性增加和肺泡内外压力的改变，导致大量促炎因子、促凋亡介质，如肿瘤坏死因子（TNF-α）、白介素 6（IL-6）、白介素 8（IL-8）、白介素 1β（IL-1β）和脯氨酸等的释放，造成直接的肺损伤及间接的肺纤维化；生理无效腔量增加，肺顺应性和氧合下降，二氧化碳蓄积；肺泡毛细血管通透性的增加导致内毒素、细菌和病毒的易位，引发组织器官过快的细胞凋亡，肺外器官功能衰竭，发生全身多器官功能衰竭。

2. 保护性肺通气、$ECCO_2R$ 与炎性因子　VILI 的产生与机械通气支持力度相关。越来越多的研究证实，小潮气量 / 低平台压、低呼吸频率辅以最佳的 PEEP 通气，改善肺顺应性及降低驱动压的保护性肺通气能降低 ARDS 患者 VILI 的发生率，从而减轻全身炎症反应，减少细胞凋亡并改善生存率。$ECCO_2R$ 辅助下实施超保护性肺通气，最大限度降低机械通气支持力度，从而减少 VILI 的发生。

三、CRRT 与炎性因子和促凋亡介质

连续肾替代治疗（continuous renal replacement therapy，CRRT）是一种长时间的连续的体外血液净化以替代受损的肾功能，能够连续性清除溶质，并对脏器功能起保护作用的血液净化技术。CRRT 能有效清除各种炎性因子，如 TNF-α、IL-1、IL-6、IL-8 和血小板活化因子等，有效降低全身炎症反应；改善炎性因子对机体系统、器官的损害；清除血管扩张因子，改善血流动力学，肺、心脏、肾等器官灌注得到明显改善，器官功能得到恢复；清除自由基；影响 $CD4^{+}CD25^{+}$调节性 T 细胞，调节免疫紊乱。CRRT 通过有效清除炎性因子，减少促凋亡介质的释放从而降低炎症反应对肺的损伤。

四、$ECCO_2R$ 联合超保护性肺通气减少炎性因子和促凋亡介质的释放

$ECCO_2R$ 通过体外气体交换排出血液中的二氧化碳，进一步降低潮气量、平台压和呼吸频率，实施超保护性肺通气，将 VILI 减少到最低限度，最大化减少炎性因子和促凋亡介质的释放，减少 AKI 的发生。Terragni 等研究，对实施保护性肺通气 72 小时后平台压仍然维持在 28～30cmH_2O 的 ARDS

患者，减少潮气量将平台压降至25～28cmH_2O，联合ECCO_2R维持pH≤7.25，实施超保护性肺通气。将ECCO_2R实施前后支气管肺泡灌洗液里的IL-6、IL-8、IL-1β和IL-1受体拮抗因子（IL-1 receptor antagonist，IL-1Ra）进行比较，结果发现实施超保护性肺通气72小时后，这些炎性因子含量明显降低。在1项将平台压与肺牵张指数联合用于精准评估ARDS患者机械通气对肺损伤性的研究指出，平台压越大，肺牵张指数越高，支气管肺泡灌洗液里的各类肿瘤坏死因子（TNF-asR55、TNF-asR75）、IL-6、IL-8、IL-1b和IL-1Ra等炎性因子含量越高。除了潮气量、平台压外，呼吸频率也与VILI密切相关，较低的呼吸频率降低机械动力损伤，减少VILI的发生。因此，有学者提出可以在ECCO_2R保障下，降低呼吸频率，维持pH值在可接受范围以内，减少VILI，从而减少炎性因子和促凋亡介质的释放。Grasso等研究发现在ARDS动物模型（猪）中，在维持几乎相同的二氧化碳分压的情况下，体外二氧化碳清除＋低呼吸频率＋保护性肺通气组与单纯保护性肺通气组比较，血浆和支气管肺泡灌洗液中IL-6、IL-8、TNF-α的含量明显降低

五、ECCO_2R联合肾替代治疗在ARDS合并AKI中的应用

对于ARDS合并AKI患者运用ECCO_2R联合肾替代治疗（renal replacement therapy，RRT），实施超保护性肺通气，减少VILI，有益于此类患者肾功能的恢复与改善，而且治疗的安全性和功效确切。2013年，Forster等研究发现将一个简易的低流量二氧化碳清除装置整合到肾替代治疗回路，4小时后二氧化碳分压平均降低17.3mmHg，pH升高，降低了ARDS合并AKI患者呼吸性酸中毒的发生率，减少了由于酸中毒会引起的循环不稳定及有害细胞因子（包括炎性因子）释放，缩血管药物的用量降低。随后，Servent等学者对于将ECCO_2R联合RRT用于ARDS合并AKI的安全性及有效性进行了更深入的研究。纳入了11例患者，实施保护性肺通气和RRT，初始潮气量6ml/kg，将体外二氧化碳清除装置整合到CRRT循环回路，运行20分钟后，潮气量减至4ml/kg，观察72小时，测量氧分压、二氧化碳分压（PaCO_2）、氧合指数等。结果发现，加入体外二氧化碳清除后20分钟，患者PaCO_2平均降低了21%；潮气量减至4ml/kg后动脉血气分析与基线水平相比较，PaCO_2未见有明显增加，pH没有明显降低；潮气量和平台压的降低，实施了更优的保护性肺通气，减少了由于VILI带来的炎性因子和促凋亡介质的释放，减少了对肾的损伤。研究还发现将体外二氧化碳清除装置安置在肾替代治疗滤过器的上游，可以发挥更佳的二氧化碳清除效能，而且没有严重呼吸性酸中毒等事件的发生。随着研究的深入，Fanelli等在ARDS合并AKI患者中，RRT和ECCO_2R联合应用同时联合超保护肺通气（RRT＋组：潮气量4ml/kg，目标平台压25cmH_2O）与RRT联合肺保护通气（RRT组）比较，RRT＋组患者肾功能改善更明显（肌酐水平下降更快，RRT时间更短，肾小管内皮细胞通透性改善更快），血浆中炎性因子和各种促凋亡介质数量明显低于RRT组；RRT＋组没有严重并发症的发生。

ECCO_2R联合RRT运用于ARDS合并AKI患者，由于实施了超保护性肺通气策略，减少了VILI，降低了全身炎症反应，减少了炎性因子和促凋亡介质的释放，从而使肾功能得到更佳的改善，可能会减少此类患者的病死率，具有较大的临床应用价值。

（四川大学华西医院 赖 巍 康 焰）

参考文献

[1] Andrea M, Lorenzo DS, Antonio P, et al. Extracorporeal carbon dioxide removal (ECCO2R) in patients with acute respiratory failure. Intensive Care Med, 2017, 43 (4): 519-530.

[2] Davidson AC, Banham S, Elliott M, et al. BTS/ICS guideline for the ventilatory management of acute hypercapnic respiratory failure in adults. Thorax, 2016, 71 (Suppl 2): iil-35.

[3] National Institute for Health and Care. Excellence. Extracorporeal carbon dixide removal for acute respiratory failure [2016-08]. http: //www.Nice/org.uk/guidance/ipg564.

[4] Samoni S, Husain-Syed , De Rosa S, et al. Cardio-Pulmonary-Renal interactions. G Ital Nefrol, 2017, 34 (Suppl 69): 162-177.

[5] Uchino S, Kellum JA, Bellomo R, et al. Beginning and Ending Supportive Therapy for the Kidney (BEST Kidney) Investigators. Acute renal failure in critically ill patients: a multinational, multicenter study. JAMA, 2005, 294: 813-818.

[6] Slutsky AS, Ranieri VM. Ventilator-induced lung injury. N Engl J Med, 2013, 369: 2126-2136.

[7] Terragni PP, Del Sorbo L, Mascia L, et al. Tidal volume lower than 6ml/kg enhances lung protection: role of extracorporeal carbon dioxide removal. Anesthesiology, 2009, 111 (4): 826-835.

[8] Pier P, Claudia F, Arthur S. et al. Accuracy of Plateau Pressure and Stress Index to Identify Injurious Ventilation in Patients with Acute Respiratory Distress Syndrome. Anesthesiology, 2013, 119 (4): 880-889.

[9] Gattinoni L, Tonetti T, CressoniM, et al. Ventilator-related causes of lung injury: the mechanical power. Intensive Care Med, 2016, 42: 1567-1575.

[10] Grasso S, Stripoli T, Mazzone P, et al. Low respiratory rate plus minimally invasive extracorporeal CO_2 removal increases systemic and pulmonary inflammatory mediators in experimental Acute Respiratory Distress Syndrome. Crit Care Med, 2014, 42: e451-e460.

[11] Forster C, Schriewer J, John S, et al. Low-flow CO_2 removal integrated into a renal-replacement circuit can reduce acidosis and decrease vasopressor requirements. Crit Care, 2013, 17: R154.

[12] Allardet-Servent J, Castanier M, Signouret T, et al. Safety and efficacy of combined extracorporeal CO_2 removal and renal replacement therapy in patients with acute respiratory distress syndrome and acute kidney injury: the Pulmonary and Renal Support in Acute Respiratory Distress Syndrome study. Crit Care Med, 2015, 43: 2570-2581.

[13] Fanelli V, Cantaluppi V, Alessandri F, et al. Extracorporeal CO_2 Removal May Improve Renal Function of Patients with Acute Respiratory Distress Syndrome and Acute Kidney Injury: An Open-Label, Interventional Clinical Trial. Am J Respir Crit Care Med, 2018, 198 (5): 687-690.

第四节 清醒 ECMO 治疗呼吸衰竭的利与弊：时机与操作

静脉 - 静脉体外膜肺氧合（VV-ECMO）是常规呼吸支持技术无法维持的严重呼吸衰竭患者的抢救性治疗手段。然而近年来，启动 ECMO 治疗的时机已经改变，ECMO 往往在呼吸衰竭进程的更早期开始使用。这种治疗方法的实施可以减少与镇静、有创机械通气相关的不良反应。因此，在某些呼吸衰竭患者进行 ECMO 治疗中，患者可保持清醒、无气管插管、保留自主呼吸，即所谓的“清醒 ECMO”。这种支持方式具有许多优势，但其实际应用也面临多方面的挑战。

一、清醒 ECMO 的利与弊

（一）清醒 ECMO 的优势

1. 保留自主呼吸 清醒 ECMO 患者可保留自主呼吸，使顺应性更好的膈肌优先运动，因此通气优先在重力依赖区且血流灌注最好的部位进行，其通气 / 血流比例最佳，同时也避免了控制性机械通气所致膈肌功能障碍。自主呼吸时胸膜腔内负压的周期性变化有利于胸腔外器官的血液回流，维持心脏的充盈和输出，肺淋巴引流的增加似乎与该机制密切相关。此外患者可保留自主咳嗽、咳痰能力，有效地进行痰液引流，避免肺不张的发生。

2. 减少有创通气相关并发症 不进行气管插管或辅助早期拔除气管插管，使患者保持自身的天然屏障抵御细菌的能力，减少呼吸机相关性肺炎的发生率，同时也避免了因正压通气带来的呼吸机相关性肺损伤。

3. 减少谵妄 ICU 中谵妄的发生是多因素的，使用镇静药物是主要因素之一。清醒 ECMO 通过减少镇静药物可以减少谵妄的干扰，而谵妄与住 ICU 时间延长及病死率增加均有关。

4. 早期康复锻炼 长期住 ICU 的患者，肌肉量减少、危重病肌病及多发性神经病等情况经常发生，且影响患者预后。清醒 ECMO 患者能积极配合物理治疗师进行床旁康复锻炼，从而减少这些神经肌肉疾病的发病率。

5. 更高的生存质量 清醒的患者能够与亲友沟通，使 ICU 环境变得更为友善，对于患者和探视者而言皆是如此。同时患者可保留并完成最基本的生活需求，如自主排便、自主饮食及阅读视听等。此外，清醒的患者可以与医护人员更好地沟通症状，这也是获取患者病情变化和对治疗反应的重要来源。

（二）清醒 ECMO 的弊端

1. 过强自主呼吸的危害 患者在清醒 ECMO 条件下，可以保留自主呼吸，但由于疾病本身或其他因素导致过强自主呼吸时，会带来一系列的问题。自主呼吸所产生的过高的跨肺压是导致肺损伤的重要因素，呼吸肌做功过高会导致高氧耗，使低氧血症恶化。如果通过 ECMO 不能充分满足患者的气体交换需要，镇静、气管插管和机械通气往往是必要的。

2. 无法有效痰液引流　对于伴有严重肺部感染的清醒 ECMO 患者，尤其是在大量黏稠痰液无法自主咳嗽咳出的情况下，往往造成肺部实变、肺不张，加重低氧血症及增加呼吸做功，气管插管机械通气不可避免，这也是导致清醒 ECMO 策略治疗失败的一个重要原因。

3. 紧急情况的处理　清醒、自主呼吸、无气管插管的 ECMO 患者，一旦 ECMO 设备出现故障且无法彻底排除，会给患者带来严重低氧及 CO_2 潴留，同时导致血栓形成风险增加。必要时只能进行紧急气管插管机械通气。

4. ECMO 导管脱位的风险　清醒 ECMO 患者必须仔细监控，并且教导不能移除任何侵入式装置，以避免自我损伤的风险，这对于清醒 ECMO 患者尤为关键。

5. 患者不适、疼痛和焦虑　清醒的患者需要镇痛药以耐受有创设备及控制疼痛（物理康复、侵入性操作等）。此外，ICU 内嘈杂的环境、各种抢救治疗等对于患者来说也是极大的刺激。因此，需重视清醒 ECMO 患者的不适、焦虑，甚至抑郁等心理健康问题，对于医护人员的言行提出了额外的要求。

二、清醒 ECMO 的管理问题

（一）ECMO 置管方法

VV-ECMO 静脉置管优先使用经皮穿刺置管技术（Seldinger 法），国外多推荐使用双腔静脉导管（bi-caval dual-lumen catheter，以下简称双腔管），通常经颈内静脉置管。由于使用双腔管不会占用股静脉，可以使患者更好地进行被动和主动的物理治疗，并减少导管相关感染和置管部位出血的风险。成年人的双腔管需要大的直径（27～31F）以保证足够的泵血流量来满足患者的呼吸支持。双腔管的定位是难度高，通常需要床旁 X 光透视或经食管心脏超声引导，以保证能放置到正确的位置。置管至错误的位置将导致极为严重的并发症（如心脏破裂、肝静脉损伤等），同时影响 ECMO 的运行。调整导管位置可能会使患者活动或躁动，因此对于严重呼吸衰竭及躁动的患者，双腔管应当慎用。由于双腔管未在国内正式上市，国内临床中通常选用 2 个位点置管（股静脉 - 颈内静脉或股静脉 - 股静脉）。与双腔管相比，使用 2 个位点置管的方式，患者可以在清醒、自主呼吸情况下通过轻度镇静及局部麻醉完成置管。但至少有 1 根导管需要放在股静脉，长期使用将导致患者导管相关感染风险的增加，同时使患者的物理康复治疗受到限制。

（二）患者 -ECMO 的交互影响

足够且稳定的泵血流量是为呼吸衰竭患者提供体外生命支持的关键性因素，但事实上通过 ECMO 系统的最大血流量不仅取决于导管大小，还取决于是否有足够静脉回流。正常自主呼吸时胸膜腔内压波动为 4～6cmH_2O，不对血流动力学造成影响；严重呼吸窘迫时胸膜腔内压波动显著增大（常常达到 20～30cmH_2O），即使有 ECMO 辅助支持治疗，膈肌的剧烈收缩，腹压升高，也可能使抽吸导管附近的下腔静脉被吸瘪，从而影响 ECMO 的回流。颈部的双腔插管能更好地避开这一不利因素。

除了与血液引流和灌注相关的机械性患者 -ECMO 的相互作用外，由体外气体交换引起的生理和代谢方面的患者 -ECMO 相互作用也同样存在。体外 CO_2 清除是 ECMO 支持的主要和最有效的作用之一，呼吸性酸中毒可迅速被纠正，从而降低肺血管阻力继而改善血流动力学状况，减轻呼吸肌疲劳，降低氧耗，最高可通过 ECMO 降低呼吸衰竭患者总耗氧量的 50%。部分患者自身肺泡通气量会明显下降，在慢性阻塞性肺疾病（COPD）患者中尤为明显，继而可能出现肺不张，加重缺氧。为此应采取以下有效措施：滴定 ECMO 气流量，减轻呼吸困难，避免胸膜腔内压波动过大；保持一定水平的自主呼吸活动，避免通气不足所致肺不张；持续气道正压通气提高平均气道压。但也有部分 ECMO 患者的通气量随着 CO_2 清除变化不大，在严重呼吸窘迫综合征（ARDS）患者中更为常见，其机制目前未明，相关的假设包括躁动、不适及 pH/$PaCO_2$/PaO_2 以外的参与呼吸控制的机制，如肺部受体的活化。值得注意的是，与通过清除 CO_2 降低呼吸驱动相比，低氧性呼吸驱动刺激通常仅在较低的 PaO_2 下才会出现，因此增加膜氧合器的氧供对患者通气的影响较小。但 VV-ECMO 可增加肺动脉血氧饱和度和血氧含量，从而减少缺氧性肺血管收缩，有增加肺内分流和降低肺动脉压的双重作用。

（三）清醒 ECMO 的监测

在清醒 VV-ECMO 患者中，其血流动力学监测和常规有创机械通气的 ECMO 患者的监测没有任何差异，但呼吸监测存在困难。清醒 ECMO 患者的气道压和潮气量等常规呼吸指标都无从知晓，医师只能依靠患者呼吸窘迫的症状和体征去评估，如呼吸频率、呼吸困难形式、浅快呼吸等。通过监测食管内压力波动来反映胸膜腔内压力的变化，从而获得跨肺压及最大吸气负压，这些压力波动需要在动态条件下进行评估。值得注意的是，不论吸气跨肺压或最大吸气负压，在数值非常高的情况下，会加重肺损伤。因此，无论何种原因导致的食管内压力的波动增大，都需要进行控制才能避免额外的肺损伤。一般情况下，通过增加 ECMO 血流量及气流量，可以增加供氧及体外 CO_2 清除，降低呼吸驱动，减少食管内压力的波动。如果仍不够，轻度镇静可以帮助减少呼吸驱动。如果患者的食管压力波动仍然高到“危险”（＞15cmH_2O）的程度，发生气压伤的风险显著增加，往往也会导致清醒 ECMO 治疗失败，此时通常会给予患者深度镇静，并转而采用常规有创机械通气。

（四）患者自身肺气体交换功能的评估

在 VV-ECMO 状态下，患者自体病肺的气体交换评估极其困难，其氧合能力因肺血管舒张引起分流增加而难以计算，而且患者自身肺的 CO_2 清除能力也难以评估。在 ECMO 支持下，总二氧化碳清除（VCO_2）等于 ECMO 的清除加上患者自身的 CO_2 清除。而患者自身的 CO_2 清除量在非插管患者中是难以测量的。在临床中，可通过中断 ECMO 气流（气流量设置为 0L/min），使膜氧合器对气体交换的贡献暂时归零，从而可以更好地评估患者自身的肺功能。但这个过程通常在评估 ECMO 撤机的阶段进行，很少在还需要体外支持的患者中进行。

三、临床应用及治疗时机的选择

（一）肺移植的过渡期治疗

在清醒、非插管自主呼吸患者中使用VV-ECMO，最早应用于等待肺移植的呼吸功能恶化的患者（作为肺移植的桥梁）。这些患者通常是单一器官功能障碍，且术前维持物理康复治疗具有潜在价值，因而是清醒ECMO治疗策略的理想对象。与机械通气等待肺移植的患者相比，清醒ECMO患者的存活率更佳，极少数患者可通过超长时间（403天）ECMO支持的等待期获得肺移植时机。与术前不需要ECMO支持的肺移植患者相比，清醒ECMO患者的远期预后并无显著差异。因此，对于单一肺功能衰竭的肺移植受者，在病情恶化前尽早行清醒ECMO支持治疗，可获得更多的益处。

（二）慢性阻塞性肺疾病急性加重期

严重CO_2潴留是COPD急性加重的典型特征。药物治疗和无创通气治疗失败时，通常选择气管插管机械通气，使患者面临诸多与机械通气相关的不良反应。由于COPD患者通常以高碳酸血症和轻度低氧血症为特征，低血流量体外CO_2清除系统足以为其呼吸系统减负。无创通气失败的患者应用体外气体交换支持可以明显降低插管率。此外，通过使用体外CO_2清除来辅助早期拔管及在接受机械通气支持的COPD患者中开展物理治疗是可行的方法。但同时也需注意体外CO_2清除所带来的出血风险，在部分合并严重肺部感染、痰液引流不畅的患者中也存在再次气管插管或拔管失败的情况。尽管缺乏良好的临床证据，但鉴于在这类患者中行机械通气治疗的诸多弊端，选择合适的患者及早接受清醒ECMO这一策略是具有前景的。

（三）急性呼吸窘迫综合征

少数研究探讨了在清醒、自主呼吸的ARDS患者中使用ECMO作为机械通气替代方案的可能性，但现有的数据非常少。即使应用清醒ECMO策略，这些患者的呼吸驱动依然很难控制，伴随气压伤的风险依然很高。在意大利Stefania Crotti的研究中，仅27%的ARDS患者可实施清醒ECMO，其中只有50%的患者可通过清除CO_2达到减低呼吸功的目的。另外，此类呼吸衰竭患者常出现多器官功能障碍，清醒ECMO策略对于这类患者的临床疗效并不确切。作为一种创新性治疗策略，清醒ECMO治疗重度ARDS的时机、可行性和安全性亟需更多的高质量的前瞻性临床研究进一步证实，目前尚不能作为一种标准的治疗方案用于临床。

综上所述，对于严重呼吸衰竭，清醒ECMO策略可以减少与镇静、气管插管和机械通气等相关的不良反应，但基于不同疾病的严重程度、患者心肺-ECMO系统相互影响的复杂性、呼吸监测相关的困难，使得选择清醒ECMO的合适人群和治疗时机尤为重要，对清醒ECMO患者的日常管理也提出了更高的挑战。目前对于清醒ECMO的高质量临床研究相对较少，未来需要更多的研究，帮助我们提高对清醒ECMO的理解，并充分评估与目前治疗相比带来的获益与风险。

（中日友好医院　李　敏　詹庆元）

参考文献

[1] Biffi S, Di Bella S, Scaravilli V, et al. Infections during extracorporeal membrane oxygenation: epidemiology, risk factors, pathogenesis and prevention. Int J Antimicrob Agents, 2017, 50 (1): 9-16.

[2] Polastri M, Loforte A, Dell'Amore A, et al. Physiotherapy for Patients on Awake Extracorporeal Membrane Oxygenation: A Systematic Review. Physiother Res Int, 2016, 21 (4): 203-209.

[3] Langer T, Santini A, Bottino N, et al. "Awake" extracorporeal membrane oxygenation (ECMO): pathophysiology, technical considerations, and clinical pioneering. Crit Care, 2016, 20: 150-159.

[4] Mauri T, Grasselli G, Suriano G, et al. Control of Respiratory Drive and Effort in Extracorporeal Membrane Oxygenation Patients Recovering from Severe Acute Respiratory Distress Syndrome. Anesthesiology, 2016, 125 (1): 159-167.

[5] Crotti S, Bottino N, Ruggeri GM, et al. Spontaneous breathing during extracorporeal membrane oxygenation in acute respiratory failure. Anesthesiology, 2017, 126: 678-687.

[6] Biscotti M, Gannon WD, Agerstrand C, et al. Awake Extracorporeal Membrane Oxygenation as Bridge to Lung Transplantation: A 9-Year Experience. Ann Thorac Surg, 2017, 104 (2): 412-419.

[7] Schechter MA, Ganapathi AM, Englum BR, et al. Spontaneously Breathing Extracorporeal Membrane Oxygenation Support Provides the Optimal Bridge to Lung Transplantation. Transplantation, 2016, 100 (12): 2699-2704.

[8] Umei N, Ichiba S, Sakamoto A. Idiopathic pulmonary fibrosis patient supported with extracorporeal membrane oxygenation for 403 days while waiting for a lung transplant: A case report. Respir Med Case Rep, 2018, 24: 86-88.

[9] Ius F, Natanov R, Salman J, et al. Extracorporeal membrane oxygenation as a bridge to lung transplantation may not impact overall mortality risk after transplantation: results from a 7-year single-centre experience. Eur J Cardiothorac Surg, 2018, 54 (2): 334-340.

[10] Braune S, Sieweke A, Brettner F, et al. The feasibility and safety of extracorporeal carbon dioxide removal to avoid intubation in patients with COPD unresponsive to noninvasive ventilation for acute hypercapnic respiratory failure (ECLAIR study): multicentre case-control study. Intensive Care Med, 2016, 42 (9): 1437-1444.

[11] Yeo HJ, Cho WH, Kim D, et al. Awake extracorporeal membrane oxygenation in patients with severe postoperative acute respiratory distress syndrome. J Thorac Dis, 2016, 8 (1): 37-42.

[12] Crotti S, Bottino N, Spinelli E. Spontaneous breathing during veno-venous extracorporeal membrane oxygenation. J Thorac Dis, 2018, 10 (Suppl 5): S661-S669.

第五节　ECMO 治疗期间的隐形杀手：获得性血管性血友病

血友病为一组遗传性凝血功能障碍的出血性疾病，其共同的特征是活性凝血活酶生成障碍，凝血时间延长，终身具有轻微创伤后出血倾向，重症患者没有明显外伤也可发生自发性出血。获得性血管性血友病综合征（acquired von Willebrand syndrome，AvWS）是由于非生理状态下（如高血流切应力、系统性炎症）或各种获得性因素导致血管性血友病因子（von Willebrand factor，vWF）病理性减少，降低了其介导血小板黏附的功能，从而导致机体凝血功能障碍。体外膜肺氧合（ECMO）是危重患者替代心肺功能的最重要支持治疗手段，但病死率达 42%～58%。出血是 ECMO 运行期间最常见且最危重的并发症，发生率为 30%～60%，常见并发症有颅内出血、黏膜出血、管件连接部位出血等。令人困扰的是，许多 ECMO 出血并发症患者的常见临床凝血指标均正常。这表明当前我们对 ECMO 期间出血机制及相关指标的检测还不够深刻和准确。

Johannes 等的一系列研究显示，AvWS 增加 ECMO 患者出血风险，所有 ECMO 均会发生 AvWS。2018 年的研究显示，AvWS 在 ECMO 上机后 1 天内即可发生，撤机后 3 小时开始恢复，1 天完全恢复至基线水平。这提示 AvWS 是 ECMO 期间导致出血事件的高发、高危合并症，如能及时发现并纠正，可迅速恢复 ECMO 相关的凝血功能障碍。

一、AvWS 的病理生理学

1. 血管性血友病因子的生理特点　血管性血友病因子在血小板止血途径中发挥着极其重要的作用。当血管壁遭受损伤暴露出内皮细胞下胶原时，vWF 介导血小板黏附于损伤部位内皮下胶原，立即启动血小板止血过程。所有的 vWF 单体形式都在内皮细胞中合成，每个 vWF 分子包含有许多不同的重复结构域，其排列顺序为 NH2-D1-D2-D′-D3-A1-A2-A3-D4-B1-B2-B3-C1-C2-COOH。其中 A1 结构域是血小板糖蛋白 GP Ⅰb-Ⅸ-Ⅴ复合物的结合部位，A2 结构域是 ADAMTS-13（具有血小板反应蛋白基序的解整合素和金属蛋白酶）的剪切部位，ADAMTS-13 缺乏天然抑制物，通过 vWF 构象发生变化暴露出 A2 结构域结合位点来实现对 vWF 数量的有效调节。

2. 高分子量 vWF 的生理特点及作用机制　已经合成的 vWF 通过 C 端二硫键形成二聚体，作为 vWF 进一步多聚的结构基础。数量不同的二聚体再次通过 N 端二硫键聚合成不同分子量的多聚体。在巨核细胞和血小板的 α 颗粒中，vWF 多聚体进一步形成高分子量 v-WF（high molecular weight-von Willebrand factor，HMW-vWF）多聚体。当内皮细胞活化后被释放，释放出的 HMW-vWF 多聚体迅速与内皮细胞表面结合，形成拉伸的 vWF 纤维，随后被 ADAMTS-13 剪切后释放入血液循环中发挥生理性止血作用。由此可见，vWF 因子是导致血小板激活和聚集引起血小板止血过程中非常重要的底物，尤以 HMW-vWF 多聚体为著，是调节血小板止血途径的终极因子。

二、ECMO 期间获得性血管性血友病的发病机制

1. 血流动力学异常相关性 AvWS 的发病机制 HMW-vWF 病理性减少是血流动力学异常相关性 AvWS 发生、发展的根本原因。早期 Panzer 等对 47 例重度主动脉瓣狭窄并行主动脉瓣置换术患者的研究发现，这些患者术前 vWF 胶原结合能力减低，伴随明显的 HMW-vWF 多聚体减少。为明确此类血流动力学异常患者体内 vWF 变化的机制，多项后续研究证实 vWF 可通过构象改变灵敏感知内源性血流动力学变化。当处于低剪切应力时，vWF 结合为高分子量多聚体，导致血小板黏附功能减退；在生理性剪切应力范围内，HMW-vWF 多聚体部分解聚并延伸，暴露出血小板和内皮下胶原结合部位，触发生理性止血过程，同时显露出 A2 结合域，ADAMTS-13 剪切 vWF 单体调节 HMW-vWF 多聚体的数量；病理性剪切应力作用下（切应率＞10 000/s），HMW-vWF 多聚体构象发生变化，球形致密的 vWF 多聚体转变为伸长的高度不对称结构，暴露出 A2 结构域，随后引起 ADAMTS-13 过度水解 vWF，导致 HMW-vWF 多聚体数量迅速减少，因而在病理性剪切应力作用下 HMW-vWF 多聚体迅速减少，继而引发 AvWS，出现出血征象。

2. ECMO 治疗期间 AvWS 的发生机制 对于接受 ECMO 等体外机械循环治疗的患者而言，血流动力学异常始终伴随着患者治疗的全过程，出血是其常见并发症，除应用肝素、血小板破坏、纤维蛋白原及 FⅫ缺乏等常见原因外，对于接受 ECMO 和（或）VAD 治疗的患者，AvWS 发病率更高。Reich 等报道，接受 VAD 支持治疗患者极易罹患 AvWS。Kalbhenn 等发现，几乎所有的 ECMO 和 VAD 患者均可检测到 AvWS。

考虑其原因为在应用 ECMO 支持治疗的所有患者中均缺失 HMW-vWF 多聚体。Kalbhenn 等的 1 项研究报道，在应用 ECMO 支持治疗的所有患者中，vWF 胶原结合能力（vWF：CB 正常值为 0.6～1.5U/L）与 vWF 抗原（vWF：Ag 正常值为 0.6～1.5U/L）比值（vWF：CB/vWF：Ag）降低（正常≥0.7），同时伴有 HMW-vWF 多聚体减少；（vWF：CB）/（vWF：Ag）比值降低反映可用的 vWF 与胶原结合能力减低。虽然接受 ECMO 支持治疗患者因 ECMO 置入和应激引起 vWF：Ag 释放增加，理论上 HMW-vWF 多聚体在底物增加的同时也应有所增加，但研究显示 HMW-vWF 多聚体的活性和数量却不断减少，HMW-vWF 多聚体并未随 vWF 增加而相应增加，提示 HMW-vWF 多聚体在 ECMO 治疗中破坏增多，最终导致（vWF：CB）/（vWF：Ag）比值降低，进一步说明起决定作用的是 HMW-vWF 多聚体数量及活性。在血流动力学异常时，血流剪切应力发生改变，vWF：CB 与 vWF：Ag 之间并不存在明显正相关。其他几项研究同样报道了 HMW-vWF 多聚体丢失普遍发生在应用长期机械循环支持装置的患者中。深入研究其机制发现，AvWS 是由 VAD 中的剪切应力增加及将 VAD 连接到心脏和大血管的管道引起的。人工表面和血流速度的变化可明显增强剪切应力，其随后导致 HMW-vWF 多聚体解除折叠，触发蛋白酶 ADAMTS-13 的剪切作用，该过程导致 HMW-vWF 多聚体的损失，从而引起 vWF 与内皮下胶原结合能力降低。与之相似的是，血流速度增快引起应用 ECMO 装置患者的血流剪切应力增加，除了剪切应力增加外，体外系统的人工表面构型也在 HMW-vWF 多聚体的消耗中起到重要作用。总而言之，ECMO 期间 HMW-vWF 多聚体减少的主要原因是处于高剪切应力下的 HMW-vWF 多聚体出现构象改变，暴露出 A2

结合域被 ADAMTS-13 剪切水解，进一步在肾被清除，导致 HMW-vWF 多聚体数量明显下降，引起 vWF 胶原结合能力降低，血小板与血管壁损伤处内皮下胶原结合障碍，血小板止血途径无法有效启动，导致出血表现。

三、获得性血管性血友病的诊断及治疗进展

几乎所有的 ECMO 患者均会发生 AvWS，AvWS 可加重 ECMO 患者的出血并发症，对 AvWS 的早期诊断和适当治疗是 ECMO 患者治疗的基石。

1. 获得性血管性血友病的诊断进展 目前，ECMO 治疗期间 AvWS 尚无明确的临床诊断标准，实验室检查可表现为 HMW-vWF 多聚体的减少；vWF 抗原、vWF 胶原结合能力、vWF 血小板结合能力（瑞斯托菌素辅因子活性，vWF：RCo）通常正常，甚至增加；vWF 活性与抗原比值反映了可用的 vWF 与胶原蛋白结合的生物活性，其正常值≥0.7，在 AvWS 患者中比值常降低；有些患者仅表现为 HMW-vWF 多聚体减少。目前认为，如果患者在 ECMO 治疗期间存在 HMW-vWF 多聚体的缺失且（vWF：CB）/（vWF：Ag）比值降低，可诊断为 ECMO 期间 AvWS。

2. 获得性血管性血友病的治疗进展 ECMO 患者早期可并发 AvWS，实施目标导向干预（表 6-5-1）可减少 ECMO 期间出血相关并发症。ECMO 患者出血多表现为穿刺部位、皮肤黏膜、气道及消化道出血，甚至是危及生命的颅内出血。在压迫止血、局部应用肾上腺素、成分输血基础上，所有 AvWS 患者均应接受去氨加压素治疗，必要时给予含有凝血因子 FⅧ、vWF 的浓缩剂。氨甲环酸是治疗遗传性血管性血友病（von Willebrand disease，vWD）的常用药物，也是治疗 AvWS 的潜在有效药物。体外研究发现，多西环素可通过抑制 ADAMTS-13 的活性，改善血流动力学异常导致的 vWF 数量及功能的异常，但尚无相关的临床研究。

表 6-5-1 目标导向的凝血功能调控方案

监测频率	监测参数	目标值	干预方案
数小时	血红蛋白	＞100g/L	输注浓缩红细胞
每天	血小板	＞100×10^9/L	输注血小板浓缩液
	INR	＜1.35	凝血酶原复合物
	APTT	40～45 秒	调节肝素用量，给予新鲜冰冻血浆
每周 2 次 / 出现出血并发症	凝血因子Ⅷ	＞70%	按 10U/kg 给予凝血因子Ⅷ浓缩液
	凝血因子Ⅷ	＞50%	给予 1250U 凝血因子ⅩⅢ浓缩液
	vWF：Ag	（vWF：RCo）/（vWF：Ag）比值＞0.6	按 0.2μg/kg 给予去氨加压素，静脉滴注；若仍未达标，再次给予 0.2μg/kg 去氨加压素，静脉滴注；若仍未达标，给予 10U/kg 的凝血因子Ⅷ＋vWF-C 浓缩液，静脉滴注
	vWF：RCo	（vWF：A）/（vWF：Ag）比值＞0.73	
	血栓弹力图：纤维蛋白原缺乏症	MCF＜10mm	2g 纤维蛋白原，静脉滴注

AvWS 在 ECMO 患者中是可逆的，患者的 vWF 相关参数最早可在撤机后 6 小时内恢复正常，最迟不超过 1 天。因此，对于 ECMO 期间难以控制的出血，尽早撤机是有效的备选方案，这可以在数小时内显著缓解出血症状。此外，在 ECMO 撤机后 vWF：Ag 水平会持续升高数天，vWF：CB 则最早可在数小时内正常化，导致（vWF：CB）/（vWF：Ag）比值>1，加之血小板计数逐步恢复正常，机体会进入高凝状态，增加血栓栓塞事件发生风险。

综上所述，ECMO 治疗期间获得性血管性血友病最有效的治疗手段是病因治疗，在控制原发病时尽早撤离 ECMO 以减少出血的风险，必要时采取目标导向的凝血功能调控方案。此外，ECMO 撤机后也应常规监测 vWF 参数，并考虑加强抗凝治疗，直至 vWF 参数恢复正常。

（郑州大学第二附属医院　刘小军）

参考文献

[1] Thomas J, Kostousov V, Teruya J. Bleeding and thrombotic complications in the use of Extracorporeal Membrane Oxygenation. Semin Thromb Hemost, 2018, 44 (1): 20-29.

[2] Kalbhenn J, Wittau N, Schmutz, et al. Identification of acquired coagulation disorders and effects of target-controlled coagulation factor substitution on the incidence and severity of spontaneous intracranial bleeding during veno-venous ECMO therapy. Perfusion, 2015, 30 (8): 675-282.

[3] Kalbhenn J, Schmidt R, Nakamura L, et al. Early diagnosis of acquired von Willebrand Syndrome (AVWS) is elementary for clinical practice in patients treated with ECMO therapy. J Atherosc Throm, 2015, 22 (3): 265-271.

[4] Kalbhenn J, Schlagenhauf A, Rosenfelder S, et al. Acquired von Willebrand syndrome and impaired platelet function during venovenous extracorporeal membrane oxygenation: Rapid onset and fast recovery. J Heart Lung Trans, 2018, 37 (8): 985-991.

[5] Nascimbene A, Neelamegham S, Frazier OH, et al. Acquired von Willebrand syndrome associated with left ventricular assist device. Blood, 2016, 127 (25): 3133-3341.

[6] Kubicki R, Stiller B, Kroll J, et al. Acquired von Willebrand syndrome in paediatric patients during mechanical circulatory support. Eur J Cardiothorac Surg, 2018, 368 (6): 579.

[7] Zahr FE, Lentz SR. Von Willebrand Factor — A rapid sensor of paravalvular regurgitation during TAVR? N Eng J Med, 2016, 375 (4): 382-383.

[8] Reich HJ, Morgan J, Arabia F, et al. Comparative analysis of von Willebrand factor profiles after implantation of left ventricular assist device and total artificial heart. J Throm Haemo, 2017, 15 (8): 1620-1624.

[9] Lukito P, Wong A, Jing J, et al. Mechanical circulatory support is associated with loss of platelet receptors glycoprotein Ib α and glycoprotein VI. J Throm Haemo, 2016, 14 (11): 2253-2260.

[10] Flierl U, Tongers J, Berliner D, et al. Acquired von Willebrand syndrome in cardiogenic shock patients on mechanical circulatory microaxial pump support. PLoS One, 2017, 12 (8): e0183193.

[11] Lehle K, Philipp A, Zeman F, et al. Technical-induced hemolysis in patients with respiratory failure supported with Veno-Venous ECMO - prevalence and risk factors. PLoS One, 2015, 10 (11): e0143527.

[12] Krueger K, Schmutz A, Zieger B, et al. Venovenous extracorporeal membrane oxygenation with prophylactic subcutaneous anticoagulation only: An observational study in more than 60 patients. Artif Organs, 2017, 41 (2): 186-192.

[13] Klinzing S, Wenger U, Stretti F, et al. Neurologic injury with severe adult respiratory distress syndrome in patients undergoing extracorporeal membrane oxygenation: A single-center retrospective analysis. Anes Analg, 2017, 125 (5): 1544-1548.

[14] Bartoli CR, Kang J, Restle DJ, et al. Inhibition of ADAMTS-13 by doxycycline reduces von Willebrand factor degradation during supraphysiological shear stress: therapeutic implications for left ventricular assist device-associated bleeding. JACC Heart Fail, 2015, 3 (11): 860-869.

第七章　创伤与凝血

第一节　TTP 样综合征——重新认识血管微血栓病

血栓性血小板减少性紫癜（thrombotic thrombocytopenia purpura，TTP）是由 ADAMTS-13 缺乏引起的微血管病性溶血性贫血（microangiopathic hemolytic anemia，MAHA）和血小板减少，伴有脑和肾功能障碍的临床综合征。TTP 样综合征是重症患者发生的与 TTP 具有相似血液系统表现，且同时存在多器官功能障碍的临床综合征。虽然二者在病理学改变上都存在弥散性血管内微血栓形成（disseminated intravascular microthrombosis，DIT），同属于血管微血栓病（vascular microthrombotic disease，VMTD）的范畴，但在发病机制和临床表现等方面存在很大的差别。为更好理解 TTP 样综合征，我们需要重新认识止血、凝血和血栓形成的基础及 VMTD，以便于更好地诊治重症患者伴发的 TTP 样综合征。

一、重新认识止血、凝血、血栓形成

由于 TTP 和 TTP 样综合征在病理表现上均具有微血栓形成的特征，因此重新认识止血、凝血和血栓形成非常必要。止血是指终止血管损伤所致出血的生理过程。凝血是指在正常止血过程中血凝块形成的过程。血栓形成是指止血血凝块形成血栓的过程。而血栓是指血栓形成的过程并且最终导致血管内形成血栓的状态。在止血的过程中，包含 5 个重要的因素：①血管内皮；②内皮细胞释放的异常大的血管性血友病因子多聚体（unusually large von Willebrand factor，ULVWF）；③血小板；④血管外组织（extravascular tissue，EVT）产生的组织因子（tissue factor，TF）；⑤凝血因子。以上 5 个因素共同参与了止血、凝血及血栓形成的过程。

传统观念中所认为的在止血过程中仅通过活化的 TF 途径启动凝血级联反应是不完整的。因此，研究者提出了新的“双途径统一止血的理论”。其中一个途径是 ULVWF 诱导的微血栓形成途径（ULVWF path）：血管内皮细胞损伤时，储存于内皮细胞 Weibel-Palade 小体中的 ULVWF 被外排入血循环中，同时损伤的内皮细胞激活血小板。ULVWF 黏附于受损内皮细胞表面并募集血小板，二者共同构成了血小板 -ULVWF 复合物，从而形成了微血栓。另一个途径是 TF 启动的纤维蛋白生成途径（TF path）：在血管损伤时，除内皮细胞外，富含 TF 的 EVT 在损伤局部释放

TF，激活凝血级联反应，最终形成纤维蛋白凝块。ULVWF 途径形成的微血栓和 TF 途径形成的纤维蛋白凝块在受损血管部位统一交联并网络血细胞，最终形成稳定的“血凝块”，阻止进一步出血并修复受损血管部位。

在某些特殊疾病中，ULVWF 途径可异常激活，造成 DIT 及继发器官功能损伤，即 VMTD，最常见的临床情况为 TTP 和 TTP 样综合征。

二、TTP 样综合征

近年，TTP 样综合征的报道逐渐增多，但其发病机制和临床表现等仍未受到临床医师足够的关注。虽然 TTP 样综合征的临床表现与 TTP 相似，但其发病机制与 TTP 存在很大的差别。

（一）TTP 的发病机制与临床表现

TTP 的特征性表现为微血管内血栓形成伴 ADAMTS-13 活性显著降低，后者可以由两种原因所致。一种是 *ADAMTS-13* 基因突变相关的 VMTD（gene mutation-associated VMTD，GA-VMTD），另一种是 ADAMTS-13 自身抗体相关的 VMTD（antibody-associated VMTD，AA-VMTD）。ADAMTS-13 是血管性血友病因子（von Willebrand factor，vWF）的内切蛋白酶，其缺乏可造成 ULVWF 无法被裂解，从而募集血小板并与血小板相结合，共同在血管内形成弥散性血小板血栓，进而造成终末器官损伤。DIT 引起的消耗性血小板减少及 MAHA，与发热、肾功能障碍和中枢神经系统异常表现，共同构成了 TTP 的经典“五联征”。TTP 最有效的治疗措施为血浆置换，以提高血浆 ADAMTS-13 活性并清除相关自身抗体，促进 ADAMTS-13 裂解 ULVWF，从而阻断 DIT 形成的核心过程。

（二）TTP 样综合征的发病机制

TTP 样综合征是继发于重症疾病所致的内皮细胞病相关的 VMTD（endotheliopathy-associated VMTD，EA-VMTD）。其发生机制的核心为补体激活和“内皮细胞双重激活”机制。

1. 补体系统活化　补体系统活化是宿主对抗病原体的先天免疫防御机制的重要环节之一，能够识别并清除病原微生物，同时通过共价结合 C3b 发挥调理作用。活化的补体系统发挥细胞溶解作用的机制是通过裂解的 C5 诱导的多蛋白孔复合物（C5b-9），也称为膜攻击复合物（membrane-attack complex，MAC）来完成的。

但是，重症疾病中补体系统活化后，C5b-9 除了对宿主具有保护性作用外，还能够攻击无辜的旁观的宿主内皮细胞。重症疾病情况下，内皮细胞表面 CD59 的表达通常下调，使得内皮细胞丧失了对 C5b-9 攻击的保护性作用，从而造成内皮细胞膜通道（孔）的形成，促使重症疾病相关内皮细胞病的发生。

2. “内皮双重激活”理论　众所周知，重症疾病会发生内皮细胞损伤并引起内皮细胞病和内皮细胞功能障碍。活化的补体在炎症反应和 DIT 的发生机制中具有重要的作用。活化的补体系统促进内皮细胞病的发生，后者又可以分别通过炎症反应和微血栓形成的途径引起终末器官功能损伤，此即 TTP 样综合征发生机制中的“内皮双重激活”理论。

一方面，内皮细胞病激活炎症反应途径，促进细胞因子（如 IL-1、IL-6、TNF 等）的释放，引起“细胞因子风暴”，出现全身炎症反应综合征（systemic inflammatory reaction syndrome，SIRS）和多器官功能障碍（multiple organ dysfunction syndrome，MODS）的发生。另一方面，内皮细胞病可以激活微血栓形成途径，激活血小板，使得内皮细胞外排 ULVWF 增加。过多的 ULVWF 使得血浆 ADAMTS-13 相对缺乏，无法有效裂解 ULVWF，过多的 ULVWF 黏附于内皮细胞表面，并募集活化的血小板，形成血小板 -ULVWF 复合物（即微血栓），从而产生了内皮细胞病相关弥散性血管内微血栓形成（EA-DIT/VMTD）。由于弥散性血管内微血栓形成，使得重要器官血流灌注降低，导致 MODS（如脑、肺、肝、肾和心脏等）的发生。同时，DIT 消耗血小板，导致重症患者的血小板减少（thrombocytopenia in critically ill patient，TCIP）和 MAHA，最终导致 TTP 样综合征的发生。

3. 重症患者血小板减少　重症患者疑诊 TTP 样综合征的首要临床表现是无法解释的血小板减少。在除外已知的能够引起血小板减少的原因时，如肝素诱导、药物或输血相关、消耗性凝血病相关及脾功能亢进相关，即可采用 TCIP 这一名称来描述重症患者原因不清的血小板减少。TCIP 最常见于包括细菌、病毒、立克次体、真菌和寄生虫在内的感染性疾病，也可见于非感染性疾病（如严重创伤、肿瘤、手术并发症、妊娠和移植，以及免疫性和胶原血管病）。越来越多的研究证实血小板减少的程度与重症疾病的严重程度密切相关，严重血小板减少与 SIRS 和 MODS 相关。这些证据提示在重症疾病的发病机制中 TCIP 是重要的参与因素，可导致 VMTD 的发生。因此，面对重症患者的 TCIP，应展开全面细致的诊断，结合凝血功能检测、MAHA 相关检测、ADAMTS-13 水平检测等途径，明确造成 TCIP 的原因是 DIC、TTP，还是 TTP 样综合征。

（三）TTP 样综合征的临床表现及诊断

TTP 样综合征最常见于各种重症患者，如感染、脓毒症、创伤、肿瘤、自身免疫病、恶性高血压、药物和中毒、蛇咬伤及妊娠、手术或移植的并发症等。其特征性的临床表现也为 DIT 伴血小板减少和 MAHA，通常合并一个或多个重要器官功能障碍，如急性呼吸窘迫综合征（ARDS）、横纹肌溶解、急性暴发性肝衰竭和胰腺炎等，伴或不伴有脑和肾功能障碍。TTP 样综合征外周血涂片中通常少见破碎红细胞，因此也被称为不典型 MAHA（atypical MAHA，aMAHA）。也正是因为 aMAHA 的存在，使得临床医师即使发现患者发生血小板减少的情况，也容易忽略 TTP 样综合征的诊断。Chang 等提出了下述的诊断标准（表 7-1-1），有助于临床医师及时诊断 TTP 样综合征。另外，TTP 样综合征与 TTP 临床表现相似，常常混为一谈。在二者的鉴别诊断方面，ADAMTS-13 水平的检测十分重要。如 ADAMTS-13 水平＜10%，则应该考虑 TTP 的诊断，反之则应考虑 TTP 样综合征的诊断。

表 7-1-1 TTP 样综合征推荐的诊断标准

TTP 样综合征推荐的诊断标准
1. 血小板减少和 MAHA/aMAHA
2. 存在如下基础重症疾病
病原感染（细菌、病毒、真菌、立克次体和寄生虫）
多发创伤（胸部和肺创伤、骨折、颅脑外伤）
妊娠（先兆子痫、胎盘早剥、羊水栓塞）
肿瘤（乳腺癌、胃癌、肺癌）
手术（心脏、肠道、子宫、骨骼）
移植（肝移植、肾移植、骨髓移植）
疾病（自身免疫性血管疾病、恶性高血压）
药物（环孢素、丝裂霉素 C）
毒素（蛇毒、蓖麻毒素、志贺毒素）
3. ADAMTS-13 抗体阴性
4. ADAMTS-13 活性轻至中度减低（20%～70% 正常值）
5. 一个或多个器官功能障碍综合征的表现，如
胰腺炎
心肌梗死
ARDS
急性暴发性肝衰竭
急性肾上腺功能不全
横纹肌溶解
非闭塞性肠系膜缺血
肝肾综合征
肝性脑病
心肺综合征
组织坏疽
周围指端缺血综合征

（四）TTP 样综合征的治疗

早期启动血浆置换治疗（therapy of plasma exchange，TPE）对 TTP 和 TTP 样综合征均显示出良好的治疗效果。理论上，对于 TTP 样综合征，下述 2 种目标治疗可能有益：①抗补体治疗，如依库珠单抗（人源型抗 C5 单克隆抗体）和重组 CD59 以抑制“内皮双重激活”中的第一重发病机制。②抗微血栓治疗，如重组 ADAMTS-13 以拮抗“内皮双重激活”中的第二重机制，减轻内皮细胞病的发生。虽然依库珠单抗确实显示了一定的临床疗效，但是由于其能够加重脓毒症和感染性休克的进程而导致灾难性的后果，因此临床医师在选择应用抗补体治疗的时候应额外慎重。目前，重组 ADAMTS-13 正在用于治疗遗传性 TTP 的相关研究，但由于其能够裂解 eULVWF，因此也具有治疗 TTP 样综合征的潜在价值，有待相关临床研究加以验证

三、重新认识血管微血栓病

VMTD 这一新的名词虽已被用于临床，但尚未被很好地诠释。微血管血栓形成和血管内微血栓形成这两种名称常常被用于描述 VMTD 的病理学改变。TTP 样综合征和 TTP 是代表性的 VMTD，有助于我们重新认识 VMTD。

（一）重新认识 VMTD 中的微血栓形成

在 TTP 样综合征的发病机制中，ULVWF 是微血栓形成的关键因素。生理情况下，体内分别有 2 种细胞可以生成 ULVWF，分别是巨核细胞和内皮细胞，前者生成巨核细胞源性 ULVWF（megakaryocytic ULVWF，mULVWF），后者生成内皮细胞源性 ULVWF（endothelial ULVWF，eULVWF）。mULVWF 以血小板附着形式释放入血并储存于血小板 a 颗粒中，而 eULVWF 由内皮细胞产生并储存于 Weibel-Palade 小体中，作为内皮细胞附着形式在血管损伤时启动正常凝血途径。2 种不同来源的 ULVWF 多聚体具有不同的功能。遗传性或抗体相关的 ADAMTS-13 缺乏可导致循环 mULVWF 活性增强，从而诱导微循环内的微血栓形成，此为 TTP。相反，TTP 样综合征更多是由于内皮细胞病引起的 eULVWF 过度外排，导致相对性 ADAMTS-13 活性不足，从而诱导微血栓在受损的内皮细胞表面形成。严重脓毒症时，ADAMTS-13 活性相对降低，使得 ULVWF 黏附能力增强，血小板下降幅度亦增加，与疾病严重程度和器官功能障碍程度密切相关。

（二）重新认识弥散内血管内凝血

重症患者如脓毒症、多发创伤等常常伴随弥散内血管内凝血（disseminated intravascular coagulation，DIC）的发生，表现为微血管血栓形成、血小板减少、出血倾向及器官功能衰竭，病死率高。DIC 的发病机制常被归结为组织因子启动的凝血功能异常，导致弥散性血管内微小血凝块的形成，而后者是由血小板、凝血因子、纤维蛋白和血细胞共同组成。但是，很多临床、病理及实验室相关研究提示，DIC 是弥散性病理性微血栓形成导致的内皮细胞病相关 DIT（即 TTP 样综合征）的结果。DIC 与内皮细胞病相关 DIT（即 TTP 样综合征）在基础危险因素、临床和病理学表现方面是完全相同的。在临床方面，二者皆可发生于重症疾病患者；在病理学改变方面，二者皆有微动脉和毛细血管透明膜微血栓形成；在血液系统表现方面，二者皆表现为消耗性血小板减少和 MAHA/aMAHA。但是 DIC 与 DIT 在微血栓形成机制方面又存在很大的差别。DIC 表现为全部的凝血、纤溶和血小板系统的活化，最终形成多种细胞成分（包括血小板、纤维蛋白、ULVWF 等）构成的微血管内血栓形成。而 DIT 或 TTP 样综合征更多地表现为血小板活化和内皮细胞损伤导致的 ULVWF 水平变化，最终形成的血管内微血栓主要由血小板和 ULVWF 构成。因此，在 DIC 与 DIT 的鉴别诊断时，ADAMTS-13 及 ULVWF 的水平十分重要。由于微血栓形成机制的不同，导致二者在治疗方面也存在差别。DIC 应首选抗凝治疗，而 TTP 样综合征应首选 TPE 治疗以提高血浆 ADAMTS-13 水平并清除循环抗体。但 DIC 与 TTP 样综合征均可伴随重症疾病发生，二者可能互相重叠，使得临床明确 DIC 或 TTP 样综合征的诊断十分困难，给临床医师提出了挑战。

重症疾病常伴随 TTP 样综合征的发生。TTP 样综合征与 TTP 同属于 VMTD 的范畴。尽管二者均具有 DIT 的病理学特征，且血液系统改变相似，但其发病机制存在很大的不同。TTP 样综合征与 DIC 之间也存在很多相似之处和不同之处。早期识别 TTP 样综合征，并与 TTP、DIC 相鉴别，早期给予针对性的治疗，对于重症疾病的全面诊治有益。在理解 TTP 样综合征的基础上重新认识 VMTD 的概念，有助于临床医师进一步明确内皮细胞在调控炎症及凝血方面的生理功能，并充分认识内皮细胞在重症疾病中的病理生理改变，对于重症疾病的诊疗具有重要的意义。

（中国医科大学附属第一医院　章志丹）

参考文献

[1] Chang JC. TTP-like syndrome: novel concept and molecular pathogenesis of endotheliopathy-associated vascular microthrombotic disease. Thromb J, 2018, 16: 20.

[2] Chang JC. Thrombogenesis and thrombotic disorders based on "two-path unifying theory of hemostasis": philosophical, physiological, and phenotypical interpretation. Blood Coagul Fibrinolysis, 2018, 29 (7): 585-595.

[3] Chang JC. Hemostasis based on a novel ‹two-path unifying theory› and classification of hemostatic disorders. Blood Coagul Fibrinolysis, 2018, 29 (7): 573-584.

[4] Kappler S, Ronan-Bentle S, Graham A. Thrombotic Microangiopathies (TTP, HUS, HELLP). Hematol Oncol Clin North Am, 2017, 31 (6): 1081-1103.

[5] Vincent JL, Castro P, Hunt BJ, et al. Thrombocytopenia in the ICU: disseminated intravascular coagulation and thrombotic microangiopathies — what intensivists need to know. Crit Care, 2018, 22 (1): 158.

[6] Azoulay E, Knoebl P, Garnacho-Montero J, et al. Expert Statements on the Standard of Care in Critically Ill Adult Patients With Atypical Hemolytic Uremic Syndrome. Chest, 2017, 152 (2): 424-434.

[7] Román E, Mendizábal S, Jarque I, et al. Secondary thrombotic microangiopathy and eculizumab: A reasonable therapeutic option. Nefrologia, 2017, 37 (5): 478-491.

[8] Brocklebank V, Kavanagh D. Complement C5-inhibiting therapy for the thrombotic microangiopathies: accumulating evidence, but not a panacea. Clin Kidney J, 2017, 10 (5): 600-624.

[9] Chang JC. Molecular pathogenesis of STEC-HUS caused by endothelial heterogeneity and unprotected complement activation, leading to endotheliopathy and impaired ADAMTS13 activity: based on two-activation theory of the endothelium and vascular microthrombotic disease. Nephrol Renal Dis, 2017, 2: 1-8.

[10] Dhanesha N, Prakash P, Doddapattar P, et al. Endothelial Cell-Derived von Willebrand Factor Is the Major Determinant That Mediates von Willebrand Factor-Dependent Acute Ischemic Stroke by Promoting Postischemic Thrombo-Inflammation. Arterioscler Thromb Vasc Biol, 2016, 36 (9): 1829-1837.

[11] Wada H, Matsumoto T, Suzuki K, et al. Differences and similarities between disseminated intravascular coagulation and thrombotic microangiopathy. Thrombosis J, 2018, 16: 14.

[12] Levi M, Scully M. How I treat disseminated intravascular coagulation. Blood, 2018, 131 (8): 845-854.
[13] Chang JC. Disseminated intravascular coagulation: is it fact or fancy? Blood Coagul Fibrinolysis, 2018, 29 (3): 330-337.

第二节　血液黏弹性检测可以指导创伤性凝血病的输血治疗

血液黏弹性检测（viscoelastic haemostatic assay，VHA）包括血栓弹力图（thrombela-stography，TEG）和 TEG 演变而来的旋转血栓弹性检测（rotational thromboelastometry，ROTEM），于 20 世纪 50 年代首次推出用于全血凝固检测，几十年来逐渐在不同类型疾病的凝血检测中应用，尤其在心脏手术、肝移植术中的作用受到临床认可。近年来，此技术用于指导创伤性凝血病输血的研究成为国际关注热点，本文基于目前的临床数据结果做简要阐述。

一、VHA 用于创伤性凝血病的优势

1. 创伤性凝血病的特点　创伤性凝血病来势凶猛，变化迅速。创伤引起的凝血功能障碍是急性失血后体内一系列凝血机制失衡的结果，主要包括组织因子、活化蛋白 C 和凝血因子Ⅴ和Ⅷ失活，内皮细胞糖萼降解，纤维蛋白原分解，血小板功能障碍及纤溶功能失调。除此之外，由急性失血所致休克可造成器官灌注不良，液体复苏进一步稀释凝血因子，以及大量输血均导致凝血功能进一步恶化，影响预后。凝血因子的大量丢失和稀释造成创伤性凝血病，与酸中毒和低体温合称创伤的死亡三角。

2. VHA 与传统凝血检查相比的优势　创伤大失血患者传统凝血检查（conventional coagulation test,CCT）具有很多异常表现形式，并且与需要大量输血的临床需求不平行。单独的 INR 或 PT 延长，以及各指标异常的组合情况均可见于创伤大失血患者。1 项旧金山地区对创伤大失血病例的观察性临床研究显示，9% 的患者 INR 升高（＞1.3），APTT 延长（＞34 秒）者占 43%，PT 合并 APTT 异常者占 48%。Moore 等对前 6 小时输注滤白红细胞＞10 单位的创伤患者的研究结果与之类似，2% 的患者 INR 升高（＞1.3），13% 的患者 APTT 延长（＞30 秒），72% 的患者 INR 合并 APTT 异常。13% 患者的 INR 和 APTT 正常。这两项研究说明 CCT 不能完全反映凝血因子的功能。此外，血小板计数和纤维蛋白原水平对于确定二者输注的必要性非常不敏感，在绝大多数有大量输血风险的患者中血小板和纤维蛋白原数量在正常范围内。

创伤性凝血功能障碍的特征超出了 CCT 能描述的范围，替代传统的实验室凝血功能评估的是全血 VHA。凝血酶时间只测量凝血的血浆依赖性酶组分，VHA 却能反映凝血酶产生、血小板活性和纤维蛋白原交联，测量最大凝血强度和随后的血凝块溶解，能动态、全面地描述血栓形成过程。同时抗纤溶药物的应用也是创伤治疗中重要的组成部分，CCT 无法对治疗进行监测和评估。Holcomb 及其同事对 1974 例创伤患者进行观察性研究，其中快速 TEG（rapid TEG，rTEG）与 CCT 相比的结果提示多项 rTEG 指标可预测 CCT 值，如 α 角可预测输注 FFP 的需要，最大振幅可预测血小板输注需求和溶解指数 30 可记录纤维蛋白溶解（P 均＜0.001）。在经济花费方面与 CCT（286 美元）相比，rTEG（317 美元）的成本并未高出许多，rTEG 可以完全取代 CCT 并能提供更多凝血功能障碍的信息，效能更高。

值得关注的是创伤性凝血功能障碍中纤溶亢进的地位，CCT 无法反映纤溶的出现和过程，也就不能早期识别纤溶亢进。近年来的研究提示发生纤溶亢进或纤溶严重抑制的患者病死率更高。在创伤性凝血病的识别方面，利用 VHA 诊断纤溶状态也是指南推荐的内容之一，在评估和处理方面，VHA 指标的变化也指导抗纤溶药物的应用。

二、VHA 指导创伤输血的价值

基于病史和其他临床检查早期识别大失血风险及有效的复苏是改善患者预后的关键。受伤后 6 小时内输注 10 单位滤白红细胞是临床上预测急性大失血患者病死率的重要指标。因血液制品资源稀缺，在保证患者安全的前提下减少复苏过程中血液制品的使用是复苏关注的要点，故近年来关于 VHA 指导复苏的临床研究颇受青睐。VHA 有助于识别和治疗创伤性凝血功能障碍的概念出现在 21 世纪，近十年来的临床应用结果提示 VHA 指导的创伤复苏策略可减少血制品用量，降低病死率且不增加医疗费用。

1. VHA 指导的输血策略与固定比例复苏策略相比的优势　目前复苏基本策略是使用近似全血的血液成分进行输注，1∶1∶1 等量输注的组分为滤白红细胞、滤白病毒灭活血浆和血小板（RBC∶FFP∶PLT）。1∶1∶1 的重组血容量提供了 30% 的红细胞比容，60%～70% 正常血浆的凝血因子和 100×10^9/L 的血小板。此策略的缺点在于储存的红细胞时间越长（最长保质期为 42 天）损伤越大，包括钾含量升高和 2,3- 二磷酸甘油酯水平降低。此外，血浆在使用前需要解冻，可能造成输注的延迟，而血小板的保质期为 5 天，且十分稀缺。

1∶1∶1 是否是所有创伤患者的最佳复苏策略？Holcomb 等对 1∶1∶1 与 1∶1∶2 的 FFP∶PLT∶RBC 策略进行了比较，2 组患者在干预阶段接受相同数量的血液制品，直至出血控制。结果提示，2 组患者 24 小时和 30 天全因病死率无差异。1∶1∶2 组没有出现进一步的液体稀释，尤其是冷冻沉淀剂在前 24 小时使用更为频繁。对于 1∶1∶1 组，可能会降低治疗的干预效果，但从另一个角度提示 1∶1∶2 策略可能是按需复苏的目标导向治疗。Tapia 等将 TEG 指导的复苏策略与 1∶1∶1 固定比例复苏策略进行比较，结果表明固定比例复苏的患者在复苏达标的最初 24 小时内输注 6 个或更多单位的红细胞。与固定比例复苏策略相比，TEG 指导的穿透性创伤患者的病死率增加。

VHA 指导的复苏策略可减少血制品输注。1 项包括 15 个随机对照试验（n=1238）的系统分析提示在 VHA 指导组中，输注红细胞（RBC）、新鲜冷冻血浆（FFP）和出血量显著减少，而血小板输注和病死率无显著差异。1 项 meta 分析纳入了 4 项 RCT 研究（n=229）的结论显示，应用旋转式血栓弹力测定仪（ROTEM）对病死率没有任何影响（*RR* 0.71，95%*CI* 0.43～1.16。使用 VHA 并不能减少对红细胞（平均差−0.64；95%*CI* −1.51～0.23）、血小板浓缩物（平均差−1.12；95%*CI* −3.25～1.02）和新鲜冷冻血浆（平均差−0.91；95%*CI* −2.02～0.19）输血的需要。这两项研究的差别在于纳入样本数的差异，随访期跨度大和纳入研究的对象病种不同。前者纳入的研究中 9 个涉及心胸疾病的试验，肝移植、烧伤、创伤、肝硬化、脊柱手术和产后出血者各 1 个，后者纳入的研究涉及非心脏手术，这是最主要的差别。

2. VHA 与 CCT 指导输血策略相比的优势　为了比较 TEG 与 CCT 指导的创伤复苏策略，

Gonzalez 等开展了 1 项 RCT 研究。该研究共纳入 111 例患者，其中 TEG 组 56 例，CCT 组 55 例，研究终点是 28 天病死率。试验证明，TEG 指导的复苏可降低 28 天病死率（19.6% *vs.* 36.4%，$P=0.032$），病死率的差异归因于 TEG 组早期出血性死亡较少。此外，接受 TEG 指导复苏的患者总体上所需的血液制品更少，CCT 组接受了更多的血浆和血小板，TEG 组住 ICU 时间及机械通气时间更短。但此研究的一个重要局限性是应用 2h-4L、6h-8L、24h-14L 的晶体液复苏模式，总量相对大，且初始阶段血浆和血小板与红细胞比例非常低，可能导致进一步稀释和凝血障碍，故在干预阶段，RCT 的任何一个组的凝血指标都没有明显改善。欧洲 1 项 RCT 研究就相同内容拟纳入 400 例创伤患者，预计将在 2019 年底报道相关结果。除此之外，应用 VHA 指导输血的过程中具体指标数值的变化能协助评估创伤失血患者对治疗的反应，其中以输注血浆和血小板对 VHA 的改善最为明显。更进一步的研究表明，根据 VHA 不同参数的阈值设置的具体复苏策略正在优化，但不同的研究采用的阈值不尽相同，仍需要更多的数据探索 VHA 指导创伤复苏策略。

1 项回顾性观察研究比较了 2005—2007 年和 2012—2014 年前后 2 个时期创伤管理方案的实施变化，包括使用目标导向凝血管理，患者送入指定的创伤中心，入院时进行全身计算机体层成像，损伤控制手术，允许性低血压，限制性液体复苏，注射氨甲环酸。在 2005—2007 年，大量输血发生率预测与实际情况几乎一致，而在 2012—2014 年，实际发病率低于预测的 50%（3.7% *vs.* 7.5%）。与 2005—2007 年相比，2012—2014 年急诊科（43% *vs.* 17%；31% *vs.* 6%）和 24 小时后（53% *vs.* 27%；37% *vs.* 16%）输注红细胞和新鲜冷冻血浆的患者比例显著降低。在 2012—2014 年，氨甲环酸和凝血因子 XIII 的使用也显著增加。由此可见，目标指导的创伤失血复苏策略逐渐被认可，且 VHA 指导具体复苏策略正在探索中，随着 RCT 研究数据的增加和实践的检验，建立国际通用的指标阈值标准和复苏策略指日可待。

综上所述，VHA 相比于 CCT 能全面反映创伤性凝血病的动态过程，可用于指导创伤复苏，根据目前的研究结果，由 VHA 指导的复苏策略可减少血制品的输注量。

（中国医科大学附属第一医院　李　鑫　马晓春）

参考文献

[1] Davenport RA, Guerreiro M, Frith D, et al. Activated protein C drives the hyperfibrinolysis of acute traumatic coagulopathy. Anesthesiology, 2017, 126: 115-127.

[2] Christie SA, Kornblith LZ, Howard BM, et al. Characterization of distinct coagulopathic phenotypes in injury: pathway-specific drivers and implications for individualized treatment. J Trauma Acute Care Surg, 2017, 82: 1055-1062.

[3] Moore EE, Moore HB, Chapman MP, et al. Goal-directed hemostatic resuscitation for trauma induced coagulopathy: Maintaining homeostasis. J Trauma Acute Care Surg, 2018, 84 (6S Suppl 1): S35-S40.

[4] Holcomb JB, Tilley BC, Baraniuk S, et al. Transfusion of plasma, platelets, and red blood cells in a 1 : 1 : 1 vs a 1 : 1 : 2 ratio and mortality in patients with severe trauma: the PROPPR randomized clinical trial. JAMA, 2015, 313: 471-482.

[5] Ghasabyan A, Chandler J, Banerjee A, et al. Fibrinolysis shutdown is associated with a fivefold increase in mortality in trauma patients lacking hypersensitivity to tissue plasminogen activator. J Trauma Acute Care Surg, 2017, 83: 1014-1020.

[6] Stettler GR, Moore EE, Moore HB. Redefining Post Injury Fibrinolysis Phenotypes Using Two Viscoelastic Assays. J Trauma Acute Care Surg, 2018: 18.

[7] Howley IW, Haut ER, Jacobs L, et al. Is thromboelastography (TEG)-based resuscitation better than empirical 1：1 transfusion? Trauma Surg Acute Care Open, 2018, 3: 1-3.

[8] Tapia NM, Chang A, Norman M, et al. TEG-guided resuscitation is superior to standardized MTP resus-citation in massively transfused penetrating trauma patients. J Trauma Acute Care Surg, 2013, 74: 378-385.

[9] Fahrendorff M, Oliveri RS, Johansson PI. The use of viscoelastic haemostatic assays in goal-directing treatment with allogeneic blood products — A systematic review and meta-analysis. Scand J Trau Resusc Emerg Med, 2017, 25: 39.

[10] De Cristofaro R. The use of viscoelastic haemostatic assays in noncardiac surgical settings: a systematic review and meta-analysis. Blood Transfus, 2018, 16 (3): 224-226.

[11] Gonzalez E, Moore EE, Moore HB, et al. Goal-directed Hemostatic Resuscitation of Trauma-induced Coagulopathy: A Pragmatic Randomized Clinical Trial Comparing a Viscoelastic Assay to Conventional Coagulation Assays. Ann Surg, 2016, 263 (6): 1051-1059.

[12] Baksaas-Aasen K, Gall L, Eaglestone S, et al. iTACTIC implementing treatment algorithms for the correction of trauma induced coagulopathy: study protocol for a multicentre, randomised controlled trial. Trial, 2017, 18 (1): 486.

[13] Juffermans NP, Wirtz MR, Balvers K, et al. Towards patient-specific management of trauma hemorrhage: the effect of resuscitation therapy on parameters of thromboelastometry. J Thromb Haemost, 2019.

[14] Baksaas-Aasen K, Van Dieren S, Balvers K, et al. Data-driven Development of ROTEM and TEG Algorithms for the Management of Trauma Hemorrhage: A Prospective Observational Multicenter Study. Ann Surg, 2018, 23.

[15] Stein P, Kaserer A, Sprengel K, et al. Change of transfusion and treatment paradigm in major trauma patients. Anaesthesia, 2017, 72: 1317-1326.

第三节　纠正创伤性凝血病：凝血因子浓缩制剂效果更好

创伤后首位死亡原因是出血和低灌注引起的多器官功能衰竭。大量出血往往伴随着明显的凝血功能异常，其中约 1/3 的创伤患者出现创伤性凝血病（trauma induced coagulopathy，TIC）。对于 TIC 输注红细胞的同时应该输注血浆，包括新鲜冷冻血浆（fresh frozen plasma，FFP）或病原灭活血浆，并要求根据血红蛋白的情况输注纤维蛋白原浓缩物或红细胞。然而，对于 TIC 是首先使用血浆？还是以实验室检查数据为指导“按需”纠正相关凝血异常？后者涉及凝血因子浓缩制剂（coagulation factor concentrate，CFC）的使用，即纠正 TIC，CFC 是否更有效？ CFC 一般包括浓缩纤维蛋白原、凝血酶原复合物浓缩物、重组人 FⅦ等。

一、TIC 的病理生理特点

TIC 不仅是创伤后失血及复苏出现的稀释性凝血病，还是具有其特征性内在机制的凝血功能异常。如创伤后患者存在长 PT、低水平纤维蛋白原（Fg）与 AT Ⅲ，以及高水平纤维蛋白原降解产物（fibrinogen degradation product，FDP）与 D- 二聚体，这均符合一般 DIC 的诊断标准。这些标准均认为 TIC 是以纤溶亢进为主要表现的 DIC。然而，TIC 远比这些检验指标描述的情况更复杂。TIC 是在创伤后低灌注、炎症、免疫的综合作用下，机体上述反应在凝血系统的具体表现，其中包括内皮细胞损伤、糖萼消耗、血小板消耗、蛋白 C 的大量活化、纤溶 - 抗纤溶功能失调在内的多种因素的共同作用。既然如此，针对 TIC 的治疗应该根据患者病理生理特点、所处病程的时机不同给予相应主要“责任”凝血因子的精确干预，故 CFC 可以更有效地纠正 TIC。

二、CFC 纠正 TIC 有效性的相关研究

RETIC 研究试图证实 CFC 与 FFP 相比对于纠正 TIC 更有效。这是 1 项单中心、非盲 RCT，该研究在 2012 年 3 月至 2016 年 2 月共筛查了 292 例创伤患者，根据纳入标准及排除标准，预后信息的完整性等因素，最终 CFC 组纳入统计 50 例，FFP 组 44 例，凝血功能采用 ROTEM 进行监测，其中 CFC 组若 ROTEM 指标中的 FibA10＜9mm 时，给予纤维蛋白原浓缩物 50mg/kg，若 ExCT＞90 秒或 PTI＜35%，给予凝血酶原复合物浓缩物（prothrombin complex concentrate，PCC）20U/kg。对于第 2 次需求输注纤维蛋白原浓缩物的情况及失血评分达到 2～3 分或检测 XⅢ 因子＜60% 时，输注Ⅷ因子浓缩物 20U/kg。对于 FFP 组单次给予 FFP 15ml/kg。比较 2 组患者多器官功能障碍的发生率、凝血指标的变化及是否需要大量输血等临床结局。研究最终因为 FFP 组中需要挽救治疗的患者（52%）明显高于 CFC 组（4%）（*OR* 25.34）；FFP 组需继续大量输血的比例（13%）明显高于 CFC 组（12%）（*OR* 3.04），FFP 组 MODS 的发生率（66%）明显高于 CFC 组（50%）（*OR* 1.92）而提前终止。凝血指标中 CFC 组 aPTT 的纠正虽然没有 FFP 组快速，但该组血小板下降不明显，FFP 组因 TIC 相关的出血表现更常见，且因纤维蛋白聚集程度低，造成较低的血凝块强度。从该研究数据可以大致得出每 207 例接受 CFC 的患者中就会有 100 例的 TIC 得到纠正的结论，而 FFP 组却远远达不到这样的疗效。

三、CFC 纠正 TIC 的争议

RETIC 研究看似明确的结论却受到较为广泛的质疑。从病理生理的角度，血栓的形成关键环节是凝血酶的形成，而后者是在多种凝血因子参与下的级联反应。输注 FFP 并不能有效地增加凝血酶的生成，且 FFP 的 Fg 含量很有限，输注 FFP 并不能使 Fg 水平升到指南要求的 1.5～2.0mg/L，导致形成的血块强度低，止血不充分造成大量输血的情况增加。在 RETIC 研究中，CFC 组使用最多的是 Fg 浓缩物，只有 16% 的患者在接受 Fg 浓缩物的基础上叠加 PCC，而在 FFP 组只有 50% 的患者接受 FFP 的同时使用了很低剂量的 Fg 浓缩物，且都是在较晚的时点给予，因此 CFC 组大量输

血情况的明显减少不能除外该组早期接受足量Fg浓缩物的影响。众所周知，创伤患者Fg消耗与预后的关系是一个不容忽视的关键问题：在创伤失血过程中，TIC是伴随着Fg的消耗发生的，在血红蛋白＜100g/L的患者中，Fg＜1.5g/L占73%；在BE＜－6的患者占63%，入院低Fg与不良预后及更差的临床表现明显相关，FFP与红细胞的输注时间及顺序也会影响临床结局。因此，RETIC研究的结论更倾向于如下解释：在适当的时机，以适当的剂量，给予适当的患者补充了适当的凝血因子，即Fg，得到优于FFP的结论是理所当然的事情。从统计学角度，该研究仅报道*OR*值是不恰当的，片面扩大了单纯接受FFP治疗的相对风险，尤其在终点事件发生率＞10%的情况存在时（挽救治疗发生率为26.6%），这种偏差被显著放大。对于前瞻性队列研究*RR*可以更恰当地表示相对风险。

四、纠正TIC相关研究的现状

尽管如此，RETIC研究仍旧强烈提示对于TIC的治疗早期应用Fg浓缩物并保持在1.5～2.0mg/kg以上的重要性。另有研究证实，在没有充足补充Fg的前提下单纯输注FFP，患者乳酸水平及ROTEM参数均无明显改善，发生TIC的比例从入院的43%上升到接受12U红细胞及FFP治疗后的68%。在开始治疗第1天，患者血凝块强度一直保持低水平。近期的meta分析也提示纤维蛋白原浓缩物可以减少手术出血患者的全因病死率。因此，虽然我们将在给予FFP的患者中获得更让人满意的凝血指标和血流动力学参数，但看似“正常”的凝血指标并不意味着“良好”的预后。有学者认为TIC患者凝血指标的快速正常化不一定是临床追求的目标。TIC所谓的“异常”凝血表现，很可能是创伤患者“正常”的凝血表现。这意味着此时的治疗应该抓住可以明显改善预后的“关键”指标，而不是盲目追求凝血指标的“全线”告捷。目前的证据均证实早期Fg水平和及时补充Fg浓缩物保持该浓度达标是改善TIC患者预后、降低MODS发生率的重要因素。更贴近临床认知的是1项有关TIC患者输注FFP、血小板、Fg浓缩物、PCC和冷沉淀对于凝血改善及预后影响的多中心RCT研究。该研究证实单独使用任何血液成分均不能有效改善凝血功能，只有联合使用高剂量FFP、冷沉淀和血小板，保持高Fg水平，才能持续改善此类患者的凝血指标，改善预后。TIC是一类综合征，具有异质性，包括致伤因素、损伤部位、损伤程度、所处病程及合并症，以上均导致TIC病理生理过程的复杂性。因此，针对TIC的干预需建立在精确监测凝血功能的基础之上，并结合TIC病理生理过程综合评估。

从早期复苏到成分输血，体现了上述观念的临床实践。成分输血使基于精确凝血功能监测的个体化干预成为可能。与直接血液成分输注相比，CFC具有先天的优势：可以高纯度、高剂量输注，减少输注时程，可以快速制备，快速给药，凝血因子的单体输注有助于精准化、个体化治疗，相关并发症少，传染病的流行减少。但是临床上常用的CFC除Fg以外，PCC、重组FⅦa等在TIC中应用的有效性及安全性尚无相关研究证据的支持。但是我们相信，CFC对于纠正TIC是非常具有潜力的尝试。

（中国医科大学附属第一医院　王　亮　马晓春）

参考文献

[1] Innerhofer P, Fries D, Mittermayr M, et al.Reversal of trauma-induced coagulopathy using first-line coagulation factor concentrates or fresh frozen plasma (RETIC): a single-centre, parallel-group, open-label, randomised trial. Lancet Haemat, 2017, 4 (6): e258-e271.

[2] David JS, Bouzat P. Early fibrinogen-concentrate administration in management of trauma-induced coagulopathy. Lancet Haemat, 2017, 4 (8): e348.

[3] Innerhofer P, Fries D, Oswald E, et al. Early fibrinogen-concentrate administration in management of trauma-induced coagulopathy—Authors' reply. Lancet Haemat, 2017, 4 (8): e348-e349.

[4] Collins PW, Solomon C, Sutor K, et al. Theoretical modelling of fibrinogen supplementation with therapeutic plasma, cryoprecipitate, or fibrinogen concentrate. Bri J Anaesth, 2014, 113 (4): 585-595.

[5] Rourke C, Curry N, Khan S, et al. Fibrinogen levels during trauma hemorrhage, response to replacement therapy, and association with patient outcomes. J Thromb Haemo, 2012, 10 (7): 1342-1351.

[6] Stinger HK, Spinella PC, Perkins JG, et al. The ratio of fibrinogen to red cells transfused affects survival in casualties receiving massive transfusions at an army combat support hospital. J Trauma, 2008, 64 (2 Suppl): S79-S85.

[7] McNutt LA, Wu C, Xue X, et al. Estimating the relative risk in cohort studies and clinical trials of common outcomes. Am J Epidemiol, 2003, 157 (10): 940-943.

[8] Khan S, Brohi K, Chana M, et al. Hemostatic resuscitation is neither hemostatic nor resuscitative in trauma hemorrhage. J Trauma Acute Care Surg, 2014, 76 (3): 561-568.

[9] Fominskiy E, Nepomniashchikh VA, Lomivorotov VV, et al. Efficacy and Safety of Fibrinogen Concentrate in Surgical Patients: A Meta-Analysis of Randomized Controlled Trials. J Cardioth Vasc Anesth, 2016, 30 (5): 1196-1204.

[10] Khan S, Davenport R, Raza I, et al. Damage control resuscitation using blood component therapy in standard doses has a limited effect on coagulopathy during trauma hemorrhage. Intensive Care Med, 2015, 41 (2): 239-247.

第四节 脑外伤机械通气患者早期拔管指征

重度脑外伤是重症监护室（ICU）入院和启动机械通气的常见原因。虽然脑外伤患者预后主要取决于损伤打击的影响，但是避免继发性脑损伤却是重度颅脑损伤最重要的治疗。人工气道和机械通气常被应用于保护气道免受吸入危险和防止低氧血症、高碳酸血症，这是继发性脑损伤的 2 个主要脑外因素。近年来脑外伤患者的呼吸管理是热门话题，尤其是对于神志障碍患者的气管导管拔管指征，如何预测、避免拔管延迟和拔管失败更是值得探讨的临床话题。本文就从脑外伤患者延迟拔管、拔管失败的危害和预测早期拔管成功评分等方面重点讨论。

一、脑外伤患者延迟拔管和拔管失败的危害

延迟拔管是指当患者在满足既定拔管条件后48小时内未拔管。而拔管失败是指当患者拔管后的48～72小时内被迫再次插管。延迟拔管和拔管失败都会导致患者院内获得性肺炎发生率增加，机械通气时间延长，住ICU时间延长，气管切开的概率上升，改变神经系统预后，甚至直接影响患者最终结局，增加医疗成本。最近的1项研究表明，“最佳”拔管失败率是5%～10%。而另一些学者报道，拔管失败率上升至10%～15%可以接受。接近于0的拔管失败率意味着拔管过于谨慎，这将导致许多患者在机械通气和气管插管上停留了不必要的长时间，但是过高的失败率意味着机械通气和气管插管的过早撤离。尽管在2007年制定了ICU患者撤离机械通气及拔管相关的指南，但由于文献缺乏有力证据及针对性，目前该指南在脑外伤患者中没有得到广泛的应用。即使在最新指南中，重症神经患者的撤机和拔管指征仍然缺乏系统描述。因此，有必要寻找可以预测早期拔管成功率的方法，以尽量避免脑外伤患者的延迟拔管及拔管失败，减少颅外并发症的出现从而改善患者的预后。

二、脑外伤患者早期拔管成功的预测方法

目前尚无公认可靠的完善拔管辅助评分，意识水平评估是目前拔管成功的重要预测因素。意识评估最常用的方法是格拉斯哥昏迷评分（Glasgow coma score，GCS），近年来发现综合多因素的预测评分可能更有助于早期拔管指征评估。

1. GCS预测脑外伤患者早期气管拔管　美国指南建议当GCS≥13分时可以拔管。但是近年来，以患者意识水平决定是否拔管具有高度的不确定性，且GCS难以准确评估患者的意识状态。GCS缺乏区分意识细微差异的能力，无法评估脑干反射，在插管患者中也无法准确评估语言能力，具有相同的GCS分值的2例患者可以表现为完全不同的神经状况。在1项纳入了192例患者的多中心研究和1项纳入了140例患者的单中心队列研究中，高GCS分值并不与拔管成功率相关。一个重要的局限性或许可解释上述2项研究间的差异，那就是GCS分值从未在气管插管的患者中进行过确认，对气管插管患者进行语言评分是不可能的，尤其是脑损伤后。有些研究者随意地把所有气管插管患者的语言部分评分评为1分，而其他人选择对没有交流的气管插管患者语言部分评为1分，有尝试说话的患者评为4分。其他研究并没有对语言部分的评估。这或许可以解释为什么GCS与拔管成功之间的相关性报道不一致。Coplin等的研究表明，部分脑外伤患者可以忽略气道反射功能而拔除气管插管，并用GCS评估其精神状态。在他们的队列中，一些GCS分值低至4分的患者仍可耐受拔管。但是Namen等仍然认为GCS是与拔管失败相关的最佳独立因素。ROC曲线分析发现，GCS分值≥8分时拔管成功率高（AUC＝0.681，95%*CI* 2.8～8.3，P＜0.001），尤其当GCS分值＞8分同时吸痰时可闻及咳嗽声时，拔管的成功率显著提高。

由上可见，使用单一意识水平因素判断脑外伤患者能否拔管可靠性较差，因此多位医师尝试综合使用多个因素联合判断患者能否拔管。

2. 综合多因素预测评分预测脑外伤患者早期拔管　根据重症神经患者拔管失败的危险因素，

综合评估意识水平、气道反射功能、吞咽能力等多种因素的预测评分可能有助于预测脑外伤患者早期拔管。完善的气道反射功能，特别是通过咳嗽和吞咽来清除分泌物的能力是脑外伤患者能否成功拔管的重要因素。但脑外伤患者由于固有的神经病变和长期机械通气带来的并发症，患者的气道反射功能往往并不健全，但并非意味着完全不能拔管。即使在完全健康的志愿者中，37% 的受试人群在咽部感觉完好的情况下亦存在咽反射消失。Coplin 等尝试在重度昏迷（GCS 分值≤8 分）的弱 / 无呕吐和（或）咳嗽反射患者中拔管并成功，但存在自发性咳嗽和低吸痰频率的患者拔管效果更好。

Karim 等在 437 例脑外伤患者的前瞻性队列研究中发现，年龄＜40 岁，存在视线跟随，尝试吞咽，GCS＞10 分 4 个特征与能够成功拔管相关。将每项特征赋值为 1 后，总分≥3 分的患者拔管成功率为 90%（AUC＝0.75，95%*CI* 0.69～0.81），最终有 338 例（77.3%）患者拔管成功。Karim 等认为，GCS 分值的优点是广泛而简易的床旁使用，但由于对患者语言能力的依赖导致 GCS 的准确性不如视线跟随更具敏感性，研究中亦存在 GCS 分值偏低的患者能够成功拔管的事例，因此单纯使用 GCS 分值不足以判断能否成功拔管。Helena 等对 311 例接受机械通气＞48 小时的脑外伤患者进行了前瞻性的评估，发现了以下 5 项因素影响患者能否成功拔管并予以赋值：女性（4 分）、GCS 运动评分≤5 分（4 分）、中到大量的气道分泌物（4 分）、咳嗽减弱或消失（3 分）及机械通气时间≥10 天（2 分）。其中总得分 0～3 分的患者为拔管低风险，4～7 分为中风险，8～17 分为高风险，3 组患者拔管失败的概率分别为 3.5%、21.2% 和 42.9%，咳嗽能力减弱或消失的神经重症患者拔管失败的风险增加 3 倍。McCredie 等也得到了类似的结果，年龄较年轻、液体量负平衡和咳嗽能力存在是拔管成功的预测因素。

值得一提的是，在临床实践中，并不推荐早期气管切开术，但对于幕下病变、机械通气时间过长、神经预后不良、拔管失败风险高或拔管失败的脑外伤患者，可考虑早期气管切开。

综上所述，建立可靠稳妥的气道是重症神经治疗中重要的一环，何时撤机拔管对于脑外伤患者来说尚无明确指标可供参考。但是保证气道和呼吸管理的基本目标，早期评估意识状态和一些特定的临床特征，如视觉追踪、咳嗽、吞咽，可能有助于医师对于早期气管拔管做出临床决策，不必等待患者的神经系统完全恢复。当然，未来应该开展更多的大样本多中心研究，以更好地界定预测拔管成功的因素，提高决定拔管时的效益 / 风险平衡及改善脑损伤预后。

（中南大学湘雅医院　赵春光　张丽娜）

参考文献

[1] Bullock R. Guidelines for the management of severe traumatic brain injury. J Neurotrauma, 2007, 1 (6): 1-106.

[2] Karanjia N, Nordquist D, Stevens R, et al. A Clinical Description of Extubation Failure in Patients with Primary Brain Injury. Neurocritical Care, 2011, 15 (1): 4-12.

[3] Rosenfeld JV, Maas AI, Bragge P, et al. Early management of severe traumatic brain injury. Chin J Neurosurg Dis Res, 2012, 380 (9847): 1088-1098.

[4] Krinsley JS, Reddy PK, Iqbal A. What is the optimal rate of failed extubation? Critical Care, 2012, 16 (1): 111.

[5] Godet T, Chabanne R, Marin J, et al. Extubation Failure in Brain-injured Patients. Anesthesiology, 2017, 126 (1): 104-114.

[6] Boles JM, Bion J, Connors A, et al. Weaning from mechanical ventilation. Eur Respir J, 2007, 29 (5): 1033-1056.

[7] Macintyre NR, Cook DJ, Ely EW, et al. Evidence-Based Guidelines for Weaning and Discontinuing Ventilatory Support. Chest, 2001, 120 (6): 375-395.

[8] Coplin WM, Pierson DJ, Cooley KD, et al. Implications of Extubation Delay in Brain-Injured, Patients Meeting Standard Weaning Criteria. Am J Respir Crit Care Med, 2000, 161 (5): 1530-1536.

[9] Namen AM, Ely EW, Tatter SB, et al. Predictors of Successful Extubation in Neurosurgical Patients. Am J Respir Critical Care Med, 2001, 163 (3 Pt 1): 658-664.

[10] Asehnoune K, Seguin P, Lasocki S, et al. Extubation Success Prediction in a Multicentric Cohort of Patients with Severe Brain Injury. Anesthesiology, 2017, 127 (2): 338-346.

[11] Hfc DR, Gomesneto M, Mlo A, et al. Development of a risk score to predict extubation failure in patients with traumatic brain injury. J Critical Care, 2017, 42: 218-222.

[12] McCredie VA, Ferguson ND, Pinto RL, et al. Airway management strategies for brain-injured patients meeting standard criteria to consider extubation. A prospective cohort study. Ann Am Thorac Soc, 2017, 14: 85-93.

第五节　长途转运的创伤患者院前输血浆有益

失血性休克是导致创伤患者死亡的一个重要因素，伤后 3～6 小时是死亡高峰，其中 1/3～1/2 的死亡发生在到达医院前，因此早期液体复苏是降低病死率改善预后的关键。血浆不仅可以纠正休克，还可以补充凝血因子改善凝血功能，降低内皮细胞通透性，减少炎症反应等。早期使用血浆能改善预后，但相关研究多数是针对到达急救中心后的创伤患者，而院前救治中输注血浆的安全性及有效性尚缺乏高质量证据。2018 年 *The New England Journal of Medicine* 与 *Lancet* 杂志分别报道了 1 篇相对高质量的有关院前使用血浆的有效性和安全性研究，本文就相关内容进行介绍。

一、创伤患者院前使用血浆的有效性

1. 既往研究　在需要输血的创伤患者中，Niles 等报道有 38% 的患者存在凝血功能障碍，这会使病死率增加约 6 倍，理论上使用血浆可以通过补充凝血因子来纠正凝血功能障碍，有潜在改善病死率的作用，实际上关于创伤患者院前使用血浆的有效性已有报道。Shlaifer 等的回顾性研究显示，院前使用血浆能改善凝血功能，使患者 INR 更低（1.1，*OR* 3.09，95%*CI* 1.04～9.14），但其他凝血指标（如 PT、PTT、纤维蛋白原）和住院时间、住 ICU 时间、病死率等预后指标并没有明显改善，研究者认为院前使用血浆一定程度上能改善凝血功能，理论上有获益。1 项多中心观察研究的对象是空中转运患者，结果显示院前使用血制品的患者 3 小时（8.4% *vs.* 3.6%）、24 小时（12.6% *vs.* 8.9%）和 30

天（19.3% *vs.* 13.3%）病死率反而更高，但因为该研究中2组基线资料（如血压、GCS分值、创伤严重程度评分等）不一致，无法得出有意义的结论，所以并不能明确空中转运的创伤患者院前使用血浆是否有效。院前使用血浆与不使用血浆相比，24小时病死率分别为5%和20%（*HR* 0.26，95%*CI* 0.08～0.84，*P*=0.02），30天病死率分别为11%和23%（*HR* 0.39，95%*CI* 0.16～0.92，*P*=0.03），院前使用血浆能改善病死率。

这些研究结论并不完全一致，因为这些研究质量并不高，多是回顾性或前瞻观察，样本量小，所以不能有效说明院前使用血浆的有效性。那么最近发表的2项随机对照研究能不能提供有用的高质量证据呢?

2. PAMPer研究　*The New England Journal of Medicine* 2018年发表了1项多中心随机Ⅲ期临床研究，即PAMPer研究。PAMPer研究始于2014年5月，完成于2017年10月，共有27家空中医疗转运中心及9家创伤急救中心参与。最终纳入501例患者，其中血浆组纳入230例患者，入组后立即接受2家单位血浆输注，同时开始标准治疗；标准治疗组纳入271例患者，入组后直接开始标准治疗。2组患者的人口学特征、院前生命体征、损伤机制和转运时间等方面没有统计学差异，基线一致。结果发现，血浆组30天病死率为23.2%，明显低于标准治疗组33.0%（95%*CI* －18.6～－1.0，*P*=0.03），死亡风险降低39%。根据红细胞输注量、脑损伤、转运起始点、损伤机制、转运时间、维生素K拮抗剂及抗血小板药物使用等进行的亚组分析，亦可得到相似的结果。生存曲线显示该获益从入组后3小时便开始显现，并持续到30天。到达创伤急救中心时的凝血酶原时间比率（prothrombin time ratio，PRT）血浆组为1.2，低于标准治疗组的1.3。因此，针对有失血性休克风险的创伤患者，院前救治中给予血浆能降低30天病死率和PRT。

3. COMBAT研究　*Lancet*杂志2018年也发表了1项单中心随机对照研究，即COMBAT研究。该研究时间为2014年4月1日至2017年3月31日，共纳入了125例患者。血浆组纳入的65例患者入组后立即输注2个单位血浆；对照组纳入60例患者，入组后给予生理盐水作为安慰剂。2组的其他治疗均按照标准治疗方案进行。2组患者的人口学特征、纳入时的生命体征、血红蛋白浓度、凝血指标、损伤特点、严重程度和转运时间等指标没有统计学差异，基线一致。结果显示，主要指标28天病死率血浆组为15.0%，对照组为10.0%，2组无统计学差异（*P*=0.37）。次要指标包括多器官功能衰竭、24小时病死率、凝血功能指标、休克、机械通气时间、住ICU时间、到院时凝血指标和血制品输注等，2组比较均无统计学差异。院前给予血浆不能纠正凝血功能，降低风险，减少血制品需求，改善预后。因此，创伤患者并不能从院前输注血浆中获益，该研究因此被终止。

4. 长途转运的创伤患者院前输注血浆有效　PAMPer研究和COMBAT研究在院前使用血浆的有效性方面，结论并不一致，前者认为有效，后者认为无效。导致2项研究结果差异的原因何在？如表7-5-1所示，它们的研究方案设计最主要的区别在于转运方式和距离，PAMPer研究是空中远距离转运，COMBAT研究是城市中救护车短途转运，前者转运时间明显长于后者。转运距离和时间越短，患者越能更早得到院内综合治疗，改善预后。而长途或长时间的转运，使得患者得到院内综合治疗的时间延后，那么转运途中的治疗和干预对预后的影响就显得更加明显。在此基础上，院前输注血浆在长途转运的创伤患者中才能获益。

表 7-5-1　PAMPer 和 COMBAT 研究方案及结果对比

研究方案	PAMPer 研究	COMBAT 研究
研究设计	多中心随机对照	单中心随机对照
纳入标准	失血性休克：收缩压≤70mmHg 或收缩压＜90mmHg，同时心率≥108 次 / 分 年龄 18～90 岁	失血性休克：收缩压≤70mmHg 或收缩压 71～90mmHg，同时心率≥108 次 / 分 年龄＞18 岁
排除标准	无法建立输液通道、明确的颈髓损伤、囚犯、孕妇、创伤性心脏停搏超过 5 分钟、严重脑损伤、溺水或上吊、烧伤超过全身面积 20%、其他医院的住院患者、拒绝参与	囚犯、孕妇、单纯的头部枪伤、随机分组前心脏停搏或心肺复苏、拒绝输血、拒绝参与
转运方式	直升机、空中	救护车、陆地（城市中）
转运来源	受伤现场（390）和其他急救机构（111）	受伤现场
研究方案	血浆组：2 个单位溶解血浆＋标准治疗 对照组：标准治疗（晶体液）	血浆组：2 个单位新鲜冷冻血浆 对照组：生理盐水
血浆种类	AB 型血浆，或者低抗 B 抗体滴度的 A 型血浆	AB 型血浆
纳入患者情况	共 501 例患者（血浆组 230 例，对照组 271 例） 男性 72.7% 钝性损伤 82.4%	总共 125 例患者（血浆组 65 例，对照组 60 例） 男性 82.4% 钝性损伤 50.0%
年龄	血浆组为 44.0（31.0～59.0）岁，对照组为 46.0（28.0～60.0）岁	血浆组为 33.0（25.0～51.0）岁，对照组为 32.5（25.5～42.0）岁
主要指标	30 天病死率：29.6%	28 天病死率：13.0%
转运时间	血浆组：42（34～53）分钟 对照组：40（33～51）分钟	血浆组：19（16～23）分钟 对照组：16（14～22）分钟
钝性损伤	血浆组 81%，对照组 83%	血浆组 46%，对照组 53%
晶体液	血浆组 500（0～1500）ml 对照组 900（0～1250）ml	血浆组 150ml 对照组 250ml
创伤评估	创伤严重程度评分： 血浆组 22（14～33）分 对照组 21（12～29）分	新创伤严重程度评分： 血浆组 27.0（10.0～41.0）分 对照组 27.0（11.5～36.0）分

二、创伤患者院前使用血浆的安全性

研究显示，虽然院前使用血制品的患者病死率更高，分别为 3 小时（8.4% *vs.* 3.6%）、24 小时（12.6% *vs.* 8.9%）和 30 天（19.3% *vs.* 13.3%），但是使用血浆组的患者更重，院前收缩压（125mmHg *vs.* 128mmHg）、GCS 分值（7 分 *vs.* 14 分）较未使用血浆组更低，损伤严重评分更高（21 分 *vs.* 14 分），而且经过配对校正后，2 组病死率并没有显著差异，因此院前使用血浆并没有增加死亡风险。Glassberg 等报道院前使用血浆作为复苏液体不仅能补充血容量和凝血因子，而且还很安全。同样的，Sperry 等的研究中安全性指标包括多器官功能衰竭、急性肺损伤、急性呼吸窘迫综合征、非院内获得性感染、过敏、输血相关反应和输血相关肺损伤等。结果显示，血浆组和标准治疗组上述指标间没有差异。Moore 等研究中的安全性指标包括 28 天急性肺损伤及输血相关急性肺损伤。结果显示，血浆组及对照组无统计学差异。

在安全性指标方面，2 项研究结果都显示不增加不良事件和相关风险，和既往研究结果一致，因此院前使用血浆是安全的。

三、长途转运的创伤患者院前使用血浆的临床意义

1. 补充血容量和凝血因子同时，减少晶体液使用量　Bjoern 等报道创伤后失血性休克患者早期液体复苏是非常重要的初始治疗手段，尤其是院前液体复苏，但大量的晶体液复苏会增加病死率（22.7% 和 27.6%，$P<0.01$），增加对红细胞的需求量（7 单位和 8.3 单位，$P<0.001$），同时还会减弱凝血功能（凝血酶原比分别为 68% 和 61.5%，$P<0.001$）。血浆作为天然胶体能很好补充血容量，但是否能在院前使用中有效减少晶体液的使用呢？ PAMPer 研究显示，使用血浆组院前晶体液使用量为 500（0～1500）ml，而对照组为 900（0～1250）ml（$P=0.01$）。该研究中患者是长途转运，转运距离更远，时间更长，使用的晶体液更多，因此在长途转运患者中院前使用血浆，既能有效补充血容量纠正休克，保证重要脏器灌注，又能有效减少晶体液的使用量，减少水肿带来的风险，稀释性凝血功能障碍，从而降低病死率。相反的，COMBAT 研究显示，院前晶体液使用量血浆组为 150（0～300）ml，而对照组为 250（100～500）ml（$P=0.02$）。虽然该研究亦显示使用血浆能明显减少晶体液的使用量，但该研究中患者是短途转运，转运路程近时间短，2 个组的晶体使用量均不大，在短途转运患者中使用血浆所减少的晶体液使用量并不能对预后带来明显的影响。因此，院前使用血浆虽然能明显减少晶体液的使用量，但是仅能在长途转运的患者中对预后产生影响。

2. 早期使用血浆降低病死率的临床意义在长途转运中更容易体现　研究报道开始使用血浆的时间也能影响病死率，在救援到场后 15 分钟内开始输注血浆能降低 24 小时病死率，早期和延迟使用的病死率分别为 3% 和 20%（*HR* 0.17，95%*CI* 0.04～0.73，$P=0.02$）。COMBAT 研究中转运时间血浆组为 19（16～23）分钟，对照组为 16（14～22）分钟，相较于 PAMPer 研究中的转运时间血浆组 42（34～53）分钟，对照组 40（33～51）分钟，前者整体转运时间短，能更快接受到院内高级生命支持和综合治疗，不管院前是否使用血浆，2 组患者都能在接近 15 分钟的时间开始接受血浆输注，并不能凸显出院前血浆使用的优势；同时，与 PAMPer 研究比较，COMBAT 研究中血浆的使用仍然是早期，其总体病死率为 13%，明显低于 PAMPer 研究中的 29.6%。因此，在转运时间更长的患者中，院前启动血浆输注才能真正体现早期使用血浆所带来的获益。

3. 临床应用的局限性　虽然 PAMPer 研究显示，在长途转运的创伤患者中院前使用血浆能获益，且不增加风险，但该结论并不适用于所有长途转运患者。因为该研究纳入的 501 例患者中，大多数是男性（72.7%），白种人占绝大多数，以钝性损伤为主（82.4%），所以结果仅能反映这类患者的实际特征。其次，纳入的患者中有 111 例患者由其他急救机构转诊而来，390 例患者直接从受伤现场转入。根据转运起始点进行了亚组分析，虽然有效性和安全性与总体统计相似，但两者基线情况并不完全一致，前者院前转运时间更长（52 分钟 *vs.* 39 分钟），院前气管插管率更低（37.3% *vs.* 51.9%），院前红细胞输注率更高（45.9% *vs.* 30.8%），这部分患者可能会因为纳入前的治疗而影响预后，影响研究结果的总体解读。

综上所述，创伤患者院前救治中早期使用血浆并不增加相关风险，是安全的，但在短距离快速陆地转运中并未体现出其使用价值，不能改善患者的预后。但在长途转运的创伤患者中（如空中转运），院前救治早期使用血浆能明显改善病死率，从中获益。但这一结论的适用范围有限，尚需更多的高质量研究来提供更有力的证据。

（四川大学华西医院　陈　瑶　康　焰）

参考文献

[1] Holcomb JB, Tilley BC, Baraniuk S, et al. Transfusion of plasma, platelets, and red blood cells in a 1∶1∶1 vs a 1∶1∶2 ratio and mortality in patients with severe trauma: the PROPPR randomized clinical trial. JAMA, 2015, 313: 471-482.

[2] Henriksen HH, Rahbar E, Baer LA, et al. Pre-hospital transfusion of plasma in hemorrhaging trauma patients independently improves hemostatic competence and acidosis. Scand J Trauma Resusc Emerg Med, 2016, 24: 145.

[3] Holcomb JB, Pati S. Optimal trauma resuscitation with plasma as the primary resuscitative fluid: the surgeon's perspective. Hematology Am Soc Hematol Educ Program, 2013, 2013: 656-659.

[4] Kozar RA, Peng Z, Zhang R, et al. Plasma restoration of endothelial glycocalyx in a rodent model of hemorrhagic shock. Anesth Analg, 2011, 112: 1289-1295.

[5] Pati S, Potter DR, Baimukanova G, et al. Modulating the endotheliopathy of trauma: factor concentrate versus fresh frozen plasma. J Trauma Acute Care Surg, 2016, 80: 576-584.

[6] Peng Z, Pati S, Potter D, et al. Fresh frozen plasma lessens pulmonary endothelial inflammation and hyperpermeability after hemorrhagic shock and is associated with loss of syndecan1. Shock, 2013, 40: 195-202.

[7] Potter DR, Baimukanova G, Keating SM, et al. Fresh frozen plasma and spraydried plasma mitigate pulmonary vascular permeability and inflammation in hemorrhagic shock. J Trauma Acute Care Surg, 2015, 78 (Suppl 1): S7-S17.

[8] Barelli S, Alberio L. The Role of Plasma Transfusion in Massive Bleeding: Protecting the Endothelial Glycocalyx? Front Med, 2018, 5: 91.

[9] Sperry JL, Guyette FX, Brown JB, et al. Prehospital Plasma during Air Medical Transport in Trauma Patients at Risk for Hemorrhagic Shock. N Engl J Med, 2018, 379 (4): 315-326.

[10] Moore HB, Moore EE, Chapman MP, et al. Plasma-first resuscitation to treat haemorrhagic shock during emergency ground transportation in an urban area: a randomised trial. Lancet, 2018, 392 (10144): 283-291.

[11] Niles SE, McGlaughlin DF, Perkins JG, et al. Increased mortality associated with early coagulopathy of trauma in combat casualties. J Trauma, 2008, 64: 1459-1465.

[12] Henriksen HH, Rahbar E, Baer LA, et al. Pre-hospital transfusion of plasma in hemorrhaging trauma patients independently improves hemostatic competence and acidosis. Scand J Traum Resusci Emerg Med, 2016, 24: 145.

[13] Shlaifer A, Siman-Tov M, Radomislensky I, et al. The impact of prehospital administration of freeze-dried plasma on casualty outcome. J Trauma Acute Care Surg, 2019, 86 (1): 108-115.

[14] Holcomb JB, Swartz MD, DeSantis SM, et al. Multicenter observational prehospital resuscitation on helicopter study. J Trauma Acute Care Surg, 2017, 83: S83-S91.

[15] Shackelford SA, Del Junco DJ, Powell-Dunford N, et al. Association of Prehospital Blood Product Transfusion During Medical Evacuation of Combat Casualties in Afghanistan With Acute and 30-Day Survival. JAMA, 2017, 318 (16): 1581-1591.

[16] Glassberg E, Nadler R, Rasmussen TE, et al. Point-of-injury use of reconstituted freeze dried plasma as a resuscitative fluid: a special report for prehospital trauma care. J Trauma Acute Care Surg, 2013, 75: S111-114.

[17] Hussmann B, Lefering R, Waydhas C, et al. Does increased prehospital replacement volume lead to a poor clinical course and an increased mortality? A matched-pair analysis of 1896 patients of the Trauma Registry of the German Society for Trauma Surgery who were managed by an emergency doctor at the accident site. Injury, 2013, 44: 611-617.

第六节　休克相关内皮病

尽管损伤形式不同，但在如严重创伤、脓毒症、心肌梗死（MI）、心脏停搏后综合征（post-cardiac arrest syndrome，PCAS）等病因导致的休克患者往往表现出一些共同的特征：血浆中内皮细胞损伤相关标志物的增多、儿茶酚胺水平增高及凝血功能障碍。近年来，有学者提出交感神经 - 肾上腺轴的过度激活是休克患者内皮细胞损伤的主要原因，并提出休克相关内皮病的概念。

一、休克相关内皮病的病理生理机制

在休克等严重应激时，交感神经 - 肾上腺激活释放的大量儿茶酚胺会对内皮细胞和微循环造成损害，导致糖萼脱落、内皮细胞通透性增加、毛细血管渗漏及组织水肿，加重氧弥散功能障碍；同时，内皮细胞损伤也会造成凝血、抗凝、纤溶系统的变化，引起凝血功能障碍。上述这些因素相互作用，造成微循环灌注不足、微血栓形成，进一步加重组织细胞缺氧，最终导致器官功能衰竭。以上为休克相关内皮病“共同”的病理生理机制，然而不同病因所致休克相关内皮病的机制也不尽相同，下面结合临床研究进展进行简要分述。

1. 创伤性休克相关内皮病　创伤应激释放的儿茶酚胺会损伤内皮系统，造成内皮系统的糖萼、天然抗凝剂和促纤溶因子的脱落、降解和释放，这可能与创伤性休克患者的严重低凝状态相关。最严重的创伤患者往往显示出内源性肝素化的特点，内源性肝素化是糖萼脱落的结果，因为糖萼中含有与肝素相同抗凝功能的硫酸乙酰肝素。与没有发生内源性肝素化的患者相比，内源性肝素化的患者血浆中糖萼成分黏结合蛋白多糖 -1 的水平升高 4 倍，有更高的输血需求和更高的可溶性血栓调节蛋白（serum thrombomodulin，sTM）水平。

有几项独立的针对严重创伤患者的队列研究发现，损伤严重程度、高血浆肾上腺素水平、严重低凝状态和循环中高水平的糖萼成分黏结合蛋白多糖 -1、sTM 水平之间存在显著的统计学联系，而且高血浆肾上腺素水平是不良预后及低凝状态的独立预测因素。这些研究提示了交感神经 - 肾上腺轴

激活、内皮损伤对患者预后的重要影响。另有研究发现，交感神经 - 肾上腺激活和内皮损伤在老年和年轻的创伤人群间也具有显著差异，推测患者年龄可能影响内皮损伤程度，老年人可能存在着基础的内皮系统病变，更易遭受儿茶酚胺的损害，更多器官功能障碍发生。最近，在创伤性休克的动物模型中，化学交感神经切除和 β 受体阻滞剂治疗均可减轻急性创伤性凝血病大鼠的内皮糖萼和内皮细胞损伤，更进一步提示交感神经 - 肾上腺轴过度激活与内皮细胞损伤之间的密切联系。

2. 感染性休克相关内皮病 内皮细胞损伤在感染性休克、MODS 中发挥着重要作用。1 项以脓毒症为主的重症患者的多中心临床研究显示，内皮损伤和器官衰竭之间存在着很强的关联，脓毒症患者比非感染患者有着更高水平的黏结合蛋白多糖 -1 和 sTM。高水平的黏结合蛋白多糖 -1 和 sTM 是肝衰竭和肾衰竭的独立危险因素，而高水平的 sTM 和多器官衰竭发生的风险更为密切。然而，交感神经 - 肾上腺轴过度激活是否与脓毒症内皮细胞损伤相关仍存在争议。1 项临床研究发现，随着感染严重程度的增加，血浆黏结合蛋白多糖 -1 和 sTM 含量也进行性升高，非存活者血浆儿茶酚胺、黏结合蛋白多糖 -1、sTM 水平显著高于存活者，从而提示交感神经 - 肾上腺轴过度激活、内皮损伤与脓毒症患者的不良结局相关。

感染性休克患者需要接受血管活性药物治疗，临床最常用的是去甲肾上腺素，但有学者质疑高浓度的去甲肾上腺素等儿茶酚胺类药物是否会加重内皮病变。1 项小样本的研究表明，内皮损伤的生物标志物如 sTM、黏结合蛋白多糖 -1 在是否接受去甲肾上腺素治疗的 2 组患者间没有差别，说明感染性休克患者应用去甲肾上腺素不会加重内皮损伤。由此可见，感染性休克的病理生理机制较创伤性休克更为复杂，在脓毒症和感染性休克中，内皮细胞损伤、凝血病是否与交感神经 - 肾上腺轴过度激活相关仍有待进一步研究证实。1 项针对感染性休克和心率超过 95 次 / 分患者的小样本 RCT 研究显示，接受 β 受体阻滞剂治疗的患者 28 天病死率显著低于对照组（49% *vs.* 81%），提示抑制交感神经 - 肾上腺轴的激活可能会给感染性休克患者带来益处。

3. 心源性休克和心脏停搏引起的内皮病 心脏停搏对机体的主要打击是缺血再灌注损伤。PCAS 是缺血再灌注损伤后的一种全身反应，包括严重的内皮损伤和微循环功能障碍，导致毛细血管渗漏、组织 / 器官水肿和缺氧，血细胞与受损内皮的黏附增加等。心脏停搏后缺血再灌注损伤对内皮系统的影响被称作“脓毒症样反应”，最终导致与脓毒症类似的器官衰竭。心肺复苏后的患者经常表现出严重的低凝性和高纤溶状态，同时伴有糖萼的脱落。在 1 项有关心脏停搏患者目标管理温度是 33℃还是 36℃的临床研究中，儿茶酚胺类物质与黏结合蛋白多糖 -1 和 sTM 的血浆水平密切相关，血浆肾上腺素和 sTM 水平是死亡的独立预测因子。这一发现与该研究团队先前对急性 ST 段抬高心肌梗死（STEMI）患者的研究结果一致，入住 ICU 的 STEMI 患者血浆黏结合蛋白多糖 -1 和肾上腺素水平显著升高，黏结合蛋白多糖 -1 和 sTM 是 STEMI 预后不良（包括心力衰竭和死亡）的预测因子。这些研究表明，在心源性休克和心脏停搏患者中，交感神经 - 肾上腺轴过度激活和内皮损伤相互影响，并且与预后密切相关。

二、“休克相关内皮病”概念的不足之处

休克相关内皮病概念的提出，其核心理念是“假设交感神经 - 肾上腺轴过度激活和儿茶酚胺的

大量释放是造成内皮细胞损伤的主要机制”。然而这一假设是基于临床研究数据的统计学相关性得出的，两者之间的因果关系并没有被直接证实。除此之外，针对休克相关内皮病这一概念及其机制，仍有以下质疑需要关注。①前述有关创伤的研究中，老年人比年轻人更容易出现器官功能衰竭，从而推断老年人基础内皮细胞病变是造成这一现象的主要原因，却忽视了老年人的器官储备能力差等因素的影响。②如果源于内皮细胞损伤 sTM、糖萼成分黏结合蛋白多糖 -1 和硫酸乙酰肝素等内源性抗凝物质是引起创伤、心脏呼吸骤停、心源性休克等疾病早期低凝状态的原因，那么如何解释脓毒症患者早期的凝血状态往往是高凝的，虽然在脓毒症和感染性休克患者中，这些内皮细胞损伤的标志物水平及儿茶酚胺的含量也是增高的。③ β 受体阻滞剂在感染性休克或创伤性休克中的治疗作用尚未得到证实，休克相关内皮病的病理生理机制复杂，不同病因所致休克的病理生理机制也存在差异，交感神经 - 肾上腺轴过度激活可能只是造成内皮细胞损伤的众多因素之一，不能一概而论。④休克相关内皮病尚缺乏统一的临床诊断标准，特异性的内皮细胞损伤标志物有待进一步证实，这也制约了相关临床研究的进行。

综上所述，在不同病因所致的急性危重疾病中观察到了休克相关内皮病，而交感神经 - 肾上腺轴过度激活是其主要的病理生理机制。根据这一假设，β 受体阻滞剂治疗可能会预防或减少儿茶酚胺诱导的内皮损伤，改善创伤、心脏停搏或脓毒症等所致休克患者的预后，但仍需大样本 RCT 研究予以验证。

（中国医科大学附属第一医院　丁仁彧　马晓春）

参考文献

［1］ Johansson PI, Stensballe J, Ostrowski SR. Shock induced endotheliopathy (SHINE) in acute critical illness-a unifying pathophysiologic mechanism. Crit Care, 2017, 21 (1): 25.

［2］ Ostrowski SR, Henriksen HH, Stensballe J, et al. Sympathoadrenal activation and endotheliopathy are drivers of hypocoagulability and hyperfibrinolysis in trauma: A prospective observational study of 404 severely injured patients. J Trauma Acute Care Surg, 2017, 82 (2): 293-301.

［3］ Naumann DN, Hazeldine J, Davies DJ, et al. Endotheliopathy of Trauma is an on-Scene Phenomenon, and is Associated with Multiple Organ Dysfunction Syndrome: A Prospective Observational Study. Shock, 2018, 49 (4): 420-428.

［4］ Ostrowski SR, Johansson PI. Endothelial glycocalyx degradation induces endogenous heparinization in patients with severe injury and early traumatic coagulopathy. J Trauma Acute Care Surg, 2012, 73 (1): 60-66.

［5］ Johansson PI, Henriksen HH, Stensballe J, et al. Traumatic endotheliopathy: a prospective observational study of 424 severely injured patients. Ann Surg, 2017, 265 (3): 597-603.

［6］ Johansson PI, Stensballe J, Rasmussen LS, et al. High circulating adrenaline levels at admission predict increased mortality after trauma. J Trauma Acute Care Surg, 2012, 72 (2): 428-436.

［7］ Johansson PI, Stensballe J, Rasmussen LS, et al. A high admission syndecan-1 level, a marker of endothelial glycocalyx degradation, is associated with inflammation, protein C depletion, fibrinolysis, and increased mortality in trauma patients. Ann Surg, 2011, 254 (2): 194-200.

[8] Frohlich M, Lefering R, Probst C, et al. Epidemiology and risk factors of multiple-organ failure after multiple trauma: an analysis of 31, 154 patients from the TraumaRegister DGU. J Trauma Acute Care Surg, 2014, 76 (4): 921-928.

[9] Xu L, Yu WK, Lin ZL, et al. Chemical sympathectomy attenuates inflammation, glycocalyx shedding and coagulation disorders in rats with acute traumatic coagulopathy. Blood Coagul Fibrinolysis, 2015, 26: 152-160.

[10] Johansen ME, Johansson PI, Ostrowski SR, et al. Profound endothelial damage predicts impending organ failure and death in sepsis. Semin Thromb Hemost, 2015, 41 (1): 16-25.

[11] Ostrowski SR, Haase N, Müller RB, et al. Association between biomarkers of endothelial injury and hypocoagulability in patients with severe sepsis. A prospective study. Crit Care, 2015, 19 (1): 191-200.

[12] Johansson PI, Haase N, Perner A, et al. Association between sympathoadrenal activation, fibrinolysis and endothelial damage in septic patients: a prospective study. J Crit Care, 2014, 29 (3): 327-333.

[13] Morelli A, Ertmer C, Westphal M, et al. Effect of heart rate control with esmolol on hemodynamic and clinical outcomes in patients with septic shock: a randomized clinical trial. JAMA, 2013, 310 (16): 1683-1691.

[14] Liu P, Wu Q, Tang Y, et al. The influence of esmolol on septic shock and sepsis: A meta-analysis of randomized controlled studies. Am J Emerg Med, 2018, 36 (3): 470-474.

[15] Johansson PI, Bro-Jeppesen J, Kjaergaard J, et al. Sympathoadrenal activation and endothelial damage are inter correlated and predict increased mortality in patients resuscitated after out-of-hospital cardiac arrest: a post hoc sub-study of patients from the TTM-trial. PLoS One, 2015, 10 (3): e0120914.

[16] Ostrowski SR, Pedersen SH, Jensen JS, et al. Acute myocardial infarction is associated with endothelial glycocalyx and cell damage and a parallel increase in circulating cate cholamines. Crit Care, 2013, 17 (1): R32.

第七节　中性粒细胞胞外陷阱能作为早期提示脓毒症 DIC 的生物标志物

脓毒症导致弥散性血管内凝血（DIC）病死率高，不易被早期识别，缺乏统一诊断标准，生物标志物可能有助于早期诊断，进而早期干预，改善预后。中性粒细胞胞外陷阱（neutrophil extracellular traps，NETs）是连接炎症、免疫和血栓形成的纽带，在脓毒症 DIC 病理生理机制中起到关键作用。近年来，多项研究探讨 NET 作为脓毒症 DIC 早期诊断生物标志物的价值。

一、NETs 参与炎症、免疫、血栓形成

脓毒症过程中，病原体入侵机体，血管内的细胞包括内皮细胞、血小板、中性粒细胞、单核细胞、免疫细胞等发生活化，启动先天性免疫反应和凝血途径，导致大量微血栓形成，甚至发生 DIC，其中中性粒细胞和内皮细胞活化发生在脓毒症 DIC 早期。中性粒细胞活化后，在趋化因子作用下聚

集到感染部位，产生和释放 NETs，捕获并杀灭病原体。NETs 和其组分还可以参与凝血活化，导致血栓形成并进一步活化血小板和内皮细胞，限制病原体播散。凝血和免疫相互作用形成免疫血栓，成为防御病原体入侵的第一道防线。NETs 在免疫血栓形成的过程中发挥核心作用，也是脓毒症 DIC 病理生理过程中的重要部分。

二、NETs 早期提示脓毒症 DIC 的价值

NETs 由无细胞 DNA（cf-DNA）、组蛋白和中性粒细胞颗粒蛋白如弹力蛋白酶、髓过氧化物酶（myeloperoxidase，MPO）、组织蛋白酶 G 组成。理论上 NETs 参与脓毒症早期炎症、免疫、凝血的相互作用，可以作为脓毒症 DIC 早期诊断的生物标志物。然而，近年相关研究结论不一。

1. NETs 的临床检测　由于脓毒症过程中大部分无核的中性粒细胞和 NETs 都参与血栓形成，并不存在于血循环中，因此临床上无法直接成像检测。NETs 形成的直接证据是测定血中组蛋白和 cf-DNA，但并非特异性指标，在细胞的其他过程中如凋亡、坏死等也可以释放组蛋白和 cf-DNA。MPO 接合的 DNA（MPO-DNA）可以特异性检测 MPO 和 DNA，是比 cf-DNA 更好反映 NETs 形成的指标。联合检测多个指标更有价值。

2. 目前相关研究的提示　NETs 在脓毒症早期生成增加，促进凝血活化，早期抗凝可抑制 NETs 形成，降低器官功能障碍的发生，与理论一致。部分研究证实 cf-DNA 和 MPO-DNA 可以判断脓毒症和 DIC 患者预后。但大部分研究入选的是脓毒症患者，检测了凝血活化的相关指标，少数研究直接对脓毒症 DIC 患者进行研究。Delabranche 等的研究，共纳入 20 例感染性休克患者，其中脓毒症 DIC 患者 10 例，非 DIC 患者 10 例，通过监测微粒体评价内皮细胞和中性粒细胞活化情况，通过测定 MPO-DNA 和免疫荧光 2 种方法检测 NETs 形成。结果表明，脓毒症 DIC 患者第 1 天 NETs 明显增多，提示 NETs 发生在脓毒症 DIC 早期，可能作为 DIC 早期诊断的指标。该研究结果很乐观，但入选患者数目过少，结果难以普及。

与此形成对比，也有阴性的结果。2018 年 Maruchi 等对 55 例感染性休克患者，监测第 1、3、7 天血浆中 cf-DNA 和 MPO-DNA 水平，两者均在第 1 天明显升高后逐渐下降，cf-DNA 于第 7 天降至接近正常，MPO-DNA 下降缓慢，与两者对 DNase 反应不同有关。DNase 快速消化 cf-DNA，而 MPO 更稳定，在血循环中持续时间长。第 3、7 天 MPO-DNA 水平与平均动脉压（MAP）、氧合指数成负相关，与序贯器官衰竭评估（SOFA）分值成正相关，与 28 天病死率相关，但与 DIC 评分或血小板计数均没有相关性。虽然感染性休克患者 cf-DNA 在第 1 天明显高于对照组，但与 MAP、氧合指数、SOFA 分值、28 天病死率均没有相关性。该研究结果反映 NETs 生成的指标与凝血指标没有相关性，与理论不相符。其实研究本身也存在多个不严谨之处：①没有交代入选患者基础疾病情况。血浆中 NETs 水平受多种疾病影响，如抗中性粒细胞胞浆抗体（anti-neutrophil cytoplasmic antibody，ANCA）相关血管炎、严重冠状动脉粥样硬化等 NETs 生成增加，研究中 cf-DNA 和 MPO-DNA 增高，是否受基础疾病的影响？②没有交代入选患者的治疗情况。感染性休克患者经常会接受液体复苏、抗凝等治疗，液体复苏会稀释 cf-DNA 和 MPO-DNA 水平，抗凝也会影响 NETs 生成。③没有交代时间点的选择依据。研究者分析了第 3、7 天血浆中 MPO-DNA 和 cf-DNA 水平与器官功能衰竭之间的相关性，

第 1、7 天两者水平与凝血参数的相关性，为何选择的时间点不同？脓毒症早期 NETs 生成参与识别病原体和防止细菌播散，对机体是有益的。免疫血栓大量生成对机体有害，虽然第 1 天不一定是病程的早期，但这是临床医师能够拿到标本的最早时间，因此第 1 天 MPO-DNA 和 cf-DNA 水平与器官功能衰竭之间的相关性似乎更有意义。④没有对脓毒症 DIC 这组特定患者进行分析。结果显示，MPO-DNA 和 cf-DNA 水平与凝血参数均没有相关性，与前期其他研究结果不一致。理论上，NETs 参与脓毒症过程中宿主免疫反应和凝血活化并起到关键作用，脓毒症 DIC 患者 NETs 水平应该增高，且研究中纳入脓毒症 DIC 患者 29 例，多于前期研究，但并没有对此组患者结果进行分析。此项研究没有看到 NETs 形成和凝血的相关性，研究者的解释是患者应用了抗凝剂，影响了结果，然而没有给出具体的抗凝剂剂量和方式等内容。因此，解读该研究结果需慎重。与前期研究结果一致的是，MPO-DNA 和 cf-DNA 在第 1 天明显增高，说明感染性休克早期 NETs 的生成是明显增加的，提示了 NETs 作为脓毒症早期诊断的生物标志物的价值。

3. 目前研究的不足　NETs 在脓毒症中的作用是多方面的，其确切的作用机制仍存在争议。一方面目前的研究各自纳入的人群不同，研究结果的解读异质性大。脓毒症是复杂的综合征，多个器官功能受累，对脓毒症 DIC 这组特定患者进行研究，更有助于探讨 NETs 在脓毒症 DIC 早期诊断中的价值。另一方面相关研究样本量均偏小，研究结果的临床意义有限。

综上所述，NETs 有希望成为脓毒症 DIC 早期诊断的生物标志物，期待大样本随机对照研究早日带给我们阳性结论。

（中国医科大学附属第一医院　李　旭　马晓春）

参考文献

［1］ Delabranche X, Stiel L, Severac F, et al. Evidence of netosis in septic shock-induced disseminated intravascular coagulation. Shock, 2017, 47 (3): 313-317.

［2］ Delabranche X, Quenot J, Lavigne T, et al. Early detect ion of disseminated intravascular coagulation during septic shock: a multicentre prospective study. Crit Care Med, 2016, 44 (10): e930-939.

［3］ Stiel L, Meziani F, Helms J. Neutrophil activation during septic shock. Shock, 2018, 49 (4): 371-384.

［4］ Yang S, Qi H, Kan K, et al. Neutrophil extracellular traps promote hyercoagulability in patients with sepsis. Shock, 2017, 47 (2): 132-139.

［5］ Maruchi Y, Tsuda M, Mori H, et al. Plasma myeloperoxidase-conjugated DNA level predicts outcomes and organ dysfunction in patients with septic shock. Crit Care, 2018, 22 (1): 176.

［6］ Rhodes A, Wort SJ, Thomas H, et al. Plasma DNA concentration as a predictor of mortality and sepsis in critically ill patients. Crit Care, 2006, 10 (2): R60.

［7］ Dwivedi DJ, Toltl LJ, Swystun LL, et al. Prognostic utility and characterization of cell-free DNA in patients with severe sepsis. Crit Care, 2012, 16 (4): R151.

[8] Rannikko J, Seiskari T, Huttunen R, et al. Plasma cell-free DNA and qSOFA score predict 7-day mortality in 481 emergency departmentbacteraemia patients. J Intern Med, 2018, 284 (4): 418-426.

[9] Kim JE, Lee N, Gu JY, et al. Circulating levels of DNA-histone complex and dsDNA are independent prognostic factors of disseminated intravascular coagulation. Thromb Res, 2015, 135 (6): 1064-1069.

[10] Li X, Ma X. A brief comment on the predictive value of myeloperoxidase-conjugated DNA level in patients with septic shock. Crit Care, 2018, 22 (1): 294.

[11] Brinkmann V. Neutrophil extracellular traps in the second decade. J Innate Immun, 2018, 10 (5-6): 414-421.

[12] Takeyama N. Response to: A brief comment on the predictive value of myeloperoxidase- conjugated DNA level in patients with septic shock. Crit Care, 2018, 22 (1): 349.

[13] de Bont CM, Boelens WC, Pruijn GJM. NETosis, complement, and coagulation: a triangular relationship. Cell Mol Immunol, 2018, 23.

第八章 重症神经

第一节 神经重症患者液体治疗建议——ESICM 指南解读

重症脑损伤患者的容量状态是影响脑血流（cerebral blood flow，CBF）和氧合的主要决定因素，不恰当的液体治疗不仅导致脑组织水肿加重、氧弥散障碍，而且可能继发颅内压（intracranial pressure，ICP）升高而降低 CBF。体液管理旨在维持适当的 CBF 和氧合，对最终转归至关重要，必须根据一定的指导原则进行优化。2018 年，欧洲危重病医学会（European Society of Intensive Care Medicine，ESICM）发布《神经重症患者的液体疗法共识和临床实践建议》，该共识从重症神经患者液体复苏和容量管理、高渗液体在颅内压控制中的作用、蛛网膜下腔出血（subarachnoid hemorrhage，SAH）患者延迟性脑缺血与液体管理的关系 3 个方面，根据现有的随机对照试验（randomized control trial，RCT）及荟萃分析提出若干建议，对神经重症（neurointensive care，NIC）患者液体管理的规范化具有一定的指导价值。本节就该共识内容，进行一一解读。

一、重症神经患者液体复苏和容量维持

预防性的高血压、高血容量和血液稀释治疗（3H 疗法）以往被推荐用于降低症状性血管痉挛发生，从而减少迟发性脑梗死（delayed cerebral infarction，DCI）的发病率，也是降低病死率的一个可选的方法。但近年来的研究显示，3H 疗法非但不能改善临床转归，反而会引起多种不良并发症。此外，Lund 概念建议使用利尿剂和白蛋白输注达到液体平衡或适度负平衡，可降低病死率并改善预后。然而，有研究发现，脑外伤患者液体正、负平衡均可能与不良临床结局相关。此外，血容量减少被认为是 SAH 增加 DCI 发生率的一个最重要的因素。因此，ESICM 共识建议 NIC 患者维持正常的循环血容量（弱推荐），建议兼顾平均动脉压和液体平衡作为优化 NIC 患者液体治疗的主要终点（强推荐），不建议使用旨在实现液体负平衡的限制性液体治疗策略（弱推荐）。在血流动力学监测方面，建议整合多个血流动力学参数，采用多模式指导方法，优化 NIC 患者的液体治疗（强推荐）。鉴于中心静脉压（central venous pressure，CVP）作为单一参数用于指导液体治疗的缺陷，ESICM 共识不建议单独使用 CVP 作为指导 NIC 患者液体治疗的终点（强推荐），而是建议整合其他变量（如 CO、SvO_2、血乳酸、尿量）来优化 NIC 患者的液体治疗（弱推荐），这一点和重症相关的指南意见是一致的。

在生理模型中，由于血管内皮屏障对胶体溶液不可渗透，其仍保留在血管内。尽管有这一生理学理论支持，但临床研究的结果却和理论相差甚远。SAFE 试验对脑外伤患者进行了亚组分析，发现

创伤性脑损伤（traumatic brain injury，TBI）4% 白蛋白组比 NS 组整体病死率更高（33.2% *vs*. 20.4%），这在重度脑外伤患者中结果尤为突出（41.8% *vs*. 22.2%）。此外，白蛋白组肺水肿、24 小时内有症状的颅内出血高于 NS 组，试验因此提前终止。同期的 1 项研究发现，使用白蛋白扩容与 CBF 下降相关，而生理盐水不影响 CBF。ESICM 共识对使用白蛋白进行液体复苏治疗持否定态度，建议将晶体作为 NIC 患者首选的维持液体（强推荐），不建议急性缺血性脑卒中（acute ischemic stroke，AIS）患者使用高浓度（20%～25%）白蛋白（强推荐）。对低血压 NIC 患者同样不建议给予白蛋白（4% 或 25%）进行液体复苏治疗。笔者认为，与预期的因血管内胶体渗透压增加而导致的脑水肿减少相反，可能由于白蛋白通过受损的血 - 脑脊液屏障（blood brain barrier，BBB）导致更多的液体从脑血管内流出到脑实质，从而导致脑水肿、颅内高压和病死率增加。

液体复苏中晶体或胶体的选择一直是危重病医学和神经 / 神经外科领域争论的话题。由于低渗和含葡萄糖溶液与 NIC 患者的不良结局有关，对此类液体的定位已达成广泛的共识（强推荐）。以 SAH 患者为对象的几项研究发现，胶体液对 DCI/ 脑梗死没有影响，但胶体液 6 周时 NIH 脑卒中评分更差，与晶体相比，每日累计胶体剂量与 SAH 患者 6 个月格拉斯哥结局量表（Glasgow outcome scale，GOS）较差相关。晶体液仍是 NIC 患者液体复苏的首选（弱推荐），不建议在低血压的 NIC 患者中使用合成胶体作为复苏液体（弱推荐）。然而，关于 NIC 液体选择的问题，迄今仍然没有高质量的研究数据推荐，ESICM 相关推荐质量均不高。低张晶体、含盐胶体、生理盐水和平衡液等对临床转归的影响尚未有定论。

SMART 研究测试了 15 000 余例成年重症患者（其中 1363 例患有急性脑损伤），研究等渗晶体成分对临床结果的影响，发现平衡液的并发症发生率较低，病死率也较低（无统计学差异）。然而，对 TBI 患者的亚组数据分析，生理盐水和平衡液之间并无差异。目前，有几项研究发现缓冲晶体高氯血症的发生率明显低于 NS，基于高渗盐有可能发生高氯血症、高钠血症等，ESICM 建议监测血电解质（Na^+、Cl^-）和血渗透压作为 NIC 患者液体治疗的安全终点（弱推荐）。

二、高渗液体在颅内压控制中的作用

甘露醇是治疗脑水肿的基础药物，能降低 ICP，并以剂量依赖的方式增加脑血流量，每增加 100mg/kg 甘露醇，ICP 降低 0.78mmHg。ICP 每增加 1.0mmHg，单次给药后，ICP 可降低 0.53mmHg。然而，个体差异非常显著，需要引起注意。

尽管观察研究存在局限性，但目前的许多研究认为，高渗盐（hypertonic saline，HTS）在某些情况下可能比甘露醇更有效，是降低颅内高压和改善脑灌注的首选治疗方法。虽然 HTS 在降低颅内压和改善脑灌注压方面有效，但在改善脑组织氧合方面可能不太有效。对严重 ICP 升高或其他治疗不敏感的患者，快速单次推注高浓度 HTS，降低 ICP 的效果较为显著。因 HTS 不会引起全身血流动力学的变化，在脑损伤后低容量复苏情况下，使用 HTS 降低 ICP 可能特别有用。0.5M 高渗乳酸钠（hypertonic lactate，HTL）是和 3% HTS 渗透压相同的液体。HTL 不仅可以降低 ICP，而且可以很容易地供应外源性乳酸，以满足大脑能量需求的增加，可作为预防严重脑外伤后 ICP 升高的替代疗法。目前，还没有普遍推荐浓度的高渗盐水。此外，对于最佳的给药方式同样尚不确定。尽管与连续输注相比，支持高渗盐水快速注射的临床数据明显更多，但现有数据确实表明，上述 2 种途径都能有效降低 ICP，具体取决于患者的亚群。ESICM 共识通过荟萃分析，肯定了高渗液体（包括 HTL、HTS 和甘露醇）降低 ICP 的作用（弱推荐）。但是，在肯定其价值的同时，高渗液体使用的指征和时机尚值得商榷。

ESICM 共识纳入 7 项研究，均发现高渗盐在降低 ICP 方面比甘露醇更有效，但由于上述研究存在样本量小、非多中心研究等缺陷，ESICM 共识对液体选择未能做出推荐（非常低质量证据）。但 Gu 等在 2018 年发表的荟萃分析纳入了 12 个随机对照试验（增加了 2016 年及以后的 5 项 RCT 研究）表明，高渗液体在改善功能预后、降低 ICP、降低病死率方面具有很好的效果，且 HTS 比甘露醇更有效。 虽然该结果并不能为脑外伤引起的 ICP 升高患者的选择高渗盐水还是甘露醇作为一线治疗方案提供确实的建议。然而，对于顽固性颅内高压，高渗盐水可作为首选。

鉴于研究结果有限，ESICM 不推荐在没有 ICP 监测的情况下使用高渗液体。但是，ICP 监测对于 NIC 患者是否有益呢？ Yuan 等荟萃分析了 14 项研究结果提示，没有证据表明 ICP 监测降低死亡风险。而 Han 等荟萃分析了 18 项研究，发现 ICP 监测可改善长期预后，但对降低住院病死率和缩短住院时间无作用。此外，1 项以重度脑外伤儿童（＜18 岁）为研究对象的多中心研究结果同样不支持 ICP 监测对重度脑外伤儿童的功能性存活有益。

综上所述，虽然证据不支持 NIC 患者常规进行 ICP 监测，但对于颅内高压患者，ESICM 指南建议，将临床和神经监测变量结合起来启动渗透治疗，以治疗升高的 ICP（强推荐），将神经体征恶化（GCS-M 评分下降 2 分，瞳孔反应消失或大小不等，或头部 CT 发现病情恶化）和 ICP＞25mmHg 结合，作为开始渗透治疗升高的 ICP 的触发因素（强推荐）。若 ICP 在 15mmHg 以下，则不建议使用高渗液体（强推荐）。对于 ICP 20～22mmHg 的情况，无法建议其作为启动渗透疗法的独立触发因素（无建议）。

三、SAH 患者延迟性脑缺血与液体管理的关系

50% 的 SAH 患者在出血后第 5～14 天出现 DCI，这是影响 SAH 预后的重要原因。液体管理对 SAH 后患者最终转归至关重要，血容量减少是增加 DCI 发生率的最重要的因素。恰当的循环血容量和水、电解质平衡的维持可使 SAH 患者从中受益。

以往，3H 疗法在 SAH 患者中的应用备受推崇，该疗法被认为可以降低症状性血管痉挛发生频率和严重程度，是降低 DCI 发病率和病死率的重要措施之一。但近年来，3H 疗法因其可能会引起心功能不全、急性肺水肿、恶性脑肿胀等不良并发症而受到质疑。早期（0～72 小时）大量液体输入与 DCI 相关；并且，液体正平衡可能与血管痉挛的发生率增加和住院时间延长有关。目前，还没有足够的证据可以明确扩张脑血管和诱导性高血压在治疗 SAH 后血管痉挛中是否有效。因此，现有的证据基础尚不能用于指导临床治疗。

经颅多普勒超声（transcranial Doppler，TCD）预测 DCI 的灵敏度达到 90%，特异度 71%，是评价 SAH 后血管痉挛的首选方法。遗憾的是，尚没有研究报道 TCD 发现血管痉挛与 SAH 患者神经功能预后或病死率的关系。计算机体层血管成像（computed tomography angiography，CTA）和计算机体

层扫描灌注成像（computerized tomography perfusion，CTP）联合诊断 SAH 后脑血管痉挛是一种有效的、可靠的替代脑血管数字减影造影（digital subtraction angiography，DSA）的方法。对 NIC 患者进行中枢神经系统代谢功能监测，也可能对一级预防血管痉挛起到重要辅助作用。ESICM 共识建议，以动脉血压和神经功能缺损逆转等多种指标作为主要治疗终点，评估 SAH DCI 患者输液的疗效（强推荐），并且在评估液体治疗 SAH 患者 DCI 的疗效时，建议将降低 TCD 脑血流速度、改善脑灌注和减少 CT 灌注的平均通过时间作为次要终点（弱推荐）。

由于 Swan-Ganz、PiCCO、FloTrac/Vigileo、CNAP、USCOM 等血流动力学监测技术的普遍开展，血流动力学监测下的早期目标指导治疗（early goal directed therapy，EGDT）也开始被应用于 NIC 患者的液体管理。由于尚缺乏足够数量的 RCT 研究，ESICM 指南中对有创血流动力学指导下的 EGDT 治疗尚持反对意见。但 ESICM 指南的结论主要是基于 1 项 RCT（n=160）研究结果，遗憾的是该项研究在患者发生 DCI 后，在 PiCCO 监测和 CVP 监测的患者中均采用了诱导性高容量、液体正平衡的处理措施，而研究者的这一措施，从主观上就先入为主地肯定了 3H 疗法的有效性，因而大大影响了对有创血流动力学的指导价值的判断。因此，ESICM 指南对有创血流动力学指导下的 EGDT 治疗价值的意见有待商榷。

血流动力学监测指导下 EGDT 液体治疗的全心舒张末期容积指数（global end diastolic volume index，GEDI）和心脏指数（cardiac index，CI）与 3H 疗法无显著差异，但液体输入总量及平均动脉压却显著低于 3H 疗法组，且能够优化 SAH 后血管痉挛患者的预后，使 DCI 风险最小化。Mutoh 等建议，将 SAH 血流动力学稳定定义为 CI≥3.0L/（min·m^2），GEDI 680～820ml/m^2，且血管外肺水指数（extravascular lung water index，ELWI）≤14ml/kg。该数值范围既可以维持血容量正常或轻度增加，又不增加 DCI、PE 风险及神经源性肺水肿（neurogenic pulmonary edema，NPE）导致的病死率，但该研究所提供的范围很宽泛。Tagami 等在对 SAH 患者进行出血后 14 天的连续监测发现，继发 DCI 的患者在第 1 期（1～3 天）和第 2 期（4～7 天）GEDI 值低于不伴有 DCI 患者，阈值为 822ml/m^2。遗憾的是，到目前为止，还没有 1 项前瞻性 RCT 的结果报道最佳血流动力学指数，以指导 SAH 患者的治疗。这个亟待证实。

综上，由于先进的 CBF 和脑氧监测工具大多尚未在临床广泛应用。与体循环相比，通过适当的液体管理优化 CBF 是非常困难的。与非脑损伤的重病患者相比，脑损伤患者的液体管理，包括常见的重症神经疾病，广泛的临床实践仅来自少量高质量的临床试验的证据支持。虽然大部分证据质量并不高，但 2018 版 ESICM 共识给神经重症液体治疗提供了一定的指导意见，依然具有较高的指导价值。

（中国科学技术大学附属第一医院 刘海燕 周 敏）

参考文献

[1] Oddo M, Poole D, Helbok R, et al. Fluid therapy in neurointensive care patients: ESICM consensus and clinical practice

recommendations. Intensive Care Med, 2018, 44 (4): 449-463.
[2] Heifets BD, Tanaka P, Burbridge MA. Fluid management concepts for severe neurological illness: an overview. Curr Opin Anaesthesiol, 2018, 31 (5): 526-531.
[3] Myburgh J, Cooper DJ, Finfer S, et al. SAFE Study Investigators; Australian and New Zealand Intensive Care Society Clinical Trials Group; Australian Red Cross Blood Service; George Institute for International Health. Saline or albumin for fluid resuscitation in patients with traumatic brain injury. N Engl J Med, 2007, 357: 874-884.
[4] Semler MW, Self WH, Wanderer JP, et al. Balanced crystalloids versus saline in critically ill adults. N Engl J Med, 2018, 378: 829-839.
[5] Gu J, Huang H, Huang Y, et al. Hypertonic saline or mannitol for treating elevated intracranial pressure in traumatic brain injury: a meta-analysis of randomized controlled trials. Neurosurg Rev, 2018.
[6] Yuan Q, Wu X, Sun Y, et al. Impact of intracranial pressure monitoring on mortality in patients with traumatic brain injury: a systematic review and meta-analysis.J Neurosurg, 2015 , 122 (3): 574-587.
[7] Han J, Yang S, Zhang C, et al. Impact of Intracranial Pressure Monitoring on Prognosis of Patients with Severe Traumatic BrainInjury: A PRISMA Systematic Review and Meta-Analysis. Medicine (Baltimore), 2016, 95 (7): e2827.
[8] Bennett TD, DeWitt PE, Greene TH, et al. Functional Outcome After Intracranial Pressure Monitoring for Children with Severe Traumatic Brain Injury. JAMA Pediatr, 2017, 171 (10): 965-971.
[9] Vergouw LJM, Egal M, Bergmans B, et al. High Early Fluid Input After Aneurysmal Subarachnoid Hemorrhage: Combined Report of Association with Delayed Cerebral Ischemia and Feasibility of Cardiac Output-Guided Fluid Restriction. J Intensive Care Med, 2017.
[10] 刘海燕. 脉搏指示持续心排量监测在指导蛛网膜下腔出血患者液体管理中的应用进展. 中国脑血管病杂志，2017，14（8）：441-444.
[11] Mutoh T, Kazumata K, Ueyama-Mutoh T, et al. Transpulmonary thermodilution-based management of neurogenic pulmonary edema after subarachnoid hemorrhage. Am J Med Sci, 2015, 350 (5): 415-419.
[12] Tagami T, Kuwamoto K, Watanabe A, et al. Optimal range of global end-diastolic volume for fluid management after aneurysmal subarachnoid hemorrhage: a multicenter prospective cohort study. Crit Care Med, 2014, 42 (6): 1348-1356.

第二节　急性缺血性脑卒中的重症管理：2018 年指南更新内容

2018 年 1 月 21 日，美国心脏协会 / 美国脑卒中协会（American Heart Association，AHA/ American Stroke Association，ASA）联合发布了《2018 急性缺血性脑卒中（acute ischemic stroke，AIS）早期管理指南》（以下简称“2018 年指南”），并在 2018 年 3 月份 *Stroke* 杂志上正式发表。2018 年指南根据近 5 年来临床及科研的相关进展，在 2013 年及 2015 年指南基础上，依据顶尖成果及证据进行了相应的修订。新指南不仅对院前急救、急诊科、神经科的医师有指导意义，而且对于重症医学科医师诊治神经重症患者更有参考价值。2018 年指南共包括六大版块具体如下。院前脑卒中管理和系统诊治；急诊评估和治疗；一般性支持治疗和急诊处理；AIS 的院内管理：一般支持性治疗；AIS 患者的院内管理：急性并发症的治疗；院内二级预防与评估。2018 年指南相较于前几版指南更为具体而详尽，并且每个版块的内容均有新增与调整。本节将从指南中的六大版块入手，对新指南更新的内容，尤其对重症方面新建议的内容进行阐述。

一、院前脑卒中管理和系统诊治

与 2013 年指南相比，2018 年指南更加鼓励急救人员在联系好附近医院的前提下，对脑卒中患者尽早启动脑卒中评估与救治流程。由于延迟阿替普酶静脉溶栓及延迟机械取栓对预后均有影响，此版指南更精准地强调，若脑卒中筛查阳性和（或）强烈提示为脑卒中的患者，应运送至最近的能够进行阿替普酶静脉溶栓的医院。2013 年指南建议对疑似脑卒中的患者应实行统一的紧急评估方案，且初始到达医院至溶栓开始的时间（door-to-needle，DTN）目标定为≥50% 的患者在 60 分钟内接受阿替普酶静脉溶栓治疗；而 2018 年指南根据 2014—2015 年的大型队列研究给出了脑卒中治疗第 2 阶段目标，高级 DTN 目标设定为≥50% 的患者在 45 分钟内接受阿替普酶溶栓治疗。此外，新指南也建议针对脑卒中患者的接诊应采用多学科团队共同协作，以增加安全接受静脉溶栓治疗患者的比例，因此，未来重症医师参与其中是大趋势。重症医师对脑卒中重症患者的全面评估与诊治对患者预后有着极为重要的影响，预防重症医师对循环、呼吸等关键系统的重点诊治更有经验与优势。随着大数据及远程医疗的发展，2018 年新指南同样与时俱进地指出，通过远程脑卒中 / 影像学评估可以为 AIS 患者进行阿替普酶静脉溶栓提供有效的决策支持，这种远程指导可能与在脑卒中中心治疗同样安全有效。2018 年新指南还推荐各医疗机构应参与脑卒中数据库的建立，从而持续遵循治疗指南，改进质量，改善患者的预后。

二、急诊评估和治疗

2018 年新指南同以往指南一致，需要在急诊就对患者进行专业化的评估，并尽早行影像学检查。不仅如此，新指南也提出了更高要求，建议建立完善的急诊运送体系，使至少 50% 的可能需要阿替普酶静脉溶栓或机械取栓的患者能够在急诊室接诊 20 分钟内接受头部影像学检查。溶栓作为脑卒中患者首要的一种治疗手段，其时间紧迫性和必要性不言而喻。多项临床试验结果表明，AIS 患者 CT 显示大脑中动脉供血区高密度影与静脉阿替普酶治疗效果没有相关性，故 2018 年新指南也明确提出不能因 CT 显示大脑中动脉供血区高密度影而延误符合其他指征的患者进行静脉溶栓治疗。对于发病 6 小时内拟采取机械取栓的患者，在已行 CT/CTA 或 MRI/MRA 检查后，也不推荐再行灌注成像检查。目前，并无相关研究明确表明，颅内微出血（cerebral microbleeds，CMBs）与阿替普酶静脉溶栓治疗之间的关系。1 项 meta 分析显示，CMBs＞10 个的患者发生溶栓后出血的比例为 40%，但该研究仅在 15 例患者中发现了 6 例事件，且 CMBs＞10 个的患者仅占样本总量的 0.8%，因此不推荐阿替普酶静脉溶栓前常规使用 MRI 检查进行排除。同时，不能因为进行多模态监测或 CT 和 MRI（包括灌注成像）检查而延误阿替普酶静脉溶栓治疗。一些观察性研究结果表明，CTA 造成的造影剂诱导继发性肾病的风险相当低，而等待肌酐检查结果会耽误机械取栓的实施。因此，新指南也明确提出对于疑似颅内大血管闭塞的患者，若无肾功能不全病史，且达到血管内治疗标准，在检测肌酐前可以进行 CTA 检查。

三、一般性支持治疗和急诊处理

对于重症医师而言，除了掌握何种类型患者应在第一时间行溶栓治疗，更应该了解如何对重症脑卒中患者进行重症相关基本治疗。虽然 2018 年指南对呼吸气道的建立与维持等与 2013 年指南相比并无明显更新。但从循环角度看，新指南在重症治疗上的观念也更贴近“重症思维”，即更遵从重症治疗的方式和方法。新指南建议对重症脑卒中患者要第一时间纠正低血压及低血容量，以维持脏器功能的正常灌注，目前尚无研究重点关注 AIS 的低血压治疗，但低血压与 AIS 不良结局相关，这意味着未来对于重症脑卒中患者治疗与研究方面，精确重症脑卒中患者的血压目标是我们探索的方向。关于急诊如何使用阿替普酶溶栓治疗，新指南根据大量 RCT 证据推荐发病 3 小时内进行静脉溶栓治疗，治疗剂量为 0.9mg/kg，最大剂量为 90mg，1 分钟内静脉推注 10%，剩余 90% 维持静脉滴注＞60 分钟。2013 年指南也提出，对于发病 3.0～4.5 小时内的患者可按上述方法治疗，但应增加排除标准，即年龄＞80 岁、口服抗凝剂且不考虑国际标准化比值（international normalized ratio，INR）、美国国立卫生研究院脑卒中量表（NIH stroke scale，NIHSS）评分基线＞25 分、影像学显示大脑中动脉供血区损伤超过 1/3 或有脑卒中史和糖尿病史。但根据 AHA/ASA 总结的数据分析得出，上述排除标准在临床实践应用中可能不合理，故 2018 年指南在此条推荐中剔除了上述排除标准。新指南更新的观点建议，对于符合其他标准的发病 3.0～4.5 小时内的轻型脑卒中患者，应用阿替普酶静脉溶栓治疗是合理的，且应评估治疗的风险及可能的获益；对于符合其他标准的且既往 MRI 发现有少量 CMBs（1～10 个）的患者进行静脉溶栓是合理的；阿替普酶静脉溶栓用于合并镰状红细胞病成年 AIS 患者是有益的。但应用溶栓药物时，必须警惕相关出血风险。除了阿替普酶可以作为静脉溶栓药物外，2018 年新指南也指出了其他静脉溶栓方法。1 项共纳入了 1100 例患者的临床试验，主要针对轻度神经功能障碍（NIHSS 评分的中位数为 4 分）且不伴有颅内大血管闭塞（large vessel occlusion，LVO）的患者，研究显示，以 0.4mg/kg 的剂量单次静脉推注替奈普酶的溶栓效果和安全性与阿替普酶静脉溶栓类似，但并未显示出优势。新指南指出，虽未有优势，但对于轻度神经功能障碍且不伴有 LVO 的患者，可以考虑应用替奈普酶替代阿替普酶。2013 版指南发表后，1 项 RCT 显示，超声溶栓辅助静脉溶栓治疗并未显示临床获益，因此，2018 年指南不推荐超声溶栓作为静脉溶栓的辅助治疗。2018 年指南新推荐因前循环 LVO 所致的 AIS 患者，若符合 DAWN 或 DEFUSE 3 标准，在发病后 6～16 小时内行机械取栓；若只符合 DAWN 标准，也可在发病后 6～24 小时内行机械取栓。新指南也指出对于机械取栓后成功再灌注的患者，血压控制＜180/105mmHg 可能是合理的。

除了溶栓治疗，抗血小板及抗凝治疗也是重要的组成部分，新指南指出对于轻型脑卒中患者，在发病 24 小时内启动双联抗血小板聚集治疗（阿司匹林和氯吡格雷）并持续 21 天，有益于降低 90 天内脑卒中的复发率，不推荐替格瑞洛代替阿司匹林用于轻型脑卒中的急性期治疗。对于伴有颅外血管非闭塞性血栓的 AIS 患者，可以进行短期的抗凝治疗，但其安全性和有效性尚不明确。另外，Xa 因子抑制剂治疗 AIS 的安全性和有效性尚不确定，还需要进一步的临床试验加以证明。

四、AIS 的院内管理：一般支持性治疗

AIS 患者会出现严重的并发症，需要紧急降压以预防严重并发症的发生。然而，对于重症脑卒中患者必须考虑过度降压有时会加重脑缺血，所以指南建议对 AIS 血压的管理应个体化，视临床情况而定。新指南指出 AIS 患者，如伴有其他并发症（如急性冠状动脉事件、急性心力衰竭、主动脉夹层、溶栓后 sICH 或先兆子痫 / 子痫），适合行早期降压治疗，初始血压降低 15% 可能是安全的。对于血压≥220/120mmHg，未接受阿替普酶静脉溶栓或血管内治疗，并且无并发症需要紧急降压治疗的患者，在 AIS 后最初的 48～72 小时内启动或重新启动降压治疗的获益不确定。脑卒中发病后最初 24 小时内血压降低 15% 可能是合理的。对于血压＞140/90mmHg、神经功能稳定的患者，在住院期间启动或重新启动降压治疗是安全的。除非伴有禁忌证，这样做对于长期的血压控制也是合理的。

吞咽障碍是急性脑卒中的常见并发症，也是吸入性肺炎的危险因素，可导致重症脑卒中患者高病死率和较差的预后结局。2018 年指南新指出，患者饮食、饮水或口腔护理前进行吞咽障碍筛查有助于识别高危误吸患者。与重症患者的治疗和护理相同，新指南对于脑卒中患者的临床治疗也更加细致与专业，强调急性脑卒中患者入院 7 天内应该开始肠内营养，而对于吞咽障碍的患者，脑卒中早期（最初的 7 天内）给予鼻胃管管饲饮食，当预期患者不能安全吞咽且会持续较长时间（2～3 周）时，放置经皮胃造瘘导管是合理的。此外，通过实施口腔卫生方案以降低脑卒中后肺炎的风险。对于卧床患者深静脉血栓的预防，新指南认为存在运动功能障碍的 AIS 患者皮下注射预防剂量肝素［普通肝素或低分子肝素（LMWH）］的获益尚不明确。当预防性抗凝治疗时，应用预防剂量的 LMWH 相较于预防剂量的普通肝素的额外获益尚不明确。

五、AIS 患者的院内管理：急性并发症的治疗

2018 年指南推荐采取脑室引流治疗小脑梗死后阻塞性脑积水。根据梗死面积、神经系统功能状况、脑干压缩程度及治疗效果等基础因素决定是否实施去骨瓣减压术。对于因小脑梗死所致脑干受压而致神经系统功能减退者，尽管已进行最大化治疗，但仍需采取枕骨下开颅减压和硬脑膜扩张术；在联合脑室引流术治疗梗阻性脑积水前，需评估其安全性及适应证。大面积幕上脑梗死后脑水肿是严重甚至危及生命的并发症。虽然非重度的脑水肿可用药物治疗，但对重度的患者手术治疗是唯一有效的选择。在这种情况下，及时行减压手术可以减少病死率。故指南指出大面积幕上脑梗死是脑水肿与颅内高压的高危因素，应及时与患者（若可能）和家属沟通治疗方案及可能出现的结局，在医务人员与家属在沟通治疗决策过程中，应该以患者为中心，特别是在预后判断和可能的干预或治疗局限性方面。

过度通气是一种非常有效的快速改善颅内高压的治疗方法，但它通过诱导脑血管收缩发挥作用，如果低碳酸血症持续或加深则会加重缺血。因此，应迅速且尽可能短时地诱导过度通气，避免过度低碳酸血症（＜30mmHg）。新指南建议对于脑水肿导致的急性重度神经功能恶化患者，可以采取短期中度过度通气（$PaCO_2$ 为目标值为 33～34mmHg）作为过渡手段。

六、院内二级预防与评估

对于脑卒中患者，尤其是重症脑卒中患者，必须关注重要脏器如心脏等的二级预防。2018 年指南也新给出建议，对于一些 AIS 患者，长期心脏监测可以为后续二级预防治疗提供额外治疗信息。虽然对所有 AIS 患者常规应用超声心动图指导后续二级预防治疗成本效益差，并不推荐常规进行；但必须针对性地对筛选出的 AIS 患者应用超声心动图为后续二级预防治疗提供治疗信息。不推荐对所有尚未进行高强度他汀类药物治疗的动脉粥样硬化性缺血性脑卒中患者常规进行血胆固醇水平检测。对于动脉粥样硬化性缺血性脑卒中患者，若已进行最佳剂量的他汀类药物治疗，常规检测血胆固醇水平可能有助于筛选适用人类枯草溶菌素转化酶 9 抑制药治疗的患者，降低随后的心血管疾病病死率、心肌梗死或脑卒中风险。而对于可以接受他汀类药物治疗的 AIS 患者，住院期间开始他汀类药物治疗是可行的。也不建议对近期缺血性脑卒中患者常规进行阻塞性睡眠呼吸暂停（obstructive sleep apnea，OSA）筛查。

2018 年指南最重要的改变是扩大了静脉溶栓治疗和机械取栓患者的标准，将静脉溶栓治疗的时间窗调整到 4.5 小时，机械取栓的治疗时间调整到 16～24 小时。血管再通时间对 AIS 预后十分关键，因此，2018 年指南依然强调尽早实现血管再通，并指出多科协作的重要性，对重症医师参与重症脑卒中患者的诊治也有积极建议，对于 AIS 患者应做到早期诊断、早期评估、早期治疗。此外，新指南的新突破也在于对脑卒中患者的“脑外”管理，尤其是重症脑卒中患者的管理建议更加具备重症思维与色彩，如血压、容量、心功能、呼吸的评估等，这也意味着重症医师不仅要做好神经专科相关治疗，更新专科治疗理念，更要在神经以外的领域全面治疗患者。

（首都医科大学附属北京天坛医院　潘　盼　石广志）

参考文献

［1］Powers WJ, Rabinstein AA, Ackerson T, et al. 2018 Guidelines for the Early Management of Patients with Acute Ischemic Stroke: A Guideline for Healthcare Professionals From the American Heart Association/American Stroke Association. Stroke, 2018, 49: e46-e110.

［2］Saver JL, Fonarow GC, Smith EE, et al. Time to treatment with intravenous tissue plasminogen activator and outcome from acute ischemic stroke. JAMA, 2013, 309: 2480-2488.

［3］Xian Y, Xu H, Lytle B, et al. Time to Treatment With Endovascular Thrombectomy and Outcomes from Ischemic Stroke: A Meta-analysis. JAMA, 2016, 316: 1279-1288.

［4］Xian, Y, Xu H, Lytle B, et al. Use of Strategies to Improve Door-to-Needle Times with Tissue-Type Plasminogen Activator in Acute Ischemic Stroke in Clinical Practice: Findings from Target: Stroke. Circ Cardiovasc Qual Outcomes, 2017, 10 (1): e003227.

[5] Tsivgoulis G, Zand R, Katsanos AH, et al. Risk of Symptomatic Intracerebral Hemorrhage after Intravenous Thrombolysis in Patients with Acute Ischemic Stroke and High Cerebral Microbleed Burden: A Meta-analysis. JAMA Neurol, 2016, 73: 675-683.

[6] Demaerschalk BM, Kleindorfer DO, Adeoye OM, et al. Scientific Rationale for the Inclusion and Exclusion Criteria for Intravenous Alteplase in Acute Ischemic Stroke: A Statement for Healthcare Professionals from the American Heart Association/American Stroke Association. Stroke, 2016, 47: 581-641.

[7] Logallo N, Novotny V, Assmus J, et al. Tenecteplase versus alteplase for management of acute ischaemic stroke (NOR-TEST): a phase 3, randomised, open-label, blinded endpoint trial. Lancet Neurol, 2017, 16: 781-788.

[8] Nacu A, Kvistad CE, Naess H, et al. NOR-SASS (Norwegian Sonothrombolysis in Acute Stroke Study): Randomized Controlled Contrast-Enhanced Sonothrombolysis in an Unselected Acute Ischemic Stroke Population. Stroke, 2017, 48: 335-341.

[9] Vahedi K, Hofmeijer J, Juettler E, et al. Impact of acute blood pressure variability on ischemic stroke outcome. Neurology, 2006, 66: 1878-1881.

[10] Vahedi K, Hofmeijer J, Juettler E, et al. Early decompressive surgery in malignant infarction of the middle cerebral artery: a pooled analysis of three randomised controlled trials. Lancet Neurol, 2007, 6 (3): 215-222.

[11] CurleyG, Kavanagh BP, Laffey JG. Hypocapnia and the injured brain: more harm than benefit. Crit Care Med, 2010, 38: 1348-1359.

第三节　脓毒症相关脑病的神经影像学证据

脓毒症相关性脑病（sepsis associated encephalopathy，SAE）是由脓毒症所致的急性弥散性脑功能障碍。临床表现有谵妄、昏迷、癫痫或长期认知功能障碍等，其中最主要的特点是意识水平改变。目前，临床主要通过 ICU 意识模糊评估法进行评价，但是由于缺乏客观标准，导致临床流行病学差异很大。近年来，随着神经影像学技术的进步和对 SAE 认识的提升，不断有研究发现 SAE 在影像学检查上可能有特征性改变。重症医学科医师对于这些神经影像技术的应用及结果的解读将有助于明确 SAE 的病理生理过程和诊断标准，并且对寻找潜在的治疗靶点也有一定的帮助。本节主要介绍目前神经影像学技术在 SAE 诊断和治疗上的进展。

一、各种神经影像学方法在脓毒症相关性脑病中的应用价值

（一）经典神经影像学方法与 SAE

应用于 SAE 的经典神经影像学方法有头颅计算机体层成像（computed tomography，CT）和颅脑磁共振成像（magnetic resonance imaging，MRI），其中颅脑 MRI 还有 2 种序列，即弥散加权成像（diffusion weighted imaging，DWI）和磁共振波谱成像（magnetic resonance spectroscopy，MRS）。

1. 颅脑 CT　颅脑 CT 可以发现急性颅内出血、脑室形态变化、蛛网膜下腔出血、中到重度的脑水肿及颅骨骨折。在脓毒症患者的神经系统检查发现异常后，应及时做头颅 CT 平扫以初步评估颅脑损伤情况。虽然 SAE 患者颅脑 CT 没有特异的影像学改变，但是尽早完善 CT 可有助于排除颅内出血等需要手术的病变，同时可以排除较大的脑梗死灶和脑脓肿。

2. 颅脑 MRI　颅脑 MRI 可以获取更高分辨率的图像，相比于 CT，颅脑 MRI 不仅可以诊断颅内出血，而且对于识别多种颅脑结构性病变更敏感，尤其是脑水肿、微小的脓肿灶及早期缺血性脑卒中。MRI 可以更精准地定位皮质及皮质下病灶，对于 SAE 有更好的诊断和预后价值。

目前，MRI 的常见磁场强度有 1.5T、3.0T 和 7.0T，随着磁场强度的增加，扫描所获得的图像质量和信噪比也随之增加，但是相应的扫描时间也会延长。MRI 颅脑平扫常用的序列有 T_1 加权像、T_2 加权像、DWI 和液体衰减反转恢复序列（fluid attenuated inversion recovery，FLAIR）等。

目前，已有很多研究脓毒症动物和患者的颅脑 MRI 影像表现的报道。Bozza 等对盲肠结扎穿孔（cecal ligation and puncture，CLP）造模的脓毒症大鼠术后 6 小时进行颅脑 MRI 扫描（7.0 T），发现 T2 加权像和 DWI 在颅底区均发现了特异性的高信号灶，并且皮质和海马区的表观扩散系数（apparent diffusion coefficient，ADC）比对照组均有所降低。研究者推测是因为脓毒症导致血 - 脑脊液屏障通透性增高，所以在造模 6 小时后血管渗漏出水肿液，积聚于颅底区，在 T_2 加权像和 DWI 上呈现高信号；ADC 的降低表明所研究区域内均存在细胞毒性水肿。但是也有与之不同的研究结果。对于 5mg/kg 的脂多糖（lipopolysaccharide，LPS）静脉注射造模的脓毒症大鼠，颅脑 MRI（7.0 T）发现从造模后 18～228 分钟内 ADC 值无明显变化，并且最后解剖测量大脑水含量也未发现明显改变，因此，研究者得出在脓毒症早期不会导致脑水肿的结论。

1 项纳入了 71 例 SAE 患者的前瞻性观察研究中，每日对患者进行神经系统检查并对阳性体征的患者进行 MRI 颅脑平扫（1.5T），结果发现，单发的缺血性脑卒中和脑白质病变是最多见的脑损伤类型，提示颅脑血流动力学管理和炎症反应控制在脓毒症脑病治疗中的重要性。近年来，也有研究者发现对确诊 SAE 后 9 天左右的患者进行颅脑 MRI 扫描（1.5T 和 3.0T），主要表现为点状或弥散性的脑白质高信号灶。1 项纳入了 93 例 SAE 患者的前瞻性观察研究发现，神经系统体查呈阳性后 5 天左右的 MRI（1.5T）结果显示，多数患者出现急性脑梗死、脑白质病变和脑萎缩。

3. 颅脑 MRS　MRS 是 1 项无创的研究活体器官组织代谢和生化变化水平的实时定量分析技术。因为氢质子在人体的含量最丰富，相同磁场强度下质子谱（^{1}H-MRS）的敏感性较高，所以目前多采用 ^{1}H-MRS 进行检测。MRS 可以测量多种代谢产物，其中氮 - 乙酰天门冬氨酸（N-acetylaspartate，NAA）、胆碱（total choline，Cho）和肌酸（total creatine，Cr）对于 SAE 的研究价值较高。NAA 是神经元线粒体代谢功能完整性的标志物，NAA 含量降低与脓毒症中的神经元缺失相关，同时也与认知功能相关。Cho 是参与生物膜构成和乙酰胆碱的主要成分之一，其峰值升高提示细胞膜合成增加或细胞数量增加，因此，Cho 的含量间接代表细胞死亡情况。Cr 与中枢能量代谢相关，是维持脑细胞能量稳态的化合物，由于其含量较为稳定，且 Cho 和 NAA 易受多种因素的影响，因此，MRS 会将 Cr 作为参照校正以方便定量研究。

目前，对于 SAE 这种弥散性病变，使用多体元质子波谱可能比单体元更有价值，可以在单次采集中获得多个区域的波谱结果，从而反映同一时间不同区域代谢产物的空间分布和含量，有利于早期病变的检出及对双侧脑半球进行对比等。SAE 患者的左侧海马萎缩更常见，这可能与大脑内去甲肾上腺素的不对称分布有关。去甲肾上腺素是一种具有保护性和抗炎性的神经递质，多分布于右侧半球内，因此，左侧半球更易受到脓毒症所引发的神经炎症的影响。

MRS 在 SAE 的动物实验有多项研究，但尚未应用于 SAE 患者。Bozza 等观察了 CLP 造模前和造模后 6 小时大鼠海马区的 MRS（7.0T）变化，主要发现 NAA 峰值降低，表明 SAE 早期存在神经元损伤。随后，也有研究者发现大鼠腹腔注射 30mg/kg 的 LPS 后，海马的 MRS 显示 NAA 在 6 小时、12 小时和 24 小时均有所降低。Towner 等对腹腔注射 LPS 10mg/kg 的脓毒症大鼠进行了 MRS（7.0T）检查，发现海马区在 1 周、3 周、6 周和 12 周时的 NAA 峰值均降低。这些研究结果均提示，在 SAE 造模后 6 小时到 12 周都会出现不同程度的神经元损伤。但由于现有研究样本量均较小，且研究存在不同程度的缺陷，因此仍需进一步的 MRS 研究，并结合脑电生理和（或）行为学研究以明确 SAE 在发生、发展过程中各个时期的病理生理学改变。

（二）新型神经影像学方法与 SAE

新型的神经影像学方法有 DTI、磁敏感加权成像（susceptibility weighted imaging，SWI）、磁共振功能成像（functional MRI，fMRI）、单光子发射计算机体层成像（single-photon emission computed tomography，SPECT）和 PET。PET 目前有 PET/CT 和 PET/MRI 2 种。SPECT 和 PET 拥有多种核医学显像剂，可以显示不同时期不同类型的病理生理学过程，如 ^{99m}Tc HMPAO SPECT 可以显示颅脑灌注情况，^{18}F FDG PET 可以显示颅脑葡萄糖代谢水平等。新型的神经影像学技术在如中枢神经系统肿瘤、脑外伤、帕金森病或阿尔茨海默症等神经系统疾病中广泛应用，为神经系统疾病的诊治带来了不同的视角。

1. DTI　DTI 是在 DWI 的基础上发展出的新型 MRI 技术，可在三维空间上定时、定量地分析组织内水分子的扩散特性。DTI 可以无创地研究活体脑白质微观结构，可提供白质纤维束的走行、排列和髓鞘完整性等信息。正常脑白质是多组按照一定方向排列的高度有序纤维束，部分各向异性（fraction anisotropy，FA）值较高；病理情况下，白质微观结构损伤，如髓鞘或轴突水肿、移位、变形等，其 FA 值就会降低。目前，尚无关于 SAE 方面的研究，但是 DTI 的影像学价值已被解剖学和组织学研究所验证，并且由于 DTI 可以发现脑白质早期损伤的病理改变，而前述已明确 SAE 时存在脑白质损伤，因此 DTI 能为明确 SAE 发病机制、临床治疗和预后评估提供重要的参考价值。

2. SWI　SWI 是一种利用组织磁敏感性不同而成像的 MRI 技术，是显示颅内出血、血红蛋白分解产物和静脉结构的新型序列。SWI 对于检测创伤或非创伤性颅内出血（特别是微出血灶）、血管畸形及脑静脉血栓形成比传统 MRI 序列更敏感。小鼠腹腔注射 LPS 会导致颅脑出现多发散在的微出血灶，因此，应用 SWI 技术动态监测颅脑的微出血灶可能会对 SAE 的诊治提供一定的价值。

3. 静息态 fMRI　静息态 fMRI 是在被检测对象处于安静闭眼、放松休息的状态下进行的血氧水平依赖（blood oxygenation level dependent，BOLD）的扫描。通过全脑各功能区的 BOLD-fMRI 信号经过后处理得到脑功能连接网络，以发现各个脑功能区直接的连接关系；或者通过分析各个脑功能区的低频波振幅，发现有异常活动的脑区。SAE 目前没有发现明显的器质性病变，研究各个脑区的功能活动也许可以进一步阐述其发病机制并明确诊断。

4. SPECT　传统的 SPECT 所获得的功能代谢信息图像虽然灵敏度高，但是特异度较低，且易受伪影影响，难以精确定位。近年来，CT 与 SPECT 有机整合形成的 SPECT/CT 是一种新型分子影像学设备，其诊断价值显著提高。

Szollosi 等使用了 3 种不同的核医学示踪剂以研究 SAE 早期（4～5 小时）脑部的病理生理变化过程，其研究对象是静脉注射 LPS（3.3mg/kg）的小鼠，所使用的示踪剂有 ^{99m}Tc HMPAO 评估脑局部血流灌注情况，^{125}I iomazenil 评估神经元损伤或凋亡水平，^{125}I CLINME 观测小胶质细胞激活水平。结果发现，^{99m}Tc HMPAO 在各个脑区的摄取量均显著降低，^{125}I iomazenil 在海马和小脑的摄取量显著升高，^{125}I CLINME 在大脑的总摄入量显著升高，表明在 SAE 早期，LPS 诱导的小鼠脑血流灌注下降，神经元损伤或凋亡增多，并且出现神经炎症。研究提示可以开展更多具有不同显像功能的示踪剂 SPECT/CT 研究，从而明确 SAE 发生、发展过程中可能及发病机制及时间 - 空间分布情况。

5. PET　PET 根据示踪剂选择性地反映组织器官的代谢情况，可以从分子水平体现活体的生理、生化和代谢过程，与 CT 或 MRI 有机结合后，显著提高了图像质量，可以对病灶精准定位，并根据显像图量化疾病功能和形态学上的改变。目前，常用的示踪剂为 ^{18}F-FDG，是葡萄糖类代谢产物，可以测量大脑各区域的葡萄糖利用率，从而反映神经元的活性。

早在 2008 年就有学者研究了腹腔注射 10mg/kg 的 LPS 诱导大鼠的 ^{18}F-FDG PET，结果发现，造模 24 小时后只有大脑皮质的 ^{18}F-FDG 摄取量比对照组显著降低，该作者推测所研究的 SAE 模型不同脑区对 LPS 的易损性存在差异。而之后 Szollosi 等研究静脉注射 LPS（3.3mg/kg）的小鼠时，发现造模后 6 小时后几乎各个脑区的 ^{18}F-FDG 的摄取量均显著升高，该作者推测其原因是小胶质细胞激活和其他炎症细胞浸润所导致的糖代谢增加。

二、脓毒症相关性脑病神经影像学研究的展望

目前，各类新型的神经影像学技术不断兴起，并在各类神经系统疾病中广泛应用，但是有关 SAE 的相关研究还不多。应用各种神经影像学技术，如 MRS、DTI、SPECT/CT 和 PET/MRI 等，不仅能够观测到脑生化和功能的细微改变，如神经递质失衡和血管内皮细胞活化，还可发现小胶质细胞激活和神经炎症浸润等现象，有助于早期诊断脓毒症脑病并且了解其不同时间、不同脑功能区域的脑功能损伤状态。神经影像学技术的发展，结合脑电图、诱发电位、行为学、经颅超声多普勒、近红外反射光谱和分子生物学等技术的进步，将会深化对脓毒症脑病发病机制和病理生理发展过程的理解，从而不断完善诊断标准，指导寻找有效的治疗靶点。

（中南大学湘雅医院　李　萧　艾宇航）

参考文献

[1] Tauber SC, Eiffert H, Bruck W, et al. Septic encephalopathy and septic encephalitis. Expert Rev Anti Infect Ther, 2017, 15 (2): 121-132.

[2] Heming N, Mazeraud A, Verdonk F, et al. Neuroanatomy of sepsis-associated encephalopathy. Critical Care, 2017, 21 (1): 65.

[3] Stubbs DJ, Yamamoto AK, Menon DK. Imaging in sepsis-associated encephalopathy — insights and opportunities. Nat Rev Neurol, 2013, 9 (10): 551-561.

[4] Bozza FA, Garteiser P, Oliveira MF, et al. Sepsis-associated encephalopathy: a magnetic resonance imaging and spectroscopy study. J Cereb Blood Flow Metab, 2010, 30 (2): 440-448.

[5] Rosengarten B, Walberer M, Allendoerfer J, et al. LPS-induced endotoxic shock does not cause early brain edema formation - an MRI study in rats. Inflamm Res, 2008, 57 (10): 479-483.

[6] Polito A, Eischwald F, Maho AL, et al. Pattern of brain injury in the acute setting of human septic shock. Crit Care, 2013, 17 (5): R204.

[7] Ehler J, Barrett LK, Taylor V, et al. Translational evidence for two distinct patterns of neuroaxonal injury in sepsis: a longitudinal, prospective translational study. Crit Care, 2017, 21 (1): 262.

[8] Orhun G, Esen F, Özcan PE, et al. Neuroimaging Findings in Sepsis — Induced Brain Dysfunction: Association with Clinical and Laboratory Findings. Neurocritical Care, 2019, 30 (1): 106-117.

[9] Wen M, Lian Z, Huang L, et al. Magnetic resonance spectroscopy for assessment of brain injury in the rat model of sepsis. Exp Ther Med, 2017, 14 (5): 4118-4124.

[10] Semmler A, Widmann CN, Okulla T, et al. Persistent cognitive impairment, hippocampal atrophy and EEG changes in sepsis survivors. J Neurol Neurosurg Psychiatry, 2013, 84 (1): 62-69.

[11] Sweis R, Ortiz J, Biller J. Neurology of Sepsis. Curr Neurol Neurosci Rep, 2016, 16 (3): 21.

[12] Towner RA, Saunders D, Smith N, et al. Assessing long-term neuroinflammatory responses to encephalopathy using MRI approaches in a rat endotoxemia model. Geroscience, 2018, 40 (1): 49-60.

[13] Arbabshirani MR, Plis S, Sui J, et al. Single subject prediction of brain disorders in neuroimaging: Promises and pitfalls. Neuroimage, 2017, 145 (SIB): 137-165.

[14] Sumbria RK, Grigoryan MM, Vasilevko V, et al. A murine model of inflammation-induced cerebral microbleeds. J Neuroinflammation, 2016, 13 (1): 218.

[15] Hindriks R, Adhikari MH, Murayama Y, et al. Can sliding-window correlations reveal dynamic functional connectivity in resting-state fMRI？ Neuroimage, 2016, 127: 242-256.

[16] Szollosi D, Hegedus N, Veres DS, et al. Evaluation of Brain Nuclear Medicine Imaging Tracers in a Murine Model of Sepsis — Associated Encephalopathy. Mol Imaging Biol, 2018, 20 (6): 952-962.

[17] Semmler A, Hermann S, Mormann F, et al. Sepsis causes neuroinflammation and concomitant decrease of cerebral metabolism. J Neuroinflammation, 2008, 5: 38.

第四节　脑脊液移位性水肿

急性重症脑损伤（acute severe brain injury，ASBI）后脑水肿导致的颅内压增高，是重症神经疾病共同的病理生理状态，也是治疗的关键目标。脑脊液作为颅腔内容物的重要组成成分之一，脑脊液动力学在继发性重症脑损伤中发挥着重要作用，越来越受到重视。最近有研究提出脑脊液移位性水肿的概念，本文主要从脑脊液移位性水肿的概念、机制和对临床的启示进行介绍。

一、脑脊液移位性水肿

ASBI 最常见的原因是颅内出血，如创伤性硬膜下、硬膜外或脑内血肿、自发性脑内血肿、蛛网膜下腔出血和脑积水。脑水肿是造成继发性脑损伤的主要因素，可引起不可逆脑损伤、脑组织移位、颅内高压或脑疝形成。控制脑水肿降低脑容量是神经重症治疗的关键。

传统上脑水肿主要分为细胞毒性水肿（细胞性）和血管源性水肿（由渗漏引起）2 种类型。越来越多的证据表明它们之间存在机制上的重叠。在脑外伤后 1 小时离子泵故障 / 选择离子通道激活，造成离子梯度失去了稳态，水进入细胞内导致细胞肿胀，即细胞毒性水肿，在星形胶质细胞中表现得最为明显，也可发生在内皮细胞和神经元等所有细胞类型。内皮细胞毒性水肿时可导致水肿细胞死亡，破坏了血 - 脑脊液屏障的完整性，从而促进血管源性水肿。最为严重的状态是血 - 脑脊液屏障完全溶解，引起继发性进行性出血发生。因此，细胞毒性水肿、血管源性水肿和继发性出血是相互关联的。

随着对脑脊液动力学研究的理解深入，脑脊液移位性水肿被逐渐认识。创伤性蛛网膜下腔出血后继发蛛网膜下腔压力增加，导致脑脊液从脑池经过血管旁间隙迅速转移到大脑，脑水含量增加，形成脑水肿。这种脑肿胀的机制被称为“脑脊液转移水肿”。脑脊液移位性水肿属于离子性水肿。离子性水肿主要机制涉及离子和水通过毛细管膜的毛细管通量。一种假设认为其是由渗透压驱动的。当内皮细胞因细胞性水肿时，管腔侧和管腔外侧的阳离子通道表达，Na^+ 由血管腔内经过毛细血管壁进入细胞外间隙，而出现离子性水肿。值得注意的是孤立细胞肿胀仅仅是水分从细胞间质到细胞内的再分配，因此不增加绝对脑含水量。脑含水量的增加是由灌注改变引起的，往往由进入中枢神经的外部液体驱动，如脑血管和（或）脑部类淋巴系统容量增加。

最近的研究表明，脑损伤或梗死后，脑胶质淋巴系统（glymphatic system 或 glymphatics ）参与了脑水肿的病理生理过程。损伤后，glymphatics 清除多余间质液体的能力可能会减少。创伤后蛛网膜下腔出血导致蛛网膜下腔压力增加，这引起了液体从基底池向血管旁间隙的转移，经由压力梯度驱动，并由水通道蛋白 -4（aquaporin 4，AQP-4）介导，最终引起“脑脊液移位性水肿”。

新型脑水肿及其相关机制的研究更新传统的脑脊液生成、循环、吸收的理论。脑脊液移位性水肿在创伤性脑损伤继发性脑水肿的病理生理改变中可能起重要作用。

二、脑脊液动力学学说的新机制

经典理论认为脑脊液主要由脑室脉络丛产生，经由侧脑室、室间孔流至第三脑室，然后经中脑导水管流入第四脑室，再经正中孔和2个外侧孔流入蛛网膜下腔，经蛛网膜粒渗透到硬脑膜窦（主要是上矢状窦）内，最终回流入血液循环。

Orešković 和 Klarica 揭示了关于脑脊液产生的另一种假说。该假说认为脑脊液并非主要由脑室脉络丛组织产生，而是主要与“Virchow-Robin Space”即“VRS 室”相关。在大脑皮质表面，脑动脉穿过含有脑脊液的蛛网膜下腔延伸为软脑膜动脉，后者进入脑实质后转变为穿透动脉，包绕穿透动脉的血管周围间隙称为“VRS 室”。VRS 室内充满脑脊液，可以看作是蛛网膜下腔的延伸部分。随着穿透动脉分支变为小动脉和毛细血管，VRS 室逐渐狭窄最终消失，而 VRS 室内的脑脊液则继续流入小动脉、毛细血管和小静脉的血管周隙。VRS 室及血管周隙的内壁为血管壁细胞（大多为内皮细胞和平滑肌细胞），外壁则由星形胶质细胞终足构成。间质液和脑脊液两者是由流体静力学和脑脊液循环渗透压差双向调节，脑脊液在脑内循环过程中不断产生，其容积的变化受脑脊液渗透性的影响。

2012 年，Iliff 和 Nedergaard 等研究发现脑内广泛存在一个脑脊液 - 脑组织液快速交换流动系统，可促进脑内可溶性蛋白如 β 淀粉样蛋白（β amyloid protein，Aβ）的清除。该液体流动系统具有冲洗、洁净脑组织的功能，是脑清除代谢产物和异物的途径之一。由于该系统在功能上类似于外周淋巴系统，而且依赖星形胶质细胞来发挥作用，因此称之为胶质淋巴系统。该系统的主要组成包括动脉周隙脑脊液流入通道、血管周隙星形胶质细胞终足上的 AQP-4 介导的脑脊液 - 脑组织液交换通道、组织间隙液体由动脉周隙向静脉周隙的整体流及静脉周隙液体流出通道。

上述研究共同推动了“胶质淋巴系统”概念的形成。这是由星形胶质细胞介导的可促进脑脊液 - 脑组织液交换的流动系统，主要由动脉周隙、静脉周隙及位于星形胶质细胞终足上的 AQP-4 组成。血管周隙疏松的纤维基质构成了脑脊液流动的低阻通路，蛛网膜下腔的脑脊液沿动脉周隙快速进入脑的深部，经 AQP-4 的介导流入脑组织间隙，并推动脑组织液流入静脉周隙，最终排入外周淋巴系统。在此过程中由动脉周隙向静脉周隙的液体流动被定义为“整体流”。

与脑脊液生产新理论相似的是吸收理论。对兔子和绵羊模型的研究提示脑脊液，未经传统蛛网膜颗粒途径吸收的脑脊液可能通过 2 种途径被显著吸收进入颈部淋巴管。1 条沿着脑神经的蛛网膜下腔，这是从脑池到颅外淋巴管转移脑脊液的直接路径；1 条进入 VRS 室或转移到脑组织间液（interstitial fluid，ISF）。如果脑脊液进入 ISF，最终将会被重新吸收入血液，再进入 VRS 室。脑脊液可重新进入蛛网膜下腔到达颈部淋巴管，并且受心脏搏动和呼吸的影响。

因此，传统的脑脊液生成、循环、吸收的理论得到了更新，星形胶质细胞系统将组织间液从软脑膜下腔转移到毛细血管周围 VRS 室，AQP-4 在其中发挥了重要作用。该系统不仅保证了适当的组织间液循环，而且在 VRS 室内创造了组织间液流，与脉络膜丛产生的脑脊液一起，共同维持脑脊液容积及内稳态。

三、脑脊液移位性水肿带来的临床思考

1. 脑池造口引流术可能逆转脑脊液移位性水肿　去骨瓣减压手术作为重症脑损伤阶梯型颅内压控制的主要手术方式，仍有巨大的手术创伤及预后的不确定性。目前，针对弥漫性创伤性脑损伤最大样本的随机对照试验（DECRA）未能显示其有效性。根据脑脊液新动力学理论，脑池造口引流术有可能逆转脑脊液移位性脑水肿。

脑池造口引流术是将微血管手术与颅底手术原理相结合，将蛛网膜下腔基底池向大气压开放的一种手术方法。通过将基底池向大气压打开，基于脑胶质淋巴系统液体动力学原理，脑实质的水向蛛网膜下腔水平移动，在压力梯度的驱动下通过 AQP-4 排出，逆转脑脊液移位性水肿。该技术应用于一些严重创伤性脑损伤的病例，与去骨瓣减压术相比，它可显著降低患者的病死率和发病率。

目前，基于脑脊液移位性水肿机制的脑池造口引流术是否为创伤后顽固性颅内高压的最佳解决方式，仍有很多问题需要进一步研究。对于其可能的急性和长期后果，始终需要谨慎考虑。运用先进的脑成像技术验证 glympathic system 理论，从而解释脑池造口引流术的有效性，可能是颅脑创伤治疗中颅内压管理的一个转折点。

2. 急性脑损伤患者脑容积和渗透压管理至关重要　液体管理是重症脑损伤患者在 ICU 治疗中的日常内容。根据不同类型脑水肿的发生机制及脑损伤原因进行液体管理是必要的，容量管理方面，“太干”或“太湿”似乎都是有害的。因此避免严重的偏离“最佳容量状态”可能是最好的选择。

正常情况下，血浆、脑间质液体和脑脊液渗透压是相等的。由于血 - 脑脊液屏障对水是具有通透性的，无论血 - 脑脊液屏障是否被破坏，低渗性液体会导致液体向大脑转移。脑损伤后，破坏的血 - 脑脊液屏障失去了维持水、电解质和其他物质平衡稳态的能力，液体转移将主要依靠局部血管内和血管外腔隙的压力差，而非渗透压张力。因此在重症急性脑损伤患者的液体管理中应尽量避免使用低张性液体。临床医师应熟悉每种晶体或胶体液的实际渗透浓度。

渗透性治疗广泛应用于神经损伤患者以降低颅内压。血浆渗透压下降与脑水肿加重密切相关，二者都可能导致神经功能恶化。因此，治疗上除了关注液体的容量及血管张力外，更应该密切监测患者血浆渗透压水平。Karim 等开展的多中心队列研究提示，持续高渗性治疗能够有效降低颅脑外伤后颅内高压患者的病死率。相关文献的 meta 分析也得到相同结论。该研究结果为临床应用高渗性治疗颅脑外伤后颅内高压提供了新的证据。

脑脊液移位性水肿的研究尚处于起步阶段，脑脊液动力学理论的更新为重症脑损伤患者的重症管理提出了新的理论依据。实际临床治疗应从容量管理、复苏液及维持液的选择、血浆最佳渗透压的维持等多方面进行把控。对于脑脊液移位性水肿的研究还有很多问题亟待解决。如脑脊液 - 脑组织液交换流动是以对流还是扩散为主？推动液体流动的动力究竟是什么？重症医师需要关注这一新的理论基础，结合临床设计出更好的基础或临床试验，共同推动相关领域的研究与发展。

（新疆医科大学第一附属医院　李晓鹏　于湘友）

参考文献

[1] Thoren M, Azevedo E, Dawson J, et al.Predictors for Cerebral Edema in Acute Ischemic Stroke Treated With Intravenous Thrombolysis. Stroke, 2017, 48 (9): 2464-2471.

[2] Ville L, Ritva V.Raised intracranial pressure and brain edema.Handbook of Clinical Neurology, 2017, 145: 26-37.

[3] Stokum JA, Gerzanich V, Simard JM. Molecular pathophysiology of cerebral edema. J Cereb Blood Flow Metab, 2016, 36: 513-538.

[4] Stokum JA, Kwon MS, Woo SK, et al. SUR1-TRPM4 and AQP4 form a heteromultimeric complex that amplifies ion/water osmotic coupling and drives astrocyte swelling. Glia, 2018, 66: 108-125.

[5] Introducing the concept of "CSF-shift edema" in traumatic brain injury. J Neurosci Res, 2018 , 96 (4): 744-752.

[6] Oresković D, Klarica M. The formation of cerebrospinal fluid: Nearly a hundred years of interpretations and misinterpretations.Brain Res Rev, 2010, 64: 241-262.

[7] Nedergaard M, Goldman SA. Brain drain. Sci Am, 2016, 314 (3): 44-49.

[8] Iliff JJ, Wang M, Liao Y, et al. A paravascular pathway facilitates CSF flow through the brain parenchyma and the clearance of interstitial solutes, including amyloid beta. Sci Transl Med , 2012, 4 (147): 147.

[9] Wei F, Zhang C, Xue R, et al.The pathway of subarachnoid CSF moving into the spinal parenchyma and the role of astrocyticaquaporin-4 in this process. Life Sci, 2017, 182: 29-40.

[10] Cherian I, Beltran M, Kasper EM, et al. Exploring the virchow-robin spaces function: A unified theory of brain diseases. Surg Neurol Int, 2016, 7: S711-714.

[11] Giammattei L, Messerer M, Oddo M, et al. Cisternostomy for refractory posttraumatic intracranial hypertension. World Neurosurg, 2018, 109: 460-463.

[12] van der Jagt M. Fluid management of the neurological patient: a concise review. Crit Care, 2016, 20 (1): 126.

[13] Karim A, Sigismond L, Philippe S, et al.Association between continuous hyperosmolar therapy and survival in patients with traumatic brain injury - a multicentre prospective cohort study and systematic review. Critical Care, 2017, 21: 328.

第五节 重症神经疾病患者渗透压管理

急性渗透压的增高或降低均会显著影响神经功能和预后。近年来新脑脊液动力学假说提出脑脊液吸收依赖于渗透浓度，脑脊液通过渗透作用调节脑容量，在维持中枢神经系统稳态中起重要作用，这让渗透压管理的重要性进一步提升。但是，临床上对重症神经疾病患者渗透压的管理重视度还不够。本文就急性渗透压升高和降低对预后的影响，以及临床重症神经疾病渗透压管理目标和要点进行阐述，希望有助于重症医师对重症神经疾病患者的精细管理。

一、急性渗透压升高和降低对预后的影响

人体正常血浆渗透压范围为280～310mmol/L，一般为300mmol/L。血清渗透压在细胞外和细胞内水分布中起重要作用。血清钠是血浆渗透压的主要决定因素，也是神经系统中几种生物途径的重要决定因素。Na^+的改变对渗透压的影响最为显著，无论是低钠还是高钠都会对器官功能和预后产生影响。

蛛网膜下腔出血（subarachnoid hemorrhage，SAH）是常见的重症神经疾病。SAH后发生低钠血症的概率为10%～30%，尤其在前交通动脉瘤、脑积水等临床情况较差的病例中更为普遍。前瞻性非对照研究提示SAH患者低钠血症与过度的尿钠排泄和低血容量相关。蛛网膜下腔出血后由于尿钠排泄导致的低钠血症和脱水与症状性血管痉挛有关。而症状性血管痉挛是动脉瘤性蛛网膜下腔出血（aSAH）患者发病率和病死率的主要原因之一。回顾性研究显示，血清钠水平降低发生在症状性血管痉挛前1天，这可能有助于预测症状性血管痉挛。低钠血症不仅对原发神经系统疾病有不良影响，对于重症相关性疾病同样预示预后不良。心力衰竭患者出院时低渗透压浓度与较高的全因病死率及心血管病死率相关。渗透压降低15mmol/L可预测低渗透压组的全因病死率增加（*OR* 1.61，95%*CI* 1.19～2.17）。

高渗透压同样会导致重症神经疾病患者的不良预后。前瞻性队列研究显示，脱水和高钠血症可导致临床不良结局，如心血管疾病、呼吸系统疾病和肾疾病风险增加。SAH后的高钠血症和高血容量都与预后不良有关。在脑卒中患者中，入院血浆渗透压增高与病死率显著相关（*OR* 2.4，95%*CI* 1.0～5.9）。高钠血症的发展越快，神经系统症状就越严重。回顾性队列研究显示，ICU获得性高钠血症与重症脑血管病患者病死率增加有关，与病死率相关的最大血清钠浓度为147mmol/L。

1项纳入16 598例重症患者的大样本回顾性队列研究结果显示，对于诊断为心脏、脑、血管和胃肠道疾病的重症患者，渗透压与病死率呈U形关系，低渗透压和高渗透压均与病死率增加有关，阈值为300mmoL/L。

由此可见，血浆渗透压的低和高都可能造成颅脑和其他器官功能受损，对重症患者预后造成影响，但是并不是所有疾病患者都存在渗透压与病死率的U形曲线，有关最佳渗透压管理目标尚存在争议。但无论如何，血浆渗透压管理在临床中至关重要。

二、重症神经疾病渗透压管理指南和目标意见

2014年欧洲危重病学会（ESICM）、欧洲内分泌学会（ESE）、欧洲肾脏最佳临床实践（ERBP）为代表的欧洲肾脏病协会和欧洲透析与移植协会（ERA-EDTA）共同制定了《欧洲低钠血症临床诊疗指南》。该指南的普遍原则同样适用于重症神经相关疾病的低钠血症管理。指南对于严重低钠血症定义为血清钠低于125mmol/L。第1小时的临床处理推荐为：立即静脉输注3%高渗盐水150ml，速度20分钟以上；20分钟后检查血钠浓度并在第2个20分钟重复静脉输注3%高渗盐水150ml。建议重复以上治疗2次或达到血钠浓度增加5mmol/L。第1个24小时限制血钠

升高不超过10mmol/L，随后每24小时血钠升高＜8mmol/L。应该在具有密切生化和临床监测的环境下（如ICU内）对伴有严重症状的低钠血症患者进行治疗。指南同时强调不必要求重度低钠血症患者症状立即恢复，脑功能恢复需等待时日。2018年欧洲肝病学会《失代偿期肝硬化患者的临床管理实践指南》也指出应缓慢纠正血钠浓度（每天≤8mmol/L），以避免不可逆的神经系统后遗症，如渗透性脱髓鞘改变。

对于原发神经系统疾病的重症神经患者渗透压管理目标或有不同。轻度高钠血症可能与创伤性脑损伤患者的颅内压降低有关。但是Wells等在创伤性脑损伤患者中使用高渗盐水以维持145～155mmol/L的血清钠目标，以确定血清钠值与颅内压之间的关系及对颅内压的急性影响。结果发现，血清钠与最大颅内压之间并无相关性（r^2=0.0052），提示需要一个精心设计的前瞻性随机对照试验来评估高渗盐水在创伤性脑损伤中维持高钠血症的应用价值，且可能需要重新评估创伤性脑损伤患者颅内压管理的血钠目标。第4版《美国重型颅脑损伤诊疗指南》认为高渗药物对重型创伤性脑损伤救治是有效的，但根据现有的循证医学证据尚不能支持对此内容进行推荐。2018年ESICM发布的《神经重症患者液体治疗专家共识与临床实践推荐》，将神经功能恶化（包括格拉斯哥昏迷评分的运动评分减少2分，瞳孔不对称或反应性丧失，头部CT结果恶化）和颅内压＞25mmHg，作为颅内压升高患者高渗疗法的启动指标（强推荐），推荐使用晶体液作为神经重症患者的首选维持液，并建议避免在神经重症患者中使用渗透压＜260mmol/L的低渗溶液（强推荐）；同时建议密切监测电解质（Na^+、Cl^-）情况作为神经重症患者液体管理的安全终点（弱推荐）。

高钠血症治疗过程中对潜在病因和输液类型及速率的详细评估至关重要。实践指南提出：血清钠降低的速率应根据神经系统症状的严重程度、血清钠水平，以及高钠血症的发展时间和由此导致的高渗性损害（急性或慢性）来决定。在大多数情况下，为了防治血钠纠正过快导致脑水肿加重，血清钠浓度降低速度一般控制在每天8～10mmol/L是合适的。然而，对于急性症状性高钠血症患者，建议血钠纠正速度可相对积极，前6～8小时内每小时血钠水平可降低1mmol/L，以防止细胞脱水的破坏性，包括颅内出血或蛛网膜下腔出血，甚至渗透性脱髓鞘综合征。

三、重症神经疾病患者渗透压管理的细节和要点

急性血浆渗透活性物质（渗透剂）的快速减少是引起脑水肿和神经病变恶化的可能机制。常见于透析失衡综合征、肝性脑病脑水肿、糖尿病酮症酸中毒、高渗性高血糖状态、高渗性脱水、各种原因的高钠血症及甘露醇治疗后反射性脑水肿等。目前研究相对较多的是透析失衡综合征和肝性脑病脑水肿。

（一）渗透压管理与透析失衡综合征

透析失衡综合征是一种常见的血液净化治疗后出现急性神经系统症状和脑水肿的综合征。血清渗透压的改变在该综合征中被研究得最多。其理论基础是血液净化治疗时血尿素氮清除过快会形成血脑间渗透梯度。由于血-脑脊液屏障的作用尿素氮不能自由出入脑，水则会沿渗透梯度进入脑内，导致脑水肿形成。尿毒症动物模型发现脑内尿素转运体表达减少，水通道蛋白-4表达升高，这些分子

的变化参与了尿素梯度存在时脑水肿的形成。这些研究支持血液净化治疗时避免血钠和尿素氮的快速降低，尽可能控制尿素氮浓度2小时内降低<40%，同时密切监测渗透浓度和神经系统症状改变。

（二）渗透压管理与肝性脑病脑水肿

肝性脑病脑水肿与急性渗透梯度形成、渗透性物质平衡延迟及大脑中水转运的机制相关。研究发现，对于急性或慢加急性肝衰竭及重度肝性脑病患者，大部分患者初始血钠水平偏低或正常，但大部分患者血清渗透压水平增高，可能由不可测量的渗透物质产生。相比 Na^+改变，脑脊液容积改变与血浆渗透压的变化相关性更强（*r* 为 0.28 *vs.* 0.70）。研究证实渗透压变化是格拉斯哥昏迷评分变化及脑脊液容积变化的独立相关因素，提示在重度肝性脑病患者中，血浆渗透压的急性下降与脑水肿和神经病变恶化相关。

通过定量技术测量脑和脑脊液体积变化来观察推注 23.4% 高渗盐水减轻严重肝性脑病的脑水肿效果的研究发现，在严重肝性脑病患者中，23.4% 高渗盐水给药与总颅内脑脊液体积和侧脑室容量增加相关，但却相应地减少了脑组织体积，改善了格拉斯哥昏迷评分。相反，对照组总颅内脑脊液体积减少，但格拉斯哥昏迷评分没有变化，提示总脑脊液和侧脑室容积变化可能是评估严重肝性脑病脑水肿的有效且非侵入性的方法。由于在低血钠或正常血钠时，高渗状态都可能存在，重度肝性脑病患者血浆渗透压的测量可能会带来治疗的益处，有利于预防重度肝性脑病患者血清渗透压急性下降，从而有助于减轻脑水肿和神经病变恶化。

恢复正常的渗透压水平理应是治疗的目标，但是低钠血症和高钠血症的治疗原则强调，治疗过程中渗透压的改变较渗透压本身更为重要，目前的研究支持渗透压改变是脑脊液体积增加，导致脑水肿的主要因素。临床常规进行血浆渗透压监测，避免渗透压水平的短期快速改变可能是临床重症神经疾病患者渗透压管理中至关重要的细节和要点。

（中南大学湘雅医院　冯　清　张丽娜）

参考文献

[1] Uozumi Y, Mizobe T, Miyamoto H, et al. Decreased serum sodium levels predict symptomatic vasospasm in patients with subarachnoid hemorrhage. Journal of Clinical Neuroscience, 2017.

[2] Vaduganathan M, Marti CN, Mentz RJ, et al. Serum Osmolality and Post-Discharge Outcomes after Hospitalization for Heart Failure (From the EVEREST Trial) . The American Journal of Cardiology, 2016.

[3] Elsharkawy AM, Watson P, Neal KR, et al. Hydration and outcome in older patients admitted to hospital (The HOOP prospective cohort study) . Age & Ageing, 2015, 44 (6): 943-947.

[4] Kissoon NR, Mandrekar JN, Fugate JE, et al. Positive Fluid Balance Is Associated with Poor Outcomes in Subarachnoid Hemorrhage. Journal of Stroke & Cerebrovascular Diseases the Official Journal of National Stroke Association, 2015, 24 (10): 2245-2251.

[5] Guillaumin J, Dibartola SP. A Quick Reference on Hypernatremia. Veterinary Clinics of North America: Small Animal Practice, 2017, 47 (2): 209-212.

[6] Imaizumi T, Nakatochi M, Fujita Y, et al. The association between intensive care unit-acquired hypernatraemia and mortality in critically ill patients with cerebrovascular diseases: a single-centre cohort study in Japan. BMJ Open, 2017, 7 (8): e016248.

[7] Shen Y, Cheng X, Ying M, et al. Association between serum osmolarity and mortality in patients who are critically ill: a retrospective cohort study. BMJ Open, 2017, 7 (5): e015729.

[8] Hoorn EJ, Zietse R. Diagnosis and Treatment of Hyponatremia: Compilation of the Guidelines. Journal of the American Society of Nephrology, 2017, ASN.

[9] Qureshi AI, Suarez JI, Bhardwaj A, et al. Use of hypertonic (3%) saline/acetate infusion in the treatment of cerebral edema: effect on intracranial pressure and lateral displacement of the brain. Crit Care Med. 1998, 16: 440-446.

[10] Wells DL, Swanson JM, Wood GC, et al. The relationship between serum sodium and intracranial pressure when using hypertonic saline to target mild hypernatremia in patients with head trauma. Critical Care, 2012, 16 (5): R193.

[11] Carney, Nancy, Totten, et al. Guidelines for the Management of Severe Traumatic Brain Injury, Fourth Edition. Neurosurgery, 2017, 80 (1): 6-15.

[12] Oddo M, Poole D, Helbok R, et al. Fluid therapy in neurointensive care patients: ESICM consensus and clinical practice recommendations. Intensive Care Medicine, 2018, 44 (4): 449-463.

[13] Liamis G, Filippatos TD, Elisaf MS. Evaluation and Treatment of Hypernatremia: A Practical Guide to Physicians. Postgraduate Medicine, 2016.

[14] Rama Rao KV, Verkman AS, Curtis KM, et al. Aquaporin-4 deletion in mice reduces encephalopathy and brain edema in experimental acute liver failure. Neurobiology of Disease, 2014, 63: 222-228.

[15] Liotta EM, Romanova AL, Lizza BD, et al. Osmotic Shifts, Cerebral Edema, and Neurologic Deterioration in Severe Hepatic Encephalopathy. Critical Care Medicine, 2018, 46 (2): 280.

[16] Liotta EM, Lizza BD, Romanova AL, et al. 23.4% Saline Decreases Brain Tissue Volume in Severe Hepatic Encephalopathy as Assessed by a Quantitative CT Marker. Critical Care Medicine, 2016, 44 (1): 171-179.

第九章　镇静镇痛

第一节　镇痛治疗对免疫功能的影响

疼痛是机体对伤害刺激的一种不愉快感受，同时也是机体逃避伤害刺激的保护机制。过度疼痛会导致心血管、呼吸、神经等器官系统的不良事件，严重威胁重症患者的临床结局。镇痛治疗作为ICU常用的治疗手段之一，在关注镇痛效果的同时，ICU医师还要密切关注镇痛药物的不良反应，包括镇痛药物对呼吸、循环、神经和肠道等多个器官系统的影响。近年来，随着对疼痛发生机制认识的不断深入，镇痛治疗对免疫功能的影响也逐渐进入ICU医师的视野。传统的观念认为，镇痛治疗，尤其是使用全身阿片类镇痛药物可能会导致免疫抑制，从而增加重症患者院内获得性感染的发生。而来自哈佛大学的最新研究表明，感染引起的疼痛会促进外周伤害感受神经元产生神经肽，该物质会导致免疫抑制，通过给予镇痛治疗阻断这一通路，可有效促进免疫系统对细菌的清除。这一重大的观念突破，让我们重新思考镇痛在重症患者治疗中的地位和作用。本文就近年来镇痛治疗对免疫功能的影响方面的最新研究进展进行总结，为临床医师及研究者在使用或研究镇痛治疗方面提供更多的信息。

一、疼痛与免疫系统的联系

疼痛是机体对有害刺激的保护性反应，同时也是多种病理状态如炎症性疾病、肿瘤、退行性疾病的主要症状。有害刺激通过激活感觉神经元，活化的神经元通过神经纤维将上述信息传递至脊髓神经元或者大脑，引起个体主观的不愉快感受。无论是生理还是病理状态，免疫和神经系统都是一个整体，它们之间复杂的相互作用调控着疼痛的发生、持续及消退。经典的疼痛发生模型是由免疫系统产生的各种介质激活伤害感受神经元，继而产生疼痛的感受。免疫细胞产生的细胞因子，如肿瘤坏死因子（TNF）、白介素-1β、白介素-6、白介素-17A等均可激活受损组织局部或分布于中枢的伤害神经元，产生疼痛。通过使用阻断这些细胞因子的药物，可缓解部分由上述机制导致的疼痛。如TNF的阻断剂可有效缓解约2/3风湿性关节炎患者的疼痛感受。免疫系统产生的趋化因子，如CCL2、CCL7、CCL21、CXCL13等也会参与到伤害神经元冲动的传导。动物模型显示阻断上述趋化因子或敲除相关的基因，可减少巨噬细胞在脊髓后角的聚集并有效减轻疼痛。神经小胶质细胞是定居于中枢神经系统的巨噬细胞，在疼痛的调控中起着非常重要的作用。疼痛与免疫系统有着复杂而密切的联系，免疫系统可影响疼痛，镇痛治疗肯定也会对免疫系统造成影响。

二、感染所致的疼痛与免疫应答

咽痛、腹痛、胸痛和肢端疼痛等各种疼痛是感染性疾病的常见主诉。一方面，病原体入侵机体时，疼痛是启动机体免疫反应的重要信号；另一方面，病原菌可能通过与外周伤害感受器的作用而调控机体的免疫反应。当病原菌入侵时，通过刺激外周伤害感受器，产生的神经肽［神经肽降钙素基因相关肽（neuropeptide calcitonin gene-related peptide，CGRP）］具有强效募集及活化免疫细胞的作用，这样的机制到底对机体是有害还是有益，哈佛大学 Isaac 的团队做出了非常卓越的工作。

坏死性筋膜炎是经典的疼痛异常剧烈的感染性疾病。通过使用化脓性溶血性链球菌制备坏死性筋膜炎的动物模型。他们发现链球菌溶血性毒素会直接刺激外周伤害神经元，产生 CGRP，释放到感染的组织中，引起剧烈的疼痛，同时该物质的大量释放会抑制中性粒细胞的募集及吞噬细菌的能力。肉毒素 A 可对外周伤害神经元进行阻断或直接拮抗 CGRP，从而有效地解除这一免疫抑制效应，达到增强免疫细胞的作用，进而控制细菌的繁殖，治愈感染。

除了外周皮肤有类似的伤害感受神经元，气管黏膜及肺部也有类似的感受器。当有害刺激入侵时，机体会出现咳嗽、胸痛、支气管痉挛等不同的表现。Isaac 的团队通过制备金黄色葡萄球菌肺炎模型，发现肺部的伤害刺激神经元（$TRPV1^{+}$）会抑制机体对抗金黄色葡萄球菌的一系列免疫反应，包括中性粒细胞的募集、改变 γδ T 细胞的数量及功能等。通过消融技术去除 $TRPV^{+}$对免疫功能的影响，能有效解除对免疫功能的束缚，从而清除肺部的细菌，显著改善小鼠的生存率。同样，$TRPV^{+}$也主要是通过释放 CGRP 这一机制对肺部免疫细胞造成的抑制，使用 CGRP 的拮抗剂，也能达到同样良好的增强免疫功能及控制肺部感染的作用。上述研究发现了疼痛、神经、免疫之间新的作用机制，并对未来开发镇痛及免疫调节药物提供了新思路。

三、阿片类镇痛药对免疫功能的影响

绝大多数动物或体外实验认为吗啡是具有免疫抑制作用的，尤其是当剂量大、使用疗程长的时候。其机制包括：抑制巨噬细胞及淋巴的增殖，甚至增加凋亡；μ 受体的激活，使固有免疫细胞上的趋化因子受体脱敏，导致 CCR1、CCR2、CXCR1、CXCR2 等趋化因子释放减少，阻碍单核巨噬细胞、中性粒细胞等固有免疫细胞募集到感染部位；抑制巨噬细胞的吞噬功能及减少中性粒细胞释放过氧化物，导致病原菌不易被清除；抑制 NF-κB 通路介导的促炎反应；通过下调树突状细胞组织相容性抗原复合物Ⅱ（MHC-Ⅱ）的表达，抑制抗原呈递细胞的功能，继而影响 T 细胞的增殖和活化；诱导 T 细胞由 Th1 促炎效应向 Th2 抑炎效应转化。除此之外，吗啡可能会增加肠道黏膜的通透性，导致细菌易位的风险增加。

然而，上述理论其实并未在临床研究中得到证实。迄今为止，没有大样本随机对照研究将使用阿片类药物和非阿片类药物治疗人群的临床结局，包括感染的发生率、病死率进行比较。现有的回顾性研究调查了包括恶性肿瘤、关节炎等患病人群，发现使用阿片类药物与感染的发生有一定的相关性，然而在非癌性疼痛的人群中，并没有得到类似的结果。在 ICU 中，由于患者病情和治疗手段均复杂，传统的研究方法很难从中得出有意义的结果，未来随着大数据信息系统的不断完善，有可能从真实世界的大数据资料去分析这样的影响。

除此之外，关于阿片类药物对免疫功能影响的研究多来自对吗啡的研究，而现有的新型阿片类药物如芬太尼、舒芬太尼、瑞芬太尼等药物鲜有人关注，而这些药物却是ICU使用最广泛的镇痛药物。不同的阿片类药物对免疫功能的影响也是有差别的。动物研究显示，使用吗啡或氧可酮会抑制小鼠脾细胞的增殖、NK细胞的功能，而羟吗啡酮、可待因没有上述作用，这可能跟不同阿片类药物结构上的差异有关。

综上所述，免疫系统和疼痛有着密切和复杂的联系。免疫系统在疼痛的发生、持续及消退过程中起着非常重要的作用，而镇痛治疗本身也会影响免疫系统。适当的镇痛治疗可能对原发疾病的治疗起到促进作用；而不当或过度地镇痛可能会造成免疫系统的损伤或抑制，导致其他的并发症。然而，镇痛治疗对免疫功能的影响，我们知之甚少，尤其是在重症患者中，本身的免疫状态紊乱而且有各种治疗手段的干预，我们很难评价某一种镇痛药物或治疗可能对患者造成的影响是有利还是有害。上述研究提醒我们，疼痛本身也是在病理状态下机体免疫反应的一部分，恰当的镇痛治疗有可能会促进原发疾病的恢复。然而某些镇痛药物本身也可能使原有的免疫抑制状态加重。因此，我们不仅需要在疼痛的发生机制上做更深入的研究，了解不同原因所致的疼痛对机体造成的影响，最终才能有的放矢，还需要更多高质量的临床证据来验证基础研究的成果。由于重症患者的基础病情和用药非常复杂，镇痛药物的种类繁多，传统的随机对照研究很难得出有意义的结论，因此我们期待新的研究方法（包括大数据、人工智能）的不断完善，在不久的将来给我们提供更多有意义的信息。

（四川大学华西医院　廖雪莲　康　焰）

参考文献

[1] Devlin JW, Skrobik Y, Gélinas C, et al. Clinical Practice Guidelines for the Prevention and Management of Pain, Agitation/Sedation, Delirium, Immobility, and Sleep Disruption in Adult Patients in the ICU. Crit Care Med, 2018, 46 (9): e825-e873.

[2] Cook A, Christensen AD, Tewari D, et al.Immune Cytokines and Their Receptors in Inflammatory Pain. Trends Immunol, 2018, 39 (3): 240-255.

[3] Raoof R, Willemen HLDM, Eijkelkamp N. Divergent roles of immune cells and their mediators in pain. Rheumatology (Oxford), 2018, 57 (3): 429-440.

[4] Pinho-Ribeiro FA, Baddal B, Haarsma R, et al.Blocking Neuronal Signaling to Immune Cells Treats Streptococcal Invasive Infection. Cell, 2018, 17173 (5): 1083-1097.

[5] Baral P, Umans BD, Li L, et al. Nociceptor sensory neurons suppress neutrophil and γδ T cell responses in bacterial lung infections and lethal pneumonia. Nat Med, 2018, 24 (4): 417-426.

[6] Plein LM, Rittner HL. Opioids and the immune system - friend or foe. Br J Pharmacol, 2018, 175 (14): 2717-2725.
[7] Chiu IM, Pinho-Ribeiro FA, Woolf CJ. Pain and infection: pathogen detection by nociceptors. Pain, 2016, 157 (6): 1192-1193.
[8] Cho JS, Lee MH, Kim SI, et al. The Effects of Perioperative Anesthesia and Analgesia on Immune Function in Patients Undergoing Breast Cancer Resection: A Prospective Randomized Study. JA Clin Rep, 2016, 2 (1): 5.

第二节 氟哌啶醇与重症患者的谵妄治疗

氟哌啶醇作为典型的抗精神病药，在重症患者谵妄预防和治疗领域中的作用一直存在诸多疑问，但在重症患者出现谵妄时，氟哌啶醇的临床使用仍然较为广泛。近期几项高质量的随机对照试验和队列研究，否定了氟哌啶醇对高谵妄风险患者的预防及治疗作用。面对谵妄，重症患者还有药可用吗?

一、氟哌啶醇在 ICU 中防治谵妄的应用情况及相关因素

目前无足够证据证明某种药物对谵妄的治疗作用，因此 ICU 医师主要依靠自己的判断和经验来决定是否应用氟哌啶醇或其他药物。Collet 等进行了 1 项多中心队列研究，对成年 ICU 患者接受氟哌啶醇治疗的比例及是否应用氟哌啶醇的影响因素进行了描述。该研究覆盖了欧洲的 13 个国家 99 家 ICU，共纳入 1260 例患者，其中有 314 例（25%）患者发生了谵妄。谵妄患者中有 145 例（46%）接受了氟哌啶醇治疗，其他干预药物包括苯二氮䓬类药物（36%）、右美托咪定（21%）、喹硫平（19%）和奥氮平（9%）。在入 ICU 后第 1 个 24 小时内，所有类型的谵妄（活动亢进型、混合型、活动抑制型）及循环支持治疗都与氟哌啶醇应用相关。入 ICU 24 小时后，循环支持治疗仍然与氟哌啶醇应用相关。无论是入 ICU 24 小时内还是 72 小时内，应用氟哌啶醇都与 90 天病死率无相关性。该队列研究表明，无论针对何种类型谵妄，氟哌啶醇仍然是临床上应用最主要的药物，但是否应用氟哌啶醇与患者 90 天病死率无显著相关。

二、氟哌啶醇对重症患者谵妄的预防及治疗

1. 氟哌啶醇预防谵妄　氟哌啶醇对非重症患者谵妄的预防作用已有研究报道，但是对 ICU 重症患者预防谵妄的作用仍不明确。2018 年，*JAMA* 发表了《氟哌啶醇对 ICU 谵妄高风险患者结局的影响，REDUCE 随机对照临床研究》，报道了预防性应用氟哌啶醇对重症患者死亡风险的影响。该研究纳入了荷兰 21 家 ICU 的预期 ICU 时间至少 1 天的无谵妄重症患者。将患者分为氟哌啶醇 1mg 组、氟哌啶醇 2mg 组和安慰剂对照组。入 ICU 24 小时内给予首剂药物，患者接受每天 3 次的预防性治疗，其中氟哌啶醇 1mg 组 350 例，氟哌啶醇 2mg 组 732 例，安慰剂 707 例。氟哌啶醇 1mg 组因为无效，被提早终止。氟哌啶醇 2mg 组和安慰剂组比较的中位生存时间均为 28

天，无显著性差异。因此预防性应用氟哌啶醇并不能改善谵妄高风险患者的生存时间。谵妄发生率同样无显著差异，氟哌啶醇 2mg 组发生谵妄 244 例（33.3%），安慰剂组 233 例（33.0%）。28 天内无谵妄时间和无昏迷时间、机械通气时间及住 ICU 时间等次要结局指标差异也无统计学意义。该研究表明对于谵妄风险较高的重症患者，与安慰剂相比，预防性应用氟哌啶醇并没有显示出临床优势。

REDUCE 研究表明，在临床上简单地加用氟哌啶醇不会对谵妄起到有效的预防作用。该研究还给我们一些启示：首先，判断患者为高谵妄风险的标准非常简单，为“预期 ICU 时间至少 1 天”。该标准纳入的患者有约 1/3 发生了谵妄，说明这个简单的标准是行之有效的。其次，除了药物预防外，一系列的非药物预防方式或许更有意义，包括避免过量镇静、减少夜间噪声，尽量早期活动、恢复昼夜作息规律、给患者戴耳塞等。未来也可针对高谵妄风险患者的睡眠管理集束化方案等进行研究。

2. 氟哌啶醇治疗谵妄　氟哌啶醇等抗精神病药已被临床广泛应用于治疗谵妄。Girard 等进行了 1 项氟哌啶醇和齐拉西酮治疗重症患者谵妄的随机对照试验。该研究纳入急性呼吸衰竭或休克合并谵妄的患者 566 例，其中 184 例接受安慰剂治疗，192 例接受氟哌啶醇治疗（最大剂量 20mg/d），190 例接受齐拉西酮治疗（最大剂量 40mg/d）。患者分配入组后给予药物干预，若年龄＜70 岁则分别给予 0.5ml 生理盐水、2.5mg 氟哌啶醇、5.0mg 齐拉西酮；若年龄≥70 岁则分别给予 0.5ml 生理盐水、1.25mg 氟哌啶醇、2.50mg 齐拉西酮。随后每天上午 10 时和晚上 10 时给予补充剂量。根据 12 小时谵妄情况调整剂量。试验药物和安慰剂的中位暴露时间为 4 天（四分位区间 3～7 天），安慰剂组无谵妄、无昏迷生存时间中位数为 8.5 天、氟哌啶醇组为 7.9 天，齐拉西酮组为 8.7 天。主要结局指标为 14 天干预期内无谵妄、无昏迷生存时间。次要结局指标为 30 天和 90 天生存率，机械通气时间，ICU 及住院时间、活动亢进型谵妄时间、活动抑制型谵妄时间等。安全性终点为锥体外系反应及过量镇静。主要结局指标、次要结局指标、安全性指标都无显著性差异。该研究表明，针对呼吸衰竭或休克合并活动亢进型谵妄或活动抑制型谵妄的重症患者，氟哌啶醇和齐拉西酮相对于安慰剂并没有显著改变谵妄持续时间。

Girard 等的随机对照试验对氟哌啶醇和齐拉西酮治疗各种谵妄类型做了充分的报道，然而该研究纳入的大部分患者仍是活动抑制型谵妄患者，而临床医师更加关注的是，对于活动亢进型谵妄患者，给予氟哌啶醇或齐拉西酮等多巴胺激动剂类抗精神病药物能否降低患者伤害自己的概率（如非计划拔除气管插管）。正如 Bleck 在评论文章中所说“在这些损伤行为即将来临的时候，我仍然会选择应用多巴胺激动剂，但是我不会像以往那样确信多巴胺激动剂的作用”。

三、右旋美托咪定、雷美替胺对谵妄的作用

1. 右美托咪定预防谵妄　右美托咪定在谵妄的治疗和预防中有着较肯定的作用，但是其夜间小剂量应用对谵妄的预防作用仍需进一步探讨。Skrobik 等进行了 1 项随机双盲安慰剂对照试验，研究夜间应用右美托咪定是否能够预防谵妄并改善重症患者睡眠。该研究自 2 家研究中心共纳入 100 例无谵妄的重症患者，在 ICU 治疗期间，干预组在夜间（21：30 至次日 6：15）给予静脉泵入右美托咪

定 0.2mg/(kg·h)，每 15 分钟滴定 0.1mg /(kg·h)，直到达到 Richmond 躁动镇静评分量表（Richmond Agitation and Sedation Scale，RASS）评分−1 分或最大速度 0.7mg/（kg·h）的目标。研究期间所有其他镇静药减半，阿片类药物应用剂量不变。在无谵妄率方面，相对于安慰剂组（27/50）右美托咪定组更高（40/50）（$P=0.006$）。利兹睡眠评价问卷（Leeds Sleep Evaluation Questionnaire，LSEQ，）评分 2 组差异无统计学意义。结果表明，ICU 重症患者夜间小剂量应用右美托咪定可以预防谵妄发生，但是患者自我感觉的睡眠质量并无变化。

2. 雷美替胺预防谵妄　褪黑素受体激动剂雷美替胺可以预防 ICU 患者的谵妄。Nishikimi 等进行了 1 项单中心三盲随机对照试验，评价雷美替胺能否预防重症患者的谵妄并缩短 ICU 时间。该研究共纳入 88 例患者，随机分为雷美替胺组（45 例）和安慰剂组（43 例）。ICU 时间方面，雷美替胺组（4.56 天）显著短于安慰剂组（5.86 天）（$P=0.028$）。次要结局指标谵妄发生率和谵妄持续时间方面，雷美替胺组也明显占优。雷美替胺组的未插管患者夜间睡眠时间更长。该研究表明，雷美替胺可以缩短住 ICU 时间，也可以减少重症患者的谵妄发生率和缩短谵妄时间。

因此，大型队列研究描述了临床上对氟哌啶醇的广泛应用。尽管临床医师在面对重症患者谵妄的防治时仍广泛应用氟哌啶醇，但是近期的 2 项高质量随机对照试验否定了氟哌啶醇对高谵妄风险患者的预防作用和谵妄患者的治疗作用。而右旋美托咪定、雷美替胺在预防谵妄方面有一定的作用，这可能与改善重症患者的睡眠有关。

对未来研究的启示：①谵妄的非药物预防策略或许更加有效，包括避免过量镇静，减少夜间噪声，尽量早期活动、恢复昼夜作息规律等。②当躁动型谵妄患者有自身伤害行为时，使用氟哌啶醇是否有效？③右旋美托咪定、雷美替胺预防谵妄的机制是否与改善睡眠有关？④针对谵妄风险较高患者的睡眠管理集束化方案。

（中国人民解放军总医院　毛　智　周飞虎）

参考文献

[1] Collet MO, Caballero J, Sonneville R, et al. Prevalence and risk factors related to haloperidol use for delirium in adult intensive care patients: the multinational AID-ICU inception cohort study. Intensive Care Medicine, 2018, 44 (7): 1081-1089.

[2] van den Boogaard M, Slooter AJC, Bruggemann RJM, et al. Effect of Haloperidol on Survival Among Critically Ill Adults with a High Risk of Delirium: The REDUCE Randomized Clinical Trial. JAMA, 2018, 319 (7): 680-690.

[3] Delaney A, Hammond N, Litton E. Preventing Delirium in the Intensive Care Unit. JAMA, 2018, 319 (7): 659-660.

[4] Girard TD, Exline MC, Carson SS, et al. Haloperidol and Ziprasidone for Treatment of Delirium in Critical Illness. The New England Journal of Medicine, 2018, 379 (26): 2506-2516.

[5] Bleck TP. Dopamine Antagonists in ICU Delirium. The New England Journal of Medicine 2018, 379 (26):

2569-2570.

[6] Skrobik Y, Duprey MS, Hill NS, et al. Low-Dose Nocturnal Dexmedetomidine Prevents ICU Delirium. A Randomized, Placebo-controlled Trial. American Journal of Respiratory and Critical Care Medicine, 2018, 197 (9): 1147-1156.

[7] Nishikimi M, Numaguchi A, Takahashi K, et al. Effect of Administration of Ramelteon, a Melatonin Receptor Agonist, on the Duration of Stay in the ICU: A Single-Center Randomized Placebo-Controlled Trial. Critical Care Medicine, 2018, 46 (7): 1099-1105.

第三节　镇痛、镇静相关指南的进展与异同比较

2013 年美国重症医学会（SCCM）发布了《ICU 成年患者疼痛、躁动和谵妄处理指南》（以下简称 IPAD 指南），在世界范围内引起较大反响。时隔 5 年，关于 ICU 镇静、镇痛及谵妄等方面的思考仍在继续，相关研究也有进展，一些新的理念逐渐成形，基于此 SCCM 于 2018 年发布了新版的《ICU 成年患者疼痛、躁动 / 镇静、谵妄、制动及睡眠障碍管理指南》（以下简称《PADIS 指南》）。新版指南除了对 IPAD 指南中疼痛、躁动和谵妄相关推荐意见做了更新外，还增加了制动和睡眠障碍内容。2018 年，中华医学会重症医学分会也修订更新并发布了《中国成人 ICU 镇痛和镇静治疗指南》（第 2 版）。本文将以 PADIS 指南为核心，围绕其和 IPAD 指南及我国 2018 年新版指南中镇痛、镇静的异同做一总结，以供同道参考。

一、《PADIS 指南》和《IPAD 指南》

（一）镇痛治疗获得空前重视，强调疼痛评估与流程管理

《PADIS 指南》就疼痛的危险因素，评估，阿片类药物以外的辅助用药，疼痛治疗的药物干预，减少镇痛药物的非药物干预，以及基于方案的疼痛评估和管理 6 个方面进行陈述，相关的推荐意见达到 23 条，占指南全部意见的 1/3 以上。

危险因素是《PADIS 指南》中新增项目，包括心理（如焦虑和抑郁）、人群特点（低龄、合并症、性别和人种）、操作的种类和强度等，以及潜在的创伤或外科情况等，对疼痛的发生有更直观的提示，有利于医师对疼痛的发生进一步认识。评估项目中继续推荐数字评分法（numeric rating scale，NRS）、行为疼痛量表（behavioral pain scale，BPS）和重症疼痛观察工具（critical-pain observation tool，CPOT）等疼痛评估工具的应用；强调生命体征并非疼痛的预测指标，可作为实施疼痛评估的一种提示；推荐意见部分新加入了家属描述，指出患者无法自诉时，家属可适时参与疼痛评估工作。辅助性药物项目，较前指南更具体地明确了个别药物，如对乙酰氨基酚、奈福泮、氯胺酮、神经系统止痛药物、利多卡因和非甾体消炎药（non-steroidal anti-inflammatory drug，NSAID）的推荐意见。疼痛治疗的药物干预项目中强调应用最低有效剂量的阿片类药物，程序化疼痛管理；明确反对局部镇痛、一氧化二氮（笑气）、挥发性麻醉药物和 NSAID 凝胶在危

重患者镇痛治疗过程中的应用；肯定了NSAID在间断操作或偶然操作过程中经静脉、口服、直肠用药的价值，反对将其作为一种常规用药。减少疼痛的非药物干预，基于方案的疼痛评估和管理部分为《PADIS指南》新增条目，前者对网络治疗、催眠、按摩、音乐、冷疗和放松技术做出相关推荐，展示了多元化镇痛的理念；后者强调了镇痛为先、评估导向、基于流程、阶梯进行的镇痛及镇静治疗原则。

（二）躁动/镇静部分无改变，浅镇静遇到新问题

这部分主要条目有浅镇静、每日镇静中断、护士主导的镇静、心脏手术和非心脏手术的内外科患者、客观镇静监测和身体约束。关于浅镇静，客观镇静监测推荐应用非苯二氮䓬类药物（如丙泊酚、右美托咪定）作为镇静治疗一线药物，以及应用于心脏手术及非心脏手术的内外科患者的意见与原指南大致类似。每日镇静中断/护士主导的镇静描述为“重症插管患者，每日镇静中断和护士主导的镇静均可以达到并维持患者的浅镇静状态”，这两项内容已在大多数重症单元的实际工作中实施，指南做出了推荐有利于进一步规范临床操作；但值得注意的是临床上仍然有一部分患者需要深镇静治疗，为了减少镇静药物蓄积和其他不良反应，对于这一部分“深镇静”患者需要实施“每日镇静中断（DIS）”，而浅镇静自然不存在DIS的问题。身体约束为新增条目，是浅镇静必然会遇到的问题，也是ICU常见的现象，指南指出尽管缺乏相关研究，但约束用以预防自行拔出气管插管和医疗设备、避免坠床、防止受到侵害，是安全有效的；本条意见缺乏文献支持，但在临床工作中的矛盾多发问题上明确意见，仍具有意义，为实际工作中的事实情况提供了一定理论支撑，但减少约束一直是学界主流的提倡意见，而且这部分陈述缺乏文献支持，方向是否正确，能否经得住时间考验还需观察。

（三）谵妄更加平和客观，重在评估与减轻危害

这部分主要条目有危险因素、预测、评估、觉醒水平和诊断、预后、药物预防和治疗，以及非药物预防和治疗。危险因素在新指南中划分为可改变因素和不可改变因素，对于临床工作指导作用更强。预测部分为《PADIS指南》新增条目，提出在入住ICU时或入ICU后首个24小时内，谵妄可以通过预测模型来预测。评估部分仍推荐有效工具对重症患者常规进行谵妄评估。觉醒水平和评估部分指出觉醒程度影响谵妄评估，为《PADIS指南》新增陈述，是对评估细节的补充。

重要的变化在对于谵妄预后的描述，新指南较原指南描述更为平和，《IPAD指南》指出谵妄增加病死率、延长住院时间、认知障碍，而《PADIS指南》描述为谵妄与出ICU后3～12个月认知障碍相关，也许对住院时间有影响，但与住ICU时间、病死率、创伤后应激障碍和性格变化是否相关尚无一致意见；快速逆转的谵妄预后和未发生谵妄者相似。药物预防和治疗中，关于预防的推荐在新指南中更进一步，原指南不建议使用氟哌啶醇或非典型抗精神病药预防谵妄，而对右美托咪定无推荐意见；新指南则明确不建议应用氟哌啶醇、非典型抗精神病药、HMG-CoA还原酶抑制剂（他汀类药物）、氯胺酮及右美托咪定预防所有重症患者的谵妄；治疗方面，《IPAD指南》指出非典型抗精神病药可能会减少ICU成年患者谵妄的持续时间，而《PADIS指南》反对常规使用非典型抗精神病药、氟哌啶醇或HMG-CoA还原酶抑制剂治疗谵妄，仍然认为迄今尚无药

物可以治疗谵妄。非药物预防和治疗为新增内容，主要为反对灯光疗法减少谵妄，推荐多元化非药物的策略减少谵妄，重点为改善（不限于）谵妄相关的可变危险因素。这些措施包括：减少或缩短谵妄的策略（如重新定向、认知刺激、使用时钟）；改善睡眠（如尽量减少光线和噪声）；改善觉醒（如减少镇静）；减少制动（如早期康复 / 活动）；减少听力或视力损害（如使用助听器和眼镜等设备）。

（四）针对 ICU 患者制动

加强早期康复运动为指南新增条目。主要内容为推荐危重患者进行康复 / 活动；康复 / 活动过程中，严重安全事件或受伤不经常发生；康复 / 活动的开始时机和停止指征。核心内容即推荐早期康复，该部分的推荐意见主要为临床实施康复提供了开始和停止的指征（主要为根据生命体征，包括心血管、呼吸、神经系统和患者意愿方面内容）。

（五）重视睡眠障碍，改善睡眠质量

重症患者睡眠特征包括重症患者睡眠片段化，深睡眠比例下降。睡眠紊乱与谵妄的发生相关，机械通气可加重睡眠障碍，而呼吸衰竭患者反而可能因恰当的机械通气受益。重症患者睡眠障碍的异质性很大，与患者个体特征有关。患者入 ICU 前的睡眠质量差则更易出现 ICU 睡眠障碍，ICU 期间的疼痛、环境刺激、医护相关打扰、心理因素、呼吸因素和用药均会影响睡眠质量。关于睡眠和预后之间的关系还有许多未知，和谵妄之间具有相关性但因果关系并不确定。不推荐常规对重症患者进行睡眠生理学监测。若患者有创通气推荐辅助控制通气而非压力支持通气以改善睡眠。无创通气需要改善睡眠者，可以通过专用的呼吸机或标准呼吸机均可。反对给予患者芳香疗法、穴位按摩和音乐来改善睡眠，建议减少夜晚的灯光和噪声。药物方面反对用丙泊酚改善睡眠，而右美托咪定和褪黑素目前无推荐意见。最后类似于镇静镇痛，仍推荐以多元化的方案促进患者睡眠。

二、2018 版中国镇痛、镇静指南和美国《PADIS 指南》比较

（一）我国新版指南的特点

2018 版中国镇痛、镇静指南，较上版有了以下几点进步。①与第 1 版按照 Delphy 分级，更多采纳专家意见不同，第 2 版指南完全遵循 GRADE 分级，在检索了自 2002 年以来发表的中、英文文献的基础上，谨慎地做出筛选与荟萃分析及系统评价，形成了新版的指南。②自修订启动伊始，在中华医学会重症医学分会的领导下，对于文献与推荐意见进行了双重评阅、甄选及系统评价；常务委员会数次讨论，最终就推荐意见的措辞与强度等级进行投票表决。③指南更注重实用性，特别是可操作性，较上版指南减少了推荐意见的数量，但细化了镇痛、镇静治疗与监测的具体目标，强调了无监测，勿镇痛镇静的理念，突出了评估—治疗—监测的重点与连续性。④在镇痛、镇静治疗的理念上并未盲从欧美指南，仍然旗帜鲜明地强调器官功能（特别是器官储备功能）的保护，是镇痛、镇静治疗的主要目的之一。新版指南还提出了要重视对于器官储备功能评估及治疗前后镇痛镇静状态连续监测和动态调整的理念。⑤根据中国与欧美指南的背景不同，增加了任何肌松药物的使用都必须是在充分

镇痛、镇静基础上的规范意见，强调了个体化设立镇痛、镇静目标，并对需要维持深镇静的患者，推荐采用“每日镇静中断”策略，概念更为清楚。⑥强调了 ICU 患者睡眠障碍需要重视与纠正，但较美国指南略显简单，更原则化，未具体描述改善 ICU 患者的睡眠环境；对于 ICU 患者的早期康复治疗未做专门描述，而《PADIS 指南》专分出一节简述了其指征与禁忌证。

（二）中美新版指南的简单比较

2018 版中国镇痛、镇静指南概括而略显简单，共 23 条建议，其中强推荐 6 条，最佳实践陈述 6 条，弱推荐 11 条；其中概述 5 条，疼痛 6 条，焦虑 / 躁动 7 条，谵妄 5 条。

《PADIS 指南》具体而失之于繁杂，共 71 条建议，其中 37 条推荐意见，2 条最佳实践陈述，32 条未分级意见；其中关于疼痛 23 条，关于躁动 / 镇静 4 条，关于谵妄 11 条，关于制动 6 条，睡眠 17 条。

从建议数量及具体内容可以看出，《PADIS 指南》更为细致，而 2018 版中国镇静、镇痛指南更加简明，同时涵盖了对于器官功能保护方面的倡导和肌松方面的建议，较好地补充了《PADIS 指南》空缺的内容。共同的方面包括均强调了疼痛评估与镇痛治疗，淡化了谵妄的过度描述。

1. 概述原则：镇痛、镇静治疗的目的是器官功能保护　我国指南保留了概述部分，该部分有 5 条建议：保留了上版推荐镇痛、镇静作为 ICU 治疗的重要组成部分；需尽可能去除 ICU 中导致疼痛、焦虑和躁动的诱因；推荐 ICU 通过改善环境、降低噪声、集中进行护理及医疗干预、减少夜间声光刺激等策略，促进睡眠，保护患者睡眠周期；新增加建议在可能导致疼痛的操作前，预先使用镇痛药或非药物干预，以减轻疼痛；推荐实施镇痛、镇静治疗前后应该常规评估患者的器官功能状态和器官储备能力。其中去除诱因 1 条，沿承上版，而新版《PADIS 指南》中多处提到的多元化方法改善患者可变危险因素的原则与之异曲同工；关于睡眠的推荐在中美指南中均出现，内容有繁简之别，但可以看出全球范围内对于 ICU 患者睡眠的关注越来越多。

2. 治疗前后常规评估患者器官功能的建议，为我国指南所特别强调　镇静、镇痛治疗，在保护脏器功能、降低器官做功与氧耗的同时也可能对其生理作用产生抑制（如呼吸、循环），或者加重某些脏器的代谢负担（如肝、肾）。镇静镇痛药物对患者各脏器功能的影响是 ICU 医师必须重视的问题。实施镇静镇痛之前应对患者的基本生命体征（神志、心率、呼吸、血压、尿量及体温）进行密切监测，选用合适的药物和剂量，以最小的不良反应达到最佳的效果。以器官功能保护为核心，为患者制订个体化的镇静、镇痛策略，当为重症医学今后的重要发展趋势之一。重视镇痛及其连续评估，但神经性疼痛治疗意见需增补。

我国指南，疼痛部分有 6 条建议，相较于《PADIS 指南》相对简单，但均突出强调了镇痛治疗必须作为镇静治疗的基础；二者推荐内容并无较大出入，包括镇痛为镇静的基础、应该联合弱阿片或非阿片类镇痛药物以减轻阿片类药物的不良反应、重视评估、评估贯穿治疗前后等内容，彰显出医学界对疼痛的重视程度越来越高。我国的指南还推荐了镇痛治疗应达到的目标，使得治疗与连续监测的目标更加容易把握。但对于神经性疼痛，我国指南尚缺乏特殊的治疗建议，而《PADIS 指南》则相对细化清楚，我们需要在今后增补。

3. 焦虑 / 躁动（镇静）　我国指南提出个体化目标，阐述更清晰，利于实操。我国指南，焦虑 /

躁动（镇静）部分共有 7 条建议，这部分较《PADIS 指南》有较大区别。首先，我国指南推荐：建议 ICU 患者根据器官功能状态个体化选择镇静深度，实施目标指导的镇静策略；应根据镇静状态的评估结果随时调整镇静深度，对于深度镇静患者实施每日镇静中断。我国指南在奔向个体化治疗的方向上更加积极，并且“根据评估随时调整”的描述对于临床的指导性和效果都更好；对于“深镇静患者实施每日镇静中断”的描述也更符合实际，《PADIS 指南》虽然仍主张对于重症患者宜施行“浅镇静”，但其描述力度较之上版《PADIS 指南》已有所减弱，且其推荐“每日镇静中断可达到并维持患者的浅镇静”，实际意味着在实施“镇静中断”之时，患者可能已经处于深镇静的状态，否则处于“浅镇静”状态是不可能也不必要再“每日镇静中断”的。其次，推荐“苯二氮䓬类和丙泊酚应作为目前镇静的基本药物”和《PADIS 指南》更推荐非苯二氮䓬类药物的意见有较大不同。苯二氮䓬类药物有文献报道其增加谵妄发生率，延长机械通气时间和住院时间，不易保持浅镇静的缺点，这也是《PADIS 指南》更推荐非苯二氮䓬类药物的出发点；但《PADIS 指南》中本条推荐的证据级别较低，且为条件性推荐，而且苯二氮䓬类药物在深镇静、顺行性遗忘和联合用药减低彼此不良反应方面仍具有重要作用。考虑到上述原因，且其价格更为低廉，经济学角度上也较为符合我国国情，所以我国指南仍保留推荐其为镇静的基础用药，是比较符合实际的。但兼听则明，熟悉两国指南推荐意见的出发点，更加利于医师对于复杂临床情况做出正确判断。最后，我国指南推荐：只能在充分镇痛、镇静基础上才可考虑应用肌松药物；主要指征为对于重度 ARDS 早期患者，以尽量降低人机对抗，但在使用肌松药物时必须采用客观脑功能监测意识及疼痛状态。《PADIS 指南》中并无相关推荐，而肌松药物的应用确为 ICU 治疗的重要组成部分，我国指南对本部分的推荐是一个较好的补充。

4. 谵妄　关于右美托咪定，我国保持，美国降级。我国指南，谵妄部分共有 5 条建议，与《PADIS 指南》内容基本一致，但区别于《PADIS 指南》对于谵妄论述的“降温”，对于右美托咪定我国指南仍然保留推荐为“右美托咪定可以减少 ICU 谵妄的发生率”，而《PADIS 指南》不推荐任何谵妄的预防用药，包括右美托咪定，仅推荐右美托咪定用于机械通气患者由于合并谵妄、躁动而妨碍脱机的这部分患者，可以看出《PADIS 指南》中对于谵妄患者应用右美托咪定的推荐较前有所降级。就目前的谵妄研究与指南变化大趋势可见：更强调对于 ICU 患者应该重视监测发现和评估谵妄，采取非药物综合手段（包括原发病治疗与改善组织灌注氧合、改善睡眠等）预防谵妄发生，而谵妄的治疗尚无推荐药物，主要是针对躁动型的少部分谵妄患者，抑制和减轻躁动所致的危害。

总之，中华医学会重症医学分会的《中国成人 ICU 镇痛和镇静治疗指南》和 SCCM 的新版《PADIS 指南》作为镇静镇痛相关工作的方向性指导文件，多同而少异，且互异之处也各有优劣，对照学习，将会为临床工作提供参照。但最后需要指出的是，两版指南其中强推荐的意见越来越少，大多数都为条件性推荐，提出需要思考的问题越来越多，为 ICU 患者的镇痛镇静的优化也提出了更多的挑战。

（北京大学人民医院　王　斌　安友仲）

参考文献

［1］中华医学会重症医学分会．中国成人ICU镇痛和镇静治疗指南．中华危病急救医学，2018，30（6）：497-514.

［2］Barr J, Fraser GL, Puntillo K, et al. American College of Critical Care Medicine: Clinical practice guidelines for the management of pain, agitation, and delirium in adult patients in the intensive care unit. Crit Care Med, 2013, 41: 263-306.

［3］Devlin JW, Skrobik Y, Gelinas C, et al. Clinical Practice Guidelines for the Prevention and Management of Pain, Agitation/Sedation, Delirium, Immobility, and Sleep Disruption in Adult Patients in the ICU. Crit Care Med, 2018, 46: In Press.

［4］Puntillo KA, Neuhaus J, Arai S, et al. Challenge of assessing symptoms in seriously ill intensive care unit patients: Can proxy reporters help? Crit Care Med, 2012, 40: 2760-2767.

［5］Wassenaar A, van den Boogaard M, van Achterberg T, et al.Multinational development and validation of an early prediction model for delirium in ICU patients. Intensive Care Med, 2015, 41: 1048-1056.

［6］Balas MC, Weinhouse GL, Denehy L, et al.Interpreting and implementing the 2018 Pain, Agitation/Sedation, Delirium, Immobility, and Sleep Disruption Clinical Practice Guideline. Crit Care Med, 2018, 46: 1464-1470.

第四节　优化镇痛药物的使用

近年来，重症患者的疼痛越来越受到临床医师的重视，《ICU成年患者疼痛、躁动/镇静、谵妄、制动、睡眠障碍管理指南》（简称《PADIS指南》）和以患者为中心的舒适化浅镇静策略（eCASH）概念均把重症患者的镇痛治疗置于优先地位，其在重症医学中的地位毋庸置疑。随着人们对疼痛的认识和重视，阿片类药物在疼痛治疗中的应用日益广泛，由此造成的阿片类成瘾和相关不良反应所致的病死率也急剧上升。因此，阿片类药物广泛使用带来的问题不容忽视。阿片类药物短期应用的不良反应包括药物引起的恶心、呕吐、胃肠蠕动抑制、呼吸抑制等，长期应用可导致镇痛耐受性，以及阿片类药物诱导的痛觉过敏（opioid induced hyperalgesia，OIH）。耐受性和OIH是降低镇痛效果和增加镇痛药物剂量的主要因素，因此，现在迫切需要优化镇痛药物策略来加强镇痛效果，同时减少不良反应，降低耐受性和OIH，以提高患者的安全性。

一、优化阿片类药物的使用

阿片类药物是疼痛治疗的基石，也是重症医学科治疗非神经性疼痛的一线用药。根据药理作用，可分为阿片受体激动剂（吗啡、芬太尼家族等）、激动 - 拮抗剂（喷他左辛、地左辛、酒石酸布托啡诺、纳布啡等）、部分激动剂（丁丙诺啡）和拮抗剂（纳洛酮等）。

临床常用的吗啡、芬太尼、舒芬太尼和瑞芬太尼都属于阿片受体激动剂，它们的镇痛机制类似，在等效剂量下镇痛效果相当。10mg 吗啡相当于 0.1mg 芬太尼，0.01mg 舒芬太尼。

阿片类药物的给药途径多样，可静脉、肌内注射、口服和经皮给药。对于操作性疼痛，可以单次静脉推注吗啡和芬太尼镇痛。芬太尼脂溶性高，分子量小，经皮给药无局部刺激作用和皮肤代谢，生物利用度高，口服和经皮给药主要用于癌性疼痛和慢性疼痛；对于 ICU 患者长时间镇痛，更多选择持续静脉给药，药物直接进入血液循环，起效快，镇痛效果可控。舒芬太尼相对芬太尼的镇静作用更强，具有催眠效应，对循环和呼吸的影响更小，更适合用于机械通气患者的镇痛、镇静。瑞芬太尼由于起效快，持续时间短，只适于持续静脉输注。

阿片类镇痛药的不良反应与多种因素有关，如个体差异、年龄、肝及肾功能、药物剂量及药物相互作用等。除瑞芬太尼主要是由红细胞和骨骼肌中的非特异性酯酶代谢外，其余阿片类药物的代谢主要是在肝进行。因此，对于肝功能异常的患者，可以选用瑞芬太尼镇痛。

优化阿片类药物的使用应注意以下内容。首先，应做到对传统阿片类药物的精细化、个体化用药，在发挥其镇痛效果的同时，减少相关不良反应和药物蓄积效应的发生。其次，应积极开发和使用新型阿片类药物，该类药物不同于传统阿片类药物，存在多受体效应，表现为对 μ 受体激动作用的减弱或呈激动 - 拮抗双重效应，而对 κ 受体作用则大大增强。在达到镇痛效果的同时，可减少呼吸抑制、胃肠道功能障碍等并发症的发生。混合阿片受体激动剂如地左辛、酒石酸布托啡诺、纳布啡等在缓解内脏痛方面较传统阿片类药物具有优势。

二、联合非阿片类药物的使用

1. 对乙酰氨基酚　有较好的解热、镇痛作用，但没有抗炎作用，严格意义上讲不属于非甾体类消炎药（non-steroidal anti-inflammatory drug，NSAID）。它通过抑制体内 PG 合成酶而发挥解热、镇痛作用，其镇痛作用是由中枢和外周神经产生。它有多种剂型，除了口服和直肠给药，还能通过静脉给药，使得其在 ICU 的应用更方便。静脉注射对乙酰氨基酚有控制术后疼痛和减少阿片类药物的作用，也减少了阿片类药物的不良反应。静脉注射治疗剂量的对乙酰氨基酚没有严重的不良反应，其发生率低于 1/10 000。推荐的给药剂量为成年人静脉给药，每 4～6 小时 1g，24 小时最大剂量为 4g。

2. NSAID　作用机制是通过非选择性、竞争性抑制前列腺素合成过程中的关键酶——环氧化酶（COX）达到镇痛效果，代表药物包括双氯芬酸钠和布洛芬。这类药物可用于治疗轻度至中度疼痛，和阿片类联合使用时有协同作用，可减少阿片类药物的用量，并可用于缓解患者长期卧床的轻度疼痛和不适。Marrete 等对 23 项大规模随机对照研究结果行荟萃分析发现，NSAID 联合阿片类药物可提高 29% 的镇痛镇静效果，使吗啡用量减少 30%～50%，恶心和呕吐等不良反应减少约 17%。

3. 奈福泮　一种新型的非成瘾性镇痛药，它不是麻醉性镇痛药，也不是吗啡受体激动剂。其镇痛作用强且不被纳洛酮阻断，起效慢但维持时间久，无耐受性和成瘾性。20mg 的奈福泮与 6mg 的吗啡镇痛效果相当。与 NSAID 不同，奈福泮对凝血、胃黏膜或肾功能无影响，对肝功能也没有损害，但是可能有心动过速、青光眼、癫痫和谵妄的风险。奈福泮被认为是 ICU 患者有效安全的替代或辅助镇痛药。研究表明，奈福泮能减少阿片类药物的用量及阿片类药物相关的不良反应。

4. 氯胺酮 一种经典的麻醉药物，在短小手术及儿科麻醉中都有较多的应用。近年来，氯胺酮越来越受到 ICU 医师的重视。氯胺酮作为 N- 甲基 -D- 天冬氨酸（N-methyl-D-aspartic acid receptor，NMDA）受体非竞争性拮抗剂，与阿片类药物联用，可以减少阿片类药物的耐受及阿片类药物诱导的痛觉过敏，从而减少阿片类药物的用量。1 项针对氯胺酮的荟萃分析表明，氯胺酮联合阿片类药物可以显著降低疼痛强度，减少阿片类药物用量，降低恶心和呕吐等不良反应的发生率。没有证据表明呼吸不良事件和幻觉的发生率存在差异。美国镇静、镇痛指南推荐小剂量氯胺酮（0.5mg/kg，随后每分钟 1～2μg/kg 持续输注）作为阿片类药物治疗的辅助用药，以优化重症患者的急性疼痛管理。

5. 利多卡因 一个经典的局部麻醉药物，局部应用的效果被大家所熟知。静脉输注利多卡因同样具有镇痛效果，并能够抑制痛觉过敏及抗炎的作用，可以用于术后镇痛、神经性疼痛、肌纤维痛和其他急、慢性疼痛的治疗，还可为阿片难治性疼痛患者提供安全有效的快速疼痛干预。2015 年的 1 项荟萃分析结果显示，利多卡因静脉注射在术后早期和中期的疼痛评分有所降低，胃肠道恢复时间缩短，术后恶心、呕吐次数及阿片类药物的用量减少，住院时间也有所缩短。利多卡因静脉使用的推荐剂量为 1.5mg/kg 静脉推注 10 分钟以上，然后静脉输注每分钟 30μg/kg，持续 48 小时。

6. 神经性镇痛药 神经病理性疼痛（neuropathic pain，NPP）是指各种原因导致的以神经病理性改变为基础的顽固性疼痛，主要表现为痛觉过敏、痛觉超敏和异常疼痛。ICU 中常见的神经性疼痛，如吉兰 - 巴雷综合征，糖尿病引起的末梢神经痛，急性或慢性脊髓损伤后的神经痛等，单独的阿片类镇痛药物效果不佳。联合使用加巴喷丁、普瑞巴林和卡马西平等药物，患者的疼痛数字评分法（NRS）分值可显著降低。其中，加巴喷丁是治疗神经病理性疼痛的一线推荐。加巴喷丁为人工合成的γ- 氨基丁酸（GABA）类似物，通过减少钙离子流入神经末梢，减少神经递质和 P 物质的释放来缓解疼痛。在神经性镇痛药开始使用的最初 24 小时内，阿片类药物的使用也显著减少。在 ICU 成年患者心血管术后使用神经性镇痛药联用阿片类药物，也是有获益的。加巴喷丁的推荐剂量为初始剂量 300mg/d，最大剂量可达 3600mg/d。

三、联合非药物治疗

优化镇痛治疗，除了优化镇痛药物的使用外，还包括了联用非药物治疗方法。目前常说的非药物治疗方法包括了网络治疗 / 虚拟现实（virtual reality，VR）疗法、催眠、按摩、音乐、冷疗法和放松疗法等。其中，《PADIS 指南》中明确指出网络治疗及催眠疗法并不适合在 ICU 使用。对于按摩，《PADIS 指南》进行了有条件的推荐。文中指出，在 5 项随机对照试验中，对心脏和腹部手术患者的 ICU 术后疼痛管理按摩进行了研究，综合分析显示在提供按摩后的第 1 天，疼痛强度评分降低了。《PADIS 指南》同样推荐了利用音乐疗法来缓解非操作相关疼痛。1 项大型随机对照试验发现，音乐治疗可减少重症患者的焦虑，具有镇静作用，但是缺少对疼痛的评估。一些相关的研究虽然报道了音乐治疗后疼痛强度降低，但是这些疼痛强度的降低被认为不具有临床意义。音乐治疗可能是安全的疼痛管理干预措施，但是由于各种原因，临床可行性不高。冷疗法及放松疗法在临床需要在特定的情况下使用，相关支持文献证据力度不够，以及受临床硬件设施、人员配置等各方面因素制约，临床可行性都有待考察。

总的说来，优化镇痛药物的使用主要体现在对传统阿片类药物的精细化管理、采用新型阿片类药物，同时联合非阿片类药物进行联合镇痛治疗。非药物干预治疗疼痛对那些无法自我报告的危重患者的影响尚不是很明确，目前对优化镇痛药物的使用效果有限，有待进一步观察和发现。

（武汉大学中南医院　罗　云　胡　波　李建国）

参考文献

[1] Devlin JW, Skrobik Y, Gélinas C, et al. Clinical Practice Guidelines for the Prevention and Management of Pain, Agitation/Sedation, Delirium, Immobility, and Sleep Disruption in Adult Patients in the ICU. Crit Care Med, 2018, 46 (9): e825-e873.

[2] Vincent J-L, Shehabi Y, Walsh TS, et al. Comfort and patient-centred care without excessive sedation: the eCASH concept. Intensive Care Med, 2016, 42 (6): 962-971.

[3] Volkow ND, McLellan AT. Opioid Abuse in Chronic Pain—Misconceptions and Mitigation Strategies. N Engl J Med, 2016, 374 (13): 1253-1263.

[4] Roeckel L-A, Le Coz G-M, Gavériaux-Ruff C, et al. Opioid-induced hyperalgesia: Cellular and molecular mechanisms. Neuroscience, 2016, 338: 160-182.

[5] Corder G, Tawfik VL, Wang D, et al. Loss of μ opioid receptor signaling in nociceptors, but not microglia, abrogates morphine tolerance without disrupting analgesia. Nature Med, 2017, 23: 164-173.

[6] Liu R, Huang XP, Yeliseev A, et al. Novel molecular targets of dezocine and their clinical implications. Anesthesiology, 2014, 120 (3): 714-723.

[7] Wang YX, Mao XF, Li TF, et al. Dezocine exhibits antihypersensitivity activities in neuropathy through spinal μ-opioid receptor activation and norepinephrine reuptake inhibition. Sci Rep, 2017, 7: 43137.

[8] Marret E, Bonnet F. Perioperative anti-inflammatory drug use: which evidences for their utility and safety? Ann Fr Anesth Reanim, 2007, 26 (6): 535-539.

[9] Durrieu G, Olivier P, Bagheri H, et al. Overview of adverse reactions to nefopam: an analysis of the French Pharmacovigilance database. Fundam Clin Pharmacol, 2007, 21 (5): 555-558.

[10] Chanques G, Sebbane M, Constantin JM, et al. Analgesic efficacy and haemodynamic effects of nefopam in critically ill patients. Br J Anaesth, 2011, 106 (3): 336-343.

[11] Corbonnois G, Iohom G, Lazarescu C, et al. Unilateral permanent loss of vision after nefopam administration. Ann Fr

Anesth Reanim, 2013, 32 (9): e113-115.

[12] Assouline B, Tramèr MR, Kreienbühl L, et al. Benefit and harm of adding ketamine to an opioid in a patient-controlled analgesia device for the control of postoperative pain: systematic review and meta-analyses of randomized controlled trials with trial sequential analyses. Pain, 2016, 157 (12): 2854-2864.

[13] Kranke P, Jokinen J, Pace NL, et al. Continuous intravenous perioperative lidocaine infusion for postoperative pain and recovery. Cochrane Database Syst Rev, 2015: CD009642.

[14] Attal N, Cruccu G, Baron R, et al. EFNS guidelines on the pharmacological treatment of neuropathic pain: 2010 revision. Eur J Neurol, 2010, 17 (9): 1113-1188.

[15] Joshi SS, Jagadeesh AM. Efficacy of perioperative pregabalin in acute and chronic post-operative pain after off-pump coronary artery bypass surgery: a randomized, double-blind placebo controlled trial. Ann Card Anaesth, 2013, 16 (3): 180-185.

[16] Pesonen A, Suojaranta-Ylinen R, Hammarén E, et al. Pregabalin has an opioid-sparing effect in elderly patients after cardiac surgery: a randomized placebo-controlled trial. Br J Anaesth, 2011, 106 (6): 873-881.

第五节　ICU 患者的睡眠障碍

ICU 危重患者普遍经历着严重的睡眠紊乱。多项临床研究采用睡眠质量评估的金标准——多导睡眠监测（polysomnography，PSG）评估 ICU 患者的睡眠，结果一致表明，ICU 患者的睡眠普遍表现为睡眠潜伏期延迟、睡眠效率下降、睡眠碎片化，1、2 期睡眠（浅睡眠）为主，3 期睡眠及 REM 睡眠（深睡眠）减少或缺失。同时，虽然 ICU 患者 24 小时全天睡眠时间可能接近正常，但约 50% 的睡眠发生在白天，昼夜节律严重紊乱。ICU 患者的睡眠可能导致 ICU 谵妄发生率增加、机械通气时间延长、免疫功能紊乱及神经认知功能紊乱。近年来研究发现，危重疾病本身、ICU 期间用药、谵妄的发生、脑灌注情况与睡眠之间存在错综复杂的关联，ICU 患者的睡眠问题愈发引起重症学者的关注，并于 2018 年将 ICU 睡眠（sleep disruption）这一主题添加至新版本的疼痛（pain）、躁动 / 镇静（agitation/sedation）、谵妄（delirium）、制动（immobility）及睡眠紊乱（sleep disruption）相关指南中，简称 PADIS 指南。该指南在 *Critical Care Medicine* 杂志 2018 年第 9 期发表。指南在更新，临床实践也在不断摸索中前行，本文将重点对 ICU 睡眠剥夺的防治策略及未来研究方向做详细阐述。

一、ICU 睡眠剥夺的危险因素

改善 ICU 患者睡眠障碍，预防是关键。如何避免高危诱发因素，筛查高危人群极为关键。多项临床研究对 ICU 不同人群睡眠剥夺的危险因素做了调查，结果如下。①入 ICU 前的危险因素。女性、高龄、主观的日常睡眠质量、日常助眠药物的使用及合并症情况（高血压、糖尿病、癌症及甲状腺疾病）；② ICU 期间危险因素，如疼痛、ICU 环境、医疗护理干预行为、呼吸及药物因素等（表 9-5-1）。

表 9-5-1　ICU 睡眠剥夺的高危因素

环境因素相关	病理生理因素相关	环境因素相关	病理生理因素相关
噪声	疼痛	医疗操作	害怕
光线	不舒适	生命体征监测	陌生的环境
病床舒适程度	感觉过热或过冷	诊疗行为	时间定向紊乱
查房或探视	呼吸困难	药物使用	寂寞
病房通风情况	咳嗽	约束	缺乏隐私
医师洗手	饥饿和口渴	监测仪器	病号服
不良气味	恶心	氧气面罩	缺乏睡前程序
其他病床的活动	需要用便盆	气管插管	不知道护士的名字
医疗护理相关	心理因素相关	尿管	不知道医疗术语
护理行为	焦虑 / 担忧 / 压力		

目前睡眠相关危险因素研究的局限性：上述 ICU 睡眠紊乱的危险因素多通过随访时期问卷调查得来，可能存在记忆偏倚。另外，相关研究大多排除了因镇静、谵妄、痴呆或急性脑损伤而不能主诉主观睡眠质量的患者，并且患者的睡眠很可能被难以计数的微觉醒碎片化，但由于睡眠并未完全中断而难以描述干扰睡眠的原因。上述原因追本溯源，皆因评价主观睡眠质量并非评价 ICU 患者睡眠质量的金标准。目前，PSG 为评判睡眠质量的金标准，但由于其受限于高度异常脑电信号或信号质量较差的患者，难以在 ICU 中普遍开展。即便使用 PSG 为评判工具，ICU 患者的睡眠质量与危险因素之间的关系究竟谁为因果也难以确定。因此，关于 ICU 患者睡眠剥夺的危险因素尚需要进一步研究，尤其是发现可修正的危险因素更能为临床干预提供有意义的指向。

二、改善睡眠的方法

（一）机械通气模式的调整

机械通气是 ICU 患者发生睡眠紊乱的重要因素之一，但对于必须进行机械通气治疗的重症患者而言，为患者设置最适合的模式是能改善睡眠质量的方法之一。

1. 辅助 - 控制通气　目前 3 项小样本的临床研究（$n=61$）表明，与压力支持通气（pressure support ventilation，PSV）模式相比，辅助 - 控制通气（assist-control ventilation，A/C）模式可显著提升 ICU 机械通气患者的睡眠效率（MD18.33%，95%*CI* 7.89～28.76），提高睡眠质量可能是由于增加了患者的 REM 睡眠时间（MD2.79%，95%*CI* 0.53～5.05），但鉴于 A/C 模式可引起人机失调，若给予镇静药物则可能进一步影响患者睡眠，因此机械通气的患者是否都应在夜间切换为 A/C 模式仍应进一步考量。

2. 适应性支持通气　适应性支持通气模式包括自动调整压力支持、成比例辅助通气及神经调节通气辅助模式等。目前极小规模的随机对照交叉临床研究将适应性支持通气模式与 PSV 模式对 ICU 患者睡眠质量的影响做了比较，发现前者确实有潜在的益处，但鉴于适应性支持通气在绝大多数 ICU 范围内并未推广，故亦不推荐将此模式作为改善患者夜间睡眠的方式。

（二）声光控制

目前，2 项 RCT 研究及 2 项观察性研究评价了通过夜间使用耳塞和（或）眼罩降低 ICU 夜间噪声与光照对 ICU 患者睡眠的影响，结果均发现夜间声光防治方法对患者的主观睡眠质量、睡眠时长及谵妄的发生均有显著的改善。尽管上述研究设计缺乏盲法，研究中有部分患者拒绝佩戴耳塞，但这种经济的防治手段确实不失为 ICU 睡眠改善的有效策略之一。

（三）药物干预

1. 褪黑素　目前有 3 项小型随机安慰剂对照试验（$n=60$）评价了夜间服用褪黑素对 ICU 患者睡眠质量的影响。3 项研究结果均未显示服用褪黑素对 ICU 患者睡眠有显著改善。但上述研究的确存在若干局限性：①对患者睡眠的评价均未采用金标准 PSG，而是分别采用脑电双频指数（bispectral index，BIS）、体动仪及主观睡眠质量；② 3 项研究的褪黑素剂量全不相同；③均为极小样本研究。在美国的褪黑素生产不受食品和药品监督管理局的监管，由于担心产品质量和一致性，许多医院无法将其添加到处方中。然而，褪黑素的不良反应相对较少（如轻度镇静和头痛），而且价格便宜。因此，关于褪黑素对 ICU 睡眠剥夺的影响，仍需大规模的随机对照研究进一步验证。

2. 右美托咪定　2 项随机试验（$n=74$）分别评价了右美托咪定对行机械通气的需要镇静的危重患者及不需要持续镇静的非机械通气的危重患者睡眠质量的影响。在 2 项研究中，与安慰剂相比，右美托咪定都增加了第二时相睡眠，且减少了第一时相睡眠。然而，2 项研究都没有显示出减少碎片睡眠或增加快速眼动睡眠的优势。1 项观察性试验发现，在 ICU 机械通气患者中，夜间使用右美托咪定可以保留患者的昼夜节律。但鉴于右美托咪定的花费较高及血流动力学的不良反应，其是否能常规作为 ICU 患者助眠药仍需进一步证实。

3. 丙泊酚　2 项 RCT 比较了丙泊酚和苯二氮䓬类镇静药，1 项 RCT 比较了丙泊酚和安慰剂对 ICU 危重患者睡眠的影响。结果显示，丙泊酚的使用非但无法改善睡眠质量，并且带来了血流动力学及呼吸抑制的不良反应，甚至导致患者需要重新上机辅助呼吸的风险。因此，最新《PADIS 指南》并不推荐仅为了改善危重患者的睡眠而使用丙泊酚，但对于需要进行操作或需要持续镇静的患者这条意见并不适用。

4. 其他　目前，对危重症患者的睡眠质量有效的药物干预手段还没有大样本随机对照临床进一步证实。在临床上，三环类抗抑郁药及非典型抗精神病药物可减少谵妄发生，有着较小的血流动力学和呼吸抑制的不良反应。它们也有一定镇静的作用，也可能成为 ICU 患者的一种助眠药。然而，对于这些药物的使用必须权衡利弊。

（四）睡眠改进方案

最新指南推荐使用多元促进睡眠方案改善危重患者的睡眠，方案包括：根据患者意愿为其佩戴耳塞眼罩、播放舒缓音乐、优化 ICU 声光环境、减少夜间干扰、早期制动及尽量终止影响睡眠和（或）促进谵妄发生的镇静药物的使用，但多元方案对患者睡眠的改善作用究竟是源于单一因素还是综合因素尚需进一步研究。

三、未来研究方向

目前ICU患者的睡眠问题已经引起关注，我们期待未来越来越多的研究能够为ICU患者睡眠质量的提高贡献高证据级别的推荐意见。在今后的研究中需要解决的问题如下。①PSG是评价ICU睡眠质量的金标准，但是由于ICU患者的睡眠普遍存在昼夜颠倒、节律异常，因此24小时PSG更能反映真实的睡眠情况，PSG在ICU中的应用确实存在一些限制，寻找信度和效度都较好的睡眠评判工具应用于该人群尤为重要。②ICU患者的睡眠问题，应预防与治疗并重，但目前并无大样本、前瞻性随机对照研究证实何种药物或何种手段，对于ICU患者睡眠有着显著益处。ICU患者的睡眠紊乱是外界环境与内环境紊乱共同影响导致的，也许设计一种药物及非药物联合干预方案会有一定的前景。右美托咪定及一些精神病类药物可能将是未来研究的热点。

（首都医科大学附属北京复兴医院　黄华玮　席修明）

参考文献

[1] Devlin JW, Skrobik Y, Gelinas C, et al. Clinical Practice Guidelines for the Prevention and Management of Pain, Agitation/Sedation, Delirium, Immobility, and Sleep Disruption in Adult Patients in the ICU. Crit Care Med, 2018, 46 (9): e825-e873.

[2] Toublanc B, Rose D, Glerant JC, et al. Assist-control ventilation vs. low levels of pressure support ventilation on sleep quality in intubated ICU patients. Intensive Care Med, 2007, 33 (7): 1148-1154.

[3] Andrejak C, Monconduit J, Rose D, et al. Does using pressure-controlled ventilation to rest respiratory muscles improve sleep in ICU patients? Respir Med, 2013, 107 (4): 534-541.

[4] Cabello B, Thille AW, Drouot X, et al. Sleep quality in mechanically ventilated patients: comparison of three ventilatory modes. Crit Care Med, 2008, 36 (6): 1749-1755.

[5] Bosma K, Ferreyra G, Ambrogio C, et al. Patient-ventilator interaction and sleep in mechanically ventilated patients: pressure support versus proportional assist ventilation. Crit Care Med, 2007, 35 (4): 1048-1054.

[6] Alexopoulou C, Kondili E, Vakouti E, et al. Sleep during proportional-assist ventilation with load-adjustable gain factors in critically ill patients. Intensive Care Med, 2007, 33 (7): 1139-1147.

[7] Delisle S, Ouellet P, Bellemare P, et al. Sleep quality in mechanically ventilated patients: comparison between NAVA and PSV modes. Ann Intensive Care, 2011, 1 (1): 42.

[8] Alexopoulou C, Kondili E, Plataki M, et al. Patient-ventilator synchrony and sleep quality with proportional assist and pressure support ventilation. Intensive Care Med, 2013, 39 (6): 1040-1047.

[9] Lewis SR, Pritchard MW, Schofield-Robinson OJ, et al. Melatonin for the promotion of sleep in adults in the intensive care unit. Cochrane Database Syst Rev, 2018, 5: D12455.

[10] Lewis SR, Schofield-Robinson OJ, Alderson P, et al. Propofol for the promotion of sleep in adults in the intensive care unit. Cochrane Database Syst Rev, 2018, 1: D12454.

第十章 重 症 消 化

第一节 重症患者的肠道微生态治疗

人体肠道微生物分为有益的共生菌与有害的致病菌，这两者之间的界限不是绝对的，在局部微环境的影响下，有益共生菌可向有害致病菌转化，反义亦然。因此，肠道菌群的平衡被打破的话，就会出现肠道菌群失调，其可通过多种机制促进疾病的发生。ICU 患者是发生菌群失调的高危人群，主要原因在于抗生素的大量使用、饮食模式的急剧变化及重症疾病的急性应激状态。因此，探讨改变肠道菌群失衡的方法日益受到重视，有多种方法可改变肠道菌群，如调整与控制抗生素使用、选择性肠道去污染、益生元与益生菌补充和粪便移植（细菌疗法）等。

一、益生元 / 益生菌作用机制

益生元能促进有益细菌生长和代谢的膳食成分，而益生菌为人体来源的活性微生物，当摄取足够量时，可对宿主健康有益。益生菌发挥保护作用的机制主要在于：①释放抗菌肽，刺激肠道黏膜 IgA 分泌，从而抑制致病菌的生长或结合 / 侵入上皮。②抑制肠道黏膜细胞凋亡，保护肠道黏膜屏障功能。③可诱导产生保护性细胞因子（包括 IL-10 和 TGF-β）和抑制促炎因子，调节肠道免疫系统。④某些乳杆菌属菌株可诱导肠上皮细胞中 μ 型阿片受体和大麻素受体的表达，从而在肠道中介导镇痛功能。

益生菌有调节患者肠道菌群平衡的作用。益生菌能够降低肠黏膜的通透性并增强肠黏膜上皮细胞的修复能力，有利于肠黏膜屏障作用的建立。益生菌还可以通过与病原微生物竞争性黏附肠道上皮细胞的结合位点来对抗入侵的病原微生物。此外，益生菌能酵解可溶性膳食纤维，产生乳酸和短链脂肪酸，降低肠道 pH 值，有效保护与维持肠壁结构的完整性。

胃肠道不仅是消化吸收器官，还是重要的免疫器官。益生菌通过激活机体免疫应答，诱导机体的非特异性和特异性免疫，增强细胞免疫和体液免疫，促进抗体的形成和加强相应的免疫功能。双歧杆菌在肠道内通过诱导激活肠黏膜免疫系统，促进细胞因子和抗体的产生，促进 sIgA 的分泌。益生菌在肠道中还有其他的免疫调控效应，包括增强树突状细胞和 T 细胞免疫功能，阻止炎性因子的合成及增强自然杀伤细胞的作用。

二、益生菌与 ICU 获得性感染

1. 血流感染　早期 1 项 RCT 研究显示，益生菌组 ICU 获得性感染发生率并未降低，但导管相关血流感染的发生率可降低。随后 1 项纳入 11 项临床研究的 meta 分析表明，益生菌的使用可降低 ICU 内感染的发生（*OR* 0.82，95%*CI* 0.69～0.99）。近期发表的纳入 14 项 RCT 研究的 meta 分析显示，益生菌疗法可显著降低 ICU 内感染并发症的发生（*RR* 0.80，95%*CI* 0.68～0.95，*P*=0.009）。因此，益生菌可以降低 ICU 获得性感染的发生风险。

2. 呼吸机相关肺炎　呼吸机相关肺炎（ventilator associated pneumonia，VAP）是近年来益生菌在 ICU 中应用的热点话题，使用益生菌预防 VAP 的发生仍存在很大争议。2010 年的 meta 分析显示，使用益生菌可降低 ICU 内 VAP 的发生率（*OR* 0.61，95%*CI* 0.41～0.91），并缩短住 ICU 时间。之后的 1 项 Cochrane 综述也显示益生菌可降低 VAP 的发生率（*OR* 0.70，95%*CI* 0.52～0.95），近期 1 项纳入 9 项 RCT 研究的 meta 分析也得出了类似的结论。基于以上结果，2015 年加拿大临床实践相关指南（Canadian Clinical Practice Guideline，CCPG）推荐在重症患者中使用益生菌预防感染的发生。

3. 抗生素相关性腹泻　1 项总结 63 项临床研究超过 11 800 例患者的分析表明，益生菌可降低 42% 的抗生素相关性腹泻（antibiotic associated diarrhea，AAD）发生风险（*RR* 0.58，95%*CI* 0.50～0.68）。随后的 1 项 meta 分析表明，之前纳入的 30 项 RCT 研究存在较大的异质性，有必要进行亚组分析。亚组分析结果表明，在成年患者中可观察到益生菌使用与 AAD 发生风险降低的显著相关性（*RR* 0.47，95%*CI* 0.40～0.56），而在老年患者中未能观察到这一现象（*RR* 0.94，95%*CI* 0.76～1.15）。虽然各研究间存在异质性，但多项系统评价证实，使用益生菌能稍微缩短感染性腹泻的持续时间，因此对推定诊断为 AAD 的 ICU 患者，可考虑使用益生菌。但关于应用益生菌的具体类型、剂量或持续时间，以及益生菌保护机体免受特定病原体损害的机制，目前数据有限。同时，关于益生菌能否减少腹泻疾病的重要并发症，如脱水和营养不良等也无重要证据。

4. 艰难梭菌相关性腹泻　艰难梭菌相关性腹泻（Clostridium difficile associated diarrhea，CDAD）是 AAD 的亚型之一，主要在 ICU 内的患者中出现。1 项纳入 23 项临床研究超过 4200 例患者的 meta 分析显示，益生菌可降低 64% CDAD 的发生率，并缓解 CDAD 治疗中的相关不良反应（腹痛、腹胀、恶心、呕吐和发热等）。1 项纳入 26 项 RCT 7957 例患者的 meta 分析也表明，益生菌使用可同时降低成年患者与儿童患者中 CDAD 的发生率（*RR* 0.40，95%*CI* 0.29～0.53）。但目前没有足够的证据支持常规使用益生菌进行 CDAD 的一级预防，而且也没有有力证据支持益生菌可用于 CDAD 的常规治疗。

5. 术后感染　1 项 meta 分析纳入 20 项临床研究 1374 例进行腹部手术的患者，结果显示益生菌可降低手术部位感染（*RR* 0.63，95%*CI* 0.41～0.98）和泌尿道感染（*RR* 0.29，95%*CI* 0.15～0.57）的发生率，但不影响不良反应发生率、住院天数及病死率等。1 项纳入 15 项 RCT 研究共 1201 例患者的 meta 表明，相比于安慰剂，益生菌可显著降低术后脓毒症的发生风险（*RR*

0.62，95%*CI* 0.52～0.74）。但目前益生菌预防术后感染发生方面的RCT研究仍较少，需要更多的研究结果证实这一观点。

三、肝性脑病

益生菌改善肝性脑病（hepatic encephalopathy，HE）的机制主要在于减少肠腔内致病菌，缩短食物通过肠道时间及改善肠道屏障功能，从而减少血氨的产生和肠道吸收。目前关于益生菌对于HE的研究主要来自2项meta分析，其中1项研究对比益生菌与乳果糖对轻微HE的干预效果，结果表明二者进展至显性HE的比例是没有差异的，但患者对益生菌的耐受性优于乳果糖。1项meta分析关注肝硬化患者暴发型HE的发生率，纳入6项RCT研究496例患者，相比于安慰剂，益生菌可降低HE的发生率（*OR* 0.42，$P=0.0007$），但不影响便秘发生率、血氨水平或病死率。

四、急性胰腺炎

约20%的急性胰腺炎（acute pancreatitis，AP）患者会出现胰腺坏死，严重胰腺组织坏死感染的患者病死率高达30%。多项小样本研究显示，益生菌可降低AP患者感染并发症的发生率，从而减少此类患者外科干预的可能。随着2009年荷兰胰腺炎研究小组PROPATRIA研究的发表，关于AP患者益生菌使用的研究热潮突然停止。该项比较多菌种益生菌制剂和安慰剂的多中心双盲随机对照试验显示，益生菌并未降低胰腺炎患者发生感染性并发症的风险，还增加了因肠系膜缺血而死亡的风险，因此不推荐将益生菌用于AP患者。

尽管目前对于肠道菌群/益生菌的研究如火如荼，但对于益生菌的使用仍无明确的推荐意见，对于最佳益生菌种类、剂量及益生菌联合使用效能等也没有明确的答案。因此，除了需要关于益生菌使用的高质量、大样本、多中心临床研究结果以进一步指导临床实践外，我们也可利用微生物标志等方法对ICU患者肠道菌群变化进行特征性分析，利于对患者进行个体化诊断和治疗。

（中国人民解放军东部战区总医院　李维勤）

参考文献

［1］Rapozo DC, Bernardazzi C, de Souza HS. Diet and microbiota in inflammatory bowel disease: The gut in disharmony. World J Gastroenterol, 2017, 23 (12): 2124-2140.

［2］Manzanares W, Lemieux M, Langlois PL, et al. Probiotic and synbiotic therapy in critical illness: a systematic review and meta-analysis. Crit Care, 2016, 19: 262.

［3］Bo L, Li J, Tao T, et al. Probiotics for preventing ventilator-associated pneumonia. Cochrane Database Syst Rev, 2014, (10): Cd009066.

[4] Jafarnejad S, Shab-Bidar S, Speakman JR, et al. Probiotics Reduce the Risk of Antibiotic-Associated Diarrhea in Adults (18-64 Years) but Not the Elderly (>65 Years): A Meta-Analysis. Nutr Clin Pract, 2016, 31 (4): 502-513.
[5] Goldenberg JZ, Yap C, Lytvyn L, et al. Probiotics for the prevention of Clostridium difficile-associated diarrhea in adults and children. Cochrane Database Syst Rev, 2017, 12: Cd006095.
[6] Lau CS, Chamberlain RS. Probiotics are effective at preventing Clostridium difficile-associated diarrhea: a systematic review and meta-analysis. Int J Gen Med, 2016, 9: 27-37.
[7] Lytvyn L, Quach K, Banfield L, et al. Probiotics and synbiotics for the prevention of postoperative infections following abdominal surgery: a systematic review and meta-analysis of randomized controlled trials. J Hosp Infect, 2016, 92 (2): 130-139.
[8] Arumugam S, Lau CS, Chamberlain RS. Probiotics and Synbiotics Decrease Postoperative Sepsis in Elective Gastrointestinal Surgical Patients: a Meta-Analysis. J Gastrointest Surg, 2016, 20 (6): 1123-1131.
[9] Xu J, Ma R, Chen LF, et al. Effects of probiotic therapy on hepatic encephalopathy in patients with liver cirrhosis: an updated meta-analysis of six randomized controlled trials. Hepatobiliary Pancreat Dis Int, 2014, 13 (4): 354-360.
[10] Davison JM, Wischmeyer PE. Probiotic and synbiotic therapy in the critically ill: State of the art. Nutrition, 2018, 59: 29-36.

第二节　多变量预测模型与 PASS 在急性胰腺炎中的预测价值

研究显示，Ranson 评分系统、APACHE Ⅱ评分系统、Glasgow 评分系统、改良 Glasgow 评分系统、Balthazar 评分系统、无害化胰腺炎评分系统（HAPS）、日本严重程度评分系统（JSS）、胰腺炎结局预测评分（POP）和 AP 严重程度指数评分系统（BISAP）等评分系统可以早期预测急性胰腺炎（AP）的危重度，即 48 小时内预测器官功能障碍或病死率。

AP 传统评分系统各有利弊，预测结果差异较大。最近文献报道了 2 个新的评价系统，胰腺炎活动评分系统（Pancreatitis Activity Scoring System，PASS）和多变量预测模型，前者有助于反映 AP 疾病的动态变化和临床预后，后者更侧重于评价在 ICU 接受治疗患者的预后。2 个评价系统均显示出较好的预测能力。

一、传统评价系统与 AP 预后评估

1. 亚特兰大分级　初版的亚特兰大分级（OAC）、修订版的亚特兰大分级（RAC）和基于决定因素的分级（DBC）3 个评价系统均可预测 AP 患者预后。总体来说评级越高，AP 病死率也越高。但 RAC 和 DBC 的预测价值优于前者。2018 年韩国的 1 项研究，历时 9 年，纳入 748 例患者，结果显示 RAC 和 DBC 在预测病死率、住 ICU 时间方面基本相同但优于 OAC。DBC 在预测需要外科干预方面优于 RAC 和 OAC（AUC 分别为 0.87、0.79 和 0.68，$P<0.05$）。但该结果来自单中心的回顾研究，结论缺乏通用性。1 项西班牙的多中心前瞻性研究，纳入 23 家中心 1655 例患者，结果显示 RAC 和

DBC是较理想的AP患者分层工具，POF和IN是病死率的独立危险因素。1项对221例成年AP住院患者的研究，对比了OAC、RAC、DBC、PANC 3、HAPS、JSS、SNNAP及BISAP在AP预后方面的预测价值。结果显示，RAC和DBC在预测患者住院时长和ICU停留时间方面有良好的评价价值。但是该研究样本量较少，且由于严重病例的数量较低，该组数据的并发症报道较少，结果可能存在偏差。

2. BISAP与RANSON　BISAP与RANSON对AP患者早期危重程度，病死率和ICU转入风险均具有良好的预测价值。欧洲研究显示入院时BISAP≥3分预测重症AP、病死率和ICU转入的AUC分别为0.9（95%*CI* 0.83～0.97）、0.97（95%*CI* 0.95～0.99）和0.89（95%*CI* 0.79～0.99）。RANSON≥4分预测重症AP、病死率和ICU转入的AUC分别为0.85（95%*CI* 0.76～0.95）、0.94（95%*CI* 0.89～0.99）和0.92（95%*CI* 0.87～0.97）。但由于RANSON需要至少48小时才能完成，因此无法提供足够的信息来预测入院时的疾病严重程度。该研究不足在于AP不良预后的发生率较低，两种评分系统的阴性预测值均较高。此外，该研究没有与APACHE Ⅱ或CTSI进行比较，因此不知道它们在本研究中预测重症AP、病死率或ICU转入方面的优势。

3. APACHE Ⅱ　APACHE Ⅱ仍是目前常用的有效预测系统，2018年1项对比APACHE Ⅱ、BISAP、RANSON和改良CTSI对AP严重程度预测价值的研究显示，APACHE Ⅱ（≥8分）在评估AP的严重程度方面，与改良CTSI相当（P=0.13）；AUC显著高于BISAP，与RANSON相当。同时，APACHE Ⅱ在预测胰腺坏死（93.33% *vs.* 96.15%）、器官衰竭（92.86% *vs.* 96.15%）和ICU转入风险方面（92.31% *vs.* 95.8%）具有高度敏感性和阴性预测值。但该研究也存在一些缺陷，首先样本量较少，仅纳入50例患者；其次APACHE Ⅱ需要入院24小时后才能完成评估，最后研究人群主要是继发于胆结石疾病的胰腺炎，其他如酒精、高脂血症或药物等的胰腺炎病例病因并未被纳入研究。因此，对于不同病因的不同评分系统，没有任何比较意义，本研究结论是否普遍适用仍有待进一步研究。此外，RANSON、BISAP、APACHE Ⅱ等评分系统均存在参数繁多，不便临床采集等缺点。

二、多变量预测模型和PASS

1. 多变量预测模型　多变量预测模型基于年龄、病因（无酒精、无胆道）、休克、呼吸衰竭、是否持续肾替代治疗和腹内压6个变量预测ICU内AP患者的死亡风险。根据该预测模型，将AP分为低病死率风险（2.0～9.5分，病死率1.35%），中度病死率风险（10.0～12.5分，病死率28.92%）和高病死率风险（13分以上，病死率88.37%）。该模型预测价值的ROC的AUC为0.90（95%*CI* 0.81～0.94），在发病前24小时，该模型的预测价值优于APACHE Ⅱ（0.91 *vs.* 0.80）和SOFA（0.91 *vs.* 0.79）。

该模型具有以下特点：适用于ICU内重症AP患者的预测；预测规则使用简单，只有6个变量，容易实施；通过加权变量更偏重AP病理过程中最具临床意义的变量，如年龄和IAP（最高分均为5分），而不是休克、呼吸衰竭（均为2分）或需要持续肾替代治疗（1.5分）。

该模型也存在一些缺陷，如AP病理生理过程可能还有其他变量影响临床进程，如体质量指数、血脂情况等。由于是西班牙国内多中心研究结果，该模型是否适用于其他地区有待验证。

2. 胰腺炎活动评分系统　PASS是由国际专家小组通过改良的Delphi程序得出的一种客观的预测方法，可以反映AP疾病活动的不同特征及临床特征的差异。

PASS对器官衰竭、SIRS、食物耐受、腹痛和吗啡需要量5个临床重要参数进行加权，可在胰腺炎入院时按顺序计算。这些参数具有以下特点：①每个参数均具有评估AP的效力。②单个参数均为临床普遍应用，并高度可靠和可重复获得。③每个参数的获得均不需额外检查和额外费用。④综合评分反映AP的动态特征，具备连续监测的特点。⑤综合评分应该具有广泛动态的范围，可反映疾病的全部病程。⑥综合评分应包括已确定的临床参数和患者报道的症状。

PASS可以动态预测胰腺炎的严重程度、ICU转入、局部并发症和SIRS进展、住院时间和营养耐受情况。中重度和重度胰腺炎患者在整个住院期间的PASS分值较高。入院时PASS分值＞140分的患者更易进展为中重度或重度胰腺炎，灵敏度和特异度为65%，AUC为0.7。入院后12、24、36小时和48小时的PASS分值可预测中重度和重度胰腺炎（P＜0.01）。

PASS分值＞140分，患者转入ICU（*OR* 4.9，95%*CI* 2.5～9.4），局部并发症（*OR* 3.0，95%*CI* 1.6～5.7）和SIRS（*OR* 2.9，95%*CI* 1.8～4.5）风险更高。PASS分值＞140分的患者的平均住院时间延长了1.5天。口服营养的耐受性平均延长1.3天。

PASS也可以预测胰腺炎出院后的转归。出院时PASS与早期再入院显著相关（P＜0.001）。ROC分析显示，PASS分值＞60分，灵敏度为68%，特异度为71%，AUC为0.75。出院PASS分值＞60分，30天内再次入院可能性更高（*OR* 5.0，95%*CI* 2.4～10.7），因胰腺炎症状再入急诊就诊的风险更高（*OR* 3.2，95%*CI* 1.3～7.7）。

PASS与现有预测评分系统相比，入院早期PASS的预测价值（AUC 0.71，*OR* 3.2，95%*CI* 1.9～5.4）与格拉斯哥（AUC 0.73，*OR* 4.1，95%*CI* 2.5～6.9）和RANSON（AUC 0.63，*OR* 2.2，95%*CI* 1.2～4.0）相当，优于Panc3和HAPS。在预测ICU转入风险方面，PASS与格拉斯哥相当（AUC均为0.74），但在预测SIRS（AUC 0.66 *vs.* 0.56）和局部并发症风险（AUC 0.71 *vs.* 0.60）时，PASS表现稍佳。

该评分是新的监测系统，它的设置基于患者的综合指标（器官衰竭、SIRS、腹痛、阿片药物量和进食耐受情况），这些指标均为观察指标，与之前的评分系统相比，临床医师更易获得，更方便临床评估。

PASS与之前严重性评分的区别是对疾病活动的动态反映。AP中定义的严重程度是固定的状态或结果，一旦患者满足重症AP的标准，就被认为患有“重症AP”。相反，PASS能够反映整个病程中会出现波动。自限性疾病患者（住院时间＜3天）的PASS往往会迅速下降。病程延长（住院时间＞7天）的患者PASS在疾病早期居高不下。PASS对AP患者近期再入院的预测也有别于其他评价系统。由此可见，PASS能对轻度、自限性疾病，长期和（或）危重患者进行分层，动态反映疾病进程及治疗效果，这更有助于临床医师实施决策。

PASS也存在缺陷，如所有的参数都是从临床医师的观察中得出，这需要临床医师必须具备准确解读评价系统各项参数的能力。此外，该系统不包括反映炎症水平或胰腺组织坏死的实验室参数，这些参数也反映了疾病的病理生理过程。如果将这些实验室结果与PASS相结合，比单独使用能提供更好的信息。

从近 2 年的研究显示，没有一个十分理想的评价胰腺炎预后的体系，这可能是与胰腺炎复杂的病理生理特点有关。最近 2 项新的评价系统，更偏重于选择临床常用的、能够反映 AP 病理生理相关的参数，更强调了数据整合分析。这提示临床工作者应该关注疾病本身的病理过程，结合患者的实际特点，综合判断预后。

（中国人民解放军总医院 王 黎 周飞虎）

参考文献

[1] Buxbaum J, Quezada M, Chong B, et al. The Pancreatitis Activity Scoring System predicts clinical outcomes in acute pancreatitis: findings from a prospective cohort study. Am J Gas, 2018, 113 (5): 755-764.

[2] Wu BU, Batech M, Quezada M, et al. Dynamic Measurement of Disease Activity in Acute Pancreatitis: The Pancreatitis Activity Scoring System. Am J Gas, 2017, 112 (7): 1144-1152.

[3] Zubia-Olaskoaga F, Maravi-Poma E, Urreta-Barallobre I, et al. Development and validation of a multivariate prediction model for patients with acute pancreatitis in Intensive Care Medicine. Pancreatology, 2018, 18 (2): 161-167.

[4] Choi JH, Kim MH, Cho DH, et al. Revised Atlanta classification and determinant-based classification: Which one better at stratifying outcomes of patients with acute pancreatitis? Pancreatology , 2017, 17 (2): 194-200.

[5] Sternby H, Bolado F, Canaval-Zuleta HJ, et al. Determinants of Severity in Acute Pancreatitis: A Nation-wide Multicenter Prospective Cohort Study. Annals of surgery, 2018.

[6] Gray R, Cagliani J, Amodu LI, et al. Maximizing the Use of Scoring Systems in the Prediction of Outcomes in Acute Pancreatitis. Digestion, 2018: 1-6.

[7] Valverde-Lopez F, Matas-Cobos AM, Alegria-Motte C, et al. BISAP, RANSON, lactate and others biomarkers in prediction of severe acute pancreatitis in a European cohort. J Gas Hepatol, 2017, 32 (9): 1649-1656.

[8] Harshit Kumar A, Singh Griwan M. A comparison of APACHE Ⅱ, BISAP, Ranson's score and modified CTSI in predicting the severity of acute pancreatitis based on the 2012 revised Atlanta Classification. Gas Rep, 2018, 6 (2): 127-131.

第三节 腹腔高压是呼吸机相关性肺炎的独立危险因素

正常成年人腹腔内压（intra-abdominal pressure，IAP）是 0～5mmHg。生理状态下，腹腔内压不高于大气压。腹腔高压是指腹腔内压持续或反复性的病理性升高且≥12mmHg。根据腹腔内压不同，腹腔高压可分为 4 级：Ⅰ级 12～15mmHg，Ⅱ级 16～20mmHg，Ⅲ级 21～25mmHg，Ⅳ级＞25mmHg。任何腹腔内容量增加均可引起腹腔内压升高，在某些病理状态下，腹腔内压会不同程度升高，严重时会进展为腹腔间隔室综合征（abdominal compartment syndrome，ACS）。腹腔高压进展至ACS后，病死率显著增加。

一、重症患者的腹腔高压

1. 发病率及病死率　Bersani等通过1项涵盖比利时、奥地利、以色列、巴西和澳大利亚5个国家、13家ICU的前瞻性对照研究发现，腹腔高压和ACS的发生率分别为32.1%和4.2%。阿根廷的1项单中心、前瞻性队列研究发现，31%的ICU患者入院时即存在腹腔高压，另外33%的ICU患者入院后出现腹腔高压。出现腹腔高压的患者SOFA分值、每天和累计体液平衡均显著高于无腹腔高压的患者，而且病死率更高（53% *vs.* 27%，$P=0.02$）。1项涵盖创伤、内科和外科ICU的前瞻性观察研究显示，入院时诊断为腹腔高压的患者比例为30%，另有15%的患者在入院治疗过程中出现腹腔高压，而且约90%是在入ICU后的前5天内发生，约有3%的患者最终发展为ACS。ICU的平均病死率为20%，无腹腔高压患者的病死率为11%，而出现腹腔高压的患者病死率为30%，明显高于ICU的平均病死率。任何级别的腹腔高压都是死亡风险的独立预测因子（*OR* 3.33，95%*CI* 1.46～7.57）。这些数据表明，危重患者出现腹腔高压很常见，一旦出现会显著增加死亡风险。

2. 主要病因　腹腔高压常见的原因包括腹部创伤和腹腔出血、腹膜后出血、重症急性胰腺炎、继发性或复发性腹膜炎、巨大切口疝修复、麻痹性或机械性肠梗阻等。导致腹腔高压的主要危险因素包括机械通气、急性呼吸窘迫综合征（ARDS）和液体复苏（相对危险度分别为5.26、3.19和2.50）。但肥胖、脓毒症、机械通气和液体正平衡＞3000ml/24h是出现腹腔高压的独立预测因子，有28%的非机械通气患者也会出现腹腔高压。

二、腹腔高压与呼吸机相关性肺炎

1. 腹腔高压引起呼吸机相关性肺炎的可能机制　呼吸机相关性肺炎（VAP）是ICU中最常见的医院获得性感染，导致VAP的危险因素与住ICU时间、机械通气时间、镇静过度等有关。有学者提出，在腹腔高压的病例中，VAP的风险可能会增加的发病机制为腹腔高压对呼吸系统和周围器官的功能有严重影响，在ARDS中出现肺泡毛细血管损伤时，腹腔高压可促进肺损伤和水肿，阻碍淋巴引流，增加胸膜腔内压，导致肺泡塌陷、肺不张及呼吸力学和气体交换的恶化，进而导致呼吸衰竭，增加感染风险。而腹腔高压增加VAP的风险这一假设主要基于腹腔高压引起膈肌运动障碍，导致压迫性肺不张，进而增加VAP的风险。实验数据表明，肠缺血与腹腔高压相关，并且可能导致肠道屏障功能破坏、肠道菌群可能会转移到脾、肝和肠系膜淋巴结。但是，缺乏关于腹腔高压和潜在细菌易位到远端器官的数据，因此可以解释腹腔高压和VAP之间可能的联系是有限的。虽然动物实验和临床研究均表明腹腔高压可导致呼吸功能受损，但没有确凿的数据表明腹腔高压与VAP相关。

2. 腹腔高压与膈肌功能障碍　2018年发表的1项基础研究，通过制备重度急性胰腺炎合并腹腔高压的脓毒症大鼠模型探讨腹腔高压对膈肌功能影响的机制。通过生物信号采集系统测量膈肌收缩力，用比色法测定膈肌纤维线粒体中与蛋白酶有关的氧化应激水平。结果显示，重度急性胰腺炎＋腹腔高压组膈肌收缩力明显低于重度急性胰腺炎组（$P<0.05$）。重度急性胰腺炎组膈肌肌纤维变形，边界模糊。重度急性胰腺炎＋腹腔高压组膈肌肌纤维数量增加，但是肌纤维细胞间的细胞核大小和形状各异。重度急性胰腺炎＋腹腔高压组谷胱甘肽过氧化物酶、超氧化物酶的水平显著低于重度急性胰腺炎组。腹腔高压通过改变脓毒症大鼠模型的膈肌结构和生物力学影响膈肌的功能。

3. 腹腔高压与 VAP 2018 年 *Journal of Intensive Care Medicine* 杂志发表了 1 项单中心前瞻性观察队列研究，探索腹腔高压是否是增加 VAP 的发生率及可能的发生机制。这项研究是在希腊 Larissa 大学附属教学医院进行的，纳入研究的标准包括：①年龄＞18 岁；②机械通气时间＞48 小时；③住 ICU 时间＞48 小时；④入院时至少有 1 个可能与腹腔高压相关的临床伴随因素或诱发条件（如腹部手术强行闭合预防切口疝，腹腔出血或腹膜后出血，腹膜炎、腹腔脓肿和胰腺炎，测量腹压前液体复苏＞3500ml，麻痹性、机械性或动力性肠梗阻等）。如果患者在入院时存在上述腹腔高压的危险因素，在 28 天内连续对其进行系统的腹腔高压和 VAP 评估。腹腔高压定义为 IAP≥12mmHg。VAP 的诊断依据新出现的胸部影像学浸润、发热、白细胞增多和化脓性气道分泌物，并通过支气管肺泡灌洗液培养来确诊 VAP 的微生物学鉴定。结果显示，123 例患者中有 45 例（36.6%）最终诊断为 VAP，有 24 例（19.5%）同时出现 VAP 和腹腔高压，且 VAP 均伴随腹腔高压发生。与无腹腔高压的患者相比，同时出现 VAP 和腹腔高压的患者表现出不同的微生物学特征：肺炎克雷伯菌的分离率更高。诊断 VAP 患者入院时的平均腹内压为 13.3mmHg，而无 VAP 患者入院时的平均腹内压为 7.6mmHg（$P<0.002$）。45 例诊断为 VAP 的患者中有 35 例出现了血流感染（有 13 例出现在 VAP 之前，有 22 例出现在 VAP 之后）。同时出现腹腔高压和 VAP 的 24 例患者中有 15 例（62.5%）支气管肺泡灌洗液和血液中分离出相同的细菌，而且这 15 例患者中 9 例（60%）的血流感染先于 VAP 出现（在 VAP 前 7 天内），而 8 例非腹腔高压的 VAP 患者中 4 例（50%）的血流感染先于 VAP 出现。Cox 回归分析显示，VAP 与腹腔高压独立相关（*OR* 1.06，*95%CI* 1.01～1.11，$P<0.053$），腹腔高压是增加 VAP 的独立危险因素。同时 VAP 与腹部手术（*OR* 1.62，*95%CI* 0.87～3.03，$P<0.11$）和慢性阻塞性肺疾病（*OR* 1.79，*95%CI* 0.96～3.37，$P<0.06$）之间存在关联。

有学者提出腹腔高压增加 VAP 的风险主要基于腹腔高压可引起膈肌运动障碍，约 50% 的 IAP 通过膈肌传导至胸膜腔影响通气和换气，增加的 IAP 可以向上压迫膈肌，肺部不能完全扩张，导致肺不张。腹腔高压导致压迫性肺不张是 VAP 风险增加的一个因素，但是这种关系假设在既往研究中都没有被证实。在 Eleni 等的这项研究中，评估了 VAP 和几个已知的 VAP 风险因素，发现 VAP 的发生与基线 IAP 是独立相关的，这个发现与上述假设是相符的。

腹腔高压与 VAP 关系密切，腹腔高压是 VAP 独立的危险因素，腹腔高压后出现 VAP 的患者与无腹腔高压的 VAP 患者相比，表现出不同的微生物学特征：腹腔高压后出现 VAP 主要是肠杆科细菌（克雷伯菌占 54.2%，变形杆菌占 4.2%，大肠埃希菌占 4.2%，粪肠球菌占 4.2%）。相比之下，IAP 正常患者的 VAP 大多数（85.7%）与假单胞菌、鲍曼不动杆菌和金黄色葡萄球菌相关，没有培养出奇异变形杆菌和粪肠球菌等肠道菌。值得注意的是，62.5% 的腹腔高压后出现 VAP 的患者，在支气管肺泡灌洗液中培养出的细菌与血培养相同。因此，在腹腔高压下，VAP 的病原微生物可能是细菌通过血流移位所致。这表明在腹腔高压下，VAP 和肠道菌群、血流感染之间的关系，即细菌从肠道经血流到肺的移位。因此，腹腔高压增加 VAP 发生率的一个主要病理生理机制可能是细菌易位所致，另一种机制是腹腔高压导致胃内容物误吸。目前还没有研究证实这种关系假设。

腹腔高压影响重症患者的结局。腹腔高压是发生 VAP 的独立危险因素；与无腹腔高压患者的 VAP 致病菌不同，腹腔高压后出现 VAP 主要是肠杆科细菌；肠道细菌易位可能是腹腔高压患者中出现 VAP 的主要发生机制，需要更多的随机对照研究来进一步证实。

（哈尔滨医科大学附属第一医院　费东生　赵鸣雁）

参考文献

［1］ Vidal MG, Ruiz Weisser J, Gonzalez F, et al.Incidence and clinical effects of intra-abdominal hypertension in critically ill patients. Crit Care Med, 2008, 36 (6): 1823-1831.

［2］ Liao WC, Chen YH, Li HY, et al. Diaphragmatic dysfunction in sepsis due to severe acute pancreatitis complicated by intra-abdominal hypertension.J Int Med Res, 2018, 46 (4): 1349-1357.

［3］ Murphy PB, Parry NG, Sela N, et al. Intra-Abdominal Hypertension Is More Common Than Previously Thought: A Prospective Study in a Mixed Medical-Surgical ICU. Crit Care Med, 2018, 46 (6): 958-964.

［4］ Papakrivou E, Makris D, Manoulakas E, et al. Intra-Abdominal Hypertension is a Risk Factor for Increased VAP Incidence: A Prospective Cohort Study in the ICU of a Tertiary Hospital.J Intensive Care Med, 2018: 885066618779369.

［5］ Milanesi R, Caregnato RC. Intra-abdominal pressure: an integrative review. Einstein (Sao Paulo), 2016, 14 (3): 423-430.

第四节　调节胃肠道微生态：急性胰腺炎治疗的新方向

急性胰腺炎（acute pancreatitis，AP）并发症较多，在 AP 早期，胰腺局部的炎症产生大量的细胞因子入血，进一步触发全身炎症反应综合征（SIRS），最终导致多器官功能障碍综合征（MODS）。

一、肠道菌群失调在 AP 肠源性感染中起着关键作用

（一）胃肠道微生态紊乱参与了 AP 病程的进展

胃肠道微生态在 AP 的发生发展中发挥了重要的调控作用。重度急性胰腺炎（severe acute pancreatitis，SAP）死亡患者中 80% 合并有肠源性感染。胃肠道微生态失调增加了 AP 时 SIRS 的严重程度、器官衰竭及感染的发生风险。Tan 等根据肠道菌群分布，将 SAP 患者分为 SAP-A（与健康

组相似）和 SAP-B（与健康组差别较大）2 组进行研究。结果发现，SAP-B 组患者的 APACHEⅡ、住 ICU 时间、MODS 和感染等并发症发生率明显高于 SAP-A 组，SAP 患者血清 IL-1、IL-6 和 TNF-α 水平与肠球菌、肠杆菌含量成正相关，而与双歧杆菌含量成负相关。

（二）肠道细菌易位是 AP 并发感染的主要来源

AP 患者易位的细菌主要是来自肠道的条件致病菌，包括大肠埃希菌、福氏志贺菌、肠杆菌、不动杆菌、凝结芽胞杆菌和肠球菌。AP 患者并发感染时，致病菌数量增加，益生菌数量减少。肠道内双歧杆菌、梭状芽胞杆菌、脆弱菌属和乳杆菌属数量降低，而大肠埃希菌、肠球菌和脱硫弧菌数量增加。肠杆菌和肠球菌是 AP 肠源性感染的主要病原体，大肠埃希菌是 AP 感染时最常见的菌种，也是肠道内的固有菌种之一。而双歧杆菌预防胰腺相关感染起着关键的作用。因此，革兰阴性需氧菌占据优势是 AP 肠源性感染的特点。

不同严重程度的 AP 患者，肠道菌群的分布不同。与中度 AP 患者相比，双歧杆菌、乳酸菌和梭状芽胞杆菌的数量在 SAP 患者中明显减少，而芽胞杆菌、乳球菌和寡养单胞菌属则是增加的。SAP 患者肠道微生物群结构较轻度急性胰腺炎（mild acute pancreatitis，MAP）患者更为复杂和紊乱，循环入血的细菌菌属与 SIRS 的严重程度和内毒素水平密切相关。研究发现，68.8% 的 AP 患者其外周血有细菌 DNA 表达，检出率与病情严重度成正相关，且多于 50% 的患者存在多重细菌感染。

二、维持肠道微生态平衡可能是预防 / 治疗 AP 合并感染的有效方法

胃肠微生物群与 AP 密切相关，因此恢复 AP 患者胃肠道微生态可能会有效降低其感染相关并发症的发生率。维持胃肠道微生态平衡可能会成为调控机体感染和改善病情的有效治疗手段。

（一）合理应用抗生素

不适当或广泛的使用抗生素会扰乱肠道微生态平衡。抗生素的不良使用和滥用易造成人群体菌群失调，使某些正常菌株转变为条件致病菌，或者促进条件致病菌的定植。抗生素的过度使用和药物选择不当也可引起正常菌群的种类和数量失调。正常菌群刺激是机体免疫成熟必需的，菌群失调时，可造成肠道局部免疫和全身免疫功能低下，增加致病菌感染的概率。

早期预防性应用抗生素不能有效降低 AP 患者的感染发生率和病死率，反而会杀灭一些专性厌氧菌，导致肠道黏膜功能障碍，甚至引起耐药菌和真菌感染。抗生素对 SAP 的二重感染是否有预防作用仍有待商榷。对于胆源性 AP 患者可考虑使用喹诺酮或甲硝唑，前者主要针对 AP 时肠道内增加的革兰阴性菌菌群，且较少出现耐药现象。

（二）尽早启动肠内营养

SAP 时，如果长期禁饮食造成消化液分泌减少或持续胃肠减压引起消化液相对减少，肠黏膜的化学屏障会遭到破坏，肠腔内细菌大量繁殖，菌群失调，生物屏障遭到破坏。SAP 治疗中长

时间的肠外营养，使患者肠道功能恢复缓慢，导致胃肠黏膜萎缩、菌群失调、肠屏障破坏。胃肠道长期缺乏食物的刺激和营养，易引起胃肠道功能失用性萎缩，消化酶活性退化，进一步导致肠道细菌、内毒素易位，引起肠源性感染，不利于患者病情恢复。早期肠内营养（enteral nutrition，EN）能增加肠黏膜血流灌注和促进肠蠕动，维持肠道屏障功能，降低肠道内毒素易位，降低肠道感染发生率。EN 可促进胃肠道动力功能的恢复，有效维持肠道屏障功能并预防细菌易位的发生。

多项临床指南指出，对于 SAP 患者，EN 支持可以降低感染并发症的发生率，但对于早期与晚期 EN 的定义，早期与晚期 EN 孰优孰劣仍存在诸多争议。目前研究认为早期 EN 对于 SAP 患者可获益。若无明显禁忌证（如休克、消化道出血、肠梗阻、肠瘘和严重肠麻痹等情况），应早期行 EN，具体时机的选择，原则以尽早为宜。

（三）益生菌治疗

1. 益生菌　益生菌是指能够调整肠黏膜表面微生物群平衡，提高肠道定植抗力或免疫力的微生物制剂，主要包括双歧杆菌、乳酸菌、链球菌和大肠埃希菌等。通过应用益生菌来恢复胃肠道微生态，预防肠黏膜屏障损伤的方法日益受到广泛关注。

益生菌的作用机制主要包括：①抑制胃肠道病原菌。益生菌可产生溶菌素、乙酸、细菌素及防御素等抗菌物质来刺激革兰阳性菌生长，从而改变肠道 pH 值。此外，益生菌还可通过竞争性排斥抑制而预防肠黏膜受致病菌的侵袭，形成肠道内厌氧环境，从而有利于双歧杆菌等有益菌的生长。②维护胃肠黏膜屏障功能。嗜热链球菌和嗜酸乳杆菌可促进细胞骨架蛋白和紧密连接蛋白的磷酸化，维护肠上皮间的紧密连接，降低肠黏膜通透性，从而阻止了大肠埃希菌的侵袭。此外还能促进肠上皮分泌黏蛋白，促进细胞保护性热休克蛋白的大量生成等，从而增强肠黏膜的物理、屏障功能。③参与调节抗炎促炎反应的平衡。致病条件下，益生菌可降低肠黏膜 TNF-α 和 IFN-γ 的合成而发挥抗炎作用，还可通过氧化物酶体增殖物激活受体及减少上皮内 T 细胞聚集等途径来上调抗炎因子的表达，从而有效调节肠道炎症反应程度。④调节肠道免疫功能。益生菌能促进机体免疫系统的发育成熟，增强体液和细胞免疫功能，提高巨噬细胞的吞噬活性及补体功能。

有关益生菌治疗 AP 的研究存在争议。对于 AP 患者的一些临床研究表明恢复生理状态的共生菌 / 致病菌比例可以限制机体的感染合并症；而另一些研究表明口服益生菌对于疾病的结果或防止并发症的发生方面与对照组相比并没有差别。有 meta 分析显示，益生菌可降低 SAP 大鼠的病死率，还显著改善了其胰腺组织病理学评分，并降低了感染相关并发症的发生率。

2. 益生菌使用时的安全性问题应受到关注　①益生菌具有潜在的感染能力，在 AP 时应用可能诱发败血症、心内膜炎和瓣膜病等严重的感染并发症。②益生菌可产生多种毒性代谢产物，对机体产生不利影响。③益生菌可引发超敏反应。④益生菌可通过转导耐药基因引发致病菌耐药，影响治疗效果。益生菌治疗组的病死率反而高于对照组，且肠系膜缺血死亡患者比例显著增高，而感染性并发症发生率差异无统计学意义，推测可能是 EN 和肠内菌群的高负荷激发了炎症反应及耗氧的增加，并进一步减少了血流灌注。但预防性使用益生菌可有效抑制十二指肠条件致病菌的过度生长，从而降低细菌易位发生率和病死率，有助于小肠黏膜屏障功能的恢复，区别主要在于益生菌的应用时机：后者均是病程初期即开始预防性使用，而前者则是在 AP 发病 72 小时后才开始应用。由于 AP 的治疗时间窗很短，预防性应用益生菌可能更好地提高治疗的有效性。

（四）选择性肠道脱污

患者口服胃肠道不能直接吸收的抗生素（如妥布霉素、多黏菌素 E、两性霉素 B 等）可选择性抑制口咽部和上消化道的潜在致病菌群，但不对正常的厌氧菌群构成伤害，在 AP 时可有效减轻肠道菌群紊乱和氧化应激带来的肠上皮损伤程度，从而降低细菌易位发生率。选择性肠道去污染（SDD）可显著减少肠道内细菌的数量，并降低 SAP 继发感染的发生率，但 AP 患者使用 SDD 是否获益仍存在争议。由于缺乏明确的靶向性，该疗法无法维持足够的厌氧菌群数量，且在改善病死率、ICU 住院时间及呼吸机使用时间等方面的效果仍有待考证。

（五）寄生虫和孢子菌属的菌群调节作用

胃肠道寄生虫通过诱导Ⅱ型免疫反应调节肠道菌群平衡，促进肠道内黏液的产生及维护肠上皮屏障的完整性；去除人体中的寄生虫会导致梭菌属数量的明显减少和拟杆菌属的显著增殖。此外，某些孢子菌属在改善 AP 肠道菌群易位中发挥了重要作用。但上述治疗的具体作用机制及是否适用于所有类型的 AP，还有待后续研究和探索。

（六）免疫调节作用的肠内营养素

具有免疫调节作用的营养素及微生态制剂不仅能保持肠道固有菌群平衡，抵抗有害物质的侵入，保护肠屏障，维持体内葡萄糖、脂肪酸及水、电解质的平衡，还能抑制体内的炎症反应，促进机体免疫功能的恢复，同时降低肠黏膜上皮细胞凋亡的发生率。聚胺可促进肠上皮细胞的移行和自我修复。短链脂肪酸可调节免疫应答、抑制炎症反应，并通过维护肠屏障功能和降低 pH 值来增强胃肠道定植抗力。谷氨酰胺具有维持肠道屏障结构、功能，增强机体免疫力，改善机体代谢水平，提高机体抗氧化能力的作用。益生元（如乳果糖和低聚果糖）可通过增加肠道特殊菌群数量起到有效的抗炎作用。硫酸锌和硫代硫酸钠则可治疗念珠菌感染引起的肠道菌群失调。自体正常粪便肠道内移植对复发性胰腺炎患者是一种可行的替代疗法。

肠道微生物群是肠道稳态和黏膜免疫系统完整性最重要的成分。肠道微生物群的改变导致菌群失调和细菌易位与 AP 等许多胰腺疾病相关。但肠道菌群失调是病理状态的原因还是结果仍不清楚。肠道菌群重建可能对于 AP 和其相关并发症的治疗有益。益生元、益生菌、抗生素和抗炎药或胎粪移植无论是作为预防措施还是治疗方法尚存在争议，需要经过严格的疗效和安全性检测，才可能成为常规的治疗方法。微生物组学特征研究与分析可能为早期诊断与治疗提供依据。总之，AP 时肠道菌群的变化方式及与免疫系统的关系尚待进一步阐明，AP 的治疗有望进入一个新的治疗时代。

（吉林大学第一医院　董丽华　刘忠民）

参考文献

[1] Thomson JT, Brand MB, FruFonteh P. The Role of Il17-a in the Second Hit of Acute Pancreatitis. S Afr J Surg, 2017, 55 (2): 51.

[2] Tan C, Ling Z, Huang Y, et al. Dysbiosis of Intestinal Microbiota Associated With Inflammation Involved in the Progression of Acute Pancreatitis. Pancreas, 2015, 44 (6): 868-875.

[3] Ehrlich SD. The human gut microbiome impacts health and disease. C R Biol, 2016, 339 (7-8): 319-323.

[4] Li Q, Wang C, Tang C, et al. Bacteremia in patients with acute pancreatitis as revealed by 16S ribosomal RNA gene-based techniques. Crit Care Med, 2013, 41 (8): 1938-1950.

[5] Tenner S, Baillie J, DeWitt J, et al. American College of Gastroenterology guideline: management of acute pancreatitis. Am J Gastroenterol, 2013, 108 (9): 1400-1416.

[6] PetrovMS. Moving beyond the "pancreatic rest" in severe and critical acute pancreatitis. Crit Care, 2013, 17 (4): 161.

[7] Cen ME, Wang F, Su Y, et al. Gastrointestinal microecology: a crucial and potential target in acute pancreatitis. Apoptosis, 2018, 23: 377-387.

[8] Hooijmans CR, de Vries RB, Rovers MM, et al. The effects of probiotic supplementation on experimental acute pancreatitis: a systematic review and meta-analysis. PLoS One, 2012, 7 (11): e48811.

[9] Ramanan D, Bowcutt R, Lee SC, et al. Helminth infection promotes colonization resistance via type 2 immunity. Science, 2016, 352 (6285): 608-612.

[10] Pagliari D, Saviano A, Newton E, et al. Gut Microbiota-Immune System Crosstalk and Pancreatic Disorders. Mediators Inflamm, 2018, 2018: 7946431.

第五节　高血糖与肠道屏障功能障碍

肠道屏障功能障碍与多种疾病密切相关，包括脓毒症、肿瘤、神经变性和衰老等，但却忽略了这些疾病有一个共同的特征——代谢异常，尤其是高血糖，无论是外科大手术后早期存在的应激性高血糖还是患者本身的糖尿病，都会损害正常的肠道屏障功能，引起微生物及其分泌的代谢分子向肠固有层与全身循环的渗透性和易位性增强。高血糖会损害肠道屏障功能，肠道屏障功能受损又会加重高血糖的发生，两者互为因果；但这两者之间的关系是如何建立起来的鲜有研究。人们推测肠道微生态可能在其中起到了媒介作用，但囿于研究方法，关于这方面的研究甚微。近3年来，随着肠道菌群16S rRNA测序、宏基因组测序及代谢组学等技术的发展，科研人员得以从肠道菌群组成和代谢方面了解糖代谢紊乱与肠道屏障功能障碍的关系。

一、肠道微生态与糖尿病的发生机制

1. 出生后肠道菌群建成的3个阶段 2018年10月，美国Broad研究所在*Nature*杂志同期发表2篇文章揭示了肠道微生物群的构建过程及糖尿病、母乳喂养在其中的作用。该团队收集来自美国的科罗拉多州、乔治亚洲、华盛顿州，以及德国、瑞典、芬兰的903位3～46个月龄儿童的纵向粪便标本，通过16S rRNA测序（n=12 005）和宏基因组测序（n=10 867）研究了婴幼儿的肠道微生物特征。结果发现，刚出生的婴儿拥有的微生物群非常少，但会在婴儿时期逐渐丰富起来。通过16S rRNA测序，研究人员解析了所有微生物的基因数据，并最终确定了婴儿期肠道微生物群生长经历了3个不同的阶段：① 发育阶段（第3～14个月），这一阶段的肠道菌主要以双歧杆菌为主；②过渡阶段（第15～30个月），过渡期的肠道菌开始多样化，增加至4～8个群落；③稳定阶段（第31～46个月），进入稳定期的肠道菌群变化较小。

母乳喂养一直被认为对婴儿有益。流行病学证据表明，在婴儿早期进行母乳喂养可以降低孩子日后患上过敏症和肥胖症等疾病的风险。在物种水平上，母乳喂养与121种不同细菌显著相关，其中双歧杆菌、短芽胞杆菌、芽胞杆菌、鼠李糖乳杆菌和表皮葡萄球菌的水平较高，双歧杆菌和乳杆菌可以在母乳中存活，葡萄球菌在乳晕皮肤上定植，因此这些细菌可以直接从母亲传给婴儿；大肠埃希菌等水平较低。与其他双歧杆菌相比，肠杆菌与母乳喂养的关系不明显，并保持较高的相对丰度。在当前的研究中，接受某些母乳的婴儿和不再接受母乳的婴儿之间的Shannon多样性指数随着时间开始趋同，可能是由于母乳在饮食中所占比例降低，因此双歧杆菌优势度降低；与此同时，取而代之的是厚壁菌的增加。厚壁菌是一种典型的成年微生物群，它的出现意味着肠道菌群快速通过过渡阶段进入稳定阶段。研究人员推测，伴随着母乳的减少/停止，婴儿接触的食物会增加，它们会向肠道输送不同的营养物质，从而改变着肠道菌群的结构。这些数据表明，肠道微生物群的成熟是由停止母乳（而不是引入固体食物）驱动的。

2. 肠道微生态与血糖升高的关系 在由Broad研究所完成的另外1篇文章中，研究者分析了来自4个国家（芬兰、德国、瑞典和美国）的6家临床中心783例儿童粪便样本中的10 913个宏基因组数据，通过巢式病例对照研究的方法研究了婴幼儿肠道微生物与1型糖尿病和胰岛细胞自身免疫（islet autoimmunity，IA）的相关性。研究者比较了病例组和对照组微生物的物种构成和功能特征的差异，发现了一些与1型糖尿病和IA相关的因素。如在1型糖尿病的研究队列中，对照组肠道微生物拥有较高水平的嗜热链球菌和乳酸乳球菌，而1型糖尿病组有更高水平的假双歧杆菌等；1型糖尿病组中最显著差异的信号通路是与细菌发酵有关的通路，而对照组的短链脂肪酸合成通路明显增加。结合已有的研究，研究团队认为短链脂肪酸合成基因的缺乏可能与1型糖尿病的发生有关。需要注意的是，影响微生物群结构的因素有很多，分娩方式、抗生素、饮食都很关键。何为健康的微生物群目前并没有统一的标准。拥有多样的微生物群通常是有益的，但是目前仍然不完全了解在生命初期哪些微生物信号有利于生长发育。

肠道微生态也参与了2型糖尿病的发生和发展过程，相关机制主要包括慢性炎症学说等。肠道菌群的异常组成会引发慢性低度炎症状态，使宿主更易受脂多糖（LPS）的影响。LPS 通过结合 Toll 样受体 4 及相关辅助受体激活 MyD88 依赖和非依赖途径，引起胰岛素分泌不足和抵抗从而促进 2 型糖尿病的发生。

二、高血糖影响肠道通透性的分子机制

2018 年 Thaiss 等发表在 *Science* 上的 1 项研究揭示了高血糖会改变肠道通透性和增加肠道感染风险的具体分子机制。研究者们通过一系列实验揭示了以下 4 个问题：①肥胖不是肠道屏障紊乱的必要条件，高血糖更可能是引起肠道屏障损伤、加重肠道感染的元凶。②动物实验中，葡萄糖和双向葡萄糖转运蛋白（GLUT）2 直接参与高血糖对上皮细胞的转录重编程，改变了细胞间紧密连接的完整性，增加了肠道屏障通透性。③高血糖引起的肠道屏障损伤导致微生物产物进入体内，促进病原菌增殖及病灶转移，恶化肠道感染状况。④人体数据显示，进入体内的微生物产物含量与血糖水平相关，与体重指标、代谢疾病等无关。

肠道通透性增加的发病机制或生化基础目前仍在研究中，但大多数学者将其归因于饮食、肠道微生物群或两者的结合。Thaiss 等假设代谢障碍的主要特征是持续性肠道通透性增加。通过肥胖和糖尿病动物模型，探讨了瘦素、肠道微生物菌群和肥胖参与肠道通透性增高的可能性。数据显示，瘦素缺乏和肥胖、肠道屏障功能障碍存在一定的相关性，但两者之间并不存在因果关系。研究者意外发现，无论胖瘦与否，所有表现出肠道通透性增加和持续感染的小鼠都存在高血糖现象。因此，研究者通过腹腔注射链脲佐菌素（STZ）建立小鼠糖尿病模型，测试了高血糖对肠屏障功能的影响。结果显示，单独升高血糖可复制肠道屏障功能障碍和小鼠对枸橼酸杆菌感染的易感性；对 STZ 处理的小鼠肠道上皮细胞进行转录组测序发现，大量参与维护正常肠道屏障功能的转录因子和信号通路消失。值得注意的是，给予 STZ 处理鼠胰岛素治疗，高血糖消失，肠道也恢复了紧密连接，进入血液循环中的微生物副产物也随之减少等。

肠屏障功能障碍引起的肠道感染风险可通过干扰上皮细胞摄取葡萄糖或影响细胞内葡萄糖代谢来解决。事实上，2- 脱氧葡萄糖可以通过抑制肠道上皮细胞内糖酵解恢复高血糖小鼠肠道屏障的完整性。此外，条件性敲除肠上皮细胞中的 *GLUT2* 基因也可以恢复高血糖小鼠肠道屏障的完整性；但在没有 GLUT2 的情况下，STZ 处理小鼠的血糖仍然升高，这意味着需要将葡萄糖由细胞外转运到肠上皮细胞内才可以产生肠道屏障功能障碍的表型。

令人惊讶的是，在高血糖条件下，肠道微生物菌群与屏障功能改变之间没有必然联系。与野生型相比，STZ 处理小鼠的微生物群发生了变化，并且胰岛素治疗也减弱了这些变化，但将高血糖的粪便微生物群移植到无细菌小鼠中不会导致高血糖表型或感染易感性的转移。通过对啮齿类动物糖代谢障碍与肠道通透性的广泛研究，研究者想确定在人类身上是否也存在类似的模式。研究者们招募了 27 名健康受试者，以寻找血液中 TLR4 配体与每名受试者 45 个临床参数之间的相关性。观察到的最高相关性是糖化血红蛋白水平与肠道屏障功能障碍之间存在因果关系。

这项工作提供了令人信服的证据证明了高血糖通过依赖 GLUT2 的肠上皮细胞转录重编程和紧密

黏附连接完整性的改变来驱动肠道屏障通透性。这些葡萄糖毒性研究提醒我们某些饮食行为可能带来的负面影响及糖尿病患者控制血糖的重要性。此外，这项研究将肠道置于代谢综合征的中心位置，并支持代谢紊乱可能从肠道开始的假设，结果提示通过调节葡萄糖代谢或许能成为预防和改善肠源性感染的新治疗靶点。

三、感染、肠道屏障功能与血糖控制

感染会引起肠道通透性增加。在脓毒症的动物模型中，Yoseph 等发现在脓毒症发作后 1 小时肠道上皮细胞就会发生紧密连接的改变，并且在脓毒症发生后肠道通透性持续至少 48 小时。这与小肠上皮细胞紧密连接蛋白 claudin-2 和连接黏附分子 JAM-A 的增加及 claudin-5、闭合蛋白 occludin 的减少等密切相关。肠道通透性过高也与慢性合并症有关，尤其是糖尿病。2017 年，Gomes 等系统分析了糖尿病患者的血清 LPS 和（或）脂多糖结合蛋白（LBP）浓度。结果发现，与非糖尿病受试者相比，1 型糖尿病和 2 型糖尿病受试者的平均空腹 LPS 分别高出 235.7% 和 66.4%；晚期并发症（如大量白蛋白尿）和疾病发作加剧了内毒素血症；血糖控制可显著降低空腹 LPS 浓度。1 项横断面研究也发现，空腹血糖受损患者血清 zonulin（肠道通透性的标志物）升高，其水平与 LPS 显著相关；LPS 与血小板活化标志物可溶性 P 选择素之间也存在关系，提示高血糖通过改变肠道通透性活化了血小板。

通过血糖控制可以降低肠道通透性引起的 LPS 释放及抑制血小板的激活，控制血糖似乎对机体有益。但对于感染导致的应激性高血糖是否也需要严格控制，存在争议。应激性高血糖反应是机体的适应性过程，通过向不依赖胰岛素进行葡萄糖摄取的细胞（包括神经元和白细胞）提供足够的营养来提供生存优势。然而，一些研究将高血糖的程度与死亡风险增加联系起来。高血糖是否仅仅反映了疾病的严重程度或与临床结局存在因果关系一直存在争论。Leuven 等的 3 项随机对照试验表明使用强化胰岛素治疗的患者比耐受高血糖的患者病死率降低，临床获益可持续 4 年；葡萄糖降低对病死率风险具有剂量依赖性作用，通过严格的血糖正常化可以减少病死率。动物研究证实，胰岛素的器官保护作用来源于其降低了葡萄糖对胰岛素依赖性葡萄糖摄取细胞的毒性。然而，随后的多中心随机对照试验却发现 TGC 会增加病死率，该试验的研究者将病死率增加的风险归因于低血糖发病率的增加。然而，在 Leuven 等的研究中，TGC 更频繁地发生低血糖，但也并没有发现医源性低血糖短期（包括长期）发作的有害影响。因此，最佳血糖目标仍不清楚，该目标可能取决于患者群体、使用的设备和方案及喂养方案等。在获得新证据之前，在所有重症（包括感染）患者中避免严重的高血糖是明智的。

肠道菌群作为与人体共生的重要部分，影响着宿主的营养、能量代谢和免疫状况。随着对肠道菌群研究的深入，纠正肠道菌群失调成为预防或治疗高血糖的新靶点。不仅可以通过肠道菌群控制血糖，还需要意识到高血糖会严重损害肠道屏障功能继而促进菌群易位。未来可将肠道菌群与血糖、胰岛素共同作为围术期处理高血糖的参考指标。

（上海交通大学医学院附属新华医院　毛燕飞
上海交通大学医学院附属瑞金医院　陈德昌）

参考文献

[1] Nair AT, Ramachandran V, Joghee NM, et al.Gut Microbiota Dysfunction as Reliable Non-invasive Early Diagnostic Biomarkers in the Pathophysiology of Parkinson's Disease: A Critical Review.J Neurogastroenterol Motil, 2018, 24 (1): 30-42.

[2] Vancamelbeke M, Vermeire S.The intestinal barrier: a fundamental health and disease.Expert Rev Gastroenterol Hepatol, 2017, 11 (9): 821-834.

[3] Stewart CJ, Ajami NJ, O'Brien JL, et al.Temporal development of the gut microbiome in early childhood from the TEDDY study.Nature, 2018, 562 (7728): 583-588.

[4] Vatanen T, Franzosa EA, Schwager R, et al.The human gut microbiome in early-onset type 1 diabetes from the TEDDY study.Nature, 2018, 562 (7728): 589-594.

[5] Thaiss CA, Levy M, Grosheva I, et al.Hyperglycemia drives intestinal barrier dysfunction and risk for enteric infection. Science, 2018, 359 (6382): 1376-1383.

[6] Martin A, Devkota S.Hold the Door: Role of the Gut Barrier in Diabetes. Cell Metab, 2018, 27 (5): 949-951.

[7] Guerreiro CS, Calado A, Sousa J, et al.Diet, Microbiota, and Gut Permeability-The Unknown Triad in Rheumatoid Arthritis.Front Med (Lausanne), 2018, 5: 349.

[8] Gomes JMG, Costa JA, Alfenas RCG.Metabolic endotoxemia and diabetes mellitus: A systematic review.Metabolism, 2017, 68: 133-144.

[9] Carnevale R, Pastori D, Nocella C, et al.Low-grade endotoxemia, gut permeability and platelet activation in patients with impaired fasting glucose.Nutr Metab Cardiovasc Dis, 2017, 27 (10): 890-895.

[10] Ingels C, Gunst J, Van den Berghe G.Endocrine and Metabolic Alterations in Sepsis and Implications for Treatment.Crit Care Clin, 2018, 34 (1): 81-96.

第十一章 重症营养

第一节 2018 年 ESPEN《ICU 重症营养治疗指南》解读

2018 年 9 月欧洲营养与代谢学会（Europe Society for Clinical Nutrition and Metabolism，ESPEN）颁布了成年人 ICU 营养治疗指南，该指南根据 PICO，即患者（P）、干预（I）、对照（C）、结局（O），搜索 2000—2017 年 6 月发表的较高质量的研究及系统性回顾文献并做了认真的分析，在此基础上对该学会颁布的《2006 危重症肠内营养指南》与《2009 危重症肠外营养指南》做了修订与更新。

指南最终确认 24 个 PICO 问题，提出了 57 条推荐意见。主要围绕营养治疗开始时间、路径、剂量和营养组成展开，并且根据急性期代谢改变及热量和蛋白质不足对患者结局影响的重要性制定推荐意见。以下依据主要内容与推荐意见分 4 个部分介绍。

一、明确基本概念，统一标准

①指南提出以“医学营养”取代“人工喂养”的概念，反映了营养治疗在危重症治疗中的作用，治疗方式为口服营养、肠内营养与肠外营养。②关于营养供给标准如下。等热量喂养指能量供给达到或接近预测目标。低热卡喂养指能量供给低于 70% 的预测目标。滋养型喂养指产生有益影响的最小营养摄入量。过度喂养指能量供给超过预测目标值的 110%。低蛋白营养指蛋白质供给量低于 0.5g/（kg·d）。③理想体重计算使用 BMI 准确评估。④实际体重或最近测量的患病前体重。

体重（kg）=2.2×BMI +3：5×BMI×（高度－1：5m）

二、有关如何确定重症患者营养治疗指征与方式（推荐意见 1～14）

推荐 1　入 ICU 超过 48 小时的患者应给予营养治疗（推荐等级：GPP- 强烈共识）。

推荐 2　在明确的评估工具证实前，推荐使用常规临床方法评价 ICU 患者营养不良（推荐等级：GPP- 强烈共识）。

推荐 3　能够经口摄食的患者首选经口喂养的方式而非肠内或肠外营养（推荐等级：GPP- 强烈共识）。

推荐 4　不能经口摄食的重症患者需给予早期（48 小时内）肠内营养而非延迟喂养（推荐等级：A- 强烈共识）。

推荐5 如果危重症患者不能经口摄食，尝试早期（48小时内）肠内营养而不是早期肠外营养（推荐等级：A-强烈共识）。

推荐6 不能经口摄食或肠内营养的重症患者，3～7天内应开始肠外营养（推荐等级：B-共识）。

推荐7 不能接受肠内营养的严重营养不良患者，应早期开始肠外营养并逐渐增加供给量（推荐等级：0-强烈共识）。

推荐8 为避免过度喂养，不推荐早期给予全量肠内营养或肠外营养，需要3～7天达到全量（推荐等级：A-强烈共识）。

推荐9 推荐持续输注而非顿服的方式给予肠内营养（推荐等级：B-强烈共识）。

推荐10 经胃喂养是首选的标准肠内营养方式（推荐等级：GPP-强烈共识）。

推荐11 经胃喂养不耐受且促动力药物无效的患者，应使用幽门后喂养（推荐等级：B-强烈共识）。

推荐12 存在高误吸风险的重症患者，应该进行幽门后空肠喂养（推荐等级：GPP-强烈共识）。

推荐13 经胃喂养不耐受的重症患者，静脉输注红霉素为一线促动治疗（推荐等级：B-强烈共识）。

推荐14 静脉给予甲氧氯普胺或甲氧氯普胺和红霉素制剂可以作为促胃动力治疗（推荐等级：0-强烈共识）。

该指南指出凡收入ICU的重症患者均应考虑给予营养治疗，特别是收住ICU超过48小时和存在营养不良的重症患者。首选肠内营养并应在48小时内开始，由此降低重症患者医源性营养不良的发生，如果入ICU前已存在饥饿或严重营养不良的重症患者，需要积极营养供给的同时还需判断再喂养综合征的风险。

目前临床上缺乏明确判断营养不良的工具，由于早期的液体复苏及患病后无脂组织（LBM）的快速消耗，无论是体重还是BMI均不能准确反映营养不良状态、营养不良程度与肌肉重量丧失成正相关，通过超声、CT、生物电阻抗和核素测定方法评估肌肉含量，目前尚无定义“风险”与“ICU营养不良”的“金标准”，指出不同于美国营养与代谢学会（ASPEN）推荐的“依据NRS2002或NUTRIC评分指导制订营养方案”。专家一致认为常规评估内容应涵盖：病史评估、体格检查、人体组成、肌肉含量与肌力评价，后者在肥胖患者中意义更大。研究显示，NUTRIC评分与病死率相关，评分＞6分（改良mNUTRIC评分＞5分）患者营养干预与结局相关，营养补充可以降低高NUTRIC评分（＞5分）患者的病死率，缺陷在于该评分并未涵盖直接的营养信息。

三、有关危重症营养治疗时机与供给量选择（推荐意见15～25，40）

推荐15 接受机械通气的重症患者应使用间接热量测定仪确定能量消耗量（推荐等级：B-强烈共识）。

推荐16 如使用间接热量测定仪，急性疾病后期能量供给应逐渐增加达到等热量而非低热量供给（推荐等级：0-强烈共识）。

推荐17 急性疾病早期应给予低热量营养［不超过70%的能量消耗（EE）］（推荐等级：B-强烈共识）。

推荐18 3天后热量供给应增加至EE测定值的80%～100%（推荐等级：0-强烈共识）。

推荐19 如果使用预测方程评估能量需要，推荐第1周给予低热量（低于70%的测定需求）而不是等热量营养供给（推荐等级：B-强烈共识）。

推荐20 入ICU第1周不能耐受足量肠内营养的患者，选择肠外营养的安全性与获益应根据具体病情考虑（推荐等级：强烈共识）。

推荐21 在尝试了各种改善肠内营养耐受性的方法后再考虑使用肠外营养（推荐等级：GPP-强烈共识）。

推荐22 推荐危重症状态下蛋白质供给量应达到1.3g/（kg·d）（推荐等级：0-强烈共识）。

推荐23 ICU患者葡萄糖（肠外营养）或碳水化合物（肠内营养）供给量不应该超过5mg/（kg·min）（推荐等级：GPP-强烈共识100%）。

推荐24 静脉脂质乳剂应常规作为肠外营养的一部分（推荐等级：GPP-强烈共识100%）。

推荐25 静脉脂质供给量（包括非营养制剂的脂质）不应超过1.5g/（kg·d），并考虑个体的耐受性（推荐等级：GPP-强烈共识100%）。

理想的营养组成：碳水化合物推荐安全剂量150g/d，不超过5mg/（kg·min）；脂质推荐1g/（kg·d）最高耐受剂量为1.5g/（kg·d）。

推荐40 可以实施早期肠内营养的情况（推荐等级：B-强烈共识95.83%）有：①接受ECMO治疗的患者；②颅脑创伤患者；③缺血性或出血性脑卒中患者；④脊髓损伤患者；⑤重症胰腺炎患者；⑥胃肠道术后患者；⑦腹主动脉术后患者；⑧当胃肠道延续性得到重建的腹部创伤患者；⑨接受神经肌肉阻滞剂治疗的患者；⑩接受俯卧位治疗的患者；⑪腹腔开放的患者；⑫除非腹泻疑似存在肠缺血或肠梗阻，开始肠内营养不需考虑肠鸣音存在与否。

营养供给时机、营养供给方式（途径）及热量与蛋白质的合理供给量是决定危重症营养治疗效果的几个主要因素，也是一直以来研究关注的重点。任何单一因素不能决定营养治疗效果，而是要素之间相互关联的综合影响决定治疗效果。

1. 营养治疗时机对供给量的影响　营养的供给是基于对应激后代谢阶段划分与代谢特点的认识，本指南中有关于热量供给的推荐意见集中于几点：①不论何种营养供给方式（肠内营养或肠外营养），48小时内应避免过度喂养。②早期3～7天，多数患者不需要达到全目标量热量供给（70%～100%测量或预测值），近年的几项大样本RCT研究显示，适当限制热量供给目标量的70%，有助于改善重症患者的生存率。③应避免长时间饥饿或无营养供给（一般不超过3天），以及由此导致的医源性营养不良，因为后者不论是对近期还是远期预后均产生不良影响。

2. 营养治疗方式对供给量的影响　尽管早期肠内营养是最理想的供给方式，但近年有关营养供给方式与热量的研究表明，早期降低非蛋白质热量的肠外营养在感染性并发症及近远期预后方面与肠内营养无差异，只要是治疗能够适应与满足病理生理改变的需要，便是获益的基础。因此，认识这些治疗策略的本质而不是具体某项治疗才是最重要的。因此，本指南推荐对于有营养治疗指征但不能经口摄食或管饲的重症患者，3～7天内应开始低热量的肠外营养而不是等待到1周以后，这点与ASPEN的重症营养指南不同，因为有研究显示，累积能量缺乏超过1500kcal与病死率升高有关，所以早期低热量的肠外营养仍然是不能经口摄食与肠内营养患者的合理选择。关键在于明白什么是研究揭示的真正结果，什么是当前应该遵循的“证据”。

经胃肠内营养是符合生理的标准营养供给方式，但是重症患者胃肠功能（动力）障碍使早期有效肠内营养常面临的挑战。尽管经胃还是经幽门后小肠喂养的研究与荟萃分析在病死率、住ICU时间等方面并无统计学差异，但不耐受患者误吸与肺炎的发生增加，对喂养不耐受的患者采取幽门后小肠喂养，误吸高风险患者可参照2017年ESICM颁布的《危重症早期肠内营养指南》中的相关内容。胃参余量存在不确定性，它受患者体位、喂养管直径、导管尖端位置、侧孔数及喂养方式等因素影响。指南将连续6小时累积胃参余量＞500ml作为经胃喂养不耐受的诊断标准，虽然该判断标准来自于专家共识，但也说明在尚无更可靠的方法被证实之前，胃参余量的动态评估意义更大。鉴于循证研究证实早期肠内营养能够影响重症患者预后，为推进重症患者早期肠内营养的安全有效实施，临床上探讨客观准确、简单易行并可重复性的床旁评估方法具有更大的临床价值。另一个值得探讨的问题是如何改善重症患者对早期肠内营养的耐受性，目前的推荐意见仍然延用红霉素与甲氧氯普胺，但作用非常有限，研究并未证实促动力药的使用能够影响肺炎的发生，而且红霉素等促动力药的效果在72小时后仅存留1/3，使用一般为3天。对于促动力药使用仍有可探讨的空间，特别是如何引进中医中药在胃肠功能方面的影响具有重要意义。

3. 能量与蛋白质供给　测量重症患者能量消耗与能量供给量一直是ICU医师面临的难题，测量实际能量消耗与蛋白质代谢动力学是实现个体化营养治疗的基础，但前者尚未得到普遍应用，目前也没有能够常规用于临床的动态蛋白质代谢评估方法。间接热量测定法仍然是欧美营养指南推荐用于评估能量供给的“金标准”。研究表明，与代谢车实际测量值相比，预测方程存在明显的误差，由此导致对需要量评估的过高或过低，进而造成喂养过度或摄入不足。代谢车并未普遍使用，近年也有研究探讨通过其他方式估算能量消耗，即测定机械通气患者的VCO_2，计算能量消耗，即REE＝VCO_2×8.19，或者从肺动脉导管得到VO_2计算REE。研究显示，REE比估算方程更接近实际测定，获得准确的CO_2释放量并不容易和准确。在以上方法不能满足的情况时，再使用体重计算，即早期20～25kcal/（kg·d）。碳水化合物供给150g/d是安全剂量，受代谢能力（糖代谢）与器官功能（如肝、肺）的影响，上限不应超过5mg/（kg·min）。成年人脂肪供给1g/（kg·d），上限不超过1.5g/（kg·d）。

蛋白质代谢受内分泌激素与炎性介质的影响，而后者与疾病及打击后的炎症免疫状态相关，早期的高分解代谢已经不会因为能量与蛋白质供给而得到遏止，但能够改善氮平衡。ICU获得性衰弱与蛋白质分解与骨骼肌含量丧失相关，指南推荐重症患者蛋白质供给量为1.3g/（kg·d），也是基于维持氮平衡所需要的基本蛋白质摄入量。有关早期蛋白质供给量与时机的研究仍在探讨中，更确切的供给目标需RCT研究证实。已经明确的是只要没有过度喂养，提高蛋白摄入量的获益效果是肯定的。锻炼可以减少合成代谢抵抗与合并症，增加蛋白摄入的同时增加肢体锻炼很有意义，但是在这方面存在分歧，需要进一步研究证实。

对于肥胖重症患者无特别增加供给量的推荐，但是对于烧伤、多发创伤等特殊蛋白质丧失量较高的患者，理论上应根据疾病相关的蛋白质丢失与蛋白质代谢动力学状态增加供给量的，对此需要深入探讨。

四、有关 ICU 营养治疗中特殊情况及特需营养素选择（推荐意见 26～39，41～57）

推荐 26 烧伤面积＞20% 体表面积的患者，肠内营养时应及早添加谷氨酰胺［谷氨酰胺 0.3～0.5g/(kg·d)］并持续补充 10～15 天（推荐等级：B- 强力推荐）。

推荐 27 重症创伤患者，开始肠内营养的前 5 天应添加谷氨酰胺［谷氨酰胺 0.2～0.3g/（kg·d）]，复杂创面（口）患者，可以延长至 10～15 天（推荐等级：0- 强烈共识）。

推荐 28 除烧伤与创伤患者外，其他 ICU 患者不推荐肠内营养时额外添加谷氨酰胺（推荐等级：B- 强烈共识）。

推荐 29 病情复杂与不稳定，特别是合并肝、肾衰竭的 ICU 患者，不推荐肠外途径补充谷氨酰胺二肽（GLN- 二肽）（推荐等级：A- 强烈共识）。

推荐 30 不推荐顿服大剂量的富含 ω-3 脂肪酸（ω-3 FA）的肠内营养制剂（推荐等级：B- 强烈共识）。

推荐 31 可使用富含营养剂量的 ω-3 FA 肠内营养配方制剂（推荐等级：0- 强烈共识）。

推荐 32 不推荐常规使用富含大剂量 ω-3FA 的肠内营养配方（推荐等级：B- 共识）。

推荐 33 接受肠外营养治疗的患者可使用富含 EPA＋DHA［含鱼油 0.1～0.2g/（kg·d）］的脂质乳剂（推荐等级：0- 强烈共识）。

推荐 34 为保证底物代谢，肠外营养时应每天补充微营养素（微量元素和维生素）（推荐等级：B- 强烈共识 100%）。

推荐 35 给予单一大剂量抗氧化剂的证据尚不充分（推荐等级：B- 强烈共识 96%）。

推荐 36 低 D_3 水平（血浆 25- 羟基 - 维生素 D＜12.5ng/ml 或 50nmol/L）的危重患者应补充维生素 D_3（推荐等级：GPP- 共识 86%）。

推荐 37 低血浆维生素 D_3 的危重患者（25- 羟基 - 维生素 D＜12.5ng/ml 或 50nmol/l），可每周补充 1 次大剂量的维生素 D_3（500 000U）作为单剂量（推荐等级：0～86%）。

推荐 38 需延迟肠内营养的情况（推荐等级：B- 强烈共识 100%）：①休克尚未纠正，血流动力学与组织灌注目标尚未达到时应暂缓肠内营养，一旦通过液体与血管升压素 / 正性肌力药补充使休克得到控制后应尽快开始低剂量肠内营养，但应警惕肠缺血征象。②当威胁生命的低氧血症、高碳酸血症或酸中毒尚未得到控制时需延迟开始肠内营养；当稳定了低氧血症，代偿或允许性高碳酸血症与酸中毒时才可开始肠内营养。③上消化道活动性出血时应延迟开始，一旦出血停止且无再出血征象时即可开始。④明显肠缺血征象。⑤无法建立瘘口远端喂养通路的高流量肠瘘患者。⑥合并腹腔间隔室综合征。⑦胃抽吸量超过 500ml/6h。

推荐 39 推荐低剂量肠内营养的情况（推荐等级：B- 强烈共识 95.65%）：①接受低温治疗的患者采取低剂量肠内营养，但复温后增加喂养量。②腹腔高压但非腹腔间隔室综合征的患者，如喂养后腹压增加则考虑暂停或减少肠内营养喂养量。③急性肝衰竭患者的急性、威胁生命的代谢紊乱通过或不通过肝支持治疗得到控制，则表示与肝性脑病程度无关，可尝试低剂量肠内营养。

推荐 41 无喂养管的经口摄食患者，未达能量目标时优先考虑添加口服营养摄入量，其次才给予肠内营养（推荐等级：GPP- 强烈共识）。

推荐 42 吞咽困难但未置营养管的患者可考虑质地适合的食物。当吞咽存在风险时应实施肠内营养。

推荐43 未置喂养管的吞咽困难与高误吸风险患者可采用幽门后喂养；拔除鼻胃管进行吞咽训练期间，可暂时采取肠内营养方式供给营养（推荐等级：GPP-强烈共识）。

建议44 脓毒症患者血流动力学稳定后应给予早期肠内营养；如存在早期肠内营养禁忌证，可用肠外营养替代（推荐等级：GPP-强烈共识94%）。

建议45 腹部或食管术后患者早期肠内营养优于延迟肠内营养（推荐等级：0-强烈共识96%）。

建议46 腹部或食管术后出现并发症及不能经口摄食的危重症患者，首选肠内营养（而非肠外营养），除非消化道不完整、合并肠梗阻或腹腔间隔室综合征（推荐等级：GPP-强烈共识）。

建议47 吻合口瘘与肠内瘘、肠外瘘尚未修复时，自瘘口向远端肠袢放置喂养管以实施肠外营养（推荐等级：GPP-强烈共识95.83%）。

建议48 吻合口瘘与肠内瘘、肠外瘘未予修复，瘘口远端肠袢未能建立喂养通路时，应实施肠外营养（推荐等级：GPP-强烈共识100%）。

建议49 合并高流量消化道瘘的患者，回输消化道内容物前需评估其是否恰当可行（推荐等级：GPP-强烈共识100%）。

建议50 外伤患者应该优先接受早期肠内营养而不是早期肠外营养（推荐等级：B-强烈共识96%）。

建议51 肥胖重症患者采用等热量高蛋白饮食，需测量间接能量消耗与尿素氮排出（推荐等级：0-共识89%）。

建议52 间接能量测定指导重症肥胖患者的能量供给，尿素氮排出或无脂组织（lean body mass，LBM）含量（使用CT或其他工具）测定指导蛋白摄入量。无间接热量测定仪时，能量供给可基于“校正体重”计算。如不能获得尿素氮排出量或无脂组织含量，可按照“1.3g/（kg（校正体重）·d）”计算蛋白供给量（推荐等级：GPP-共识89%）。

建议53 入住ICU或营养治疗开始时及开始的前2天，至少应每4小时测量血糖1次（推荐等级：GPP-强烈共识93%）。

建议54 当血糖超过10mmol/L时需要应用胰岛素控制血糖（推荐等级：A-强烈共识93%）。

建议55 第1周应测量电解质（钾、镁、磷酸盐）水平，至少每天测定1次（推荐等级：GPP-强烈共识92%）。

建议56 再喂养低磷酸盐血症（＜0.65mmol/L或血磷降低超过0.16mmol/L的患者，需要每天测量2～3次电解质水平，并按需补充（推荐等级：GPP-强烈共识100%）。

建议57 合并再喂养低磷酸盐血症的患者，营养治疗开始的48小时需限制能量供给，之后逐渐增加（推荐等级：B-强烈共识100%）。

1. 需要推迟开始肠内营养的情况　推荐与2017年ESICM《危重症早期肠内营养指南》推荐意见相同，围绕循环衰竭与胃肠功能障碍提出了7种延迟喂养情况及3种降低肠内营养喂养量的疾病，一方面体现了对早期肠内营养的重视，同时也更理性的从安全实施的角度避免喂养不耐受相关的并发症，从而保障肠内营养使重症患者最大限度获益于合理的营养治疗策略选择。

2. 经口摄食不足与吞咽困难　气管插管拔除后吞咽障碍的发生率平均约50%，导致蛋白质与营养摄入明显不足。除此以外，接受无创机械通气及气管切开后的患者也常常存在这一问题。

对此，应加强对吞咽障碍的评估与吞咽功能训练，并评价合并以上情况者的营养与蛋白摄入量，必要放置幽门后小肠营养管在 2017 年 ESICM《危重症患者早期肠内营养指南》中未涉及的特殊情况。

3. 脓毒症与脓毒症休克的营养治疗　血流动力学不稳定休克患者早期给予肠内营养可导致或加重肠缺血或肠坏死。此类患者可选择的营养治疗策略如下。①在成功复苏及血流动力学稳定后早期开始；②早期给予 20%～50% 预测值的营养供给，避免休克期间的全量营养供给。主要目的在于开放“肠道”，并在稳定后逐渐推进的肠内营养进程。如肠内营养禁忌或增加困难者需要添加或给予肠外营养。

4. 颅脑外伤患者的营养治疗　大多数颅脑损伤患者既往营养状态良好，不存在营养风险，调查显示接受的能量与蛋白质不足 60% 的目标量，肠内营养添加 SPN 的联合营养供给相关病死率与并发症显著减少。此外，肌肉与大量（20～30g/L）蛋白丢失，蛋白质摄入量可提高到 1.5～2.0g/（kg·d）。

5. 重症肥胖患者的营养供给　肥胖患者是指 BMI＞30kg/m^2，应用代谢车测量 EE 并指导热量供给；蛋白质供给基于尿素氮排出量或 LBM 测定，如果不能提供尿素氮则依据 1.3g/kg 矫正体重补充蛋白质。此处的低营养通常指能量摄入为依据理想体重计算的能量需求量的 70% 以下，低热量营养期间每周丧失 2～3kg 体重是可接受的。指南推荐应用间接热量测定法测定 EE 和尿素氮损失来指导能量和蛋白质供应。肥胖的肌肉量高度依赖于他们的活动水平及年龄，肌肉含量在 25～35 岁最大，之后减少。

如果不能进行间接热量测定及 24 小时尿素氮测定时，指南推荐参考理想体重计算能量与蛋白质需要。

理想体重（男）＝ 0.9 × 身高（cm）－100 或理想体重（女）＝0.9× 身高（cm）－106

我们建议对 BMI 提示超重或肥胖的患者减少能量供应。上述计算公式忽略了脂肪组织和肌肉的代谢需求，其中脂肪组织为 4.5kcal/（g·d），肌肉为 13kcal/（g·d）。肥胖患者超出体重部分（实际体重－理想体重）的肌肉比例约为 10%。实用的方法是超出体重的 20%～25% 加上理想体重来计算能量需求。有关体重超重与肥胖重症患者早期肠内营养的原则、胃肠道耐受和逐渐增加营养供应的推荐意见与 ICU 其他患者相似。

6. 再喂养低磷酸盐血症　认识存在再喂养综合征（血磷＜0.65mmol/L 或下降超过 0.16mmol/L）的风险是首要的，入院时对营养状态进行评估，早期识别再喂养低磷酸盐血症并预防并发症。对于严重、长时间营养摄入不足的患者，需要加强电解质与营养素检测。电解质的测定方案，包括磷酸盐。实验室参数对阻止或预测严重并发症如再喂养综合征或营养相关的肝功能不全很重要。营养补充后的低磷酸盐血症是一个预警信号，因此在营养补充的初始阶段需要重复检测（磷酸盐、钾、镁，甚至维生素 B_1）。由于合并再喂养综合征患者在营养补充后容易出现的严重水、电解质失衡，而重度低磷酸盐血症可能会导致开始喂养后死亡按照指南推荐首先予以补充。因此，营养补充需要放慢速度，电解质与维生素 B_1 的补充先于热量与蛋白质。热量限制指在第 1 个 72 小时内缓慢增加直至达到能量目标，需要考虑再喂养过程中出现的电解质紊乱。

除上述推荐意见外，本指南对主要特殊营养素如谷氨酰胺、EPA/DHA 与多油脂肪乳剂等在重症患者中的应用特点与选择也做了介绍与推荐。相对以前的国际指南，推荐意见更为具体与明确，可操作性将有所提高，但基于循证研究的限制，仍未涉及如何进行个体化营养治疗，碳水化合物、蛋白、脂质比例及其理想平衡，营养代谢监测等深层面问题。

（北京清华长庚医院　许　媛）

参考文献

[1] Singer P, Annika RB, Mette MB, et al. ESPEN guideline on clinical nutrition in the intensive care unit. Clin Nutr, 2018, 29: 1-3.

[2] Nicolo M, Heyland DK, Chittams J, et al. Clinical Outcomes Related to Protein Delivery in a Critically Ill Population: A Multicenter, Multinational Observation Study. JPEN, 2016, 40 (1): 45-51.

[3] Reintam BA, Starkopf J, Alhazzani W, et al. ESICM Working Group on Gastrointestinal Function. Early enteral nutrition in critically ill patients: ESICM clinical practice guidelines. Intensive Care Med, 2017, 43 (3): 380-398.

[4] Doig G, Simpson F, Heighes PT, et al. Refeeding Syndrome Trial Investigators Group: restricted versus continued standard caloric intake during the management of refeeding syndrome in critically ill adults: a randomised, parallel-group, multicentre, single-blind controlled trial. Lancet Respir Med, 2015, 3: 943-952.

[5] Compher C, Chittams J, Sammarco T, et al. Greater protein and energy intake may be associated with improved mortality in higher risk critically ill patients: a patient multicenter, multinational observational study. Crit Care Med, 2017, 45: 156-163.

[6] Rooyakers O, Kouchek-Zadeh R, Tjader I, et al. Whole body protein turnover in critically ill patients with multiple organ failure. Clin Nutr, 2015, 34: 95-100.

[7] Parikh HG, Miller A, Chapman M, et al. Calorie delivery and clinical outcomes in the critically ill: a systematic review and meta-analysis. Crit Care Res, 2016, 18: 17-22.

[8] Zusman O, Theilla M, Cohen J, et al. Resting energy expenditure, calorie and protein consumption in critically ill patients: a retrospective cohort study. Crit Care, 2016, 20: 367.

[9] Marik PE, Hooper MH. Normocaloric versus hypocaloric feeding on the outcomes of ICU patients: a systematic review and meta-analysis. Intensive Care Med, 2016, 42: 316-323.

第二节　慢重症患者的代谢特点与营养治疗

随着重症医学技术和诊疗策略的不断进展，重症疾病所致多器官衰竭的早期病死率明显下降。但随之而来的是，由于持续存在的器官功能障碍，许多重症患者在 ICU 治疗时间延长。近年，慢重症（chronic critical illness，CCI）的概念逐渐被大家认可和接受。CCI 患者存在持续的炎症反应、免疫抑制和分解代谢状态，在很大程度上影响患者的最终结局。营养治疗是 CCI 患者所必需的，但如何更好地发挥营养支持的作用以促进合成代谢及器官功能维护，仍需要重症医师给予足够的重视。

一、慢重症与分解代谢综合征

20 世纪 90 年代，慢重症的概念首次被提出，主要针对那些存在持续性器官功能障碍并需要长期在 ICU 治疗的患者，并赋予了不同的名称，包括重症疾病的神经病变、重症疾病的肌病、ICU 获得性肌无力及 ICU 后综合征等。CCI 是指那些存在器官功能障碍并在 ICU 治疗超过 14 天的患者。CCI 患者的一个重要的亚型是分解代谢综合征（persistent inflammation immunosuppression and catabolism syndrome，PICS），即持续炎症反应、免疫抑制、PICS，表现为持续性的免疫抑制（如淋巴细胞减少）、炎症反应（如粒细胞增多和高 C 反应蛋白水平）及分解代谢（如低白蛋白和前白蛋白水平）。PICS 患者容易反复发生院内感染、伤口愈合延迟及褥疮等情况，可逐渐发展为恶病质状态，影响患者的认知功能，长期预后不良，是导致重症患者慢性死亡的重要原因。因此，给予 CCI 患者积极的营养治疗以改善其存在的分解代谢和免疫抑制状态，对于改善患者的长期生存十分重要。

二、慢重症患者的代谢特点

为保证 CCI 和 PICS 患者得到精准的营养支持治疗，首先了解这些患者的代谢特点。

1. 持续性炎症反应及分解代谢　CCI 和 PICS 患者存在持续性炎症反应和分解代谢，表现为中性粒细胞增高及持续性急性期反应，包括高 C 反应蛋白水平和低前白蛋白水平，同时伴随持续性蛋白质分解代谢增加，导致患者出现瘦体组织含量显著降低，从而影响患者的功能状态及伤口愈合。在 ICU 治疗超过 10 天的重症患者，超声显示股直肌的横截面积减少 20%，多器官功能衰竭患者可达 30%。虽然这些患者存在不同程度的蛋白质合成增加，但蛋白质的分解代谢持续存在，最终造成负氮平衡，影响患者的肌肉含量及营养状态。肌肉活检显示，大量中性粒细胞和巨噬细胞在肌肉中浸润，提示 CCI 患者肌肉组织的代谢变化是由持续性炎症反应所引起的。

2. 持续性免疫抑制　近期慢性脓毒症和创伤小鼠的研究发现，骨髓源性抑制性细胞（myeloid-derived suppressor cells，MDSCs）的增殖能够解释在 PICS 患者中存在的持续性免疫抑制、低水平炎症反应及进行性分解代谢状态。有关外科脓毒症患者的研究也进一步验证了上述实验室研究的结果，患者发生脓毒症之后 MDSCs 持续性增高，这些增高的 MDSCs 抑制 T 细胞增殖，降低 Th1 和 Th2 细胞因子的释放。早期的 MDSCs 增殖与早期病死率相关；持续性 MDSCs 增殖与住 ICU 时间延长相关，是患者发生院内获得性感染和出 ICU 后功能不良的较强独立预测因素。多种机制促成了 MDSCs 的免疫抑制作用，包括精氨酸酶 1 的上调、IL-10 水平升高、细胞表面 PD-L1 表达增加、组织相容性复合物分子硝基化及促进调节 T 细胞增殖等。精氨酸酶 1 表达上调使得体内精氨酸耗竭，诱导免疫抑制，导致伤口愈合延迟。除此之外，MDSCs 也可以产生炎性介质（包括一氧化氮、活性氧、肿瘤坏死因子等），引起持续性低水平炎症反应，导致 PICS 患者恶病质的发生。

三、慢重症患者的营养支持

CCI 和 PICS 患者所存在的持续性炎症反应、分解代谢和免疫抑制会导致患者营养不良、极度消耗和恶病质状态，瘦体组织含量降低，因此他们易发生呼吸机依赖、伤口愈合延迟及器官功能恢复缓慢，严重影响重症患者的预后及功能状态。在此阶段，给予患者积极的、足量的营养支持治疗以促进合成代谢，并恢复机体内稳态和器官功能，对于改善患者的预后至关重要。与急性期重症患者营养治疗所提倡的“滋养型喂养”理念不同，CCI 患者的营养治疗更强调“足量喂养”，以保证机体能够进行合成代谢并促进康复。在 CCI 患者的足量喂养中，临床医师需要重点关注的是热量、蛋白质和特殊营养素的供给。

1. 热量的供给　尽管有研究显示，在重症疾病的急性期增加营养的供给会通过抑制细胞自噬反应导致器官衰竭的时间延长，对重症患者有害。因此，降低营养供给量的“允许性低喂养”或“滋养型营养”的理念对于重症疾病急性期的患者是有益的。但这一理念并不适用于极易发生或已经发生严重营养不良的 CCI 或 PICS 患者。对于存在高营养不良风险的重症患者，早期热量供给不足可能会增加 30 天病死率。多项重症患者的营养治疗指南均推荐对于在 ICU 治疗时间迁延的重症患者应逐渐增加营养量的供给，保证足量营养支持，以促进机体的合成代谢。对于营养量的设定，多采用热量公式或根据体重估算的方法进行，但由于重症患者突出的异质性等因素的影响，上述方法在评估营养量的准确性方面均存在较大的差异。因此，2018 年 ESPEN 相关指南建议在条件允许的情况下，应采用间接能量测定仪（indirect calorimetry，IC）对重症患者需要的营养量进行个体化监测，既保证了患者接受足量的营养支持，又避免了过度营养和营养不足带来的相关危害。2018 年，ONCA 研究比较了机械通气患者分别采用 IC 和传统方法进行营养支持的效果。结果发现，间接能量监测组患者在能量供给的达标率和蛋白质供给量方面均优于传统治疗组，对于改善重症患者的营养状态有益。在营养支持方式的选择方面，优先选择肠内营养。但对于那些存在脓毒症、休克等因素造成的胃肠道功能障碍而无法有效实施肠内营养的 CCI 患者，及时启动肠外营养作为肠内营养支持的补充和替代，以维持足量营养量的供给是十分重要的。在慢重症患者营养供给量的设定方面，还需要考虑不同的器官功能状态，进行合理的调整。对于存在急性呼吸窘迫综合征（ARDS）的 CCI 患者，如果器官功能障碍的程度较为严重（SOFA 分值较高），过多营养量的供给可能会加重器官功能障碍，增加患者的病死率。

2. 蛋白质的供给　CCI 患者重要的代谢特点为分解代谢，其中蛋白质的分解代谢尤为突出，最终造成瘦体组织含量的降低和肌肉萎缩、肌无力的发生。在脓毒症和严重创伤等急性应激因素的影响下，高分解代谢可使机体总蛋白丢失 16%。随重症疾病病程的迁延及炎症反应的影响，这种蛋白质的分解代谢会持续存在，造成更多机体蛋白质的分解和丢失。因此，对于改善 CCI 患者的分解代谢并促进合成代谢，除充足的热量补充外，足量蛋白质和氨基酸的供给也是必不可少的。重症患者的营养治疗指南推荐蛋白质的供给量应＞1.2g/（kg·d）。2018 年 ESPEN 相关指南更新蛋白质的推荐供给量为＞1.3g/（kg·d）。虽然目前尚无专门针对 CCI 和 PICS 患者蛋白质供给量的推荐意见，但与之同样存在持续炎症反应、分解代谢和免疫抑制状态的疾病如恶性肿瘤、老年性消耗及大面积烧伤患者均有不同的蛋白质推荐供给量。恶性肿瘤患者营养治疗中蛋白质的推荐供给量应在 1.2～2.0g/（kg·d），老年性消耗性恶病质患者蛋白质供给量应为 1.5g/（kg·d），而大面积烧伤的患者推荐的蛋白质供给量更高，最高可达 2.0g/（kg·d）以代偿严重的高分解代谢状态。目前推荐对于存在高分解代谢的重症患者营养支持中蛋白质的供给量应＞1.5g/（kg·d）。但对于 CCI 和 PICS 患者而言，1.5g/（kg·d）的蛋白质供给量是否足以逆转蛋白质的分解代谢，并促进合成代谢，改善肌肉萎缩和肌无力的情况，尚需要进一步研究证实。

3. 特殊营养素的供给 重症患者营养支持治疗中特殊营养素包括谷氨酰胺、鱼油脂肪乳、精氨酸等多种成分。由于 CCI 和 PICS 患者存在持续性的炎症反应、分解代谢及免疫抑制，造成肌肉分解代谢增强，肌肉萎缩和肌无力的发生，因此具有免疫调理作用的精氨酸和促进肌肉合成代谢的亮氨酸在 CCI 患者的营养支持中尤为重要。由于 CCI 患者存在 MDSCs 的增殖，诱导精氨酸酶 1 上调，使体内精氨酸耗竭，造成免疫抑制和伤口愈合延迟。外源性补充精氨酸可提高体内精氨酸水平，重建淋巴细胞增殖能力，增强免疫功能；同时精氨酸能够更多地转化为多胺和脯氨酸，从而促进伤口愈合。但尚需要进一步临床研究以明确 CCI 患者补充精氨酸的时机、剂量和疗程。

随着对蛋白质合成的细胞内调节机制认识的深入，学者们发现亮氨酸是蛋白质合成的潜在刺激物。因此，外源性补充亮氨酸能够刺激蛋白质合成，并在老年患者和肿瘤患者中得到验证。但是，补充亮氨酸是否能够在 CCI 和 PICS 患者中同样发挥刺激蛋白质合成的作用，尚需要进一步研究加以验证。

在特殊营养素的供给方面，还需要注意其对器官功能的影响。对于大面积烧伤和创伤的患者，外源性补充谷氨酰胺是有益的，但对于存在肝或肾功能障碍的 CCI 患者，应避免给予谷氨酰胺治疗，以免增加器官的代谢负担，加重器官功能障碍。

4. 促进合成代谢的辅助因素 CCI 患者营养不良、肌肉萎缩和肌无力的改善，除合理的营养支持治疗外，还需要一些促进合成代谢的辅助因素参与。这些因素包括强化胰岛素治疗、合成代谢类固醇（氧雄龙）、生长激素和早期活动及肌肉抗阻力锻炼等。

综上所述，CCI 患者逐渐成为重症医学医师需要额外关注的一类群体，而恰当的营养支持是 CCI 和 PICS 患者治疗策略中必不可少的环节。为改善 CCI 患者的高分解代谢状态，促进机体的合成代谢和器官功能恢复，需要在能量测定仪的指导下进行目标性的精准营养治疗，给予充足的营养量和高剂量的蛋白质供给，同时辅以精氨酸、亮氨酸等特殊营养素促进蛋白质的合成代谢，加强早期活动和功能锻炼等促进合成代谢的措施，共同促进 CCI 患者的早期康复。

（中国医科大学附属第一医院 章志丹）

参考文献

[1] Rosenthal MD, Kamel AY, Rosenthal CM, et al. Chronic Critical Illness: Application of What We Know. Nutr Clin

Pract, 2018, 33 (1): 39-45.

[2] Efron PA, Mohr AM, Bihorac A, et al. Persistent inflammation, immunosuppression, and catabolism and the development of chroniccritical illness after surgery. Surgery, 2018, 164 (2): 178-184.

[3] Mira JC, Gentile LF, Mathias BJ, et al. Sepsis Pathophysiology, Chronic Critical Illness, and Persistent Inflammation-Immunosuppression and Catabolism Syndrome. Crit Care Med, 2017, 45 (2): 253-262.

[4] Moore FA, Phillips SM, McClain CJ, et al. Nutrition Support for Persistent Inflammation, Immunosuppression, and Catabolism Syndrome. Nutr Clin Pract, 2017, 32 (1_suppl): 121S-127S.

[5] Puthucheary ZA, Rawal J, McPhail M, et al. Acute skeletal muscle wasting in critical illness. JAMA, 2013, 310 (15): 1591-1600.

[6] Cuenca AG, Delano MJ, Kelly-Scumpia KM, et al. A paradoxical role for myeloid-derived suppressor cells in sepsis and trauma. Mol Med, 2011, 17 (3-4): 281-292.

[7] Mathias B, Delmas AL, Ozrazgat-Baslanti T, et al. Human myeloid- derived suppressor cells are associated with chronic immune suppression after severe sepsis/septic shock. Ann Surg, 2017, 265 (4): 827-834.

[8] Arabi YM, Al-Dorzi HM. Trophic or full nutritional support? Curr Opin Crit Care, 2018, 24 (4): 262-268.

[9] Van Dyck L, Casaer MP, Gunst J. Autophagy and Its Implications Against Early Full Nutrition Support in Critical Illness. Nutr Clin Pract, 2018, 33 (3): 339-347.

[10] Jung YT, Park JY, Jeon J, et al. Association of Inadequate Caloric Supplementation with 30-Day Mortality in Critically Ill Postoperative Patients with High Modified NUTRIC Score. Nutrients, 2018, 10 (11).

[11] Singer P, Blaser AR, Berger MM, et al. ESPEN guideline on clinical nutrition in the intensive care unit. Clin Nutr, 2019, 38 (1): 48-79.

[12] Gonzalez-Granda A, Schollenberger A, Haap M, et al. Optimization of Nutrition Therapy with the Use of Calorimetry to Determine and Control Energy Needs in Mechanically Ventilated Critically Ill Patients: The ONCA Study, a Randomized, Prospective Pilot Study. JPEN J Parenter Enteral Nutr, 2018.

[13] Rattanachaiwong S, Singer P. Should we calculate or measure energy expenditure? Practical aspects in the ICU. Nutrition, 2018, 55-56: 71-75.

[14] Peterson SJ, McKeever L, Lateef OB, et al. Combination of High-Calorie Delivery and Organ Failure Increases Mortality Among Patients With Acute Respiratory Distress Syndrome. Crit Care Med, 2019, 47 (1): 69-75.

[15] McClave SA, Martindale RG, Vanek VW, et al. Guidelines for the provision and assessment of nutrition support therapy in the adult critically ill patient: Society of Critical Care Medicine (SCCM) and American Society for Parenteral and Enteral Nutrition (ASPEN). JPEN J Parenter Enteral Nutr, 2009, 33 (3): 277-316.

[16] Gey A, Tadie JM, Caumont-Prim A, et al. Granulocytic myeloid-derived suppressor cells inversely correlate with plasma arginine and overall survival in critically ill patients. Clin Exp Immunol, 2015, 180: 280-288.

[17] Cynober L, De Bandt JP, Moinard C. Leucine and citrulline: two major regulators of protein turnover. World Rev Nutr Diet, 2013, 105: 97-105.

第三节　再喂养综合征

再喂养综合征（refeeding syndrome，RFS）是严重营养不良或长期营养摄入不足的患者，过快过多补充营养物质导致的严重水及电解质紊乱、维生素缺乏的一组代谢紊乱综合征，常发生心力衰竭、呼吸衰竭、神经系统疾病等并发症。20 世纪 40 年代 RFS 首次被报道，Burgers 描述了第二次世界大战集中营战俘被释后重新恢复饮食后发生腹泻、心力衰竭、昏迷，甚至死亡等并发症，病死率达 20%。尽管 RFS 的相关个案报道并不少，但是仍然容易被许多临床医师忽略，尤其既往长期摄食不足的重症患者，越重视充分的营养补充反而越易导致 RFS 的发生。本文将就 RFS 的定义、流行病学、病理生理改变、临床表现及预防治疗措施进行相关的阐述。

一、RFS 的概述

目前关于 RFS 的定义不一，RFS 是以低磷血症为主要特征的代谢紊乱，伴有相关器官功能损害。罹患心脏、肝等严重疾病时也会伴有血磷的降低，但与营养摄入无关，因此单纯低磷血症不能诊断 RFS。RFS 低磷血症的临界值不一，血磷＜0.65mmol/L 可诊断为低磷血症，＜0.50mmol/L 时有相关临床表现，＜0.32mmol/L 时常有严重临床表现。因此，RFS 定义为再喂养 72 小时内出现的电解质紊乱（主要是低磷血症），不能归因于其他原因；血磷＜0.32mmol/L 和（或）较基线下降 30% 或下降幅度超过 0.16mmol/L。

低磷血症是 RFS 突出的特征性表现，重症患者低磷血症的发生率为 14.7%～34%。由于 RFS 的定义不同，RFS 的发生率报道不一。Friedli 系统回顾了 45 项研究，38 项研究定义了 RFS，虽然 16 项研究对象为厌食症患者，仍有部分研究报道 ICU 患者 RFS 的发生率为 34%～52%；如限定电解质紊乱、液体超负荷及器官功能障碍等为 RFS 确诊标准，其发生率仅为 2%。

二、RFS 的病理生理改变

葡萄糖是供能的主要来源之一，生理状态下，每天需要 100～150g 葡萄糖以维持脑细胞功能；饥饿时肝糖原、肌糖原快速分解供能，当长期饥饿与能量摄入不足时，机体将发挥脂肪动员、蛋白质糖异生作用，同时体内电解质、维生素也被消耗。一旦恢复“正常饮食”或“正常量”的营养物质快速补充，尤其是大量葡萄糖的补充，血糖升高，胰岛素分泌恢复，糖原合成增加，ATP 合成增加，钾、镁、磷及营养代谢的辅助因子如维生素 B_1 等被迅速消耗，引起糖代谢紊乱，乳酸酸中毒、电解质与维生素 B_1 缺乏等症状。如大量钾、镁、磷向细胞内转移，细胞内外阴阳离子的平衡及渗透压的变化，水钠潴留，甚至水肿、心力衰竭。磷是细胞结构的重要组成部分，严重缺乏累及心肌、呼吸肌及中枢神经系统等，表现为心力衰竭、呼吸衰竭，精神障碍，甚至昏迷。长期饥饿患者肠黏膜萎缩，胰腺功能受损，给予肠内营养可能发生严重腹泻，进一步加重水、电解质紊乱。

维生素 B_1 作为营养代谢的辅助因子，在糖和蛋白质合成中被迅速消耗，可导致 Wernicke 脑病和（或）心力衰竭。这是由于维生素 B_1 是硫胺系焦磷酸盐的前体，而焦磷酸盐是三羧酸循环中丙酮酸与 α 酮戊二酸的重要辅酶，也是红细胞酮醇基转移酶的辅酶。维生素 B_1 缺乏时转酮基酶活性下降，丙酮酸难以进入三羧酸循环氧化，大量丙酮酸滞留血液并从尿液排出，影响机体能量代谢；维生素 B_1 在体内不能合成且储存较少，故摄入过少或吸收障碍均能导致维生素 B_1 缺乏。

三、RFS 的临床表现

RFS 常发生于开始营养治疗后 3 天，临床以严重低磷血症（＜0.32mmol/L）为特征性表现，并伴有液体超负荷、呼吸困难、精神障碍等表现。RFS 引起神经肌肉功能损害主要有感觉异常、痉挛或呼吸肌无力、呼吸困难；精神障碍表现为烦躁不安、癫痫发作、意识错乱和昏迷等；维生素 B_1 缺乏可引起 Wernicke 脑病。心脏对低钾、低镁、低磷敏感，缺乏时可导致心律失常，甚至猝死，尤其当 QT 间期＞470ms 时。磷缺乏还可引起血小板减少、凝血功能损害与白细胞功能障碍。总之，RFS 是营养治疗过程中发生的以低磷血症为特征性表现的代谢紊乱，常累及多个器官，临床症状无特异性，在重症患者营养治疗过程中常被忽视。

四、RFS 的预防

如何能够早期识别 RFS 高危人群，对于营养计划与营养目标的制订至关重要。有学者针对那些对营养治疗不谙熟的外科医师提出 5 点建议防治 RFS：①早期识别高风险患者，如老年人、神经性厌食、慢性酒精中毒、恶性肿瘤、大手术后患者、慢性胰腺炎、存在吞咽及其他神经功能障碍而慢性营养摄入减少、病理性肥胖体重迅速下降、长期应用抑酸剂或利尿剂和艾滋病等。②严密监测临床表现与生化指标。③制订合理的营养治疗方案。 ④入院即刻筛查是否存在进展为 RFS 的风险。 ⑤与临床营养师或营养小组成员制订个体化的再喂养防治策略。

英国国家卫生与临床优化研究所（National Institute for Health and Clinical Excellence，NICE）指南提出几项简要的 RFS 风险筛查指标。①有以下 1 项以上表现：BMI＜16kg/m^2，近 6 个月体重下降＞15%，近 10 天内极少或无任何营养摄入，喂养前低钾、低磷、低镁血症。②具有下面 2 项以上表现：BMI ＜18kg/m^2，近 3～6 个月体重下降＞10%，极少或无任何营养摄入达 10 天以上，酗酒、化疗、胰岛素、利尿剂或抑酸剂等药物的用药史。

Rio 等在 2013 年发表的单中心研究中，243 例患者接受营养治疗，根据 NICE 标准存在 RFS 风险的患者 133 例，最终确诊 RFS 即喂养后发生严重电解质紊乱、液体超负荷、器官功能损害者仅 3 例（2.3%），无一例因 RFS 死亡；NICE 标准预测 RFS 的灵敏度为 67%，特异度为 59.1%，而喂养前低镁血症有预测 RFS 的价值。RFS 患者的表现多种多样，重视患者营养治疗前后的连续监测评估，尤其血磷、维生素，以及早期逐步递增的喂养策略都可降低 RFS 风险。

五、RFS 的营养治疗

存在 RFS 高风险的重症患者，早期能量与营养补充需要权衡风险与获益。长期营养摄入不足与营养不良是营养治疗的绝对指征；但营养补充过快可导致 RFS，造成严重的水、电解质紊乱，甚至威胁生命。因此，补充多少能量？低喂养还是充分喂养？一直以来没有明确的结论。Diog 等对于 ICU 的 RFS 的能量补充策略进行了多中心探索，传统能量补充策略与限制热量摄入（500kcal/d）相比，住院病死率更高（*RR* 9.2%，95%*CI* 0.7～17.7，*P*=0.017），60 天、90 天病死率同样明显升高；感染相关并发症也明显增加（16% *vs.* 8%，*P*=0.02）。Olthof 等进行的 1 项回顾性研究表明，接受半量营养治疗（<50% 目标热量）生存率明显高于传统治疗（*HR* 0.39，95%*CI* 0.16～0.95，*P*=0.037）。由此可见，存在 RFS 风险的重症患者早期限制性喂养策略可避免 RFS 发生，降低病死率。然而，RFS 防治措施除了限制营养处方中热量的摄入外，还需注意其他途径能量物质的摄入。如单瓶输注的葡萄糖，持续镇静的患者丙泊酚用量，其能量密度 1.1kcal/ml。研究显示，持续丙泊酚泵入量可达 2000～2600mg/d，可能增加 14%～16% 的热量补充。当然，喂养前后每天钾、镁、磷等电解质的监测与补充也是非常重要，维生素 B_1 在有明显临床症状的 RFS 中可加量（表 11-3-1）。

表 11-3-1　RFS 预防与治疗方案

参数	第 1～3 天	第 4～6 天	第 7～10 天
能量目标	10kcal/（kg·d）始，逐步增至 15kcal/（kg·d）	10～20kcal/（kg·d）（或每天增加目标量的 25%）	20～30kcal/（kg·d）
营养成分	碳水化合物 50%～60%，脂肪 30%～40%，蛋白质 15%～20%		
每天补充量	P 0.5～0.8mmol/（kg·d） K 1.0～2.2mmol/（kg·d） Mg 0.3～0.4mmol/（kg·d）	根据电解质水平调整补充量	根据电解质水平调整补充量开始添加铁剂
	维生素 B_1 营养治疗前 30 分钟静脉补充 100～200mg，开始后前 3 天每天静脉补充 100～200mg		
监测 / 监测频次	开始前和开始后 4～6 小时检测电解质 每天监测血清 P、Mg、K、尿素氮、肌酐 血糖 液体平衡	同前 电解质与维生素：1～3 天	同前 体重、生化指标：2 次 / 周

RFS 是长期饥饿或营养摄入不足开始积极营养治疗后引起的以低磷、低钾、低镁血症及维生素 B_1 缺乏为特征的代谢紊乱。对 RFS 的认识重于对症处理，对于存在 RFS 风险的重症患者在开始营养治疗 72 小时内需严密监测电解质变化，以尽早识别 RFS 患者；早期短时间限制性低热量（500kcal/d 或<50% 目标能量）可避免加重代谢紊乱，改善重症患者预后。

（中山大学附属第一医院　周　华　欧阳彬）

参考文献

[1] Friedli N, Stanga Z, Sobotka L, et al. Revisiting the refeeding syndrome: Results of a systematic review. Nutrition, 2017, 35: 151-160.

[2] Rio A, Whelan K, Goff L, et al. Occurrence of refeeding syndrome in adults started on artificial nutrition support: prospective cohort study. BMJ Open, 2013, 3: e002173.

[3] Stewart JA, Mason DG, Smith N, et al. A Mixed Bag - An Enquiry into the Care of Hospital Patients Receiving Parenteral Nutrition: A Report by the National Confidential Enquiry into Patient Outcome and Death. London, 2010.

[4] Boot R, Koekkoek KWAC, van Zanten ARH.. Refeeding syndrome: relevance for the critically ill patient. Curr Opin Crit Care, 2018, 24: 235-240.

[5] Khan LU, Ahmed J, Khan S, et al. Refeeding syndrome: a literature review. Gastroenterol Res Pract, 2011, 2011: 41097.

[6] Nasir M, Zaman BS, Kaleem A. What a Trainee Surgeon Should Know About Refeeding Syndrome: A Literature Review. Cureus, 2018, 10 (3): e2388.

[7] Koekkoek WAC, Van Zanten ARH. Is refeeding syndrome relevant for critically ill patients. Curr Opin Clin Nutr Metab Care, 2018, 21 (2): 130-137.

[8] Doig GS, Simpson F, Heighes PT, et al. Refeeding Syndrome Trial Investigators Group. Restricted versus continued standard caloric intake during the management of refeeding syndrome in critically ill adults: a randomised, parallel-group, multicentre, single-blind controlled trial. Lancet Respir Med, 2015, 3 (12): 943-952.

[9] Olthof LE, Koekkoek WACK, van Setten C, et al. Impact of caloric intake in critically ill patients with, and without, refeeding syndrome: a retrospective study. Clin Nutr, 2018, 37 (5): 1609-1617.

[10] Charrière M, Ridley E, Hastings J, et al. Propofol sedation substantially increases the caloric and lipid intake in critically ill patients. Nutrition, 2017, 42: 64-68.

第四节　维生素与脓毒症

脓毒症由于代谢需求增加导致能量高消耗，以及修复受损细胞的需要从而引起维生素缺乏，出现正常能量稳态的改变和能量产生的低效率。添加维生素在内的辅助治疗可以减少炎症反应、减轻自由基损伤、改善代谢紊乱，有望成为治疗脓毒症的新措施。本节我们介绍目前脓毒症中维生素应用的研究状况，主要涉及维生素 C、维生素 B_1 和维生素 D。

一、维生素 C 和脓毒症

1. 维生素 C 的药理作用特点　维生素 C（L- 抗坏血酸）是水溶性维生素，参与多种物质成分的合成和代谢过程，是胶原蛋白、肉毒碱、神经递质等生物合成中不可或缺的一部分。维生素C作为一种有效的抗氧化剂，可清除多余的活性氧，恢复其他细胞的抗氧化剂功能，起到免疫调节剂作用，是含铁酶的必需辅助因子。大多数植物和动物可以合成内源性维生素C，然而由于哺乳动物物种缺乏古洛糖酸内酯氧化酶，因此需要通过饮食摄入或补充剂进行外源性补充。

2. 维生素C和脓毒症　在脓毒症宿主中，维生素C的免疫调节和抗氧化活性减轻了脓毒症介导的多器官功能障碍炎症过程中的宿主反应。维生素C减轻脓毒症引起的器官缺血损伤中的促炎和促凝状态，其通过抑制TNF-α诱导的抑制性κ-B（inhibitory kappa-B，IκB）激酶磷酸化来抑制核因子-κB（nuclear factou kappa-B，NF-κB）的活化，降低高迁移率族蛋白B1（high mobility group box 1，HMGB1）分泌，减少组胺合成并使其失活，通过阻止活性氧的形成及还原性再循环（解偶联内皮NO合成酶）来促进受损内皮功能恢复。实验研究表明，维生素C可减少表面P选择素表达的血小板聚集，减轻下丘脑神经元损伤，可阻止细胞免疫抑制，阻止吞噬细胞与内皮细胞粘连，防止吞噬细胞氧化损伤，改善内源性血管性升压素合成。

重症患者特别是在脓毒症中，血浆中维生素C浓度明显降低。100%的脓毒症患者维生素C浓度较低，88%的患者维生素C值＜23μmol/ L，而38%的患者严重缺乏（＜11μmol/ L）。在感染性休克患者中，尽管给予了标准的肠内或肠外营养，仍有近40%的患者存在维生素C缺乏。脓毒症患者中维生素C浓度降低与血管活性药物需求增加、肾损伤、多器官功能障碍（较高SOFA分值）和高病死率相关。维生素C缺乏的根本原因是由于氧化（代谢消耗）增加、吸收减少和经尿液丢失增加。

3. 维生素C补充对脓毒症预后影响的研究　在脓毒症研究中，目前补充维生素C的最佳血清浓度并不清楚，补充剂量和持续时间也不一致。近期1项研究中，28例需要血管活性药物维持平均动脉压（MAP）＞65mmHg的脓毒症休克患者，随机分为每6小时静脉给予25mg/kg维生素C组与安慰剂组，持续72小时。结果显示，维生素C组的血管活性药物用量、应用持续时间及病死率较安慰剂组明显下降。2017年发表的1项回顾性分析研究指出，每天给予维生素C 6g，同时应用氢化可的松、硫胺素，持续4天，可减少血管活性药物应用时间，有效预防进行性的器官功能障碍，降低患者病死率。在接受CRRT的脓毒症患者中，6g/d可能是静脉注射维生素C的最佳剂量，不需要增加剂量。

上述临床研究中未出现与大剂量维生素C补充相关的特异性药物伤害，但脓毒症患者给予大剂量维生素C时应关注草酸盐排泄增加与肾结石的可能。受研究试验设计与样本量的限制，在将维生素C做为感染性休克标准治疗前，还需要进一步的研究证实。

二、维生素B_1和脓毒症

1. 维生素B_1的药理作用特点　维生素B_1（硫胺素）是一种水溶性维生素，是许多细胞代谢过程的关键组成部分。其磷酸化形式中的硫胺素焦磷酸盐，是丙酮酸脱氢酶的关键辅酶，丙酮酸脱氢酶是将丙酮酸转化为乙酰辅酶A以进入三羧酸循环的必需酶。当维生素B_1水平不足时，丙酮酸不能被转化为乙酰辅酶A，导致细胞有氧呼吸障碍，血清乳酸水平升高。维生素B_1也在支链氨基酸的代谢中起作用，并且是磷酸戊糖途径的关键组成部分，对还原型辅酶Ⅱ的产生及谷胱甘肽循环是必需的。人体不会产生维生素B_1，在骨骼肌、心脏、肾和大脑等组织中储存30mg，停止摄入维生素B_1 18天后，机体储存就会耗尽。

2. 维生素 B_1 和脓毒症 20%～70% 的脓毒症患者中常见维生素 B_1 缺乏，食欲减退、腹泻、吸收受损和代谢需求增加是导致维生素 B_1 缺乏的原因，进而导致维生素 B_1 依赖性酶的活性降低，以及能量代谢受损与 ATP 产生减少。在犬感染性休克模型中，无论维生素 B_1 缺乏程度如何，硫胺素焦磷酸盐都能改善乳酸清除率、平均动脉压和心脏指数。虽然脓毒症患者维生素 B_1 缺乏是普遍现象，但缺乏维生素 B_1 是脓毒症的原因或后果尚不清楚。

3. 维生素 B_1 补充和脓毒症预后研究 在 1 项关于临床应用维生素 B_1 的随机、双盲研究中，静脉注射维生素 B_1（每次 200mg、每天 2 次、持续 7 天或转出 ICU）不会改善感染性休克和乳酸升高患者的乳酸水平、病死率和住 ICU 时间。血浆维生素 B_1 浓度≤7nmol/L 定为维生素 B_1 缺乏，在预先确定有维生素 B_1 缺乏的患者亚组中，患者 24 小时乳酸水平显著降低，存活率增加。该研究的二次分析表明，随机分配到维生素 B_1 组的患者肌酐水平较低，肾替代治疗率较低。1 项回顾性研究显示，有酒精依赖（较低维生素 B_1 水平）的感染性休克患者在住院期间服用维生素 B_1 的病死率降低。Woolum 等针对感染性休克患者的倾向性配对的观察性研究显示，补充维生素 B_1 可增加乳酸清除率并降低 28 天病死率。近期 1 项有关脓毒症及脓毒症休克的研究受到关注，应用氢化可的松（50mg/6h，4 天或转出 ICU），维生素 C（1.5g/6h，4 天或转出 ICU）和维生素 B_1（200mg/12h，4 天或转出 ICU）治疗脓毒症与感染性休克患者，干预组患者病死率显著降低，而对照组病死率为 40%，干预组中 4 例患者的死亡均被认为与非脓毒症有关。此外，与对照组相比，干预组中血管活性药物应用时间明显减少。

静脉注射维生素 B_1 价格低且相对不良反应少。与其他维生素一起使用，对于有维生素 B_1 缺乏风险的脓毒症患者可能有益。未来的研究可能更关注服用维生素 B_1 期间，维生素 B_1 的利用与各种组织对其摄取的比例，这也是患者能否从维生素 B_1 给药中获益的关键。

三、维生素 D 和脓毒症

维生素 D 是一种脂溶性维生素，其受体在多种细胞中表达，对维持器官系统最佳功能状态及对疾病的生理反应起关键作用。2011 年美国医学研究所和内分泌学会将 25（OH）- 维生素 D 水平低于 50nmol/L（20ng/ml）定义为维生素 D 缺乏。

活化的 $CD4^+$/$CD8^+$T 细胞、B 细胞、中性粒细胞、巨噬细胞和树突状细胞中维生素 D 受体的发现，突出体现了维生素 D 在通过先天性和适应性免疫系统调节全身炎症反应综合征中具有重要作用，组织蛋白酶相关抗菌肽（LL-37、hCAP-18）和 Toll 样受体（Toll-like receptor，TLR）是该系统的关键组成部分，在抗菌活性中发挥重要作用。维生素 D 缺乏在许多脓毒症重症患者中得到证实，并且与低水平的 LL-37 相关。急诊患者中，与维生素 D 水平正常的感染患者相比，疑似感染伴有基础 25（OH）- 维生素 D 不足的患者更可能患有严重脓毒症和更高的疾病严重程度评分（SOFA 分值>2 分）。在 1 项涉及 3000 多例重症患者的大样本研究中，维生素 D 缺乏是脓毒症的重要预测指标，病死率增加了 1.6 倍。

危重患者群中，维生素 D 不足的高患病率及与包括脓毒症在内的危重病最终预后相关。但在脓毒症患者中维生素 D 补充报道相对较少。近年只有 2 项评估了脓毒症患者补充的效果。1 项小样本（n=30）研究探索 24 小时内新发生的严重脓毒症或感染性休克患者给予单剂量的维生素 D_3 效果（200 000U 或 400 000U 口服或经鼻 / 口 - 胃管），结果显示没有显著差异。同样，Leaf 等给予单剂量 1,25（OH）$_2$- 维生素 D（2mg 静脉注射）的 37 例重症脓毒症或感染性休克患者，与安慰剂组（n=31）相比，结果没有差异。

在临床实践中补充维生素 D 策略具有不确定性，优化维生素 D 水平在高风险危重人群的感染预防中起作用，作为减轻脓毒症相关性炎症和凝血级联反应的急性辅助疗法，需要进一步临床研究验证。

目前，脓毒症休克的病死率仍然很高，维生素复苏策略可以补充和加强传统的复苏策略。识别具有绝对 / 相对维生素缺乏或功能性通路阻滞的患者人群，可能会阻止特定宿主中的脓毒症级联反应的升级。根据现有文献，临床医师可考虑在脓毒症患者中使用维生素 B_1，在感染性休克患者中使用维生素 B_1 和维生素 C。截至 2018 年 12 月，在世界卫生组织国际临床试验注册计划中有 6 个国家 10 项正在进行或计划进行在脓毒症中应用维生素 C、维生素 B_1（如 VICTAS）的临床研究，2 项关于维生素 D（如 ViDISS）的临床研究，这些研究结果将使人们更清楚地了解脓毒症中维生素的使用情况。

（海南医学院第二附属医院 康福新 王小智）

参考文献

［1］ Belsky JB, Wira CR, Jacob V, et al. A review of micronutrients in sepsis: the role of thiamine, l-carnitine, vitamin C, selenium and vitamin D. Nutr Res Rev, 2018, 31 (2): 281-290.

［2］ Marik P. Hydrocortisone, Ascorbic Acid and Thiamine (HAT Therapy) for the Treatment of Sepsis. Focus on Ascorbic Acid. Nutrients, 2018, 10 (11): E1762.

［3］ Marik P E, Khangoora V, Rivera R, et al. Hydrocortisone, vitamin C, and thiamine for the treatment of severe sepsis and septic shock: a retrospective before-after study. Chest, 2017, 151 (6): 1229-1238.

［4］ Collie JTB, Greaves RF, Jones OAH, et al. Vitamin B1 in critically ill patients: needs and challenges. Clin Chem Lab Med, 2017, 55 (11): 1652-1668.

［5］ Marik PE. Thiamine: An Essential Component of the Metabolic Resuscitation Protocol. Crit Care Med, 2018, 46 (11): 1869-1870.

［6］ Holmberg MJ, Moskowitz A, Patel PV, et al. Thiamine in septic shock patients with alcohol use disorders: An observational pilot study. J Crit Care, 2018, 43 (2): 61-64.

［7］ Woolum JA, Abner EL, Kelly A, et al. Effect of thiamine administration on lactate clearance and mortality in patients with septic shock. Crit Care Med, 2018, 46 (11): 1747-1752.

［8］ Parekh D, Patel JM, Scott A, et al. Vitamin D deficiency in human and murine sepsis. Crit Care Med, 2017, 45 (2): 282-289.

［9］ Takeuti FAC, Souza-Fonseca-Guimaraes F, Guimaraes PSF. Applications of Vitamin D in Sepsis Prevention. Disc Med,

2018, 25 (140): 291-297.
[10] McNally JD, Ginde AA, Amrein K. Clarification needed for the systematic review of vitamin D trials in the ICU. Intensive Care Med, 2017, 43 (4): 595-596.
[11] Langlois PL, Szwec C, D'Aragon F, et al. Vitamin D supplementation in the critically ill: a systematic review and meta-analysis. Clin Nutr, 2018, 37 (4): 1238-1246.

第五节 ICU 血糖控制的个体化目标与策略

2001 年 van de berige 等发表了严格血糖控制（tight glycemic control，TGC）可降低重症患者死亡率和多种并发症发生率的文章，之后关于重症血糖控制研究的热潮和争议持续至今。ICU 重症患者的血糖异常（含高血糖、低血糖和血糖波动）可成为重症患者的独立危险因素。如何合理而安全的控制血糖成为新的关注点。

一、个体化的血糖控制目标

1. 非糖尿病患者的血糖控制 ICU 中非糖尿病患者发生应激性高血糖（stress hyperglycemia，SHG）者占 60%～80%。与糖尿病的发病机制不同，SHG 的发病机制复杂。因缺血 / 缺氧灌注损伤等严重应激导致内分泌及糖代谢紊乱，除了应激激素（皮质醇、胰高血糖素、生长激素和儿茶酚胺等）和细胞因子的交互作用外，主要以外周组织胰岛素抵抗为特征，加之营养支持和药物（糖皮质激素、血管活性药物）等多种医源性干预，导致重症患者的 SHG 难以调控。后期的 TGC 临床研究发现，因强化胰岛素治疗（intensive insulin therapy，IIT）引发严重低血糖而导致患者病死率增加。基于安全考虑，专家们的指导意见将重症患者的目标血糖定义到不超过 10mmol/L（180mg/dl）。随着对前期研究的重审和新研究的深入，非糖尿病和糖尿病在共同的“严格血糖控制”目标中，表现出不同的预后，如对鲁汶（Van de Berige）研究结果的再分析显示，目标血糖控制在正常范围 4.4～6.1mmol/L（80～110mg/dl）的受益者是非糖尿病患者，而不是糖尿病患者。早年的一些研究提示，平均血糖在 4.4～7.6mmol/L（80～136mg/dl）的非糖尿病重症人群的病死率最低，随着平均血糖的升高病死率进一步增加。同样，血糖变异（变异系数≥20%）的增加与非糖尿病患者有关，而不是糖尿病患者。另一项糖尿病队列研究也证实，非糖尿病患者长期血糖在 3.9～7.8mmol/L（70～140mg/dl）范围与生存率密切相关，与糖尿病患者无关。ICU 平均血糖为 4.4～7.8mmol/L（80～140mg/dl）的人群中非糖尿患者群的病死率降低。总之，ICU 非糖尿病患者可能是 TGC 的受益群体，包括让非糖尿病患者维持相对较低的目标血糖水平和较小的血糖变异度。

2. 糖尿病重症患者目标血糖控制 糖尿病本身并不独立地与 ICU 重症人群中死亡风险的增加相关，而这些因素被入院前血糖所混淆。重症糖尿病患病群体也并非一个整体，其血糖目标与预后之间的关系是由入院前血糖（HbA1c 水平）状况所决定，即入院前血糖控制水平与预后之间存在个体化差异。从病理生理学角度看，急性应激阶段以内源性因素为主，也是机体适应性生存调节的结果。

而慢性高血糖在一定程度上可诱导细胞调节，以减轻急性高血糖的有害影响。血糖阈值中的糖反馈调节机制活性在糖尿病患者中高于非糖尿病患者。一些针对住院前的血糖控制情况和 ICU 期间血糖与病死率之间关系的研究结果提示，如果糖尿病患者住 ICU 前血糖控制较好者，其对高血糖的耐受度与非糖尿病患者相同。高 HbA1c 患者的时间加权平均血糖浓度高的患者存活高于非存活者，提示以往常规目标血糖可能不适用于那些血糖控制不良的糖尿病患者。在 ICU 之前 HbA1c 水平越高，存在中度［2.3～3.8mmol/L（40～69mg/dl）］和重度［＜3.8mmol/L（＜40mg/dl）］低血糖的死亡风险就越高。澳大利亚针对糖尿病重症患者和 HbA1c＞7% 的小样本研究设计了 6～10mmol/L（108～180mg/dl）和 10～14mmol/L（180～252mg/dl）2 个目标血糖。结果证实，后者宽松目标血糖组可减少血糖波动和相关低血糖（＜30% 平均血糖预测值）的发生率。值得注意的是，ICU 入院前慢性高血糖的程度与 ICU 治疗期间发生低血糖的患者之间存在直接的相关性。在 ICU 糖尿病患者中 2 组目标血糖比较的研究提示，胰岛素给药期间，HbA1c≥7% 的患者低血糖发生率降低。上述的研究意味着糖尿病患者在 ICU 的血糖越低，病死率越高；ICU 血糖越高，其病死率则越低。目前，尚缺少单独对重症糖尿病群体的 RCT 干预数据。因此，ICU 糖尿病患者的目标血糖是否应根据 HbA1c 水平来进行调整有待思考与探讨。虽然 HbA1c 的测定能间接代表入院前血糖，但指标存在局限性，可受多种因素的影响并存在较大差异性（糖基化差异），如贫血、溶血和血红蛋白病的混淆；各种药物，如氨苯砜和促红细胞生成素；机械心脏瓣膜；甲状腺功能减退；蛋白质糖化速率的个体差异等。

对于 ICU 不同的重症患病群体，“一刀切”的目标血糖控制策略可能对一些患者有益，而对另一些患者则可能是有害的。应按照个体化血糖的耐受程度不同来合理选择目标血糖，特别是对糖尿病患者应实施相对“自由”的宽松目标血糖策略。此外，慢性糖尿病患者应参考入院前血糖控制情况（HbA1c）实施个体化目标血糖调整，HbA1c≥7% 应考虑适当放宽目标血糖。

3. 重症颅脑损伤患者目标血糖管理　对重症颅脑损伤患者的最佳目标血糖水平尚不清楚。脑组织的能量需求高，而葡萄糖储备有限，故葡萄糖对大脑的重要性不言而喻。一方面，过高的血糖可诱导氧化应激损伤、线粒体功能失调和神经系统炎症等，但人们对高血糖造成其毒性伤害所需要的升高程度却不清楚；另一方面，TGC 中低血糖诱导的神经系统损害与病死率显著增加。对神经重症患者的“严格”和“常规”血糖控制比较的前瞻性研究多涉及创伤性颅脑损伤、蛛网膜下腔出血、脑卒中和神经外科等领域，但这些研究之间很难比较，因患病群体不同，严格与常规组的目标血糖不同。对重症颅脑损伤患者的目标血糖控制与管理提示如下。①颅脑损伤患者目标血糖控制水平的特定性。对创伤性颅脑损伤患者进行特定范围内血糖水平控制，不宜过高或过低。TGC 与改善神经患者预后相关仅限于目标血糖＞11.1mmol/L（200mg/dl）对照组。②存在病种之间的差异。一些针对创伤性颅脑损伤重症患者的亚组分析研究提示，这些患者对高血糖和低血糖都有较高的易感性。针对创伤性颅脑损伤的 10 项 RCT 荟萃（n=1066）分析显示，TGC 与创伤性颅脑损伤病死率降低无关，可显著降低神经系统不良预后的风险，但低血糖风险也显著增加。Meier 等的回顾分析提示，与 5.0～8.0mmol/L（90～144mg/dl）目标血糖的患者相比，3.5～6.5mmol/L（63～117mg/dl）的目标血糖创伤性颅脑损伤患者第 1 周颅内压显著升高，去甲肾上腺素的需求量显著增加，病死率有增加的趋势；而在第 2 周，较低的目标似乎更有益。由此提示，创伤性颅脑损伤患者早期血糖浓度应保持在较高水平是有益的。其他急性神经系统疾病状态或后期的葡萄糖浓度应该保持在较低水平有待进一步研究。③低血糖对继发性脑损伤可产生不良影响的特殊性，应严格避免，特别对胰岛素滴定中的监测与药物安全应用提出挑战，对该类患者低血糖的传统临界值可能需要宽松一些，以及应加强神经重症患者相关早期低血糖临床症状 / 体征识别的培训与教育。④重症颅脑损伤患者还需要考虑糖尿病患者和非糖尿病患者之间的差异，但缺少证据。以上这些颅脑损伤重症患者存在的问题与矛盾有待进一步的研究。

4. 心血管围术期患者的血糖管理　围术期高血糖在接受心脏手术的患者中占比很大。其中，糖尿病患者的发病频率远高于非糖尿病患者，但有高达 30% 心脏外科高血糖患者术前未确定有糖尿病。尽管对高血糖毒性的争议不断，但它仍与心脏围术期的并发症风险增加有关，包括胸骨伤口感染、菌血症、呼吸衰竭、肺炎、急性肾损伤、急性心肌梗死、充血性心力衰竭和心律失常，并且延长住院时间和增加医疗费用等。近期研究提示，在接受冠状动脉旁路移植患者中，其术前与围术期高血糖（无论是否患有糖尿病）均与不良预后相关，并随着血糖升高的时间越长、幅度越高其并发症和病死率越高。这种关系在急性心肌梗死患者中也很明显。心脏外科非糖尿病合并术前高血糖患者的 1 年病死率是正常血糖患者的 1 倍，相当于已确诊糖尿病患者的 1 倍。因此，对于心血管围术期患者的血糖管理更多的是强调术前血糖的监测、筛查与评估，术中合理血糖控制及术后血糖的监测与管理。虽然心脏手术前、术中最佳的血糖管理仍不明确，但后期一些研究中 TGC 组的病死率显示高于常规血糖组，死于心血管事件的比例更高。与冠状动脉旁路移植后 7.8mmol/L（141mg/dl）和 10mmol/L（180mg/dl）的目标血糖相比，强化胰岛素治疗并不能降低围术期并发症，但亚组分析结果显示，非糖尿病患者的并发症较少。缺少围术期非糖尿病患者血糖控制的大样本研究。

二、个性化目标血糖的安全管理策略

1. 持续血糖监测的重要性　为何早期鲁汶单中心研究令人兴奋结果在随后的多项研究中未得到证实，并难以复制？除了研究群体的差异外，许多 RCT 研究中心的研究均存在血糖监测与治疗技术上的限制，包括监测技术可能与分析的准确性问题；监测频率不理想，如果在测量之间发生某些参数的剧烈变化，可能增加了低血糖或高血糖事件的“遗漏”；技术水平参差不齐的临床医护梯队，导致目标血糖范围的时间比例较低；胰岛素给药方案和剂量的差异等。目前，多数临床和研究仍然采用间歇性血糖监测，这不符合人类生理学变化的连续性，也难以跟踪即时的治疗效果，准确进行趋势分析的能力受限。随着医学技术发展，持续血糖监测技术（continuous glucose monitoring，CGM）具有良好的临床应用价值，在血糖控制方面提供了增加安全性和减少工作量的潜在好处，可减少低血糖、高血糖和血糖变异的风险，有助于安全、有效的血糖管理。虽然现今的 CGM 传感器在准确性、稳定性和可用性方面都有了很大改进，但重症临床的应用在技术上仍有待改进和突破。在较少几项重症患者的 RCT 临床研究中，CGM 在临床上并没有显著地改善血糖控制与预后。将 CGM 与有效的胰岛素融合方案联合，纳入全自动闭环系统，即采用开放式获取人工胰腺系统（open access artificial pancreas system，OpenAPS），可最大限度地降低血糖变化。在预测低血糖时使用 CGM 暂停胰岛素输注，直至血糖恢复到安全水平，可更大限度地降低低血糖风险，也使目标范围内的平均葡萄糖和时间得到改善，进一步提高了血糖控制质量和安全性。

2. 程序化血糖管理的必要性　今天，以计算机管理的程序化血糖控制方案同样在血糖管理的安全性和有效性中发挥着重要作用。其有效性和安全性显著高于常规控制方案，可减少低血糖和血糖波动的发生率。Hersh 团队采用电子胰岛素治疗方案（e-protocol insulin），目标血糖为 4.4～6.1mmol/L（80～110mg/dl）和 5.0～7.8mmol/L（90～140mg/dl）患者严重低血糖［血糖水平<2.3mmol/L（40mg/dl）］的发生率分别仅有 1.16% 和 0.35%，远低于其他强化胰岛素治疗的相关研究中的低血糖发生率。在当前人员和设备尚不能保证的前提下，程序化血糖管理显得尤为实用和便捷。总之，应用于重症患者中安全、有效、即时、方便的血糖监测与调控的技术手段仍在探索中。

综上所述，ICU 重症患者的高血糖、低血糖和血糖波动均对患者产生不利影响。非糖尿病患者和入院前血糖控制较好者是严格血糖控制的主要受益群体。单一的血糖目标 / 范围不合适所有 ICU 重症患者，个体化的血糖控制方法更合适。但个性化血糖控制还需要进一步的研究来验证，以确定重症患者合理血糖控制的安全和有效。

（宁夏医科大学总医院　曹相原）

参考文献

［1］Preiser JC, Lheureux O, Prevedello D. A Step Toward Personalized Glycemic Control. Critical Care Med, 2018, 46 (6): 1019-1020.

［2］Krinsley JS, Preiser JC. Time in targeted blood glucose range 70-140 mg/dl is strongly associated with survival in non-diabetic critically ill adults. Crit Care, 2015, 19: 179.

［3］Egi M, Krinsley JS, Maurer P, et al. Premorbid glycemic control modifies the interaction between acute hypoglycemia and mortality. Intensive Care Med, 2016, 42: 562-571.

［4］Di Muzio F, Presello B, Glassford NJ, et al. Liberal versus conventional glucose targets in critically ill diabetic patients: an exploratory safety cohort assessment. Crit Care Med, 2016, 44: 1683-1691.

［5］Luethi N, Cioccari L, Biesenbach P, et al. Liberal Glucose Control in ICU Patients With Diabetes: A Before-and-After Study. Crit Care Med, 2018, 46 (6): 935-942.

［6］Hermanides J, Plummer MP, Finnis M, et al. Glycaemic control targets after traumatic brain injury. Crit Care, 2018, 22 (1): 11.

［7］Navaratnarajah M, Rea R, Evans R, et al. Effect of glycaemic control on complications followingcardiac surgery: literature review. J Cardiothorac Surg, 2018, 13 (1): 10.

［8］Krinsley JS, Chase JG, Gunst J, et al. Continuous glucose monitoring in the ICU: clinical considerations and consensus. Crit Care, 2017, 21 (1): 197.

［9］Van Steen SC, Rijkenberg S, Limpens J, et al. The Clinical Benefits and Accuracy of Continuous Glucose Monitoring Systems in Critically Ill Patients—A Systematic Scoping Rev, 2017, 17 (1).

［10］Hersh AM, Hirshberg EL, Wilson EL, et al. Lower glucose target is associated with improved 30-day mortality in cardiac and cardiothoracic patients. Chest, 2018, 154 (5): 1044-1051.

第六节 实体器官移植患者围术期的营养治疗

随着现代医学技术的飞速发展和手术技术的日臻成熟，移植学正在逐渐细化和专科化，其中器官移植术后围术期的重症监护管理和器官功能支持，直接影响着受体术后近期并发症的发生率，营养治疗作为围术期管理的一部分，起着举足轻重的作用。本章根据实体器官移植患者的疾病特点，结合国内外近几年的营养治疗经验做以下概述。

一、肝移植受体的围术期营养评估和治疗

在实体器官移植中，肝作为人体最大的消化器官，在营养代谢中的作用至关重要。由于肝衰竭进展、并发症发生等因素，使营养不良成为肝硬化患者最常见的并发症。肝硬化患者都存在不同程度的营养问题，超过 80% 失代偿期肝硬化患者和 20% 代偿期肝硬化患者都伴有营养不良，晚期肝病患者的营养状况是预测死亡的重要因素之一。即使终末期肝病的患者进行了肝移植手术，其营养不良的状态短期内仍然持续存在。目前关于如何选择恰当的评估方法，以及如何提高评定结果的精确性，仍然是研究者们争议的焦点。虽然近年来涌现出多种评估方法，但受限于病情的程度等诸多因素干扰，并没有一个完全认定的金标准。

营养风险筛查 2002（nutritional risk screening 2002，NRS2002）是欧洲肠外肠内营养学会推荐使用的住院患者营养风险筛查方法，但其不足之处在于当患者卧床无法测量体重或意识不清无法回答评估者的问题时，该工具的使用将受到限制。因此，对出现神志不清、无法站立、有大量胸腔积液和腹水患者不进行 NRS2002 评分，建议以测定血清白蛋白为评判标准，血清白蛋白＜35g/L 者判定为存在营养不良。值得注意的是在对出现消化道症状（如恶心、进食量减少等）的患者进行 NRS2002 筛查时会提高其发生高营养风险的假阳性率。

主观全面评价法（subjective global assessment，SGA）是根据病史和体格检查进行的一种主观营养评定方法，评定内容较全面，床旁即可操作，具有一定主观性。由于肝病患者营养不良发生大多较为缓慢，SGA 会低估其营养不良的程度，评估结果与实际存在差异。

上臂肌围可间接反映体内蛋白质的贮存水平，它与血清白蛋白水平相关。由于上臂无水钠潴留，皮褶厚度和上臂肌围较为客观，但是上臂肌围和皮褶厚度改变往往发生在营养不良数月后，因此它的灵敏度不高。

手握力是可信度高且操作简便的一种评估方法，能预测肝硬化患者肌肉减少症，是反映全身蛋白质储备的良好指标。由于握力受多种因素的影响且只反映上臂肌肉的力量，因此用握力来评估患者营养状态和预测病死率时需要引入其他参数来增加其准确性。

利用生物电阻抗法（electrical impedance tomography，BIA）评估肝硬化患者的营养状态是最常用的方法，BIA 与 Child-Pugh 分级有着十分重要的相关性。有研究认为新参数相位角（PhA）＜4.9°是预测肝硬化患者疾病进展与死亡风险的因素。肝移植患者营养治疗十分重要，但争议和挑战也是

最多的。在过去的10年中，肝移植患者肥胖人群也日益增长。这与非酒精性脂肪肝（non-alcoholic fatty liver disease，NAFLD）息息相关。在这类肥胖肝病患者中，能量需求往往存在争议。肝功能代偿良好，但有肝纤维化表现且同时合并NAFLD的肥胖患者，减轻体重是首要的；而肝功能失代偿且同时合并有NAFLD的患者，由于肝硬化本身分解代谢旺盛的特点，往往伴有严重的营养不良和蛋白质缺乏，减轻体重尽管有益，足量的蛋白质摄取则更重要。2型糖尿病与NAFLD有很强的相关性，并且这类疾病的患病率也逐年增加。肝脂肪含量的增加和内脏肥胖均与胰岛素抵抗（resistant insulin，RI）有关，RI是2型糖尿病发病的重要前提。慢性肝病患者容易发生RI。因为RI的存在，加上胰岛B细胞功能异常，这类肝病患者也更容易罹患显性糖尿病。肝代谢功能的受损是引起肝病患者糖耐量异常的主要原因。BMI＞25kg/m^{2}合并糖尿病的肝移植患者，在术前需要将目标体重减轻至少5%～10%，以提高胰岛素敏感性。

目前不提倡利用血氨水平作为限制蛋白质摄取的治疗策略。因为血氨的高低与肝性脑病的发生缺乏一定的相关性。最近1项随机临床试验表明，对肝性脑病患者进行营养干预［能量30～35kcal/（kg·d），植物蛋白1.0～1.5g/kg，维持6个月］，与不进行营养干预相比，可以改善患者的中枢神经系统症状，降低患者出现显性肝性脑病的风险。支链氨基酸（branched-chain amino acids，BCAAs）和芳香族氨基酸（aromatic amino acid，AAAs）在肝病中的作用一直都是研究和争论的热点。近年来，有研究者认为尽管补充BCAAs可以降低血中AAAs的浓度，从而改善肝性脑病的症状，但是对降低病死率、改善营养状态、提高生存质量并没有益处。关于BCAAs的营养作用，以及它们与不可吸收的双糖或抗生素相比哪个更有优势，目前还无法得出确切的结论。骨骼肌减少是肝硬化最常见的并发症，但目前尚无治疗方法，肝病中肌肉丧失的原因尚不清楚。氨在肝硬化患者的肌肉丢失中起关键作用。Davuluri等发现了1种新的应激反应，这种反应和肌肉中的氨密切相关，它会减少肌肉蛋白的含量，但是单独补充L-亮氨酸可以逆转这种因高氨血症导致的肌肉蛋白稳态失衡现象。睡前或午夜补充富含BCAAs的营养制剂时，BCAAs在改善血清白蛋白和防止肌肉分解代谢方面比普通食物更有益。

肝性脑病最常见的原因是急性肝衰竭、门体分流和肝硬化。这类患者的营养补充需特别注意。例如，慢性肝性脑病推荐使用植物蛋白或奶制品蛋白，如果患者可以耐受，这些蛋白是优于动物蛋白的。还可以根据肝性脑病的病因进行蛋白质的定量摄入。如果肝性脑病是由急性肝衰竭导致的，蛋白给予量可从0.5g/（kg·d），逐渐加量至1.0～1.5g/（kg·d）。还可考虑使用乳果糖或利福昔明来改善肝性脑病症状；脂肪可以占总能量的25%～30%；碳水化合物是能量的基础，占总能量的40%～60%。

二、心脏移植受体围术期的营养特点和治疗

心脏移植患者术前因充血性心力衰竭的分解代谢产物作用，肺长时间淤血所致呼吸耗能增加；心力衰竭还会出现胃肠黏膜充血，肝功能障碍所致消化、吸收不良等，使患者出现营养不良或恶病质，故加强营养是改善心功能的重要手段。手术前为了降低心脏负荷，饮食中应限制钠盐的摄入；能量摄入困难时，给予静脉营养。饮食调整上，一般需要选用限钠饮食，同时补充优质蛋白，提高血清蛋白水平，部分患者可以补充乳清蛋白，使血浆胶体渗透压上升，达到利尿消肿的作用。

由于心脏移植术中低流量、低灌注导致消化道灌注不良，术后低心排血量、低蛋白症状及电解

质代谢紊乱等综合征都可诱发胃肠功能减退。而心脏移植术后早期大量免疫抑制药的应用使肝肾代谢负荷增加，同时由于心脏移植患者易出现右心功能不全，静脉营养受到一定限制。因此，肠内营养是心脏移植术后早期营养支持的一种经济、有效、安全的方法。器官移植患者高脂血症的发生率较高，这与皮质类固醇影响脂质代谢有关，心脏移植术后 1 年高脂血症的发生率超过 50%；低脂饮食可以减少慢性排斥（进展性移植物动脉硬化）进展的速度。

大部分患者在心脏移植术后都会有不同程度的营养不良，患者由于不活动和利尿治疗而导致骨钙丢失，严重者可出现骨质疏松症。此种并发症的发生率为 30%～50%，其病因主要与术后长期使用肾上腺皮质激素和环孢素 A 有密切关系。饮食上要注意增加钙及维生素 D 的摄入，一旦发生骨质疏松症可在安全范围内减少激素的用量，药物上给予降钙素等治疗，并使用保钾利尿剂。

三、肾移植围术期患者的营养特点和治疗

肾移植患者由于术前长期血液透析、贫血、低蛋白等常会导致并加重患者的营养不良状况，而移植后长期使用激素和免疫抑制剂也可不同程度地影响机体代谢，引起血糖、血钾、胆固醇、三酰甘油和尿酸等升高，血钙降低及蛋白质分解代谢增高，因此合理的营养支持对肾移植患者的恢复尤为重要。患者移植前的营养状态对移植物功能、手术切口愈合及远期生存均有影响，BMI＜$18kg/m^2$ 或＞$35kg/m^2$ 的情况下，患病与死亡风险均有升高。

肾移植术后早期大量应用糖皮质激素的情况下，蛋白质摄入量应控制在 1.3～2.0g /（kg·d）较合适。由于肾移植患者术前多存在严重蛋白质营养不良，术后合并感染情况下应增加蛋白质的补充量，特别是糖尿病患者；补充蛋白质时，由于体内脂肪代谢会伴随着蛋白质分解代谢增强，因此早期不应限制脂肪摄入，占总能量的 30% 以下较优，并且应有 8%～10% 的能量来源于 n-6 多不饱和脂肪酸、约 20% 的单不饱和脂肪酸与＜10% 的饱和及反式脂肪酸，需有动物及植物来源的 n-3 多不饱和脂肪酸。鱼油相比中长链脂肪乳可降低肾移植术后患者的炎症反应，且不影响凝血功能。最大限度地减少糖皮质激素引起的不良反应且减少肌肉蛋白质消耗，肌肉重量在术后 1 年的恢复仍是不显著的，故应采取高优质蛋白饮食，但也不能盲目提高蛋白质的摄入量，避免增加尚未完全恢复功能的移植肾负担。

肾移植术后激素治疗可以引起胰岛素抵抗性糖尿病。术前无糖尿病者接受移植后糖尿病的发病率为 15.7%，而对于因糖尿病肾病接受肾移植者，更应监测血糖变化，且应注意因血糖升高而带来的继发感染。在注意免疫抑制剂用量及疗程的同时，使用低胆固醇饮食是为了防止术后高脂血症，每天食物中胆固醇含量应低于 300mg。禁用单糖，限制热量的过多摄入。

肾移植术后免疫抑制剂的使用可加重骨病，降低小肠钙吸收及转换，口服钙剂并补充 1.25-$(OH)_2$-D_3 可能对部分患者有效。由于高钙饮食会增加肾钙结合形成，因此推荐钙摄入量为 800～1500mg /d。补钙的同时注意补充维生素 D，适当进行户外活动。磷的补充应结合临床检查结果确定，对高磷血症患者应限制磷的摄入。患者术后的营养评估应立即进行，此后前 3 个月每月 1 次；之后每年 1 次维持，以尽早纠正可能发生的代谢功能障碍、移植物功能延迟、伤口愈合、胃肠功能不良等造成营养不良的因素。

四、肺移植围术期患者的营养特点和 ECMO 期间的营养治疗

肺移植是治疗各种终末期良性肺部疾病优先考虑的治疗方法。由于免疫抑制剂和围术期处理技术的迅速发展，肺移植的成功率明显增加。但术前病史较长、慢性器官衰竭常伴有营养不良，手术、创伤、应激及激素、抗排斥药物的应用，常使患者术后的营养状况进一步恶化，而严重营养不良与术后并发症和病死率密切相关，这些均可导致患者预后不良。

肺移植患者群体具有高度异质性的特点，如囊肿性纤维化（cystic fibrosis，CF）发病年龄较低、长期存在胰腺功能障碍、糖尿病高发、易体重过轻，而慢性阻塞性肺疾病（chronic obstructive pulmonary disease，COPD）或间质性肺病患者则更高龄、有吸烟史、易发生超重或肥胖，营养支持更应遵循个体化原则。与其他器官移植不同，肺移植术后早期对液体量的控制尤为严格，过多的液体常导致移植肺水肿而失去功能，危及患者生命。创伤应激早期（第 1～3 天）合成代谢明显受到抑制，此时营养支持并不能扭转其高分解代谢状态，受急性炎症反应的限制效果不佳，过度补充营养反而可能加重机体负担。目前，并无研究专门关注肺移植患者术后早期的营养需求，因此现行重症成年患者的营养支持指南亦可应用于肺移植，建议术后早期的能量需求为 25～35kcal/kg（有条件行间接测热法监测代谢率）；而对于存在体重过轻、胰腺功能缺陷的 CF 患者，在合并脓毒症的情况下，早期能量目标可适当增至 40～50kcal/kg。移植术后蛋白分解显著增加，蛋白需求一般为 1.3～1.5g/kg，如果存在严重营养不良、大剂量激素使用、胸腔引流管渗漏、感染或排斥等因素，蛋白需求量可增加至 2.5g/kg。另外，由于术后早期大剂量激素的应用、终身服用免疫抑制剂（如他克莫司、环孢素 A）等因素易造成钙与维生素 D 长期缺乏，骨保护治疗应在术后早期及时启动，包含每天 1200mg 钙元素与 1000U 维生素 D_3 的补充。

ECMO 是危重症患者等待心、肺移植过程中过渡治疗的重要措施，在手术中和手术后早期起到重要的辅助作用。近年来，一些学者在不断探索对于 ECMO 患者早期肠内营养实施的可行性和安全性。Makikado 等的前瞻性研究观察了 7 例因严重血流动力学紊乱而接受 VA-ECMO 治疗的患者，ECMO 建立之后按 ICU 的营养方案提供营养，并且肠内营养是唯一的营养来源，结果发现在第 1 周所有患者的营养耐受值（输送营养与目标营养之比）都高于 70%，达到了较好的效果。该研究显示，在适当的管理下，早期肠内营养在 VA-ECMO 患者中可行且安全，同时无肠内营养相关的严重不良事件。Lukas 等研究了 VA-ECMO 和 VV-ECMO 2 种模式治疗患者的营养状态，发现在 ECMO 期间和 ECMO 之后，营养耐受值均达到了 62%，也未发现和肠内营养相关的严重不良事件。2018 年 1 项回顾性研究发现，对于进行 ECMO 治疗至少 2 天以上的心源性或梗阻性休克患者，肠内营养的实施可以降低病死率。

营养治疗是危重症患者治疗中不可缺少的组成部分。实体器官移植的受体由于原发病、手术方式、接受器官、支持治疗各不相同，并且有各自的代谢特点和营养不良特征，所以 ICU 医师为上述患者在开展营养治疗的时候，更需要针对每个患者的个体特点，有的放矢地进行对症处理，才可以提高实体器官移植患者的术后存活率和生存质量。

（中山大学附属第一医院 童 荔 蔡常洁 管向东）

参考文献

[1] Anand AC. Nutrition and muscle in cirrhosis. J Clin Exp Hepatol, 2017, 7 (4): 340-357.

[2] Cichoz-Lach HM. A comprehensive review of bioelectrical impedance analysis and other methods in the assessment of nutritional status in patients with liver cirrhosis. Gastroenterol Res Pract, 2017: 6765856.

[3] Toshikuni N, Arisawa T, Tsutsumi M. Nutrition and exercise in the management of livercirrhosis. World J Gastroenterol, 2014, 20 (23): 7286-7297.

[4] Belarmino G, Gonzalez MC, Torrinhas RS, et al. Phase angle obtained by bioelectrical impedance analysis independently predicts mortality in patients with cirrhosis. World J Hepatol, 2017, 9 (7): 401-408.

[5] Honda F, Hiramatsu A, Hyogo H, et al. Evaluation of glycemic variability in chronic liver disease patients with type 2 diabetes mellitus using continuous glucose monitoring. PLoS One, 2018, 13 (4): e195028.

[6] European Association for the Study of the Liver, Electronic address: easloffice@easloffice.eu, European Association for the Study of the Liver.EASL Clinical Practice Guidelines on nutrition in chronic liver disease. J Hepatol, 2019, 70 (1): 172-193.

[7] Maharshi S, Sharma BC, Sachdeva S, et al. Efficacy of nutritional therapy for patients with cirrhosis and minimal hepatic encephalopathy in a randomized trial. Clin Gastroenterol Hepatol, 2016, 14 (3): 454-460.

[8] Gluud LL, Dam G, Les I, et al. Branched-chain amino acids for people with hepatic encephalopathy. Cochrane Database Syst Rev, 2017, 5: D1939.

[9] Davuluri G, Krokowski D, Guan BJ, et al. Metabolic adaptation of skeletal muscle to hyperammonemia drives the beneficial effects of l-leucine in cirrhosis. J Hepatol, 2016, 65 (5): 929-937.

[10] Ponikowski P, Voors AA, Anker SD, et al. 2016 ESC Guidelines for the diagnosis and treatment of acute and chronic heart failure: The Task Force for the diagnosis and treatment of acute and chronic heart failure of the European Society of Cardiology (ESC)Developed with the special contribution of the Heart Failure Association (HFA) of the ESC. Eur Heart J, 2016, 37 (27): 2129-2200.

[11] Veroux M, Corona D, Sinagra N, et al. Nutrition in kidney transplantation. Int J Artif Organs, 2013, 36 (10): 677-686.

[12] Mlinšek, G, Nutrition after kidney transplantation. Clinical Nutrition ESPEN, 2016, 14: 47-48.

[13] 庞新路，丰贵文，尚文俊，等. 鱼油脂肪乳对肾移植术后病人炎症及凝血功能的影响. 肠外与肠内营养，2015, 22 (4): 210-212.

[14] Jomphe, V, Lands LC, Mailhot G. Nutritional requirements of lung transplant recipients: challenges and considerations. Nutrients, 2018. 10 (6): E790.

[15] Umezawa ML, Flordelis LJ, Perez-Vela JL, et al. Early enteral nutrition in adults receiving venoarterial extracorporeal membrane oxygenation: an observational case series. JPEN J Parenter Enteral Nutr, 2013, 37 (2): 281-284.

[16] Lukas G, Davies AR, Hilton AK, et al. Nutritional support in adult patients receiving extracorporeal membrane oxygenation. Crit Care Resusc, 2010, 12 (4): 230-234.

[17] Ohbe H, Jo T, Yamana H, et al. Early enteral nutrition for cardiogenic or obstructive shock requiring venoarterial extracorporeal membrane oxygenation: a nationwide inpatient database study. Intensive Care Med, 2018, 44 (8): 1258-1265.

第七节 重症肥胖患者的营养支持

根据世界卫生组织的规定，体质量指数（body mass index，BMI）为人体的体重除以身高的平方，BMI 18.5～24.9kg/m^2 为正常体重，25.0～29.9kg/m^2 为超重，≥30kg/m^2 为肥胖，≥40kg/m^2 为病态肥胖。但 BMI 无法准确判断体内脂肪和肌肉的含量、比例及分布位置。肥胖患者少肌症与临床不良预后密切相关。BMI 无法区分内脏脂肪与皮下脂肪，其中内脏脂肪含量过高可导致“代谢综合征”，引发胰岛素抵抗、糖尿病、高血脂及心血管疾病等。与 BMI 相比，体脂含量、腰围、体重升高比等肥胖指标更具结局预测力。因此，选择何种肥胖指标更为精确，目前仍需更多深入的研究以确认。

一、肥胖患者的病理生理、代谢特点及“肥胖悖论”

1. 肥胖患者的病理生理　脂肪组织的过量蓄积可导致机体正常的生理功能不同程度受损。肥胖患者的胸部脂肪可导致胸壁顺应性降低，腹部囤积的脂肪可使横膈抬高，增高跨胸膜压，导致肺容量减少、功能残气量降低、限制性通气障碍，即为肥胖低通气综合征。在 BMI＞35kg/m^2 的肥胖患者中，低通气综合征的患病率为 31%，而在 BMI＞50kg/m^2 的肥胖患者中患病率则＞50%。脂肪组织具有耗氧量高的特点，机体的氧消耗与 BMI 成线性相关。对于肥胖患者，心血管系统将代偿性地增加循环血量和心排血量，尤其是增加每搏排血量以应对脂肪组织代谢所需要的高氧耗。研究表明，BMI 每增加 1kg/m^2，机体就需要增加心排血量 80ml/min 或 1.35ml 的每搏排血量。肥胖是导致心脏肥大、左心功能不全的独立危险因素，并与心房颤动的发生、右心功能下降有明确的相关性。

2. 肥胖患者的代谢特点及“肥胖悖论”　肥胖患者由于存在大量脂肪储备，热量丰富，错误观点认为其不需要营养治疗。调查显示，重症肥胖患者营养支持启动相对于非肥胖患者明显延迟。

在应激状态下，重症患者脂肪动员增加、糖代谢紊乱、蛋白质分解增加、大量瘦体组织丢失，直接影响肌肉结构与功能，重症肥胖患者同样面临以上情况，并且加重原有的胰岛素抵抗及脂代谢紊乱。

代谢综合征、少肌症和中心脂肪（如腹部脂肪、内脏脂肪等）增加是导致重症肥胖患者并发症增加的主要因素。Paolini 等研究发现，ICU 重症肥胖患者中心脂肪和代谢综合征的存在与病死率明显升高有关（44% *vs.* 25%，$P<0.01$）。在 1 项涉及 149 例外科 ICU 创伤患者（其中 47% 超重或肥胖）的研究中，少肌症病死率明显高于非少肌症患者（32% *vs.* 14%，$P=0.018$），而 BMI、总的脂肪组织与预后指标无关。因此，重症肥胖患者同样需要实施早期营养支持。

BMI 与病死率呈两端高、中间低的“U”形曲线关系，最低死亡风险的 BMI 为 20.0～24.9kg/m^2。但研究发现，在慢性疾病如充血性心力衰竭、冠状动脉疾病、脑卒中、慢性肾病或糖尿病的患者，若 BMI 较高生存率则更高。这种适度肥胖的保护作用被称为“肥胖悖论”，即为有悖于原来的肥胖结论，肥胖未必缩短患者的预期存活时间，甚至在一些情况下反而产生“益处”。

重症患者同样存在“肥胖悖论”，脂肪组织可能对 ICU 重症患者有保护作用。一方面，重症患者应激状态下需要更多的营养支持，而脂肪组织大量储存的葡萄糖和三酰甘油可为患者提供更多的营养；另一方面，虽然传统认为脂肪组织是一种惰性组织（只储存多余的能量，保护机体免受低温和伤害），但更多的研究表明，脂肪组织是循环中有害代谢物质的储存库，可以对抗过度的炎症反应，脂质巨噬细胞在危重症疾病时可以转换为具有抗炎作用的亚型。脂肪组织是高度动态和互动的，在能量平衡、食欲调节、炎症、胰岛素敏感性等方面发挥作用。

脂肪组织也是一个内分泌器官，可分泌瘦素、脂联素、抵抗素、IL-6、血管紧张素Ⅱ、肿瘤坏死因子和血管内皮生长因子等。瘦素可以增加免疫反应和改善细菌清除，其他脂肪因子如脂蛋白、脱辅基蛋白、消退素和保护素可中和内毒素，促进炎症碎片清除，具有抗炎作用。因此，脂肪组织的内分泌功能可能在重症患者疾病进程中发挥重要作用。

因此，对于重症肥胖患者应评估代谢综合征、炎症反应程度及肥胖相关并发症。代谢综合征的生物标志物，包括血清葡萄糖、三酰甘油和胆固醇浓度等。炎症指标包括 CRP、红细胞沉降率和全身炎症反应综合征（SIRS）等。肥胖相关并发症包括糖尿病、高脂血症、阻塞性睡眠呼吸暂停、限制性肺病、伴有充血性心力衰竭的心肌病、高血压、血栓形成和脂肪肝等。

二、重症肥胖患者的营养治疗策略

重症肥胖患者实施准确的能量监测存在困难，基于体重的计算公式评估营养需求首先需区分实际体重（actual body weight，ABW）、理想体重（ideal body weight，IBW）和矫正体重（adjusted body weight）。由于对于重症肥胖患者计算公式存在 40% 以上的误差率，指南推荐尽可能应用间接测热法（indirect calorimetry，IC）确定肥胖患者的能量需求。

重症肥胖患者能量供给和蛋白质目标到底多少较为合适？早期研究发现，高蛋白、低热量的饮食会导致瘦体重增加而身体脂肪减少，而低蛋白、高热量的饮食会导致以瘦体重损失为代价的身体脂肪增加。基于这一策略，提出了肥胖重症患者低热量、高蛋白营养治疗的概念。Dickerson 等首先研究了低热量喂养［＜25kcal/（kg·d）］或正常热量喂养［25～30kcal /（kg·d）］对重症肥胖患者的影响，2 组患者的蛋白质摄入相同［2g/（kg·d）］。结果发现，低热量喂养可改善临床结局，包括降低机械通气时间、减少抗生素使用、缩短 ICU 及总住院时间。这项小规模的回顾性队列研究是迄今为止唯一 1 项推断低热量、高蛋白可改善临床结局的研究。

基于以上数据，2016 年 ASPEN/SCCM 的营养指南提出重症肥胖患者推荐低热量、高蛋白饮食。低热量、高蛋白饮食的目的是在保证摄入足够蛋白质的同时提供低热量。而允许性低热量是指允许摄入的热量和蛋白质均低于目标摄入量。低热量、高蛋白饮食由于热量摄入减少，为了实现蛋白质的净合成代谢或氮平衡，必须摄入更高的补偿性蛋白质。一项针对住院肥胖患者实施允许性低热量的观察性研究发现，对低热量摄入［1000kcal/d 或 9kcal/（kg·d）］的肥胖患者亚群，如蛋白质摄入量不足［46g/d 或 0.4g/（kg·d）］，60 天病死率更高。因此，在重症肥胖症患者中，应避免同时热量和蛋白质摄入不足。

2016 年 ASPEN/SCCM 营养指南建议应用 IC 确定能量需求。该指南推荐肥胖重症患者制订的肠内营养热量目标≤IC 测定值的 65%～70%。没有 IC 时，建议应用基于体重的简化公式确定能量需求。重症肥胖患者能量供给目标为＜14kcal/（kg·d）（实际体重）或＜25kcal/（kg·d）（理想体重）。蛋白质供给目标为 1.2g/（kg·d）（实际体重）或 2.0～2.5g/（kg·d）（理想体重）。

而 2018 年 ESPEN 营养指南推荐联合 IC 和尿素氮丢失监测指导肥胖重症患者的能量和蛋白质需求目标。能量供给目标建议应用 IC 确定热量能量供给。蛋白质供给目标应基于尿素氮丢失及瘦体重测定（应用 CT 等测量工具）。如果无法获取尿素氮丢失及瘦体重，则按照“调整体重”计算蛋白质供给目标。该指南推荐蛋白质供给目标为 1.3g/(kg·d)（矫正体重）。大多数肠内配方含有固定的“非蛋白热量：氮”（NPC ：N），完全不能满足重症肥胖患者低热量、高蛋白饮食的需求，这就需要在全肠内营养时额外补充蛋白质。

总之，重症肥胖患者的营养治疗仍然是一个挑战。不仅需要考虑重症肥胖患者类同于一般重症患者的病理生理变化，还需要考虑肥胖本身机体代谢的特征性变化。重症肥胖患者是一个异质性很强的群体，但对于代谢和营养治疗最关键的瘦体组织的重量和力量目前尚无有效评估方法。基于目前的循证医学证据，各个指南逐渐细化了重症肥胖患者的营养支持特点，有待更大规模的随机对照研究做出更进一步的探索。

（南京市鼓楼医院　顾　勤）

参考文献

［1］ Ahima RS, Lazar MA. Physiology. The health risk of obesity--better metrics imperative. Science, 2013, 341: 856-858.

［2］ Jones SF, Brito V, Ghamande S. Obesity hypoventilation syndrome in the critically ill. Critical care clinics, 2015, 31: 419-434.

［3］ Alpert MA, Omran J, Bostick BP. Effects of obesity on cardiovascular hemodynamics, cardiac morphology, and ventricular function. Current obesity reports, 2016, 5: 424-434.

［4］ Borel AL, Schwebel C, Planquette B, et al. Initiation of nutritional support is delayed in critically ill obese patients: a multicenter cohort study. The American journal of clinical nutrition, 2014, 100: 859-866.

［5］ Paolini JB, Mancini J, Genestal M, et al. Predictive value of abdominal obesity vs. body mass index for determining risk of intensive care unit mortality. Critical care medicine, 2010, 38: 1308-1314.

［6］ Moisey LL, Mourtzakis M, Cotton BA, et al. Skeletal muscle predicts ventilator-free days, ICU-free days, and mortality in elderly ICU patients. Critical care, 2013, 17: R206.

［7］ Martino JL, Stapleton RD, Wang M, et al. Extreme obesity and outcomes in critically ill patients. Chest, 2011, 140: 1198-1206.

[8] Patel JJ, Rosenthal MD, Miller KR, et al. The critical care obesity paradox and implications for nutrition support. Current gastroenterology reports, 2016, 18: 45.

[9] Smitka K , Maresova D. Adipose tissue as an endocrine organ: an update on pro-inflammatory and anti-inflammatory microenvironment. Prague medical report, 2015, 116: 87-111.

[10] Dickerson RN, Boschert KJ, Kudsk KA , et al. Hypocaloric enteral tube feeding in critically ill obese patients. Nutrition, 2002, 18: 241-246.

[11] McClave SA, Taylor BE, Martindale RG, et al. Guidelines for the provision and assessment of nutrition support therapy in the adult critically ill patient: Society of Critical Care Medicine (SCCM) and American Society for Parenteral and Enteral Nutrition (A.S.P.E.N.). JPEN Journal of parenteral and enteral nutrition, 2016, 40: 159-211.

[12] Singer P, Blaser AR, Berger MM, et al. ESPEN guideline on clinical nutrition in the intensive care unit. Clinical nutrition, 2018, 38 (1): 48-79.

第十二章　重症肾脏及替代治疗

第一节　脓毒症急性肾损伤治疗也要关注微循环

脓毒症是宿主对感染失控的免疫应答，此免疫应答导致机体发生明显低血压，因此，缺血曾被认为是脓毒症急性肾损伤（acute kidney injury，AKI）的发病机制，然而经过初始复苏和血流动力学优化后，在高动力脓毒症肾血流量（renal blood flow，RBF）正常或高于正常时，AKI 仍然发生，甚至进展，说明存在其他发病机制，微循环功能障碍可能是关键。

一、脓毒症 AKI 时肾微循环障碍的病理生理机制

微循环的主要功能是血液和组织之间进行营养物质交换，为器官组织提供营养物质，包括氧。微循环功能障碍时，器官组织缺氧，发生器官功能障碍。微循环灌注能够提供到达器官组织营养物质的血管密度及血流速度，当微循环障碍时，表现为灌注血管密度减少、血流减少和异质性增加。

1. 肾内分流　脓毒症 RBF 正常或增加时，仍然发生 AKI，说明可能存在肾内分流导致部分肾组织血流灌注减少，继而缺氧。肾体积小，血流丰富，RBF 占心排血量的 20%～25%，皮质和髓质血流灌注分别占 RBF 的 80% 和 20%；虽然血流丰富，但肾组织氧分压却是低的，皮质约 70mmHg，髓质约 20mmHg，说明肾存在天然分流现象，才有可能避免肾组织处于高氧状态，以及在 RBF 波动时，保证肾组织氧分压稳定。但是，如果分流超过了实际所需，就有可能出现组织缺氧。

因为肾髓质没有自己的血液供应，其血液供应来自于近髓肾单位的出球小动脉，所以有学者认为肾髓质更容易出现缺血、缺氧。Lankadeva 等的一系列相关研究证实了此假设，他们发现高动力脓毒症 AKI 时，RBF 增加，实验羊肾皮质灌注和氧合不变或增加，髓质血流灌注和氧合减少，因髓质的氧消耗没有相应降低，出现氧债，发生组织缺氧。与肾髓质灌注减少的研究结果相反，Post 等发现感染性休克羊肾髓质灌注正常，肾皮质血流、氧供、氧分压均降低，氧耗也降低，但是氧摄取率显著性增加，导致乳酸、丙酮酸不成比例地增高，乳酸 / 丙酮酸比值显著性增高，说明组织缺氧。Harrois 等应用增强肾超声造影（contrast-enhanced ultrasound，CEUS）技术发现尽管肾大循环血流动力学正常，相较于非脓毒症患者，脓毒症患者肾皮质灌注整体是降低的，而且降低程度与 AKI 分级成正相关。分流不仅表现在皮髓质之间，Lima 等发现内毒素导致的 AKI 猪肾皮质灌注减少的同时皮质内部呈现显著“片状”的异质性改变，尤其是复苏后更为明显。

导致这些结果不一致的原因与脓毒症AKI模型、观察时机、干预手段不同有关。分流的机制尚不清楚，可能与一些血管活性成分上调和（或）下调导致局部血管收缩和舒张不一致有关。虽然这些研究结果不尽一致，但是均说明脓毒症AKI微循环与大循环分离，微循环缺血、缺氧。

2. 微循环血流淤滞和梗阻　近期，Lima等的研究很好地阐述了脓毒症AKI时微循环功能障碍的病理生理机制，即微循环淤滞和梗阻。该研究应用CEUS技术发现脓毒症休克猪肾皮质微循环灌注减少，微气泡从肾叶间动脉到达皮质毛细血管的时间延长，肾皮质毛细血管内的微气泡被清除时间延长，即微气泡在肾微循环内停留的时间延长，而这种现象在复苏后平均动脉压（mean arterial pressure，MAP）达到正常时更为显著，这些结果提示脓毒症肾微循环不仅灌注减少，还存在血流淤滞、梗阻。淤滞和梗阻导致微循环有效灌注进一步降低，由此进一步促进分流发生和进展，此研究应用激光散斑成像技术证实肾皮质灌注不仅减少，灌注还呈现显著的异质性改变，同样的是，这种异质性改变在复苏后更为突出。微循环淤滞、梗阻会加速微循环缺氧、功能障碍的自我恶化循环形成和进展。此研究同时应用Cytocam-Incident Dark Field技术监测舌下黏膜微循环变化，直观看到休克前开放的、血流通畅的微循环，休克时大量血管梗阻淤滞，其中血流速度降低，此现象在复苏后持续存在。此研究再次警示以改善大循环为目标的治疗策略，反倒可能会加重微循环损伤。

感染性休克早期目标导向治疗（protocolized care in early septic shock，ProCESS）研究没有发现不同复苏策略对临床预后有任何显著性影响，但却发现微循环灌注与病死率之间有相关性，尤其是感染性休克后72小时的微循环总体微血管密度、功能性微血管密度和De Backer评分越低，患者病死风险越高，而且此微循环变化不受大循环血流动力学和复苏策略的影响。

3. 内皮功能障碍　脓毒症时内皮细胞的活化和功能障碍是导致微循环功能障碍的主要因素，尤其是多糖包被在其中的重要作用。导致这些微循环改变的机制还不完全清楚，可能包括以下机制。①炎性介质增加了内皮细胞黏附分子的表达和白细胞聚集，导致微血栓形成；②过氧化和亚硝酸盐物质产生增加，以及脓毒症导致多糖包被破坏，内皮细胞层屏障破坏，毛细血管渗漏增加和间质水肿。间质水肿又促进氧弥散距离增加和微血管血流淤滞。

Byrne等发现脓毒症时存在非炎症反应机制导致的多糖包被主要成分葡萄糖苷聚糖透明质酸显著增加，提示多糖包被破坏，内皮细胞屏障破坏，内皮细胞渗透增加，稳定性降低，来自ProCESS研究的数据进一步证实了此观点。随着科学技术的进步，扫描电子显微镜和透射电子显微镜等技术能够清晰地看到脓毒症时肾微循环血管内皮被层结构破坏、水肿，多糖包被成片脱落。

二、脓毒症AKI治疗：从大循环转向微循环

Hua等应用侧流暗视野（side stream dark field，SDF）视频显微镜观察到脓毒症大鼠舌下和肾微循环障碍的发生远远早于心排血量、MAP降低，且远远早于常规用来作为组织灌注指标的乳酸升高，由此他们指出将大循环血流动力学参数作为诊断脓毒症和感染性休克的指标可能已经太晚了，应该转变为以微循环为目标的诊断和治疗。但是，是否在微循环功能障碍的时候即开始治疗？怎么治疗？Melican等很早就发现通过预防肾小管管周毛细血管内凝血发生，改善微循环血流淤滞状态，反倒使感染扩散，他们指出微循环障碍也许是机体的一种适应性改变，是一种自我保护，如肾小球滤过

率（glomerular filtration rate，GFR）降低也是对肾小管的一种保护。肾的氧需主要来自于 Na^+/K^+泵对 ATP 的需求，主要用于肾小管重吸收 Na^+，尤其是髓质肾小管，所以有学者提出“Acute renal failure is a renal success”，脓毒症时肾组织微循环缺氧，但氧耗或氧摄取率并没有降低，进一步增加到达肾小管的 Na^+可能会导致组织缺氧会进一步加重。因此，这也许是液体复苏改善微循环灌注的作用不持久的原因之一。Byrne 等发现液体复苏能够短暂改善脓毒症羊血流动力学，但是随后的血管活性药物应用剂量却快速、显著地增加，相较于血管活性药物组，液体组心肌肌钙蛋白释放增加，血清肌酐水平增加，虽然没有达到统计学意义，导致此现象的原因可能与液体复苏导致心房利钠肽释放增加介导的多糖包被脱落、内皮被层破坏有关，其研究者称之为“意想不到的结果”。而恰是此“意想不到”的结果与被称之为“里程碑式”的研究——液体复苏作为支持治疗（fluid-expansion as supportive therapy，FEAST）研究的结果一致。FEAST 研究发现，患儿额外病死率增加的原因应归于液体复苏导致的心血管衰竭（2～11 小时），此原因可以解释液体复苏组 50% 以上的额外病死率，甚至于与液体过负荷没有关系。这些证据向当前的指南推荐提出了强烈质疑。

脓毒症时外周血管舒张，肾血管也表现为舒张。研究证明，脓毒症时出球小动脉较入球小动脉舒张更明显，导致 RBF 不变甚至增加情况下，肾小球有效滤过压降低，这是脓毒症早期典型的肾血流动力学特点，此时应用缩血管药物可能起到一定的治疗作用，去甲肾上腺素是一线用药。但是，大剂量去甲肾上腺素对肾微循环的影响受到关注，尤其是在脓毒症进展期。随着静脉应用去甲肾上腺素剂量的增加，降低了脓毒症 AKI 肾皮质和髓质微循环灌注。去甲肾上腺素导致的肾组织缺血、缺氧对 AKI 患者的短期和长期预后影响还不清楚，鉴于 AKI 存活患者继发心脑血管疾病的风险显著增加，所以是否应该选择非儿茶酚胺类药物值得思考和进一步研究。越来越多动物实验和临床研究证实非儿茶酚胺类药物（如血管升压素、血管紧张素Ⅱ、α2 肾上腺素受体激动药）对微循环有改善作用。但是所有以收缩出球小动脉来增加有效灌注的方法，都有可能在增加 GFR 时，增加肾小管氧耗的可能性，如果此时收缩出球小动脉，导致肾髓质缺血、缺氧，会加重肾小管功能障碍，故仍然需要权衡风险与获益的问题，而其中机制尚不清楚。

2018 年，发表在 *Critical Care Medicine* 上的 1 项研究发现，脓毒症时，当肾组织还没有缺氧，线粒体超微结构尚正常，仅线粒体膜的势能发生改变时，就已经出现血清肌酐增加、乳酸清除率降低，即 AKI 发生。活体肾近端肾小管上皮细胞经过脓毒症血清培育可以导致线粒体功能障碍，复制出 AKI，可见脓毒症 AKI 的机制不是“缺血”，而是“中毒”，与血流动力学没有关系，强调应该进一步研究脓毒症 AKI 机制，转变脓毒症 AKI 治疗模式。

综上所述，微循环障碍在脓毒症 AKI 发病机制中起着关键作用，肾血流分流、微循环灌注减少、淤滞和梗阻及内皮细胞功能障碍导致微循环缺血、缺氧可能是脓毒症微循环功能障碍的主要病理生理机制，旨在改善大循环来预防和治疗脓毒症 AKI 的策略是不够的，以微循环灌注为目标导向的治疗可能是今后的方向。

（河北医科大学第四医院　刘丽霞　胡振杰）

参考文献

[1] Kellum JA, Chawla LS, Keener C, et al. The Effects of Alternative Resuscitation Strategies on Acute Kidney Injury in Patients with Septic Shock. Am J Respir Crit Care Med, 2016, 193 (3): 281-287.

[2] Maiden MJ, Otto S, Brealey JK, et al. Structure and function of the kidney in septic shock. A prospective controlled experimental study. Am J Respir Crit Care Med, 2016, 194: 692-700.

[3] Massey MJ, Hou PC, Filbin M, et al. Microcirculatory perfusion disturbances in septic shock: results from the ProCESS trial. Critical Care, 2018, 22: 308.

[4] Lankadeva YR, Kosaka J, Evans RG, et al. Intrarenal and urinary oxygenation during norepinephrine resuscitation in ovine septic acute kidney injury. Kidney Int, 2016, 90: 100-108.

[5] Lankadeva YR, Kosaka J, Iguchi N, et al. Effects of Fluid Bolus Therapy on Renal Perfusion, Oxygenation, and Function in Early Experimental Septic Kidney Injury. Crit Care Med, 2019, 47 (1): e36-e43.

[6] Post, EH, Su F, Hosokawa K, et al. Changes in Kidney Perfusion and Renal Cortex Metabolism in Septic Shock: an Experimental Study. J Surg Res, 2017, 207: 145-154.

[7] Harrois A, Grillot N, Figueiredo S, et al. Acute kidney injury is associated with a decrease in cortical renal perfusion during septic shock. Critical Care, 2018, 22: 161.

[8] Lima A, van Rooij T, Ergin B, et al. Dynamic Contrast-Enhanced Ultrasound Identifies Microcirculatory Alterations in Sepsis-Induced Acute Kidney Injury. Critical Care Med, 2018, 46 (8): 1284-1292.

[9] Byrne L, Obonyo NG, Diab SD, et al. Unintended Consequences: Fluid Resuscitation Worsens Shock in an Ovine Model of Endotoxemia. Am J Respir Crit Care Med, 2018, 198 (8): 1043-1054.

[10] Hou PC, Filbin MR, Wang H, et al. Endothelial Permeability and Hemostasis in Septic Shock. Results From the ProCESS Trial. Chest, 2017, 152 (1): 22-31.

[11] Okada H, Takemura G, Suzuki K, et al. Three-dimensional ultrastructure of capillary endothelial glycocalyx under normal and experimental endotoxemic conditions. Critical Care, 2017, 21: 261.

[12] Hua T, Wu X, Wang W, et al. Micro- and Macrocirculatory Changes During Sepsis and Septic Shock in a Rat Model. Shock, 2018, 49 (5): 591-595.

[13] Melican K, Boekel J, Mansson LE, et al. Bacterial infection- mediated mucosal signalling induces local renal ischaemia as a defence against sepsis. Cell Microbiol, 2008, 10: 1987-1998.

[14] Maitland K, George EC, Evans JA, et al. Exploring mechanisms of excess mortality with early fluid resuscitation: insights from the FEAST trial. BMC Med, 2013, 11: 68.

[15] Arulkumaran N, Pollen S, Greco E, et al. Renal Tubular Cell Mitochondrial Dysfunction Occurs Despite Preserved Renal Oxygen Delivery in Experimental Septic Acute Kidney Injury. Critical Care Med, 2018, 46 (4): e318-e325.

第二节　评估肾小球滤过率的动态变化可预测肾恢复

AKI 已经成为全球性公共健康问题，尽早识别 AKI 患者严重程度及对患者预后做出正确判断无疑可以提高临床工作者对患者重视，进而进行积极干预，在改善患者预后的同时也节约治疗成本。目前，评估肾可恢复性的主要方法是通过一些生物标志物和动态评估肾小球滤过率（evaluate GFR，eGFR）来实施。越来越多的研究显示，动态 eGFR 是可行的。

一、动态的 eGFR 更有助于 AKI 患者预后的判断

目前，对于肾功能恢复的时间窗尚没有统一界定。2017 年，*American Journal of Respiratory and Critical Care Medicine* 发表的 1 项纳入 16 968 例 AKI 患者的研究，根据肾功能恢复时间将 AKI 的预后描述为以下 5 种情况：26.6% 可以完全恢复；26.5% 完全没有恢复；9.7% 晚期恢复（7 天后）；22.5% 早期恢复伴有≥1 次的反复，但最终恢复；14.7% 早期恢复伴有反复，但最终没有恢复。反复发作的 AKI 是一种较为常见的现象（37.3%），尤其是在早期的 72 小时内，相较于早期持续恢复的患者，这些患者 1 年后的病死风险增加了 5 倍。

2018 年，1 项纳入 250 例成年 AKI 患者临床研究显示，当动态 eGFR 下降到正常值 25% 甚至更多时，患者被认定为 AKI。该研究综合比较 KeGFR 和 AKIN、RIFLE、Waikar-Bonventre、Delta check 这几种 AKI 的诊断标准得出该结论。尽管动态评估肾小球有助于诊断 AKI，但是 AKI 的诊断严重程度和预后是否与 KeGFR 存在着交集呢？ 2017 年，发表在 *Critical Care* 的 1 项纳入 13 284 例患者的大样本研究显示，通过动态评估患者 7 天内 GFR 可以判断患者的 AKI 严重程度及通过 KeGFR 可以预测患者长期病死率。当患者的 KeGFR＞70ml/（min · 1.73m^2）其病死率只有 7.0%，但是当 KeGFR＜30ml/（min · 1.73m^2）时其病死率骤升到 27.8%。病死率随着 AKI 的严重程度逐步递增。在 AKI 3 级中，当患者的 KeGFR 保持正常，其病死率在 16.5%；跟患者 KeGFR＜30ml/（min · 1.73m^2）非 AKI 患者病死率接近。但如果患者为 AKI 3 级同时伴有 KeGFR＜30ml/（min · 1.73m^2），则病死率高达 40%。当 AKI 分期在 1 级和 2 级时，如果 KeGFR＜30ml/（min · 1.73m^2），其需要肾替代治疗（renal replacement therapy，RRT）的比例低于 10%；但如果 AKI 3 级患者同时伴有 KeGFR＜30ml/（min · 1.73m^2），RRT 的比例则会高达 44%。该项研究得出结论，无论是单纯 AKI 还是在有慢性肾功能不全的基础上并发 AKI 的患者身上，KeGFR 可以作为临床上判断 AKI 患者是否考虑应用 RRT 及肾功能可恢复性的指标；KeGFR 联合 AKI 分级将更有助于评估患者疾病严重程度和患者预后情况。但该研究也存在不足的地方：一方面没有准确测量 AKI 患者的基线肌酐值，而把患者在 ICU 最低的肌酐值作为试验的基线值；另一方面，本研究所采用的预测 KeGFR 的公式可能会受到体重、年龄、性别等因素影响，若结合外源性 GFR 测量方法（如菊粉、碘海醇等）将会更加完善。

跟一些血清学标志物比较，动态性 eGFR 似乎更有优势。Dewitte 等进行的 1 项用 KeGFR 来预测 24 小时内发生 AKI 的患者肾功能可恢复性 ICU 队列研究显示，曲线下面积（area under the curve，

AUC）可高达 0.87，这要比 NGAL 和 TMP-2 等一些新兴的标志物敏感性和特异性要高。同样一项队列研究显示，虽然 KeGFR 不能判断 AKI 的严重程度，但可以预测 AKI 患者死亡风险和预后，并且呈现出明显的相关性。

二、动态评估肾小球滤过率预测肾功能恢复的原理

肾小球滤过标志物分为内源性和外源性 2 类，理想的滤过标志物要求是恒定的产生，若是外源性滤过标志物要求以恒定速率注射，基于内源性标志物的方程评估 GFR 方法称为评估 GFR。在临床上，更多地应用在慢性肾功能不全的患者身上，用来评估这部分患者的肾功能可恢复性，特别是《KDIGO 2012 慢性肾脏疾病的评估和管理》指南颁布以来。对于 AKI 的很多临床研究显示，eGFR 当下降到正常值 25% 甚至更多时，患者被认定为 AKI。因此，动态 eGFR 在预测肾功能恢复原理上是可行的。目前，在 AKIN、RIFLE 急性肾损伤的标准中都将肌酐和尿量作为诊断的标准，但该标准不一定适宜于儿童。2012 年，KDIGO 指南针对未满 18 岁患者将 eGFR＜35ml/（min・1.73m^2）定义为 AKI 3 级。

三、eGFR 的方法

临床上用来测定肾小球滤过率的金标准是菊粉清除率，菊粉清除率通常也被用来评价其他检测方法的准确性。但由于其成本较高，临床操作烦琐，而且易受外界环境影响，对于危重症患者及时性检测较差，故目前临床难以推广，仅限于科研。目前，研究和应用较多的 eGFR 的方法主要有以下几种。

1. 肌酐及其清除率　肌酐清除率公式为 Ccr＝UV/P（U 代表尿肌酐浓度，V 为血肌酐浓度，P 为 24 小时尿量）。由于尿量收集烦琐，存在误差因素，目前已经被 Ccr 预测方程所代替。最早应用的是 Cockcroft-Gault 方程，但该方程测算的是 24 小时肌酐清除率，不能较早地评估早期 eGFR，已经被美国肾病饮食改良（modification of diet in renal disease，MDRD）方程所取代。但早期的 MDRD 方程更适宜西方人群，国内研究者不断将其优化和改良，推算出更适合国人的 MDRD 方程，中国人群改良后为 MDRD 公式 1。MDRD 方程较 Cockcroft-Gault 方程能更早期地评估患者肾小球滤过率，特别是在肾移植和糖尿病肾病患者之间，但 MDRD 方程也存在着弊端，当 GFR 较高时，eGFR 存在一定的误差。2009 年，慢性肾病流行病学合作研究（CKD-EPI）在基于大数据研究基础上，开发出新的方程，目前该方程写入了《KDIGO 2012 慢性肾脏疾病的评估和管理》指南。具体方程见表 12-2-1。该方程也较 MDRD 更为完善。

表 12-2-1 《KDIGO 2012 慢性肾脏疾病的评估和管理》推荐方程

性别	肌酐（μmol/L）	GFR	性别	肌酐（μmol/L）	GFR
女	≤62	144×（Scr/62）$^{-0.329}$×（0.993）^{年龄}	男	≤80	144×（Scr/80）$^{-0.411}$×（0.993）^{年龄}
女	＞62	144×（Scr/62）$^{-1.209}$×（0.993）^{年龄}	男	＞80	144×（Scr/80）$^{-1.209}$×（0.993）^{年龄}

2. 胱抑素 C 及胱抑素 C 清除率　胱抑素 C 是人体产生的一种蛋白，性质稳定，且完全经肾小球滤过且不被重新吸收。因此，除了可作为肾损伤标志物，而且可以通过计算其清除率来评估肾小球滤过功能，《KDIGO 2012 慢性肾脏疾病的评估和管理》指南推荐的 eGFR 的公式见表 12-2-2。

表 12-2-2 《KDIGO 2012 慢性肾脏疾病的评估和管理》指南推荐的 eGFR 公式

性别	cystatin C（mg/L）	GFR
男或女	≤0.8	$133\times(\text{SCysC}/0.8)^{-0.499}\times(0.996)^{\text{年龄}}$［女性 ×0.932］
男或女	＞0.8	$133\times(\text{SCysC}/0.8)^{-1.328}\times(0.996)^{\text{年龄}}$［女性 ×0.932］

注：SCysC. cystatin C, 血清胱抑素 C

鉴于肌酐和 cystatin C 优缺点，该指南中还列出了同时包含肌酐和 cystatin C 两种指标的公式，具体为：$\text{GFR}=135\times\min(\text{Scr}/k,1)^{\alpha}\times\max(\text{Scr}/k,1)^{-0.601}\times\min(\text{SCysC}/0.8,1)^{-0.375}\times\max(\text{Scr}/0.8,1)^{-0.711}\times(0.995)^{\text{年龄}}\times0.969$（女性）×1.08（黑种人），其中 k=0.9（男）/0.7（女），α=－0.207（男）/－0.248（女）。cystatin C 清除率相关研究显示，其准确性高于 MDRD 和 Cockcroft-Gault 方程。临床仍需进一步研究。

3. 尿素氮及尿素氮清除率　尿素氮清除率也可以作为评判肾功能的指标，但临床上尿素氮的影响因素较多，如消化道出血、低蛋白血症、肝功能异常都可影响尿素氮及尿素氮清除率，故只能粗略评估肾功能。

4. β_2 微球蛋白清除率　β_2 微球蛋白清除率绝大部分在近端小管重吸收，血清浓度升高反映合成增加或肾小球滤过减少。很多研究证实，β_2 微球蛋白清除率及其联合标准化血清肌酐为基础的评估方程与胱抑素联合标准化血清肌酐评估方程同样能提高方程的准确率。

综上所述，动态性 eGFR 评估在临床中应用是可行的，eGFR 的方法种类繁多，而且都是在不断完善和发展中的。此外，在 eGFR 时还应该考虑标志物不同特性、医院的条件、人种差异等各种因素。结合多种方式一起评估将更为全面和准确。

（哈尔滨医科大学附属肿瘤医院　刘瑞金　于凯江）

参考文献

［1］Bagshaw SM, George C, Bellomo R, et al. A comparison of the RIFLE and AKIN criteria for acute kidney injury in critically ill patients. Nephrol Dial Transplant, 2008, 23: 1569-1574.

［2］Singbartl K, Kellum JA. AKI in the ICU: definition, epidemiology, risk stratification, and outcomes. Kidney Int, 2012, 81: 819-825.

［3］Hoste EAJ, Clermont G, Kersten A, et al. RIFLE criteria for acute kidney injury are associated with hospital mortality in critically ill patients: a cohort analysis. Crit Care, 2006, 10: R73.

[4] Kellum JA, Sileanu FE, Bihorac A, et al. Recovery after Acute Kidney Injury.Am J Respir Crit Care Med, 2017, 195 (6): 784-791.

[5] Bairy M, See FHW, Lim RS. Using the Kinetic Estimating Glomerular Filtration Rate Equation for Estimating Glomerular Filtration Rate and Detecting Acute Kidney Injury: A Pilot Study. Nephron, 2018, 19: 1-9.

[6] de Oliveira Marques F, Oliveira SA, de Lima E Souza PF, et al. Kinetic estimated glomerular filtration rate in critically ill patients: beyond the acute kidney injury severity classification system. Crit Care, 2017, 21 (1): 280.

[7] Dewitte A, Joanne's-Boyau O, Sidobre C, et al. Kinetic eGFR and novel AKI biomarkers to predict renal recovery. Clin J Am Soc Nephrol, 2015, 10: 1900-1910.

[8] 全国 eGFR 课题协作组. MDRD 方程在我国慢性肾脏病患者中的改良和评估. 中华肾脏病学杂志，2006，229（10）：589-595.

[9] Ibrahim H, Mondress M, Tdlo A, et al. An alternative formula to the Cockcroft-Gault and the modification of diet in renal diseases formulas in predicting GFR in individuals with type 1 diabetes. Am Soe Nephrol, 2005, 16 (4): 1051-1060.

[10] Anders Grubb, Sren BJ, et al .First certified reference material for Cystat in C inhuman serum ERM -DA471/ IFCC. Clin Chem Lab Med, 2010, 48 (11): 1619.

[11] Ikezumi Y, Uemura O, Nagai T, et al. Beta-2 microglobulin-based equation for estimating glomerular filtration rates in Japanese children and adolescents.Clin Exp Nephrol, 2015, 19 (3): 450-457.

第三节　ECCO$_2$R 联合肾替代治疗在 ARDS 合并 AKI 中的应用价值

AKI 是重症患者常见的并发症，增加患者经济负担，严重影响患者的预后，并且目前尚无有效的治疗手段。我国的 1 项调查研究表明，成年住院患者的 AKI 发生率为 0.99%～2.03%，病死率为 12.40%，漏诊率高达 74.20%。1 项对全球 139 家 ICU 的调查研究显示，ICU＞18 岁患者的 AKI 发生率为 57.30%，AKI 导致的患者病死率为 26.90%。

面对如此严峻的 AKI 流行病学现状，预防的问题随之而来。目前，并无研究表明药物可以预防 AKI 的发生，也不推荐远端缺血预处理预防 AKI。尽管 AKI 的预防困难重重，但随着我们对 AKI 的认识逐渐加深，新的早期识别 AKI 的生物标志物的发现及使用、评分系统的建立、早期筛查报警系统的建立和 AKI 集束化预防的建立等都为 AKI 的预防带来曙光。

一、AKI 清单

AKI 患者有众多危险因素，这些危险因素每日查房时都要逐一筛查，以确定危险因素是否能纠正，或者根据危险因素进行分层管理。这些查房内容就是所谓的 AKI 清单（Checklist）。研究表明，AKI 清单管理可以预防或早期识别 AKI。因此，为了便于 AKI 的管理，我们建议各医院 ICU 建立 AKI 清单表格，对于不同危险分层的患者建立不同的清单，便于早期识别潜在的 AKI 患者。值班医师进行交接班时也能根据清单中的信息重点关注并延续治疗，避免重复与遗漏。

二、早期识别 AKI 高危患者

现有 AKI 诊断标准仍依赖于血肌酐及尿量等指标的临床检测结果，然而血肌酐对于 AKI 的敏感性较低，出现血肌酐升高时至少 50% 的肾功能已经丧失。因此，亟须寻找新的早期预测 AKI 的生物标志物或建立 AKI 风险评分系统，早期识别 AKI 高危患者。

1. 基于试剂盒 NephroCheck 的早期识别　2013 年，Sapphire 研究发现，尿液中金属蛋白酶组织抑制药 -2（tissue inhibitor of metalloproteinases-2，TIMP-2）与胰岛素样生长因子结合蛋白 7（insulin-like growth factor-binding protein 7，IGFBP7）预测中度或重度 AKI（KDIGO 2 级或 3 级）的 AUC 分别为 0.76、0.79，高于其他生物标志物，尿［TIMP-2］·［IGFBP7］用于诊断 AKI 的灵敏度更高。Bihorac 等的研究表明，尿［TIMP-2］·［IGFBP7］超过 0.3（ng/ml）^{2}/1000，诊断 AKI 的灵敏度为 92%。基于这些研究成果，美国食品药品监督管理局于 2014 年批准 NephroCheck 上市，用于危重患者早期识别 AKI。

2. 新型肾小球滤过率损伤标志物 penkid　2018 年，Hollinger 等的研究发现，血 proenkephalin A 119-159（penkid）作为肾小球滤过功能损伤的标志物能够早期预测脓毒症 AKI（septic associated AKI，SA-AKI）的发生、主要肾不良事件（major adverse kidney event，MAKE）的发生，其检测值的高低也与病死率相关。该研究在 2 项独立的 ICU 队列研究中进行（Kid-SSS 研究及 FROG-ICU 研究）。在发生 MAKE 的患者中，penkid 的检测值是未发生 MAKE 患者的 3 倍。近期有研究表明，penkid 与 NephroCheck 相比，预测 AKI 的 AUC 分别为 0.91、0.67，预测肾替代治疗的 AUC 分别为 0.78、0.68，均提示 penkid 有更高的 AUC。但 penkid 能否在 SA-AKI 的预防中起到重要作用，仍需大规模高质量的 RCT 研究来支持。

3. AKI 风险评分系统　尽管已有新的早期预测 AKI 的生物标志物，但其在国内的临床应用仍受到限制，我们仍需利用现有资料进行 AKI 风险评估，以期预防 AKI 的发生。

对于所有收入 ICU 的患者，Malhotra 等在 2017 年建立了 ICU 中 AKI 风险评分系统。他们研究发现慢性肾功能不全（2 分）、慢性肝病（2 分）、充血性心力衰竭（2 分）、高血压病（2 分）、冠状动脉粥样硬化（2 分）、pH≤7.30（3 分）、肾毒性药物暴露史（3 分）、脓毒症（2 分）、机械通气（2 分）和贫血（1 分）是预测 AKI 发生的独立危险因素，若总分≥5 分，则是 ICU 中 AKI 的高危患者，需引起重视。

对于心脏手术的患者，Cleveland 临床评分系统（cleveland clinic score，CCS）是目前相对成熟且临床使用最为广泛的评分系统，评分细则包括女性（1 分）、充血性心力衰竭（1 分）、左心室射血分数＜35%（1 分）、围术期使用 IABP（2 分）、慢性肺动脉高压（1 分）、依赖胰岛素治疗的糖尿病史（1 分）、既往心脏手术史（1 分）、急诊手术（2 分）、手术类型（冠状动脉旁路移植术 0 分，换瓣手术 1 分，CABG＋换瓣 2 分，其他类型 2 分）、肌酐水平（107～186μmol/L 2 分，＞186μmol/L 5 分），若总分超过 6 分，即为心脏术后 AKI（cardiac surgery-associated AKI，CSA-AKI）高危患者。

对于非心脏手术患者，Park 等在近期建立了 SPARK 评分系统，根据年龄、性别、肾小球滤过率、预期手术时间、是否合并糖尿病、是否使用肾素 - 血管紧张素受体拮抗药、是否合并低蛋白血症、贫血和低钠血症等情况分别进行评分，分值越高，AKI 的风险越大。但该评分系统仍需大规模临床试验来证实其预测价值。

三、基于 NephroCheck 的电子预警系统

AKI 患者的治疗具有明显的时间依赖性，以往根据肌酐水平设立的电子预警系统并不能使患者获益，而 NephroCheck 的应用可以在 12 小时内鉴别出高危患者，以便及早干预。随着 NephroCheck 系统床边应用的普及，许多医院都建立了自己的 NephroCheck 应急体系和标准规范流程，即基于危险因素及 NephroCheck 检测结果将重症患者分层，给予相应治疗。NephroCheck 应急体系的建立使得肾内科医师或 ICU 医师能够尽早行动，而不是等到 AKI 确诊后才给予相应治疗，改善 AKI 患者的预后。与此同时，若医院能够建立危急值报警系统，将 NephroCheck 检测结果及时在应用软件或医院信息系统中显示，提醒临床医师关注检查结果，也将为 AKI 的预防提供一定的帮助。

以意大利维琴察市为例，他们将所有重症患者于入院 12 小时内进行 AKI 危险分层，对于低危患者进行常规 AKI 预防及监测，对于高危患者立即进行尿液 NephroCheck 检测，将结果立即上传并显示到值班医师的工作手机中。若结果＜0.3（ng/ml）^{2}/1000，预防及监测级别等同 AKI 低危患者；若结果为 0.3～2.0（ng/ml）^{2}/1000，则需要避免使用肾损害药物，延迟进行需使用造影剂的检查，同时进行泌尿系超声检查，及时调整优化血流动力学状态，监测肌酐及尿量等；若结果＞2.0（ng/ml）^{2}/1000，则立即停止使用所有肾毒性药物，根据肾功能调整药物剂量，避免使用造影剂，避免容量过负荷，优化血流动力学状态，同时进行泌尿系超声检查，监测肌酐及尿量等。

四、AKI 集束化预防

集束化治疗是改善 AKI 患者护理质量和预后的工具。然而，对于 SA-AKI 患者而言，早期目标导向治疗的预防效果并不确切。最新研究表明，拯救脓毒症运动所推荐的预防 SA-AKI 的集束化预防方案也并不能降低 AKI 的发生率，需要我们再次调整 SA-AKI 集束化预防的方案。

值得一提的是，PrevAKI 研究发现，严格执行 KDIGO 方案能够降低 CSA-AKI 高危患者的 AKI 发生率及严重程度，我们将可能预防 CSA-AKI 的几点推荐意见罗列如下。

1. 容量管理　低血容量与 AKI 的发生密切相关，及时充分的液体复苏能够补充血容量，保证肾灌注，减少肾损伤的发生。但是液体超负荷也会加重肾负担，导致 AKI 的发生。因此，液体复苏需避免液体过负荷。除非存在失血性休克，液体复苏时应首选晶体液，必要时可加用白蛋白。由于人工胶体的使用会增加重症患者 AKI 的风险和病死率，不建议使用人工胶体进行液体复苏。

2. 维持肾灌注　为了保证肾灌注，除了补充血容量、增强心肌收缩力外，还需要维持一定的血管张力。研究表明，MAP 维持在 65～70mmHg 与 80～85mmHg 相比，不会增加 AKI 和肾替代治疗的风险。因此，我们认为 MAP 维持在 65～70mmHg 即可。对于慢性高血压的患者，可适当提高 MAP 水平，减少 AKI 的发生。对于休克患者，首选升压药物为去甲肾上腺素。与多巴胺相比，去甲肾上腺素不会增加 AKI 的风险，且显著减少心律失常的发生。在 PrevAKI 研究中，研究者根据

PiCCO 结果调整血流动力学参数，增加了多巴酚丁胺的使用及术后 48 小时内停用 ACEI/ARB 类药物的概率，改善了肾灌注。尽管 ACEI/ARB 通过扩张肾小球的出球小动脉，改善肾小管周围毛细血管血供，但同时也会降低肾小球滤过率，大剂量 ACEI/ARB 也会直接导致肾小管上皮细胞的坏死，增加 AKI 的风险。因此，对于 CAS-AKI 高危患者在心脏术后 48 小时内尽量停用 ACEI/ARB 类药物能够减少 AKI 的发生。

3. 血糖管理　Van den Berghe 等研究表明，严格血糖控制可以降低重症患者 AKI 及肾替代治疗的风险，自此以后多项研究均得到类似的结果。但近期多中心大样本的 NICE-SUGAR 研究表明，严格血糖控制增加了患者死亡风险，并且没有肾保护作用。因此，2017 年欧洲重症医学会更新的 AKI 预防指南中推荐维持血糖在 10mmol/L 以下，尽量减少血糖波动，防止低血糖的发生。

综上所述，传统药物治疗是不能预防 AKI 的，但结合早期识别 AKI 的生物标志物及多模式的电子预警系统，以及 AKI 的集束化预防流程对于 AKI 的预防是有潜在价值的，也是未来的研究方向。

（武汉大学中南医院　冯　英　彭志勇）

参考文献

［1］ Yang L, Xing G, Wang L, et al. Acute kidney injury in China: a cross-sectional survey. Lancet, 2015, 386 (10002): 1465-1471.

［2］ Hoste EA, Bagshaw SM, Bellomo R, et al. Epidemiology of acute kidney injury in critically ill patients: the multinational AKI-EPI study. Intensive Care Med, 2015, 41 (8): 1411-1423.

［3］ Kashani K, Al-Khafaji A, Ardiles T, et al. Discovery and validation of cell cycle arrest biomarkers in human acute kidney injury. Crit Care, 2013, 17 (1): R25.

［4］ Bihorac A, Chawla LS, Shaw AD, et al. Validation of cell-cycle arrest biomarkers for acute kidney injury using clinical adjudication. Am J Respir Crit Care Med, 2014, 189 (8): 932-939.

［5］ Hollinger A, Wittebole X, François B, et al. Proenkephalin A 119-159 (Penkid) Is an Early Biomarker of Septic Acute Kidney Injury: The Kidney in Sepsis and Septic Shock (Kid-SSS) Study. Kidney Int Rep, 2018, 3 (6): 1424-1433.

［6］ Etienne G, Cyril T, Alexa H, et al. Back-to-back comparison of penKID with NephroCheck® to predict acute kidney injury at admission in intensive care unit: a brief report. Crit Care, 2018, 22: 24.

［7］ Malhotra R, Kashani KB, Macedo E, et al. A risk prediction score for acute kidney injury in the intensive care unit. Nephrol Dial Transplant, 2017, 32 (5): 814-822.

［8］ Park S, Cho H, Park S1, et al. Simple Postoperative AKI Risk (SPARK) Classification before Noncardiac Surgery: A Prediction Index Development Study with External Validation. J Am Soc Nephrol, 2019, 30 (1): 170-181.

[9] Rizo-Topete L, Rossner M, Ronco C. Acute kidney injury risk assessment and the nephrology rapid response team. Blood Purif, 2017, 43: 82-88.

[10] Angus DC, Barnato AE, Bell D, et al. A systematic review and meta-analysis of early goal-directed therapy for septic shock: the ARISE, ProCESS and ProMISe investigators. Intensive Care Med, 2015, 41 (9): 1549-1560.

[11] Pérez-Fernández X, Sabater-Riera J, Ballus-Noguera J, et al. No impact of surviving sepsis campaign care bundles in reducing sepsis-associated acute kidney injury. Clin Nephrol, 2017, 88 (8): 105-111.

[12] Meersch M, Schmidt C, Hoffmeier A, et al. Prevention of cardiac surgery-associated AKI by implementing the KDIGO guidelines in high risk patients identified by biomarkers: the PrevAKI randomized controlled trial. Intensive Care Med, 2017, 43 (11): 1551-1561.

[13] Ostermann M, Straaten HM, Forni LG. Fluid overload and acute kidney injury: cause or consequence? Crit Care, 2015, 19: 443.

[14] Perner A, Haase N, Guttormsen AB, et al. Hydroxyethyl starch 130/0.42 versus Ringer's acetate in severe sepsis. N Engl J Med, 2012, 367: 124-134.

第四节　重症患者抗生素应用“肾脏剂量”可能不够

AKI 是 ICU 患者的最常见问题之一，目前的研究资料表明，50% 以上的 ICU 患者存在 AKI。同时，ICU 部分患者也常合并慢性肾功能不全。部分重症患者还需要接受 RRT。超过 1/3 的 ICU 患者存在肌酐清除率增高的问题。正因如此，按处方剂量常规给予抗生素，对 ICU 患者是不恰当的。而通常以“肾功能不全”为重症患者制订的抗生素“肾脏剂量”，仅仅根据肌酐清除率计算。ICU 患者的肌酐清除存在多种情况，同时还有体外治疗的影响，故应依据药代动力学 / 药效学（pharmacokinetic/pharmacodynamics，PK/PD）原理进行相应的计算和处方设计，条件允许时最好能进行血药物浓度测定，最终达到在正确的时间提供正确的剂量这一临床目标。

一、重症患者抗生素不足的影响因素

1. 重症患者肾清除增强，造成抗生素“剂量不足”　肾清除增强（augmented renal clearance，ARC）指血清肌酐清除率＞130ml/min。2017 年，Mahmoud 发表了纳入 57 项研究的综述结果显示，重症患者当中若 ARC 的范围在 14%～80%，其往往更年轻（＜50 岁）、男性、有近期外伤史、严重疾病评分较低。这部分患者包括创伤、脓毒症、烧伤、恶性血液病和重症胰腺炎等患者。2018 年的研究报道指出，重症患儿中也同样存在 ARC。ARC 导致患者的抗菌药物清除增加，2018 年 Carrié 等提出，ARC 是使用标准剂量抗生素治疗失败的重要原因。

ARC 对使用抗生素重症患者的药物体内代谢产生重大影响，导致因药物排泄加速而致的血药浓度不足，影响抗生素的治疗效果。临床上应充分的重视。

2. 重症患者抗生素药物表观分布容积增加的原因　重症患者存在毛细血管渗漏及低蛋白血症等

病理生理变化，造成抗生素药物表观分布容积增加。抗生素的表观分布容积（volume of distribution，Vd）是指将体内药物按其在血浆中相同的浓度计算而获得的液体容积。

重症患者因毛细血管渗漏、低蛋白血症等导致抗生素的药物分布容积增大，同样药物剂量下血液药物浓度及组织药物浓度降低。常规剂量很难达到 PD 要求的血液药物浓度。对于具有高蛋白结合率的抗生素药物的影响更大。

2018 年，Veiga 对 2000 年 1 月至 2017 年 12 月发表在 PubMed 数据库中危重症患者有关使用 β 内酰胺类抗生素 PK/PD 的文献进行分析，发现在危重症患者中普遍存在因分布容积增加和肾清除率增加导致患者体内 β 内酰胺类抗生素药物浓度降低的情况。临床可以通过增加给药频次、延长输注时间或连续输注等给药方法的改变，提高 β 内酰胺类抗生素的药物 PD 达标率。但抗生素剂量不足的问题并未完全解决。更多的研究表明，危重症患者的体外支持技术的使用会导致或加剧这个问题。

3. 接受 RRT 治疗时重症患者药物的清除增加，导致抗生素剂量不足　RRT 作为危重症患者治疗的重要手段，越来越普遍地在 ICU 应用。RRT 对患者的容量管理、内环境状况稳定、有害物质及代谢产物清除等具有多个方面重要的治疗作用。而治疗期间，对体内抗生素的代谢也产生重要的影响。RRT 治疗对抗生素代谢的影响，除了受其表观分布容积、蛋白结合率、分子表面所带电荷及药物的代谢途径影响外，还与患者体内含水量的变化、液体的分布、血 pH、胆红素水平、肝及肾功能，以及血液净化模式和治疗时间等密切相关。

4. 不恰当的抗生素减量导致重症患者的抗生素剂量不足　2017 年，Kullar 等发现，轻、中度肾损伤患者的抗感染治疗临床治愈率较低。2018 年，Cras 等发表的关于抗生素肾损伤剂量综述指出，按照美国 FDA 批准的部分抗生素使用剂量，用于轻度及中度 AKI 患者的临床数据分析显示，与对照剂相比，按肾损伤程度给予的剂量其临床疗效较差。该研究认为，通常给出的肾剂量的调整方案，是由慢性肾功能不全患者的数据而来，将“肾脏剂量”应用于 AKI 患者并不合适。研究分析显示，在入院时 AKI 的总发生率为 17.5%，其中有 42.8%～45.9% 为轻、中度 AKI 患者，这些患者的 AKI 在 48 小时内逆转。有相当一部分 AKI 患者是具有快速恢复潜力的。目前评估肾功能的方法均不能准确评估 AKI 患者的动态变化。因此，这部分疗效较差的患者是因为 48 小时内不恰当的减少抗生素剂量所致。而 48 小时内足量的抗生素治疗是感染性疾病预后的重要决定因素。基于以上讨论，Crass 等认为应在前 48 小时给予充分剂量的抗生素治疗，48 小时后应再次评估肾功能，据此调节抗生素剂量。

二、重症患者抗生素剂量的调整

1. 根据抗生素药理作用的类型改进给药方法　目前的抗生素依据其 PK/PD 分为浓度依赖型和时间依赖型。浓度依赖型抗生素（如氨基糖苷类、喹诺酮类、两性霉素 B 和甲硝唑等）可通过日剂量增加单次给药剂量，使药物在体内达到较高的峰浓度，进而提高疗效。时间依赖型抗生素（如青霉素类、头孢菌素类、大环内酯类、碳氢酶烯类和糖肽类等）可通过日剂量增加给药频率、延长输注时间等方式使得药物浓度超过最低抑菌浓度的时间（T＞MIC），达到或超过给药间隔的 40%～60%。

2018 年，Veiga 认为，使用高于标准的剂量，最好是连续或延长输注时间给药来提高临床疗效，尤其是针对耐药菌感染时更应如此，在改善抗生素药效学的同时不增加不良反应。

2. 抗生素血药浓度监测　危重症患者，包括脏器功能受累及使用 RRT 的患者，其体内抗生素的 PK/PD 会发生复杂变化。很多抗生素按处方剂量给药难以达到有效的血浆药物浓度，临床难以把握。2018 年，Stephan 等进行了关于使用美罗培南同时持续低剂量血液透析治疗 19 例脓毒症 AKI 患者的药代动力学研究。通过监测美罗培南血药浓度，发现在持续低剂量血液透析治疗的患者中，处方剂量的美罗培南 PD 的达标差异很大。因此，治疗药物监测可能有助于进一步优化个人剂量。推荐以血液药物治疗浓度监测（therapeutic drug monitoring，TDM）来指导抗生素剂量调整，尤其对于治疗窗窄、毒性高的药物。

3. 未接受 RRT 的肾损伤患者抗生素剂量调整的计算方法　临床上可根据内生肌酐清除率判断患者的肾损害程度，据此调整抗生素的剂量。

对于主要经过肾清除的抗生素，肌酐清除率可以作为抗生素清除的参考指标，因此也可以参照以下方法进行调整：

用药剂量＝处方标准剂量 ×（患者肌酐清除率 / 正常肌酐清除率）

给药间隔＝处方标准间隔时间 ×（正常肌酐清除率 / 患者肌酐清除率）

4. 接受 RRT 治疗患者抗生素剂量调整的计算方法　药物的清除基本为肾清除、非肾清除及体外治疗清除的药物之和。一般而言，当药物的体外（如 RRT）清除率占总清除率的 25% 以上时，必须调整药物剂量。透析器 / 滤器膜的性能是影响药物清除的主要因素，膜的通透性、孔径大小、表面积、吸附能力与抗生素清除率成正相关。

危重患者进行 CRRT 治疗时，可以遵循以下原则调整抗生素剂量：

负荷剂量＝Vd× 有效药物浓度 / 生物利用度

静脉使用的药物，其生物利用度为 1.0（危重症患者大部分为静脉给药）。给予负荷剂量时通常不需要考虑患者的肾功能情况，无须调整。对于由于各种原因导致 Vd 明显增大的水溶性抗生素（如头孢菌素、氨基糖苷类抗生素等），其负荷剂量应根据 Vd 增大的幅度相应增加剂量。

关于有效治疗剂量：时间依赖性抗生素为最小抑菌浓度（minimum inhibitory concentration，MIC）值 ×（4～5）；浓度依赖性抗生素为 MIC 值 ×（8～10）。

抗生素的维持剂量取决于 CRRT 清除率和非 CRRT 清除率。对于不能通过 CRRT 清除的抗生素，治疗时可参考肾功能损伤程度调整抗生素剂量。对于能通过 CRRT 清除的抗生素，根据 CRRT 时抗生素治疗量可参照如下计算公式计算剂量并调整：

维持剂量＝无尿时给药剂量 /（1－体外清除分数）

给药间隔＝无尿时给药间隔 /（1－体外清除分数）

无尿时给药的剂量 / 间隔指以肌酐清除率≤25% 时，药物的推荐剂量或间隔时间为基数计算。

体外清除分数（fractional extracorporeal clearance，FrEc）指在抗生素清除的总量中，经由血液净化等体外治疗清除的部分。其计算的基本公式如下：

$$Fr_{CVVH}=\frac{Cl_{CVVH}}{Cl_{总}}$$

5. 不同 RRT 模式时的抗生素清除率　与正常肾排泄不同，RRT 只部分替代了肾小球的滤过功能。对于依赖肾小管分泌的抗生素，RRT 患者的抗生素治疗剂量最好依据经此治疗得出的抗生素实际清除率确定。具体计算见图 12-4-1。

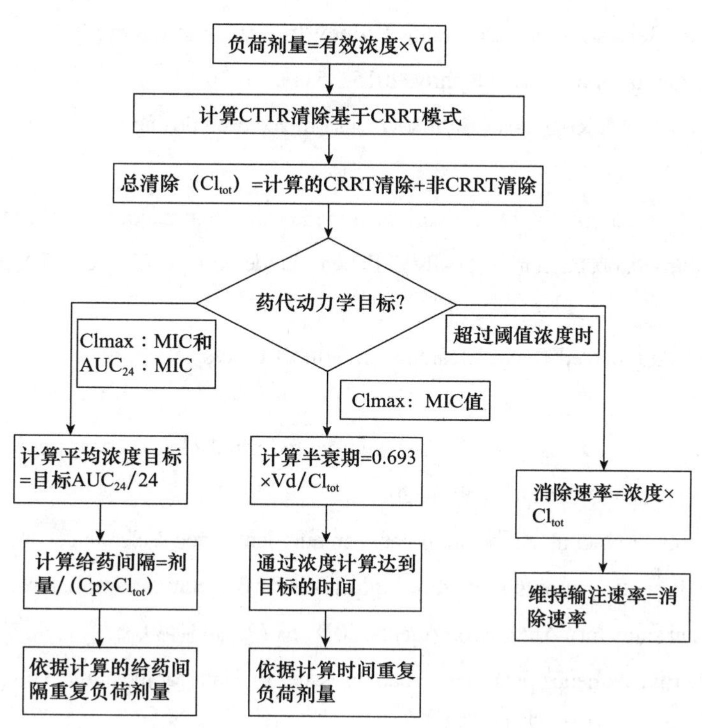

图 12-4-1　RRT 时药物的剂量计算

保证血药浓度的有效和安全是使用抗生素有效及降低危重症患者死亡的关键。对于存在或潜在 AKI 的危重症患者使用药物时，务必要精准确定其用药方案。针对危重症患者使用抗生素，我们需要建立的一个概念——由于危重病患者存在全身炎性反应综合征（SIRS）及 ARC 等特殊的病理生理状态，使得药物在体内的分布容积、蛋白结合率、组织浓度、排出途径及速率等均发生明显变化，加上多数抗生素的代谢器官（包括循环、肾、肝）功能障碍（包括高动力功能状态及低动力功能状态），使得药物在体内的代谢过程与制订处方时患者的情况差距甚大，RRT 等体外治疗在不同程度上加剧这种状况。因此，依据处方资料使用药物显然与患者不相适应。以 PK/PD 理论指导临床抗生素的使用，结合患者的病理生理变化，适时的药物浓度监测是达到个体化治疗的有效手段。但由于目前临床及科研开展不多，研究的药物有限，并不能明确每种药物具体剂量等用药方案。本节介绍相关方法可能帮助我们在具体患者的治疗中给予一定的启示，期待有更多的同道一起，不断积累临床经验并进行新的研究，为保证危重症患者抗生素使用疗效并降低耐药发生，做出贡献。

（西安交通大学第一附属医院　朱江勃　王　雪）

参考文献

[1] Prowle JR, Bellomo R. Sepsis-Associated Acute Kidney Injury: Macrohemodynamic and Microhemodynamic Alterations in the Renal Circulation. Semin Nephrol, 2015, 35 (1): 64-74.

[2] Roberts JA, Kumar A, Lipman J. Right dose, right now: customized drug dosing in the critically ill. Crit Care Med, 2017, 45: 331-336.

[3] Shotwell MS, Nesbitt R, Madonia PN, et al. Pharmacokinetics and Pharmacodynamics of Extended Infusion Versus Short Infusion Piperacillin-Tazobactam in Critically Ill Patients Undergoing CRRT. Clin J Am Soc Nephrol, 2016, 11 (8): 1377-1383.

[4] Mahmoud SH, Shen C. Augmented Renal Clearance in Critical Illness: An Important Consideration in Drug Dosing, 2017, 9 (3): 36.

[5] Dhont E, Van Der Heggen T, De Jaeger A, et al. Augmented renal clearance in pediatric intensive care: are we undertreating our sickest patients? Pediatr Nephrol, 2018.

[6] Carrié C, Petit L, d'Houdain N, et al. Association between augmented renal clearance, antibiotic exposure and clinical outcome in critically ill septic patients receiving high doses of β-lactams administered by continuous infusion: a prospective observational study.Int J Antimicrob Agents, 2018, 51 (3): 443-449.

[7] Veiga RP, Paiva JA. Pharmacokinetics-pharmacodynamics issues relevant for the clinical use of beta-lactam antibiotics in critically ill patients. Crit Care, 2018, 22 (1): 233.

[8] National Kidney Foundation. KDIGO Clinical practice guideling for acute kidney injury. Kidney International, 2012, (Suppl 2): 1-138.

[9] Matzke GR, Aronoff GR, Atkinson AJ, et al. Drug dosing consideration in patients with acute and chronic kidney disease-a clinical update from Kidney Disease: Improving Global Outcomes (KDIGO). Kidney Int, 2011, 80 (11): 1122-1137.

[10] Trotman RL, Williamson JC, Shoemaker DM, et al. Antibiotic Dosing in Critically Ill Adult PatientsReceiving Continuous Renal Replacement Therapy. Clin Infect Dis, 2005, 41 (8): 1159-1166.

[11] Stephan B, Christina K, Jason A, et al. Pharmacokinetics of meropenem in septic patients on sustained low-efficiency dialysis: a population pharmacokinetic study. Crit Care, 2018, 22 (1): 25.

[12] Kullar R, Wagenlehner FM, Popejoy MW, et al. Does moderate renal impairment affect clinical outcomes in complicated intra-abdominal and complicated urinary tract infections? Analysis of two randomized controlled trials with ceftolozane/tazobac. JAntimicrob Chemother, 2017, 72 (3): 900-905.

[13] Crass RL, Rodvold KA, Mueller BA, et al. Renal Dosing of Antibiotics: Are We Jumping the Gun? Clin Infect Dis, 2018.

[14] Lee CC, Lee CH, Hong MY, et al. Timing of appropriate empirical antimicrobial administration and outcome of adults with community-onset bacteremia. Crit Care, 2017, 21 (1): 119.

第五节　碱性磷酸酶在脓毒症 AKI 中的作用

一、脓毒症 AKI 发生的主要机制

脓毒症相关 AKI 的发病机制因其复杂性、多病因尚未被完全理解，其在分子和微观解剖学水平上的病理生理机制主要包括炎症反应、免疫失调、氧化损伤和微循环受损。

1. 炎症反应与免疫失调　危重患者感染的细菌分离株主要为革兰阴性菌，其外膜由脂多糖（lipopolysaccharide，LPS）的一部分组成，LPS 通过 LPS 结合蛋白与 Toll 样受体 4 结合，随后转录因子 NF-κB 通过髓样分化初级应答基因 88（myeloid differentiation primary response gene 88，MyD88）依赖和非依赖性途径激活，导致细胞因子相关基因启动子的激活，机体释放促炎介质，如肿瘤坏死因子 α、单核细胞趋化蛋白 1 和白介素 6 等，这些细胞因子和趋化因子反过来吸引免疫细胞，如中性粒细胞、巨噬细胞和自然杀伤细胞，激活免疫系统。这导致肾小管上皮细胞和内皮细胞的形态和功能改变，如刷状缘丧失、空泡形成和核浓缩，引起肾小管细胞凋亡。

2. 微循环受损与氧化应激　肾血管内皮直接暴露于病原体和炎性介质，引起内皮黏附分子的上调，诱导细胞因子和趋化因子的产生，使内皮细胞 - 白细胞相互作用导致白细胞向肾间质转移，伴随凝血系统激活，内皮肿胀和小动脉血管收缩增强使肾微循环受损，肾血流出现异质性，导致活性氧（reactive oxygen species，ROS）、一氧化氮（nitric oxide，NO）的产生与肾氧合的平衡遭到破坏。氧自由基通过蛋白质氧化、脂质过氧化、DNA 损伤和细胞凋亡对肾组织造成损伤。

二、碱性磷酸酶的药理学作用

目前尚不清楚预防脓毒症患者发生 AKI 的措施如扩容及利尿剂、血管活性药物和强心药的使用是否有效。但是，一旦脓毒症患者并发 AKI，只有一般性的支持措施如肾替代治疗可以辅助治疗。尽管不断尝试寻找脓毒症相关 AKI 的新疗法，目前尚未发现可以预防和治疗肾损伤的药物，与动物研究相比，原因在于研究人群的异质性、脓毒症相关 AKI 的发病机制复杂及多器官系统受累。

碱性磷酸酶（alkaline phosphatase，AP）是一种内源性、膜结合的同源二聚体酶，每个活性位点含有 2 个锌离子和 1 个镁离子。目前已知存在 4 种不同的 AP 同工酶，分别表达于胎盘、生殖细胞、肠道和非特异性组织如肝、骨骼、肾，在生理和病理状态下发挥重要的功能。其中，在肾近端小管细胞刷状缘膜存在 2 种 AP 同工酶：①组织非特异性 AP，在整个近端小管中普遍存在；②肠道 AP，表达于低位小管中。AP 是去磷酸化酶，通过催化各种化合物（包括细菌内毒素和促炎介质如胞外三磷酸腺苷）的去磷酸化发挥解毒作用。

三、碱性磷酸酶在脓毒症AKI中的作用

LPS的存在引起氧化应激和炎性因子的释放，导致内皮损伤和区域性肾组织缺氧。AP是具有双重作用机制的新型有前途的抗炎生物制剂。一方面，AP通过将LPS去磷酸化显著降低LPS的毒性来减轻炎症反应，减少循环及肾组织中LPS和细胞因子水平来预防肾缺氧及AKI的发生。另一方面，炎症和缺氧引起的细胞应激过程中释放的促炎介质胞外三磷酸腺苷，可以在AP作用下水解为腺苷。腺苷通过管球反馈机制参与调节肾血流、肾小球滤过率、肾素释放和血管张力，在缺氧和炎症状态下具有抗炎和肾组织保护作用。因此，AP有希望成为防治脓毒症相关AKI的发生及发展的新型药物。

在脓毒症的动物模型研究中，AP给药可减轻系统炎症反应和器官功能障碍，提高生存率。在大鼠LPS诱导的脓毒症模型中，给予重组AP能够预防LPS诱导的近端肾小管损伤标志物水平的升高并改善肾功能，这与AP减轻炎症、肾小管损伤和促凋亡标志物的形成有关。在1项纳入36例脓毒症或感染性休克合并AKI患者的前瞻性、双盲、随机、安慰剂对照的小样本临床试验中，给予牛AP可以改善脓毒症AKI患者的肾功能，显著减少炎症标志物水平，表明AP对于严重脓毒症AKI患者是一种有前途的新疗法。在Pickkers等的前瞻性、小样本随机对照临床研究中也发现，牛碱性磷酸酶可显著改善脓毒症患者的肾功能。在Baek等的回顾性研究中发现，需要连续肾替代治疗的脓毒症AKI患者体内的总AP活性增加，升高的AP水平与住ICU时间和总住院时间延长成正相关。脓毒症AKI患者的内源性AP水平与生存率之间没有关联，限制了其作为病死率预后指标的作用。然而，该研究为单中心，且样本量少，仅检测2个时间点的AP水平，因此该结论适用的人群有限。1项国际性、随机双盲安慰剂对照的临床研究发现，与安慰剂相比，人重组AP没有显著改善脓毒症AKI重症患者的短期肾功能，但是AP组28天肾功能改善，28天及90天全因病死率降低。血清肌酐是滞后的肾功能标志物，本研究以在第1天和第7天之间内生肌酐清除率的曲线下面积作为主要结果，得出的阴性主要结果可能与滞后肾损伤标志物的选择有关。因此，尽管该随机对照试验主要结果为阴性，但人重组AP仍然是一种令人期待、有可能改善脓毒症AKI患者肾功能的药物。这需要进一步的研究来评估其对长期肾功能和病死率的影响。

（上海交通大学医学院附属瑞金医院　陈德昌）

参考文献

［1］ Chen H, Busse LW. Novel Therapies for Acute Kidney Injury. Kidney Int Rep, 2017, 2 (5): 785-799.

［2］ Joannidis M, Druml W, Forni LG, et al. Prevention of acute kidney injury and protection of renal function in the intensive care unit: update 2017 : Expert opinion of the Working Group on Prevention, AKI section, European Society of Intensive Care Medicine. Intensive Care Med, 2017, 43 (6): 730-749.

[3] Peters E, Heemskerk S, Masereeuw R, et al. Alkaline phosphatase: a possible treatment for sepsis-associated acute kidney injury in critically ill patients. Am J Kid Dis, 2014, 63 (6): 1038-1048.

[4] Peters E, Schirris T, van Asbeck AH, et al. Effects of a human recombinant alkaline phosphatase during impaired mitochondrial function in human renal proximal tubule epithelial cells. Eur J Pharm, 2017, 796: 149-157.

[5] Peters E, Masereeuw R, Pickkers P. The potential of alkaline phosphatase as a treatment for sepsis-associated acute kidney injury. Nephron Clin Pra, 2014, 127 (1-4): 144-148.

[6] Peters E, Geraci S, Heemskerk S, et al. Alkaline phosphatase protects against renal inflammation through dephosphorylation of lipopolysaccharide and adenosine triphosphate. Bri J Pharm, 2015, 172 (20): 4932-4945.

[7] Heemskerk S, Masereeuw R, Moesker O, et al. Alkaline phosphatase treatment improves renal function in severe sepsis or septic shock patients. Critical Care Med, 2009, 37 (2): 417-423.

[8] Pickkers P, Heemskerk S, Schouten J, et al. Alkaline phosphatase for treatment of sepsis-induced acute kidney injury: a prospective randomized double-blind placebo-controlled trial. Crit Care, 2012, 16 (1): R14.

[9] Baek SD, Kang JY, Yu H, et al. Change in alkaline phosphatase activity associated with intensive care unit and hospital length of stay in patients with septic acute kidney injury on continuous renal replacement therapy. BMC Nephrol, 2018, 19 (1): 243.

[10] Pickkers P, Mehta RL, Murray PT, et al. Effect of Human Recombinant Alkaline Phosphatase on 7-Day Creatinine Clearance in Patients With Sepsis-Associated Acute Kidney Injury: A Randomized Clinical Trial. JAMA, 2018, 320 (19): 1998-2009.

[11] Legrand M, Kellum JA. Serum Creatinine in the Critically Ill Patient With SepsisSerum Creatinine in the Critically Ill Patient With SepsisSerum Creatinine in the Critically Ill Patient With Sepsis. JAMA, 2018, 320 (22): 2369-2370.

[12] Michel T, Joannes-Boyau O, Schneider AG. A cure for septic AKI: Why not keep the dream alive? Anaesth Crit Care Pain Med, 2019, 38 (1): 1-2.

第六节　肾替代治疗在肝衰竭中的作用

肝衰竭是由多种病因导致的，以凝血功能障碍、黄疸、肝性脑病和腹水等为主要表现的临床综合征。肝衰竭临床表现复杂，病死率高，值得重视和关注。肝衰竭过程中，体内出现大量不同性质的代谢产物，其中很多对机体会产生不利影响。根据肝衰竭的严重程度及并发症，选择适当的人工肝技术，对可逆性肝衰竭提供暂时支持，为肝细胞再生及肝功能恢复创造条件；对不可逆性肝衰竭，则是过渡到肝移植的桥梁。肾替代治疗（renal replacement therapy，RRT）不仅在肝衰竭合并急性肾损伤（AKI）时发挥作用，同时它也是人工肝技术之一，在肝衰竭并发高氨血症、肝性脑病的治疗中起到一定的作用。本文就这一方面的新进展进行综述。

一、肝衰竭 AKI 与肾替代治疗

AKI 是肝衰竭患者的常见并发症之一。肝衰竭并发的 AKI 可能是肾前性、肾性或肾后性的。严重的 AKI 需要 RRT。肝衰竭患者合并的 AKI 无论在诊断上还是在治疗上都有其特殊性，在这里我们主要对肝衰竭合并 AKI 的诊断标准及 RRT 在其中的作用进行阐述。

（一）肝衰竭 AKI 的诊断

肝硬化患者肾衰竭的诊断标准于 1996 年颁布，此后又多次进行更新。国际腹水俱乐部（International Club of Ascites，ICA）于 2012 年 11 月在意大利威尼斯召开会议，主题为确定肝硬化患者 AKI 的新定义。由于专家在此问题的关键点上意见不一，他们通过在线或会议等方式讨论了 2 年，最终于 2015 年发表了《肝硬化患者 AKI 诊断与管理共识》。ICA 肝硬化合并 AKI 新标准以 2012 年的 KDIGO AKI 标准为基础建立（表 12-6-1）。在 ICA 肝硬化合并 AKI 新标准中，剔除了尿量指标，原因是其不适用于肝硬化患者（如许多患者尿量减少但是仍维持正常的肾功能）。如果不能获取患者入院前 7 天内的血肌酐（serum creatinine，SCr）值，也可采用过去 3 个月内的数值作为基线值，用于 AKI 的诊断。

表 12-6-1　国际腹水俱乐部肝硬化患者 AKI 诊断与管理的新定义

项目	定义
SCr 基线值	在过去的 3 个月内可以获得 SCr 值作为 SCr 基线值。如果患者前 3 个月内多次检测 SCr 值，则采用入院前最近的 1 次作为基线值 如果不能获得患者先前的 SCr 值，入院时的 SCr 水平可作为基线值
AKI 定义	SCr 水平在 48 小时内升高≥0.3mg/dl（26.5μmol/L）；在前 7 天内 SCr 水平比基线值（确定或推测）升高≥50%
AKI 分期	1 期　SCr 升高≥0.3mg/dl（26.5μmol/L），或者 SCr 升高至 1.5～2.0 倍基线值 2 期　SCr 升高 2.0～3.0 倍基线值 3 期　SCr 升高至>3.0 倍基线值，或 SCr 升高≥4.0mg/dl（353.6μmol/L）并且急性升高≥0.3mg/dl（26.5μmol/L），或者开始 RRT
AKI 进展	进展　AKI 进展至较高分期和（或）需要 RRT 好转　AKI 恢复至较低分期
治疗应答	无应答　AKI 无恢复 部分应答　AKI 分期下降及 SCr 降低至≥基线值 0.3mg/dl（26.5μmol/L） 完全应答　SCr 降低至基线值 0.3mg/dl（26.5μmol/L）以内

（二）肝衰竭 AKI 的肾替代治疗

肝衰竭患者并发严重 AKI 时，无论哪种类型，均应考虑 RRT。如果肝衰竭 AKI 患者对血管收缩剂无反应，应考虑 RRT；如果存在终末期肾病，也应考虑 RRT。肝硬化患者 RRT 的指征与其他人群一样，包括严重电解质或酸碱失衡、严重液体过负荷或有症状的氮质血症。

关于肝衰竭患者 RRT 的研究很少。Sourianarayanane 等对 30 例肝肾综合征（hepatorenal syndrome，

HRS）患者的研究发现，接受肝移植组患者的病死率（5.3%）明显低于未获得肝移植组患者的病死率（64.6%）；未接受肝移植的患者中，RRT 与非 RRT 组相比，平均生存时间无差异（8.8 个月 *vs.* 6.5 个月，$P=0.62$）。因此，有专家提出 RRT 只限用于有条件行肝移植的患者；对于不进行肝移植的患者，除了临床试验外，不建议常规进行血液净化治疗。

最近有研究发现需要行 RRT 的重症肝硬化患者无论是否行肝移植，病死率均很高。因此，RRT 不应仅限于肝移植患者，而应基于每个患者的严重程度进行个体化选择。在治疗过程中有必要反复进行风险分层，辅以预后评估。

二、肝性脑病与肾替代治疗

RRT 在肝衰竭合并 AKI 时发挥作用，同时它也是人工肝技术之一，对于未并发 AKI 的肝衰竭，尤其是肝性脑病，也有治疗作用。在这里，我们首先回顾一下肝性脑病的发病机制，然后阐述 RRT 在肝性脑病中的作用和地位。

（一）肝性脑病的发病机制进展

1. 高氨血症与肝性脑病　虽然引起肝性脑病发病的确切毒素尚不完全清楚，通常认为血和脑中增高的氨水平是肝性脑病发病的关键因素。增高的血氨水平与肝性脑病的发生和严重程度密切相关。在实验动物中可用提高血氨或脑氨水平来复制肝性脑病的临床、病理和生化改变。支持高氨血症是肝性脑病主要发病机制的最有利证据是降低肝性脑病患者的血氨水平可改善其神经精神症状和脑电异常。血氨≥150μmol/L 与脑水肿和颅内压增高相关。血氨水平预测病死率的灵敏度和特异度为 75%～80%，诊断准确性为 80%。然而，也有一些研究显示血氨水平与肝性脑病的严重性之间不存在相关性。这可能与血氨检测的时间、患者氨代谢的能力、血氨测量方法的准确性、分析方法及采血部位等有关。

急性肝衰竭的主要神经病理改变是星形细胞肿胀，这是肝性脑病发生颅内压增高、昏迷和死亡的主要原因。这些改变可在数小时至数天内发生。较多的证据表明，氨在急性肝性脑病的星形细胞肿胀及脑水肿的发生中起主要作用。

2. 肝性脑病的其他发病因素　除了氨外，肝性脑病的发病中还有其他致病因素参与，包括中枢神经系统或全身感染、炎性因子、脑血流增加、血管扩张和充血、高热、低钠血症、肝坏死释放的毒素（芳香族氨基酸、游离脂肪酸、酚类、硫醇等）、乳酸和神经类固醇、谷氨酸盐及胆固醇积聚等。在慢性肝病中，这些致病因素的协同作用引起了肝性脑病的发生和加重。但这些致病因素在肝性脑病发病机制中的作用目前研究较少，研究结果存在矛盾。

综上所述，氨是肝性脑病发生的首要因素，细胞因子、感染、酒精或药物过量等致病因素又可加重肝性脑病。进一步研究肝性脑病的发病机制，可为临床肝性脑病的治疗提供更好的思路。

（二）RRT 在肝性脑病治疗中的作用

由于氨是肝性脑病发病的关键因素，降氨治疗成为治疗肝性脑病的重要组成。当血氨水平较高时，药物降氨的效果有限，往往需要借助血液净化技术来加快氨的清除。由于氨是水溶性小分子物质，间歇血液透析（intermittent hemodialysis，IHD）或连续肾替代治疗（continuous renal replacement therapy，CRRT）可有效将其清除。最新的动物研究提示脂质体腹膜透析（liposome-supported peritoneal dialysis，LSPD）具有安全、有效的降氨作用，有希望用于高氨血症诱发的肝性脑病。

Cardoso等对1998—2016年的1186例急性肝衰竭患者进行了多中心队列研究，发现高氨血症与较高的肝性脑病分级（Ⅲ～Ⅳ级）（116μmol/L *vs.* 83μmol/L）和21天非移植病死率相关；从治疗的第1～3天，CRRT、IRRT（IHD或SLED）和非RRT 3组的血氨分别降低38%、23%和19%；CRRT可有效降低血氨水平，降低急性肝衰竭患者的21天病死率（aOR 0.47）；而IRRT与21天病死率独立相关（aOR 1.68）。该研究进一步证实，对于急性肝衰竭患者，由于IRRT引起血流动力学和渗透压明显波动，可能加重脑水肿和颅内高压；而CRRT具有血流动力学稳定和对渗透压影响小等优点，在降氨的同时不易引起脑水肿加重，比IRRT更安全。因此，对于高氨血症的急性肝衰竭患者，尤其是合并休克、AKI及脑水肿和颅内压增高的风险较高（如Ⅲ～Ⅳ级肝性脑病）者，应采用CRRT。

值得注意的是，对于肝性脑病患者而言，CRRT只是增加了改善神经系统预后的辅助工具。要改善这类患者的整体预后，还需要根据患者病情制订合理的综合治疗方案。由于肝性脑病的发病机制不完全是由氨引起的，针对血氨升高不明显的肝性脑病患者，或者虽然通过CRRT降低了血氨水平，但仍未好转的患者，可采用血浆置换、胆红素吸附或血浆透析滤过等其他人工肝技术清除一些较大分子的炎性介质和蛋白结合毒素，有利于改善预后。

三、肝衰竭患者RRT的实施

（一）时机

肝衰竭患者RRT的恰当时机在不同学科的治疗中存在分歧。正常情况下，RRT主要用于液体过负荷、高钾血症和高氮质血症。在急性肝衰竭患者中，RRT可用于管理高氨血症、酸中毒、钠失衡，便于温度和代谢控制。对于进展性肝性脑病和颅内高压患者应尽早采用CRRT，使血氨维持在低于100μmol/L的水平。2017年欧洲肝脏研究学会针对急性肝衰竭临床管理相关指南推荐：有持续高氨血症的患者可考虑早期使用RRT，以控制高氨血症、低钠血症和其他代谢性异常，调控体液平衡，还可调控体温。

（二）方式

肝衰竭患者RRT的方式包括CRRT和IHD等。肝衰竭患者往往存在大量腹水，一般不宜行常规的腹膜透析。由于CRRT对血流动力学和渗透压等影响小，更适用于循环不稳定、伴脑水肿和肺水肿或顽固低钠血症的肝衰竭患者。2017年欧洲肝脏研究学会关于急性肝衰竭临床管理相关指南推荐：严重的急性肝衰竭患者应使用CRRT而不是IHD。

（三）剂量

肝衰竭时 RRT 的剂量设定应取决于治疗目的和患者的情况。对存在肝、肾功能障碍的重症患者行 CRRT，发现高剂量［40ml/（kg·h）］组与低剂量［25ml/（kg·h）］组患者的病死率无差别。因此，如果 RRT 的目的是肾替代，没有必要采用高剂量。Slack 等发现 CRRT 的氨清除率与剂量有明确的相关性。日本的 1 项研究提示，采用高剂量连续透析滤过技术（透析液速率 500ml/min）或在线透析滤过技术清除血氨，可使 90% 的肝性脑病患者恢复清醒，优于普通的血液透析滤过技术和 MARS 技术。但采用高剂量血液净化技术清除血氨的前提是患者不存在高钠血症或明显的氮质血症及脑水肿等状况，否则血浆晶体渗透压的急骤改变可能导致脑水肿加重，严重者诱发脑疝形成。因此，如果 RRT 的目的是清除血氨，应根据患者的脑水肿风险决定剂量高低。

（四）抗凝

肝衰竭患者行 RRT 时的抗凝是一个充满争议的话题。肝病患者往往有凝血机制障碍，如依据肾衰竭时血液透析的肝素用量，对多数肝病患者显然偏大。抗凝方案包括无抗凝、枸橼酸盐抗凝、小剂量肝素抗凝等。目前缺少研究证明哪种抗凝方法最安全、有效。重症肝病患者凝血状态变化的个体化差异非常突出，无论应用何种抗凝剂，严密动态监测都是必不可少的。虽然肝硬化患者可以进行枸橼酸盐抗凝，但由于微循环障碍也会导致枸橼酸代谢障碍，严重的急性肝衰竭患者采用枸橼酸盐抗凝仍然容易发生枸橼酸蓄积风险。因此，若肝衰竭患者使用枸橼酸盐作为抗凝剂需严密监测患者的代谢状态及总钙与钙离子的比值。

肝衰竭时不仅产生小分子的毒素，还有很多中分子或蛋白结合毒素，且往往合并凝血功能障碍，可能需要不同的人工肝技术进行治疗。RRT 技术只是众多人工肝技术中的 1 种，在肝衰竭并发 AKI 和高氨血症肝性脑病的治疗中起到一定的作用。对于肝衰竭患者，我们既不能过度使用 RRT，也不能否认 RRT 的作用，而是应该根据患者的具体病情，合理地使用 RRT。肝衰竭患者在行 RRT 时需要考虑到其特殊性，以保证安全、有效地实施。

（大连市中心医院　杨荣利）

参考文献

［1］Angeli P, Ginès P, Wong F, et al. Diagnosis and management of acute kidney injury in patients with cirrhosis: revised consensus recommendations of the International Club of Ascites. J Hepatol, 2015, 62 (4): 968-974.

［2］EASL Clinical Practice Guidelines for the management of patients with decompensated cirrhosis. J Hepatol, 2018, 69 (2): 406-460.

［3］Sourianarayanane A, Raina R, Garg G, et al. Management and outcome in hepatorenal syndrome: need for renal replacement therapy in non-transplanted patients. Int Urol Nephrol, 2014, 46 (4): 793-800.

［4］Gonwa TA, Wadei HM. The challenges of providing renal replacement therapy in decompensated liver cirrhosis. Blood

Purif, 2012, 33 (1-3): 144-148.

[5] Flamm SL, Yang YX, Singh S, et al. American Gastroenterological Association Institute Guidelines for the Diagnosis and Management of Acute Liver Failure. Gastroenterology, 2017, 152 (3): 644-647.

[6] Staufer K, Roedl K, Kivaranovic D, et al. Renal replacement therapy in critically ill liver cirrhotic patients-outcome and clinical implications. Liver Int, 2017, 37 (6): 843-850.

[7] Ikeda O, Inoue S, Tamura Y, et al. Shunt-preserving disconnection of the portal to systemic circulation in patients with hepatic encephalopathy. Acta Radiol, 2018, 59 (4): 441-447.

[8] Bernal W, Hall C, Karvellas CJ, et al. Arterial ammonia and clinical risk factors for encephalopathy and intracranial hypertension in acute liver failure. Hepatology, 2007, 46 (6): 1844-1852.

[9] Qureshi MO, Khokhar N, Shafqat F. Ammonia levels and the severity of hepatic encephalopathy. J Coll Physicians Surg Pak, 2014, 24 (3): 160-163.

[10] Back A, Tupper KY, Bai T, et al. Ammonia-induced brain swelling and neurotoxicity in an organotypic slice model. Neurol Res, 2011, 33 (10): 1100-1108.

[11] Ochoa-Sanchez R, Rose CF. Pathogenesis of Hepatic Encephalopathy in Chronic Liver Disease. J Clin Exp Hepatol, 2018, 8 (3): 262-271.

[12] Giacalone G, Matoori S, Agostoni V, et al. Liposome-supported peritoneal dialysis in the treatment of severe hyperammonemia: An investigation on potential interactions. J Control Release, 2018, 278: 57-65.

[13] Cardoso FS, Gottfried M, Tujios S, et al. Continuous renal replacement therapy is associated with reduced serum ammonia levels and mortality in acute liver failure. Hepatology, 2017.

[14] Kandiah PA, Olson JC, Subramanian RM. Emerging strategies for the treatment of patients with acute hepatic failure. Curr Opin Crit Care, 2016, 22 (2): 142-151.

[15] Wendon J, Cordoba J, Dhawan A, et al. EASL Clinical Practical Guidelines on the management of acute (fulminant) liver failure. J Hepatol, 2017, 66 (5): 1047-1081.

[16] O'Brien Z, Cass A, Cole L, et al. Higher versus Lower Continuous Renal Replacement Therapy Intensity in Critically ill Patients with Liver Dysfunction. Blood Purif, 2018, 45 (1-3): 36-43.

[17] Slack AJ, Auzinger G, Willars C, et al. Ammonia clearance with haemofiltration in adults with liver disease. Liver Int, 2014, 34 (1): 42-48.

[18] Fujiwara K, Oda S, Abe R, et al. On-line hemodiafiltration or high-flow continuous hemodiafiltration is one of the most effective artificial liver support devices for acute liver failure in Japan. J Hepatobiliary Pancreat Sci, 2015, 22 (3): 246-247.

[19] Klingele M, Stadler T, Fliser D, Speer T, Groesdonk HV, Raddatz A. Long-term continuous renal replacement therapy and anticoagulation with citrate in critically ill patients with severe liver dysfunction. Crit Care, 2017, 21 (1): 294.

第七节　RRT 期间利尿剂的作用

急性肾损伤（acute kidney injury，AKI）是住院患者中最常见的严重并发症之一，其发病率不断上升，尤其是在 ICU 中。肾替代治疗（renal replacement therapy，RRT）是严重 AKI 患者的主要治疗手段。近年来，接受 RRT 的 AKI 患者数量逐年增高，8%～12% 的 ICU 患者接受了 RRT。虽然越来越多的学者致力于 RRT 相关研究，针对 AKI 患者 RRT 的治疗模式、剂量和起止时间等方面仍存在较大争议，尤其是在启动和终止 RRT 的时机上。

一旦患者出现 AKI 和少尿，临床医师常常会经验性使用袢利尿剂。袢利尿剂具有预防肾小管阻塞、减少肾髓质氧耗、增加肾血流及减轻全身液体负荷的作用。研究显示，利尿剂不能预防 AKI 的发生，亦不能改善 AKI 患者的预后。因此 KDIGO 指南明确指出，除非存在管理容量过负荷状态，否则不推荐应用利尿剂预防或治疗 AKI。一旦 AKI 患者接受了 RRT，利尿剂似乎更无用武之地。然而近期的研究提示，利尿剂在 RRT 的启动与终止时机上可能具有指导作用。

一、RRT 启动时机的困惑

当 AKI 患者出现危及生命的高钾血症、代谢性酸中毒、肺水肿和尿毒症并发症时，RRT 作为唯一的支持手段应立即启动。然而，重症医师更多面对的是尚未出现 RRT 绝对适应证的严重 AKI 患者，而此时启动 RRT 的时机尚存争议。早期启动 RRT 可能带来优化液体管理、清除中小分子毒素、维持电解质稳定等获益，但同时可能造成血流动力学紊乱、血药浓度降低、导管相关并发症和治疗费用增加等不良后果。精准把控 RRT 的启动时机成为重症医学的热门话题。近期发表的随机对照试验就早期启动 RRT 能否使患者受益得到了截然不同的结论，为判断 RRT 启动时机带来了困惑。

AKIKI 研究是针对 KDIGO 3 级的严重 AKI 患者实施的 1 项大型 RCT 研究，早期 RRT 组在满足 KDIGO 3 级诊断后的 6 小时内启动 RRT，晚期 RRT 组在患者出现 RRT 的绝对适应证后启动 RRT。结果发现，2 组患者的 60 天生存率无显著差异；晚期 RRT 组中 49%（151/311）的患者没有接受 RRT。另外，早期 RRT 组更易出现导管相关血流感染和低磷血症。2018 年发表的 IDEAL-ICU 研究亦得到了类似的结果，该研究针对脓毒症休克合并严重 AKI（满足 RIFLE 标准 Failure 期）患者，早期启动组和延迟启动组在 28 天病死率、90 天病死率和 180 天病死率方面无统计学差异。然而，ELAIN 研究却得到了早期启动 RRT 可改善患者预后的结论。该研究将血浆中性粒细胞明胶酶相关载脂蛋白（neutrophil gelatinase associated lipocalin，NGAL）水平作为入选标准之一。与晚期 RRT 组比较，早期 RRT 可显著降低 90 天病死率，且更多的早期组患者在 90 天后恢复了肾功能。在以上 3 项 RCT 研究中，定义"早期"RRT 的时机均不相同，亦不能确定"早期"RRT 是否能带来明确获益。可见，在患者不需要 RRT 时不应该早期启动 RRT，也不应该在患者需要 RRT 时而延迟启动 RRT。因此，能够预测 AKI 患者在几天内是否需要 RRT 的工具对临床非常有帮助。针对 RRT 时机的研究重点也应从“以时间为中心”向“以患者为中心”的方式转变。

二、呋塞米应激试验指导 RRT 启动时机的潜力

呋塞米应激试验（furosemide stress test，FST）对临床决策 RRT 启动时机具有指导价值。Chawla 等对早期 AKI 患者行 FST，在静脉注射呋塞米 1.0～1.5mg/kg 后，若患者在随后 2 小时内的尿量＜200ml 则预测患者很可能进展为 AKIN Ⅲ期（ROC 0.87，P=0.001）。Koyner 等的研究发现，静脉注射呋塞米（1.0～1.5mg/kg）2 小时后尿量可显著预测 RRT 的可能性，其预测价值显著优于其他任何新的生物标志物，包括血浆 NGAL。Lumlertgul 等最近发表了 1 项多中心随机对照的先导研究，162 例高危 RRT 患者接受了 FST，118 例对 FST 无反应（呋塞米 1.0～1.5mg/kg 静脉注射 2 小时后尿量＜200ml），将这 118 例患者随机分为早期 RRT 组（入组 6 小时内启动 RRT）和标准 RRT 组（仅在出现危及生命的 RRT 绝对适应证时启动 RRT）。结果显示，在对 FST 有反应性的患者中，仅有 13.6%（6/44）的患者最终接受了 RRT，而标准 RRT 组中有 78.3%（47/60）的患者接受了 RRT；早期 RRT 组和标准 RRT 组的 28 天病死率、7 天内液体平衡及 28 天时 RRT 依赖率无统计学差异，且早期 RRT 组患者更容易出现低磷血症。该研究结果提示，FST 这一反映肾小管功能的动态肾功能评价指标对 AKI 患者的肾功能进展、RRT 需求率具有良好的预测价值，不仅临床实施简便、费用低廉、患者耐受性好，而且可能发展为精准把控高危患者 RRT 启动时机的标准之一。

三、RRT 的终止时机

不管是过早还是过晚终止 RRT 都可能对患者造成不必要的危害。过早终止 RRT 使患者被迫重新开始 RRT，可能增加病死率。严重 AKI 患者在没有得到 RRT 的情况下，容量超负荷、持续的尿毒症综合征和电解质异常可能会加重 AKI。与之相反，延长肾支持时间，将患者滞留在 ICU 中进行不必要的 RRT，可能增加了医源性并发症的风险，包括反复的低血压、血流感染、出血、生物不相容反应及药物剂量不充分。然而就何时应终止 RRT，相关指南及共识仅指出当患者肾功能恢复至能满足自身需要时，或者肾功能已经恢复到足以使“需求”与“能力”平衡达到预期水平或达到总体治疗目标时，可停止 RRT，并未给出能够指导临床决策的具体指标及标准流程。临床上，我们经常通过尿量的变化来指导 RRT 的撤离。Uchino 等对 BEST 肾研究进行事后分析发现，开始停止 CRRT 时的尿量是最重要的、成功预测 CRRT 撤离的因素。在使用和不使用利尿剂的情况下，受试者操作特征曲线下面积分别为 0.67 和 0.85，尿量分别在达到 2330ml/d 与 436ml/d 时预测撤离 RRT 的准确性最高。而利尿剂能否通过增加尿量来协助严重 AKI 患者成功终止 RRT 亦引起了人们的关注。

四、利尿剂协助 RRT 成功撤离的可能性

利尿剂能否协助严重 AKI 患者成功撤离 RRT，目前的相关研究并未得到一致的结果。1 项单中心、双盲、安慰剂对照的临床研究评价了输注呋塞米能否改善 RRT 撤离后 AKI 患者的肾功能恢复情况，肾功能恢复定义为肌酐清除率＞30ml/min 或无需 RRT 即可维持血肌酐处于稳定状态。结果显示，应用呋塞米可显著增加尿量，但并不能改善患者的肾功能恢复率。1 项系统性评价结果显示，袢利尿剂的应用不能改善患者的病死率，但可缩短 RRT 的持续时间。

近期的 1 项回顾性队列研究肯定了利尿剂在协助严重 AKI 患者撤离连续肾替代治疗（CRRT）时的作用。该研究共纳入了 1176 例停止 CRRT 后至少存活 3 天的患者，根据在停止 CRRT 后的 3 天内是否再次接受 RRT 及再次接受 RRT 的模式，将患者分为 CRRT 成功撤离组、血液透析组和再次 CRRT 组。在每个暴露组中，又根据在停止 CRRT 后是否接受了利尿剂分为利尿剂组和对照组，同时根据给予利尿剂的不同方式，分为持续输注、口服和组合（输注＋口服）方式。结果显示，停止 CRRT 后接受了利尿剂的患者相较于对照组有更多的尿量，其中持续输注呋塞米的方式［该组呋塞米的平均剂量为（157.9±123.5）mg/d］增加尿量的效果最明显。多元逻辑回归分析结果显示，在终止 CRRT 前 1 天的尿量、利尿剂的使用和 CRRT 持续时间是成功撤离 CRRT 的预测因素。对于停止 RRT 前处于少尿状态（尿量＜400ml/d）但在停止 CRRT 后接受了利尿剂的患者，停止 CRRT 前 1 天的尿量达 125ml/d 是成功撤离 RRT 的预测因素（ROC 0.745）。在停止 CRRT 后应用利尿剂，甚至是呋塞米的使用剂量可协助患者成功撤离 RRT；在停止 CRRT 前仍处于少尿状态的患者，只要是在停止 CRRT 前 1 天的尿量达到 125ml，应用利尿剂仍可帮助患者成功撤离 CRRT。这是对停止 CRRT 后使用利尿剂是否有利于成功撤离 CRRT 的首个临床研究，尽管成功撤离 CRRT 的标准略显宽泛（3 天内无需 CRRT），但肯定了利尿剂在 CRRT 撤离过程中的积极作用。

启动与终止 RRT 的最佳时机仍然没有标准答案。临床需从原发疾病和并发症、肾损伤程度、生化指标和生物标志物等因素进行多维度分析，及时判断、把握 RRT 启动与终止的最佳时机。利尿剂在判断 RRT 的启动和终止时机方面发挥重要作用。FST 有助于临床判断 AKI 患者启动 RRT 的时机，而对于需要终止 RRT 的患者，利尿剂的使用或许能够提高患者成功撤离 RRT 的概率。

（首都医科大学附属北京朝阳医院　蒋怡佳　李文雄）

参考文献

［1］ Negi S, Koreeda D, Kobayashi S, et al. Acute kidney injury: epidemiology, outcomes, complications, and therapeutic strategies. Semin Dial, 2018, 31: 519-527.

［2］ Hoste EA, Bagshaw SM, Bellomo R, et al. Epidemiology of acute kidney injury in critically ill patients: the multinational

AKI-EPI study. Intensive Care Med, 2015, 41 (8): 1411-1423.

[3] Digvijay K, Neri M, Fan W, et al. International survey on the management of acute kidney injury and continuous renal replacement therapies: Year 2018. Blood Purif, 2018, 28: 1-7.

[4] Bayati A, Nygren K, Kallskog O, et al. The effect of loop diuretics on the long-term outcome of post-ischaemic acute renal failure in the rat. Acta Physiol Scand, 1990, 139 (1-2): 271-279.

[5] Heyman SN, Rosen S, Epstein FH, et al. Loop diuretics reduce hypoxic damage to proximal tubules of the isolated perfused rat kidney. Kidney Int, 1994, 45 (4): 981-985.

[6] Kramer HJ, Schuurmann J, Wassermann C, et al. Prostaglandin-independent protection by furosemide from oliguric ischemic renal failure in conscious rats. Kidney Int, 1980, 17 (4): 455-464.

[7] Lombardi R, Ferreiro A, Servetto C. Renal function after cardiac surgery: adverse effect of furosemide. Ren Fail, 2003, 25: 775-786.

[8] Solomon R, Werner C, Mann D, et al. Effects of saline, mannitol, and furosemide to prevent acute decreases in renal function induced by radiocontrast agents. N Engl J Med, 1994, 331 (21): 1416-1420.

[9] Ho KM, Power BM. Benefits and risks of furosemide in acute kidney injury. Anaesthesia, 2010, 65 (3): 283-293.

[10] KDIGO AKI Work Group: KDIGO clinical practice guideline for acute kidney injury. Kidney Int Suppl, 2012, 2: 1-138.

[11] Gaudry S, Hajage D, Schortgen F, et al. Initiation strategies for renal-replacement therapy in the intensive care unit. N Engl J Med, 2016, 375 (2): 122-133.

[12] Barbar SD, Clere-Jehl R, Bourredjem A, et al. Timing of Renal Replacement Therapy in Patients with Acute Kidney Injury and Sepsis. N Engl J M, 2018, 379 (15): 1431-1442.

[13] Zarbock A, Kellum J A, Schmidt C, et al. Effect of Early vs Delayed Initiation of Renal Replacement Therapy on Mortality in Critically Ill Patients With Acute Kidney Injury. JAMA, 2016, 315 (20): 2190-2199.

[14] Izawa J, Zarbock A, Kellum JA. When Should Renal Replacement Therapy Start? Annual Update in Intensive Care and Emergency Medicine 2017. Springer International Publishing, 2017: 125-126.

[15] Chawla LS, Davison DL, Brasha-Mitchell E, et al. Development and standardization of a furosemide stress test to predict the severity of acute kidney injury. Crit Care, 2013, 17 (5): R207.

[16] Koyner JL, Davison DL, Brasha-Mitchell E, et al. Furosemide stress test and biomarkers for the prediction of AKI severity. J Am Soc Nephrol, 2015, 26 (8): 2023-2031.

[17] Lumlertgul N, Peerapornratana S, Trakarnvanich T, et al. Early versus standard initiation of renal replacement therapy in furosemide stress test non-responsive acute kidney injury patients (the FST trial). Crit Care, 2018, 22 (1): 101.

[18] Ostermann M, Joannidis M, Pani A, et al. Patient selection and timing of continuous renal replacement therapy. Blood Purif, 2016: 224-237.

[19] Uchino S, Bellomo R, Morimatsu H, et al. Discontinuation of continuous renal replacement therapy: a post hoc analysis of a prospective multicenter observational study. Crit Care Med, 2009, 37 (9): 2576-2582.

[20] van der Voort PH, Boerma EC, Koopmans M, et al. Furosemide does not improve renal recovery after hemofiltration for acute renal failure in critically ill patients: a double blind randomized controlled trial. Crit Care Med, 2009, 37 (2): 533-538.

［21］Bagshaw SM, Delaney A, Haase M, et al. Loop diuretics in the management of acute renal failure: a systematic review and meta-analysis. Crit Care Resusc, 2007, 9 (1): 60-68.
［22］Jeon J, Kim DH, Baeg SI, et al. Association between diuretics and successful discontinuation of continuous renal replacement therapy in critically ill patients with acute kidney injury. Crit Care, 2018, 22 (1): 255.

第八节　再议重症急性肾损伤患者的肾替代治疗时机

急性肾损伤（AKI）为 ICU 重症患者常见并发症，具有发病率高、病死率高的特点，严重影响患者预后。肾替代治疗（RRT）是治疗 AKI 的有效手段。但对于 AKI 患者 RRT 启动时机依然争议不断，RRT 的最佳启动时机尚无定论。

一、危及生命的 AKI 启动时机

2012 年改善全球肾病预后组织（Kidney Disease Improving Global Outcomes，KDIGO）的临床指南指出“如果存在危及生命的水、电解质及酸碱紊乱，紧急开始 RRT（ 未分级)”。2015 年法国成年人和儿童肾替代专家推荐意见指出：应在危及生命的情况下（高钾血症、代谢性酸中毒、肿瘤溶解综合征和难治性肺水肿）立即开始 RRT（专家意见；高度一致）。具体而言，当出现下列情况时应紧急启动 RRT：难治性高钾血症（K^+＞6mmol/L）；难治性（代谢或混合性）酸中毒，pH＜7.15）；尿毒症的症状和体征（出血、心包炎、脑病）；难治性液体超负荷伴器官水肿；易于透析清除的药物中毒或过量。总之，当 AKI 出现危及生命的并发症，且常规方法无效时紧急启动 RRT 的意见是统一的。

二、非危及生命的 AKI 启动时机

目前对于非危及生命的 AKI 何时启动 RRT 颇具争议。KDIGO 临床指南指出：当决定开始 RRT 时，不仅要用尿素氮和肌酐的阈值进行判断，还需要考虑更广泛的临床背景，是否存在 RRT 可以改善的病情及实验室检查的变化趋势（未分级）。该指南没有明确给出 RRT 时机选择的指征。法国成年人和儿童肾替代专家推荐意见也指出：现有数据不足确定在危及生命情况外启动 RRT 最佳时机（专家意见；高度一致）；儿童液体和钠过负荷＞10% 有可能，＞20% 很有可能被视为开始 RRT 的标准之一（专家意见；低度一致）。RRT 的“早期”启动：预计 AKI 不可逆，在 KDIGO 2 期或 AKI 发作后 24 小时内（专家意见；低度一致）。RRT 的“晚期”启动：在 AKI 发作后＞48 小时，KDIGO 3 期或由于 AKI 出现危及生命的情况（专家意见；低度一致）。

近期多中心大样本研究不断被发布，代表性的是 2016 年发布的 AKIKI 研究和 ELAIN 研，以及 2018 年发布的 IDEAL-ICU 研究（表 12-8-1）。这些研究的结果不尽相同，使得非危及生命的 AKI 何时启动 RRT 时机引发了更多的争议。

表 12-8-1　ELAIN、AKIKI 和 IDEAL-ICU 研究比较

特征	ELAIN 研究	AKIKI 研究	IDEAL-ICU 研究
国家	德国	法国	法国
研究中心（个）	1	31	24
病例数（例）	231	620	488
ICU 类型	内科 / 外科 ICU（94.8% 外科 ICU）	内科 / 外科 ICU（79.7% 内科 ICU）	内科 / 外科 ICU（感染性休克）
脓毒性休克患者比例（%）	—	66.5	100
依样本计算绝对风险降低（%）	18	15	10
对照组病死率（%）	55	55	55
纳入标准	KDIGO 2 期，且 NGAL＞150ng/ml	KDIGO 3 期，接受机械通气或血管活性药物治疗	伴脓毒症休克的重症 AKI
早期组	KDIGO 2 期（8 小时内）	KDIGO 3 期（6 小时内）	RIFLE Failure 期（12 小时内）
延迟组	KDIGO 3 期（12 小时内）或尿素氮＞47mg/dl，K^+＞6mmol/L，Mg^{2+}＞9.7mg/dl 或尿量＜200ml/12h	特殊指征 / 紧急指征：尿素氮＞112mg/dl，K^+＞6mmol/L，pH＜7.15，液体过负荷，肺水肿，少尿 / 无尿＞72 小时	RIFLE Failure 期，如果肾功能不能自发恢复，并且未达到紧急 RRT 指征，延迟 48 小时启动
时间差异	25.5 小时	57.0 小时	51.5 小时
延迟组接受 RRT 比例（%）	90.8	51	62
RRT 方式	CRRT	IHD/CRRT	IHD/CRRT
停止 RRT 指征	自主尿量＞400ml/24h；利尿剂＞2100ml/ 24h 且肌酐清除率＞20ml/min	自主尿量＞500ml/24h；利尿剂＞2000ml/24h	自主尿量＞1000ml/24h；利尿剂＞2000ml/24h
透析依赖率（早 / 晚）	90 天：13.4%/15.1%	60 天：2%/5%	90 天：2%/3%
SOFA 评分（分）	16	10.9	12.3
主要预后	90 天病死率	60 天病死率	90 天病死率
早期组病死率（%）	39.3	48.5	58
晚期组病死率（%）	54.7	49.7	54

注：—，无数据；NGAL，中性粒细胞明胶酶载脂蛋白

三、AKI 启动时机研究存在的问题

1. KDIGO 或 RIFLE 标准能否是启动 RRT 时机的标准　ELAIN 和 AKIKI 采用 KDIGO 分期标准，IDEAL-ICU 采用 RIFLE 分期标准。RIFLE 和 KDIGO 评分是基于相对于基线水平的血清肌酐的变化水平、少尿程度和持续时间，显示了肾功能受损的严重程度，但是能否作为 AKI 启动的时机依然值得商榷。3 项研究的不同结果显示，KDIGO 标准并非 RRT 是否需求的良好预测因素，其不应该用于决定是否启动 RRT。在接受普通和心脏手术患者中，2 项回顾性观察研究对严重（RIFLE-F）AKI 且没有接受 RRT 的患者进行了回顾发现，基于 RIFLE 标准的 RRT 触发因素不能提高生存率。因此 KDIGO 或 RIFLE 标准不能成为启动 RRT 时机的标准。

2. 早期和延迟启动时机的标准不同　3 项大样本研究的早期和延迟启动的标准均不相同，即使采用 KDIGO 标准中的同一分期，时间也不尽相同（表 11-8-1）。ELAIN 研究将 KDIGO 2 期和 3 期或紧急指征进行比较，90 天病死率具有统计学差异，早期组较延迟组降低。AKIKI 研究将 KDIGO 3 期和紧急指征比较，60 天病死率无统计学差异。AKIKI 研究的后续分析也显示，早期 RRT 启动策略与严重 AKI 和脓毒症休克或 ARDS 患者的 60 天病死率改善无关。IDEAL-ICU 研究将 RIFLE Failure 期（12 小时内）和延迟 48 小时进行比较，90 天病死率无统计学差异。IDEAL-ICU 和 AKIKI 研究的设计不同。在上述 2 项研究中，延迟组在出现相同紧急标准（严重高钾血症、严重代谢性酸中毒、伴有液体过负荷的急性肺水肿）的情况下启动了 RRT。然而，在 IDEAL-ICU 研究中，在肾功能没有自行改善或无急诊标准的情况下，RRT 是在随机后 48 小时启动的，然而在 AKIKI 研究中，RRT 仅在紧急情况或持续少尿 72 小时以后或血尿素氮水平达到 40mmol/L 以上的情况下启动。尽管延迟组中 RRT 的标准略有不同，但在包含和开始 RRT 之间观察到的平均延迟是相似的（在 IDEAL-ICU 研究和 AKIKI 研究中平均延迟时间分别为 48 和 57 小时）。目前早期和延迟启动 RRT 并没有统一的确切定义，这也可能是不同试验采用不同标准及试验结果不同的原因之一。

3. 患者的基础情况不同　3 项大样本研究的患者入组时标准不同：ELAIN 研究患者为 KDIGO 2 期，AKIKI 研究患者为 KDIGO 3 期，IDEAL-ICU 研究患者为 RIFLE Failure 期。AKIKI 和 IDEAL-ICU 研究入组患者 AKI 更严重。ELAIN 研究入组患者 90% 为外科患者，近 50% 的患者接受心脏手术，而 AKIKI 研究入组患者主要为内科患者，其中 80% 为脓毒症患者。IDEAL-ICU 研究入组患者全部为脓毒症休克患者。ELAIN 研究入组患者主要是心脏术后的患者，在入院时有 75% 的患者液体过负荷或肺水肿恶化，这是立即启动 RRT 的标准。此外，AKI 的诊断时间与 RRT 的启动时间（仅 20 小时）之间也存在短暂差异。AKIKI 研究和 IDEAL-ICU 研究则在患者入选时将重度高钾血症、严重代谢性酸中毒及液体过负荷导致肺水肿的患者除外，这些标准被认为是危及生命的情况，要求紧急进行 RRT。因此，3 项研究的患者情况不同，原发病不尽相同，这也可能是研究结果不同的原因之一。

4. RRT 方式不同　ELAIN 研究始终采用 CVVH 模式，透析剂量维持为 30ml/kg，枸橼酸抗凝，血流量＞110ml/min，统一的治疗模式及方案可能增加了结果的一致性。AKIKI 研究和 IDEAL-ICU 研究均在法国进行，RRT 模式依据医师的选择进行，其中 AKIKI 研究和 IDEAL-ICU 研究 IHD 的选择约占 50%。尽管 CRRT 和 IHD 比较并未显示病死率之间的差异，但 CRRT 对于循环的稳定性具有明显的优势。这也可能是研究结果不同的原因之一。

5. RRT 的撤离方式不同　AKIKI 研究以 24 小时自主尿量＞500ml 或利尿剂应用下 24 小时自主尿量＞2000ml 为撤机指标。ELAIN 研究以自主尿量＞400ml/24h 或利尿剂应用下尿量＞2100ml/24h 且肌酐清除率＞20ml/min 为撤机指标。IDEAL-ICU 研究以自主尿量＞1000ml/24h 或利尿剂应用下尿量＞2000ml/24h 为标准。这些不同之处也可能会影响治疗效果。

6. 研究设计不同　ELAIN 研究为德国单中心研究，AKIKI 研究和 IDEAL-ICU 研究为法国多中心研究。ELAIN 研究中 2 组患者，依据 APCHEⅡ和 SOFA 分值预计病死率应为 70%，但实际病死率比预计病死率低很多。2 组 60 天病死率没有显著差异，90 天病死率有显著差异，早期组患者 90 天病死率较延迟组下降 15.4%，如何解释这一现象也颇具争议。AKIKI 研究中延迟组有 50% 的患者最终无需 RRT，而 ELAIN 研究仅为 9%，IDEAL-ICU 研究延迟组有 38% 的患者未进行 RRT。ELAIN 研究纳入标准加入 AKI 的生物标志物中性粒细胞明胶酶相关载脂蛋白（NGAL）＞150ng/ml，AKIKI 和 IDEAL-ICU 研究均未涉及生物标志物。

1 项发表于 2017 年的入选 9 项 RCT 研究共 1627 例患者的荟萃分析结果显示，早期启动和晚期启动 RRT 比较，不改善病死率（*RR* 0.88，95%*CI* 0.68～1.14，*P*=0.33）和 RRT 依赖率（*RR* 0.81，95%*CI* 0.46～1.42，*P*=0.46）；住 ICU 时长（−0.08，95%*CI* −0.26～0.09）和总住院时长（−0.11，95%*CI* −0.37～0.16）也无统计学差异。因此，对于 AKI 启动 RRT 时机，试验设计、AKI 病因、AKI 严重程度、RRT 方式和停止 RRT 方式均可能影响最终患者的预后。

四、AKI 启动时机未来展望

随之研究深入，肾损伤的生物标志物如 NGAL 和肾损伤分子 -1（KIM-1）越来越显示出对 RRT 启动时机的重要指导作用。AKI 相关生物标志物分为功能性标志物（尿量、肌酐和胱抑素 C 等）和损伤性标志物（NGAL、KIM-1 等）两大类。NGAL 作为肾小管损伤的生物标志物，以 NGAL 417ng/ml 为启动 RRT 的截值时，灵敏度为 70%，特异度为 90%，阳性预测值为 0.40，阴性预测值为 0.97。在这方面，ELAIN 研究给了我们很好的提示，将 NGAL＞150ng/ml 作为纳入标准，除外了一部分功能性或肾前性 AKI 患者，结合尿量和肌酐的 KDIGO 分期标准，使得 AKI 的筛选更加准确，同时研究得出了早期启动 RRT 较延期启动 RRT 降低病死率的阳性结果。但对于肾损伤标志物和临床实际结合，确定 RRT 最佳启动时机的临床试验仍有待进一步设计和研究。

早期开始 AKI 优化容量状态，早期纠正酸碱失衡、电解质紊乱和控制氮质血症。然而，早期启动的这些潜在益处需要与 RRT 相关的风险相平衡，包括血管通路（如出血、血栓形成、血管损伤和感染）、透析中低血压等。此外，RRT 尚不能确定个体患者是否会持续性存在 AKI 或促进肾功能快速恢复。AKI 患者何时启动 RRT 仍然需要进一步研究，期待在计划招募超过 2800 例患者的大型 STARRT-AKI 研究（NCT02568722）结果给我们提供进一步的参考。

在没有具体适应证的情况下，AKI 开始 RRT 的最佳时机尚不确定。因此，我们建议不要对 RRT 的时机采取笼统的方法，而应使用谨慎的临床判断，在可以避免的情况下避免 RRT，并在不能避免时立即启动 RRT。

2016 年 ADQI 提出了精准 CRRT 理念。肾功能能否满足机体正常生理需要及疾病状态下代谢增加对肾的负担，应该作为是否启动 RRT 的主要因素。临床上不应当只以肾功能指标或肾损伤分级作为启动 RRT 的唯一指标，应当结合患者的临床状态个体化选择。当需求（电解质紊乱、疾病本身及容量超负荷等）超过肾能力时，就应当启动 RRT。

（河北医科大学第四医院　朱桂军　胡振杰）

参考文献

[1] Negi S, Koreeda D, Kobayashi S, et al. Acute kidney injury: Epidemiology, outcomes, complications, and therapeutic

strategies. Semin Dial, 2018, 31 (5): 519-527.

[2] Kidney Disease: Improving Global Outcomes (KDIGO) Acute Kidney Injury Work Group.KDIGO clinical practice guideline for acute kidney injury. Kidney Int Suppl, 2012, 2: 1-138.

[3] Vinsonneau C, Allain-Launay E, Blayau C, et al. Renal replacement therapy in adult and pediatric intensive care: Recommendations by an expert panel from the French Intensive Care Society (SRLF) with the French Society of Anesthesia Intensive Care (SFAR) French Group for Pediatric Intensive Care Emergencies (GFRUP) the French Dialysis Society (SFD). Ann Intensive Care, 2015, 5 (1): 58.

[4] Gaudry S, Hajage D, Schortgen F, et al. Initiation Strategies for Renal-Replacement Therapy in the Intensive Care Unit. N Engl J Med, 2016, 375 (2): 122-133.

[5] Barbar SD, Clere-Jehl R, Bourredjem A, et al. Timing of Renal-Replacement Therapy in Patients with Acute Kidney Injury and Sepsis. N Engl J Med, 2018, 379 (15): 1431-1442.

[6] Zarbock A, Kellum JA, Schmidt C, et al. Effect of Early vs Delayed Initiation of Renal Replacement Therapy on Mortality in Critically Ill Patients With Acute Kidney Injury: The ELAIN Randomized Clinical Trial. JAMA, 2016, 315 (20): 2190-2199.

[7] Schneider AG, Romagnoli S. Renal replacement therapy: Time to give up on early initiation? Perhaps. Anaesth Crit Care Pain Med, 2018, 37 (6): 507-508.

[8] Schneider AG, Eastwood GM, Seevanayagam S, et al. A risk, injury, failure, loss, and end-stage renal failure score-based trigger for renal replacement therapy and survival after cardiac surgery. J Crit Care, 2012, 27 (5): 488-495.

[9] Schneider AG, Uchino S, Bellomo R. Severe acute kidney injury not treated with renal replacement therapy: characteristics and outcome. Nephrol Dial Transplant, 2012, 27 (3): 947-952.

[10] Gaudry S, Hajage D, Schortgen F, et al. Timing of Renal Support and Outcome of Septic Shock and Acute Respiratory Distress Syndrome. A Post Hoc Analysis of the AKIKI Randomized Clinical Trial. Am J Respir Crit Care Med, 2018, 198 (1): 58-66.

[11] Lai TS, Shiao CC, Wang JJ, et al. Earlier versus later initiation of renal replacement therapy among critically ill patients with acute kidney injury: a systematic review and meta-analysis of randomized controlled trials. Ann Intensive Care, 2017, 7 (1): 38.

[12] Endre ZH. Assessing Renal Recovery after Acute Kidney Injury: Can Biomarkers Help? Nephron, 2018, 140 (2): 86-89.

[13] Smith OM, Wald R, Adhikari NK, et al. Standard versus accelerated initiation of renal replacement therapy in acute kidney injury (STARRT-AKI): study protocol for a randomized controlled trial. Trials, 2013, 14: 320.

[14] Ostermann M, Joannidis M, Pani A, et al. Patient Selection and Timing of Continuous Renal Replacement Therapy. Blood Purif, 2016, 42 (3): 224-237.

第十三章　重症超声

第一节　重症超声在脓毒症中的应用

重症超声是重症医师在重症医学理论指导下运用超声技术，针对重症患者，以问题导向的多目标整合的动态评估过程；是确定重症治疗，尤其是血流动力性治疗方向及指导精细调整的重要手段。近年来，在重症患者的评估与治疗中，重症超声得到越来越广泛的应用。脓毒症作为重症医学中最经典的重症，重症超声在其诊断及血流动力学治疗的多个方面均发挥着重要的作用。重症超声的应用是否对重症的预后，尤其脓毒症患者病死率产生影响？目前缺乏相应的研究结果。本文主要对重症超声在脓毒症中的应用，尤其对脓毒症病死率的影响进行阐述。

一、重症超声在脓毒症中的应用

脓毒症是患者转入 ICU 的主要原因之一，其中发展至感染性休克的患者具有更高的病死率。根据美国 CDC 报道，美国每年至少新发 170 万脓毒症，其中有 27 万患者死于脓毒症。2018 年发表的流行病学监测报告显示，2015 年在中国的 605 个监测点中，共有 1 937 299 人死亡，标准化的每 10 万脓毒症患者中有 66.7 人死亡。

脓毒症患者存在危及生命的器官功能障碍，目前除了 SOFA 分值外，重症超声不但能对心脏和容量等循环状态精准评估，在很多器官功能的评估方面也具有重要地位。重症超声评估患者肺部的病变情况，其原理和准确性与 CT 接近，远高于床旁胸部 X 线片。重症超声可以用于评价脑血流与颅内压，进而对患者的神志状态改变进行初步诊断与鉴别诊断。重症超声还可以对肾血流和胃肠道功能进行评价。

脓毒症发展为感染性休克的患者，其循环系统和细胞 / 代谢功能障碍是造成脓毒症患者死亡的最主要原因。血流动力学评估和复苏是感染性休克治疗中最重要的组成部分。休克类型的诊断与鉴别诊断、容量状态及容量反应性的评估、心功能的状态和血管功能的异常等多个血流动力学治疗的环节都会对复苏产生重要的影响。重症超声可以对容量状态、容量反应性和心功能等环节进行可视化评估，有助于重症医师快速、及时确立治疗目的与目标，这一观点得到了广泛的认可。2018 年 Shrestha 等的综述显示，对于脓毒症和感染性休克患者，重症超声可以快速地明确感染灶及相关的器官功能不全，并且通过评估下腔静脉变异率、心室腔大小及主动脉流速变异率来判断容量反应性，从而指导治疗；重症超声可进行容量负荷试验，评估加用正性肌力药物等治疗的效果；重症超声有助于提高床旁进行中心静脉置管、胸腔积液引流等操作的准确性，而这些操作都有可能改善脓毒症患者的预后。重症超声已经广泛出现在脓毒症的相关治疗中。

相当一部分脓毒症患者存在亚临床性急性呼吸窘迫综合征（ARDS），这部分患者的筛查和临床治疗的调整，将对患者预后产生巨大影响。重症超声可以对肺部的病变进行基础状态评估，并可对肺栓塞、心源性肺水肿、肺炎、胸腔积液、气胸和膈肌功能异常等导致患者呼吸衰竭的原因进行诊断与鉴别诊断，从而改善患者预后。在 ARDS 患者中，肺泡及肺循环的损伤会进一步导致特定的循环状态改变，特别是对右心的影响，甚至出现急性肺源性心脏病（ACP）乃至急性右心功能不全，这类患者往往具有极高病死率。而对于这些患者，重症超声是诊断及指导治疗调整的必要手段。

心律失常是重症患者常见的临床表现之一，在脓毒症患者中更为多见，主要症状有心房颤动（以下简称房颤）及阵发性室上性心动过速（以下简称室上速）。容量管理与血管活性药物的使用与心律失常的发生有重要关系，重症超声可及时、迅速评估患者容量状态及心功能情况指导临床治疗调整，调整容量及药物相关因素，纠正心律失常。

因此，重症超声在脓毒症的救治中不可或缺。

二、经胸心脏超声可以改善脓毒症病死率

近些年经胸心脏超声发展迅猛，有学者对心脏超声应用率的提高是否为过度使用提出了疑问。2016 年的 1 项研究针对美国医院心脏超声使用情况的疑问做出回应，研究时间为 2001—2011 年，不管是数值还是年使用率都显示心脏超声的使用率确实在提高，但目前心脏超声的使用率仅为 8%；而在脓毒症、急性心肌梗死、心律失常、急性脑血管病和充血性心力衰竭等患者中，心脏超声的使用与上述 5 类患者的良好预后相关，但其使用率仍在低水平，心脏超声的使用率亟待提高。

最近的 1 项真实世界研究，通过分析 MIMIC- Ⅲ数据库数据，总结了脓毒症患者经胸心脏超声与患者 28 天病死率的关系，最终纳入 6361 例患者，而是否使用床旁经胸心脏超声是基于临床医疗组的判断，其中并无指南或流程化要求。研究发现，经胸心脏超声患者的 28 天病死率低于未行检查的患者；虽然容量管理正平衡、血管活性药物使用在行经胸心脏超声检查的患者中更多，但值得一提的是超声组的患者撤药速度更快。超声组患者病死率为何较对照组改善？尤其是在超声组患者的疾病评分、临床合并症、机械通气率、血管活性药物及镇静药物均较对照组更高情况下，超声组的液体正平衡、多巴酚丁胺及去甲肾上腺素使用量大于对照组，这些因素是否可导致病死率的不同尚不能明确，仍需扩大研究因素及细化研究类型进行总结。研究还发现，慢性心力衰竭、入 ICU 时间、肌酐水平、氧分压、肌钙蛋白、SOFA 分值和房颤与实施经胸心脏超声决策相关。

因此，无论从病情严重程度考虑，还是从选择应用重症超声的决策与时机思考，抑或是指导脓毒症救治，甚至改善脓毒症预后方面，重症超声发挥的作用都不容忽视。

三、推进重症超声的规范应用，利于脓毒症等重症救治

2019 年有系统综述回顾了重症超声的审查情况，发现大多数国家缺乏正规培训方案及标准，接受培训的超声医师的临床超声评估能力也必然大打折扣。更加规范化的重症超声培训可强化临床医师对重症患者疾病发生、发展的病理生理机制的认识。中国超声研究组在 2018 年发表的《重症超声临床应用技术规范》提出一系列符合重症医学特点，以病理生理为导向，有益于推进重症临床发展和提高的应用方法和流程，建立利于培训、利于临床正确实施、利于临床评估与正确指导治疗、利于质量控制与持续提高的重症超声临床应用技术规范。

重症超声是重症救治，尤其脓毒症救治的重要手段。目前临床操作规范程度、选择与获取参数的流程与规范程度、数据解读的规范程度、是否坚持重症超声独有的特点等均影响着重症超声对脓毒症预后的影响。最新真实世界的研究打开重症超声对患者预后影响认识的大门，完善对重症超声指征的认识，寻找改善患者预后的关键点，同时更加规范应用，是未来的方向。

（中国医学科学院北京协和医院　王　洁　丁　欣　王小亭）

参考文献

[1] Weng L, Zeng XY, Yin P, et al. Sepsis-related mortality in China: a descriptive analysis. Intensive Care Medicine, 2018, 44 (7): 1071-1080.

[2] Bhagra A, Tierney DM, Sekiguchi H, et al. Point-of-care ultrasonography for primary care physicians and general internists. Mayo Clin Proc, 2016, 91 (12): 1811-1827.

[3] Koster G, I van der Horst. Critical care ultrasonography in circulatory shock. Curr Opin Crit Care, 2017, 23 (4): 326-333.

[4] Seymour CW, Rosengart MR. Septic shock: advances in diagnosis and treatment. JAMA, 2015, 314 (7): 708-717.

[5] Shrestha GS, Srinivasan S. Role of point-of-care ultrasonography for the management of sepsis and septic shock. Rev Recent Clin Trials, 2018, 13 (4): 243-251.

[6] Price S, Platz E, Cullen E, et al. Expert consensus document: Echocardiography and lung ultrasonography for the assessment and management of acute heart failure. Nat Rev Cardiol, 2017, 14 (7): 427-440.

[7] Ohman J, Harjola VP, Karjalainen P, et al. Assessment of early treatment response by rapid cardiothoracic ultrasound in acute heart failure: Cardiac filling pressures, pulmonary congestion and mortality. Eur Heart J Acute Cardiovasc Care, 2018, 7 (4): 311-320.

[8] Nishida O, Ogura H, Egi M, et al. The japanese clinical practice guidelines for management of sepsis and septic shock 2016 (J-SSCG 2016). Journal of Intensive Care, 2018, 6 (1).

[9] Dres M, Goligher EC, Heunks LMA, et al. Critical illness-associated diaphragm weakness. Intensive Care Med, 2017, 43 (10): 1441-1452.

[10] Vignon P, Repessé X, Vieillard-Baron A, et al. Critical care ultrasonography in acute respiratory failure. Crit Care, 2016, 20 (1): 228.
[11] Balik M, Matousek V, Maly M, et al. Management of arrhythmia in sepsis and septic shock. Anaesthesiol Intensive Ther, 2017, 49 (5): 419-429.
[12] Papolos A, Narula J, Bavishi C, et al. USHospital use of echocardiography: insights from the nationwide inpatient sample. J Am Coll Cardiol, 2016, 67 (5): 502-511.
[13] Feng M, McSparron JI, Kien DT, et al. Transthoracic echocardiography and mortality in sepsis: analysis of the MIMIC- Ⅲ database. Intensive Care Med, 2018, 44 (6): 884-892.
[14] Wong A, Galarza L, Duska F. Critical care ultrasound: a systematic review of international training competencies and programmes. Crit Care Med, 2019.
[15] 尹万红，王小亭，刘大为，等. 重症超声临床应用技术规范. 中华内科杂志，2018，57（6）：397-417.

第二节　膈肌超声与撤机评估

机械通气是重症患者急性期支持和治疗的重要手段，约 1/3 的患者由于各种原因无法撤离呼吸机或撤机失败。撤机应该是一个计划性和程序化的过程，在撤机前应对所有可能影响撤机的因素进行评估，尤其对于延迟撤机或困难撤机的机械通气患者更应如此。导致撤机失败的常见因素包括原发病控制不良、气道因素、肺部因素、胸腔 / 胸壁因素、膈肌 / 呼吸肌因素、心源性因素及神经源性 / 代谢性 / 内分泌性因素等。膈肌功能障碍在重症患者中有很高的发病率，是呼吸衰竭和撤机失败中被忽视的因素。脓毒症患者和进行机械通气的患者在上机 24 小时即可出现膈肌形态和收缩能力改变，因此重视并评估膈肌功能障碍是撤机准备过程中非常重要的一环。评估膈肌功能的方式有很多种，如 X 线、超声、跨膈压测定和膈肌颤搐等。超声在无创性、简洁性及可重复性方面均优于其他评估方法，目前膈肌的超声评估已在不同患者中开展。

一、超声评估膈肌的指标

膈肌监测有 2 个声窗。第 1 个声窗是膈肌的附着区，位于第 8～10 肋，用线性高频探头在腋中线或腋前线处监测膈肌的厚度和增厚分数。第 2 个声窗位于下肋区域，应用心脏探头或腹部探头在锁骨中线和腋前线之间，监测膈肌在吸气相的位移，同时可以观察膈肌的运动形式。常用的膈肌超声指标及对撤机评估的意义如下。

1. 膈肌厚度、膈肌厚度差、膈肌增厚分数　用超声监测同一患者的膈肌绝对厚度随时间的变化可发现肌肉萎缩的发生和发展。膈肌厚度差（DTD）是指膈肌厚度在吸气相（Tdi，ei）和呼气相（Tdi，ee）的差值。膈肌增厚分数（TFdi）需要通过公式为 TFdi＝［（Tdi，ei）－（Tdi，ee）］/（Tdi，ee）×100% 进行计算，上述 2 个指标都可用于评估膈肌的收缩能力。膈肌增厚分数是无创通气时评估呼吸肌做功的良好指标，可预测机械通气的撤机成功率及再插管率。TFdi 和反映膈肌功能的跨膈压有很好的相关性。浅快呼吸指数（rapid shallow breath index，RSBI）结合膈肌增厚分数比单独应用前者能够更好地预测内科患者的撤机成功率。Massimo 关于膈肌超声的系统回顾发现，膈肌增厚分数用于预测拔管成功的截断值为 30%～36%。

2. 膈肌运动形式及膈肌位移　如果超声发现膈肌在吸气相出现负向位移，提示膈肌存在反常运动，可能与膈肌瘫痪时的辅助呼吸肌参与呼吸运动有关。单侧膈肌病变导致的单侧膈肌运动形式异常，在重症患者中并不少见。膈肌位移与吸气量导致的胸腔容积改变量有关，即使在使用部分支持通气的患者中，机械通气也会使膈肌位移增加，膈肌位移与 TFdi、PTPdi 的相关性不好。因此，评估膈肌运动应该在脱离呼吸机的人群中进行，并且 M 型超声比 B 型超声的可重复性更高。Massimo 关于膈肌超声的系统回顾发现，膈肌位移可用于评估膈肌功能障碍，当用于诊断膈肌功能障碍时，膈肌位移的最佳截断值是 10～14mm，在进行最大吸气努力时的截断值是 25mm。

3. 膈肌收缩速度　应用 M 型超声测量膈肌吸气相位移时能够同时得出膈肌收缩位移对应的时间，从而得出膈肌收缩的平均速度。更快的膈肌收缩速度和更好的膈肌收缩幅度都代表膈肌的收缩效率。黄道政等的研究发现，对于 80 岁以上的老年机械通气人群，膈肌收缩速度和膈肌收缩位移有助于诊断膈肌功能障碍，帮助预计撤机失败，联合传统撤机参数 RSBI 还可以进一步提高膈肌超声判断撤机成功的效率。但需要注意的是，左右侧膈肌收缩的速度差别较大，右侧膈肌的收缩速度对撤机成功的预测效果更佳。

4. 膈肌位移达峰时间　应用 M 型超声测量膈肌吸气相位移时能够同时得出膈肌位移达峰时间（TPIAdia），更长的 TPIAdia 意味着膈肌运动幅度增加，因此与膈肌位移有一定的相关性。在 Pongdhep 的研究中，更长的 TPIAdia 与撤机成功率相关，与 RSBI 的相关性极强，比膈肌位移预测撤机成功的效果更佳。研究者认为，TPIAdia，而非膈肌的耐力，与膈肌的力量更相关。膈肌的力量指膈肌能够产生的最大力量，取决于很多因素，除膈肌的收缩能力外，兴奋 - 收缩偶联、中枢驱动、神经传导和神经肌肉传导都会影响膈肌力量；而膈肌的耐力指膈肌能够维持长时间产生力量的能力；前者与能够成功撤机有关，后者与拔管后短期内是否需要再插管有关。

5. 膈肌浅快指数　Savino 提出了膈肌浅快呼吸指数（D-RSBI）的概念，即将传统 RSBI 中的潮气量替换为膈肌位移（呼吸频率 / 膈肌位移）。他们比较了进行自主呼吸试验患者的 D-RSBI 与 RSBI，发现 D-RSBI 比 RSBI 能够更好地预测撤机成功，两者的受试者操作特征曲线下面积（ROC）分别为 0.89 和 0.72。D-RSBI 的截断值为每毫米 1.3 次呼吸 / 分时预测撤机成功的灵敏度为 94.1%，特异度为 64.7%，阳性预测值为 57.1%，阴性预测值为 95.6%。Ahmad 在准备撤机的 COPD 人群中同样验证了 D-RSBI 对撤机成功的预测要高于传统 RSBI，两者预测撤机失败的受试者操作特征 ROC 分别为 0.97 和 0.67。

6. 整合膈肌超声的重症超声撤机流程　将心脏超声、呼吸系统（气道、肺、胸腔）超声、膈肌超声等多系统超声信息整合的超声评估流程包括左心功能及左心房压的超声评估、肺失充气程度的超声评估、胸腔积液的超声评估，以及膈肌厚度、增厚分数、膈肌位置及膈肌最大位移的超声评估。系统化超声评估可以从最大程度上避免撤机失败，早期发现需要进一步处理的临床问题。但流程的优化还需要进一步的临床研究验证。Eva 等研究中联合膈肌增厚分数和肺部超声来预测撤机或拔管的成功性，发现两者联合的预测效果高于单独应用一种超声指标的预测结果。

二、超声评估膈肌的时机

内科患者影响膈肌功能的主要因素有机械通气的时程、脓毒症和营养状态；而外科患者往往存在创伤或手术对膈肌的损伤，以及脓毒症、机械通气等继发性因素。根据患者的不同特点及不同需求进行膈肌超声的检查可使超声检查的结果更具特异性，能够更精准地指导临床。

重症患者的膈肌超声应该在床旁常规进行，在行机械通气的重症患者中每天进行膈肌超声的监测能够发现膈肌厚度随时间的变化，从而早期发现膈肌功能障碍，指导呼吸机的调节及膈肌功能的调理。在重症患者准备撤机前，按照撤机筛查的超声流程进行包括膈肌在内的（膈肌厚度变化、运动形式异常）必要评估，判断影响撤机的因素。在进行自主呼吸试验的过程中，综合膈肌运动形式、膈肌动度，以及与呼吸运动结合的指标（如 D-RSBI），进行撤机成功可能性的预测。应在撤机拔管后进行膈肌超声及肺部超声的检查，以早期发现潜在撤机失败需要进一步挽救性干预的患者。需要注意的是，在进行自主呼吸试验时患者可能会出现膈肌疲劳，导致 TFdi 在撤机前后出现变化。目前，TFdi 的测量时机应该放在自主呼吸试验之前还是之后进行尚无一致性的证据，将临床各项指标、呼吸力学指标、超声指标结合起来进行综合判断也许是更好的方式。

局限性测量膈肌厚度和膈肌增厚分数需要注意以下几点：①膈肌的平均厚度为 1.5～2.0mm，测量时需要选用高频线阵探头，并注意超声机的最小量程，因为后者会放大操作者依赖的测量变异性，从而影响准确性。②注意患者局限性对测量的影响，如左侧膈肌受到腹腔充气器官的影响往往不易测量，肥胖患者的透声条件有限等。③目前尚缺乏关于膈肌增厚分数的学习曲线报道，有中心报道膈肌增厚分数的超声学习时间要长于膈肌位移的时间。

膈肌是最主要的吸气肌，对膈肌功能的评估在撤机的整体评估中必不可少。床旁膈肌超声能够从形态学和功能学的双重角度对膈肌进行评估，除具有无创性、便捷性、经济性和快速学习曲线等优势外，还具有良好的准确性及可重复性。膈肌超声能够用于发现和诊断膈肌功能障碍，预测撤机拔管的成功率，评估患者自主呼吸努力的情况等。但是，膈肌超声的局限性也不容忽视。在现有关于膈肌超声的研究中，研究间采用的膈肌超声指标及测量方法、目标人群、膈肌超声检查时机，以及对撤机失败和膈肌功能障碍定义等方面仍存在很大的异质性，这些都会在一定程度上影响膈肌超声结果在临床上的解读，在今后的研究中需要进一步规范和验证。

（中国医科大学附属第一医院　朱　然）

参考文献

[1] Ambrosino N. The patient needing prolonged mechanical ventilation: a narrative review. Multidiscip Respir Med, 2018, 13: 6.

[2] Ricoy J, Rodríguez-Núñez N, Álvarez-Dobaño JM, et al. Diaphragmatic dysfunction. Pulmonology, 2018.

[3] Pirompanich P. Use of diaphragm thickening fraction combined with rapid shallow breathing index for predicting success of weaning from mechanical ventilator in medical patients. J Intensive Care, 2018, 6: 6.
[4] Zambon M, Greco M, Bocchino S, et al. Assessment of diaphragmatic dysfunction in the critically ill patient with ultrasound: a systematic review. Intensive Care Med, 2017, 43: 29-38.
[5] Huang D, Ma H, Zhong W, et al. Using M-mode ultrasonography to assess diaphragm dysfunction and predict the success of mechanical ventilation weaning in elderly patients. J Thorac Dis, 2017, 9: 3177-3186.
[6] Theerawit P, Eksombatchai D, Sutherasan Y, et al. Diaphragmatic parameters by ultrasonography for predicting weaning outcomes. BMC Pulm Med, 2018, 18: 175.
[7] Spadaro S, Grasso S, Mauri T, et al. Can diaphragmatic ultrasonography performed during the T-tube trial predict weaning failure? The role of diaphragmatic rapid shallow breathing index. Crit Care, 2016, 20: 305.
[8] Abbas A, Embarak S, Walaa M. Role of diaphragmatic rapid shallow breathing index in predicting weaning outcome in patients with acute exacerbation of COPD. Int J Chron Obstruct Pulmon Dis, 2018, 13: 1655-1661.
[9] 尹万红，王小亭，刘大为，等. 重症超声临床应用技术规范. 中华内科杂志，2018，57（6）：397-417.
[10] Tenza-Lozano E, Llamas-Alvarez A, Jaimez-Navarro E. Lung and diaphragm ultrasound as predictors of success in weaning from mechanical ventilation. Crit Ultrasound J, 2018, 10: 12.

第三节　肺部超声评分与呼吸机相关肺炎

呼吸机相关肺炎（VAP）是机械通气患者常见的并发症，其诊断和治疗都较为困难，病死率高。结合影像学的临床总体评估是贯穿 VAP 筛查、诊断及病情评估过程的关键环节。近年来，肺部超声（lung ultrasound，LUS）的快速发展，使其在重症患者床旁精准肺部影像学评估中的地位愈发重要，在机械通气及 VAP 患者中显示出潜在的应用价值。LUS 评分是通过监测肺部各分区的不同肺部病变所呈现出的不同 LUS 表现进行量化评分。将 LUS 评分纳入 VAP 的整体评估中，并形成了 VAP 的诊治流程，如 CEPPIS 评分及 VPLUS 评分等。本文将通过介绍 LUS 评分方法在 VAP 诊断及鉴别诊断、评估、监测和并发症管理中的应用，为 ICU 医师综合管理 VAP 患者提供新的思路和方向。

一、CEPPIS 评分在 VAP 诊断中的应用价值

2014 年 Giovanni 等学者提出新的临床肺部感染评分方法，即 CEPPIS 评分。评分内容包括：①气道分泌物是否为脓性分泌物；②降钙素原结果；③气道抽取物培养是否阳性；④是否发热；⑤ LUS 是否发现新的实变影及患者氧合指数减低或存在 ARDS。具体评分标准见表 13-3-1

表 13-3-1 CEPPIS 评分标准

参数	CEPPIS 评分（分）		
	0	1	2
气道分泌物	非脓性	—	脓性
降钙素原（ng/ml）	<0.5	≥0.5 且<1	>1
气道内吸取物培养	阴性	—	阳性
体温（℃）	≥36 且<38.4	≥38.5 且<38.9	<36 或≥39
LUS 浸润影	阴性	—	阳性
氧合指数（PaO_2/FiO_2）（mmHg）	>240 或 ARDS	—	≤240 或无 ARDS 证据

注：一，无数据

CEPPIS 评分与传统的 CPIS 评分相比，最主要的区别在于加入了 LUS 和降钙素原指标。根据既往研究及 2012 年 LUS 超声相关国际循证共识，若 LUS 发现胸膜下碎片征或组织样征，结合临床表现及相关实验室检查，即可诊断肺炎。Giovanni 等研究提示 CEPPIS 评分>5 分作为诊断 VAP 的界值，灵敏度为 80.5%，特异度为 85.2%，阳性预测值为 85.1%，阴性预测值为 80.7%，其诊断价值明显高于 CPIS 评分>5 分的诊断效能，且具有良好的临床可操作性。然而该研究结论是基于 1 项回顾性研究数据，且研究人群中排除了 COPD 失代偿期、可能存在潜在感染源患者和正在使用抗生素治疗患者等人群，CEPPIS 评分在诊断 VAP 的可靠性及临床应用价值仍需要进一步研究确认。

二、VPLUS 评分在 VAP 诊断中的应用价值

由于多数 VAP 患者是在肺疾病的基础上出现新发肺部感染性病变，因此肺叶实变的存在不足以确认 VAP。然而，线性 / 树状支气管充气征在诊断 VAP 上具有良好的特异性，LUS 正常基本可以排除 VAP 的诊断。VPLUS 评分是基于胸膜下实变（包括碎片征和组织样征）及线性 / 树状支气管充气征等 LUS 检查的一项床旁、简单及易操作性的 VAP 诊断的 LUS 评分方法。

VPLUS 评分方法采用 12 分区法，即双侧肺野根据腋前线、腋后线的解剖标志（图中虚线）将双侧肺野分别分成前面、侧面和后面，每个区域分成上、下 2 个部分；双侧肺野共分为 12 分区（图 13-3-1 A）。对于每个探查的区域，根据以下评级在简单的复选框中报告 LUS 结果：正常 LUS（N）为 0 分；散在 B 线（B1）为 1 分；融合的 B 线（B2）为 2 分；实变（C）为 3 分。累计 LUS 评分对应于每个检查区域评分的总和（最低评分 0 分，为正常 LUS 表现；最高评分 36 分，即双肺 12 个分区全部肺实变），评分表如图 13-3-1 所示。VPLUS 评分是 1 项床旁简单且易于计算的评估方法（表 13-3-2），VPLUS 评分 ≥2 分诊断 VAP 的灵敏度为 71%，特异度为 69%，其诊断试验中 AUC 优于 CPIS 评分（0.743 *vs.* 0.574）。但从诊断效能看，VPLUS 评分仍然不是 VAP 理想的诊断方法，仍需更多的探究。

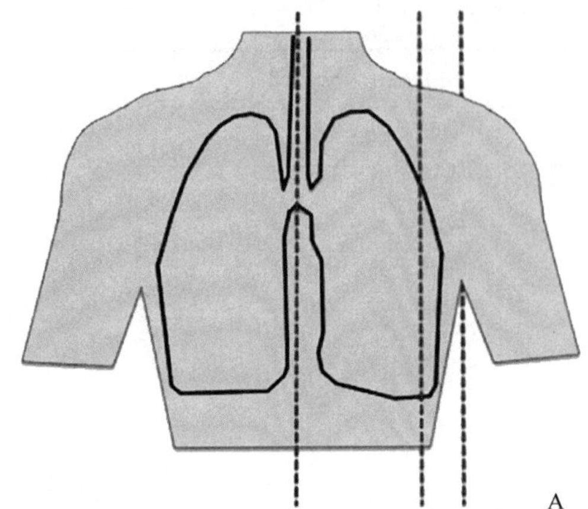

分区	评分	胸膜大突变	线状或树状支气管充气征
L1		□	□
L2		□	□
L3		□	□
L4		□	□
L5		□	□
L6		□	□
R1		□	□
R2		□	□
R3		□	□
R4		□	□
R5		□	□
R6		□	□
总分			

B

图 13-3-1　LUS 分区及评分量表

表 13-3-2　VPLUS 评分标准

参数	VPLUS 评分（分）	参数	VPLUS 评分（分）
气道脓性分泌物	1	≥2 个区域存在线状或树状动态支气管充气征	2
≥2 个区域存在胸膜下实变超声征象	1	气道吸取物定性或定量培养阳性	1

三、LUS 评分在 VAP 疗效监测中的应用

患者一旦被诊断为 VAP，我们就可以应用 LUS 评分进行肺病变动态疗效评价。若临床干预有效，VAP 患者的临床症状和体征应逐渐改善或消失；而治疗不当或无效时，除了临床表现反复甚至进展外，LUS 检查结果将可视化展示胸膜下实变征（碎片征或组织样征）的持续存在，甚至出现肺实变面积增大趋势。采取 12 分区法，肺部病变的超声评级同 VPLUS 评分，我们可以对 VAP 患者干预前后的肺部病变进行动态监测，内容包括 LUS 再通气评分和失气化评分（表 13-3-3）。2 种评分变化可以用来评价 VAP 抗生素疗效或肺复张的效果：如果观察到 LUS 评分的 1、2 或 3 个步骤切换，肺通气得到改善，将得到+1、+3 分或+5 分的阳性评分；相反，肺通气恶化将得到负分数−1、−3 分和−5 分。Berlet 等的研究发现，VAP 患者接受抗生素治疗 7 天后进行 LUS 再通气评分计算，结果显示 LUS 评分结果与 CT 结果显著相关（r=0.85）。进一步研究发现，再通气评分≥5 分，相当于肺容量增加≥400ml，提示抗生素治疗有效；若 LUS 再通气评分＜−10 分，与 CT 下失通气体积＞400ml 相关，提示抗生素治疗失败。

表 13-3-3　LUS 再通气及失气化评分

肺再通气定量评分			肺失气化定量评分		
+1 分	+3 分	+5 分	−1 分	−3 分	−5 分
B1　N	B2　N	C　N	N　C	N　B2	N　B1
B2　B1	C　B1			B1　C	B1　B2
C　B2					B2　C

图 13-3-2 显示的是一种以 LUS 评分为导向的 VAP 诊断和监测流程，该流程使得 VAP 的诊断及监测趋向标准化及同质化，或许有利于抗生素的管理。研究发现，无 LUS 基础的住院医师一般经过 25 次考试培训可掌握 LUS 评分方法，并且在图像采集和图像解释方面显示出良好的可重复性。

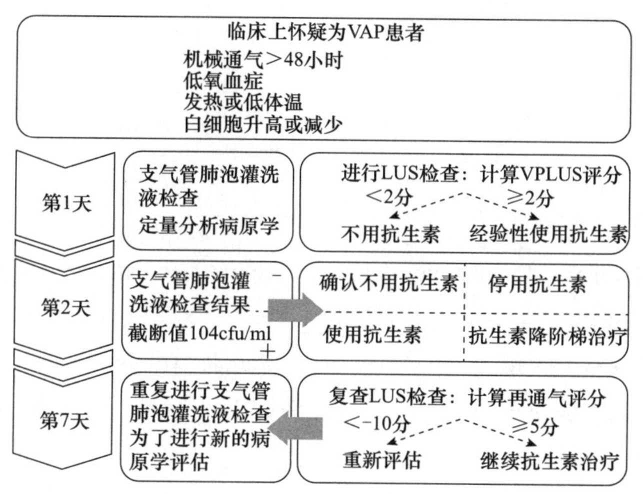

图 13-3-2　以 LUS 评分为导向的 VAP 诊断和监测流程

四、VAP 并发症管理的 LUS 监测

重症 LUS 已经被广泛应用于重症患者的综合管理过程。LUS 在很多胸腔疾病诊断方面具有优势，如气胸诊断及定量诊断、定量胸腔积液、肺实变与肺不张、血管外肺水监测、急性呼吸窘迫综合征、膈肌功能障碍、指导俯卧位通气及肺复张等。上述胸腔病理生理改变是 VAP 患者较易出现的胸腔内并发症，需要我们在 VAP 患者的日常管理中加以关注，此时 LUS 价值显而易见。

五、LUS 操作的局限性及注意事项

重症 LUS 作为新兴技术，具有一定的操作误差及局限性。由于超声波能够穿透组织是超声成像的基础，皮下气肿或心胸外科术后患者胸廓敷料的存在是超声应用的经典局限性，而过度肥胖会影响到 LUS 图像质量。LUS 对 VAP 的诊断和监测具有特定和敏感的超声征象，但目前仍缺乏前瞻性的应用。虽然 LUS 显示的动态线性 / 树状支气管充气征是一种特殊的征象，但其敏感性较差，存在假阴性情况，仍需要更多临床研究去探索。但是，通过连续动态的 LUS 监测可以实现患者在有创机械通气治疗前、治疗中，甚至撤机后肺部病变的定性、半定量指标趋势化改变，有利于 VAP 的诊断和鉴别诊断、VAP 防治效果的实时监测与评价，在尽可能避开重症 LUS 局限性的同时将重症理念与超声技术结合得更加完美。

LUS 评分为 VAP 诊断和鉴别诊断、治疗评估和监测提供了全新的思路和方向。尽管现有的循证医学证据仍缺乏高质量的临床研究证实其在 VAP 管理方面的重要价值，但它仍不失为一种颇具应用

前景的 VAP 患者综合管理的床旁可视化工具。随着大量临床实践的开展和相关临床研究的有益探索，LUS 评分在 VAP 管理方面的重要价值将更加凸显，甚至在不远的将来极有可能成为重症病房床旁管理 VAP 患者的必备工具。

（广东省人民医院　黄道政　王首红）

参考文献

[1] Guidelines for the management of adults with hospital-acquired, ventilator-associated, and healthcare-associated pneumonia. Am J Respir Crit Care Med, 2005, 171: 388-416.

[2] Kalil AC, Metersky ML, Klompas M, et al. Management of adults with hospital-acquired and ventilator-associated pneumonia: 2016 clinical practice guidelines by the infectious diseases society of america and the american thoracic society. Clin Infect Dis, 2016, 63: 61-111.

[3] Mongodi S, Via G, Girard M, et al. Lung ultrasound for early diagnosis of ventilator-associated pneumonia. Chest , 2016, 149: 969-980.

[4] Bouhemad B, Dransart-Raye O, Mojoli F, et al. Lung ultrasound for diagnosis and monitoring of ventilator-associated pneumonia. Ann Transl Med, 2018, 6: 418.

[5] Wang G, Ji X, Xu Y, et al. Lung ultrasound: a promising tool to monitor ventilator-associated pneumonia in critically ill patients. Crit Care, 2019, 20: 320.

[6] Berlet T, Etter R, Fehr T, et al. Sonographic patterns of lung consolidation in mechanically ventilated patients with and without ventilator-associated pneumonia: a prospective cohort study. J Crit Care, 2015, 30: 327-333.

[7] Zagli G, Cozzolino M, Terreni A, et al. Diagnosis of ventilator-associated pneumonia: a pilot, exploratory analysis of a new score based on procalcitonin and chest echography. Chest, 2014, 146: 1578-1585.

[8] Mongodi S, Via G, Girard M, et al. Lung ultrasound for early diagnosis of ventilator-associated pneumonia. Chest, 2016, 149: 969-980.

[9] Volpicelli G, Elbarbary M, Blaivas M, et al. International evidence-based recommendations for point-of-care lung ultrasound. Intensive Care Med, 2012, 38: 577-591.

[10] Bouhemad B, Brisson H, Le-Guen M, et al. Bedside ultrasound assessment of positive end-expiratory pressure-induced lung recruitment. Am J Respir Crit Care Med, 2011 183: 341-347.

[11] Bouhemad B, Liu ZH, Arbelot C, et al. Ultrasound assessment of antibiotic-induced pulmonary reaeration in ventilator-associated pneumonia. Crit Care Med, 2010, 38: 84-92.

[12] Berlet T, Etter R, Fehr T, et al. Sonographic patterns of lung consolidation in mechanically ventilated patients with and without ventilator-associated pneumonia: a prospective cohort study. J Crit Care, 2015, 30: 327-333.

[13] Rouby JJ, Arbelot C, Gao Y, et al. Training for lung ultrasound score measurement in critically ill patients. Am J Respir Crit Care Med, 2018.

[14] Chiumello D, Mongodi S, Algieri I, et al. Assessment of lung aeration and recruitment by ct scan and ultrasound in acute respiratory distress syndrome patients. Crit Care Med, 2018, 46: 1761-1768.
[15] Mongodi S, Bouhemad B, Orlando A, et al. Modified lung ultrasound score for assessing and monitoring pulmonary aeration. Ultraschall Med, 2017, 38: 530-537.

第四节　脓毒症相关心脏事件的超声预后指标

脓毒症是严重威胁患者生命的危重症之一，脓毒症患者因为自身产生及外源性补充过多儿茶酚胺，还有炎症过程中产生的大量细胞因子和炎性介质，导致心肌受损，发生多种心脏事件，如急性心肌梗死、应激性心肌病和脓毒症心肌病，在心肌的运动形式及心脏各种功能上都存在不同的变化。床旁超声可以从多种形式和角度上对脓毒症相关心脏事件进行诊断和评估，并指导急性期的治疗，对脓毒症相关心脏事件的预后进行评估。

一、超声心脏评估的时间及内容

感染性休克早期表现为高排低阻，即高动力代谢、心排血量（CO）增加、外周血管阻力降低、心动过速等；此后约 3/4 的患者出现低动力学表现，即左心室射血分数（left ventricular ejection fraction，LVEF）下降、心室扩张。当脓毒症诱发心肌抑制而未出现心肌结构改变时，称之为脓毒症心肌病。心肌抑制具有以下特点：①尽管儿茶酚胺水平上升，但 CO 突然下降；②液体复苏后血压突然下降；③突然出现可逆性的 LVEF 下降；④突然出现双侧心室扩张。

由于该疾病病情进展迅速，因此多数研究推荐应在患者收住 ICU 24 小时内进行超声心脏评估，以及早进行疾病诊断、评估、治疗指导及预后判断。超声心脏评估的常见内容有左心室（left ventricular，LV）大小、LVEF、左心室体积、二尖瓣流入速度、室间隔和三尖瓣反流速度等。通过这些检查指标，了解心脏的收缩及舒张情况。这些指标易受到心脏前负荷、机械通气及血管活性药物的影响。做出诊断后应该每天再次进行超声心脏评估，以判断治疗效果，调整治疗方案。

二、超声心脏评估的具体操作

（一）左心室收缩功能

急性左心室收缩功能不全是脓毒症相关心脏事件常见的合并症，是影响预后的关键因素之一。左心室收缩功能是心脏动力的核心，早期发现并正确评价左心室功能状态能指导重症患者的治疗并改善预后。对重症患者心室收缩的定性、定量分析，对病情监测、指导治疗和判断预后十分重要。

左心室收缩功能常用评价指标是LVEF。脓毒症患者心肌抑制程度根据LVEF分类如下。①轻度：40%<LVEF≤50%。②中度：30%<LVEF≤40%。③重度：LVEF<30%，但是存活患者的低LVEF可逆转，7～10天可完全恢复至正常范围内。研究显示，在最初的液体复苏阶段，高动力状态下LVEF>55%是脓毒症的独立危险因素；低LVEF反而是机体的一种保护措施。左心室功能受抑制可被降低的后负荷掩盖，表现为正常的左心室功能。感染越重，后负荷越低，LVEF越高，这一点能解释为什么左心室功能正常的患者病死率反而升高。另外，约50%的失代偿心力衰竭患者的LVEF是正常的。因此，LVEF受到心脏前后负荷及心率的影响，不能完全真实反映心脏的内在收缩功能状态，需要更多临床及基础研究证实其影响心脏内在收缩功能的机制。

目前心脏超声还可以对左心室纵向应变进行半自动散斑追踪。选择标准的顶部四腔视图进行应变分析。根据图像质量选择最佳的单个心动周期，测量心内膜的纵向应变。定义异常应变>－17%为感染性休克患者。使用左心室纵向应变作为左心室收缩功能的测量方法，比LVEF更具优势。尽管LVEF是评估心室收缩功能的常用方法，但它随着负荷条件和心率的不同而不同，对于不同的观察者来说，其可重复性较差，在表征心脏收缩功能内在方面不如心室应变。与LVEF相比，心室应变与临床测量灌注充分性的相关性更好。

近年来，关于全身性感染所致急性左心室收缩功能不全的meta分析发现，其与患者病死率之间的关系不明确，不能预测患者的预后。单纯表现为心脏收缩功能不全的患者预后相对较好，但如果患者基础存在舒张功能不全合并收缩功能不全的患者预后较差，病死率明显升高。关于顽固性感染性休克的压力和容积指标在评价心功能作用的研究中发现，全心舒张末容积指数（global end diastolic volume index，GEDI）与中心静脉压（central venous pressure，CVP）的相关性可以作为反映感染性休克患者心功能变化的指标，尤其对心指数（cardiac index，CI）降低的患者，GEDI不随CVP升高而增加，提示心功能抑制，是预后不佳的早期指标。压力与容积比也是反映心脏顺应性的指标，也提示舒张功能不全可能与预后相关。

（二）左心室舒张功能

在严重脓毒症和感染性休克患者中，收缩和舒张功能障碍发生率较高，但收缩功能障碍与死亡率相关性不高，而舒张功能障碍与脓毒症患者病死率升高有关。

1. 左心室舒张功能障碍与预后的关系　迄今为止最大的研究之一强调，在严重的脓毒症中，左心室舒张功能障碍（而非收缩功能）与肌钙蛋白升高有显著的相关性。肌钙蛋白升高与舒张功能障碍的关系可能反映心肌供氧需求失衡，导致心肌松弛功能受损，而心肌松弛功能受损又可能是儿茶酚胺过多、心动过速或微血管功能障碍所致。肌钙蛋白是已知的死亡预测因子。

在急性脓毒症缓解后，舒张功能障碍可能继续影响患者的康复。3项研究描述了E/e′在识别机械通气撤机失败高危患者中的效用，表明舒张功能受损延迟了呼吸机的撤机，并可能导致ICU住院时间延长和住院死亡。病死率与严重脓毒症/脓毒症休克患者的整体e′值较低和E/e′值较高之间存在显著关联。

在因心力衰竭住院的患者中，单独LVDD的发生率可能高于50%。在45岁或45岁以上的患者中，LVDD发生的频率是左心室收缩功能障碍的5倍（分别为28%和6%）；此外，LVDD是病死率的重要预测因子，其危险比从 8.3（轻度 LVDD）～10.2（至少中度 LVDD）。在术前评估中，确定 LVDD 的存在也至关重要。LVDD 是术后心力衰竭和延长住院时间的独立预测因子，与术后不良心血管事件和长期心血管死亡相关。

2. 左心室舒张功能障碍的诊断　目前用于定义舒张功能障碍的诊断标准差异较大，2016 年发布的 ASE/EACVI 最新指南具有显著的优势，该指南考虑到收缩功能与心肌松弛的关系，收缩功能异常或结构异常的患者必定具有一定程度的舒张功能受损。因此该指南规定，收缩功能正常的患者需要在严重程度分级前检测舒张功能是否受损（而收缩功能或结构异常的患者必定存在舒张功能受损），然后才能进行舒张功能障碍的分级。

根据 2016 年 ASE/EACI 最新指南对舒张功能障碍进行分类。如果患者左心室收缩功能正常，无明显结构性心脏问题，在随后的评分前，首先通过单独的算法对其进行舒张功能障碍筛查。诊断舒张功能是否不全需满足以下 4 个标准中的 3 个。①左心室体积增加，平均 E/e′＞14；②室间隔 e′＜7cm/s；③侧壁 e′＜10cm/s；④ TR 速度＞2.8m/s。如果仅满足上述 2 种情况，则认为患者存在不确定的舒张功能障碍。有舒张功能障碍或有结构性心脏问题证据的（即室壁肥厚或缺血性心脏病）患者分为轻度（一级）、中度（二级）或重度（三级）。轻度功能障碍是二尖瓣 E 峰速度＜0.5m/s 和早晚期二尖瓣舒张末流速的比值（E/A）＜0.8；如果 E/A 为＞2，则认为存在严重功能障碍；中度障碍诊断标准是 E/A 在这 2 个范围之间，并至少满足以下 2 个标准：左心室体积增大，TR 速度＞2.8m/s 或平均 E/e′＞14。如果满足的参数少于 1 个，则认为左心房压不升高，患者随后出现一级舒张功能障碍。此外，如果其中 1 个参数缺失，如果仅剩下 1 个参数为阳性，则认为患者存在不确定的舒张功能障碍。

2016 年 ASE/EACVI 最新指南有以下几个优点，以提升其应用于严重脓毒症和感染性休克患者的重要性。①首次认识到有收缩功能障碍的患者一定合并松弛功能受损，这一点有证据支持，而以往关于严重脓毒症和感染性休克患者舒张功能障碍的研究没有做出这一重要区分。②在认识到并非所有参数都可能存在于同一个患者身上，有了更大的灵活性，这使得此标准尤其适用于紧急情况。③如果临床医师意识到这些问题，并将测量作为精确评估舒张功能所需要的严密性的一部分，那么本指南中的所有参数相对容易测量。

3. 评价左心室舒张功能相关技术

（1）二尖瓣血流频谱：在正常情况下，二尖瓣血流频谱是由占左心室充盈时间 2/3 的舒张早期血流（E 峰）和占充盈时间 1/3 的舒张晚期血流（A 峰）组成，且 E/A＞1。随着心脏舒张功能障碍的进展，二尖瓣血流频谱呈现动态改变。在舒张功能不全的早期，即心室松弛功能下降时，可出现 E 峰下降，而舒张晚期血流代偿性增加，导致 E/A＜1；当舒张功能进一步减退，左心室顺应性降低时，左心房压和左心室舒张压增高，出现二尖瓣反流，舒张早期升高的左心房压与左心室压力接近正常，左心室早期充盈基本恢复，舒张晚期心室顺应性下降，被动充盈受阻，A 峰下降，出现 E/A＞1，即为二尖瓣血流的“伪正常化”；当舒张功能持续下降，左心室僵硬度增加，舒张早期升高的左心房压使心室快速充盈，而心室舒张晚期由于限制性改变，导致心房流入心室的血流极少甚至消失，表现为 E 峰高尖、A 峰降低甚至消失，E/A＞2。二尖瓣血流频谱对于诊断舒张功能不全具有重要的实用价值，但目前尚无法区别正常和“伪正常化”，需要同时结合肺静脉血流频谱加以判断。

（2）肺静脉血流频谱：肺静脉血流频谱呈三峰，包括正向的心室收缩期 S 波、舒张期 D 波（与二尖瓣血流的 E 峰为同一时刻）及负向的房缩期 AR 波（与二尖瓣血流的 A 峰为同一时刻）。正常情况下，S 波和 D 波峰值相当，而 AR 波波幅较低。常用的肺静脉血流频谱测定指标包括 S/D、FVTIS（为 S 波流速积分与 S 波和 D 波流速积分之和的比值）、AR 波的峰值及 ARD/AD（AR 波持续时间与 A 波持续时间的比值）等。研究显示，AR 峰与左心房压力成正相关，而 ARD/AD 和 FVTIS 分别与左心室舒张末压成正相关和负相关。在左心室舒张功能不全早期左心房压力处于代偿阶段时，肺静脉血流通常无明显异常改变，但当左心室舒张功能不全晚期左心房压升高时，S/D、AR 波的峰值及 ARD/AD 升高，而 FVTIS 降低，而此时二尖瓣血流 E/A＞1，故肺静脉血流对于识别正常和二尖瓣血流“伪正常化”具有重要的鉴别诊断意义。

（3）多普勒组织成像：随着多普勒组织成像（tissue doppler imaging，TDI）的引入，心脏超声成为检测舒张功能障碍的重要辅助手段。TDI 利用低频率、高振幅的心肌速度信号，从传统脉冲多普勒中滤波。它能为全面识别舒张性心力衰竭提供大量的信息。2 种 TDI 变量都可以容易和快速地进行评估，其效用不仅仅是预测。例如，低 e′ 值和高 E/e′ 比值不仅与 LVDD 相关，而且它们的变化与容量反应性相关，尤其在有容量反应性脓毒症患者中，e′ 速度的增加幅度更大，而在没有容量反应性的患者中，E/e′ 的变化幅度更大。

e′ 与临床数据与经皮多普勒血流速度相比，它是心脏死亡的一个强有力的预测因子。在脓毒症患者中，E/e′ 是最强的独立早期预后预测因子。

4. 左心室舒张功能评估的其他技术　左心室舒张功能其他评估技术有彩色 M 型血流传播速度（flow propagation velocity，Vp）、Tei 指数、声学定量和彩色室壁运动技术（color kinesis，CK）等。

（三）右心室功能

右心室结果的复杂性导致传统超声心动图不能判定右心室功能。采用 TDI 从三尖瓣环获得的 Sm 值是反映右心室收缩功能的可靠参数。右心室 Tei 指数是在同一个心动周期，于右心室游离壁三尖瓣环处通过公式（IVCT＋IVRT）/ET 即可，因此不受年龄、心率等因素干扰，可以定量评估右心室功能。对婴儿进行的 1 项研究显示，败血症组的右心室 Tei 指数明显增加。但是在成年人中是否仍有变化和预后价值尚不清楚。有研究显示，死亡组的右心室 Tei 指数明显高于存活组，且差异有统计学意义；28 天病死率分析也表示右心室 Tei 指数升高是脓毒症患者的危险因素。

三、超声心脏评估的发展

未来该领域的研究可以将 2016 年 ASE/ EACVI 相关指南作为舒张功能障碍诊断和检测的参考标准。对舒张功能障碍的定义有一个共同的框架，可以展开进一步的研究。这类研究围绕与病死率（尤其是那些具有正常收缩功能的患者）、液体平衡、通气、阻断疗法的影响及使用新方法检测舒张功能障碍等方面展开。进一步探究数个预后指标的组合与单个测量值效果。除此之外，超声的评估还应结合其他评估手段，如心脏损伤标志物、肌钙蛋白及脑利钠肽都显示出了与心脏事件预后的相关性。综合多种评估及测量手段，最大限度地提高对疾病的诊治及判断水平。

（新疆医科大学第一附属医院 柴瑞峰 于湘友）

参考文献

［1］Lanspa M J, Shahul S, Hersh A, et al. Associations among left ventricular systolic function, tachycardia, and cardiac preload in septic patients. Annals of Intensive Care, 2017, 7(1): 17.

［2］王小亭，赵华，刘大为，等. 重症急性左心收缩功能不全患者心脏超声评价及其与预后关系的研究. 中华内科杂志，2016，55（6）：430-434.

［3］Nagueh S, Smiseth O, Appleton C, et al. Recommendations for the evaluation of left ventricular diastolic function by echocardiography: an update from the American Society of Echocardiography and the European Association of Cardiovascular Imaging. J Am Soc Echocardiogr, 2016, 29(4): 277-314.

［4］Sanfilippo F, Corredor C, Arcadipane A, et al. Tissue Doppler assessment of diastolic function and relationship with mortality in critically ill septic patients: a systematic review and meta-analysis. Br J Anaesth, 2017, 119(4): 583-594.

［5］Sharifov OF, Schiros CG, Aban I, et al. Diagnostic accuracy of tissue doppler index E/e′ for evaluating left ventricular filling pressure and diastolic dysfunction/heart failure with preserved ejection fraction: a systematic review and meta-analysis. J Am Heart Assoc, 2016, 5(1): e002530.

［6］Nagueh SF, Smiseth OA, Appleton CP, et al. Recommendations for the evaluation of left ventricular diastolic function by echocardiography: an update from the American Society of Echocardiography and the European Association of Cardiovascular Imaging. J Am Soc Echocardiogr, 2016, 29: 277-314.

［7］Poelaert, J. Diastolic dysfunction and sepsis: the devil is in the detail. BJA: British Journal of Anaesthesia, 2017, 119(4): 555-557.

［8］Lanspa MJ, Gutsche AR, Wilson EL, et al. Application of a simplified definition of diastolic function in severe sepsis and septic shock. Crit Care, 2016, 20: 243.

［9］Stewart GM, Yamada A, Haseler LJ, et al. Influence of exercise intensity and duration on functional and biochemical perturbations in the human heart. J Physiol, 2016, 594(11): 3031-3044.

［10］李跃东，王亚朋，李竹琴，等. 右心室 Tei 指数和心脏标志物对脓毒症预后的意义. 中华医学杂志，2017，97（43）：3396.

第五节 重症经食管超声心动图必不可少

目前的重症超声主要以经胸超声心动图（TTE）为主，随着其应用广度和深度的增加，其局限性也逐渐显现出来，ICU 常见的水肿、肺气肿、肥胖、敷料和机械通气呼气末正压等常常干扰其成像。随着经食管超声心动图（transesophageal echocardiography，TEE）技术、设备及探头，以及重症患者管理等方面的进步，在 ICU 中，TEE 不再局限于在少数患者或仅在心内膜炎的患者中使用。基于对心脏大血管良好的成像功能，TEE 从整体心功能评估，到精细血流动力学的评估，从单次的监测到持续的经 TEE 监测，突破了以往的局限性，在重症领域有着良好的应用前景。

一、TEE 在重症中的应用具有更丰富的内涵

相比传统的 TTE，TEE 能对重症患者展开全方位的评估，TEE 不仅通过直接与心脏大血管毗邻的食管对心脏结构进行显像而看得更清楚、更细致，还对重症患者的血流动力学也有着独特的评估优势。因此，TEE 在重症患者中具有更多的内涵，而目前有研究在该领域进行了探索。

1. 重症 TEE 在心脏停搏中的应用　心脏停搏患者需要通过心脏超声检查来帮助诊断或排除诊断，从而快速识别可逆病因，但在具体实施时可能由于多种影响因素而面临困难。例如，球囊通气可能导致胃充气造成剑下心脏的图像难以获取，而经胸心脏按压可能导致肋骨断裂、皮下气肿形成，导致经 TTE 图像无法获取。研究表明，重症患者中约 50% 的患者无法获取适宜的图像，尤其在其接受心脏按压时；获取 TTE 的时间会影响进行心脏按压的时间，并且超过既往指南限制的 10 秒；此外，某些胸部表面的敷料、粘贴的除颤电极板等也会影响检查。

而 TEE 在此时具有明显优势：①直接紧贴心脏表面成像，每位患者都能获取质量适宜的图像。② TEE 可以在心脏按压甚至除颤同时进行，减少心脏按压的中断和脉搏检查的时间。③可以观察心室在按压时的充盈与射血，评估心脏按压的深度和效果。

在心脏停搏时进行 TEE 检查不仅迅速查明可逆病因，如心肌梗死、肺栓塞、心脏压塞和严重低血容量等，还可以指导血流动力学治疗，评估患者对干预措施的反应。TEE 能帮助识别高达 86% 患者的病因。美国心脏协会指南中对心脏停搏的识别依赖于脉搏检查和心电节律分析，而这两者在临床中都有误判的倾向，10 秒之内对脉搏检查的准确率低至 15%，而通过心电图心电节律识别认为没有心跳的患者中，35% 的患者仍然伴随心脏的收缩，而 TEE 可以通过直接观察心脏收缩情况来纠正这些误判。成功应用的病例报道也表明了 TEE 在心脏停搏中应用的可行性和价值。

由于 TEE 在心脏停搏患者中的应用越来越多，James 等在 2018 年发表了 TEE 床旁应用于心肺复苏的相关指南。由于心脏停搏需要尽快启动病因判断，该指南从机器的快速获取、日常维护与清洁，到 TEE 在心脏停搏患者的切面选择、指征、临床发现与应用及培训，甚至急诊医师应用 TEE 的未来方向等都做出了相应的指导与描述。

2. 重症 TEE 为高级超声技术的应用提供了良好平台　由于 ICU 常见的全身水肿、正压通气等因素常常干扰经 TTE 成像，导致如斑点追踪、造影、三维和四维等对图像质量要求极高的高级心脏超声技术的应用受到局限，因此 TTE 多限于在床旁的快速评估中应用。而 TEE 技术对心脏的良好显像功能使得这些高级超声技术的应用成为可能，为今后高级超声技术在重症患者中的应用提供了良好的平台。

有研究将三维超声技术结合 TEE 检查重症患者的心排血量（CO），共纳入 15 例重症机械通气行连续性心排血量监测（pulse indicate contour cardiac output，PICCO）的患者并进行经食管超声的 3D 超声心动图检查。在 30 次血流动力学评估中，97% 的患者能够实现 TEE 监测下 3D 高级心脏超声技术对 CO 的计算，图像获取和后处理的时间平均分别为 46 秒和 155 秒。计算出的 CO 值与 PICCO 一致性好，相关系数为 0.78。三维经食管超声技术可以用于 ICU 患者，并且为重症患者提供了半定量的无创血流动力学评估方法。

重症 TEE 通过优质的心脏成像功能，为高级心脏超声技术在 ICU 中的应用提供了良好的图像基础与应用平台，为未来血流动力学的高级无创评估提供了可能。

3. 重症 TEE 推进重症患者的精细血流动力学管理　通过获取心内外血流与压力的相关数据，TEE 检查有望基于此而算得一系列血流动力学参数。通过 TEE 能获取右心室充盈前向血流 E 峰的多普勒加速速率，该数据能比较准确的评估中心静脉压（CVP），二者一致性好。通过 TEE 获取三尖瓣反流压差及 CVP 相加可估算肺动脉压，与有创监测肺动脉压力一致性高，相关系数高达 0.98。TTE 通过测量 E/e′ 可经公式计算得到肺毛细血管楔压（pulmonary capillary wedge pressure ，PCWP），与肺动脉导管（pulmonary artery catheter，PAC）监测结果高度一致，相关系数为 0.87。经食管超声测量三尖瓣反流峰速度平方与右心室流出道速度时间积分（velocity time integral，VTI）的比值与肺血管阻力（pulmonary vascular resistance，PVR）相关性好，可通过公式估算。通过左心室流出道 VTI 和面积可算得每搏排血量（stroke volume，SV），与心率相乘可算得 CO，而获取了 MAP、CVP 及 CO 值后，可通过欧姆定律算得 SVR 值。

TEE 监测血流动力学可直接或间接计算出 CVP、PAP、PVR、PCWP、SV、CO 和 SVR 等一系列从右心前后负荷、肺循环阻力到左心前后负荷、CO 和体循环阻力的一系列血流动力学指标，重症 TEE 有望通过精细的参数测量成为重症血流动力学评估的主要手段，这为重症 TEE 推进重症患者精细的血流动力学管理提供了很好的基础。

二、重症 TEE 的临床应用安全性

TEE 在重症中的应用前景广阔，但 TEE 侵入性操作对重症患者影响及其安全性的担忧不可避免。然而我们发现，由于重症患者大多带有气管插管或气切导管，随时处于严密监护状态，是在重症监护室里抢救设备和人员力量齐备状态下实施，能最大限度地避免传统 TEE 在患者处于清醒状态、缺乏气道保护情况下进行探头置入而产生呕吐误吸、喉痉挛，甚至窒息等操作相关并发症的风险，从操作本身来说更加安全。

血流动力学不稳定及顽固低氧是重症医学常见问题，也是重症 TEE 检查的重要适应证，患者多在生命体征不稳定、需要特殊监护下完成。越是呼吸循环不稳定的情况，越需要更快速、精准地判断病因，给予针对性治疗。床旁实时监测避免了此类患者较高的转运风险及时间耽搁问题，从患者角度来说，床旁即时的 TEE 监测更加安全。

近期也有多项研究再次肯定了重症 TEE 的安全性与可行性。Robert 等回顾了相关急诊 TEE 数据发现，共 12 名不同急诊医师进行的 54 次 TEE 检查中，所有患者食管探头均成功置入，首次成功率

达到 83%，11% 的患者进行了多次尝试，而只有 3 例（6%）患者需要喉镜辅助置入探头，无相关并发症发生。Yunuen 等的观察性研究纳入 152 例次 TEE 检查，所有探头置入均成功，没有并发症发生。重症专科医师在培训后可在 ICU 中进行 TEE 检查，安全、可行。

行 ECMO 支持的患者由于全身肝素化，在行 TEE 检查时有较高的口咽部及消化道出血风险，而近期 Martina 等的研究纳入了 53 例共 87 次 TEE 检查的 ECMO 患者，只有 2 例次（2.3%）患者发生了弥漫的口咽部出血而未再进行重复 TEE 检查，其他重复 TEE 检查中均未发生口咽部出血。其他并发症如上消化道出血、食管穿孔、牙齿损伤和插管移位等未见发生。这些患者在行 TEE 检查时的凝血指标 APTT 均值为（61.0±30.4）秒（范围为 28～160 秒），平均 INR 为 1.44±0.3（范围为 0.9～2.6）。行 TEE 检查时有 69 例（79%）患者正在接受持续的肝素静脉输注，6 例（6.8%）患者在接受阿曲加班的输注，4 例（3.4%）患者在 ECMO 同时行肾替代治疗并接受依前列醇钠的输注，9 例（10.3%）患者由于在 TEE 检查前出现过出血并发症而没有进行系统性抗凝。因此，即使在全身抗凝的 ECMO 患者中行 TEE 检查依然安全。

通过以上数据，我们有理由认为重症 TEE 的临床应用是安全、有益的。

三、重症 TEE 的临床应用简便易行

1. 培训简单　TEE 检查的操作比 TTE 更加简单。重症医师只需要接近 35 例检查就能获得 TEE 评估血流动力学的能力，而 TTE 检查至少需要 100 例。既往 TEE 都是由心脏科及心脏麻醉医师进行，且培训经过并不复杂，TEE 可由急诊 / 重症医师来完成。Arntfield 等的研究证实经过 4 小时的教学和模拟训练，急诊科医师在 6 周后也能成功地完成聚焦 TEE 的评估，并且急诊医师进行 TEE 监测图像获取率高达 98%。

2. 推动流程简化高效的应用　28 个完整 TEE 标准切面相对比较复杂，而重症 TEE 倾向于应用简明扼要的流程进行评估。在心脏停搏患者中，由于抢救时效性的需求，需要一个简单、目标性强的方案进行检查，因此 TEE 在心脏停搏的应用指南中基于如需要更有效率等原则推荐了一个 3 个切面（经食管中段四腔心切面、经食管中段左心室长轴切面、经胃左心室短轴切面）的检查方案。对急诊重症患者也采用上述 3 个切面进行简化的检查。在心脏停搏时，甚至只需要 1～2 个切面就足以快速评估心脏停搏的可逆病因，指导心肺复苏的效果与预后评估。

TEE 检查在重症的应用向更简化的流程方向发展，其应用也势必高效。

重症 TEE 不仅安全可行、简单易掌握，而且由于重症患者的独特性，它不再局限于以往简单的应用于 TTE 成像质量不佳的情况和几种局限的应用指征。重症 TEE 在心脏停搏患者应用的独特优势，通过可视化及数据化监测对无创精细血流动力学管理的推动作用，以及其良好的成像为高级心脏技术提供平台，使得重症 TEE 必不可少，其发展将开启重症患者血流动力学管理可视化、精细化的新时代。

（四川大学华西医院　李　易　尹万红　康　焰）

参考文献

［1］Zengin S, Erdal Y, Al B, et al. Benefits of cardiacsonography performed by a non-expertsonographer in patients with non-traumatic cardiopulmonary arrest. Resuscitation, 2016, 102: 105-109.

［2］Gaspari R, Weekes A, Adhikari S, et al. Emergency department point- of-care ultrasound in out-of-hospital and in-ED cardiac arrest. Resuscitation, 2016, 109: 33-39.

［3］Heidenreich PA, Stainback RF, Redberg RF, et al. Transesophageal echocardiography predicts mortality in critically ill patients with unexplained hypotension. J Am Coll Cardiol, 1995, 26: 152-158.

［4］James F, Michael M, Haney Mt, et al. Transesophageal echocardiography: guidelines for point-of-care applications in cardiac arrest resuscitation. Ann Emerg Med, 2018, 71(2): 201-207.

［5］Huis In't Veld MA, Allison MG, Bostick DS, et al. Ultrasound use during cardiopulmonary resuscitation is associated with delays in chest compressions. Resuscitation, 2017, 119: 95-98.

［6］Cunningham LM, Mattu A, O' Connor RE, et al. Cardiopulmonary resuscitation for cardiac arrest: the importance of uninterrupted chest compressions in cardiac arrest resuscitation. Am J Emerg Med, 2012, 30: 1630-1638.

［7］Blaivas M. Transesophageal echocardiography during cardiopulmonary arrest in the emergency department. Resuscitation, 2008, 78: 135-140.

［8］Memtsoudis SG, Rosenberger P, Loffler M, et al. The usefulness of transesophageal echocardiography during intraoperative cardiac arrest in noncardiac surgery. Anesth Analg, 2006, 102: 1653-1657.

［9］Van der Wouw PA, Koster RW, Delemarre BJ, et al. Diagnostic accuracy of transesophageal echocardiography during cardiopulmonary resuscitation. J Am Coll Cardiol, 1997, 30: 780-783.

［10］Hammoudi N, et al. Three-dimensional transoesophageal echocardiography for cardiac output in critically ill patients: A pilot study of ultrasound versus the thermodilution method. Arch Cardiovasc Dis, 2017, 110(1): 7-13.

［11］Cowie B, Kluger R, Rex S, Missant C. The utility of transoesophageal echocardiography for estimating right ventricular systolic pressure. Anaes- thesia , 2015, 70: 258-263.

［12］Nagueh SF, Middleton KJ, Kopelen HA, et al. Doppler tissue imaging: a noninvasive technique for evaluation of left ventricular relaxation and estimation of filling pressures. J Am Coll Cardiol, 1997, 30: 1527-1533.

［13］Abbas AE, Franey LM, Marwick T, et al. Noninvasive assessment of pulmonary vascular resistance by Doppler echocardiography. J Am Soc Echocardiogr, 2013, 26: 1170-1177.

［14］Schmidt C, Theilmeier G, Van Aken H, et al. Comparison of electrical velocimetry and transoesophageal Doppler echocardiography for measuring stroke volume and cardiac output. Br J Anaesth, 2005, 95: 603-610.

［15］Melanie Meersch, Christoph Schmidt, Alexander Zarbock. Echophysiology: the transesophageal echo probe as a noninvasive Swan-Ganz catheter. Curr Opin Anesthesiol, 2016, 29: 36-45.

［16］Arntfield R, Pace J, Hewak M, et al. Focused transesophageal echocardiography by emergency physicians is feasible and clinically influential: observational results from a novel ultrasound program. J Emerg Med, 2016, 50: 286-294.

[17] Aguilera Garcia Y, Quintero L, Singh K, et al. Feasibility, Safety, and utility of advanced critical care transesophageal echocardiography performed by pulmonary /critical care fellows in a medical intensive care unit. Chest, 2017, 152(4): 736-741.

[18] Nowak-Machen, M, Schmid, E, Schlensak, C. et al. Safety of transesophageal echocardiography during extracorporeal life support. Perfusion, 2016, 31(8): 634-639.

[19] Expert Round Table on Echocardiography in ICU. International consensus statement on training standards for advanced critical care echocardiography. Intensive Care Med , 2014, 40(5): 654-666.

[20] Arntfield R, Pace J, Hewak M, et al. Focused transesophageal echocardiography by emergency physicians is feasible and clinically influential: observational results from a novel ultrasound program. J Emerg Med, 2016, 50: 286-294.

第六节　重症相关右心共识与超声评估

近年来，随着重症血流动力学治疗理论的进展、临床血流动力学监测和先进成像技术的发展，对右心功能的认识、评估和管理在重症患者血流动力学管理中凸显出重要作用。2017 年 12 月新发布的《重症右心功能管理专家共识》（简称中国《右心共识》）强调了右心在重症血流动力学治疗中的地位，这是最早、最全面的从重症角度出发进行右心功能管理的共识，能够指导临床更好地理解、监测和管理右心功能。2018 年 4 月发表的《右心衰竭评估与管理指南》（简称《右心指南》）对右心衰竭的病因、流行病学、病理生理学及急、慢性右心衰竭的病因和管理进行了阐述。2018 年 5 月美国也发布了关于急性右心衰竭的专家共识（简称美国《右心共识》），主要从重症右心衰竭的定义、流行病学和病因等方面，提出了重症右心衰竭诊断和管理的 10 点建议。3 个共识 / 指南均阐述了超声在右心功能评估中的作用，但侧重点各不相同。

一、重症右心功能评估：超声的作用

右心室与一个高顺应性和低压力的肺循环相偶联，多种重症相关疾病均可导致右心功能障碍，如正压通气、腹腔高压、张力性气胸和大量胸腔积液等。低氧血症、高碳酸血症、肺栓塞、肺再灌注损伤、左心衰竭和纵隔肿物压迫肺动脉等可导致右心后负荷迅速增加；而右心室缺血、心肌炎和心脏外科手术等均可导致急性右心收缩功能降低。以上因素均可导致急性右心功能不全，进一步引起血流动力学紊乱。但是目前，右心功能衰竭并没有一个统一的被广泛接受的定义，机体在不过度利用 Frank-Starling 机制（与前负荷增加相关的每搏排血量增加）的情况下，右心每搏排血量降低，不能满足组织需求而导致的临床综合征，即为右心功能不全。

超声心动图最初应用于左心功能不全的诊断，目前其在 ICU 急性右心功能不全的诊断中同样发挥着重要的作用。超声心动图可以非侵入性地评估右心室前负荷、收缩功能及后负荷。在 ICU 中，使用超声心动图重点评估右心功能障碍或扩张能明显降低 ICU 患者的病死率。此外，超声多普勒效应可以评估血流动力学和心脏瓣膜疾病，如通过评估心排血量、充盈压、肺动脉压及右心室大小和功

能从而明确治疗的效果，由此可见，超声心动图具有很强的通用性。但需要注意的是，当左心室增大的时候，右心室的大小可能被低估。美国《右心共识》指出超声心动图对于右心功能不全的诊断至关重要，但需要与侵入性监测（充盈压力增加）相结合。由于右心室位于胸骨后及其复杂的几何形状，二维超声测量右心室容积可能不太精准；《右心指南》指出在心尖四腔心切面，右心室舒张末面积大于左心室舒张末面积或右心室基底部直径>4.2cm 定义为右心室增大；剑突下切面，舒张末右心室厚度>5mm 定义为右心室肥厚，简单介绍了右心室收缩和舒张功能的评估方法。中国《右心共识》从右心与容量、右心与肺高压、右心的舒张功能、右心的收缩功能及左右心的相互关系和作用方面做了介绍，特别强调重症患者右心舒张功能易受累，应用重症超声更有利于对右心舒张功能进行定量评估，如评估右心房压力、右心室厚度、三尖瓣口舒张血流频谱，以及肝静脉的脉冲多普勒频谱、下腔静脉内径及塌陷包括右心房大小等均可有效评估右心舒张功能。相关共识及指南均突出了右心功能管理是重症患者血流动力学治疗的关键环节。

二、重症右心功能评估：超声评估流程

超声心动图评估重症患者的血流动力学特点对于制订恰当的治疗计划和评估重症患者的预后至关重要。二维超声心动图检查是唯一的无创无辐射成像模式，具有广泛的可用性和安全性。与左心室相比，由于右心室位于胸骨后，并具有复杂的集合形状，且由于观察者的显著变异、标准成像参数角度依赖性，超声心动图评估右心室功能更具挑战性。右心室二维应变和三维成像超声心动图越来越多地用于弥补常规二维成像的不足，如右心室的三维成像和应变成像扩大了这种不可或缺方式的实用性。因此，在这个多模态成像的时代，超声心动图仍然是准确评估右心室结构和功能的有利工具，可以很好地评估成年人的右心功能。参照上述 3 个共识 / 指南，并根据《重症超声临床应用规范》形成了超声评估右心功能的流程和方案。

1. 右心超声心动图标准切面 美国超声心动图学会（American Society of Echocardiography，ASE）最新指南提供了一种标准化的右心室大小和功能评估的方案。二维超声心动图对右心进行全面评估的 6 个标准切面为：胸骨旁长轴切面、右心室流入道切面、胸骨旁短轴切面、心尖四腔心切面、右心室居中的心尖四腔心切面及剑突下四腔心切面。检查基础切面可以快速发现患者的基础心脏状态，为进一步评估右心功能和血流动力学特点提供线索和帮助。

2. 右心室的形态、大小及急慢性病因的判断 《右心指南》指出，与心室磁共振成像（MRI）相比，由于右心室复杂的几何形状，二维超声测量右心室容积可能不太精准，因此了解右心室形态和大小有利于快速判断右心室的功能状态。正常状态下，在心尖四腔心切面上右心室呈三角形，右心室舒张末面积<左心室的 2/3；在胸骨旁短轴切面上，右心室呈新月形，室间隔完全凸向右心室，右心室舒张末面积 / 左心室舒张末面积<0.6。右心室壁薄，压力耐受性差，是一个可以急性明显增大的心腔，多见于急性肺栓塞、重度急性呼吸窘迫综合征（ARDS）及快速过量补液等情况。除右心室外，其他腔室明显增大常常提示慢性的心脏基础状态。在心尖四腔心切面上，可以测量右心房的内径和面积；在剑突下四腔心切面，可以测量舒张末右心室厚度，若厚度>5mm 则定义为右心室肥厚。右心室增厚常由于慢性的后负荷增加所致，右心室心肌代偿性增厚，以满足充足的心排血量。因此，右心

室壁厚薄及右心房增大的评估有利于明确患者是否存在急性或慢性基础疾病。

3. 右心收缩功能的评估 右心室运动主要限于纵向（基底部到心尖）缩短和收缩期增厚。三尖瓣环运动位移（tricuspid annular plane systolic excursion，TAPSE）是三尖瓣环上的某个点于收缩期由右心室基部向右心室心尖移动的距离，反映右心室的纵向收缩能力，不反映右心室中段、心尖及游离壁的运动情况，是超声心动图检查中常用的评价右心室收缩功能的重要指标（正常参考值≥1.7cm）。中国《右心共识》第 20 条推荐指出 TAPSE 是反映右心收缩功能的重要参数，建议将其作为重症患者评估的常规指标。TAPSE 对严重心脏事件的预测优于其他指标。但是，心外科术后的患者可能影响到三尖瓣环运动，因此这类患者右心室功能的评估可能需要其他方法。右心室面积变化分数、右心射血分数和组织多普勒测量三尖瓣环收缩期峰速度也可以反映右心室的收缩功能，但这些指标较 TAPSE 而言，测量步骤更复杂，对图像质量要求高，需要超声设备的特殊功能来实现，对检查者的操作技术也有较高的要求，所以容易出现较大的测量误差。TAPSE 在不同检查者间也能保证较高的一致性，因此 TAPSE 是评估右心收缩功能不全的理想指标。

4. 右心舒张功能的评估 中国《右心共识》提出重症患者右心舒张功能易受累，应用重症超声更有利于对右心舒张功能进行定量评估。右心舒张功能的评估可以分为定性和定量评估。右心室与左心室共用一个心包和室间隔，形成并联关系；右心与左心通过肺循环形成串联的关系，相互呈递容量；心包、左心及肺部的病变会影响右心室的舒张和收缩功能。右心室定性评估内容常常包括心包积液 / 积血、室间隔形态和运动异常等。三尖瓣关闭不全（tricuspid incompetence，TR）、房间隔缺损、肺动脉反流或异常肺静脉回流可导致右心室前负荷增加，右心室的容量过负荷导致室间隔变平，因此超声评估室间隔的形态和运动是右心室舒张功能定性评估的重要内容。超声评估右心室充盈指标如右心房压力、右心室厚度、三尖瓣口舒张期血流频谱、三尖瓣环组织多普勒频谱，以及肝静脉的脉冲多普勒频谱、下腔静脉内径及塌陷，包括右心房大小等均可有效评估右心舒张功能。重症状态下，如正压通气、急性张力性气胸、大量胸腔积液及腹腔高压等，胸膜腔内压短时间迅速增加，可通过影响右心室壁的顺应性、右心房的舒张和下腔静脉回流，从而影响右心室的舒张功能。右心室充盈压力在 13mmHg 时，中重度 ARDS 患者右心室工作状态最为理想。因此中国《右心指南》第 20 条推荐指出应重视过高的胸膜腔内压力对右心室舒张功能的影响。中国《右心指南》第 24 条推荐指出当左心室扩张时，应注意左心室对右心室舒张功能的影响。临床常常发现，左心室过度膨胀后导致右心室充盈受限，CVP 增高。因此，正确理解左、右心室之间的相互作用和关系，是血流动力学治疗和调整的重要内容。

定性评估舒张功能是基于病因的改变来理解右心室舒张功能的变化，而定量评估使右心室舒张功能的评估更加精准。临床上，应用脉冲多普勒测量三尖瓣口舒张早期血流速度（E）、舒张晚期血流速度（A），计算 E/A 比值；应用组织多普勒测量舒张早期三尖瓣环外侧的运动速度（e′），计算 E/e′ 比值，可以较好地反映右心室舒张功能，更有利于重症患者血流动力学的精细管理。E / A 比值＜0.8 表明松弛受损；E / A 比值为 0.8～2.1，E / e′ 比值＞ 6 或肝静脉舒张血流量占优势表明假性正常充盈；E / A 比值＞ 2.1，且减速时间＜120ms 表明限制性充盈功能障碍。右心室应变超声也可评估患者右心室充盈压力。目前，三维超声心动图正在兴起，将成为更准确测量右心室大小和评估右心室收缩和舒张功能的方法。

5. 右心室与后负荷 正如中国《右心共识》所述，在重症患者中，多种原因均可引起肺血管阻力增高，如低氧血症、严重感染、ARDS、不适当的机械通气及大面积肺栓塞等，从而导致严重的血流动力学紊乱，甚至休克。肺叶切除、肺间质纤维化、自身免疫性疾病等也可能会引起肺血管阻力的增加，导致右心室后负荷增加，影响右心室功能，甚至导致患者休克或死亡。肺容积与肺血管阻力之间表现为U形曲线，因此严重ARDS导致的肺过度塌陷或不适当的机械通气导致的肺过度膨胀均可使肺血管阻力增高，只有在功能残气量增加时肺血管阻力才最低，此时右心室的后负荷处于最佳状态。中国《右心共识》第11条推荐指出进行机械通气前后及参数调整时，应关注右心室功能改变，建议常规使用重症超声评估右心室功能，必要时联合肺动脉漂浮导管进行连续评估。超声评估右心室后负荷，可结合右心室流出道切面、肺动脉长轴和心尖四腔心切面，通过测量右心室流出道直径和肺动脉速度-时间积分，计算出肺动脉阻力。

肺动脉压（PASP）＝4× 三尖瓣最大反流速度［V（TRmax）］^{2}＋右心房压

多种重症疾病均可引起肺动脉压力迅速增高，从而导致右心室功能不全，因此肺动脉压力的快速评估是重症患者血流动力学评估的重要内容。

6. 右心室与前负荷 腔静脉作为静脉系统回流的最终血管通路，在血流动力学评估中具有重要的意义。下腔静脉（inferior vena cava，IVC）胸腔外段具有扩张性，穿过膈肌后，IVC汇入右心房，故下腔静脉的跨壁压力接近于RAP，因此右心室前负荷的评估应从下腔静脉开始。对于自主呼吸患者，在吸气相，胸膜腔内压下降传导至右心房，这导致IVC-RAP压力梯度增高，静脉回流增多，IVC直径减少，呼气相则直径增加；而对于机械通气患者，静脉回流及IVC的变化正好相反。在血容量不足的情况下，胸膜腔内压变化对IVC压力的影响更为明显，可导致更大的直径变化。这也为呼吸所致下腔静脉变化用于判断容量反应性提供了生理学基础。超声测量下腔静脉呼气末内径及其变异度可以间接评估患者的容量状态和容量反应性，且该方法简单、无创、可重复性好，是右心室功能评估的重要组成部分，也是超声评估血流动力学的起点。联合颈内静脉和左心室流出道流速时间积分可以更好地预测容量状态和容量反应性，其阳性预测值为80%，阴性预测值为70%。越来越多的研究发现，右心室不同于左心室，其功能有自身的特性。一般生理情况下右心室处于无张力容积阶段，称为“布口袋”期，此阶段不符合Starling曲线。随着静脉回流的增加，右心室舒张末压力轻度增加，右心室壁张力轻度增加，称为低张力期，即为“starling”期，此阶段给予液体复苏可使右心室舒张末容积进一步增加，右心室舒张末压上升，心排血量增加，称为正向容量复苏。如各种原因导致右心室进一步增大，右心室舒张末期压力迅速增高，右心室壁处于高张力期，称之为“恃弱凌强”期，此阶段需要快速减少心脏和血管内的容量，降低前负荷，增加心排血量，改善组织灌注，此过程为反向液体复苏。因此，中国《右心共识》指出右心的“Starling”曲线与左心不同，正确判断右心的不同状态是进行容量治疗的关键。

综上所述，右心室功能受累在重症患者中非常常见，易造成血流动力学紊乱。重症超声评估右心室形状和大小，右心室舒张和收缩功能，右心室前、后负荷估测是重症患者血流动力学监测和治疗的重要内容，为重症患者的治理及跟踪治疗提供较好的依据和线索。

（福建省立医院 尚秀玲 于荣国）

参考文献

[1] 王小亭，刘大为，张宏民，等. 重症右心功能管理专家共识. 中华内科杂志，2017，56(12).

[2] Konstam MA, Kiernan MS, Bernstein D, et al. Evaluation and management of right-sided heart failure: a scientific statement from the american heart association. Circulation, 2018, 137(20): 578-622.

[3] Vieillard-Baron A, Naeije R, Haddad F, et al. Diagnostic workup, etiologies and management of acute right ventricle failure: A state-of-the-art paper. Intensive care medicine, 2018.

[4] Crystal GJ, Pagel PS. Right Ventricular Perfusion: Physiology and Clinical Implications. Anesthesiology, 2018, 128(1): 202-218.

[5] Levitov A, Frankel HL, Blaivas M, et al. Guidelines for the appropriate use of bedside general and cardiac ultrasonography in the evaluation of critically ill patients-part ii: cardiac ultrasonography. Critical care medicine, 2016, 44(6): 1206-1227.

[6] Venkatachalam S, Wu G, Ahmad M. Echocardiographic assessment of the right ventricle in the current era: Application in clinical practice. Echocardiography (Mount Kisco, NY), 2017, 34(12): 1930-1947.

[7] Rudski LG, Lai WW, Afilalo J, et al. Guidelines for the echocardiographic assessment of the right heart in adults: a report from the American Society of Echocardiography endorsed by the European Association of Echocardiography, a registered branch of the European Society of Cardiology, and the Canadian Society of Echocardiography. Journal of the American Society of Echocardiography: official publication of the American Society of Echocardiography, 2010, 23(7): 685-713.

[8] Bodez D, Ternacle J, Guellich A, et al. Prognostic value of right ventricular systolic function in cardiac amyloidosis. Amyloid: the international journal of experimental and clinical investigation: the official journal of the International Society of Amyloidosis, 2016, 23(3): 158-167.

[9] Hrymak C, Strumpher J, Jacobsohn E. Acute Right Ventricle Failure in the Intensive Care Unit: Assessment and Management. The Canadian journal of cardiology, 2017, 33(1): 61-71.

[10] Garcia-Montilla R, Imam F, Miao M, et al. Optimal right heart filling pressure in acute respiratory distress syndrome determined by strain echocardiography. Echocardiography (Mount Kisco, NY) , 2017, 34(6): 851-861.

[11] Naeije R, Manes A. The right ventricle in pulmonary arterial hypertension. European respiratory review: an official journal of the European Respiratory Society, 2014, 23(134): 476-487.

[12] Niden AH. The acute effects of atelectasis on the pulmonary circulation. The Journal of clinical investigation, 1964, 43: 810-824.

[13] Cecconi M, De Backer D, Antonelli M, et al. Consensus on circulatory shock and hemodynamic monitoring. Task force of the European Society of Intensive Care Medicine. Intensive care medicine, 2014, 40(12): 1795-1815.

[14] Garijo JM, Wijeysundera DN, Munro JC, et al. Correlation between transhepatic and subcostal inferior vena cava views to assess inferior vena cava variation: a pilot study. Journal of cardiothoracic and vascular anesthesia, 2017,

31(3): 973-979.

[15] 张青，刘大为，王小亭，等. 超声观测不同部位下腔静脉内径形变指数的研究初探. 中华内科杂志，2015，54（6）：491-495.

[16] Zhang Z, Xu X, Ye S, et al. Ultrasonographic measurement of the respiratory variation in the inferior vena cava diameter is predictive of fluid responsiveness in critically ill patients: systematic review and meta-analysis. Ultrasound in medicine & biology, 2014, 40(5): 845-853.

[17] Murthi SB, Fatima S, Menne AR, et al. Ultrasound assessment of volume responsiveness in critically ill surgical patients: Two measurements are better than one. The journal of trauma and acute care surgery, 2017, 82(3): 505-511.

第七节　超声新技术与重症医学

重症理论指导下超声技术的应用极大地提高了重症患者的救治能力，推动和促进了重症医学的进步。新技术的出现和应用进一步提高了超声临床应用的便捷性、准确性，极大地拓展了它的应用领域。基于传统心脏超声技术延伸出的三维、四维技术及新型图像分析方法，使得心脏结构、功能评估更为全面、精确、便捷。新的成像技术如弹性成像技术、增强超声技术及超声分子显像技术等突破传统超声的局限性，具有更为广阔的临床应用前景，有望成为危重症患者综合评估的重要床旁技术手段，本文就此做简要阐述。

一、弹性成像技术

生物组织具有不同的分子构成和组织形式，因而具有不同的硬度属性，通过超声获取组织的弹性信息可了解组织构成的改变，常用于占位病变性质的协助诊断，重症患者组织器官的硬度信息随机体状况变化而发生改变，认识其变化有助于病理生理变化的深入认识，为诊断与鉴别提供除结构、血流、灌注外的质地信息的一种全新的超声诊断技术。

（一）超声弹性成像的原理及相关技术

对组织施加一个内部或外部的动态或静态激励，组织会发生位移、应变、速度等类型的符合弹性力学及生物力学规律的相应变化，通过超声成像并结合数字信号处理或数字图像处理技术，间接或直接反映组织内部的弹性模量等力学属性的差异。根据施压方式弹性成像可分为静态 / 准静态弹性成像、实时组织弹性成像和声辐射力弹性成像。

（二）弹性成像技术在危重症患者中的应用

目前超声弹性成像技术广泛用于占位病变性质的协助诊断，危重症患者在血流状态、炎症、损伤等状态下各组织顺应性亦可发生改变，掌握其硬度信息变化有助于探索其病理生理特征。目前弹性成像技术在危重症患者的诊断和治疗方面应用很少，但有着广阔的应用前景。

1. 超声弹性成像在心脏功能评估中的应用　心肌组织的硬度受其病理变化特征、收缩舒张功能和容量状态等因素影响，心肌弹性成像能够准确、客观地对局部心肌功能进行定量评价，具有高精度、高分辨率（时间、空间）、无角度依赖性及重复性好等优点，可应用于心肌梗死和心肌缺血的定位。有学者利用超声弹性成像技术对 1 例心肌梗死患者进行检测，其超声弹性图中心肌梗死区域与正常组织可以被明显地区别出来，心肌梗死区域血供减少，逐渐失去弹性并向坏死方向发展导致心肌变薄，心肌应变图显示心肌梗死的心肌区域明显比正常的心肌薄，梗死心肌的应变值低于正常心肌。

2. 超声弹性成像在肾损伤评估中的作用　急、慢性肾损伤及容量状态等因素均可导致肾组织构成改变，影响其顺应性。弹性成像通过观察肾硬度信息变化为临床提供早期诊断线索，多用于肾慢性改变的动态监测。肾包囊内压受诸多因素的影响，其增加会影响肾有效灌注压，临床上缺乏有效的、可直接进行测量的无创监测手段，通常用腹腔内压来间接估计，剪切波超声弹性成像技术测定的肾剪切波传播速度与肾包囊内压和腹腔内压成正相关，有希望成为评估压力状态下肾顺应性的无创监测手段。脉冲声辐射弹性成像对于预测急性移植排斥肾功能障碍较肾血管阻力指数及肾容积具有更高的敏感性。对于重症急性肾损伤（AKI）患者，目前尚缺乏研究认识 AKI 动态演变过程中肾硬度信息变化及其对预后的影响。

3. 超声弹性成像在重症肝病患者中的应用　超声弹性成像技术可对肝硬度信息进行测量，其中超声剪切波弹性成像成为评估肝弥漫性改变、指导治疗、预后判断及随访监测的重要手段。右心室功能障碍常伴有内脏血流回流障碍及淤血性改变，肝顺应性与右心室充盈压密切相关，通过动态监测其改变可协助评估右心室功能并优化治疗，可成为静脉压变化及右心相关性肝功能障碍的无创动态监测手段。对于肝机械损伤，肝硬度变化有助于评估肝损伤程度；但对于缺血、脓毒症相关肝功能障碍患者，肝硬度变化的研究较少。肝超声弹性成像结合传统超声可明显提高急性胆囊炎诊断的敏感性及特异性，可协助评估胆囊炎的严重程度。

4. 超声弹性成像在颅脑损伤患者中的应用　超声弹性成像技术可无创性提供脑组织硬度信息，更好地理解脑损伤状态下各种病理、生理变化对其产生的影响，并提供客观监测信息。脑损伤、脑缺血等状态下脑组织顺应性呈现不同变化特征，在缺血性脑损伤模型中也发现严重缺血性损伤后脑组织硬度明显增加且与病理损害程度密切相关，脑硬度信息变化可用于评估脑损伤程度。Valsalva 动作可引起颅内压增加，同时可观察到脑组织硬度明显增加，提示通过观察脑组织的顺应性间接评估颅内压变化。不同阶段、不同病因的脑损伤其脑组织硬度变化及其与颅内压之间的关系需要进一步研究来明确。

5. 超声弹性成像在血栓疾病患者中的应用　不同时期血栓的危害性及治疗方法存在较大差异，不同时期血栓的超声弹性成像的表现，以及血栓与周围肌肉组织的应变比值不尽相同。急性期的血栓弹性图主要表现为红色，亚急性期的血栓主要表现为绿色，慢性期则主要显示为蓝色。随着血栓形成时间的延长，血栓与周围肌肉组织的应变比值逐渐升高。超声弹性成像技术可以用来评价不同时期血栓的硬度变化，对血栓治疗方案的选择有一定的临床指导意义。

6. 超声弹性成像在重症患者肌肉评估中的应用　弹性成像也常用于肌肉疾病的评估，剪切波弹性成像是最常应用的成像方式，具有较好的重复性。肌腔隙间隔室综合征需要压力及血流监测以及时指导治疗，通常用肌内压来反映肌腔隙间隔室综合征的严重程度，由于肌内压测定的有创性及相关并发症，临床应用受限。Sadeghi 的研究证实肌肉的弹性成像硬度指数与肌内压变化成正相关，弹性成像技术可用于协助监测肌内压变化。超声成像技术常用于肌萎缩或重症获得性肌衰弱的评估，主要缺点是难以定位、定量，而弹性成像评估腓肠肌和下臂屈肌硬度信息诊断获得性肌衰弱的灵敏度和特异度分别为 89% 和 71%，且具有较好的重复性和易用性。

超声弹性成像作为新的技术手段，弥补了常规超声的不足，丰富了疾病的诊断信息和诊断思路，在重症相关领域中得到应用，并显示出明显的优越性。随着临床技术的不断进步、诊断标准的进一步规范、操作者技术的不断熟练，超声弹性成像技术将在临床工作中发挥更加重要的辅助作用。

二、增强超声技术

（一）增强超声的原理及相关技术

运用白蛋白、半乳糖和磷脂等各种外壳包裹空气或六氟化硫的超声增强剂，无辐射性经外周静脉注射后与红细胞一起随着血液循环到达全身各处，通过谐波成像方法实现血管结构可视化，通过各种参数定量分析以量化的方式真实反映器官血流灌注状况，评价血流动力学特征。

（二）增强超声在危重患者中的应用

1. 评估重要器官的灌注　维持器官充足灌注是重症患者血流动力学治疗的核心内容，超声造影（contrast enhanced ultrasound，CEUS）是目前可实时观测器官微循环灌注的床旁监测技术，AKI 是危重患者死亡的独立危险因素，切实有效地监测肾微循环有助于个体化血流动力学治疗、改善功能并防止 AKI 的发生和进展。CEUS 可实时定量评估肾局部和总体灌注改变及 AKI 累及的程度，非侵入性的定量分析缺血 / 再灌注损伤、腹腔高压、慢性缺血损伤和缺氧等不同状态下的肾微循环灌注状况，对于 AKI 发生高危因素的手术患者，术后 24 小时 CEUS 显示肾皮质灌注明显下降，进一步研究发现对于同样的 MAP 变化，肾灌注改变具有很大的不均质性。这些现象提示我们对于不同的危重患者需要不同的目标血压，CEUS 可取代常规灌注评估指标，成为床旁评估危重患者肾灌注的重要方法。肾皮质坏死是一种少见且不可逆的肾损伤，其预后与皮质坏死的范围和程度密切相关。CEUS 克服了传统多普勒技术的缺陷性，可作为床旁手段早期对肾皮质坏死做出诊断，有助于和急性肾小管坏死等疾病相鉴别。CEUS 可通过不同成像方式动态、实时、可视化评估脑缺血或脑外伤状况下的脑灌注改变，对于去骨瓣减压患者 CEUS 可显像脑灌注并观察机械通气、血流动力学改变对其的影响，同样可以观察脑低灌注状况、血管活性药物及 CO_2 对脑灌注的影响，且 CEUS 诊断脑梗死部位和范围相比于 CT 或 MRI，具有更高的敏感性和特异性。运用团注时间相关性显像方法，可床旁快速、动态、精确及可重复性地监测颅内压变化及脑损伤等状态下的脑灌注状况，分析脑自我调节功能。CEUS 还可用于肝、脾、胃肠道和肌肉等组织器官微循环和灌注评估，具有很广阔的应用前景。

2. CEUS 在创伤患者中的应用　超声为创伤患者提供了便捷、快速的评估方法，大大提高了快速诊断和处理能力，尤其在诊断腹腔内出血方面具有很高的敏感性和特异性，但在实质器官损伤方面具有一定的局限性，特别是不合并腹腔内出血的实质器官损伤。CEUS 可大大提高实质器官损伤诊断的敏感性，更清晰地显示损伤的范围、位置、边界、与血管和包膜的毗邻关系，用于肝、脾、肾及活动性出血的诊断，具有与 CT 相似的敏感性。CEUS 可识别出传统超声无法诊断的肝损伤。与 CT 相比，CEUS 可以 100% 发现脾损伤，并确定脾损伤的范围和程度。对于无论是否合并肾周或后腹膜的肾实质损伤，也显示出非常高的敏感性。传统超声对于胰腺损伤诊断的敏感性并不高，但 CEUS 可显著提高诊断的敏感性，发现传统超声无法识别的胰腺损伤，这表明其可能用于危重患者胰腺损伤的早期筛查。对于活动性出血，CEUS 可显示超声增强剂的血管外溢出，运用此技术可准确识别出腹腔内活动性出血，具有 100% 的敏感性和特异性。

3. CEUS 在危重患者缺血性疾病中的应用　缺血性损伤如血栓及血栓相关性栓塞，常发生于重症患者，包括肺栓塞（pulmonary embolism，PE）、脾栓塞、肾梗死、小肠坏死及脑梗死等。由于缺血坏死早期区域呈现等回声，传统超声很难及时、早期识别梗死区域和范围。增强超声下坏死区域的边界显像更为清晰，损伤的形态和范围更易于准确识别，有无增强显像区可更为灵敏地协助判断区域灌注状况，其在显像器官血流缺失方面与 CT 具有相似的准确性，更易于床旁评估危重患者。非结石性胆囊炎（acute acalculous cholecystitis，AAC）常发生于危重患者，由于其临床表现常被其他严重并发症掩盖，致使临床诊断困难。临床上缺乏确实有效的识别手段来识别坏疽与非坏疽性 AAC，传统经腹超声是床旁的主要筛查手段，但是难以鉴别胆囊是否坏死。CEUS 可显示胆囊低灌注或灌注缺失，在坏疽性 AAC 诊断方面具有很高的特异性。危重患者急性 PE 的及时诊断非常重要，但在某些情况下诊断困难。多系统超声的联合应用可显著提高 PE 诊断的敏感性，传统超声对于 PE 造成的肺部改变无法与感染、实变相区分，CEUS 可清晰显示外周缺血区域的楔形灌注完全或不完全缺失。CEUS 同样用于诊断重症患者肝、肾和小肠等器官的缺血性改变。

CEUS 是极具前景的实时观察危重患者灌注、连续显像血管树和微循环的超声技术，在评估各种器官缺血损伤和灌注中发挥着重要作用，技术的发展使得床旁实时评估危重患者的组织灌注成为可能。

三、超声分子显像在危重症中的应用

1. 超声分子影像学的概念　超声分子影像技术是通过将目的分子特异性抗体或配体连接到超声造影剂表面构筑靶向超声造影剂（超声微泡），使超声造影剂主动结合到靶区进行特异性的超声分子成像，以此来反映病变组织在细胞、亚细胞及分子水平上的病理变化，从而提高超声诊断的准确性和敏感性。在目前技术能力下的靶向微泡体内靶点局限于血管内皮，主要用于炎症、肿瘤血管生成、血栓和缺血再灌注损伤等分子成像。

2. 超声分子显像在危重疾病中的应用　超声微泡可与被激活的中性粒细胞和单核细胞黏附并被吞噬，因此可以用来发现炎症发生的部位。将磷脂酰丝氨酸结合于脂质微泡壳上可以增强补体的活化，提高微泡与激活白细胞结合程度。微泡外壳上的白蛋白或脂质能够亲和活化的粒细胞和单核细胞，因此能在感染或受损区域滞留，数分钟后大多数微泡被吞噬，但仍然保持声学特性。循环微泡清除以后，超声仍可以探测到感染区的声学信号。Tiukinhoy 等于 2004 年报道，在感染有肺炎衣原体的人脐静脉血管内皮细胞模型中，使用包裹了阿奇霉素的超声微泡造影剂治疗，可有效地抑制肺炎衣原体的增生。

vWF 靶向微泡对血栓有较高的黏附率，其中 80% 都是在血栓处黏附，可以评估血栓状态。血栓微泡靶向技术在溶栓治疗方面也具有应用价值。微泡表面结合能识别纤维素或血凝块成分的配体，可使携溶栓药物分子的微泡到达靶点，利用超声使微泡破裂释放出药物，发挥溶栓作用。组织型纤溶酶原激活物和超声微泡的联合应用可显著增强溶栓效果。目前溶栓治疗已经成为超声微泡药物运载研究的热点。

携带抗 P 选择素单克隆抗体靶向超声微泡用于评价小鼠心肌缺血再灌注损伤，可在心肌坏死前确定缺血心肌的存在。多柔比星介导的急性心肌病中，利用携膜联蛋白的脂质微泡能识别早期凋亡细胞，表明在发生左心室收缩功能失调前，超声检测细胞凋亡是可能的。

超声分子影像技术主要是从细胞和分子水平显示人体病理生理功能的改变，而特异性的靶向超声造影剂提供了额外的血流和组织灌注的功能信息，在疾病尚未发生解剖结构改变之前检出异常，非侵入性地评价炎症、缺血再灌注损伤、内皮损伤和血栓等疾病的病灶分布和灌注情况，为治疗提供更为精准的信息。随着相关学科的不断进步和发展，超声分子影像技术在危重疾病救治中的应用将不断被拓展，必将为临床工作者提供更多的帮助。

（上海交通大学医学院附属瑞金医院　武　钧）

参考文献

[1] Konofagou EE, Harrigan T, Solomon S. Assessment of regional myocardial strain using cardiac elastography: distinguishing infarcted from non-infarcted myocardium. IEEE Ultrasonics Symp Proc, 2001, 1589-1592.

[2] Kashani KB, Mao SA, Safadi S, et al. Association between kidney intracapsular pressure and ultrasound elastography. Crit Care, 2017, 21(1): 251.

[3] Stock KF, Klein BS, Cong MT, et al. ARFI-based tissue elasticity quantification and kidney graft dysfunction: first clinical experiences. Clin Hemorheol Microcirc, 2011, 49(1-4): 527-535.

[4] Kashiyama N, Toda K, Nakamura T, et al. Evaluation of right ventricular function using liver stiffness in patients with left ventricular assist device. Eur J Cardiothorac Surg, 2017, 51(4): 715-721.

[5] Soloveva AE, Kobalava ZD, Villevalde SV, et al. Prognostic value of liver stiffness in decompensated heart failure: results of prospective observational transient elastography-based study. Kardiologiia, 2018, (S10): 20-32.

[6] Kim JE, Choi DS, Bae K, et al. Added value of point shear-wave elastography in the diagnosis of acute cholecystitis. Eur Radiol, 2017, 27(4): 1517-1526.

[7] Wang SD, Liang SY, Liao XH, et al. Different extent of hypoxic-ischemic brain damage in newborn rats: histopathology, hemodynamic, virtual touch tissue quantification and neurobehavioral observation. Int J Clin Exp Pathol, 2015 , 8(10): 12177-12187.

[8] Tzschätzsch H, Kreft B, Schrank F, Bergs J, et al. In vivo time-harmonic ultrasound elastography of the human brain detects acute cerebral stiffness changes induced by intracranial pressure variations. Sci Rep, 2018, 8(1): 17888.

[9] Sadeghi S, Johnson M, Bader DA, et al. The shear modulus of lower-leg muscles correlates to intramuscular pressure. J Biomech, 2019, 83: 190-196.

[10] Maslarska M, Weis C, Bode C, et al. Shear Wave Elastography of Peripheral Muscle Weakness in Patients with Chronic Congestive Heart Failure. Ultrasound Med Biol, 2018, 44(12):2531-2539.

[11] Schneider A, Johnson L, Goodwin M, et al. Bench-to-bedside review: contrast enhanced ultrasonography--a promising technique to assess renal perfusion in the ICU. Crit Care, 2011, 15 (3): 157.

[12] McKay H, Ducharlet K, Temple F, et al. Contrast enhanced ultrasound (CEUS) in the diagnosis of post-partum bilateral renal cortical necrosis: a case report and review of the literature. Abdom Imaging, 2014, 39 (3): 550-553.

[13] Vinke EJ, Kortenbout AJ, Eyding J, et al. Potential of Contrast-Enhanced Ultrasound as a Bedside Monitoring Technique in Cerebral Perfusion: a Systematic Review. Ultrasound Med Biol, 2017, 43 (12): 2751-2757.

[14] Bilotta F, Robba C, Santoro A, et al. Contrast-Enhanced Ultrasound Imaging in Detection of Changes in Cerebral Perfusion. Ultrasound Med Biol, 2016, 42 (11): 2708-2716.

[15] Sessa B, Trinci M, Ianniello S, et al. Blunt abdominal trauma: role of contrast-enhanced ultrasound (CEUS) in the detection and staging of abdominal traumatic lesions compared to US and CE-MDCT. Radiol Med, 2015, 120 (2): 180-189.

[16] Regine G, Atzori M, Miele V, et al. Second-generation sonographic contrast agents in the evaluation of renal trauma. Radiol Med, 2007, 112 (4): 581-587.

[17] Valentino M, Galloni SS, Rimondi MR, et al. Contrast-enhanced ultrasound in non-operative management of pancreatic injury in childhood. Pediatr Radiol, 2006, 36 (6): 558-560.

[18] Catalano O, Sandomenico F, Raso MM, et al. Real-time, contrast-enhanced sonography: a new tool for detecting active bleeding. J Trauma, 2005, 59 (4): 933-939.

[19] Kawai R, Hata J, Manabe N, et al. Contrast-enhanced ultrasonography with Sonazoid for diagnosis of gangrenous cholecystitis. J Med Ultrason, 2016； 43 (2): 193-199.

[20] Bartelt S, Trenker C, Gorg C, et al. Contrast-enhanced ultrasound of embolic consolidations in patients with pulmonary embolism: A pilot study. J Clin Ultrasound, 2016, 44 (3): 129-135.

[21] Tiukinhoy SD, Khan AA, Huang S, et al. Novel echogenic drug-immunoliposomes for drug delivery. Invest Radiol, 2004, 39(2): 104-110.

[22] Molina CA, Ribo M, Rubiera M, et al. Microbubble administration accelerates clot lysis during continuous 2-MHz ultrasound monitoring in stroke patients treated with intravenous tissue plasminogen activator. Stroke, 2006, 37(2): 425-429.

[23] Min PK, Lim S, Kang SJ, et al. Targeted ultrasound imaging of apoptosis with annexin a5 microbubbles in acute Doxorubicin-induced cardiotoxicity. J Cardiovasc Ultrasound, 2010, 18(3):91-97.

第八节　重症从业人员对重症超声的掌握与提升

一、重症超声内涵发展决定培训需求

重症超声是在重症医学理论指导下，针对重症患者，以问题导向，整合超声技术的、多目标的动态评估过程；是确定重症治疗方向及精细化滴定，调整治疗的重要手段。不同于传统的诊断超声，重症超声检查实施和影像结果解读均由重症医学专业人员完成，以评估脏器及系统的病理生理改变和病因学为核心。重症医学赋予了超声技术临床应用新的内涵，具有以问题导向为基础、实时实地、多系统整合和多目标流程化实施等特点。

重症超声客观上包含了超声医学和重症医学两大部分内容。2016 年发布的《中国重症超声专家共识》针对重症超声的理念、实施与应用提出了共识性建议。重症超声的准确评估与实施需要超声图像获取，以及解读的标准化与规范化，而整合指导临床诊疗则需要重症医学理论体系的积累和规范。作为新兴的临床诊疗体系，建立相应的技术规范及流程方案尤为重要。建立技术规范也是重症超声质量控制与持续提高的根基，为未来临床应用和科研发展的重要条件。正因为上述特征，重症医学专业医师接受重症超声规范化培训尤其需要相应的规范。国际同行在这方面也给我们提供了非常有价值的经验。

二、国外重症超声培训体系现状

重症超声是一项复杂的技能，需要获得图像、解释图像的知识和整体临床判断，以及适当地使用这些发现来管理患者问题的能力。因此，重症超声从业人员能力水平主要包含以下内容：①超声设备的适当使用；②快速优化标准视图的能力；③超声图像的正确解读能力；④超声图像与解剖部位的正确关联能力；⑤异常结构和病理模式的识别能力；⑥超声检查结果与临床信息的整合能力；⑦利用超声信息正确指导重症疾病诊疗的能力。

重症超声在临床重症管理中有很多应用，包括目标导向的心脏评估，肺部超声，脑和颅内压评估，气道、胃肠和腹部、深静脉血栓评估和超声引导下行血管和气道通路、局部麻醉、胸腔和心包积液引流等操作。整合超声评估资料和临床信息，还可以用于精细化的循环、呼吸管理。重症超声培训课程内容也应以上述内容为核心，分门别类，循序渐进，由浅入深。

重症超声作为一门复杂的学科，培训教育有其内在的规律和实践要求。由于重症超声复杂的知识内容和操作技能，更加要求培训的系统性和科学性。从记忆、理解、实践应用到创新发展对应了多次重复的知识学习、操作练习、监管下的临床病例实践和纠错，最终的能力考核和认证。这就要求重症超声要有严谨的培训方案及能力考核认证体系。

随着人们对于重症超声理解的深入，重症超声培训体系也不断发展，逐渐完善，但尚未形成世界统一的标准规范。不同的国家和组织的培训方案有所差异，但大多遵循一个共同的原则。一般而

言，学员必须参加专门的培训课程，包括理论教学、操作技能训练、图像辨识和解析，以及口头的病例分析讨论。其后要求学员在限定时间内，在各自单位进行一定数量的操作实践并上交相关登记记录。这些课程内容完成之后，要进行正式的能力评估，包括理论知识、图像获取、图像解读和临床整合。不同的国家和地区认证的方案也各有特色。

2011 年欧美专家合作发表了《重症超声检查能力标准国际专家共识》。该共识明确了重症超声包含全身重症超声（general critical care ultrasound，GCCUS）和心脏重症超声（critical care echocardiography，CCE），其中 CCE 又分为基础 CCE 和高级 CCE。基础 CCE 强调以有限数量的标准视图对心脏进行目标导向检查，用于评估休克状态，指导患者血流动力学管理。其培训方案理论部分要求应包括至少 10 小时的课程，课程包含讲座、教学讨论和图像解释。至少 1 名具有基础 CCE 能力的专家监督并指导学员实施 ICU 患者床边检查，在培训导师指导下完成 30 例次以上超声检查才被认为符合图像采集培训的标准。对于图像解释方面的培训，学员应该接触到足够数量的异常图像。学员应保留日常检查的超声影像和患者临床资料，并在培训师的监督下对其检查影像和临床判断进行讨论和纠错。

美国胸科医师学会（American College of Chest Physicians，ACCP）的重症超声培训主要聚焦在胸部、心脏、腹部和血管方面。方案包括 2 次，共计 7 天（第 1 次 3 天和 4 个月后第 2 次 4 天的巩固课程），其中有 4 小时教学讲座，12 小时图像解释训练，12 小时操作训练（教师：学员比为 3：1），以及 20 小时的网上培训和 300 个超声图像辨识。

重症超声培训的目标是确保学员能达到临床实践能力要求标准，最大限度地降低错误或漏诊的发生率。因此，培训后的认证及持续的质量监管很重要。将重症超声限制在经过认证的医护人员并强化过程质控是解决能力水平问题的关键步骤。但在这个领域，目前各个国家和组织间尚未形成广泛共识。美国国家超声心动图委员会制定了基础和高级围术期经食管超声心动图（TEE）及经胸超声心动图（TTE）认证的具体要求。而加拿大超声心动图学会（Canadian Society of Echocardiography，CSE）则只提供指导，而非认证。

ACCP 的重症超声能力认证考试包括基于正常人体模特的操作，主要考核学员的图像获取技能。培训期间学员必须提交 30 个五点位的基础超声心动图检查结果，共 150 个视频，其质量由教师审核确定是否可以通过。如果受训学员通过考试，他们会收到培训完成证明。美国重症医学会（Society of Critical Care Medicine，SCCM）则只提供培训，学员等能力认证交由第三方能力认证机构考核并颁发相应证书。

随着信息技术和移动互联网的发展，培训模式也在不断创新。哈佛大学整合了在线培训、模拟器教学、实时仿真超声操作和基于案例的诊疗讨论等多种模式，为在校学生提高超声学习效率和效果搭建了先进的技术平台。

三、国内重症超声培训体系现状

中国的重症超声培训始于 2008 年，比较完备的重症超声培训体系是由中国重症超声研究组（Chinese Critical Ultrasound Study Group，CCUSG）建立，已在国内开展了广泛的系统性重症超声培训，逐步形成了《中国重症超声专家共识》和《重症超声临床应用技术规范》，并以共识和规范为指导，在培训内容、培训方案、培训体系和考核认证体系等方面做出了开创性的工作。在培训的均质化及质控层面，CCUSG 还建立了培训师的筛选、培训、能力认证体系及分级管理策略。随着重症超声在国内临床应用的快速发展，目前也出现了一些地方性重症超声培训团队。但在培训内容、方法及管理平台方面都亟待规范。

四、重症超声培训体系的规范与要求

重症超声的准确评估与实施需要超声图像获取及解读的标准化与规范化，而整合指导临床诊疗则需要重症医学理论体系的积累和规范。由于重症超声检查实施和影像结果解读均由重症医学专业人员完成，重症超声培训应重视规范实施，做到结合阶段性培训目标、理论教学与操作技能并重，培训过程管理和考核认证相结合。

由于重症疾病监测和诊疗的复杂性，重症超声培训需结合临床流程进行。通过分阶段培训、临床实践和沟通反馈达到训练目标，最终通过考核认证，确保培训质量的均一性和可靠性。结合国际发展现状，CCUSG 建立了重症超声培训规范，见表 13-8-1。

表 13-8-1　中国重症超声培训规范

阶段	目标	要求
1	初步理论和实践训练	网络学习和集中培训课程，包括理论和操作实践训练；专注于图像获取和解读，除正常与异常影像辨识外，还应包括基本的超声物理学、解剖学与生理学的基础知识；教学中结合使用理论讲座、操作示范和案例介绍
2	专家指导下的实践训练，建立规范获取图像的方法和能力	学员应在经验丰富的培训专家的直接指导下进行一定数量的、流程化的超声检查，记录相关资料，并对资料进行分组回顾分析 超声检查可以基于健康志愿者，也可以在重症患者中实施，条件许可时超声模拟器可以帮助学员更好地了解解剖结构、目标位置空间关系及设备操作
3	专家指导下的临床实践，建立超声影像对应的病理生理解读和初步的临床整合能力	学员可以独立完成基于实际病例的流程化超声检查，填写检查记录，培训老师与学员一起回顾分析影像，重点提高图像获取能力（图像质量）和解读能力。学员在培训期间应进行 50 次以上的实际练习
4	基于临床实践的能力培训与评估认证	考试由经 CCUSG 认证的专家定期实施。考试内容包括基本理论、设备操作、图像获取、图像解读和整合临床指导治疗等。如考核未获得通过，培训阶段可以延长，通过更多的学习和实践达到培训要求，培训的所有阶段均应由教学经验丰富的重症医师进行监管，确保患者资料的可信性及超声诊断的准确性

五、展望

随着传输、存储、人工智能及虚拟仿真技术的发展，超声会越来越快速地普及到我们的日常临床实践中。与之相对应，重症超声的培训教育必将需求日胜。

目前，重症超声培训标准在世界范围内仍然缺乏足够的研究数据支持。基于中国人口和医师的基数优势，未来在培训方法、临床执行效率及重症超声数据库建立方面，尤其是结合人工智能和虚拟仿真应用领域研究发展潜力极大。由于重症超声兼具重症疾病信息的复杂性和超声可视化的特征，重症超声培训和临床实践过程中结合流程，提高学习和实践效率可能是目前发展的主流。建立基于网络的大数据库，通过机器学习优化流程与视觉感知效率，进而结合人工智能和虚拟仿真技术提高培训效果可能会成为未来发展的方向。

目前国际上已经有医学院使用超声设备帮助学生学习解剖学。尽管尚未发现其改善解剖学学习的效果，但有越来越多的医学院将超声培训纳入医学课程。内容方向从基础科学的教学辅助到作为临床工具的全面整合，已经渐有声势。相信未来国内的临床医学生教育也会成为这一流行趋势的实践者。

（清华大学第一附属医院　晁彦公）

参考文献

[1] Mayo PH, Beaulieu Y, Doelken P, et al. American College of Chest Physicians/La Société de Réanimation de Langue Française Statement on Competence in Critical Care Ultrasonography. Chest, 2009, 135:1050-1060.

[2] International Expert Statement on Training Standards for Critical Care Ultrasonography. Intensive Care Med, 2011, 37(7):1077-1083.

[3] Ferrada P, Evans D, Parker S, et al. 4107 Limited Echocardiogram Examinations Performed By Intensivists: A Surgeon-Driven Multidisciplinary Program. Am Surg, 2017, 83(1):78-81.

[4] Greenstein YY, Littauer R, Narasimhan M, et al. Effectiveness of a Critical Care Ultrasonography Course. Chest, 2017, 151(1):34-40.

[5] Galarza L, Wong A, Malbrain M. The state of critical care ultrasound training in Europe: A survey of trainers and a comparison of available accreditation programmes. Anaesthesiol Intensive Ther, 2017, 49(5):382-386.

[6] Moreno O, Ochagavia A, Artigas A, et al. Evaluation of intensivist basic training in transthoracic echocardiography in the postoperative period of heart surgery. Med Intensiva, 2018.

[7] Bloch A, von Arx R, Etter R, et al. Impact of Simulator-Based Training in Focused Transesophageal Echocardiography: A Randomized Controlled Trial. Anesth Analg, 2017, 125(4):1140-1148.

[8] Vignon P, Pegot B, Dalmay F, et al. Acceleration of the learning curve for mastering basic critical care echocardiography using computerized simulation. Intensive Care Med, 2018, 44(7):1097-1105.

[9] Skinner AA, Freeman RV, Sheehan FH. Quantitative Feedback Facilitates Acquisition of Skills in Focused Cardiac Ultrasound. Simul Healthc, 2016, 11(2):134-138.

[10] Kusunose K, Yamada H, Suzukawa R, et al. Effects of Transthoracic Echocardiographic Simulator Training on Performance and Satisfaction in Medical Students. J Am Soc Echocardiogr, 2016, 29(4):375-377.

第十四章 重症康复

第一节 ICU早期康复治疗在重度颅脑损伤患者中的研究进展

重度颅脑损伤（severe brain injury，sBI）患者病情复杂、变化快，抢救成功后仍有60%～100%的致残率。中枢神经损伤的修复并非通过神经细胞再生，而是由残留部分功能重新组织后以新的方式代偿丧失的功能。国内神经急重症康复起步较慢，大多数医务工作者对ICU内重症患者的早期康复介入缺乏意识，通常是在发病1周后或待患者意识、生命体征完全恢复后再开始康复训练，且错误地将重症患者的不良预后当作康复潜力低，大部分仍停留在急性期后的床边治疗或转入康复病房后再接受康复治疗的阶段。受条件所限，目前很多医院都没有康复单元，不同医院的康复措施多种多样，对这部分患者的重视程度也不尽相同，因此加强对sBI患者的康复治疗迫在眉睫。

sBI患者的康复治疗分为急性期康复、恢复期康复和后遗症期康复3个阶段。在ICU期间主要涉及急性期康复治疗，这是本节关注的重点。

一、sBI患者早期康复介入时机

神经重症康复是一个早期介入的综合康复治疗体系，在早期康复理念基础上进一步突出“神经重症”的特点。康复治疗应与疾病治疗同时进行，sBI患者应在进入ICU 24小时后开始评估患者能否进行康复治疗，生理功能稳定后开始实施早期康复治疗，不需要等到呼吸机撤机或转出ICU后再实施。符合以下标准应考虑开始早期康复治疗：心率＞40次/分或＜120次/分；收缩压≥90mmHg或≤180mmHg，和（或）舒张压≤110mmHg，平均动脉压≥65mmHg或≤110mmHg；呼吸频率≤35次/分；血氧饱和度≥90%，机械通气吸入氧浓度≤60%，呼气末正压≤10cmH_2O；需要小剂量血管活性药支持，多巴胺≤10μg/（kg·min）或去甲肾上腺素/肾上腺素≤0.1μg/（kg·min）；特别是颅内压持续24小时稳定在2.7kPa（20mmHg）。生命体征明显波动，有可能进一步恶化或危及生命时需暂停康复治疗。

Formisano等对2001—2016年收治的890例sBI患者（GCS≤8分，昏迷持续时间超过24小时）进行急性期康复干预，分别使用格拉斯哥预后评分、认知功能水平量表（LCF）和残疾评定量表（DRS）对临床转归进行量化统计分析。结果显示，颅脑损伤的病因、急性期康复干预开始时间及康复持续时间与患者的预后有关，而且康复持续时间越长，预后越好。

意大利14家医学诊疗中心联合实施的1项临床研究共纳入了103例sBI患者，其中68例为早期康复干预组，35 例为普通治疗组，每 3～5 天应用功能量表进行统计分析直至其离开 ICU。结果显示，2 组 GCS、DRS、LCF 和早期康复 Barthel 指数（ERBI）评分均有显著改善。与普通治疗组相比，早期康复干预组在 ICU 停留时间长，但转出率较高，2 组在康复期间均无不良事件发生。早期康复干预可以改善 ICU 中 sBI 患者的临床预后和功能恢复。

sBI 患者从 ICU 转入康复的治疗过程中，越早转入康复阶段，预后越好，花费越低。然而，也有些学者认为康复治疗会给 sBI 患者带来更多风险。sBI 患者在进行神经康复过程中，约 1/3 的患者病情变化需要再次急诊外科或重症监护治疗。这些患者具有更高的死亡风险，更长的住院时间和更差的功能恢复，其主要原因是高热和脓毒症。这种临床现象不是偶然发生的，可能跟临床表现未稳定之前就转出 ICU，或者病情危重时就进入康复环境。因此，需要重症医师和康复团队之间进行更有效的沟通和协作，制订更严格的康复治疗流程。

二、神经重症康复方法

sBI 患者在救治的同时介入康复，此时患者的病情尚不稳定，存在许多安全性问题，因此选择适当的急性期康复方法至关重要。

（一）一般性康复

这类康复方法主要是预防肢体痉挛的发生，维持患者肢体处于良好的姿势，利用各类智能化设备制动关节，利用神经肌肉电刺激诱导肌肉收缩，预防肌肉萎缩和深静脉血栓形成，还包括循环功能康复、呼吸功能康复、脑功能康复和吞咽障碍康复等。这些一般性康复方法具有安全性高、能耗低和不需要患者参与的特点，适用于昏迷、气管切开及不能主动参与康复的神经重症患者。

1. 循环功能康复　神经重症患者的循环康复是对患者意识、配合度及肢体运动功能等综合评估基础上，制订并实施相应的物理治疗，改善心脏和全身功能低下的状态，预防治疗过程中心血管事件的发生。根据患者标准化 5 问题问卷（Standardized Five Questions，S5Q）测评，确定不同层级心脏康复介入。内容涉及体力、耐力、行为能力及心脏负荷训练（表 14-1-1）。

表 14-1-1　循环功能康复分级量表

心脏康复分级	S5Q 评分（分）	康复内容
0 级	0	患者不能配合，以预防性康复为主，可进行适量被动性康复
1 级	<3	患者少量配合，以被动性康复为主
2～3 级	3	患者中度配合，可进行有条件的主动康复
4～5 级	5	患者完全配合，主动康复，进行日常生活活动训练

2. 呼吸功能康复　呼吸运动受脑干呼吸中枢或额叶运动中枢的支配，颅脑损伤可直接导致呼吸中枢受损，出现呼吸节律异常、呼吸肌无力或呼吸道分泌物增多，同时伴有吞咽困难，咳嗽反射减弱，使呼吸道分泌物不能及时有效排出，出现呼吸抑制、缺氧和二氧化碳潴留等。目前，临床尚无治

疗呼吸功能障碍的特效药物，主要以康复训练治疗为主。胸部神经易化技术主要针对肋间内外肌和胸椎间韧带，采用胸廓挤压、拉伸改善呼吸活动，调节呼吸节律。呼吸训练能增加呼吸肌肌力和耐力，改善肺活量，提高咳嗽能力，减少肺部并发症，增强肺功能适应能力，改善生活质量。膈肌电刺激和超声等物理治疗也可以作为呼吸康复治疗的辅助手段。

3. 脑功能康复　重度颅脑损伤患者会出现不同程度的昏迷、昏睡或嗜睡等意识障碍，可以给予各种感觉刺激，改善患者脑功能，恢复意识。

（1）听觉刺激：定期播放患者受伤前较熟悉的音乐，亲属定期与患者讲话，谈话内容包括患者既往遇到过的重要事件，患者喜欢或关心的话题等。通过患者面部及身体其他方面的变化，观察患者对听觉刺激的反应。

（2）视觉刺激：患者头上放置五彩灯，通过不断交换的彩光刺激视网膜、大脑皮质，每天 2 次，每次 1 小时。

（3）肢体运动觉和皮肤感觉刺激：肢体关节位置觉、皮肤触觉对大脑皮质恢复有一定作用，可利用毛巾、毛刷从肢体远端至近端进行皮肤刺激。

（4）穴位刺激：采用提插泻法，连接电针仪加用电刺激，有助于解除大脑皮质的抑制状态，起到开窍醒脑的作用。

（5）高压氧：可显著增加脑组织氧分压、改善脑组织代谢及降低颅内压，特别是增加椎动脉血流量，刺激网状结构上行激活系统，有利于昏迷患者的觉醒和生命活动的维持，开始时间越早效果越佳。

4. 吞咽障碍康复　吞咽障碍是颅脑损伤的常见并发症，由于患者无法安全进食，可出现误吸、肺部感染、营养不良，甚至窒息等后果，严重影响患者的生命质量，是脑损伤后致残率、病死率高的关键因素之一，一般分为真性或假性球麻痹。假性球麻痹是由于双侧大脑皮质上运动神经元损害所致；真性球麻痹为核下性神经元损害，舌咽神经完全麻痹。轻度吞咽障碍患者可通过重点训练摄食、体位等方法来提高吞咽功能；中重度患者治疗重点则在于针对性的口咽部肌群训练及神经肌肉电刺激，可有效地改善吞咽障碍症状。

（二）被动性康复

这类康复方法主要是通过设备来带动患者完成肢体的关节活动、肌肉收缩，具体包括神经肌肉电刺激、经颅磁刺激及经颅直流电刺激术等。此类治疗不需要患者的主动参与、安全性高，适用于昏迷患者和清醒但不能主动活动的 sBI 患者。

1. 神经肌肉电刺激　神经肌肉电刺激（neuromuscular electrical stimulation，NMES）是利用电流和表面电极刺激运动神经或肌肉收缩，以提高神经肌肉功能，治疗神经肌肉疾病。NMES 作用于肢体可以反复去极化下运动和感觉神经轴突，有利于减少肌肉失神经萎缩和增加耐疲劳收缩。此外，NMES 诱发的感觉冲动还可以激活相应皮质环路和促进中枢损伤后神经肌肉功能的恢复。目前 NMES 已应用于中枢神经损伤导致的肢体瘫痪或功能障碍。

2. 经颅磁刺激　经颅磁刺激（transcranial magnetic stimulation，TMS）是一种大脑神经功能调制技术，电磁感应引起生物电流在脑组织中转导进而产生可塑现象。其刺激模式主要有单脉冲、双脉冲和重复 TMS，频率≤1Hz 称为低频磁刺激，用以抑制大脑皮质兴奋性；频率≥5Hz 为高频磁刺激，可提高大脑兴奋性。相对其他刺激模式，重复 TMS 的优势及治疗效应更突出，目前应用较多。大脑皮质结构联系复杂，TMS 不仅刺激单个神经单元，还包括刺激处的神经元群体和与之相连的神经网络。皮质与深部核团间存在广泛双向联系，刺激不同的皮质区域可以兴奋大脑深部的神经核团，引起激素、脑源性神经营养因子、血流量及代谢的变化，并改变脑电波基础活动频率和共振频率，调节大脑功能。TMS 广泛应用于预后判断，改善运动功能、吞咽功能、语言功能和认知功能等方面。除少数学者将 TMS 应用于急性期外，TMS 应用的最佳时机大多是在脑损伤后亚急性期。

3. 经颅电刺激　经颅电刺激（transcranial electric stimulation，TES）是一种非侵入式大脑功能调控手段，通过微弱的电流作用于大脑皮质来调节突触可塑性、神经元兴奋性及个体行为表现，具有无痛、安全、操作便捷等优点，对于亚急性及慢性脑损伤患者的运动功能康复具有积极的作用。TES 主要包括经颅直流电刺激和经颅交流电刺激，其刺激电流大小一般为 1～2mA，刺激时程通常为 10～30 分钟。因为 TES 的靶向精度低，刺激电极面积过小将会影响刺激电流对靶区的覆盖程度，所以电极的摆放位置是影响刺激电流空间分布及流向的重要因素，很大程度上决定了刺激的有效性。

（三）有条件的主动康复

这类康复方法是指在确保安全前提下，让清醒的重症患者适当参与一些力所能及的活动，以加快康复进程，缩短卧床时间，及早离开 ICU。例如 sBI 导致一侧肢体偏瘫但神志清醒者，引导对侧肢体主动活动。

重症康复是重症医学和康复医学的融合，应加强重症康复专业团队建设，为神经重症患者提供个体化服务，促进其功能水平的康复，帮助患者尽早离开 ICU，以最佳的康复状态重返社会。

（青岛大学医学院附属医院　方　巍）

参考文献

[1] Wang W, Gao J, Na L, et al. Craniocerebral injury promotes the repair of peripheral nerve injury. Neural Regen Res, 2014, 9(18): 1703.

[2] Mathews EP, Huffman A, Aiyagari V, et al. Abstract WP496: Early Mobility in the Neurosurgical Intensive Care Unit: A Quality Improvement Project. Stroke, 2019, 50(Suppl_1): AWP496-AWP496.

[3] Arias-Fernández P, Romero-Martin M, Gómez-Salgado J, et al. Rehabilitation and early mobilization in the critical patient: systematic review. J Phys Ther Sci, 2018, 30(9): 1193-1201.

[4] Parker A, Tehranchi KM, Needham DM. Critical care rehabilitation trials: the importance of 'usual care'. Crit Care, 2013, 17(5): 183.

[5] Formisano R, Contrada M, Aloisi M, et al. Improvement rate of patients with severe brain injury during post-acute

intensive rehabilitation. Neurol sci, 2018, 39(4): 753-755.

[6] Bartolo M, Bargellesi S, Castioni CA, et al. Mobilization in early rehabilitation in intensive care unit patients with severe acquired brain injury: An observational study. J Rehabil Med, 2017, 49(9): 715-722.

[7] Andelic N, Bautz-Holter E, Ronning P, et al. Does an early onset and continuous chain of rehabilitation improve the long-term functional outcome of patients with severe traumatic brain injury?. J Neurotraum, 2012, 29(1): 66-74.

[8] Andelic N, Ye J, Tornas S, et al. Cost-effectiveness analysis of an early-initiated, continuous chain of rehabilitation after severe traumatic brain injury. J Neurotraum, 2014, 31(14): 1313-1320.

[9] Hart E. An exploration of influences on recovery from acquired brain injuries. Canterbury Christ Church University, 2018.

[10] Intiso D, Fontana A, Maruzzi G, et al. Readmission to the acute care unit and functional outcomes in patients with severe brain injury during rehabilitation. Eur J Phys Rehab Med, 2017, 53(2): 268-276.

[11] Dalal HM, Doherty P, Taylor RS. Cardiac rehabilitation. Bmj, 2015, 351: h5000.

[12] Langeard A, Bigot L, Chastan N, et al. Does neuromuscular electrical stimulation training of the lower limb have functional effects on the elderly?: A systematic review. Exp Gerontol, 2017, 91: 88-98.

[13] Dionisio A, Duarte IC, Patricio M, et al. The use of repetitive transcranial magnetic stimulation for stroke rehabilitation: a systematic review. J Stroke Cerebrovasc, 2018, 27(1): 1-31.

[14] Guo F, Lou J, Han X, et al. Repetitive transcranial magnetic stimulation ameliorates cognitive impairment by enhancing neurogenesis and suppressing apoptosis in the hippocampus in rats with ischemic stroke. Front physiol, 2017, 8: 559.

[15] Monai H, Ohkura M, Tanaka M, et al. Calcium imaging reveals glial involvement in transcranial direct current stimulation-induced plasticity in mouse brain. Nat commun, 2016, 7: 11100.

[16] Ho KA, Taylor JL, Chew T, et al. The effect of transcranial direct current stimulation (tDCS) electrode size and current intensity on motor cortical excitability: evidence from single and repeated sessions. Brain stimul, 2016, 9(1): 1-7.

第二节　心脏移植后和心室辅助装置置入后的心脏康复

心脏康复是为心脏疾病患者提供的一系列复杂干预，包括健康教育、心血管危险因素控制、体能训练和压力管理等措施，可以降低患者病死率、并发症及非计划入院发生率，提高患者运动耐量，改善患者生活质量。心脏康复的传统适应人群为冠状动脉粥样硬化性心脏病（以下简称冠心病）及心力衰竭等患者，近年来也逐渐在心脏移植后和心室辅助装置置入后的患者中开展。

一、心脏康复

2015 年《中国居民营养与慢性病状况报告》显示，2012 年中国居民慢性病死亡占总死亡人数的 86.6%，其中心血管疾病死亡占 40%。2010 年国家疾病监测系统数据显示，心血管病死亡导致我国人群平均寿命缩短近 5 年。

尽管各个组织提出的心脏康复概念有所不同，但均涵盖了以下几大要素：从医学评估、运动处方、心血管危险因素控制和咨询等多方面，进行综合、长期干预。心脏康复从生理和心理两方面减少心脏疾病的不良因素，降低猝死、再次梗死风险，控制心脏症状，稳定或逆转动脉粥样硬化进程，提高患者社会心理和职业状态。相关指南提出了以下人群可以受益于心脏康复：①急性冠脉综合征，包括 ST 段抬高型心肌梗死、非 ST 段抬高型心肌梗死、不稳定型心绞痛，以及接受再血管化治疗（如冠状动脉旁路移植术、经皮冠状动脉介入治疗）患者。②新发慢性心力衰竭或慢性心力衰竭临床表现进一步加重。③心脏移植或心室辅助装置置入。④心内除颤器置入或心脏再同步化治疗。⑤心脏瓣膜置换。⑥确诊为劳力型心绞痛。

我国指南根据不同患者的临床康复阶段也对患者的适应证进行了细化。心脏康复的内容包括：以健康行为改善和教育为核心，进行生活方式危险因素管理、心理健康管理、心脏保护治疗和医学危险因素管理，每个方面均要注意评估和长期管理。

患者的康复计划会根据临床评估制订，在强度和时间上因人而异。国外由医院门诊或社区卫生中心向患者提供心脏康复，通常在经皮冠状动脉介入治疗或急性心肌梗死后 2～4 周、心脏手术后 4～6 周开始。从心脏事件发生开始，患者通过筛选、转诊、系统评估、制定康复计划、开始康复计划、康复效果评估和转换为长期治疗计划这七大步骤开展心脏康复。欧美国家心血管病患者出院时间明显提前，欧美心脏康复指南不再强调院内康复，目前我国心血管病急性期住院时间较长，国内心脏康复仍分为院内康复（Ⅰ期）、院外早期康复（Ⅱ期）和院外长期康复（Ⅲ期）分别实施。

2011 年 Cochrane 荟萃分析纳入 47 项随机对照研究包括 10 794 例患者的结果显示，心脏康复可以降低病死率［相对风险降低 0.87，95%*CI* 0.75～0.99，绝对风险（ARR）降低 3.2%］，心血管病死率（相对风险降低 0.74，95%*CI* 0.63 ～0.87，ARR 1.6%）。研究均对患者随访超过 12 个月。2016 年更新后的荟萃分析显示，心脏康复对心肌梗死和再血管化治疗患者的心血管绝对病死率由 10.4% 降低至 7.6%，尽管此次更新未发现总体病死率的差异，但将再次入院的 ARR 由 30.7% 降至 26.1%。

关于患者的心理状态和生活质量方面，1 项美国 635 例冠心病患者的观察性研究显示进行心脏康复后可以有效改善抑郁、焦虑和敌意评分。1 项荟萃分析显示，心脏康复可以显著改善心力衰竭患者的明尼苏达生活评分。心脏康复有助于控制患者血脂、血糖、血压和体重等心血管危险因素。

二、心脏移植后康复

心脏康复概念很早就已提出，但在发达国家仍不足以覆盖大部分受益人群。心脏移植后的心脏康复与其他疾病类似，在国外的心脏康复中心开展了包括 36 期患者教育与体能训练，每周 3 次共 12 周。但关于患者临床预后的相关报道十分匮乏。

Bachmann 等在 2018 年报道了美国心脏移植后的心脏康复情况，2013 年共 2531 例接受了心脏移植，其中 595 例（24%）患者有医疗保险覆盖并接受了调查，只有 326 例（55%）患者参与了心脏康复，心脏康复在美国中西部比例较高并逐年增加。尽管 55% 的参与比例令人失望，但与冠心病与心力衰竭患者相比明显增多。此外，平均每例患者参与了（26.7±13.3）期体能训练，低于康复中心要求的36期体能训练。与未能参加康复计划的患者相比，参加者1年再入院率降低了29%。只是该研究仅调查了24%的心脏移植患者，且数据采集来自医保数据，无法评估可能存在的混杂因素，并不能提供同随机对照试验一样力度等级的证据。由于患者自愿参与心脏康复，因此与选择不参与的患者存在主观能动性的差异。未能获得准确的再入院诊断也是该研究的缺陷之一，但该研究为心脏移植后的心脏康复提供了最新的数据。

2016年梅奥诊所对201例心脏移植患者进行了调查，有93.5%的患者参与了心脏康复，但参加的体能训练平均期数为（14±8）期。201例患者中有29例死亡，1年、5年、10年生存率分别为98%、88%与82%。在校正了慢性心力衰竭（通过6分钟步行试验评估）和移植排异后，心脏康复的参与期数仍与病死率显著相关。尽管患者参加的体能训练期数远低于要求，但显示出了体能训练的受益。Cochrane系统评价数据库对10项随机对照试验近300例心脏移植后患者进行回顾，发现心脏康复改善了患者的慢性心力衰竭情况（通过氧耗进行评估）。

也有文献从肺摄氧动力学、骨骼肌功能和需氧能力包括峰值氧耗等方面阐释了心脏移植后心脏康复的益处。在体能训练模式上，密集间隔训练可能会更好地改善心脏结构、功能和降低心力衰竭的发生率。

在未来的研究方向上，心脏移植后心脏康复的时机、模式值得进一步探讨。Bachmann和梅奥诊所的经验在体能训练参加期数上有较大差异，但预后有获益，也为临床实践带来了思考，Ⅱ期康复的时长和训练间隔仍可进一步优化，以提高患者的依从性。目前的体能训练较多关注于有氧和等张力训练，持久性锻炼可增加肌肉的质量和长度，同样也可为患者带来收益。

三、心室辅助装置置入后康复

患者在心力衰竭严重且受众多合并症影响时，可考虑接受心室辅助装置（VAD）置入。手术后患者需要数周院内康复，术前慢性心力衰竭导致的营养不良、肌肉萎缩需要得到改善。因此，在VAD辅助下的患者需要进一步体能锻炼，但目前的经验仍不多。

Bachmann等在2018年报道了2014年美国1164例医疗保险覆盖进行VAD置入患者的心脏康复情况，其中348例（30%）进行了心脏康复，中西部比例最高为30%，东北部地区最低只有25%。参与心脏康复患者1年再入院率降低23%，在校正了其他因素后1年再入院率可降低47%。增加病死率的因素包括出院至住院康复机构或有护理技能的机构、外周血管病或体重下降等影响早期有效康复的术前状态。该研究结果在一定程度上阐释了心脏康复在VAD置入后患者管理的重要性，但依然缺乏更进一步的研究佐证。VAD置入后患者病情相对复杂，可能存在许多非心力衰竭相关的合并症影响患者预后，即使具有丰富经验的VAD中心也很难处理，这成为了VAD置入后康复研究的潜在混杂因素。Bachmann等也针对这一问题应用Elixhauser共病指数及敏感性分析进行了校正。高龄并没有增加患者的1年再入院率，但慢性肺病、抑郁和肾功能不全等因素仍有较大影响，即便VAD置入也不能很快改善终末期心力衰竭患者的虚弱状态。

体能训练能够提高骨骼肌功能和峰值氧耗，但对于VAD置入这一特殊患者人群的康复是否存在其他机制，如体能训练能否改善患者右心功能或肺的气体交换，仍有待于解答；患者在心力衰竭后接受的心脏康复是否和 VAD 置入后的心脏康复存在协同作用也不清楚；关于心脏康复的时机问题，Rehab-VAD 试验在 VAD 置入后的 70～100 天才开始心脏康复，更早的 I 期康复是否有助于改善患者的身体功能，尚需进一步的研究。

心脏康复的开展在我国任重道远，将心脏康复加入完整的心脏移植及终末期心力衰竭治疗策略中将使更多患者获益。

（首都医科大学附属北京安贞医院　刘　楠　侯晓彤）

参考文献

[1] Piepoli MF, Corra U, Adamopoulos S, et al. Secondary prevention in the clinical management of patients with cardiovascular diseases. Core components, standards and outcome measures for referral and delivery: a policy statement from the cardiac rehabilitation section of the European Association for Cardiovascular Prevention & Rehabilitation. Endorsed by the Committee for Practice Guidelines of the European Society of Cardiology. Eur J Prev Cardiol, 2014, 21(6): 664-681.

[2] Balady GJ, Williams MA, Ades PA, et al. Core components of cardiac rehabilitation/secondary prevention programs: 2007 update: a scientific statement from the American Heart Association Exercise, Cardiac Rehabilitation, and Prevention Committee, the Council on Clinical Cardiology; the Councils on Cardiovascular Nursing, Epidemiology and Prevention, and Nutrition, Physical Activity, and Metabolism; and the American Association of Cardiovascular and Pulmonary Rehabilitation. J Cardiopulm Rehabil Prev, 2007, 27(3): 121-129.

[3] 中国康复医学会心血管病专业委员会，中国心脏康复与二级预防指南 2018 精要．中华内科杂志，2018，57（11）：802-810.

[4] 国家卫生和计划生育委员会疾病预防控制局．中国居民营养与慢性病状况报告．北京：人民卫生出版社，2015.

[5] Fan J, Li GQ, Liu J, et al. Impact of cardiovascular disease deaths on life expectancy in Chinese population. Biomed Environ Sci, 2014, 27(3): 162-168.

[6] Heran BS, Chen JM, Ebrahim S, et al. Exercise-based cardiac rehabilitation for coronary heart disease. Cochrane Database Syst Rev, 2011, 7: CD001800.

[7] Anderson L, Oldridge N, Thompson DR, et al. Exercise-Based Cardiac Rehabilitation for Coronary Heart Disease: Cochrane Systematic Review and Meta-Analysis. J Am Coll Cardiol, 2016, 67(1): 1-12.

[8] Lavie CJ, Milani RV. Adverse psychological and coronary risk profiles in young patients with coronary artery disease and benefits of formal cardiac rehabilitation. Arch Intern Med, 2006, 166(17): 1878-1883.

[9] Sagar VA, Davies EJ, Briscoe S, et al. Exercise-based rehabilitation for heart failure: systematic review and meta-analysis. Open Heart, 2015, 2(1): e000163.

[10] Bachmann JM, Shah AS, Duncan MS, et al. Cardiac rehabilitation and readmissions after heart transplantation. J Heart

Lung Transplant, 2018, 37(4): 467-476.
[11] Rosenbaum AN, Kremers WK, Schirger JA et al: Association Between Early Cardiac Rehabilitation and Long-term Survival in Cardiac Transplant Recipients. Mayo Clin Proc 2016, 91(2): 149-156.
[12] Anderson L, Nguyen TT, Dall CH, et al. Exercise-based cardiac rehabilitation in heart transplant recipients. Cochrane Database Syst Rev, 2017, 4: CD012264.
[13] Tomczak CR, Tymchak WJ, Haykowsky MJ. Effect of exercise training on pulmonary oxygen uptake kinetics in heart transplant recipients. Am J Cardiol, 2013, 112(9): 1489-1492.
[14] Bachmann JM, Duncan MS, Shah AS et al: Association of Cardiac Rehabilitation With Decreased Hospitalizations and Mortality After Ventricular Assist Device Implantation. JACC Heart Fail, 2018, 6(2): 130-139.
[15] Kerrigan DJ, Williams CT, Ehrman JK, et al. Cardiac rehabilitation improves functional capacity and patient-reported health status in patients with continuous-flow left ventricular assist devices: the Rehab-VAD randomized controlled trial. JACC Heart Fail, 2014, 2(6): 653-659.

第三节 关注心脏术后患者的重症康复

重症康复（intensive care rehabilitation，ICR）是指针对重症患者在病情允许的范围内提高患者的身体、心理及社会功能所进行的治疗。重症患者早期康复是缩短患者谵妄时间，减少有创通气及住院时间，改善预后和出院后功能恢复的有效措施。由于心脏外科手术风险高，患者病情恢复程度与围术期管理及术后康复治疗密切相关。WHO 对心脏康复的定义是保障心脏病患者获得最佳的体力、精神、社会功能的所有方法的总和，以便患者能够努力在社会上尽可能恢复正常的功能，过一种主动的生活。较多研究证实，心脏瓣膜置换或修复术后和心脏移植术后患者均可从心脏康复项目中获益。

一、心脏术后患者早期康复

目前国内通常将开胸术后心脏康复分为 3 期。Ⅰ期：住院期康复，Ⅰa 期即术后 2 周内，Ⅰb 期为术后 2～4 周。Ⅱ期：恢复期康复，通常指术后半年内及门诊康复期。Ⅲ期：维持期康复，术后半年院外居家及社区长期康复期。心脏康复专业人员包括医师，负责患者风险评估、制订运动处方、管理患者和紧急事件处理；护士，负责健康教育、康复随访和医疗急救措施的执行；运动治疗师，负责制订运动方案，指导患者实施运动方案。

重症患者往往病情复杂，体质较弱，Ⅰ期康复时间较正常患者大幅延长，因此重症患者心脏术后的早期康复尤为重要。目前 CABG 80% 以上为非体外循环冠状动脉旁路移植术（OPCABG），而其他很多心脏手术需在体外循环下进行。经体外循环术后患者机械通气时间、入住 ICU 时间、术后住院时间、术后 24 小时引流量和术后并发症发生率明显高于非体外循环术后，其次瓣膜病、先天性心脏病（以下简称先心病）等心脏功能及结构常常受累，血流动力学不稳定，心律失常发生率高，是导致心脏术后患者康复治疗的差异性。其中，对于Ⅱ期心脏康复方案，欧美国家的指南明确提出，心脏康复模式可以多样化，除传统心脏康复中心模式外，家庭心脏康复结合人工智能基于网络的心脏康复方案都是有效的心脏康复措施。

重症患者心脏康复的内容包括医学评估、运动疗法、饮食疗法、心理疗法和控制危险因素等综合医疗措施，其中运动疗法是心脏康复的核心内容，是运动处方、饮食处方、健康教育和生活指导等方案的综合实施。

心脏术后患者要进行自理能力评估（Barthel）、疼痛评估、心理评估、营养评估和健康状况调查问卷，通过以上评估便于了解患者身心状态，建立早期康复计划，了解患者对自身疾病的知晓程度，对患者进行针对性的健康宣教。专业护理人员观察并记录患者呼吸形态、咳嗽咳痰和休息体位等病情并记录，及时与主管医师沟通。

心脏康复人员需要掌握运动处方的知识培训，掌握运动生理学，评估运动风险，制订合理运动处方，评估运动效果，控制运动风险等。制订运动处方的目的是指导患者提高心肺耐力，改善心肌缺血和心功能，改善日常生活能力和生活质量，降低再发心血管事件和早期死亡风险。心脏康复运动的获益与运动量密切相关。运动量定义为每周运动训练能量消耗的总量。对于有氧运动训练，运动量是频率、强度、运动形式和持续时间的组合。为患者制订合理有效的康复计划和目标是心脏术后危重患者治疗成功的关键，运动处方的制订需因人而异，做到个体化运动处方。其中深呼吸和咳嗽是早期康复方案中最常见的组成部分。多个有关心脏术后早期活动的随机对照试验证实，心脏术后的镇痛、镇静及 EM 有多种益处，包括改善通气功能及通气 / 血流比例，缩短住院时间，降低术后并发症发生率，有助于患者功能的恢复，但单独呼吸练习却不足以预防心脏术后患者的并发症。心脏术后恢复期的康复运动最主要的是有氧运动，传统方式是在出院后 2～6 周开始的，常见的模式包括固定的自行车或跑步机步行，心脏术后早期开始有氧运动，能够显著地提高心脏术后的功能和有氧能力。有氧运动处方原则为渐进性调整，通过调整运动持续时间、频率和（或）强度逐渐增加运动量，直到达到预期目标；抗阻训练即通过对抗更大的阻力和（或）更多的重复，或者增加更多的频率来调整。

心脏康复专业人员应掌握营养状态与心血管疾病的关系，评估营养状态，制订营养处方。评估工具可采用饮食日记、食物频率、脂肪餐及饮食习惯调查问卷。根据患者的种族文化背景、喜好及心血管疾病适应性饮食的原则制订。同时需要定期测量体重、体质量指数（BMI）和腰围。建议超重和肥胖者在 6～12 个月内减轻体重 5%～10%，使 BMI 维持在 18.5～23.9kg/m^2，腰围则控制在男≤90cm、女≤85cm。

心脏康复专业人员需要定期评估患者的体重、血压、血糖和血脂等危险因素；评估患者对药物的认知程度；掌握并及时更新心血管疾病药物治疗相关指南的内容；熟练掌握心血管危险因素控制目标，针对性应用心血管保护药物，并控制危险因素达标。常用药物治疗包括阿司匹林、氯吡格雷、他汀类药物、β 受体阻滞剂、血管紧张素系统抑制剂和血管紧张素受体脑啡肽酶抑制剂等。

二、心脏术后患者早期康复安全性

依据心脏术后患者特点制订相应的心脏康复计划是提高心脏康复效果和安全性的关键，但无论采用哪种模式，均需满足安全有效的心脏康复方案的所有标准。心脏术后的EM是安全可靠且对患者预后有实际意义的。Kunihide等对80岁以上接受心脏手术患者进行统计分析，早期心脏康复计划包括抵抗阻力、全身轻度关节被动拉伸。EM是安全有效的，并可以预防肢体功能障碍。

然而，在大手术后，临床医师往往不愿移动患者，因为循环稳定会因心肌梗死、液体移动和自主神经功能障碍而受损。心脏外科患者术后在12～18小时进行EM后，中心静脉血氧饱和度（$ScvO_2$）明显降低，全身供氧与组织耗氧不平衡，提示EM失败往往与体位性低血压的发生有关。最新研究则表明，临床症状（如低血压、恶心或头晕）与$ScvO_2$之间没有相关性，表明$ScvO_2$不能作为评价EM指标。有meta分析表明，心脏外科患者术后有氧运动组心脏术后总不良事件发生率与常规护理组比较无显著性差异。术后即刻康复活动，房性快速心律失常、脑卒中和心肌梗死的发生率分别为28.8%、1.1%和1.1%，可能有部分患者出现胸骨感染，需要再次手术切除胸骨。

由于心脏外科患者术后心血管生理的急性紊乱，加上既往存在的生理储备限制，使他们最需要适当的、个体化的治疗，以维持和恢复心脏术后的功能，因此建议心脏外科患者术后应在重症监护病房，在严格的临床和血液动力学监测下进行EM，还应监测血乳酸和中心静脉血氧饱和度。目前推荐的康复方案，包括适当处方和监督下的有氧运动的干预措施，应在更大样本随机对照试验中进一步研究，特别关注康复治疗的安全性问题。

三、心脏术后患者康复中的心理护理

重症患者病情复杂，全身被多种导管及导线包围，清醒患者需要独自面对陌生的医疗环境，意识障碍的患者多伴有行动障碍。长时间灯光刺激可以使患者产生睡眠剥夺，继而增加肌肉萎缩，导致ICU获得性衰弱。行动障碍与谵妄、虚弱、增加机械通气天数和延长住院时间有关，也是患者住院1年内再次入院和死亡的重要预测因素。

重症患者心脏术后早期实施康复治疗，可以增进护患之间的关系，增加语言沟通频数，提高康复医师和护士的理论知识与操作技能，经验丰富的医护人员的知识与业务能力，能使患者更具有安全感，避免出现紧张、焦虑等负面情绪影响，增强医护患之间的信任。专业护理人员应将传统工作中的被动护理模式转为主动，积极地向患者询问需求，及时有效处理康复事宜。如果患者主诉疼痛，首先应对其疼痛程度予以测量，根据不同患者不同状况，采取不同的干预措施，达到最佳止痛效果，促进医护患之间良好关系建立。由此可见，患者的心理状态对预后的重要性，那么专业护理人员给予患者有效的心理护理更是必不可少的。

如何做好患者的心理护理，促进重症患者心理健康，使患者疾病早日恢复，成为现在迫切需要解决的问题。英国国家健康与护理研究所关于危重疾病康复的指导方针建议，应该识别高度紧张的患者，并作为康复计划的一部分提供心理支持。鉴于心理护理的特殊性，由护士主导的为重症监护患者提供心理支持（provision of psychological support to people in intensive care，POPPI）的工作逐渐成为主流。Jerome等为我们规范了标准化的产生POPPI相互干预的3个因素：创建重症监护的治疗环境，为急性应激筛查的患者提供3次压力支持疗程，筛查为急性应激的患者的放松和恢复计划。与普通护理相比，POPPI降低患者创伤后应激障碍综合征（post-traumatic stress disorder symptom，PTSD）严重程度和其他方面的心理疾病。医护人员也应注意患者家属的心理状态，让家属多了解患者的病情和治疗情况，使患者情绪稳定，积极参与治疗，有利于患者的康复。

综上所述，心脏术后患者由于病情较重，心脏功能较差，针对此类患者的康复计划要求更为谨慎，患者预后与并发症管理及术后康复治疗密切相关。目前国内可供借鉴的模式包括：针对重症心脏患者，在综合的三甲医院内设立由心内科/心脏中心/重症医学科/康复科共同组建的心脏康复单元，进行Ⅰ、Ⅱ期心脏康复方案，主要是医学评估和制订心脏康复方案；在社区医院内进行Ⅱ～Ⅲ期综合心脏康复方案，监护下的运动处方和医学随访、控制危险因素、精神心理干预和饮食管理等，建立心脏康复分级管理体系和地区心脏康复/二级预防协作网。重症康复作为ICU中改善患者预后、提高患者生活质量的有效措施之一，在实践中仍具有非常高的挑战性。实现改善心脏术后患者预后的目标任重道远，康复治疗是其中重要的一步。

（哈尔滨医科大学附属第一医院　康　凯）

参考文献

[1] Tipping CJ, Harrold M, Holland A, et al. The effects of active mobilisation and rehabilitation in ICU on mortality and function: a systematic review. Intensive Care Med, 2017, 43: 171-183.

[2] Thomas RJ, Balady G, Banka G, et al. 2018 ACC/AHA clinical performance and quality measures for cardiac rehabilitation: are port of the American College of Cardiology/ American Heart Association Task Force on Performance Measures. JAmCollCardiol, 2018, 71(16): 1814-1837.

[3] Squires RW, Kaminsky LA, Porcari JP, et al. Progression of exercise training in early out patient cardiac rehabilitation: an official statement from the American Association of Cardiovascular and Pulmonary Rehabilitation. J Cardiopulm Rehabil Prev, 2018, 38(3): 139-146.

[4] Ramos Dos Santos PM, Aquaroni Ricci N, Aparecida Bordignon Suster É, et al. Effects of early mobilisation in patients after cardiac surgery: a systematic review. Physiotherapy, 2017, 103: 1-12.

[5] Doyle MP, Indraratna P, Tardo DT, et al. Safety and efficacy of aerobic exercise commenced early after cardiac surgery: A systematic review and meta-analysis. Eur J Prev Cardiol, 2019, 26(1): 36-45.

[6] Elías MN, Munro CL, Liang Z, et al. Sleep and Intensive Care Unit-Acquired Weakness in Critically Ill Older Adults. Dimens Crit Care Nurs, 2019, 38: 20-28.

[7] Bion V, Lowe AS, Puthucheary Z. Reducing sound and light exposure to improve sleep on the adult intensive care unit: An inclusive narrative review. J Intensive Care Soc, 2018, 19: 138-146.

[8] Klein K, Mulkey M, Bena JF, et al. Clinical and psychological effects of early mobilization in patients treated in a neurologic ICU: a comparative study. Crit Care Med, 2015, 43(4): 865-873.

[9] Wulff J, Sadique Z, Grieve R, et al. Psychological outcomes following a nurse-led preventative psychological intervention for critically ill patients trial: Statistical and health economic analysis plan. J Intensive Care Soc, 2018, 19:

281-286.
[10] Wade D, Als N, Bell V, et al. Providing psychological support to people in intensive care: development and feasibility study of a nurse-led intervention to prevent acute stress and long-term morbidity. BMJ Open, 2018, 8: e021083.

第四节 重症康复阴性研究结果的价值

随着重症医学的发展，越来越多的危重患者得以存活，但是长期随访发现很多救治成功的患者存在躯体功能及认知功能障碍的情况，严重影响了生活质量。重症康复可为患者提供 24 小时密切医疗监测和照护，同时开展积极床旁康复训练，在治疗原发疾病的基础上预防并发症，有助于缩短机械通气时间、住 ICU 时长和总住院时长，降低医疗支出，防治并发症，预防功能退化和功能障碍，改善功能性活动能力和生活质量。

然而近期多项研究结果显示康复治疗对于重症患者并不总是显著有效的，阴性结果代表着康复治疗的无效么？不，答案显然不是这样的。面对阴性结果，重症医师应该思考重症患者的康复治疗时机、适应证和康复方式的选择等因素对患者康复效果的影响。

一、早期康复活动相关研究的阴性结果

近来多项研究显示早期康复治疗并未获得有益的结果。

Moss 等对需要呼吸支持至少 5 天的成年 ICU 急性呼吸衰竭患者随机分为强化康复组和标准康复组，都接受 28 天康复治疗，强化康复包括运动过程中适当呼吸锻炼，渐进式关节活动，强调肌肉强化的治疗性运动，旨在提高核心肌群灵活性和力量的运动，功能性运动再训练，包括床上活动、转移、步态和平衡。标准康复基于美国的 1 项问卷调查，该问卷向全美 984 位物理治疗师发出邮件调查 ICU 内机械通气患者的康复治疗情况。结果表明，不同类型的医院及不同临床特征的患者接受的康复治疗方法和频率差异较大。该研究中标准康复组患者每周 3 次接受照物理治疗师的运动锻炼，定位和功能性活动锻炼。患者有能力的情况下，可在帮助下进行日常活动，如坐到床边或椅子上及在房间里走动。强化康复组共 59 人完成康复和随访，标准康复组为 61 人。结果发现，强化康复组并不能改善患者的长期躯体功能，也不能显著缩短 ICU 住院时长和总住院时长。

Patsaki 等把 128 例重症患者随机分为干预组和对照组，干预组从入住 ICU 直至出院每天接受双下肢神经肌肉电刺激（neuromuscular electrical stimulation ，NMES）联合个体化康复，对照组仅接受最小强度 NMES（1～5mA，无明显肌肉收缩）和常规护理。结果显示，出院时干预组肌肉的力量、全身功能状态及住院时间未见明显改善；但是结果也显示对于 ICU 获得性衰弱患者，NMES 可能有效。

Fossat 等评价在早期标准康复的基础上增加早期股四头肌电刺激和卧床早期下肢踏车测力计锻炼是否会改善转出 ICU 时患者的全身肌肉力量。把入组患者随机分为 2 组，干预组为早期标准康复的基础上

增加早期股四头肌电刺激和卧床早期下肢踏车测力计锻炼，对照组为标准康复组，主要终点指标为从 ICU 转出时肌肉力量，以医学研究委员会（Medical Research Council，MRC）评分系统评估，分值 0～60 分，分数越高，肌肉越强，有临床意义的分差为 4 分。该单中心随机对照临床试验共 312 例患者完成了研究，这些患者被纳入了分析，其中 78% 的患者接受了机械通气。干预组和对照组 MRC 评分得分各自为 48（IQR 29～58）分和 51（IQR 37～58）分，平均差异 3.0，均无统计学显著差异。ICU 转出时运动能力量表评分皆为 6 分（平均差异，0，95% *CI* 1～2，P=0.52）。28 天机械通气平均天数分别为 21（IQR 6～25）天和 22（IQR 10～25）天（平均差异 1，95% *CI* −2～3，P=0.24）。两组运动期间发生临床显著事件的例数分别为 7 例和 9 例。两组 6 个月时的预后没有显著性差异。研究显示，在早期标准康复的基础上增加早期卧床脚踏车训练和股四头肌电刺激不能改善重症患者出 ICU 时的全身肌肉力量。

二、阴性研究结果的启示

1. 强化的康复治疗并不适用于所有危重患者　仔细分析上述研究，不难发现研究纳入的人群异质性大。Walsh 等研究显示 ICU 住院期间康复治疗尽管提升了患者满意度，但是并不提高治愈率和生存质量。亚组分析发现，接受 NMES 治疗的 ICU 获得性肌衰弱患者在出 ICU 1 周和 2 周 MRC 评分改善较为明显，对于 ICU 获得性衰弱患者，NMES 可能有效。重症相关性多神经肌病的机制很复杂，给康复治疗效果带来不确定性。

2. 目前 ICU 内康复强度和时间可能不够　Medrinal 等针对 ICU 镇静和机械通气患者分别实施被动关节活动度、被动脚踏车测力计、股四头肌电刺激及功能性电刺激脚踏车等康复手段，以康复时心排血量的变化来评估康复强度，发现仅功能性电刺激脚踏车能够提供足够强度的肌肉运动，大部分床旁康复都是低强度的。早期康复活动并不仅仅是运动，它是复杂的干预过程，需要跨学科的协调和沟通。但是在仔细研读这些试验及与研究人员交流后发现，大部分物理治疗师的时间用在患者物理治疗的准备上了，而不是提供积极的物理治疗本身。

3. 康复启动时机的不同也会影响效果　重症早期由于严重炎症引起的肌肉蛋白分解，早期额外的肌肉锻炼可能不会改善肌肉功能。康复启动时间过晚会造成治疗效果欠佳。对 Moss 等研究的过程和结果分析发现，患者入组时间在机械通气 4 天后，康复启动时间平均为机械通气 8 天，明显迟于 Schweickert 等研究中的启动时机，后者在机械通气开始 3 天内即开始康复治疗。根据患者情况，由医师、康复治疗师及护士共同决策尽早进行康复治疗，并适时调整康复治疗方案。

4. 目前评估肌肉力量的 MRC 评分系统具有一定的局限性　研究显示，MRC 评分具有天花板效应，导致评估更强壮的肌肉群的敏感性低；MRC 评分仅能提供定性而非定量的肌力评估。即使出 ICU 的 MRC 评分＞48 分，握力仍然很低。应用 MRC 评分结果进行比较，可能会高估康复的效果。

综上所述，床旁康复有助于恢复神经肌肉功能，改善功能性活动能力和生活质量，但是也要注意康复人群选择、康复治疗强度及康复启动时机等对康复治疗效果的影响，也有必要探讨更好的康复效果评分系统。

（河南省人民医院　王存真　叶　岭　秦秉玉）

参考文献

[1] Angus DC, Clermont G, Linde-Zwirble WT, et al. Healthcare costs and long-term outcomes after acute respiratory distress syndrome: A phase III trial of inhaled nitric oxide. Crit Care Med, 2006, 34(12): 2883-2890.

[2] van der Schaaf M, Beelen A, Dongelmans DA, et al. Poor functional recovery after critical illness: a longitudinal study. J Rehabil Med, 2009, 41(13): 1041-1048.

[3] Tan T, Brett SJ, Stokes T, Guideline Development G. Rehabilitation after critical illness: summary of NICE guidance. BMJ, 2009, 338: b822.

[4] Moss M, Nordon-Craft A, Malone D, et al. A Randomized Trial of an Intensive Physical Therapy Program for Patients with Acute Respiratory Failure. Am J Respir Crit Care Med, 2016, 193(10): 1101-1110.

[5] Hodgin KE1, Nordon-Craft A, McFann KK, et al. Physical therapy utilization in intensive care units: results from a national survey. Crit Care Med, 2009 , 37(2): 561-566.

[6] Patsaki I, Gerovasili V, Sidiras G, et al. Effect of neuromuscular stimulation and individualized rehabilitation on muscle strength in Intensive Care Unit survivors: A randomized trial. J Crit Care, 2017, 40: 76-82.

[7] Fossat G, Baudin F, Courtes L, et al. Effect of In-Bed Leg Cycling and Electrical Stimulation of the Quadriceps on Global Muscle Strength in Critically Ill Adults: A Randomized Clinical Trial. JAMA, 2018, 320(4): 368-378.

[8] Walsh TS, Salisbury LG, Merriweather JL, et al. Increased Hospital-Based Physical Rehabilitation and Information Provision After Intensive Care Unit Discharge: The RECOVER Randomized Clinical Trial. JAMA Intern Med, 2015, 175(6): 901-910.

[9] Medrinal C, Combret Y, Prieur G, et al. Comparison of exercise intensity during four early rehabilitation techniques in sedated and ventilated patients in ICU: a randomised cross-over trial. Crit Care, 2018, 22(1): 110.

[10] Morris PE, Berry MJ, Files DC, et al. Standardized Rehabilitation and Hospital Length of Stay Among Patients With Acute Respiratory Failure: A Randomized Clinical Trial. JAMA, 2016, 315(24): 2694-2702.

[11] Schweickert WD, Pohlman MC, Pohlman AS, et al. Early physical and occupational therapy in mechanically ventilated, critically ill patients: a randomised controlled trial. Lancet, 2009, 373: 1874-1882.

[12] Vanpee G, Hermans G, Segers J, et al. Assessment of limb muscle strength in critically ill patients. A systematic review. Crit Care Med, 2014, 42: 701-711.

[13] Fan E, Ciesla ND, Truong AD, et al. Interrater reliability of manual muscle strength testing in ICU survivors and simulated patients. Intensive Care Med, 2010, 36: 1038-1043.

第五节 早期床上腿部锻炼对 ICU 患者康复的意义

重症患者在 ICU 期间易出现 ICU 获得性肌无力（ICU acquired weakness，ICU-AW），表现为脱机困难、轻瘫或四肢瘫痪、反射减少和肌肉萎缩，严重影响患者的预后和出院后的生活质量。通过早期床上腿部锻炼能够增加肌肉力量，减少肌肉萎缩，起到预防和治疗ICU-AW的作用，改善预后。

一、ICU早期床上腿部锻炼的作用

由于ICU患者下床康复锻炼受到诸多限制，大多数ICU患者早期康复是在床上进行的。早期床上腿部锻炼分为主动和被动2种运动方式，主要内容包括耐力训练、力量训练、功能训练、下肢关节被动活动和坐位等。通过锻炼可以改善肢体功能，降低致残率和预防肌肉萎缩、痉挛和关节畸形等。

关节活动范围训练是指利用各种方法以维持和恢复因组织粘连或肌痉挛等多种因素引起的各种关节功能障碍的运动疗法。一般患者卧床2周，关节长时间制动后就会导致结缔组织纤维融合，导致关节运动功能受限，产生重要肌群、关节囊和关节韧带的挛缩畸形，给患者未来的生活带来不同程度的困难。适当的关节被动运动，可保持肌肉的生理长度和张力，保持关节的正常活动范围。因此，强调早期进行维持关节活动范围的训练极其重要。

脚踏车康复运动是可以通过改变踏板阻力和骑行速度的固定自行车来调节锻炼强度，是早期床上腿部锻炼的常用方法之一。Burtin等研究表明，住院早期应用脚踏车康复锻炼，能改善出院时6分钟步行试验结果，股四头肌力量及心理状态。Takagi的研究结果表明，脚踏车有氧运动可以通过加强腿部肌肉的耗氧和摄氧来提高最大摄氧能力。Medrinal报道的功能性电刺激脚踏车是一种有效的早期床上被动腿部锻炼方法，可增加ICU中镇静插管患者的心排血量并产生足够强度的肌肉运动。

国外1项ICU早期床上康复训练的多中心RCT研究，治疗组患者采取早期目标导向的分阶段康复训练，包括床上被动活动、主动坐位等。结果显示，治疗组患者下床活动更早，ICU停留时间更短（7天 *vs.* 10天），而且出院时的运动功能水平更高。

二、ICU早期床上腿部锻炼的实施

康复治疗应在生命体征稳定转出ICU后才能进行，然而研究显示ICU-AW可以在危重患者机械通气几小时后开始出现，延迟康复治疗则会严重影响患者的预后，推迟脱机时间，影响生活质量。近年来ICU逐渐采用早期床上腿部锻炼以促进患者的早期康复，即患者进入ICU 24小时后开始评估，生理功能稳定后尽早进行早期床上腿部锻炼，这在预防心脏术后并发症，提高功能能力，缩短患者住院时间方面取得了显著的效果，并得到广泛推广。

对ICU患者实施早期床上锻炼的难点主要来自于对其潜在风险的担忧，但现有的研究证明早期床上腿部锻炼的安全性。1项关于ICU早期活动与康复治疗危险性的荟萃分析纳入了48项相关研究，经统计分析，ICU康复治疗时意外事件的发生率为2.6%，包括跌倒、气管内导管的意外脱出、血管内导管的脱出或堵管、其他导管的脱出、心脏停搏、血流动力学改变和血氧饱和度下降。ICU患者早期康复锻炼是安全的，潜在安全事件的发生率较低，其中极少数会对患者产生实质影响。相对于床旁活动和下地活动而言，早期床上腿部锻炼的风险更低。

实施早期床上腿部锻炼前，应对患者预先筛查下肢血栓。当患者出现下肢疼痛、压痛、肿胀、局部发热或变色时，治疗团队应警惕发生深静脉血栓的可能。对已发生下肢深静脉血栓的患者，治疗团队应进行评估，在积极抗凝治疗或放置滤器的基础上采取针对性的物理治疗和康复锻炼。物理治疗师应掌握患者是否已进行抗凝治疗或其他预防措施。

国外研究发现，物理治疗师为ICU患者实施早期康复治疗时，50%的时间用于协调和准备，而仅有50%的时间用于提供积极有效的物理治疗本身。因此，加强多学科合作与沟通是对ICU患者成功实施早期床上腿部锻炼的关键。多学科团队至少包括ICU和其他相关科室的临床医师、物理治疗师、护士，每位团队成员必须了解不同学科的功能和所有成员在团队中扮演的角色。

三、ICU早期床上腿部锻炼的保护性机制

1. 预防及治疗ICU-AW　ICU的停留时间无疑是重症患者发生肌无力的最重要因素，卧床者肌力每天降低1.0%～1.5%。制动是ICU-AW最常见的原因之一，长时间制动可以导致肌肉蛋白合成减少，尤其使下肢肌肉含量明显减少，同时可以导致系统性炎症反应出现，使肌肉破损。在1项感染性休克的研究中，患者在ICU早期（第1周）每天进行2次各30分钟的床上腿部锻炼，可以维持肌纤维的横截面面积。床上腿部锻炼结合股四头肌电刺激可以通过改善局部葡萄糖代谢来防止肌肉萎缩。

2. 对心肺功能的刺激作用　床上肢体活动可通过肌肉运动增加能量代谢。肌肉活动的增加促进氧消耗并增加心排血量，以维持肌肉灌注和足够的氧水平。尤其是配合功能性电刺激的床上腿部练习，可将心排血量增加15%（1L/min）并轻微增加心率和呼吸频率，改善心肺功能。

3. 预防深静脉血栓　由于存在长期卧床、制动、血管损伤和血液高凝状态等因素，ICU患者是发生深静脉血栓（deep vein thrombosis，DVT）的高危人群。尽管接受了抗凝药物预防，ICU高危患者DVT的发生率仍可达到21%。早期的床上腿部锻炼能促进下肢血液回流，减少DVT发生。对于已发生DVT的患者，早期床上锻炼不会增加患者发生肺动脉栓塞的风险，也不会导致DVT的进展。

4. 改善关节僵硬　关节僵硬是指正常关节功能（如屈伸、旋转等）发生不同程度的障碍，表现为活动范围的减小。重症患者发生肢体功能障碍会严重影响生活质量，给家庭及社会带来了沉重的负担。国内外研究认为，早期床上肢体活动可降低致残率，改善生活质量，主要基于损伤后的中枢系统功能的重塑和可塑性原理，通过输入正常的运动模式，促进患者正常运动模式的形成，以达到最大的功能恢复。康复介入越早，肢体功能Fugl-Meyer运动功能评分和日常生活自理能力Barthel指数预后越好。

5. 改善患者精神状态，利于患者心理健康　重症患者由于受到严重疾病、缺乏亲人陪护等因素影响，容易产生焦虑、抑郁及认知功能障碍，严重者甚至有自杀倾向，心理状态极不健康。早期的床上腿部锻炼合并物理治疗能够减少患者ICU住院期间谵妄的发生，缩短谵妄持续时间，减少使用镇静药物，有利于重症患者生理和心理功能的恢复。

四、ICU早期床上腿部锻炼对重症患者预后影响的争议

早期腿部锻炼在缩短重症患者住ICU时间，改善患者功能状态及生活质量，降低病死率等方面

效果是明显的。但近期发表的一系列 RCT 研究和荟萃分析显示，早期床上腿部锻炼等康复措施对重症患者远期预后没有明显帮助。该争议主要来源于相关研究存在的局限性：第一，多数研究为单中心研究，样本量较少，代表性欠佳；第二，由于 ICU 中重症患者管理的特殊性，部分研究没有采用盲法；第三，干预措施和对预后评价的方法缺乏标准，各研究间存在较大异质性；第四，研究中对照组治疗措施描述不充分等原因。

总之，早期床上腿部锻炼在 ICU 中应用是安全、可行的，其成功实施离不开以患者为导向的多学科沟通与合作，具体的实施细节尚需统一标准，其治疗效果仍需要更大样本的临床试验研究明确。

（中国人民解放军总医院　宋　青）

参考文献

[1] Burtin C, Clerckx B, Robbeets C, et al. Early exercise in critically ill patients enhances short-term functional recovery. Critical care medicine, 2009, 37(9): 2499-2505.

[2] Takagi S, Kime R, Murase N, et al. Effects of Aerobic Cycling Training on O_2 Dynamics in Several Leg Muscles in Early Post-myocardial Infarction. Advances in experimental medicine and biology, 2018, 1072: 91-96.

[3] Medrinal C, Combret Y, Prieur G, et al. Comparison of exercise intensity during four early rehabilitation techniques in sedated and ventilated patients in ICU: a randomised cross-over trial . Critical care (London, England), 2018, 22(1): 110.

[4] Schaller SJ, Anstey M, Blobner M, et al. Early, goal-directed mobilisation in the surgical intensive care unit: a randomised controlled trial. Lancet (London, England), 2016, 388(10052): 1377-1388.

[5] Nydahl P, Sricharoenchai T, Chandra S, et al. Safety of Patient Mobilization and Rehabilitation in the Intensive Care Unit. Systematic Review with Meta-Analysis . Annals of the American Thoracic Society, 2017, 14(5): 766-777.

[6] Hillegass E, Puthoff M, Frese EM, et al. Role of Physical Therapists in the Management of Individuals at Risk for or Diagnosed With Venous Thromboembolism: Evidence-Based Clinical Practice Guideline. Physical therapy, 2016, 96(2): 143-166.

[7] Iwashyna TJ, Hodgson CL. Early mobilisation in ICU is far more than just exercise . Lancet (London, England), 2016, 388(10052): 1351-1352.

[8] Kumble S, Zink EK, Burch M, et al. Physiological Effects of Early Incremental Mobilization of a Patient with Acute Intracerebral and Intraventricular Hemorrhage Requiring Dual External Ventricular Drainage. Neurocritical care, 2017, 27(1): 115-119.

[9] Franz S, Muser J, Thielhorn U, et al. Inter-professional communication and interaction in the neurological rehabilitation team: a literature review. Disability and rehabilitation, 2018: 1-9.

[10] Hickmann CE, Castanares-Zapatero D, Deldicque L, et al. Impact of Very Early Physical Therapy During Septic Shock

on Skeletal Muscle: A Randomized Controlled Trial. Critical care medicine, 2018, 46(9): 1436-1443.
[11] Beitland S, Wimmer H, Lorentsen T, et al. Venous thromboembolism in the critically ill: A prospective observational study of occurrence, risk factors and outcome. Acta anaesthesiologica Scandinavica, 2019: 1-9.
[12] Castro-Avila A C, Seron P, Fan E, et al. Effect of Early Rehabilitation during Intensive Care Unit Stay on Functional Status: Systematic Review and Meta-Analysis. PloS one, 2015, 10(7): e0130722.
[13] Fischer A, Spiegl M, Altmann K, et al. Muscle mass, strength and functional outcomes in critically ill patients after cardiothoracic surgery: does neuromuscular electrical stimulation help? The Catastim 2 randomized controlled trial . Critical care (London, England), 2016, 20: 30.
[14] Fontes Cerqueira TC, Cerqueira Neto ML, Cacau LAP, et al. Ambulation capacity and functional outcome in patients undergoing neuromuscular electrical stimulation after cardiac valve surgery: A randomised clinical trial. Medicine, 2018, 97(46): e13012.
[15] Doiron K A, Hoffmann T C, Beller E M. Early intervention (mobilization or active exercise) for critically ill adults in the intensive care unit. The Cochrane database of systematic reviews, 2018, 3: Cd010754.
[16] Fossat G, Baudin F, Courtes L, et al. Effect of In-Bed Leg Cycling and Electrical Stimulation of the Quadriceps on Global Muscle Strength in Critically Ill Adults: A Randomized Clinical Trial. Jama, 2018, 320(4): 368-378.

第六节 早期康复能使机械通气的重症患者获益

机械通气是目前危重症患者救治的有效手段之一，但机械通气患者的长时间制动会使患者运动功能减退、肌肉萎缩和血液淤滞，进而导致 ICU 获得性衰弱、下肢静脉血栓和压疮等一系列并发症的发生，进一步延长机械通气时间，增加病死率。因此，对机械通气患者实施早期康复已应用于临床。相关研究表明，其对机械通气患者是安全、可行的，能在一定程度上减少并发症，降低住院期间病死率，改善预后。

一、早期康复的实施现状

1. 早期康复的概念及措施　目前“早期康复”的概念尚未明确，理想状态是患者入 ICU 后，在保证安全的前提下，应尽早选择合适的康复运动方式以达到最佳的治疗剂量和强度，从而维持患者肌肉、骨骼和神经的功能，最终延缓或避免制动相关的并发症。干预措施包括被动运动、主动活动、呼吸功能锻炼和应用神经肌肉电刺激或测力脚踏车等。

2. 早期康复的时机及安全性　早期康复的最佳时机为入住 ICU 后 72 小时之内，但有研究提出机械通气 48 小时内即可进行康复干预，还有研究认为越早期介入康复对个体的预后越好。早期康复的安全性较高，通过前期的评估可以将安全事件发生率控制在最低。重症早期康复的安全事件包括心率增快、血压明显升高或降低、指脉氧降至 90% 以下及跌倒、气管插管脱管等。Nydahl 等通过荟萃分析提出急性早期肺康复的安全事件发生率为 2.6%，需要医疗干预的仅占 0.6%。Bailey 等对 103

例机械通气时间>4 天的患者进行关于早期活动安全性的前瞻性研究。该研究对机械通气患者进行了 1449 次早期活动，主要项目包括床上坐立 233 次（16%）、床旁椅子坐立 454 次（31%）、步行 762 次（53%）；不良事件仅发生 14 次，发生率<1%，其中主要包括跌倒但未受伤 5 次、胃管脱出 1 次、收缩压>200mmHg 1 次、收缩压<80% 3 次，以上所发生不良事件均未导致患者住院天数及医疗费用的增加。因此，早期康复的安全性较高，但仍需要积极评估患者生命体征，一旦出现安全事件立即停止当前康复治疗，必要时进行治疗干预。

3. 早期康复的实施方案　多学科团队中的人员配置为 1 名重症监护护士、护理助理、呼吸治疗师、物理治疗师及家庭成员。该团队每天至少进行 1 次巡视，呼吸治疗师负责管理所有机械通气患者，包括所有脱机过程和自主呼吸试验（spontaneous breathing trial，SBT）。在患者血流动力学和呼吸系统稳定后，在机械通气后 72 小时内启动早期康复计划。于每天 30 分钟的家庭探视期间，实施 2 次早期康复。康复实施内容如下。①床上活动：被动肢体锻炼及主动肢体锻炼结合，但一定让患者尽早进行主动锻炼。②床边坐立：患者能耐受主动肢体锻炼 15～30 分钟时在有辅助或无辅助下进行床边坐立，床边坐立时可使患者双腿下垂并摆动。③椅子坐立：患者耐受床边坐立 15～30 分钟后进行下床椅子坐立。④站立练习：患者耐受椅子坐立 30 分钟以上时进行站立练习。以上步骤均以患者耐受且生命体征平稳为基础，在康复治疗师指导下逐步增加活动强度及时间。因为早期活动可能会发生一些不良事件，如管路脱出、生命体征变化，甚至出血等，所以实施早期活动前应严格把握患者适应证并制订合适的活动方案，建议根据病房实际情况制订早期活动规范，以确保活动安全性。

二、早期康复对机械通气患者预后的影响

1. 患者肌力的恢复　ICU 机械通气患者大多需要镇静、镇痛治疗，患者多处于昏迷状态，极易出现关节挛缩、肌肉失用性萎缩、关节活动受限及 ICU 获得性衰弱等情况，严重影响患者的日常生活能力。Zanni 等报道，通过早期的康复训练，当机械通气患者出院时，上肢和下肢肌肉无力的患病率从最初的 ICU 评估显著降低（上肢 53% *vs.* 19%；下肢 79% *vs.* 43%）。Nydahl 等也发现对患者进行早期的被动运动训练或协助性主动运动能促进肌肉活动、增强肌力和保存肌纤维的长度与柔韧性，所以积极协助患者进行成体系的早期抗阻力主动或被动运动可以降低 ICU 获得性衰弱的发生，进而缩短入住 ICU 及住院时间。患者早期进行四肢经皮神经肌肉电刺激治疗，可使其骨骼肌肌力提高，从而缩短卧床时间，减少肌肉骨骼蛋白丢失，保持四肢肌肉功能状态。Machado 等研究是第 1 项分析被动循环运动项目与常规物理治疗相结合对周围肌肉力量、机械通气持续时间和重症 ICU 患者住院时间影响的随机临床试验。其结果表明，在重症患者的物理治疗期间未发现显著的不良反应，并且在干预组（IG）与对照组（CG）中发现肌肉力量增加，且 IG 中外周肌肉力量明显大于 CG。Shi 等研究表明，钙蛋白酶抑制剂可以改善机械通气大鼠呼吸机导致的膈肌功能异常（ventilator induced diaphragm dysfunction，VIDD），但药物治疗尚处于动物实验阶段。物理治疗在理论上可以改善 VIDD，但临床上存在争议。最新的 1 项研究表明，随着机械通气时间的延长，对照组患者治疗 3 天后吸气末膈肌厚度（DTei）、膈肌增厚分数［DTF，DTF=（DTei－DTee）/DTee×100%］及治疗 5 天后呼气末膈肌厚度（DTee）再次出现下降，提示对照组患者出现

了 VIDD，长时间机械通气后患者膈肌萎缩，收缩功能障碍。治疗组患者机械通气 3 天后未出现 DTei、DTF 及 DTee 的显著下降，表明早期活动能够改善或延缓机械通气患者发生 VIDD，为慢性阻塞性肺疾病急性加重期患者早期撤机拔管争取了时间。2 组患者间仅机械通气治疗 3 天和 5 天的 DTF 差异存在统计学意义，说明 DTF 是诊断膈肌功能障碍更为敏感的指标。因此，早期康复运动的干预对于患者四肢肌力及膈肌功能恢复具有一定促进作用。

2. 患者机械通气及住院时间　早期活动干预可明显增加呼吸肌的力量，改善肌肉的状态，从而提高潮气量、降低浅快呼吸指数，缩短机械通气时间，降低肺部感染概率。Chen 等发现早期活动组潮气量明显升高（192.5ml *vs.* 143.6ml，P=0.02），且浅快呼吸指数明显下降（110.6 *vs.* 162.2，P=0.009），早期呼吸功能锻炼可明显增加最大吸气压，缩短无创正压通气时间并提高脱机成功率。在中国台湾地区的 1 项单中心研究中，接受早期动员的患者住院时间较短（19.2 天 *vs.* 24.0 天），拔管成功率较高（98.9% *vs.* 96.8%），住院费用较低（新台币 226 000 元 *vs.* 新台币 260 000 元），但是差异并不显著。McWilliams 等报道称，在英国对机械通气＞5 天的患者实施结构化康复项目导致入住 ICU 时间显著缩短（16.9 天 *vs.* 14.4 天，P=0.007）和住院时间缩短（35.3 天 *vs.* 30.1 天，P=0.016），机械通气持续时间缩短（11.7 天 *vs* 9.3 天，P=0.05）。Needham 等研究表明，在美国早期动员的质量改进项目用于机械通气≥4 天的患者，其入住 ICU 时间缩短（7.0 天 *vs.* 2.1 天，P=0.02），住院时间缩短（17.2 天 *vs.* 14.1 天，P=0.03）。因此，早期康复治疗可以在一定程度上缩短机械通气及住院时间。

3. 患者心理方面　患者因插管本身带来的不适感可通过常规镇静镇痛解决，但需要机械通气的患者一般是独自处于病房内，非常容易产生孤独、恐惧和茫然等负面情绪，严重者可能并发抑郁症，更加不利于治疗。因此改善机械通气患者的心理发病率是另一迫切的问题。在 1 项研究中，改进的团队成员中加入患者的家庭成员，发现家庭成员不仅可以提供医疗团队护理方面的帮助，因为其了解护理人员为患者做了什么，以及他们可以为患者做些什么，还改善了医疗团队与家庭之间的沟通，当他们作为医疗护理团队中的一员时，共同目的都是服务于患者，从而可以减轻清醒患者的恐惧及孤独情绪，以及增强其主观成就感和坚持康复锻炼的信心，最终达到增强患者活动能力、加快康复的目的。

在重症监护病房中为机械通气患者引入早期康复治疗是可行的，能明显改善患者预后，但需要多学科团队有计划地进行早期康复，从而确保患者的安全性及治疗的有效性，使患者能充分获益。目前仍需要大样本、多中心的研究来充分评估早期康复方案和实施策略，从而形成统一的指南或规范，以便提高早期康复治疗的实施率。对机械通气患者而言，哪种强度、频度和量度的躯体活动可以达到最佳的效果也未进行探索。在今后的工作中可以开展相关的研究，为优化机械通气患者的临床结局提供一个基于证据的方法。

（郑州大学第一附属医院　梁　明　孙荣青）

参考文献

［1］ Corcoran JR, Herbsman JM, Bushnik T, et al. Early Rehabilitation in the Medical and Surgical Intensive Care Units for

Patients With and Without Mechanical Ventilation: An Interprofessional Performance Improvement Project. Pm & R, 2017, 9(2): 113-119.

[2] Investigators TTS. Early mobilization and recovery in mechanically ventilated patients in the ICU: a bi-national, multi-centre, prospective cohort study. Critical Care, 2015, 19(1): 1-10.

[3] Paton M, Lane R, Hodgson CL. Early Mobilization in the Intensive Care Unit to Improve Long-Term Recovery. Critical care clinics, 2018, 34(4): 557-571.

[4] Green M, Marzano V, Leditschke I A, et al. Mobilization of intensive care patients: a multidisciplinary practical guide for clinicians. Journal of Multidisciplinary Healthcare, 2016, 9(Issue 1): 247-256.

[5] Peter N, A Parker R, Gabriele B, et al. Early mobilization of mechanically ventilated patients: a 1-day point-prevalence study in Germany. Critical Care Medicine, 2014, 42(5): 1178-1186.

[6] Hashem MD, Nelliot A, Needham DM. Early Mobilization and Rehabilitation in the ICU: Moving Back to the Future. Respir Care, 2016, 61(7): 971-979.

[7] Hashem M, Parker D, Ann M, et al . Early Mobilization and Rehabilitation of the Critically Ill Patient. Chest, 2016, 150(3): 722-731.

[8] Bakhru RN, Wiebe DJ, Mcwilliams DJ, et al. An Environmental Scan for Early Mobilization Practices in U. S. ICUs. Critical Care Med, 2015, 43(11): 2360.

[9] Nydahl P, Sricharoenchai T, Chandra S, et al. Safety of Patient Mobilization and Rehabilitation in the Intensive Care Unit. Systematic Review with Meta-Analysis. Ann Am Thoracic Society, 2017, 14(5): 766.

[10] Bailey P, Thomsen GE, Spuhler VJ, et al. Early activity is feasible and safe in respiratory failure patients. Critical Care Med, 2007, 35(1): 139.

[11] Lai CC, Chou W, Chan KS, et al. Early Mobilization Reduces Duration of Mechanical Ventilation and Intensive Care Unit Stay in Patients With Acute Respiratory Failure. Arch Phys Med Rehabil, 2017, 98(5): 931-939.

[12] Zanni JM, Al E. Rehabilitation therapy and outcomes in acute respiratory failure: an observational pilot project. J Critical Care, 2010, 25(2): 254-262.

[13] Kuyrukluyildiz U, Binici O, Kupeli Ä, et al. What Is the Best Pulmonary Physiotherapy Method in ICU? Canadian Respir J, 2016, 2016(3): 4752467.

[14] Ads M, Pires-Neto RC, Mtx C, et al. Effects that passive cycling exercise have on muscle strength, duration of mechanical ventilation, and length of hospital stay in critically ill patients: a randomized clinical trial. J Brasileiro De Pneumologia Publicacao Oficial Da Sociedade Brasileira De Pneumologia E Tisilogia, 2017, 43(2): 134-139.

[15] Shi L, Guo H, Huang J, et al. The effect of calpeptin on injury and atrophy of diaphragm under mechanical ventilation in rats. Zhonghua Wei Zhong Bing Ji Jiu Yi Xue, 2014, 26(8): 549.

[16] Yang S, Liu J, Yang W, et al. Effect of early mobilization on diaphragmatic function in patients with mechanical ventilation: a prospective randomized controlled study. Zhonghua Wei Zhong Bing Ji Jiu Yi Xue, 2018, 30(2): 112.

[17] A Daniel M, Smith BK, Davenport PD, et al. Inspiratory muscle strength training improves weaning outcome in failure to wean patients: a randomized trial. Critical Care, 2011, 15(2): R84-R84.

[18] Chen YH, Lin HL, Hsiao HF, et al. Effects of exercise training on pulmonary mechanics and functional status in patients

with prolonged mechanical ventilation. Respiratory Care, 2012, 57(5): 727.

[19] David MW, Jonathan W, Gemma A, et al. Enhancing rehabilitation of mechanically ventilated patients in the intensive care unit: A quality improvement project. J Critical Care, 2015, 30(1): 13-18.

[20] Needham DM, Radha K, Zanni JM, et al. Early physical medicine and rehabilitation for patients with acute respiratory failure: a quality improvement project. Nederlands Tijdschrift Voor Evidence Based Practice, 2010, 91(4): 536-542.

[21] Aydoğan S, Kaya N. The Assessment of the Risk of Unplanned Extubation in an Adult Intensive Care Unit. Dimens Crit Care Nurs, 2017, 36(1): 14-21.

第十五章　重 症 护 理

第一节　关注重症护士主导的交流

疾病的严重程度对于重症患者家属产生显著影响。重症患者因严重疾病通常不能参与医疗决策的讨论和制订，而由患者家属替代。25%～50% 的家庭成员因此出现心理症状，如紧张、焦虑和失望等，这些症状出现在患者住院期间，在重症患者转出 ICU 后仍可能存在。而患者家属的支持可以改善重症患者结局。护士作为临床医务人员的重要群体，每天 24 小时都在床边，与重症患者进行交流，给患者家属提供信息以促进其与患者及其他临床工作者的日常交流，为患者家庭提供支持。因此，应该关注重症护士主导的交流。

一、护士主导交流的可行性

与医师相比，重症护士通常有更多时间与患者及家属接触。重症患者家属通常被患者委托成为在治疗过程中做决定的人。常用且患者家属容易接受的方式，通常是医师面对众多家庭成员，以集中解答家庭成员的疑惑或担忧。Gay 等提及医师主导安排并召开家庭会议存在以下障碍：医师并不总是有时间主导召开会议；1 名医师通常负责多名重症患者；许多医师缺乏与家人沟通的技巧。重症护士主导实施与患者家庭之间的交流，可行的原因之一是护士与医师在专业意见上能够确保一致。重症护士还表现出对家庭需求的 5 个维度的良好理解，即信息、保障、亲近、支持和舒适，使得家庭成员可以更好地应对重症监护室的危机。由于重症护士与患者和家庭成员之间的持续互动和密切关系，使得护士更能满足家庭需求。

二、护士主导交流的作用值得肯定

护士在与患者及家属交流过程中具有明显优势，但相关研究并不多。White 等对 5 个重症监护室共计 1420 例患者进行随机分组研究，比较跨专业 ICU 团队提供的家庭支持与常规护理对于重症患者决策替代者的影响。干预组和对照组通过医院焦虑和抑郁量表（Hospital Anxiety and Depression Scale，HADS）、事件影响量表（Impact of Event Scale，IES）、沟通质量量表（Quality of Communication Scale，QOC）和改良患者核心认知量表（Patient Perception of Patient Centeredness Scale，PPPC）4 个量表比较

6个月后2组重症患者决策替代者之间评分的差异。干预组的干预措施主要是建立以护士为核心的跨专业ICU团队，这些护士接受了12小时培训后承担的职责有联系患者决策替代者，参与病情交流会议，参加会议并确保讨论基本内容，会议结束后向家庭成员汇报，每日与家庭成员联系。结果显示，干预组和对照组在6个月时的平均HADS评分和平均IES评分没有显著差异；但与对照组相比，干预组的平均PPPC评分更好，且ICU平均住院时间短于对照组。Daniela也在评论中充分肯定了文章结果的意义，认为这是重症护理的重大转折。观念的转变能够促进重症护士为患者提供更好的服务，最大限度地提高重症患者及患者家庭成员的生活质量，改善愈后。

三、规范化流程利于护士主导患者交流的实施

目前，成熟的重症护士主导的患者交流流程并未被提出，但有文献资料提及该流程。Huixin等对神经重症监护病房23名护士进行培训以开展护士主导的患者家庭会议，利用现有文献制订每个会议阶段应采取的步骤，以及会议前、中、后的护理职责，还制订了一份步骤详尽的检查表以规范交流内容。通过干预前及干预3个月后的调查问卷结果表明，家庭成员认为护士主导的家庭会议使得医护之间沟通明显改善，此外因为患者家庭有适当的决策信息，使得家庭满意度有所提高。

随着重症医学专业的发展，对于ICU患者及ICU后重症患者家庭越来越被关注，这也给重症护理提供了新的发方向。我们建议将护士主导的患者交流作为临床护理的一部分，通过制订详细计划以减少患者及患者家庭成员的焦虑、抑郁、创伤后压力和全身性压力，提高家庭对护理工作的满意度。

（中国医学科学院北京协和医院　罗红波　李尊柱）

参考文献

[1] Prendergast TJ. Resolving conflicts surrounding end-of-life care. New Horiz, 1997, 5: 62-71.

[2] Adelman RD, Tmanova LL, Delgado D, et al: Caregiver burden: A clini- cal review. JAMA, 2014, 311: 1052-1060

[3] Gay EB, Pronovost PJ, Bassett RD, et al. The intensive care unit family meeting: making it happen. J Crit Care, 2009, 24(4): e1-629.

[4] Buckley P, Andrews T. Intensive care nurses' knowledge of critical care family needs. Intensive Crit Care Nurs, 2011, 27(5): 263-272.

[5] White DB, Angus DC, Shields A-M, et al. A randomized trial of a family-support intervention in intensive care units. N Engl J Med, 2018, 378(25): 2365-2375.

[6] Lamas D. Nurse-Led Communication in the Intensive Care Unit. N Engl J Med, 2018, 378(25): 2431-2432.

第二节　ICU 获得性衰弱的护理评估

ICU 获得性衰弱是重症患者常见的获得性神经肌肉功能障碍，是 ICU 较为严重的并发症之一。目前，ICU 获得性衰弱的发病机制不清楚，临床上尚无有效的药理学方法治疗 ICU 获得性衰弱，因此对于 ICU 获得性衰弱的预防就显得极为重要。早期识别 ICU 获得性衰弱，可有效减少并发症，降低致残率，缩短住院时间，提高日常生活质量。

一、ICU 获得性衰弱评估工具

1. 医院衰弱风险评分量表　Gilbert 等基于国际疾病分类第 10 次修订版（ICD-10），通过医院数据管理系统的常规数据来确定衰弱老年患者及面临预后不良风险的老年患者的特征，从而制订医院衰弱风险评分量表，为医院提供一种系统方法来识别住院患者的衰弱风险。患者的医院衰弱风险评分为 0～99 分，评分越高，衰弱风险越高（＜5 分为低风险，5～15 分为中风险，＞15 分为高风险）。

医院衰弱风险评分量表为医院和卫生系统提供了一种低成本、系统的检查方法。该量表的优点是，可依据医院电子系统的常规数据快速、简便地识别所有住院患者中的衰弱患者，无须人工评分，减少因操作者可靠性问题产生的偏倚。该量表的潜在缺点是，对于初次入院或医院数据少的患者，衰弱可能被忽略。另外，因 ICD-10 代码不能全面覆盖疾病的严重程度，可能忽略一些重要的衰弱因素，如虚弱、多发病和日常生活活动能力低下。文件和诊断编码的变化亦可导致测量误差。

2. 临床衰弱量表　临床衰弱量表（Clinical Frailty Scale，CFS）源于加拿大健康与衰老研究课题，是一种有效的衰弱测量方法。它是一种自测型的量表，包括心理方面的认知障碍、抑郁（临床印象）、感到悲伤或沮丧等共 14 条目；生活方面的穿衣困难、洗澡困难、理发困难、如厕困难和尿失禁等 8 个条目；生理方面的胃肠问题、晕厥或一过性黑矇、恶性疾病和颈部肌肉紧张等 40 个条目；既往史有认知障碍家族史、甲状腺疾病史、脑卒中史和糖尿病史等 8 个条目，共 4 个方面的 70 种健康缺陷项目。衰弱指数的计量即对健康缺陷项目进行统计，如某患者有 7 种健康缺陷项目，则他的衰弱指数就是 7/70＝0.1。

衰弱分级的计量以临床判断为基础，采用临床衰弱量表 -09（CFS-09）的九级分法，评分从 1 分（非常健康）到 9 分（终末期）。医务人员可根据临床文字描述和图形为患者进行评分，得分≥5 分则被诊断为衰弱。衰弱指数与衰弱分级相关，利用衰弱指数对衰弱进行分级更加方便。该量表为临床医师提供了一种生动筛查患者衰弱的工具，是预测住院患者不良预后的证据来源，也可用于痴呆患者的衰弱评估。虽然该量表可快速进行衰弱评分，但该量表操作者间的一致性较低，实际测量可产生偏倚。

3. 人工肌力试验　人工肌力试验（Manual Muscle Strength Testing，MMT）是目前较为常见的诊断 ICU-AW 的推荐方法，其通过运用英国医学研究委员会肌力评分总分（Medical Research Council sum score，MRC-SS）来评估患者肌力。对躯体六大肌群（双侧腕伸展、前臂屈曲、肩外展、足背屈、膝伸展、大腿弯曲）进行分级，每组肌群的肌力按牛津肌力等级评分，总分 60 分。当 MRC-SS＜48 分，2 次评分间隔≥24 小时时，患者被诊断为 ICU 获得性衰弱。

该评估方法需要患者有足够的意识水平来配合和响应命令（RASS 评分－1～1 分，且可动用面部肌肉响应以下至少 3 个口头指令：睁眼、闭眼、看着我、伸舌、点头和皱眉），因此对于昏迷、精神错乱和（或）损伤的患者并不适用。Hough 等的研究发现，在对能参与 MMT 的 ICU 患者（尤其是 ICU 出院患者）的测试中，观察者的一致性较好。但因 MMT 不能早期识别大多数 ICU 获得性神经肌肉功能障碍，大多数危重症患者无法进行该项试验，其在危重疾病期间可靠性不强。

4. 手柄测力法　该方法主要监测患者的握力。治疗师进行手柄测力法（Handgrip Dynamometry，HGD）前，需确定患者至少有能力进行肘关节屈肌和腕关节伸展肌群的抗重力运动，因此患者进行 HGD 测量前需进行 MMT 测试。测试过程中，患者在至少 6 秒的时间内产生最大的握力，2 次测试间患者可休息 60 秒。患者左右手均进行 3 次测量，并分别记录左右手 HGD 的最大值。Ali 等研究显示，女性 HGD＜7kg，男性 HGD＜11kg，则被诊断为 ICU 获得性衰弱。目前，应用 MMT 和 HGD 双重肌力测量方法诊断 ICU 获得性衰弱获得了广泛认可。

5. ICU 物理功能评估测试　ICU 物理功能评估测试（Physical Function in ICU test，PFIT）由澳大利亚学者 Skinner 等构建，主要用于评估长期气管造瘘术患者物理功能强度的变化、肌肉力量和心血管功能等。PFIT 主要包括床边站立、原地行进、肩关节屈伸肌力、膝关节伸展肌力和上肢关节屈伸 5 个测量维度。测试过程中评估患者耐力、肌力、运动能力及物理功能，为物理治疗师在 ICU 患者康复期间使用干预措施提供参考。其后有学者删除上肢关节屈伸，将其修订为 PFIT 评分（Physical Function in ICU test-Score，PFIT-S）：①从坐位到站立评分从 0 分（不需要物理帮助）到 2 分（需要 2 个人的帮助）；②就地行进是运用移动的次数和完成相应步数所需的时间进行评分；③肩关节和膝关节屈曲的强度根据牛津肌力等级评分。PFIT-S 侧重强度耐力和活动能力的评估，反映患者的身体功能。因其没有很好体现认知、反应性和平衡度等功能指标的变化，且不适用于无法遵从命令的患者，限制了其在临床及科研中的应用。

6. 电生理检查　部分 ICU 患者因意识障碍不能通过肌肉力量评估进行 ICU 获得性衰弱的早期评估，Wieske 等关于应用电生理检查早期诊断 ICU 获得性衰弱的可行性和准确性的研究发现，尺骨和腓骨的运动神经及尺骨的感觉神经的神经传导研究对早期识别非清醒重症患者 ICU 获得性衰弱是可行的。电生理参数包括复合运动动作电位（compound motor action potential，CMAP）幅度和持续时间、感觉神经动作电位（sensory nerve action potential，SNAP）幅度及异常自发电位，当 CMAP 幅度＜0.65mV（或 CMAP 幅度＜0.43mV），SNAP 幅度＜17.6μV 时，可被诊断为 ICU 获得性衰弱。

相较于常规肌肉力量评估，应用电生理参数可提前 6 天确定 ICU 获得性衰弱的诊断。电生理学研究虽然对 ICU 获得性衰弱有诊断价值，但仍存在不足：①需特定的设备和受过专业培训的人员，ICU 中不容易获得，耗时且昂贵；②技术质量不足，易受肾代替治疗仪器或心脏辅助装置等的电干扰；③灵敏度和特异度还需要进一步研究。

7. 神经肌肉超声评估　神经肌肉超声评估（neuromuscular ultrasound，NMUS）是未来诊断肌肉紊乱和外周神经疾病的可靠技术，该技术可检测肌肉萎缩和肌肉结构的变化。该评估方法适用于所有入住 ICU 的患者，对医护人员超声技术水平有一定的要求。因其具有无创、耗时短等特点，清晰客观地将患者在危重疾病中发生的肌肉变化以图像的方式呈现，是目前早期评估 ICU 获得性衰弱的研究趋势。

二、护士在识别 ICU 获得性衰弱中的作用

长期卧床制动是 ICU 患者发生 ICU 获得性衰弱的首要高危因素。ICU 获得性衰弱发病率与患者年龄成正相关，≥85 岁重症患者 ICU 获得性衰弱发病率高达 50%；机械通气患者 5～7 天内 ICU 获得性衰弱发病率为 26%～65%，而长期机械通气的患者（机械通气时间≥10 天）中被诊断为 ICU 获得性衰弱的患者比例可达 67%；在败血症或全身炎症反应综合征患者中高达 80%。随着医学的不断发展，危重患者病死率显著下降，人们开始聚焦于危重症幸存者的功能损害情况和后续的生存质量。ICU 获得性衰弱一旦发生可能使病情迁延，增加近远期并发症，增加病死率和医疗费用，延长 ICU 滞留时间，从而进一步影响患者生存质量。因此，护士对患者 ICU 获得性衰弱的早期动态评估、早期发现及干预显得尤为重要。

ICU 获得性衰弱的早期诊断困难，目前尚无特效治疗方法，及时识别并尽量控制其危险因素是预防 ICU 获得性衰弱发生的最有效措施。动态获取患者肌力活动资料，是早期识别 ICU 获得性衰弱的前提。护士对 ICU 获得性衰竭的早期识别可采用前文中的相关评估工具，如采用 MMT、HGD 等对患者肌力进行准确客观评估，应用 PFIT-S 对患者的强度耐力和活动能力进行评估，必要时行电生理检查和 NMUS。Tzanis 等研究发现，ICU 获得性衰弱可通过测量重症患者机械通气时的最大吸气压（maximum inspiratory pressure，MIP）进行诊断，当患者 MIP＜36cmH_2O 时可诊断为 ICU 获得性衰弱。因此，最大吸气压力可作为 ICU 护士早期评估患者外周肌力及识别 ICU 获得性衰弱的间接方法。护士可采取多项指标数值综合评估，动态观察监测数值的变化，为医师做出临床决策提供帮助。

三、护士对 ICU 获得性衰弱评估的局限性和展望

尽管当前对 ICU 获得性衰弱早期评估和预防的研究获得国内外学者的普遍关注，但因目前的评估工具侧重点各异，在 ICU 获得性衰弱早期识别方面敏感性较差，且缺乏识别高危人群的评价工具，评估的主观性导致结果可能具有偏倚，给临床早期识别和诊断带来困难。国内 1 项调查研究显示，ICU 护士对 ICU 获得性衰弱的认知和实践情况较差，且获得 ICU 获得性衰弱相关知识的时间和途径有限，极大地限制了护士对 ICU 获得性衰弱的早期识别、评估及干预措施的实施。

因此，随着 ICU 获得性衰弱早期评估的重要性获得国内专家、学者及临床医护人员的广泛重视，国内学者应在当前 ICU 获得性衰弱评估工具的基础上，结合我国人口学特征及医疗环境，构建符合我国国情的 ICU 获得性衰弱评估工具及识别高危人群的评价工具，制订 ICU 获得性衰弱护理评估标准化流程及效果评价工具。此外，应定期开展 ICU 获得性衰弱相关理论知识及干预技能的培

训及考核，加强ICU护士对ICU获得性衰弱的认知，使其能准确、早期识别并评估ICU获得性衰竭；加强多学科团队合作与交流，共同关注患者早期康复及预后。

（华中科技大学同济医学院附属协和医院 吴 为 黄海燕）

参考文献

［1］Shepherd SJ, Newman R, Brett SJ, et al. Pharmacological therapy for the prevention and treatment of weakness after critical illness: a systematic review. Crit Care Med, 2016, 44(6): 1198-1205.

［2］Gilbert T, Neuburger J, Kraindler J, et al. Development and validation of a hospita l frailty risk score focusing on older people in acute care settings using electronic hospital records: an observational study. Lancet, 2018, 391(10132): 1775-1782.

［3］Basic D, Shanley C. Frailty in an older inpatient population: using the clinical frailty scale to predict patient outcomes. J Aging Health, 2015, 27(4): 670-685.

［4］Gibson JA, Crowe S. Frailty in Critical Care: Examining Implications for Clinical Practices. Crit Care Nurse, 2018, 38(3): 29-35.

［5］Kress JP, Hall JB. ICU-acquired weakness and recovery from critical illness. N Engl J Med, 2014, 370(17): 1626-1635.

［6］Hough C L, Lieu B K, Caldwell E S. Manual muscle strength testing of critically ill patients: feasibility and interobserver agreement. Crit Care, 2011, 15(1): R43.

［7］Witteveen E, Sommers J, Wieske L, et al. Diagnostic accuracy of quantitative neuromuscular ultrasound for the diagnosis of intensive care unit-acquired weakness: a cross-sectional observational study. Ann Intensive Care, 2017, 7(1): 40.

［8］Parry SM, Berney S, Granger CL, et al. A new two-tier strength assessment approach to the diagnosis of weakness in intensive care: an observational study. Crit Care, 2015, 19(1): 52.

［9］Ali NA, O' Brien JM Jr, Hoffman SP, et al. Acquired weakness, handgrip strength, and mortality in critically ill patients. Am J Respir Crit Care Med, 2008, 178(3): 261-268.

［10］Skinner EH, Berney S, Warrillow S, et al. Development of a physical function outcome measure(PFIT)and a pilot exercise training protocol for use in intensive care. Crit Care Resusc, 2009, 11(2): 110-115.

［11］Skinner EH, Berney S, Warrillow S, et al. Rehabilitation and exercise prescription in Australian intensive care units. Physiotherapy, 2008, 94(3): 220-229.

［12］Wieske L, Verhamme C, Witteveen E, et al. Feasibility and diagnostic accuracy of early electrophysiological recordings for ICU-acquired weakness: an observational cohort study. Neurocrit Care. 2015, 22(3): 385-394.

［13］Moss M, Yang M, Macht M, et al. Screening for critical illness polyneuromyopathy with single nerve conduction studies. Intensive Care Med, 2014, 40(5): 683-690.

［14］吴雨晨，丁楠楠，姜变通，等. ICU获得性肌无力患者功能评估的系统评价. 中华危重病急救医学，

2018，20（12）：1154-1160.
[15] Katzberg HD, Bril V, Breiner A. Ultrasound in Neuromuscular Disorders. J Clin Neurophysiol, 2016, 33(2): 80-85.
[16] Pandit L, Agrawal A. Neuromuscular disorders in critical illness. Clin Neurol Neurosurg, 2006, 108(7): 621-627.
[17] Mirzakhani H, Williams JN, Mello J, et al. Muscle weakness predicts pharyngeal dysfunction and symptomatic aspiration in long-term ventilated patients. Anesthesiology, 2013, 119(2): 389-397.
[18] Tzanis G, Vasileiadis L, Zervakis D, et al. Maximum inspiratory pressure, a surrogate parameter for the assessment of ICU-acquired weakness. BMC Anesthesiol, 2011, 11: 14.
[19] 冯金华，田永明，聂孟珍，等. 某院 253 名 ICU 护士对 ICU 获得性衰弱认知情况现状分析. 护理学报，2015，22（17）：43，47.

第三节　个体化设置改善经鼻高流量氧疗患者的舒适度

经鼻高流量氧疗（high flow nasal cannula，HFNC）可以提供精准吸氧浓度（21%～100%）、不同温湿度的 30～60L/min 的气体，其效果毋庸置疑。HFNC 的临床应用越来越广泛，但在应用过程中患者舒适度不佳，而不理想的舒适度会影响患者的依从性。使用 HFNC 除需要设置吸氧浓度外，还需要设置气流速及温度，合理的设置可以改善患者的舒适度，提高患者的依从性，保证治疗效果。

一、合适的吸氧浓度，迅速改善呼吸困难，提高患者舒适度

呼吸困难本身就是患者不舒适的原因之一，呼吸困难纠正才能提高患者舒适度。Jones 等研究纳入急性呼吸衰竭（acute respiratory failure，ARF）患者发现，HFNC 组起始设置气流量为 40L/min、FiO_2 仅为 28%，患者的不舒适感觉未得到明显改善，与呼吸困难症状未得到明显改善有关。在相同气流量下，更高的吸氧浓度可以更快速地纠正缺氧。Mauri 和 Azoulay 等的研究均初始给予 100% 氧浓度，之后吸氧浓度调至可维持 SpO_2 95% 以上的最低值，患者的呼吸困难、舒适度等均较使用氧疗前改善。因此，在使用 HFNC 时应首先给予足够的吸入氧浓度纠正患者的呼吸困难，减少因呼吸困难未纠正导致的患者不舒适。

二、根据吸氧浓度设置气流量，提高氧疗效果

目前对于使用 HFNC 时气流量的设置尚无统一标准，现有的设置方式有持续相同流量设置、不同流量交替设置等。持续相同流量设置的具体方法为：初始给予 50L/min 的气流量，之后吸氧浓度调至可维持 SpO_2 95% 以上的最低值，病情需要时，可调至 60L/min；不同流量交替设置则根据目标 SpO_2 90%～96% 设置和调节吸氧浓度，气流速的设定按照 30L/min、45L/min 及 60L/min

3个档位调节。Tommaso等的1项前瞻性随机交叉研究，对每位入组的患者均分别使用30L/min和60L/min 2种流量设置及31℃和37℃ 2组温度设置，4种温度和流量组合设置分别给予HFNC 20分钟，发现对于需要较高吸氧浓度（FiO_2≥45%）的低氧血症患者，60L/min均比30L/min的气流速显著改善患者的舒适度，且与温度设置无关；而较低吸氧浓度（FiO_2＜45%）的低氧血症患者中，30L/min与60L/min的气流速比较，2组患者的舒适度无统计学差异。这可能与需要较高吸氧浓度的患者本身肺泡塌陷较多有关，同时吸入氧浓度较高必然减少吸入气体中保持肺泡开放的氮气，加剧肺泡塌陷。HFNC 60L/min的气流量时，如果患者能够较好的闭嘴呼吸，则可以提供5～7cmH_2O的呼气末正压（positive end expiratory pressure，PEEP），保持肺泡的开放，改善呼吸困难。正常呼吸时每10L/min的气流量可以提供1cmH_2O的PEEP，随着气体流量的增加，PEEP增加有利于改善患者的呼吸困难。因此，使用HFNC时，如果患者需要FiO_2≥45%才能获得比较满意的氧合时则应优选较高气流速。

三、较低温度，患者较舒适

HFNC时设置的温度主要用于湿化吸入气体，可以设置为31℃、34℃和37℃。虽然吸入气体的温度越高，气体的绝对湿度越大，气道湿化效果越好，但是Tommaso等的研究发现，HFNC温度设置31℃时，无论需要较高吸氧浓度（FiO_2≥45%）的患者，还是需要较低吸氧浓度（FiO_2＜45%）的患者，其舒适度均显著高于37℃。Lemiale等对免疫功能不全的ARF患者使用视觉模拟评分（visual analogue scale，VAS）评估其口渴程度，发现HFNC 1小时后，口渴程度可由6分下降至5分，但治疗至2h时，口渴程度又回升至6分，提示HFNC虽然可以将吸入气体充分湿化，但并不能有效改善患者口渴。可能由于正常状态下经鼻部吸入空气的温度低于体温，提高吸入气体温度时患者不能很快适应；同时使用HFNC患者自身保留了上呼吸道的加热和保湿功能，31℃吸入气体已经能预防气道干燥及其相关病变，更高的温度不能增加气道湿化效果；提高温度加强气道湿化也不能改善氧疗患者的口渴感。因此，使用HFNC时，在满足湿化效果的前提下设置较低的温度，可以提高患者的舒适度，从而提高患者的依从性。

四、改进设备装置，提高患者的依从性

HFNC导致患者不舒适、从而影响其依从性的因素还有装置产生的噪声及鼻部受阻塞等，使用HFNC的大多是有自主呼吸的清醒患者，HFNC装置空气、氧气的流速均明显高于普通氧疗装置，使用过程中不可避免地会产生高于普通氧疗措施的噪声，导致患者不舒适。由于HFNC最高可提供60L/min的气流量，为保证流量其鼻塞接头比普通鼻塞要更大一些，尽管其比普通鼻塞软和，但高流量氧疗鼻塞接头并不比普通鼻塞减少鼻部受阻塞情况。因此，改进制造工艺，减低设备装置导致的噪声和鼻部阻塞，有望进一步提高患者的依从性。

HFNC已广泛应用于临床，使用HFNC应以尽快改善病情为首要目标。对于吸入氧浓度要求较高的患者，使用HFNC应设置较高气流量以尽快改善患者呼吸困难，迅速减轻疾病、症状导致的患

者不舒适；对于上呼吸道的加热和保湿功能得以保留的患者，选择较低的湿化温度（31℃），提高患者的舒适度，从而提高患者的依从性，保证治疗效果。

（东南大学附属中大医院　陈　洁　朱艳萍）

参考文献

［1］ Huang HW, Sun XM, Shi ZH, et al. Effect of High-Flow Nasal Cannula Oxygen Therapy Versus Conventional Oxygen Therapy and Noninvasive Ventilation on Reintubation Rate in Adult Patients After Extubation: A Systematic Review and Meta-Analysis of Randomized Controlled Trials. Journal of Intensive Care Medicine, 2018, 33(11): 609-623.

［2］ Koyauchi T, Hasegawa H, Kanata K, et al. Efficacy and Tolerability of High Flow Nasal Cannula Oxygen Therapy for Hypoxemic Respiratory Failure in Patients with Interstitial Lung Disease with Do-Not-Intubate Orders: A Retrospective Single-Center Study. RESPIRATION, 2018, 96(4): 323-329.

［3］ Jones G, Peter. Randomized controlled trial of humidified high-flow nasal oxygen for acute respiratory distress in the emergency department: the HOT-ER study. Respir Care, 2016, 61 (3): 291-299.

［4］ Mauri T, Alban L, Turrini C, et al. Optimum support by high-flow nasal cannula in acute hypoxemic respiratory failure: effects of increasing flow rates. Intensive Care Medicine, 2017, 43: 1453-1463.

［5］ Azoulay E, Lemiale V, Mokart D, et al. Effect of High-Flow Nasal Oxygen vs Standard Oxygen on 28-Day Mortality in Immunocompromised Patients With Acute Respiratory Failure: The HIGH Randomized Clinical Trial. JAMA, 2018, 27(320): 2099-2017.

［6］ Lemiale V, Mokart D, Mayaux J, et al. The effects of a 2-h trial of high-flow oxygen by nasal cannula versus Venturi mask in immunocompromised patients with hypoxemic acute respiratory failure: a multicenter randomized trial. Critical Care, 2015, 19(1): 380.

［7］ Mauri T, Galazzi A , Binda F, et al. Impact of flow and temperature on patient comfort during respiratory support by high-flow nasal cannula. Crit Care, 2018, 22(1): 120.

［8］ Lemiale V, Mokart D, Rescherigon M, et al. Effect of Noninvasive Ventilation vs Oxygen Therapy on Mortality Among Immunocompromised Patients With Acute Respiratory Failure: A Randomized Clinical Trial. Jama, 2015, 314(16): 1711.

［9］ Cuquemelle E, Pham T, Papon JF, et al. Heated and humidified high-flow oxygen therapy reduces discomfort during hypoxemic respiratory failure. Respir Care, 2012, 57: 1571-1577.

第四节　2018 年全球脓毒症治疗指南集束化治疗更新部分护士需要关注的内容

脓毒症是 ICU 内患者最常见的疾病之一。脓毒症的发病率呈快速上升趋势，病死率在 18%

以上。全球脓毒症治疗（SSC）指南一直关注重症患者脓毒症的早期识别、早期治疗与目标化管理。作为ICU护理人员，需要全面了解SSC指南要求，在疾病发展的过程中才可以实现早期识别、动态监测、个体化护理，与重症医师在SSC治疗方面达成一致，提高SSC患者的救治成功率。

一、脓毒症最新定义及诊断标准

来自美国危重病医学会（SCCM）和欧洲危重病医学会（ESICM）的19名专家于2016年颁布了脓毒症的新版本，即“sepsis 3.0”。该定义指出脓毒症是宿主对感染产生的失控性反应，并出现危及生命的器官功能障碍的临床综合征。此外sepsis 3.0还指出，感染性休克是感染导致的循环衰竭和细胞代谢异常，是脓毒症的亚型，其诊断标准为脓毒症患者经积极液体复苏后仍需要升压药物才能维持平均动脉压（MAP）≥65mmHg，血乳酸＞2mmol/L。

二、脓毒症诊治策略

对脓毒症患者来说，早期识别与快速干预对于恢复组织灌注是至关重要的。自2004年指南颁布以来，脓毒症集束化治疗策略一直是脓毒症治疗的核心。2018年SSC集束化治疗中最重要的变化是将3小时和6小时集束化治疗合并为一个“1小时集束化治疗”，强调了临床医护人员应尽早识别与治疗。具体内容如下。

1. 尽早评估血乳酸水平 随机对照研究表明，根据血乳酸水平指导液体复苏可以大大降低患者病死率。如果初始血乳酸水平升高（＞2mmol/L），应2～4小时内重新测量。

2. 在使用抗生素前先进行血液培养 在使用抗生素前应先留取血培养标本。血液培养至少包括2组（有氧和无氧）。为了获得血液培养，不应延迟给予适当的抗生素治疗。

3. 抗感染治疗 对于出现脓毒症的患者，要求在感染性休克确诊1小时内或脓毒症尚未出现感染性休克时，尽早静脉使用抗菌药物进行治疗。

4. 尽早实施液体复苏 一旦识别患者出现脓毒症或血乳酸升高，要立即实施液体复苏。2018年SSC指南推荐对于脓毒症引起的低灌注患者，给予静脉输注固定容量30ml /kg的晶体液。因为一些证据表明，在ICU住院期间持续的液体平衡是有害的，在最初复苏后的液体给药需要仔细评估患者保持液体反应的可能性。

5. 血管活性药物的应用 如果经过早期液体复苏后，血压不能维持，应尽早使用血管活性药物，使MAP≥65mmhg。目前强烈推荐使用去甲肾上腺素，但感染性休克患者去甲肾上腺素最佳启动时间仍然不能确定。

6. 营养支持治疗 存在营养风险的严重脓毒症患者早期营养支持应避免过度喂养，以83.68～104.60kJ/（kg·d）[20～25kcal/（kg·d）]为目标；对感染性休克患者不推荐使用谷氨酰胺。

三、ICU 护士应关注的内容

为了降低脓毒症患者的病死率，SSC 于 2002 年发起，它是 SCCM 和 ESICM 的联合项目。因为指南很少能及时集成到实践中，所以 SSC 建议使用集束化治疗，这样可以简化脓毒症患者的复杂护理过程。集束化治疗是一组精选的干预措施，基于证据的方法中提炼出来，当单一干预措施受到干扰时，其影响可能大于单独的干预措施。随着时间的推移，SSC 的集束化治疗根据现有的最佳证据进行了修订。作为 ICU 护理人员，在护理脓毒症患者时，应该按照 SSC 的集束化治疗要求，实现 3～6 小时目标化治疗与监测。具体关注内容如下。

1. 仔细观察，捕捉细微点　早期发现容量不足的表现如下。①意识：观察患者的意识改变，如患者出现嗜睡、昏迷等。②皮肤：观察患者的皮肤、末梢循环和有无花斑等现象。③尿量：观察患者每小时尿量，若每小时尿量＜0.5ml/（kg·h）应警惕出现病情变化。④监测血压、心率：对于收缩压（SBP）＜90mmHg 、MAP＜60mmHg、心率＞100 次 / 分都需严密观察。

2. 立即建立有效静脉通路　在医师未建立深静脉通路时，护理人员必须迅速建立 2 条以上大静脉通路，并保持静脉通路的通畅与有效。护理上必须争分夺秒地备好用物，协助医师进行穿刺准备，配合建立深静脉通路，做好输液护理。

3. 脓毒症 3 小时集束化治疗任务清单　当患者入住后，包括入住急诊患者，一旦高度怀疑脓毒症，应立即在 3 小时内完成以下任务清单。

测量血乳酸水平。使用抗生素前进行血培养（厌氧与需氧）标本留取。遵医嘱使用抗生素。脓毒症抗感染治疗时要关注新 5R 原则。

正确的患者（right patients）：脓毒症患者的快速筛查和感染诊断应尽早确立，SSC 指南一直强烈建议应在确认脓毒症 1 小时内应用抗生素。正确的时间（right time）：在 2018 SSC 指南更新中定义了“起始时间”，明确阐述“起始时间被定义为患者在急诊或其他病房出现符合脓毒症或感染性休克的时间点”。正确的目标（right target）：找到真正的感染部位和目标致病菌是治疗成功的关键。正确的抗生素（right antibiotics）：脓毒症抗感染治疗的抗生素合理选择及优化 PK/PD 的应用至关重要。正确的感染灶处理（right source control）：脓毒症抗感染治疗，感染灶的控制是重点。一旦诊断明确，进行感染灶的引流对于感染控制的重要性远远超过抗生素的应用。

低血压或血乳酸＞4mmol/L 给予静脉输注晶体液 30ml/kg。

用以下方法重新评估容积状态和组织灌注：反复重点检查含生命体征、心肺查体、毛细血管再灌注时间和皮肤表现。测量 CVP、$SCVO_2$，进行床旁心动超声检查，用被动抬腿试验或快速补液试验进行液体反应性的动态评估。

4. 脓毒症 6 小时集束化治疗任务清单　对于初始液体复苏无效的低血压患者应用升压药物维持 MAP＞65mmHg。在初始给药后持续低血压的情况下（MAP＜65mmHg）或初始乳酸为＞4mmol/L 时，应重新评估容积状态和组织灌注，记录结果。

早期发现和规范的脓毒症管理是 SSC 指南的基石。然而，最佳护理可由于多种原因而延迟，包括人员不足和缺乏认识，应建立以医院为基础的系统，以便及时识别这些患者。一旦发现脓毒症患者，医院应立即通知"脓毒症反应小组"，以提高对 SSC 的集束化治疗的依从性。不仅 ICU 护士要关注 SSC 的集束化治疗，各层级医院、相关部门都应该围绕 SSC 开展培训、建立脓毒症反应小组和完善早期预警系统，定期反馈和进行质量改进项目，这一揽子计划对于 SSC 集束化治疗的执行至关重要。

（西安交通大学第一附属医院　李洁琼）

参考文献

［1］Martin GS, Mannino DM, Eaton S, et al. The epidemiology of sepsis in the United States from 1979 through 2000. N Engl J Med, 2003, 348(16): 1546-1554.

［2］Singer M, Deutschman CS, Seymour CW, et al. The Third International Consensus Definitions for Sepsis and Septic Shock (Sepsis-3). JAMA, 2016, 315(8): 801- 810.

［3］Makic MBF, Bridges E. CE: Managing Sepsis and Septic Shock: Current Guidelines and Definitions. Am J Nurs, 2018, 118(2): 34-39.

［4］The Surviving Sepsis Campaign Bundle: 2018 update. Intensive Care Med, 2018, 44(6): 925-928.

［5］Lyu X, Xu Q, Cai G, et al. Efficacies of fluid resuscitation as guided by lactate clearance rate and central venous oxygen saturation in patients with septic shock. Zhonghua Yi Xue Za Zhi, 2018, 95: 496-500.

［6］Zadroga R, Williams DN, Gottschall R, et al. Comparison of 2 blood culture media shows significant differences in bacterial recovery for patients on antimicrobial therapy. Clin Infect Dis, 2013, 56: 790-797.

［7］Rice TW, Mogan S, Hays MA, et al. Randomized trial of initial trophic versus full-energy enteral nutrition in mechanically ventilated patients withacute respiratory failure. Crit Care Med, 2011, 39(5): 967-974.

［8］Brotfain E, Koyfman L, Toledano R et al. Positive fluid balance as a major predictor of clinical outcome of patients with sepsis/septic shock after ICU discharge. Am J Emerg Med, 2016, 34: 2122-2126.

［9］Bollhalder L, Pfeil AM, Tomonaga Y, et al. A systematic literature review and meta-analysis of randomized clinical trials of parenteral glutamine supplementation. Clin Nutr, 2013, 32(2): 213 -223.

［10］Mukherhee V, Evans L. Implementation of the Surviving Sepsis Campaign guidelines. Curr Opin Crit Care, 2017 Oct; 23(5): 412-416.

［11］周翔，刘大为．脓毒症抗感染治疗新 5R 原则．中国医刊，2018，53（6）：581-584.

［12］Hadley GP. Intra-abdominal sepsis-Epidemiology, aetiology and management. Semin Pediatr Surg, 2014, 23(6): 357-362.

［13］Rivers E, Amponsah D, Coba V. Sepsis response teams. In: DeVita M, Hillman K, Bellomo R, editors. Textbook of rapid response systems, 1st ed. Berlin: Springer, 2011: 245-252.

第五节　神经重症患者开展早期活动的有效性和安全性研究进展

卧床是ICU患者发生并发症的重要原因，早期活动可以缓解获得性肌无力，降低ICU患者感染的风险，缩短住院时间，减少与疾病相关的并发症。在神经重症监护病房（NICU），由于神经系统疾病和（或）损伤，患者多处于制动的状态，且在NICU停留时间较长，经常需要复杂的医学治疗。此外，相比于其他重症病房，NICU的患者在实施早期活动时，通常需要特别考虑血流动力学情况并进行频繁的神经监测和跌倒风险评估。目前已有学者针对NICU的患者开发和实施了多种早期活动的方案，但早期活动是否有利于NICU患者还存在一定争议。有研究显示，NICU的患者参与早期活动可以减少压疮、感染、焦虑发生，缩短机械通气持续时间。但在*Lancet*上发表的1项由5个国家参与的随机对照试验中发现，在患者脑卒中发作后24小时内进行早期活动更有可能在3个月内产生不利的结果（中度或重度残疾或死亡），这与ICU中的流行观点和传统指南相反。目前一些临床实践指南已经在考虑新的证据，表示不鼓励在急性脑卒中后的头24小时内进行早期、高强度的活动。现就对神经重症患者开展早期活动的有效性和安全性做如下综述，为临床实践提供参考。

一、影响患者实施早期活动的阻碍因素

早期活动在ICU作为常规临床护理的一部分具有一定的挑战性，因为研究显示影响ICU患者实施早期活动的阻碍因素较多，其中包括与患者有关的疼痛、呼吸不稳定和焦虑等14项因素，与结构有关的缺乏早期活动方案、提早出院和有限的设施等5项因素，与文化有关的医护人员缺乏早期活动风险和有益的专业知识、家属和患者知识缺乏、早期活动不是优先事项等5项因素，以及与过程有关的缺乏计划和协调方案、缺少或延迟每日筛查、不明确的责任和角色等4项因素。对于神经重症患者影响早期活动的因素包括疾病类型、早期活动的时间、早期活动的强度及早期活动的方式。

二、早期活动的有效性

1. 早期活动对神经重症患者住院时间的影响　Kate等对在NICU接受治疗的1117例患者进行早期活动的干预，并在干预前，干预后即刻和干预后的12个月进行前后比较研究。结果表明，干预后即刻和干预后12个月的住院时间和在NICU的住院时间均比干预前缩短。有2项meta分析研究表明，早期活动可以缩短急性脑卒中患者的住院时间。早期活动可以缩短神经重症患者的住院时间。

2. 早期活动对患者活动能力情况的影响　早期活动可以增加患者直立和行走等正常功能的参与度，帮助患者加强各方面的活动能力，提高他们的生活质量。1项研究表明，NICU患者进行早期活动后，站在床边和独立行走的能力比早起活动前提高了2倍，在早起活动后的12个月，患者的活动能力可以达到更高的活动水平。早期活动可以改善急性脑卒中患者日常活动能力，提高患者生活质量。对于神经重症患者来说，早期活动对其活动能力具有一定的积极作用，有效可行。

3. 早期活动对神经重症患者心理的影响　由于神经重症患者发病后普遍存在不同程度的功能障碍，生活能力较差，导致自我效能感不高，易产生负面情绪，这对其生活质量造成了严重影响。王清等将急性颈内动脉系统脑梗死患者，随机分为观察组和对照组，对观察组实施超早期活动的干预，对对照组实施常规活动。研究发现，观察组患者在脑卒中后 14 天、出院时和脑卒中后 3 个月的日常活动能力、自我效能水平均高于对照组，而抑郁水平低于对照组。王金兰等将 120 例急性颈内动脉系统脑梗死患者随机等分为观察组和对照组，对照组采取常规的康复锻炼，并在脑卒中 24 小时后进行离床活动；观察组在对照组的基础上，在脑卒中的 24 小时内进行超早期离床活动，比较 2 组患者干预前、干预 14 天、干预 3 个月后的日常活动能力、自我效能感和抑郁情绪评分。结果表明，早期活动能够提升急性脑卒中患者自我效能感和生活自理能力，减轻抑郁程度。以上研究证实，早期活动对神经重症患者中的脑卒中患者的心理情绪具有一定的帮助，可以降低这类患者的抑郁水平，同时改善自我效能感。

三、早期活动的安全性

1. 早期活动对神经重症患者生理指标的影响　神经重症患者具有发病急、进展快的特点，因此需要对他们进行密切的监测。Kumble 等学者对脑出血重症患者进行早期关节功能训练后，比较患者干预前后的情况。结果表明，脑出血患者的心率、呼吸、血氧饱和度、血压和脑灌注压等血流动力学参数和颅内压均在规定的安全目标范围内。Maiko 等学者通过早期活动的干预对 2 组急性缺血性脑卒中患者进行了回顾性研究发现，机械性血栓切除术后急性缺血性脑卒中患者在早期活动过程中很容易发生血压的显著变化。因此由于涉及研究较少，早期活动对于患者的监测指标方面是否具有一定的安全性，还有待进一步研究，同时患者血压的变化是需要我们重点关注的。

2. 早期活动对神经重症患者并发症的影响　NICU 的患者往往病情较重，并且由于长期卧床，易合并深静脉血栓、压疮和感染等多种并发症。对 NICU 患者在早期活动前、早期活动后立即和早期活动后 12 个小时的并发症情况进行评估后发现，患者的呼吸机感染情况、血流感染情况、深静脉血栓情况和医院获得性压疮的发生率均无差异。Tanja 等学者将 171 例动脉瘤性蛛网膜下腔出血急性期患者分为对照组和早期康复组，对照组接受标准治疗，而早期康复组除接受标准治疗外，还接受早期活动。结果显示，相比对照组，早期康复组中的患者脑血管痉挛的发生率低，发生的风险降低 30%，严重程度也更轻，且随着早期康复活动速度加快，运动程度提高，早期康复组的患者也没有增加相关并发症。急性和慢性脑积水在 2 组中的情况相似，但对照组患者的脑积水有早期分流的趋势。国内的另外 2 项 meta 分析研究发现，对于急性脑卒中患者，早期活动可以降低脑卒中相关并发症。早期活动并不增加神经重症患者相关并发症的发生率和严重程度，但由于涉及研究较少，早期活动能否降低并发症的发生率还需进一步的大样本研究，且从上述研究来看对于不同类型的神经重症疾病应进行分类探讨，以便更好地把握早起活动的利弊。

3. 早期活动对神经重症患者死亡率的影响　神经重症疾病是常见的危重疾病，具有较高的病死率和致残率。国外 1 项研究表明，对 NICU 患者进行早期活动后，未进行干预和进行干预的患者在 30 天内的病死率无差异。1 项研究将 171 例动脉瘤性蛛网膜下腔出血急性期患者分为 2 组：接受标准治疗组；除接受标准治疗外，还进行早期活动组。结果显示，2 组患者出院前和出院后 90 天内的病死率相似。Belma 等学者纳入了 181 例年龄在 40～90 岁的急性缺血性脑卒中患者，并记录了所有患者的人口学特征、实验室检查、磁共振弥散加权成像时间、营养状况和血管危险因素，将其中 100 例患者进行肺康复活动计划，其余 81 例作为对照组不进行该计划，记录所有患者 1 个月和 3 个月的病死率。研究显示，进行肺康复活动的患者病死率降低，同时也改善了急性缺血性脑卒中患者的预后。有 meta 分析表明，早期活动不增加患者死亡风险和不良事件的发生率。因此，早期活动并不会增加神经重症患者的病死率，对于缺血性脑卒中患者可以降低其病死率，但由于对于患者的病死率结论并不统一。

综上所述，进行早期活动对神经重症患者在住院时间、活动能力及心理情况方面有效性较好，具有一定的益处，在生理指标、并发症和病死率的安全性方面，不增加不安全的风险，但是否有利于患者的安全还需进一步更多的研究。目前国内外针对神经重症患者的经过验证和测试的早期活动方案比较少，没有较权威的、标准的早期活动方案。此外，国内外对于神经重症患者何时进行早期干预还存在争议，且对于不同的具体的重症神经系统疾病是否具有相同的有效性和安全性，也还需进一步大样本的研究证据支持。

（浙江大学医学院附属邵逸夫医院　吴肖清　张　奕　庄一渝）

参考文献

[1] Hanekom S, Gosselink R, Dean E, et al. The development of a clinical management for early physical activity and mobilization of critically ill patients: synthesis of evidence and expert opinion and its translation into practice. Clin Rehabil, 2011, 25(9): 771-787.

[2] Brissie MA, Zomorodi M, Soares-Sardinha S, et al. Development of a neuro early mobilization protocol for use in a neuroscience intensive care unit. Intensive and Critical Care Nursing, 2017: S0964339716300817.

[3] Hemphill JC, Greenberg SM, Anderson CS, et al. Guidelines for the management of spontaneous intracerebral hemorrhage a guideline for healthcare professionals from the American Heart Association/American Stroke Association. Stroke, 2015: 1-29.

[4] Klein KE, Bena JF, Albert NM. Impact of early mobilization on mechanical ventilation and cost in neurological ICU. Neurocrit Care, 2015, 23: S269.

[5] Hester JM, Guin PR, Edanek GD, et al. The economic impact of improved clinical outcomes with increased mobility in the neurointensive care unit. Neurocrit Care, 2015, 23: S63.

[6] Bernhardt J, Langhorne P, Lindley RI, et al. Efficacy and safety of early mobilization within 24 hours of stroke onset (AVERT): a randomized controlled trial. Lancet, 2015, 386(9988): 46-55.

[7] Winstein CJ, Stein J, Arena R, et al. Guidelines for adult stroke rehabilitation and recovery: a guideline for healthcare professionals. Stroke, 2016, 47: e98-169.

[8] Dubb R, Nydahl P, Hermes C, et al. Barriers and Strategies for Early Mobilization of Patients in Intensive Care Units. Annals of the American Thoracic Society, 2016: AnnalsATS.

[9] Olkowski BF, Shah SO . Early Mobilization in the Neuro-ICU: How Far Can We Go? Neurocritical Car, 2016.

[10] Klein KE , Bena JF , Mulkey M, et al. Sustainability of a nurse-driven early progressive mobility protocol and patient clinical and psychological health outcomes and in a neurological intensive care unit. Intensive and Critical Care Nursing, 2018: S0964339717302768.

[11] 王清，史慧玲，薛俐俐，等. 早期活动对急性脑卒中患者预后影响的 Meta 分析. 中华护理杂志，2016，51（12）：1443-1450.

[12] 许素环，史俊杰，但鑫，等. 急性脑卒中患者超早期活动干预效果的 Meta 分析. 中国护理管理，2018，18（6）：748-754.

[13] 王金兰，陈莹，吴振梅，等. 超早期活动对急性脑卒中患者康复与卒中后抑郁的影响. 护理实践与研究，2018，15（19）：36-38.

[14] Kumble S, Zink EK, Burch M, et al. Physiological Effects of Early Incremental Mobilization of a Patient with Acute Intracerebral and Intraventricular Hemorrhage Requiring Dual External Ventricular Drainage. Neurocritical Care, 2017, 27(1): 1-5.

[15] Yagi M , Watanabe S , Kondo C , et al. Assessment of factors associated with prominent changes in blood pressure during an early mobilization protocol for patients with acute ischemic stroke after mechanical thrombectomy. Phys Ther Res, 2016, 19(1): 1-7.

[16] Karic T , Cecilie R, Nordenmark TH , et al. Effect of early mobilization and rehabilitation on complications in aneurysmal subarachnoid hemorrhage. J Neurosurg, 2016, 126(2): 1-9.

[17] Belma DGn, Abdulkadir T, Yeşim GA, et al. Predictors of intensive care unit admission and mortality in patients with ischemic stroke: investigating the effects of a pulmonary rehabilitation program. Bmc Neu, 2017, 17(1): 132.

第十六章 重 症 科 研

第一节 重症临床研究如何选择研究终点

重症医学的临床研究日益增多，但很多重要的临床研究结果均为阴性，可能与临床研究终点设置不当存在一定关系。临床研究终点应从研究者为中心向患者为中心转变。在最近几年，以生存质量、ICU 后综合征（post ICU syndrome，PICS）、重返工作及社会经济负担、医疗资源消耗和死亡质量等作为观察终点的临床研究获得了良好的结果。

一、临床研究终点设置角度及意义

医学是生物学特性与个体行为的结合，重症临床研究的终点应充分利用这种结合，理解疾病和治疗如何相互作用，以及疾病如何影响个人的生活方式和意义。临床研究终点有意义与否具有相对性，它取决于从何种角度进行评估，因为一些结果对临床医师或研究人员有意义，但对患者及患者家属意义不大。大多数衡量医疗服务质量的指标关注的是医疗服务提供者做了什么，而不是患者想要什么。

在之前的重症医学临床研究中，电子健康病历（electronic health record，EHR）是主要的数据来源。在一定程度上，EHR 可能会造成一种无所不知的错觉，使研究人员相信其包含了所有值得知道的信息。但在绝大多数情况下，重症医学中对患者及家庭有意义的部分则是从患者、家属和 ICU 团队的交流分享中获得，而这些很少被记录下来，并且较难用传统的数据形式进行描述。因此，既往的大部分重症医学临床研究终点设置角度主要是“以研究者为中心”，而非“以患者为中心”。

近年来，一些研究者开始从不同角度（如研究人员、患者和家属）评估各临床结局的意义性。Dinglas 等评估了 19 个临床结局对急性呼吸衰竭幸存者、患者家属及研究人员的重要性，发现身体功能、认知功能、精神健康和重返工作岗位对这三类人群均具有重要性，对于研究人员而言，生存率是最重要的结果之一；而对于幸存者和家属而言，生存率的重要程度分级不那么重要。重症住院患者则认为大小便失禁、呼吸机依赖、长期卧床和永久性认知受损等状态比死亡更为糟糕，86% 的人愿意选择在生命的最后几天待在家里。由此可见，不同人群在意的临床结局存在明显差异，病死率并不是唯一有意义的临床终点，设置以患者为中心的临床研究终点更能体现重症疾病对个人的影响。

二、以患者为中心的临床研究终点

基于患者为中心的临床研究终点设置，则会把角度更多地放在疾病后的生存质量、心理及功能障碍、社会经济学及伦理学等方面，近年来有相关研究获得了有意义的结果。

1. 生存质量　虽然重症医学治疗挽救了许多患者的生命，但有时只是延长了死亡的过程，即使患者幸存下来，大多数患者也无法恢复到正常的状态。转出 ICU 的幸存者经常抱怨健康相关性生存质量下降，重症疾病幸存者在 3 个月和 12 个月时生存质量分别下降了 32% 和 27%。严重急性呼吸窘迫综合征、长期机械通气、严重创伤和严重脓毒症患者的生存质量下降最为严重，然而各研究中关于疾病严重程度、共患病、入院前生存质量、年龄、性别及获得性并发症对生存质量影响的结论是相互矛盾的。Griffith 等对影响生存质量的相关因素进行了多变量分析后发现，入 ICU 前共患病的增加与较低的健康相关性生存质量相关，而急性生理和慢性健康评估（APACHE）Ⅱ评分及机械通气天数与健康相关性生存质量无明显相关性，这提示在出 ICU 后的 3～12 个月里，幸存者生存质量的重要预测因子是入 ICU 前的共患病，而不是危重病本身的严重程度。而 Combes 等对 99 例 ICU 幸存者进行了 3 年的随访研究，发现长期机械通气（≥14 天）与健康相关性生存质量相关。虽然以上 2 项研究的结果存在一定差异且尚无明确解释，但至少证明了机械通气在救治重症患者的同时，其远期生存质量效应值得重症临床研究关注。

2. 加强 ICU 后综合征　PICS 是指重症患者在生理、认知、心理和社交方面新出现或加重的一系列功能障碍，这些障碍在患者出院后持续影响患者或患者家属。在美国每年有近 500 万患者需接受重症医学治疗，其中 50%～70% 的患者会患上 PICS。Bienvenu 等针对 186 例急性呼吸窘迫综合征幸存者焦虑、抑郁及创伤后应激障碍发生情况的前瞻性研究结果表明，52% 的患者有持续性或复发性症状，症状持续时间占观察随访时间的 71%～100%。与此同时，认知和精神障碍可使幸存者及其家属面临巨大的经济负担。SUPPORT 研究发现，31% 的患者耗尽其全部存款，29% 的患者因无法返回工作岗位而出现经济受损，20% 的患者家属为照顾他们需离开工作岗位。各种原因所致的谵妄、制动、失去沟通交流、全身皮质类固醇激素和长时间机械通气都与 PICS 相关，预防或减少这些因素可以降低 PICS 的发生率。每日唤醒及早期活动可以减少谵妄天数，改善患者出院时的独立功能状态。ICU 日记对创伤后应激障碍有积极作用。目前，对 PICS 的认识尚处于初级阶段，其病理生理学过程尚未阐明，更多的因素可能会促进危重患者 PICS 的发展，发现这些因素可能有助于临床医师改善环境和临床实践以减少 PICS 发生。

3. 重返工作及社会经济学负担　重症疾病对患者及其家庭造成的社会经济负担是巨大的，除了重症疾病治疗过程中的巨额医疗费用外，患者和家属还需考虑幸存后的工作经济压力，但该临床终点在既往临床研究中很少被考虑进去。对 ICU 幸存者的前瞻性随访研究表明，28% 的幸存者表明其家庭收入受到负面影响，工作作为主要收入来源的幸存者数量减少了 50%。对急性呼吸窘迫综合征幸存者长达 1 年的随访研究发现，将近 50% 的幸存者无法重返工作岗位，即使重返岗位后也有 25% 的幸存者在随访期间再次失去工作，且在失业的幸存者中，政府医疗保险在一定程度上取代了与就业挂钩的商业医疗保险；而对于未失去工作的急性呼吸窘迫综合征幸存者而言，71% 的患者表明其收入下降，平均年收入较发病前减少 2/3。另外，财务压力不仅影响到幸存者，还影响到家庭成员，并且对焦虑和抑郁的症状有直接影响。

4. 医疗资源的消耗　Hill 等纳入 500 124 例 ICU 患者的回顾性分析提示，与所有住院患者相比，ICU 患者出院后有更大的可能性需再次入院、接受家庭护理支持和康复治疗等，且其住 ICU 期间的医疗资源使用情况与出院后的医疗资源消耗情况具有一定相关性。多中心纵向研究表明，98% 的急性呼吸窘迫综合征幸存者在出院后 6 个月和（或）12 个月内使用了医疗资源，40% 的急性呼吸窘迫综合征幸存者在 12 个月随访期间至少有 1 次出院后再住院，随访 6 个月时的身体、精神和生活质量指标与随后住院相关，减少急性呼吸窘迫综合征后发病率的干预措施对于改善患者预后和减少医疗资源消耗具有重要作用。

5. 死亡质量　ICU 是一个病死率很高的场所，不同 ICU 或同一 ICU 中的不同临床医师在临终决策和临终患者护理过程中的行为存在差异。对于患者而言，除了控制疼痛及症状外，创建患者和家人说再见的机会，帮助患者参与决定治疗意愿，帮助患者履行愿望，尊重患者的精神信仰和传统等都是死亡质量的重要组成部分。然而，死亡质量相关组成部分难以通过数据进行定量描述，如何评价及分析该临床终点仍需进一步思考。

三、研究终点应考虑 ICU 前的基础健康状态

设置合适的临床终点后，准确评估入 ICU 前基础功能、认知功能、心理状态及社会储备对解释 ICU 暴露和干预对临床终点的影响至关重要，而既往重症临床研究在分析临床终点时较少将其考虑在内。例如，ICU 谵妄的发生与长期认知功能障碍相关，但重症疾病在多大程度上导致谵妄和长期认知障碍，以及在多大程度上仅仅只是暴露了先前已存在但未被临床发现的潜在认知障碍尚不清楚。近年来研究评估患者基础认知功能后发现，入 ICU 前存在的认知障碍是导致重症疾病发展的主要危险因素，可增加出 ICU 后功能障碍的风险，且与重症疾病后生存质量及认知能力下降有关。Bienvenu 等亦观察到急性呼吸窘迫综合征发病前精神状态与急性呼吸窘迫综合征后长期精神疾病发生率及持续时间密切相关。此外，有前瞻性研究表明，住院时有急性呼吸窘迫综合征风险的患者，其 6 个月后生活质量下降和功能状态下降主要取决于他们的基础健康状态。

重症医学以患者、家庭为中心去设置临床研究终点可能会获得比病死率更有意义的结局事件，值得重症医学临床研究者们进行选择。目前基于患者、家庭为中心的临床研究大部分局限于流行病学的相关性调查，如何将其更多地用于干预性研究，是今后努力的方向。

（武汉大学中南医院　朱芳芳　胡　波）

参考文献

[1] Dinglas VD, Chessare CM, Davis WE, et al. Perspectives of survivors, families and researchers on key outcomes for

research in acute respiratory failure. Thorax, 2018, 73: 7-12.
[2] Rubin EB, Buehler AE, Halpern SD. States worse than death among hospitalized patients with serious illnesses. JAMA Internal Medicine, 2016, 176: 1557-1559.
[3] Griffith DM, Salisbury LG, Lee RJ, et al. Determinants of health-related quality of life after ICU: importance of patient demographics, previous comorbidity, and severity of illness. Crit Care Med, 2018, 46: 594-601.
[4] Combes A, Costa MA, Trouillet JL, et al. Morbidity, mortality, and quality-of-life outcomes of patients requiring ＞or=14 days of mechanical ventilation. Crit Care Med, 2003, 31: 1373-1381.
[5] Bienvenu OJ, Friedman LA, Colantuoni E, et al. Psychiatric symptoms after acute respiratory distress syndrome: a 5-year longitudinal study. Intensive Care Med, 2018, 44: 38-47.
[6] Bienvenu OJ, Gerstenblith TA. Posttraumatic stress disorder phenomena after critical illness. Critical Care Clinics, 2017, 33: 649-658.
[7] Kamdar BB, Huang M, Dinglas VD, et al. Joblessness and lost earnings after acute respiratory distress syndrome in a 1-year national multicenter study. Am J Respir Crit Care Med, 2017, 196: 1012-1020.
[8] Khandelwal N, Hough CL, Downey L, et al. Prevalence, risk factors, and outcomes of financial stress in survivors of critical illness. Crit Care Med, 2018, 46: e530-e539.
[9] Hill AD, Fowler RA, Pinto R, et al. Long-term outcomes and healthcare utilization following critical illness: a population-based study. Critical Care (London, England), 2016, 20: 76.
[10] Ruhl AP, Huang M, Colantuoni E, et al. Healthcare utilization and costs in ARDS survivors: a 1-year longitudinal national US multicenter study. Intensive Care Med, 2017, 43: 980-991.
[11] Biehl M, Kashyap R, Ahmed AH, et al. Six-month quality-of-life and functional status of acute respiratory distress syndrome survivors compared to patients at risk: a population-based study. Critical Care (London, England), 2015, 19: 356.

第二节　脓毒症研究的转化如何跨越鸿沟

近年来，越来越多的基础研究让我们对脓毒症的了解取得了长足的进步。但目前临床上脓毒症治疗的核心措施仍然是抗感染、液体复苏和器官功能支持治疗。目前，已有超过 100 项可以提高动物生存的干预性研究随后未能发现有临床获益而宣告失败。

基础研究侧重于探究疾病中各种生物学过程的因果关联，而临床试验则旨在为疾病找到新的治疗方法。20 世纪 90 年代宣告失败的抗 TNF-α 的药物临床试验就表明了这种差异可能的后果。动物和患者对脓毒症的反应性不同，以及基础实验和临床试验的设计和实施都是差别的重要来源。

一、脓毒症的疾病过程是动态发展的，现有的动物模型应做相应调整

目前，广泛采用的脓毒症动物模型与脓毒症患者的实际表现及临床试验的设计之间都存在差别。

脓毒症是机体在对抗病原体时处于特定阶段的反映。但脓毒症动物实验模型往往并未考虑机体对病原体反应过程是存在差异的，且是动态发展的。

在动物实验中，研究者往往会在构造模型之后一系列时间点，而不是在观察到动物出现脓毒症症状之后，观察干预措施的效果。随着反映脓毒症后期免疫抑制状态的“二次打击”模型的引入，这一问题也更加突显。因此，必须改进现有的实验方法和平台，使之更真实地反映脓毒症疾病的不同阶段、贴近脓毒症患者的真实状态。

除此之外，最新的脓毒症（sepsis-3）定义与既往发生改变，这也是未来研究应该注意的问题。sepsis-3 定义聚焦于器官衰竭，而非既往的系统炎症情况，这一转变也对动物模型提出了更多要求。例如，如何评价动物器官功能；考虑到不同种属、品系动物器官功能差异，如何在动物模型中稳定复制不同严重程度、不同来源的脓毒症等。另外，SOFA 分值的阈值和 qSOFA 分值的确立都来自美国大型医疗数据库，在未来医疗实践和研究中既需要临床试验的数据支持，也需要从基础实验中寻找依据。

当前，我们倡导基础研究紧跟临床进展，及时将动物实验模型和方法纳入 sepsis-3 定义体系。动物模型和临床试验、临床实践之间在脓毒症的定义和诊断上遵循同一定义体系，将为基础实验发现更贴近临床脓毒症患者实际情况奠定基础，成为基础研究的发现转化到临床治疗的良好开端。

二、研究设计时应考虑动物实验和临床研究的固有差别

为了确保因果关系的准确性，基础实验平台往往尽量消除其他因素的影响。在可能影响结果的混杂因素消除后，才能观察到干预与结果的因果关系是否真实存在。利用这种研究思路，我们得以揭示脓毒症的生理机制和疾病特征。基础实验一旦发现潜在的治疗靶点，接下来就需要进行临床前研究，这是基础研究的发现转化到临床的一个重要环节。但若临床前研究和临床试验继续沿用基础研究的思路，势必把我们引向错误的方向。

（一）样本量的不同和随机盲法的缺失

验证实验假设是统计学概率问题，要得到可靠的概率就必须借助随机和盲法。因此，虽然随机对照试验（randomized controlled trial，RCT）也存在一些缺陷，但设计良好的双盲安慰剂 RCT 是观察和验证干预效果的金标准。实施良好的 RCT 能有效控制研究的偏倚，使研究结果的统计学解读只有 2 种可能：①研究结果是随机出现的，即干预措施无效；②拒绝无效假设，即结果不是随机而是由干预造成。尽管增强实验操作和结果重复性是研究者的共识，但目前很多动物实验既达不到验证主要结局指标的效能（样本量不足），也忽视了对实验动物的随机分配及对研究实施和数据处理过程的盲法，使可重复性大打折扣。

临床试验需要一定的统计学效能才能发现结局指标的效应量改变。样本量太小或效应量太小都增加犯Ⅱ类错误（假阴性）的风险。这是目前很多基础实验和临床前研究存在的问题。样本量太小的实验可能得出假阴性结论，使得潜在的治疗措施无法进入临床。研究人员都青睐阳性结果，一些基础实验得出的假阳性结果也有可能进入临床前研究甚至临床试验。假阳性结果最后毫无疑问将在大规模

的临床试验中被证伪。无论是假阴性使研究无法进入临床试验得到验证，还是假阳性进入临床试验被推翻，这都不是我们期望的研究方向。

动物实验操作流程的规范化、标准化及严格实行十分重要。从基础实验方案的设计开始，我们就要考虑到根据待研究的效应指标来考虑样本量，进而在动物分组、结果整理和分析时做到有效地随机和盲法分配，以及在整个研究过程中，研究人员严格执行标准化操作流程，使不同人员之间差异最小化。只有在这样的基础研究中，我们才有望得到去伪存真的新发现。

（二）实验对象和动物模型与人类疾病的差别

1. 实验对象　大部分实验室都使用啮齿类动物作为实验对象。啮齿类动物与人约有 80% 的基因同源性，其生物学行为和代谢、疾病过程与人高度相似，是研究哺乳动物生物学行为及其机制的模式生物。这些优点也让我们经常忽视了动物与人类之间固然存在的本质差别。与啮齿类动物相比，人对脓毒症的耐受性更强，因而啮齿类动物脓毒症模型与临床脓毒症患者之间疾病的严重程度也是不同的，这种差别只会将本来啮齿类动物和人类之间的区别进一步放大，阻碍基础实验发现向人的转化。

这个问题一部分可以通过使用更大型的实验动物模型来解决。但何时和如何使用更大型的动物模型，也要视研究的疾病及其生理的复杂程度等因素而定。在不使用更大型实验动物模型的情况下，如果研究的疾病在啮齿类动物与人之间不存在巨大的差别，啮齿类动物模型仍然不失为一个好的选择。例如，前文提到的抗 TNF-α 治疗的研究中，灵长类动物内毒素血症模型得到的实验结果很好，但其实啮齿类动物模型［盲肠结扎穿孔模型（cecal ligation and puncture，CLP）］更近似地反映了人脓毒症（穿孔性憩室炎引发的严重腹腔内感染）的疾病特点。因此，这时候采用啮齿类动物模型实则是优于大型动物的，并且还更加省时、经济。

大部分脓毒症的临床试验同时纳入男性和女性患者且以老年人居多，因此受试对象往往伴有多种基础疾病。而基础动物实验一般选用 8～12 周龄、同一性别、同一品系遗传背景明晰的健康幼鼠。基础研究使用鼠的年龄与临床脓毒症典型以成年、老年患者为主不符。年龄的不同可能导致免疫状态的差别，而免疫状态是脓毒症的一个重要环节。此外，鼠的不同性别、品系之间都可能对脓毒症的反应存在差异。类似的，基础共患病的有无和种类也会明显影响脓毒症的病程和转归，但这些临床现象很难在鼠模型中复制。最近，基因编辑技术使得患多种基础性疾病的年老鼠的模型成为可能，未来更多地使用类似技术或许将为这些模型提供更多的应用场景。

2. 动物模型　基础实验为了控制混杂因素，只会采取一种动物模型。例如，实验动物都使用相同的微生物成分（如脂多糖）作为病原诱导脓毒症，或者都是肺炎导致的脓毒症。而在临床试验中，纳入的患者虽然都符合脓毒症诊断，但患者的脓毒症可能来自肺炎、术后切口等已知部位感染，也有可能是烧伤、胰腺炎等引起的系统性炎症。有研究者通过综合分析多个鼠和人的表达谱数据，系统评价了不同脓毒症鼠模型之间及与人之间免疫功能相关通路，发现不同模型间及某些模型与人之间基因表达谱差别很大。

模型不同在一定程度上决定了实验结果能在临床试验中得到验证的可能性。例如，CLP 本身就比内毒素血症模型更能代表人的脓毒症，而且通过模型中一些参数的调整（如盲肠穿刺孔的大小和数目、结扎的长度等）可以将不同严重程度的脓毒症模型标准化。近来有研究者认为 CLP 中切除坏死的结肠段、腹腔冲洗等手段控制腹腔内感染能更真实地反映临床实际情况，但目前这一做法尚未被大多数研究者采纳。此外，肺炎、泌尿道感染等脓毒症模型在研究特定原因的脓毒症中也具有一定的优越性。总之，模型越接近所研究疾病的临床实际情况，从中得到的实验结果也就越可信。

动物模型及实验结果报告的标准化有利于结果的解读，并为综合分析（如 meta 分析等）提供了可能。2017 年，维也纳召开的韦格伯纳会议讨论这一议题并提出了脓毒症临床前研究的最低质量标准（minimum quality threshold in pre-clinical sepsis studies，MQTiPSS），旨在为脓毒症动物实验提供指南，指明何时、如何使用更高级动物模型以期逐步转化在基础研究中的发现，最终成功开展后续临床试验。

（三）受试对象的纳入和动物实验干预的差别

临床试验通常有一系列生理生化指标组成的纳入和排除标准，通过这些标准保证纳入研究人群能代表典型的脓毒症患者。例如，脓毒症研究纳入标准可能包括 18 岁及以上成年患者，要求有确定的微生物学或临床证据表明存在感染，另外还有如低温或发热、心率或呼吸频率加快、低血压及其他一些器官衰竭的指标等；而排除标准可能会包括排除免疫功能低下的患者、预期生存时间少于 48 小时的患者等。在动物实验里，我们却很少会执行类似的严格的纳入和排除标准。相反，我们往往在实施手术（如盲肠穿刺结扎）后固定的时间点对所有实验动物进行实验干预并观察结果。这种做法忽略了不同实验动物对脓毒症存在不同的反应时间和严重程度。实际上，在任意时间点往往只有一部分实验动物处于脓毒症的某些特定阶段。1 项研究发现，17 只 CLP 模型小鼠在手术后 12 小时，有 6 只小鼠未出现的明显脓毒症相关症状，甚至在手术后 24 小时 这 6 只小鼠也很难达到诊断脓毒症的标准。如果这些并不能诊断为脓毒症的动物也纳入实验并在固定的时间点评价干预措施的效果，得出的结论其实并非针对脓毒症而言。

三、如何跨越鸿沟

目前，已有一些研究尝试优化动物实验平台，通过对实验动物进行评估，筛选出能真正代表宿主针对病原体反应处于特定阶段的个体。例如，有研究者提出一种鼠脓毒症评分（murine sepsis score，MSS）对鼠 7 项行为和生理学指标进行评价。该评分可以更好地预测实验动物的感染性休克和死亡，与临床上使用的 APACHE Ⅱ、SOFA 分值有一定类比性。其他类似评分还有鼠脓毒症临床评价评分（mouse clinical assessment score for sepsis，M-CASS）和鼠疼痛评分（mouse grimace scale，MGS）等，也表现出对实验动物病死率一定的预测能力。建立和完善这些评分和量表系统，有利于在未来开展脓毒症动物研究时对动物的器官功能进行量化评价。这是我们把基础动物实验与临床实际在 sepsis-3 定义下的统一迈出的第一步。

我们倡导在脓毒症基础动物实验中广泛采用随机和盲法。随机和盲法能减少假阳性，把临床试验的金标准运用到基础研究领域中，让基础研究的发现更平滑地过渡到临床试验。同时，动物实验也要注意统计学效能的问题，在实验设计之初根据待测指标通过计算确定样本量，防止有价值的阳性结果因假阴性而失之交臂。另外，我们不仅在实验设计和研究实施中强调科学严谨，还希望研究结果的报道遵循明确的科学规范，让研究过程和成果公开透明。这些措施能有效促进脓毒症基础研究成果的共享，加快整体研究的进展。

此外，新近的技术催生了一些植入式无线感应器用于实验动物的生理生化学指标的连续监测。这些装置用于监测脓毒症模型动物，使研究人员根据动物实时数据判断动物是否符合脓毒症诊断、所处疾病阶段及能否开始实验干预。在研究中排除未达到脓毒症诊断的个体，使实验动物与临床试验纳入的受试对象有更高的契合度。一些体内埋植微设备还能实时无创监测生化指标（如中心静脉血乳酸浓度），这也为更多类似微设备在动物模型中的应用提供了新的思路。这种模型在一些需要对实验个体不同表现做出区分的场景中更有使用价值，如研究脓毒症免疫抑制期的“二次打击”模型。但目前这些新技术的使用还存在经济、资源等方面的限制，未来开发经济易用、标准化的便携监测系统才有望在基础实验中广泛采用。

虽然目前脓毒症基础研究向临床的转化仍面临着许多亟待解决的问题，但近来学界已经注意到既往基础研究和临床试验之间的差异，并提出从动物模型、研究设计和实施等各个方面改善现有的实验平台。新的技术，如便携微设备用于更实时地监测单个实验动物实时状态、基因工程技术用于构建更贴近人类的模式动物，也会为更准确的动物模型提供便利及为未来精准医学的开展探索机遇。我们相信未来的脓毒症基础研究将朝着更真实地反映临床脓毒症患者实际情况的方向持续优化，并借此得出为临床转化打下坚实基础的新发现和突破。

（武汉大学中南医院　姜　军　彭志勇）

参考文献

[1] Marshall JC. Why have clinical trials in sepsis failed? Trends Mol Med, 2014, 20(4): 195-203.

[2] Fisher CJ, Agosti JM, Opal SM, et al. Treatment of septic shock with the tumor necrosis factor receptor: Fc fusion protein. N Eng J Med, 1996, 334(26): 1697-1702.

[3] Lewis AJ, Lee JS, Rosengart MR. Translational sepsis research: spanning the divide. Crit Care Med, 2018, 46: 1497-1505.

[4] Deutschman CS. Translational research: the model matters. Critical Care Med, 2018, 46: 835-837.

[5] Restagno D, Venet F, Paquet C, et al. Mice survival and plasmatic cytokine secretion in a “two hit” model of sepsis depend on intratracheal pseudomonas aeruginosa bacterial load. PLoS One, 2016, 11: e0162109.

[6] Weidner C, Steinfath M, Opitz E, et al. Defining the optimal animal model for translational research using gene set enrichment analysis. EMBO Mol Med, 2016, 8: 831-838.

[7] Osuchowski MF, Ayala A, Bahrami S, et al. Minimum quality threshold in pre-clinical sepsis studies (MQTiPSS): an international expert consensus initiative for improvement of animal modeling in sepsis. Shock, 2018, 50: 377-380.

[8] Lewis AJ, Yuan D, Zhang X, et al. Use of biotelemetry to define physiology-based deterioration thresholds in a murine

cecal ligation and puncture model of sepsis. Crit Care Med, 2016, 44: e420-e431.
[9] Mai SHC, Sharma N, Kwong AC, et al. Body temperature and mouse scoring systems as surrogate markers of death in cecal ligation and puncture sepsis. Intensive Care Med Exp, 2018, 6: 20.
[10] Wolf A, Renehan K, Ho KKY, et al. Evaluation of continuous lactate monitoring systems within a heparinized in vivo porcine model intravenously and subcutaneously. Biosensors, 2018, 8: 122.
[11] Lewis A, Zuckerbraun B, Griepentrog J, et al. Reducing animal use with biotelemetry-enhanced murine model of sepsis. Sci Rep, 2017, (7): 6622.
[12] Perner A, Rhodes A, Venkatesh B, et al. Sepsis: frontiers in supportive care, organisation and research. Intensive Care Med, 2017, 43: 496-508.

第三节　当代重症医学临床研究中亟待解决的重点问题

重症医学的发展总是伴随着不断提出问题和解决问题的过程而进步的。那么，当代重症医学正在面临的挑战和问题是什么？解决之路何处？本节试图从脓毒症、急性呼吸窘迫综合征（acute respiratory distress syndrome，ARDS）与急性肾损伤（acute kidney injury，AKI）这 3 个 ICU 最常见的疾病入手，找准方向，梳理脉络，并供同道们参考。

一、脓毒症相关问题

1. 对脓毒症 3.0 的再评价　2016 年 2 月《脓毒症与感染性休克定义国际共识（第 3 版）》（以下称“脓毒症 3.0”）正式发表，其核心变化就是将脓毒症定义为“因宿主对感染的反应失调而导致的危及生命的器官功能障碍”，反映了近二十年对脓毒症病理生理机制理解的变化。随着脓毒症 3.0 的发布，围绕全身炎症反应综合征（systemic inflammatory response syndrome，SIRS）与 SOFA 分值和 qSOFA 分值的比较和争议一直在持续。多项回顾性研究的结论并不统一，在脓毒症诊断中敏感性、特异性、在中低收入国家中预测疑似感染的住院患者病死率等方面不断有结论相左的研究出现。这表明，SIRS 与 SOFA 分值等工具还有可能会继续共存一段时期，直至更为精准的诊断方案出现。

2. 脓毒症“集束化”策略之争　已知早期目标指导治疗（early goal directed therapy，EGDT）策略并未在多项大型临床研究及相关荟萃分析中显示病死率的受益，而且 EGDT 的各个组成部分是否对感染性休克患者的预后结局影响更大也没有定论。但 2013 年美国纽约州卫生署决定启动强制实施脓毒症 3 小时和 6 小时集束化策略，即“SEP-1”法案；2018 年 4 月，国际指南进一步更新为 1 小时策略。目前的问题是基于集束化策略的“激进式”升级与推动，利弊何在？ Spiegel 和 Farkas 等明确指出指南的 1 小时推荐意见已经明显超越了现有的证据，抹杀了由床边临床医师指导的个性化治疗，已成为脓毒症患者提供最佳治疗的障碍。目前需要的是大型前瞻性 RCT 研究进一步验证上述推荐策略的合理性与有效性。

3. 脓毒症的生物标志物　现已出现了超过 100 种潜在的脓毒症标志物。可同时分析数千个转录组和代谢组分子的高通量技术为从基因组范围筛选标志物开辟了路径。这些利用生物信息学进行的大数据分析实际有着严格的基础要求。近期，欧洲临床微生物与感染性疾病学会（European Society of Clinical Microbiology and Infectious Diseases，ESCMID）发布了立场文件，就目前脓毒症生物标志物与精准医学的相关证据进行了归纳和总结，并制定出一个框架，纳入了管理脓毒症的推荐意见及下一步优先研究的方向。该路线图提供了有效建议并规划了未来前景，其中快速诊断试验（rapid diagnostic test，RDT）和鉴定药物不同治疗反应的表型是明显的挑战。无论如何，未来精准医学这种高度个性化的方法对新的临床试验设计与改善治疗路径至关重要。

4. 严重感染的适当疗法 《拯救脓毒症——脓毒症与感染性休克治疗国际指南 2016 版》（以下简称“SSC 2016”）于 2017 年年初发布，其中抗微生物治疗的推荐意见立即引起了较多质疑，美国感染病学会（Infectious Diseases Society of America，IDSA）也因此退出了上述指南的联合团体声明。引起争议的原因在于——早期（1 小时内）使用抗菌药物、感染性休克的常规联合使用抗菌药物、7～10 天抗菌药物使用疗程等意见均没有牢靠的证据支持，并与部分专业学会的推荐冲突或与短疗程策略的临床试验相悖。

与上述脓毒症集束化策略受到的争议相似，对于 ICU 内复杂的感染局面，试图启动固定模式的定时、泛化、笼统的抗菌治疗策略，既模糊了临床的现实状况，也有可能令“人 - 菌 - 药”的精妙研判沦为空谈，不合理用药的风险却在增加！因此，还是应该提倡个体化的基于生物标志物并结合细菌生物学特点的临床分析，这才是抗感染治疗的理智之选，并且也亟待相关临床研究的开展与论证。

2018 年 7 月，欧洲重症医学会专家组也提出了未来脓毒症与感染性休克优先研究的 6 大方向，分别为靶向 / 个体化 / 精准医学、容量的液体复苏终点、快速诊断试验、抗菌药物经验性联合治疗、脓毒症远期患病率与病死率的预测因素和辨别脏器功能障碍信息，部分内容我们已经提及，这些问题为脓毒症的深入探讨提供了方向，各领域的进展需持续关注。

二、ARDS 的相关问题

1. ARDS 的表型 与脓毒症类似，ARDS 也是基于临床特征进行定义的综合征，这与 ARDS 的发病机制并未彻底阐明有关。越来越多的证据表明，尽管作为综合征，ARDS 还是能够通过生物标志物的不同表达进行亚型的鉴别，并且这种分类与治疗反应和预后直接相关。这些生物标志物包括肺微血管通透性调节相关标志物、炎症反应标志物、上皮与内皮细胞及细胞基质损伤的生物标志物和纤维增殖期的生物标志物等。例如，可根据血 IL-1、碳酸氢根及肿瘤坏死因子 -1 等 3 个指标将 ARDS 分为“高炎症型”和“低炎症型”2 种表型。高炎症型者血管升压素使用率较高，血清碳酸氢盐水平较低；在治疗反应方面，高呼气末正压（positive end expiratory pressure，PEEP）仅改善高炎症型患者的结局，而开放的液体管理使其病死率增加；同样，辛伐他汀对高炎症型 ARDS 的效果显著优于低炎症型。以上研究均表明，ARDS 的 2 种表型可能代表着 ARDS 不同的内生型。如能利用前瞻性的研究进一步证实，将是重大进展。

2. ARDS 的呼吸治疗 尽管小潮气量通气是 ARDS 呼吸治疗的里程碑，但随后的多项治疗尝试中，除了神经肌肉阻滞和俯卧位通气外，其他尝试均以失败而告终，其中包括高频振荡呼吸、手法肺复张、高 PEEP、压力释放通气、体外膜肺氧合（extracorporeal membrane oxygenation，ECMO）、无创通气、激素和他汀类药物治疗等。究竟是何种原因导致的失败，目前并不明确，可能与前面提及的 ARDS 的亚型有关，也可能与 ARDS 涉及病因的多样性和异质性有关。因此，目前 ARDS 治疗的首要目标是进一步确认各种治疗的疗效及是否存在干扰或增益的效应。2018 年，1 篇回顾性问卷调查显示，在资料完整的 ECMO 治疗 ARDS 的 17 项研究中，2013 年前在 VV-ECMO 实施前应用俯卧位通气治疗的比例显著高于 2013 年后（19% *vs.* 55%，$P<0.05$），这说明 ECMO 的疗效研究存在显著的系统性偏倚。而实际上，导致俯卧位通气未能推广的主要原因可能是来自护理团队的压力。无论怎样，俯卧位通气的价值有可能被低估，尤其是对中、重度 ARDS 患者尤为重要，需要进一步普及并通过研究或观察证实。

3. ARDS 的其他疗法　尽管激素、气管扩张药、抗氧化药和他汀类药物等均未能见效，但对 ARDS 新疗法的尝试始终未曾间断，其中包括最有希望的干细胞治疗。ARDS 间充质干细胞 / 基质细胞（mesenchymal stem cell，MSC）的Ⅰ期试验未报道任何安全事件，目前正在进行Ⅱa 期试验。

值得关注的与 ARDS 有关的临床研究还包括美国国立卫生研究院（National Institutes of Health，NIH）在 ARDSNET 之后组建的 PETAL 网络目前正在进行的 2 项随机对照试验，分别为维生素 D 的 VIOLET 试验和重新评估早期神经肌肉阻滞的 ROSE 试验。其他值得注意的正在进行的试验包括维生素 C 治疗脓毒症诱导的 ALI 试验（CITRIS-ALI 试验）、ARDS 开放式吸氧与保守吸氧的比较试验（LOCO2 试验）、静 - 静脉通气联合保护性通气治疗呼吸衰竭的 REST 试验，以及使用体外二氧化碳去除的超保护性肺通气策略治疗新发中、重度 ARDS 的 SUPERNOVA 试验。

这些研究结果都非常令人期待，也希望试验能取得阳性结果以指导临床实践。

三、AKI 的相关问题

1. AKI 是否也存在表型的问题　围绕 AKI 治疗最重要的 2 个因素就是时机和容量。不幸的是，无论是早期肾替代治疗（renal replace treatment，RRT）还是高通量血滤，均未显示阳性的结果，问题何在？

这种情况与 ARDS 的研究何其相似，由此提出问题，AKI 是否也存在表型的问题？利用电子数据库对重症监护患者出现 AKI 后 1 周内的临床病程数据进行了回顾性分析。结果显示，AKI 的康复可分为 5 种表型，各表型的肾功能最终逆转情况及根据年龄校正的 1 年生存率均显著不同。另外 1 项针对 AKI 单核苷酸多态性（single nucleotide polymorphism，SNP）基因分型的研究发现，在 2 个基因位点上的 4 个 SNP 与 AKI 有显著关联，该研究为 AKI 的风险评估与诊断提供了新的思路，也提示 AKI 可能存在不同的表型，未来会有更多的证据出现。

2. AKI 的未来研究方向　2017 年，Pickkers 等就 AKI 未来的研究提出了框架和路线图，相关的临床试验将推进该领域的发展，其中包括以生物标志物指导 RRT，AKI 治疗的集束化策略，AKI 预防的集束化策略，急性肾损伤的电子警报系统，输液种类与 AKI 的相关研究，根据尿量、肌酐清除率和血肌酐下降速率等临床常规指标判断终止 RRT 的预后及卫生经济学的研究，液体潴留的脱水策略研究，AKI 存活者远期肾功能随访研究，用于测量肾功能储备的蛋白质负荷研究，以及 AKI 的药物治疗研究。

2017 年 4 月在武汉召开的急性疾病质量倡议（Acute Disease Quality Initiative，ADQI）第 19 次会议上，国际与国内专家组成的专家工作组依据初步制定的问题和目标清单，对文献进行了分析，并使用两步 Delphi 流程来确定研究议题的优先顺序，随后就具体问题再提出研究设计。工作组最终确定了 3 个方向，依次为 AKI 预防的集束策略、AKI 的肾替代治疗和液体管理；使用生物标志物指导临床试验也是工作组讨论的重点。

总之，围绕重症医学未来的发展，确实有太多值得深思与期许的问题。近二十年来，重症医学已逐渐建立起以脓毒症、感染性休克、ARDS 及并发或继发于此的多脏器功能障碍为核心的疾病诊疗脉络及理论体系，但无论新、旧概念如何演绎，现实的情况是脓毒症与 ARDS 都不是一个能与心肌梗死、肺癌等具体疾病类比的“综合征”，也不像心肌梗死或癌症那样拥有具体的诊断性生物标志物和特异性疗法。脓毒症与 ARDS 对应的病因或临床表现的巨大异质性必然造成治疗手段与疗效的多变，阴性研究结论也就容易理解。要想解决上述问题，以生物标志物及组学分析为基础的“表型”或“内生型”分类可能是可取之道。而要解决标志物的问题，生物样本库和病种数据库的建立就成为当务之急。为此我们也呼吁在关注临床研究的同时，应该更加重视建立以区域为中心或以病种为中心的重症医学生物样本库或临床资料数据库，这是关乎重症医学专业发展的大事。

（大连医科大学附属第一医院　黄　伟）

参考文献

［1］ Singer M, Deutschman CS, Seymour CW, et al. The third international Consensus definitions for sepsis and septic shock (Sepsis-3). JAMA, 2016, 315: 801-810.

［2］ Spiegel R, Farkas JD, Rola P, et al. The 2018 surviving sepsis campaign's treatment bundle: when guidelines outpace the evidence supporting their Use. Ann Emerg Med, 2018.

［3］ Rello J, van Engelen TSR, Alp E, et al. Towards precision medicine in sepsis: a position paper from the European Society of Clinical Microbiology and Infectious Diseases. Clin Microbiol Infect, 2018, 24(12): 1264-1272.

［4］ Coopersmith CM, De Backer D, Deutschman CS, et al. Surviving sepsis campaign: research priorities for sepsis and septic shock. Intensive Care Med, 2018, 44(9): 1400-1426.

［5］ Calfee CS, Delucchi KL, Sinha P, et al. Acute respiratory distress syndrome subphenotypes and differential response to simvastatin: secondary analysis of a randomised controlled trial. Lancet Respir Med, 2018, 6(9): 691-698.

［6］ Li X, Scales DC, Kavanagh BP. Unproven and expensive before proven and cheap: extracorporeal membrane oxygenation versus prone position in acute respiratory distress syndrome. Am J Respir Crit Care Med, 2018, 197(8): 991-993.

［7］ Wilson JG, Liu KD, Zhuo H, et al. Mesenchymal stem (stromal) cells for treatment of ARDS: a phase 1 clinical trial. Lancet Respir Med, 2015, 3(1): 24-32.

[8] Kellum JA, Sileanu FE, Bihorac A, et al. Recovery after acute kidney injury. Am J. Respir Crit Care Med, 2017, 195(6): 784-791.

[9] Zhao BX, Lu Q, Cheng YW, et al. A genome-wide association study to identify single-nucleotide polymorphisms for acute kidney injury. Am J Respir Crit Care Med, 2017, 195(4): 482-490.

[10] Pickkers P, Ostermann M, Joannidis M, et al. The intensive care medicine agenda on acute kidney injury. Intensive Care Med, 2017, 43(9): 1198-1209.

[11] Peng Z, Yu K, Ostermann M, et al. Pragmatic studies for acute kidney injury: consensus report of the Acute Disease Quality Initiative (ADQI) 19 workgroup. J Crit Care, 2018, 44: 337-344.

第十七章　重症大数据

第一节　大数据时代重症医学发展的机遇与挑战

医疗卫生的数字化带来了临床大数据的热潮，同时促进了医疗数据科学的快速发展。电子病历的广泛实施为大数据研究铺平了道路，计算机技术的快速发展与各种运算法则的应用为大数据应用提供了技术支撑。重症患者病情相对比较复杂，变化快，能产生大量的数据，因此大数据应用尤其适用于重症医学。本节将对重症医学大数据的应用现状与挑战及展望进行相关探讨。

一、大数据与数据科学的相关概念

大数据及数据科学渐渐渗透到临床研究的方方面面，我们应该了解大数据相关的一些概念。数据科学是指为指导和支持从数据中提取信息和知识的一套基本原则，包括统计学、机器学习、数据挖掘和数据库等领域，这些学科都是数据科学的重要组成部分，只有把它们有机地整合在一起，才能形成整个数据科学的全貌。大数据是指体积大、种类多、积累快的数据集，而这些数据集远远超过传统的数据处理系统。

大数据时代，数据挖掘是最关键的工作。数据挖掘是从大数据中发现隐含在其中有价值的、潜在有用的信息和知识的过程。医学数据的类型多种多样，如结构化数据和非结构化数据。结构化数据是指易于搜索、汇总、排序和量化的数据（通常是离散的或数字的），如一些生命体征（如心率）或实验室检查结果（如血常规、全血细胞计数）。非结构化数据是指不符合预定结构的数据，如书面叙述、图像、视频或音频。非结构化数据通常难以搜索、排序和量化，如临床记录、病理片和放射影像资料等。

医学大数据的挖掘依赖于各种数据的处理方法。大数据的运算法则大体上分为 2 种：监督算法及无监督算法。监督算法经常被用于揭示兴趣变量与一个或多个目标结果之间的关系。对于监督问题，目标结果必须是已知的。例如，如果研究者想要知道是否一系列的临床特征可以预测 ICU 患者病死率，他们可以将 1 种监督学习算法应用于 1 个资料组，在这个资料组中每个患者的信息记录包括研究者感兴趣的临床特征及患者结局的指标（指的是“生存”或“死亡”）。无监督算法经常被用于揭示数据中自然出现的模式或分组，而不针对特定的结果。深度学习算法旨在从数据中提取有意义的特征，以不断推进的节点层（或“神经元”）的形式表示层次复杂度越来越高的信息。

二、大数据在重症医学中的应用现状

（一）疾病预测模型及预后模型的应用

数据科学在重症医学问题中最普遍的应用是使用了监督学习算法的疾病预测模型及预后模型。预测模型被用于预测疾病、事件或反应的可能性，旨在识别更有可能对干预做出反应的患者群体。预后模型用于预测与病情相关的终点或结果（如病死率）的可能性。

ICU 中典型的预后模型是我们熟知的急性生理及慢性健康评分，用于预测患者的病死率。很多团队通过研究更大、更精细的数据集，使用现代机器学习方法，开发了很多其他的预测及预后模型。Churpek 等应用 1 家医院＞250 000 例入组患者的数据集开发了一个逻辑回归模型，可以准确预测病房中患者 ICU 转运、心脏停搏及死亡的风险。预测模型在 ICU 中主要应用于脓毒症及感染性休克等领域。Wong 等将基于回归树的生物标志物风险模型及脓毒症患儿的基因表达谱分类并结合起来，从而确定一个更有可能从皮质类固醇中获益的亚组。脓毒症 3.0 定义也是通过大数据的整合，提出了一个非常全面并很有临床诊断意义的指标。

急性肾损伤（acute kidney injury，AKI）可能是新兴“大数据”领域可以进行研究的理想综合征。AKI 在 ICU 非常常见，标准的 AKI 定义、医院 EHR 的普遍采用及医学信息化和大数据分析的创新为真正改变 AKI 相关的临床治疗和研究创造了独特的机会，通过大数据分析，可以对 AKI 的发生进行预警并及时报告，从而尽早采取防治措施，改善预后。

（二）无监督算法的应用

重症医学中的无监督算法主要用于揭示自然形成的拥有相似临床和（或）分子特征的患者亚组或群组。Calfee 等将潜在类别分析应用于急性呼吸窘迫综合征（ARDS）的 2 项随机对照试验，应用临床及细胞因子数据从而确定了 ARDS 的 2 个亚型。上述 2 个亚型在炎症方面、对呼吸机策略的反应及临床结果都有明显差异。Knoxd 等使用自组织图（self-organizing maps）和 k 均值聚类（k-means clustering）来确定 4 组不同的脓毒症相关多器官功能障碍综合征患者群，这些患者在调整疾病严重程度后与临床后果独立相关。Luo 等分析了 MIMIC 数据集中患者的多种生理变量趋势，并将非负矩阵应用于与群体相关的趋势，可以有效预测 30 天病死率。Vranas 等应用聚类分析发现和验证了临床上可识别的 6 个不同的 ICU 患者亚组，这些亚组中患者的诊断相同，但所有的基线特征及临床轨迹都不同。

（三）非传统数据类型的应用

1. 非结构化数据的应用　ICU 中有相当数量的临床信息包含在非结构化的临床记录中（如病程记录、出院记录、护理记录和诊断报告），这部分数据有很大的临床意义，所以需要充分利用。分析叙述数据的方法，通常称为自然语言处理（natural language processing，NLP），旨在从文本中提取特征信息，从而应用于特定任务的算法来满足不同的目的（如预后建模）。Weissman 等应用 NLP 来分析

ARDS 好转出院患者的出院记录，发现在这些出院记录中很少直接提及 ARDS，而更多次提及“机械通气”和“ICU 停留”。反过来，他们的基于 NLP 的文档分类用于识别 ARDS 有 100% 的准确率，因此建议可以应用 NLP 特定疾病的患者进行有效识别。

2. 波形数据的应用　来自床边监护仪及可穿戴设备的生理波形数据在 ICU 中被广泛应用，需要波形分析技术来进行相关的数据研究。目前有很多的医疗机构及数据库能够收集和储存生理监测数据，如心电图、光学体积描记术、阻抗呼吸描记、有创血压和脑电图等。公开的 MIMIC 数据库中包含 Beth Israel Deaconess 医疗中心 ICU 患者的生理波形数据，这些数据促进了该领域最先进的波形分析的发展。研究人员已经广泛应用了波形数据，如通过脉搏轮廓估计心排血量、使用光学体积描记术数据来检测血容量不足及使用组合生理数据来预测高乳酸血症。

3. 图像分析的应用　深度学习对于图像分析意义重大，该领域的进步导致了在过去几年中图像分析研究数目的快速增加。但是，在目前已发表的研究中，仍没有 1 项研究曾测试过在 ICU 设置自动图像分析的实用性。然而这一领域的快速增长必将促进其在重症医学中的应用。其中与重症临床医师关系最密切的是影像分析技术的进步，包括通过分析胸部 X 线片来检测肺部病变，以及通过影像分析发现颅内和腹部的异常情况。在 ICU 中缺少可以准确及时分析影像检查的专家，因此这些技术对于 ICU 具有十分重要的意义，但是在将这些技术真正用于临床之前，应该充分论证其有效性及安全性。

三、大数据面临的挑战

大数据的研究成果需要我们充分论证其可靠性。我们在应用大数据驱动系统进行临床决策时应该非常谨慎。这些大数据驱动系统的实施必须有严密的、可控的试验研究进行支持，包括（但不仅限于）模拟测试、预干预和干预后研究及随机对照试验。由于现在很容易获得大量数据，以及计算能力的大幅度提高，可能导致数据挖掘的“钓鱼式调查”（fishing expeditions），得到很多低质量的研究。临床问题设计不佳、有缺陷的数据或采用有争议的研究方法，都将造成大数据研究的缺陷。使用流行病学最佳实例来分析回顾性数据（如仔细调整易混淆变量）在大型数据集与小型数据集中同样重要。另外，一个模型可能只对于测试数据适应良好但对其他数据概括较差，这种现象被称为过度拟合。当算法从训练数据的特性或噪声中学习时，可能会发生过度拟合。交叉验证和正则化等技术可用于缓解此问题。

大数据的应用需要多领域专家共同合作。大数据科学家、临床专家和医学信息学家等需要有良好的合作关系，将使大数据驱动系统更加有效，也更加安全。临床医师如果具有大数据相关科学技能、临床研究专业知识及精通 ICU 领域临床实践技能，可以帮助大数据科学团队捕获正确的数据，解决正确的临床问题，并产生正确的、可操作的知识。此外，临床医师的输入可以帮助减少不必要的警报或提示的数量，从而降低警报疲劳的风险，这是经常遇到的另一个问题。

医学的复杂性，单单依靠人类的思维去决策有很大的局限性，借助现代化的新计算机系统是非常有必要的。人类通常会使用少于 6 个数据点，任何一个更多的数据点都会大大增加认知的负担。但是，1 例 ICU 患者每天就可以生成数千个数据点，当他的身体越来越疲劳、中途被打断或临床医师的认知偏差，都会导致许多的临床决策不是最理想的。相反，计算机可以从数千个数据点中无缝筛选出数十个数据点，并且可以轻松分析数据之间复杂的非线性相互作用，他们从不睡觉，可以轻松的处理多个任务。但是，临床思维及临床决策凭借现在的技术无法实现。在临床决策的定性方面，仅凭模型数量上的优势无法实现所谓的“医学艺术”。影响临床决策的因素还有很多，包括临床、社会和个人的因素，不一定体现在数字记录，而是来自大数据驱动系统的任何输出在被实施前都需要首先被评估、解释，以及由临床医师去完善。为了实现临床医师和计算机之间的成功合作，我们必须首先提高床边临床医师在解读和使用这些数据驱动系统输出方面的技能。

一方面我们要求数据的开放性和可重复性，另一方面我们还要求保证数据的隐私和安全性。如何做好 2 个方面的平衡，也是我们在重症医学大数据研究中面临的挑战。数据的开放性一定不能导致数据管理不良、数据安全性的缺乏或保密性的丢失，以上这些对于完成伦理审查及维护公众信任都是必需的。

四、大数据及数据科学的未来

我们期待未来在 ICU 中数据驱动系统与临床医师携手合作。大量的临床、生理和“组学”数据通过计算机系统分析并以易于管理的、可解释的、可操作知识的形式提供给床边临床医师，这必将使床边临床医师的决策能力大大提高。预测模型提出诊断和治疗的建议，临床医师将这些建议应用于具体的临床实践中。虚假警报保持在最低限度，系统也通过协作和科学严谨的方法不断提高。

精准医学或个体化医疗是一个特殊的挑战，需要为每个特定患者制订合适的诊断和治疗策略。这样的方法需要注意个体的变异性，特别是在面对罕见病的情况下。个体化医疗的另一个方面是临床预测工具的发展。结构化医学数据的分析可用于 RCT 的自适应设计，以同时测试多种干预，最小化样本本量。

大数据时代已经到来，并成为科学研究热点。医学大数据将改变医学实践模式，改善医药卫生服务质量，最终实现个体化治疗，促进重症医学的发展。

（山东省立医院　张继承　王春亭）

参考文献

［1］Sébastien B, Geert M, Jean F T. What’s new in ICU in 2050: big data and machine learning, Intensive Care Med, 2018, 44: 1524-1527.

［2］Sanchez-Pinto LN, Luo Y, Churpek MM. Big data and data science in critical care. CHEST, 2018, 154 (5): 1239-1248.

［3］Churpek MM, Yuen TC, Winslow C, et al. Multicenter development and validation of a risk stratification tool for ward patients. Am J Respir Crit Care Med, 2014, 190 (6): 649-655.

［4］Nemati S, Holder A, Razmi F, et al. An interpretable machine learning model for accurate prediction of sepsis in the ICU.

Critical Care Med, 2018, 46 (4): 547-553.

[5] Wong HR, Atkinson SJ, Cvijanovich NZ, et al. Combining prognostic and predictive enrichment strategies to identify children with septic shock responsive to corticosteroids. Crit Care Med, 2016, 44 (10): 1000-1003.

[6] Savel RH, Shiloh AL, Simon RJ, et al. Using big data to see the big picture in sepsis. Crit Care Med, 2018, 46 (4): 640-641.

[7] Sutherland SM, Goldstein SL, Bagshaw SM. Acute kidney injury and big data. Contrib Nephrol, 2018, 193: 55-67.

[8] Calfee CS, Delucchi K, Parsons PE, et al. Subphenotypes in acute respiratory distress syndrome: latent class analysis of data from two randomised controlled trials. Lancet Respir Med, 2014, 2 (8): 611-620.

[9] Knox DB, Lanspa MJ, Kuttler KG, et al. Phenotypic clusters within sepsis-associated multiple organ dysfunction syndrome. Intensive Care Med, 2015, 41 (5): 814-822.

[10] Luo Y, Xin Y, Joshi R, et al. Predicting ICU mortality risk by grouping temporal trends from a multivariate panel of physiologic measurements//AAAI ORGANIZATION. Proceedings of the 30th AAAI Conference on Artificial Intelligence, Arizona, 2016 [2019-03-11]. http: //www. aaai. org/Conferences/AAAI/aaai16. php.

[11] Vranas KC, Jopling JK, Sweeney TE, et al. Identifying distinct subgroups of ICU patients: a machine learning approach. Crit Care Med, 2017, 45 (10): 1607-1615.

[12] Weissman GE, Harhay MO, Lugo RM, et al. Natural language processing to assess documentation of features of critical illness in discharge documents of acute respiratory distress syndrome survivors. Ann Am Thoracic Soc, 2016, 13 (9): 1538-1545.

第二节　大数据与脓毒症

脓毒症是重症医学面临的主要挑战之一，一直备受关注。脓毒症大数据为我们提供了很多的信息。通过对脓毒症大数据的不断收集及深入分析，可以发现大数据在脓毒症的预警、治疗和预后预测方面均表现出良好的应用前景。

一、大数据的概念及其在医学领域的应用

目前，较为公认的大数据定义是“无法在一定时间范围内用常规软件工具进行截取、储存、处理和分析的数据集合”。大数据具有“4V”特性，即规模性（volume）、多样性（variety）、高速性（velocity）及价值性（value）。

医疗大数据的价值在于其中蕴含的规律。数据分析是大数据价值链中最核心的环节，目的是提取有价值的信息，找出规律，为决策者提供建议。目前常用的数据分析方法包括机器学习、回归分析、人工神经网络算法和可视分析等。大数据在医疗领域中应用广泛，主要可用于疾病预防、临床辅助决策、个性化医疗、科学研究、医疗评价、健康管理、远程患者的数据分析及人口统计学分析等诸多方面。

二、大数据在脓毒症领域的应用

1. 更早、更准确地预警脓毒症的发生　①以大数据为基础建立的预警模型预测脓毒症的发生比临床医师经验性识别更早。Desautels 等使用了 1 种以生命体征、脉搏血氧饱和度、格拉斯哥昏迷评分（Glasgow coma scale，GCS）和年龄建立的预警模型，在脓毒症发生前 4 小时显示了中等的预测能力（ROC 曲线下面积为 0.74）。在 1 项回顾性研究中，Nemati 等将机器学习工具嵌入到电子病例中，实现了通过电子病案数据和实时监测的生命体征数值在临床医师识别前 4～12 小时准确预测 ICU 患者脓毒症的发生（ROC 曲线下面积为 0.83～0.85）。② 以大数据为基础建立的预警模型判断脓毒症的发生更准确。 Desautels 等根据脓毒症 3.0 定义进行回顾性分析，建立患者脓毒症预警模型 Insight，并将结果与序贯器官衰竭评估（sequential organ failure assessment，SOFA）、快速序贯器官衰竭估计评估（quick SOFA，qSOFA）、改良早期预警评分（modified early warning score，MEWS）、简化急性生理评分（simplified acute physiology score，SAPS）Ⅱ及 SIRS 评分进行比较。结果显示，Insight 模型预测准确率更高。Insight 在患者发生脓毒症时的判断准确性（ROC 曲线下面积为 0.880）高于 SIRS 的 0.609 和 qSOFA 的 0.772，与 MEWS 的 0.803 相接近。未来 1～4 小时脓毒症发生的预测结果与之前的判断结果相接近。即便出现随机数据丢失，Insight 预警模型仍能很好地预测脓毒症的发生。

2. 更佳的脓毒症治疗策略　在感染性休克的治疗过程中，早期液体复苏起着至关重要的作用。静脉输液和血管活性药物的使用是早期液体复苏面临的挑战。

根据大数据建立的人工智能（artificial intelligence，AI）医师推荐使用更低剂量的静脉液体和更高剂量的升压药，临床结果显示这种治疗策略疗效更好。Komorowski 等开发的 AI 医师，即一种强化学习的计算模型。它对大量的患者数据进行总结，这些数据甚至超过了人类临床医师一生经验的数倍，能够动态地为重症监护室的成年脓毒症患者提供最佳的治疗方案。研究发现，与给予临床医师治疗剂量的患者相比，遵循 AI 医师治疗策略补液和调整升压药物剂量的患者，平均动脉压（mean arterial pressure，MAP）更平稳，休克持续时间也相应缩短。接受静脉输液和血管活性药物的剂量与 AI 医师推荐剂量相似的患者，病死率最低。虽然早期使用低剂量升压药可避免给予过量的液体（这也是目前比较推荐观点），但 AI 医师的治疗策略更侧重对患者的个性化治疗。

3. 更准确地评估脓毒症的预后　基于大数据的人工智能评分可以提高对病死率预测的特异性和敏感性。目前，常用的评分包括 SAPS Ⅱ、SOFA、MEWS 评分和简单临床评分（simple clinical score，SCS），这些评分被用于评估脓毒症患者的疾病严重程度和死亡风险，但其在临床中的特异性和敏感性均不高，而且给医师带来了巨大的工作量。Calvert 等开发了 AutoTriage 算法，它对电子病历中的 8 个常见临床变量之间的相关性进行了多维分析和自动分类，用于评估患者的死亡风险。并在 MIMIC Ⅲ数据集的回顾性研究中验证了该算法的可靠性。该算法预测 12 小时病死率的 ROC 曲线下面积为 0.88（95%*CI* 0.86～0.88）。相比之下，在同一数据集上的 MEWS、SAPS Ⅱ和 SOFA 预测结果的 ROC 曲线下面积分别为 0.75、0.71 和 0.72。在 80% 的灵敏度下，AutoTriage 算法保持了 81% 的特异度，诊断的优势比为 16.26。该算法能够更准确地预测脓毒症患者 12 小时病死率，为临床医师及时进行医疗干预或管理提供了更多可能。

由此可见，利用大数据和人工智能可以弥补临床医师经验和体力方面的不足，更契合当下提倡的精准医疗，能够抢先判断并预测患者的病情变化，更科学、有效地实行每步治疗策略，这也是精准重症医学未来发展的方向。

（哈尔滨医科大学附属肿瘤医院　杨梦媛　王常松　于凯江）

参考文献

［1］孟小峰，慈祥．大数据管理：概念、技术与挑战．计算机研究与发展，2013，50（1）：146-169.

［2］Barwick H. The "four Vs" of big data. Implementing information infrastructure symposium. (2012-10-02)[2019-03-12]. https: //www. computerworld. com. au/article/396198/iiis_four_vs_big_data.

［3］宋波，杨艳利，冯云霞．医疗大数据研究进展．转化医学杂志，2016，5（5）：298-300.

［4］戴明锋，孟群．医疗健康大数据挖掘和分析面临的机遇与挑战，2017，14（2）：126-130.

［5］Thomas Desautels, Jacob Calvert, Jana Hoffman, et al. Prediction of sepsis in the intensive care unit with minimal electronic health record data: a machine learning approach. JMIR Med Inform, 2016, 4(3): e28.

［6］Shamim N, Andre H, Fereshteh R. An interpretable machine learning model for accurate prediction of sepsis in the ICU. Crit Care Med, 2018, 46(4): 547-553.

［7］Gotts JE, Matthay MA. Sepsis: pathophysiology and clinical management. BMJ, 2016, 353: i1585.

［8］Byrne L, Van Haren F. Fluid resuscitation in human sepsis: time to rewrite history? Ann Intensive Care, 2017, 7(1): 4.

［9］Komorowski M, Celi LA, Badawi O, et al. The artificial intelligence clinician learns optimal treatment strategies for sepsis in intensive care. Nat Med, 2018, 24(11): 1716-1720.

［10］Siontis GC, Tzoulaki I, Ioannidis JP. Predicting death: an empirical evaluation of predictive tools for mortality. Arch Intern Med, 2011, 171(19): 1721-1726.

［11］Calvert J, Mao Q, Hoffman JL, et al. Using electronic health record collected clinical variables to predict medical intensive care unit mortality. Ann Med Surg (Lond), 2016, 11: 52-57.

第十八章 重 症 儿 科

第一节 2014 版《ACCM 儿童和新生儿感染性休克血流动力学支持临床实践》解读

2017 年，美国重症医学会（American College of Critical Care Medicine，ACCM）发布了 2014 版《ACCM 儿童和新生儿感染性休克血流动力学支持临床实践》（以下简称 2014 版）及其概要。《ACCM 儿童和新生儿感染性休克血流动力学支持临床实践》最初发表于 2002 年（以下简称 2002 版），2009 年发表了 2007 年修订版（以下简称 2007 版），是目前国际上唯一以循证医学依据为主、专门针对儿童和新生儿感染性休克诊断和治疗，特别是血流动力学支持治疗的推荐意见。本次修订检索了 PubMed、Medline 和 Embase literature 数据库中继上次修订后发表的有关儿童和新生儿感染性休克的文献（2006—2014 年），由国际多学科专家组成的委员会根据最新的指南制定方法对文献进行了分析、评价，对推荐意见进行了重新评级。

2002 版和 2007 版反映了“最佳临床实践”的研究结果，即降低了儿童感染性休克的病死率，证实了其实用性和有效性，所以本次修订重点在于对 2007 版的推荐意见进行评估，并根据最新文献证据修订其推荐等级，而非全面改写。

与 2002 版和 2007 版强调具体的治疗措施不同，2014 版推荐意见最重要的更新是“不仅强调如何在整体水平上实现家庭、社区、院前急救体系、医院急诊科和 ICU 之间的高效协调，更强调的是医疗管理层面的改进和质量控制，以保证及时识别和治疗感染性休克”。为此，2014 版提出“每个医疗机构应根据自身情况制订适合本单位的 4 个诊治集束，即识别、复苏、稳定和实施集束，并提供了集束化诊疗的参考流程，供各医疗机构专家委员会审核并推荐实施”。同时，2014 版继续强调 2002 版和 2007 版中推荐的复苏和稳定集束化治疗。

一、儿童感染性休克集束化诊疗流程

（一）识别集束化诊疗

2014 版强调每个单位应建立适应本单位具体情况的快速预检工具（trigger tool），对疑似感染性休克的患儿进行快速识别，并提供了美国儿科学会的预检工具作为参考。具体内容包括：用医疗机构自己的预检工具筛查感染性休克患儿；在 15 分钟内使用预检工具筛查出疑似感染性休克的患儿；对疑似感染性休克患儿在 15 分钟内启动复苏。

关于感染性休克的诊断，2014 版强调“若出现发热、心动过速、血管扩张的炎症三联征，同时合并神志改变，需警惕感染性休克”。儿童感染性休克的诊断包括：①体温不升或高热，提示可疑感染。②有组织灌注不足的临床表现，如意识改变、毛细血管再充盈时间（capillary refill time，CRT）延长（＞2 秒）、脉搏细弱、四肢湿冷有花纹、毛细血管闪速再充盈、脉搏洪大、脉压增大和尿量减少［＜1ml/（kg·h）］。对于血压在感染性休克诊断中的作用，2014 版强调儿童休克以低灌注为主要表现，低血压不是感染性休克诊断的必需条件，但怀疑脓毒症时一旦出现低血压则可确诊。

（二）复苏和稳定集束化诊疗

复苏和稳定集束化诊疗是密切联系、不可分割的 2 个部分。复苏集束化诊疗是稳定集束化诊疗的基础，稳定集束化诊疗是复苏集束化诊疗的延续。

1. 复苏集束化诊疗　在《ACCM 儿童和新生儿感染性休克血流动力学支持临床实践》中，复苏集束化诊疗是指在患者到达后第 1 小时的治疗措施，通常在急诊室进行，以液体复苏最为重要，同时强调尽早给予抗感染治疗。具体如下。① 5 分钟内建立血管或骨髓通路；②最初 30 分钟内给予适当液体复苏；③最初 60 分钟内给予广谱抗菌药物；④在保证不推迟抗菌药物使用的前提下留取血培养标本；⑤对于液体复苏无效的难治性休克，在 60 分钟内通过外周或中心静脉给予血管活性药物。目标包括维持和恢复气道通畅、氧合和通气，维持和恢复正常灌注和血压，维持和恢复正常心率范围。治疗终点为 CRT≤2 秒，脉搏正常，肢端暖，尿量＞1ml /（kg·h），正常神志状态、血压、血糖和血钙。

2. 稳定集束化诊疗　稳定集束化诊疗指 1 小时后的血流动力学支持，通常在 ICU 中进行。具体如下。①在多参数监护下指导液体、血管活性药物、正性肌力药物和激素治疗，实现血流动力学参数目标。②给予恰当抗菌药物治疗和病灶控制。目标是达到正常灌注，CRT≤2 秒，心率达到正常范围，灌注压正常［平均动脉压（MAP）－ 中心静脉压（CVP）或 MAP －腹内压（IAP）］，中心静脉氧饱和度（$ScvO_2$）＞70%，心脏指数（cardiac index，CI）3.3～6.0L /（min·m^2）。治疗终点为 CRT≤2 秒，心率和脉搏正常，肢端暖，尿量＞1ml /（kg·h），神志清楚，CI 3.3～6.0L /（min·m^2），灌注压、国际标准化比值（international normalized ratio，INR）、阴离子间隙和血乳酸正常。

（三）实施集束化诊疗

研究发现，推荐意见的依从性与儿童感染性休克的存活率成正相关，但依从性普遍偏低。因此，2014 版特别强调对依从性的监测，每个单位应建立适合自身情况的监测机制和监测措施，监控临床诊治流程的实施情况，对阻碍推荐意见实施的情况进行原因分析，并加以改进。具体如下。①监测对识别集束化诊疗、复苏集束化诊疗和稳定集束化诊疗的依从性。②对阻碍依从性的因素进行根因分析，确定影响依从性的因素。③提供解决阻碍因素的方案。

二、新生儿感染性休克集束化诊疗流程

新生儿处于由子宫内依靠母体生存到子宫外独立生存的转换期，呼吸和循环功能面临巨大的变

化，因此对感染性休克的诊断、治疗也有其独特之处。为此，虽然2014版推荐与儿童感染性休克相似的集束化诊疗流程，但也强调了足月新生儿感染性休克的特点、诊断标准及与儿童感染性休克在治疗目标、治疗终点方面的不同。由于早产儿休克的表现、心血管及呼吸系统的生理和病理变化与胎龄有着密切的关系，而且由于数据有限，现有资料尚不足以做出推荐意见。因此，2014版只列出了对足月新生儿的相关诊疗流程，具体如下。

（一）识别集束化诊疗

关于足月新生儿感染性休克的识别和诊断，2014版强调“若足月新生儿出现心动过速、呼吸窘迫、喂养不耐受、肌张力下降、肤色差、呼吸急促、腹泻或灌注不足，应怀疑感染性休克，特别是母亲有绒毛膜羊膜炎或胎膜早破病史时，应注意与导管依赖性复杂型先天性心脏病动脉导管关闭引起的心源性休克鉴别”。先天性代谢异常导致的高氨血症或低血糖与感染性休克表现相似，应通过实验室检查加以排除。新生儿感染性休克通常伴有肺血管阻力增加和肺动脉高压。新生儿持续肺动脉高压可致右心衰竭，引起心房/导管水平右向左分流而出现发绀。

（二）复苏集束化诊疗

新生儿感染性休克第1小时的复苏常在产房内进行。复苏的目标与儿童基本一致。治疗终点与儿童感染性休克主要的不同在于：①血压的治疗终点是血压正常，而不是灌注压正常。②动脉导管前后动脉血氧饱和度差异＜5%（右上肢动脉血气分析的氧饱和度代表导管前血氧饱和度，从其他肢体动脉血所测得的氧饱和度为导管后动脉血氧饱和度，两者之差即为动脉导管前后氧饱和度差）；动脉血氧饱和度（SaO_2）达到95%。③没有将CI作为推荐目标，其他与儿童感染性休克相同。

（三）稳定集束化诊疗

稳定集束化诊疗指1小时后转移至NICU的血流动力学支持治疗。治疗目标增加了上腔静脉血流速度＞40ml/（kg·min），其他与儿童相同。治疗终点除对儿童感染性休克的要求外，增加了：①SaO_2＞95%，动脉导管前后动脉血氧饱和度差异＜5%。②心脏超声未探及右向左分流、三尖瓣反流或右心室衰竭。③上腔静脉血流速度＞40ml/（kg·min）。④液体过负荷＜10%。

总而言之，2014版最重要的更新是“强调在整体上提高儿童和新生儿感染性休克的管理和质量控制水平，推荐每个医疗机构都应有依据自身情况量身定做的识别、复苏、稳定流程，特别是建立对诊治流程依从性的监测，以寻找阻碍流程依从性的因素，分析原因并制订改进方案，改善依从性”。对于具体的治疗措施，如液体复苏、血管活性药物使用和抗感染治疗等，与2007版相比，2014版并没有重大的更新。

（首都医科大学附属北京儿童医院　高恒妙　钱素云）

参考文献

[1] Davis AL, Carcillo JA, Aneja RK, et al. The American College of Critical Care Medicine clinical practice parameters for hemodynamic support of pediatric and neonatal septic shock: executive summary. Pediatr Crit Care Med, 2017, 18 (9): 884-890.

[2] Davis AL, Carcillo JA, Aneja RK, et al. American College of Critical Care Medicine clinical practice parameters for hemodynamic support of pediatric and neonatal septic shock. Crit Care Med, 2017, 45(6): 1061-1093.

[3] Brierley J, Carcillo JA, Choong K, et al. Clinical practice parameters for hemodynamic support of pediatric and neonatal septic shock: 2007 update from the American College of Critical Care Medicine. Crit Care Med, 2009, 37(2): 666-688.

[4] Carcillo JA, Fields AI, American College of Critical Care Medicine Task Force Committee Members. Clinical practice parameters for hemodynamic support of pediatric and neonatal patients in septic shock. Crit Care Med, 2002, 30(6): 1365-1378.

第二节 儿童急性呼吸窘迫综合征生物标志物

由于急性呼吸窘迫综合征（acute respiratory distress syndrom，ARDS）的异质性，仅采用氧合指标对 ARDS 进行严重度分级及判断预后显然不能满足临床及研究的需求，因此需要借助生物标志物来协助判断 ARDS 的高危因素、分层、预后及干预措施的有效性。炎症、凝血、血管内皮及肺泡上皮损伤等参与了 ARDS 的发生、发展过程，本节主要回顾这些通路中生物标志物近期的一些研究进展，尤其是这些生物标志物在 ARDS 患儿中的意义。

一、炎症通路相关的标志物

1. 炎症通路标志物 虽然导致 ARDS 的因素包括肺局部因素（直接因素）和全身性因素（间接因素），但共同通路是炎症级联反应导致的肺部血管内皮和肺泡上皮的损害。炎症通路研究最为广泛的是白介素家族。肺泡灌洗液中 IL-1 与成年人 ARDS 严重度有关，但在儿童患者中并未得到证实。IL-6 在肺泡灌洗液及血浆中升高与 ARDS 严重度相关，也与儿童吸入性肺损伤及重症甲型 H1N1 流感病死率相关。IL-1 和 IL-6 在早产儿肺泡灌洗液中升高与慢性肺疾病发生有关。小潮气量通气时，ARDS 患者血及肺泡灌洗液中 IL-6 及 IL-8 水平显著低于对照组。IL-8 的升高可能与儿童 ARDS 不良预后有关。IL-10 作为抗炎介质，其升高也与各种原因导致的儿童肺损伤预后有关。IL-4、IL-12、IL-13 和 IL-17 与某些原因导致的肺损伤有关。C 反应蛋白（C reactive protein，CRP）升高与 ARDS 的严重度、病死率和待机时间延长有关。粒细胞集落刺激因子、干扰素诱导蛋白 10、单核细胞趋化蛋白 -1 和巨噬细胞炎症蛋白 -1α 在危重甲型 H1N1 流感死亡者中显著升高（27% 有 ARDS）。可溶性 L 选择素的减少与早产儿支气管肺发育不良的发生相关。与炎症相关的金属蛋白酶家族（matrix metalloproteinases，MMPs）与 ARDS 也存在相关性。最近 2 项儿童 ARDS 的研究发现，ARDS 患者支气管肺泡灌洗中有较高的 MMP8 及 MMP9，且与较长的机械通气时间有关。

2. 炎症通路标志物的联合检测　虽然儿童 ARDS 炎性因子的研究较多，但目前尚无任何一个单一的炎性因子能够反映整个疾病过程。目前认为，诸多炎性因子结合在一起才能较好地反映儿童 ARDS 炎症反应的疾病过程的全貌。Zinter 等对 2008—2015 年 5 家 PICU 的 ARDS 患者进行了研究，在入院后第 1 天测定了 8 种炎性介质和抗炎介质的水平，并分析其与病死率、器官衰竭评分及内皮损伤标志物的相关性，共测定了 194 例 1 月龄～18 岁患者，其中死亡 38 例，标志物包括 IL-6、IL-8、IL-10、IL-18 及 TNF-R2。结果表明，这些标志物水平与 ARDS 全因病死率密切相关，与内皮损伤程度密切相关。多因回归分析发现，在预测病死率及疾病严重度方面，氧合指数、IL-8 及 TNF-R2 整合在一起的模型优于单独采用氧合指数的模型［受试者工作曲线下面积 0.77（0.70～0.83）*vs.* 0.70（0.62～0.77），P=0.042］。

儿童脓毒症生物标志物危险模型（PRESERVERE）在判断脓毒症休克 28 天病死率方面有价值。PRESERVERE 是采用转录组学和血循环中蛋白定量方法发展而来，通过分类和回归树为基础制定的模型，而修订版模型（PERSEVERE-Ⅱ）则考虑了血小板水平。考虑到脓毒症与 ARDS 病理、生理的重叠，并且感染是大多数 ARDS 的诱发因素，Yehya 和 Wong 检测了 2 种模型在预测儿童 ARDS 病死率方面的意义，并且对模型进行了修订。这是 1 项前瞻性队列研究，入院后 24 小时内采血，测定标志物包括 C 趋化因子配体（C chemokine ligand 3，CCL3）、IL-8、热休克蛋白 1B（heat shock protein 1B，HSPA1B）、颗粒酶 B 和 MMP8，同时测定血小板以供 PERSEVERE-Ⅱ模型分析。通过对 152 例 ARDS 患者的检测发现，PERSEVERE 和 PERSEVERE-Ⅱ用于 ARDS 危险评估的曲线下面积分别是 0.61 和 0.76，因此该作者在原有基础上加上一些临床变量，最终选出 3 种标志物（CCL3、HSPA1B 及 IL-8）及年龄构成 ARDS 分层预后模型，形成新的 PARDSEVERE 评价体系。该模型显示较好地预测了死亡风险价值（曲线下面积 0.85，P<0.01），用于其他患者同样得到了好的预测效果。PARDSEVERE 将队列分为低度风险、中度风险和高度风险死亡，因此可能成为儿童 ARDS 研究的良好分层工具。这项队列中有 50% 的死亡是非感染疾病，因此用 3 种炎症标志物来对非感染病因 ARDS 死亡危险进行分层同样是可行的，如创伤、心脏停搏和心肺分流术后等。

3. 可溶性细胞间黏附分子 -1　可溶性细胞间黏附分子 -1（soluble intercellular adhesion molecule 1，sICAM-1）也同样用于 ARDS 的早期诊断和预后判断。Al-Biltagi 等前瞻性测定了 40 例肺损伤患儿病后 1 天和 3 天的血浆 sICAM-1 水平，以 30 例健康儿童作为对照。结果显示，肺损伤组 sICAM-1 水平显著高于对照组（P=0.001）；死亡组病后 1 天及 3 天 sICAM-1 水平显著高于存活组（P<0.001）。血中 sICAM-1 水平与机械通气时间和病死率成正相关，尤其病后 3 天 sICAM-1 水平更为明显。

4. 其他　Kangelaris 等比较了入院后 24 小时内脓毒症合并 ARDS 患者和单纯脓毒症患者血中基因表达差异，发现有某些基因在 2 组患者中的表达有显著差异，脓毒症合并 ARDS 患者表达显著上调。其中差异最明显的是针对感染最快反应的中性粒细胞的关键调节因子，包括嗅质蛋白 4、脂质转运蛋白 2、CD24 和杀菌 / 通透性增加蛋白，提示中性粒细胞相关的通路可能参与了脓毒症诱发 ARDS 的早期病理机制。

二、凝血纤溶通路相关的标志物

儿童 ARDS 凝血和纤溶紊乱在疾病的发病机制中起到非常重要的作用，尤其是与微循环功能和器官衰竭的发生密切相关。凝血酶原时间（prothrombin time，PT）及部分凝血活酶时间（activated partial thromboplastin time，APTT）与儿童 ARDS 病死率及器官衰竭相关，而血小板减少与儿童及成年人 ARDS 均有关。新近的研究证明，纤溶酶原激活物抑制药及可溶性尿激酶纤溶酶原激活物受体通路在儿童 ARDS 中有较多研究证据，证实其与 ARDS 病死率有关；活化蛋白 C、抗凝血酶Ⅲ、组织因子及组织因子通路抑制药与 ARDS 疾病严重度及病死率有一定关系，并可能成为潜在的治疗靶点。ARDS 患者血栓调节素和内皮蛋白 C 基因的变异与病死率相关，提示遗传变异至少部分与失调的凝血障碍及 ARDS 不良预后有关。

三、上皮损伤相关的标志物

肺泡上皮是肺泡毛细血管屏障的重要组成部分，ARDS 时该屏障破坏，可能是原发性损伤的部位，也可能是继发性损害。上皮细胞损害的标志物作为肺损伤严重程度的标志物，也可用来区别不同原因导致的肺损伤。

1. 涎液化糖链抗原 -6　涎液化糖链抗原 -6（KL-6）是一种糖蛋白，与上皮损伤及通透性增加关系密切。KL-6 存在于肺泡Ⅱ型上皮细胞，可被释放于血中或肺泡液中，血中及支气管肺泡灌洗中 KL-6 升高与成年人 ARDS 的发生及不良预后有关。在 1 项儿童 ARDS 的研究中，与脓毒症或创伤性颅脑损伤相比，ARDS 患者 KL-6 水平增高与病死率相关。在这项研究中，增高的 KL-6 还与氧疗方式、呼吸机时间和住院时间有关。其他研究还证实了 KL-6 与毛细支气管炎或支气管肺发育不良及严重发育迟缓儿童严重呼吸并发症及儿童肺间质疾病有关。

2. clara 细胞分泌蛋白 16　clara 细胞分泌蛋白 16（clara cell secretary protein 16，CC16）由气管支气管树的 clara 细胞产生和分泌，是气道上皮损伤的标志物。成年患者血浆中 CC16 增加与 ARDS 的发生及病死率增加和器官衰竭评分有关。但儿童研究结果不一致，甚至是矛盾的，因此还需要大样本的研究证实。

3. 晚期糖基化终末产物受体　晚期糖基化终末产物受体（receptor of advanced glycation endproduct，RAGE）/ 可溶性 RAGE（soluble RAGE，sRAGE）是免疫球蛋白超家族的跨膜模式识别受体，主要位于 AEC Ⅰ 细胞基底面，是大量促炎配体的受体，在炎性病变中表达上调。sRAGE 是 RAGE 的可溶性形式，参与介导肺泡内炎症反应。成年人的研究发现，ARDS 患者 sRAGE 血浆及支气管肺泡灌洗水平均升高，且与病死率及器官衰竭及肺泡液体清除降低有关。sRAGE 对肺源性 ARDS 有较高的诊断特异性。在毛细支气管炎患儿、呼吸窘迫综合征患者及心脏外科术后患者中，血浆 sRAGE 水平升高与肺损伤发生有关，并与氧合障碍、带机时间延长有关。

四、内皮损伤相关的标志物

内皮损伤及功能障碍是多脏器功能障碍的主要机制之一，是严重 ARDS 的特征。血管内皮有许多作用，包括产生黏附分子和细胞因子、调节血管张力、血管内凝血维持等。

1. vWF 因子　vWF 因子在血管内皮产生血管损伤时释放入血，因此 ARDS 患儿血中 vWF 因子显著升高。早期升高与病死率及带机时间延长有关，呼吸窘迫综合征新生儿及成年人研究发现同样的结果。

2. 可溶性 E 选择素　可溶性 E 选择素是血管内皮白细胞黏附蛋白，炎症时表达增加，且与 ARDS 患儿病死率相关。同样与呼吸窘迫综合征（respiratory distress syndrom，RDS）患者发生支气管肺发育不良有关。

3. 其他　血管内皮生长因子（vascular endothelial growth factor，VEGF）在严重 RDS 中显著下降。内皮素 -1（endothelin 1，ET-1）在 RDS 患者中显著升高，并与机械通气时间延长有关；在 ARDS 患儿中，内皮素早期 24 小时内升高与存活率相关，在成年人的研究中也得到证实，因此 ET-1 拮抗剂或 NO 吸入治疗可能是今后 ARDS 研究的方向之一。

可溶性血栓调节蛋白（soluble thrombomodulin，sTM）也是内皮损伤的标志物。研究表明，sTM 与 ARDS 患儿器官衰竭发生有关，对预测间接原因导致的 ARDS 病死率有预测作用。这也为今后采用合成的血栓调节蛋白治疗 ARDS 提供了依据。

血管生成素 2（angiopoietin 2，Ang-2）作为血管通透性的标志物与 ARDS 的发生和预后密切相关，可预测 ARDS 患儿的病死率。L 选择素在 RDS 中的升高与支气管肺发育不良发生有关。

血管内皮涉及很多功能及病理、生理过程，包括炎症、凝血及血流动力学，在 ARDS 患儿的病理、生理中起到关键作用，上述血管标志物的综合评估对于了解 ARDS 时血管功能全貌及指导将来的干预治疗有重要意义。

五、表面活性物质

儿童急性肺损伤表面活性物质减少，包括表面活性物质蛋白 A、B 及 D 在气管吸出物和盥洗液中的减少。关于表面活性物质替代治疗虽然结果不肯定，但在肺损伤时，在表面活性物质生成过程中受损是肯定的，肺泡灌洗液及血中表面活性蛋白与预后有关，这些标志物在未来的研究中作为风险分层及对治疗效果进行判断有一定价值。

六、其他

B 型利钠肽（B type natriuretic peptide，BNP）或前体 BNP（pro-BNP）可用于鉴别 ARDS 与心源性肺水肿，较高的 BNP 与病死率相关。儿童肺损伤的队列研究发现，早期 BNP 增高与低氧、带机时间延长和正性肌力药需求增加有关，在死亡组该值显著升高。研究表明，BNP 在儿童肺损伤可以作为心肺交互作用的标志物。反映凋亡过程的可溶性 FAS 小体及 caspase-1 在儿童 ARDS 中证据尚不充分。

七、非蛋白标志物

目前，非蛋白类标志物的研究也有很大进展。这些非蛋白标志物包括了脂类、核酸及微颗粒和细胞外复合物，如花生四烯酸、前列腺素和白三烯等。这些物质影响血管、内皮、血小板及白细胞功能。血栓素 A2（thromboxane A2，TXA2）在 ARDS 患者中升高，且 TXA2 与前列环素比值升高。肺泡灌洗液中 TXA2 升高易导致早产儿支气管肺发育不良的发生。成年人 ARDS 的支气管肺泡灌洗及血中 LT B4、C4 和 D4 显著升高，且 LT B4 与病死率相关。尿中 LT B4 升高与支气管肺发育不良发生有关。miRNA 及 NETS 可能成为今后 ARDS 的标志物，并可能成为治疗靶点。

目前，没有多中心临床研究证据支持单个标志物或某个标志物组合可以独立预测 ARDS 发病风险或可用于早期诊断，也无任何标志物被写到指南中。这些生物标志物可能作为 ARDS 的危险因素，但不能作为预后指标；某些标志物能够预测死亡风险，但对 ARDS 诊断无任何价值。尽管如此，生物标志物必然是 ARDS 未来研究的焦点和热点，通过对肺损伤及 ARDS 病理生理中标志物作用的进一步了解，不仅可以对 ARDS 危险因素、早期诊断及预后判断提供帮助，甚至可以对未来的治疗靶点、治疗策略选择及治疗效果判断都有重要意义，为 ARDS 患者精准化、个体化诊断治疗提供方法，并最终改善 ARDS 预后。

（中国医科大学附属盛京医院 刘春峰）

参考文献

［1］Spadaro S, Park M , Turrini C, et al. Biomarkers for acute respiratory distress syndrome and prospects for personalised medicine. Journal of Inflammation, 2019, 16: 1.

［2］Orwoll BE, Sapru A. Biomarkers in pediatric ARDS: future directions. Front Pediatr , 2016, 4: 55.

［3］Liu X, Ren H, Peng D. Sepsis biomarkers: an omics perspective. Front Med, 2014, 8: 58-67.

［4］Hall MW, Geyer SM, Guo CY, et al. Innate immune function and mortality in critically ill children with influenza: a multicenter study. Crit Care Med, 2013, 41: 224-236.

［5］Zinter MS, Orwoll BE, Spicer AC, et al. Incorporating inflammation into mortality risk in pediatric acute respiratory distress syndrome. Crit Care Med, 2017, 45(5): 858-866.

［6］Wong HR, Salisbury S, Xiao Q, et al. The pediatric sepsis biomarker risk model. Crit Care, 2012, 16: R174.

［7］Wong HR, Weiss SL, Giuliano JS Jr, et al. Testing the prognostic accuracy of the updated pediatric sepsis bimarker risk model. PLoS One, 2014, 9: e86242.

［8］Yehya N, Wong HR. Adaptation of a biomarker-based sepsis mortality risk stratification tool for pediatric acute

respiratory distress syndrome. Crit Care Med, 2018, 46: e9-e16.
[9] Al-Biltagi MA, Abo-Elezz AAAE, Abu-Ela KT, et al. The prognostic value of soluble intercellular adhesion molecule 1 plasma level in children with acute lung injury. J Intensive Care Med, 2017, 32(5): 320-325.
[10] Kangelaris KN, Prakash A, Liu KD, et al. Increased expression of neutrophil-related genes in patients with early sepsis-induced ARDS. Am J Physiol Lung Cell Mol Physiol, 2015, 308: L1102-L1113.
[11] Sapru A, Liu KD, Wiemels J. Association of common genetic variation in the protein C pathway genes with clinical outcomes in acute respiratory distress syndrome. Critical Care, 2016, 20: 151.
[12] Jabaudon M, Blondonnet R, Pereira B, et al. Plasma sRAGE is independently associated with increased mortality in ARDS: a meta-analysis of individual patient data. Intensive Care Med, 2018, 44: 1388-1399.
[13] Zinter MS, Spicer A, Orwoll BO, et al. Plasma angiopoietin-2 outperforms other markers of endothelial injury in prognosticating pediatric ARDS mortality. Am J Physiol Lung Cell Mol Physiol, 2016, 310(3): L224-L231.

第三节　儿童肠衰竭治疗进展

儿童肠衰竭是指功能性肠道质量减少到人体消化和吸收所需的最低量以下，不能维持儿童正常生存和生长发育所需的营养和液体需求。常见原因有短肠综合征（short bowel syndrome，SBS）、全消化道肠神经元发育不良和难治性腹泻等。随着肠外营养的进步，采用多学科的方法治疗这种复杂的疾病，提高了患儿生存率，降低了中心静脉导管相关血流感染（catheter related bloodstream infections，CRBI）的发生率和其他临床预后，最新的进展已经使肠衰竭患儿生存率大大提高（>90%），部分患儿已经不再需要进行肠管移植。

一、儿童肠衰竭的营养治疗

肠衰竭的治疗旨在提供足够的营养支持，减少并发症或死亡的风险。

1. 肠外营养　肠外营养治疗需要对儿童的水、电解质、能量、营养素和微量营养素需求进行综合多学科的评估。治疗团队应该包括营养师（客观地评价营养状况）、营养支持护士（评估静脉使用情况）、营养药剂师（监督无菌和安全制备肠外营养成分）及专业营养监督医师，与外科和重症监护小组的密切沟通也至关重要。肠外营养需要考虑的因素包括肠衰竭的原因、基础营养状况（相关因素如早产、低出生体重、胎龄或适于胎龄的大小）、胃肠道解剖（残余小肠和大肠的长度），尤其是儿童的血管通路、伴随的内科和外科疾病、家族病史及社会生活状态（如父母的生活条件及就业情况）。

长期肠外营养对于肠衰竭患儿来说至关重要，但是也难以避免其带来的诸多并发症，如CRBI、机械导管相关并发症（破裂或血栓形成）、代谢性骨病和肠衰竭相关肝病等，其中肠衰竭相关肝病是近年来的热点。某些肠外营养成分本身可能引起肝损伤，如以大豆为基础的静脉营养成分中，n-6脂肪酸或植物甾醇（如豆甾醇）与肠衰竭相关肝病的发生有关。

肠外营养中脂肪乳的剂量也值得注意，以往通常建议接受肠外营养的患儿静脉注射脂肪乳的剂量是2～3g/（kg·d），然而最近的研究数据显示，为了降低肠衰竭相关肝病的发病率及严重程度，对于患有严重胃肠疾病需要长期肠外营养的婴儿，提供脂肪乳的常规剂量限制为1g/（kg·d）。但过低的脂肪乳剂量，则可能发生必需脂肪酸缺乏。在1项平均每天静脉提供0.3g/kg脂肪乳的研究中，13例婴儿中有8例出现了轻微的必需脂肪酸缺乏症。因此，需要常规进行临床和生化监测（包括总脂肪酸、三烯与四烯脂肪酸比值）。

富含n-3脂肪酸的静脉脂肪制剂能够降低肠衰竭相关肝病的严重程度，并降低SBS患儿的病死率，降低肠衰竭合并肝病患儿胆汁淤积的生化指标，减少胆汁淤积的发生。虽然鱼油中必需脂肪酸（亚油酸和亚麻酸）的浓度相对较低，但在1项研究涉及30例肠衰竭患者的治疗中，以鱼油乳液作为唯一的脂肪来源，中位时间为4.6年，无一例患儿出现必需脂肪酸缺乏。

2. 肠内营养　肠内营养的成分和时间会影响肠道自主功能的实现（肠道自主是指连续3个月以上不需要肠外营养）。肠切除术后立即开始肠内喂养可提高肠内自主的喂养率，患有SBS的婴儿，往往选择母乳作为肠内营养，但支持这个选择的数据有限。使用母乳可能会减少对肠外营养的依赖，并可能降低肠衰竭相关肝病的风险。但当不能使用人乳的时候，常采用氨基酸配方，其效果优于蛋白水解配方。

经口食团喂养会刺激胃肠道激素水平的周期性变化，如胰岛素、胰腺多肽、胃抑制多肽、胃泌素和胃动素等，这可能有利于肠道的适应和生长。可以采用联合喂养的方法，如在夜间连续喂养和白天食团喂养。采用肠内喂养方案可以缩短肠外营养的持续时间，降低肠衰竭相关肝病的发生率。

肠衰竭患儿可以通过肠道切除的位置帮助确定微量营养素缺乏的概率和严重程度。常见的营养素缺乏包括维生素D、锌、铁和维生素B_{12}的缺乏，肠内给予脂溶性维生素的水溶性制剂有助于脂溶性维生素的摄入和吸收。对于末端回肠切除术的患儿，有必要肠外补充维生素B_{12}，可以舌下和鼻内给予维生素B_{12}制剂，但关于其有效性的数据不多。

二、儿童肠衰竭的药物治疗

儿童肠衰竭的药物治疗有多种作用机制，包括抗分泌、抗运动和促吸收药物。抗酸治疗对于胃液分泌过多的患儿非常重要，但有数据表明，制酸药会增加呼吸道和胃肠道感染的发生，因此需要尽快停用抗酸治疗。其他抗分泌药物，包括洛哌丁胺、胆汁酸螯合剂和奥曲肽，其在肠衰竭患儿中尚未得到广泛的应用。

虽然有学者提出益生菌可以改善肠道通透性，但在肠衰竭患儿中尚未得到证实，有报道称使用益生菌补充药会导致菌血症。虽然依据目前的数据资料，尚不足以做出相应的推荐，但对于有中心静脉导管的患者，应该避免使用益生菌。

应用胃肠激素诱导肠道适应作为肠衰竭的药物治疗，显示出良好的应用前景。胰高血糖素样肽2（glucagon like peptide 2，GLP-2）是由回肠末端和结肠分泌细胞分泌的天然激素，GLP-2诱导小肠上皮细胞增殖，延缓胃排空。在成年人SBS的研究中，皮下注射GLP-2类似物teduglutide可减少肠道吸收不良，增加绒毛高度和隐窝深度，减少了对肠外营养的需要。1 项随机开放性试验为期 12 周，将 3 种剂量（8 例儿童 0.0125mg/kg，14 例儿童 0.025mg/kg，15 例儿童 0.050mg/kg）的 teduglutide 与标准治疗（5 例儿童）进行比较，发现 0.025mg/kg 和 0.050mg/kg 的治疗都呈现肠外营养减少的趋势。

三、儿童肠衰竭的外科治疗

尽可能多地保留肠管是肠衰竭患者外科治疗的重要关注点。需要通过在手术过程中挽救所有可能存活的肠管来完成。必要时，要在 12～24 小时进行第 2 次探查手术，以确定那些可疑存活的肠管是否存活。小肠没能吸收的营养物质在结肠进行再吸收对于 SBS 患者的营养供应非常重要，可以通过造瘘部位的关闭或消化道远端的再喂养实现，肠道连续性重建能够提高肠管耐受性，降低肝病发病率。可根据需要放置胃造瘘管，进行持续喂养或胃肠减压；也可以使用胃空肠管，以便将营养物质直接注入小肠。

外科手术治疗有助于肠道适应。肠道适应包括肠管的延长和扩张，自体肠重建手术可以减少和延长剩余的肠管，以提高运动能力，增加吸收，并限制细菌的过度生长。一种手术方式是纵向肠延长和裁剪手术（longitudinal intestinal lengthening and tailoring procedure，LILT），通常也称为 Bianchi 手术，而另一种更简单的手术是连续横断式肠成形术（serial transverse enteroplasty，STEP）。来自国际 STEP 登记处的数据表明，在标准肠康复不成功接受 STEP 手术的患者中，66% 的患者肠内耐受性得到改善，47% 的患者完全脱离了肠外营养。目前，没有对上述 2 种手术方式直接进行比较的研究，有限的数据支持 STEP，STEP 技术难度比 LILT 小，并且可以重复进行。

部分肠衰竭患儿需要或可以进行肠道或多脏器移植。对于患有进行性、严重的肠衰竭相关肝病、静脉通路丧失、反复发生中心静脉导管相关并且危及生命的血流感染、完全肠系膜血栓形成或极短残留肠管（即不能恢复肠道自主）的儿童，移植可以替代终身依赖肠外营养的状况。目前，美国有 1000 多例活体肠移植受者，接近 50% 是在儿童期接受了肠移植手术。截至 2015 年，接受肠移植术儿童 5 年生存率为 75%，接受肝和肠联合移植的儿童 5 年生存率为 62%，2007—2012 年可能由于肠道康复的开展，肠移植的数量减少了 25%。

多学科治疗肠衰竭患儿，使其存活率有了显著提高。随着肠道康复的发展，部分患者可能不再需要进行肠管移植。肠衰竭的治疗包括肠外营养和肠内营养、激素和其他药物治疗，外科手术要尽量保存肠管，也可以通过手术的方式促进肠管的延长和扩张，肠管移植能够替代患者对肠外营养的依赖。有效的治疗还需要通过监测可靠的胃肠功能的生物标志物来实现。更多的多中心临床试验、诊断标准的统一及更长的随访时间，都将为肠衰竭患儿治疗提供更为有力的临床证据。

（中山大学附属第一医院　唐　雯）

参考文献

[1] Duggan CP, Jaksic T. Pediatric intestinal failure. N Engl J Med, 2017, 377(7): 666-675.

[2] Furtado S, Ahmed N, Forget S, et al. Outcomes of patients with intestinal failure after the development and implementation of a multidisciplinary team. Can J Gastroenterol Hepatol, 2016: 9132134.

[3] Anderson L. Nutrition teams: what are they and why do we need them? Br J Community Nurs, 2017, 22(Sup7): S8-S10.

[4] Bielawska B, Allard JP. Parenteral Nutrition and Intestinal Failure. Nutrients, 2017, 9(5): 466.

[5] Nandivada P, Fell GL, Mitchell PD, et al. Long-term fish oil lipid emulsion use in children with intestinal failure-associated liver disease. JPEN J Parenter Enteral Nutr, 2017, 41(6): 930-937.

[6] Martinez MJ, Reyes-Ortiz A, Lage SJ, et al. Timeline of intestinal adaptation after malabsortive surgery: effect of luminal nutrients, biliopancreatic secretion, and glutamine supplementation. Obes Surg, 2017, 27(12): 3133-3141.

[7] Jeppesen PB, Gabe SM, Seidner DL, et al. Factors associated with response to teduglutide in patients with short-bowel syndrome and intestinal failure. Gastroenterology, 2018, 154(4): 874-885.

[8] Carter BA, Cohran VC, Cole CR, et al. Outcomes from a 12-week, open-label, multicenter clinical trial of teduglutide in pediatric short bowel syndrome. J Pediatr, 2017, 181: 102-111.

[9] Hong CR, Han SM, Jaksic T. Surgical considerations for neonates with necrotizing enterocolitis. Semin Fetal Neonatal Med, 2018, 23(6): 420-425.

[10] Botey M, Alastrue A, Haetta H, et al. Long-term results of serial transverse enteroplasty with neovalve creation for extreme short bowel syndrome: report of two cases. Case Rep Gastroenterol, 2017, 11(1): 229-240.

[11] Barrett M, Demehri FR, Ives GC, et al. Taking a STEP back: assessing the outcomes of multiple STEP procedures. J Pediatr Surg, 2017, 52(1): 69-73.

[12] Soltys KA, Bond G, Sindhi R, et al. Pediatric intestinal transplantation. Semin Pediatr Surg, 2017, 26(4): 241-249.

[13] Smith JM, Skeans MA, Horslen SP, et al. OPTN/SRTR 2015 annual data report: intestine. Am J Transplant, 2017, 17 (Suppl 1): 252-285.

[14] Rawal N, Yazigi N. Intestinal transplant in children. Pediatr Clin North Am, 2017, 64(3): 613-619.

第四节　糖皮质激素是否改善儿童感染性休克预后

脓毒症是指由于宿主对感染的反应失控而导致的威胁生命的器官功能障碍。Balamuth 等报道 2004—2012 年住院儿童脓毒症患病率从 3.7% 上升到 4.4%。脓毒症的治疗主要依赖于感染源控制和器官支持，其中糖皮质激素作为辅助治疗方案能否改善预后已争论了近半个世纪。在儿童危重症领域，2017 年 ACCM 发表的《ACCM 儿童和新生儿感染性休克血流动力学支持临床实践》虽有一定建议，但总体上糖皮质激素在儿童脓毒症和感染性休克中的应用研究在数量、方法和质量上相对有限。

一、糖皮质激素或改善临床血流动力学，但未改变患者病死率

早期多篇研究揭示了糖皮质激素在治疗儿童感染性休克中无明显益处，近年来的研究结果基本与此一致。2017 年 Ahmed 等应用糖皮质激素治疗儿童感染性休克的 RCT 研究显示，在治疗开始时接受皮质类固醇治疗的患儿与在治疗第 3 步时接受皮质类固醇治疗的患儿相比，虽可显著缩短休克逆转时间（$P=0.046$），但 2 组在病死率、继发感染率上无差异。同年 Kusum 等发表的小儿感染性休克糖皮质激素治疗的 RCT 研究显示，糖皮质激素组与观察组在血管升压素使用时间、机械通气天数、PICU 和住院时间及不良事件发生率上差异无统计学意义。糖皮质激素治疗脓毒症休克可以改善血流动力学，但并未改变临床结局。是否有方案预测某一人群可能获益于糖皮质激素的治疗目前也有争议。2016 年，Wong 等通过风险模型测算，研究某一类型感染性休克儿童是否能受益于糖皮质激素治疗。结果显示，基于血清蛋白和 mRNA 生物标志物的预测可识别出感染性休克亚群，这类患儿更有可能受益于皮质类固醇的治疗。但 2017 年 Cvijanovich 等针对候选基因来探讨糖皮质激素受体多态性与感染性休克患儿预后的研究发现，不同的糖皮质激素受体使糖皮质激素治疗的敏感性增加或下降，基于糖皮质激素受体的多态性，研究者认为无法在任何基因型分组中显示到糖皮质激素的有益作用。

应用糖皮质激素治疗儿童感染性休克可能会抑制适应性免疫的多种因素，包括 T 细胞受体信号传导、T 辅助细胞信号传导、细胞毒性 T 细胞的信号传导及糖皮质激素受体信号传导。对于成年人和儿童，氢化可的松与 ICU 获得性感染相关。应用糖皮质激素除了免疫抑制、易感染外，还易导致高血压、高血糖、体细胞生长减少、伤口愈合缓慢和神经肌肉无力等。即使是单次剂量的糖皮质激素，尽管可能（或不能）改善临床血流动力学，其也会改变约 25% 的人类基因组表达。虽然观察到使用糖皮质激素治疗后感染性休克患儿血流动力学有所改善，但与临床有意义的结局（病死率、住院时间等）之间缺乏相关性，并且那些人群能受益于糖皮质激素的治疗仍无定论，这正是目前儿童重症医学中值得关注和亟须探讨的问题。有必要在感染性休克患儿中精心设计实用的 RCT 研究，进一步了解糖皮质激素在感染性休克患儿中的应用价值。

二、ACTH 激发试验不能指导糖皮质激素治疗

对于感染性休克患者，无论是随机皮质醇浓度还是促肾上腺皮质激素（adrenocorticotropic hormone，ACTH）激发试验，都不能一贯地确定哪些患者可能受益于氢化可的松的替代疗法。Yael 等的研究显示，基线皮质醇水平与病死率成正相关（$P=0.05$），基线皮质醇水平高于 600nmol/L 的儿童病死率为基线水平低于 600nmol/L 的 2.6 倍（95%*CI* 1.0～6.6，$P=0.05$），ACTH 激发试验后皮质醇的峰值较基线值的增量与病死率无相关性。Blake 等的研究显示，儿茶酚胺依赖型感染性休克患儿使用应激剂量氢化可的松的治疗与其病情严重程度相关，而与随机血清总皮质醇水平无关，无论是否使用氢化可的松治疗，患儿平均随机血清总皮质醇水平相似。因此，血浆皮质醇的高低与病死率相关，并且 ACTH 激发试验后，皮质醇的变化值与病死率也无相关性，使用糖皮质激素更多地依赖于病情的严重程度，而非血清皮质醇的水平。

三、糖皮质激素受体差异性或能解释其对脓毒症治疗结果的复杂性

糖皮质激素通过与糖皮质激素受体（glucocorticoid receptor，GR）结合而实现功能效应，且 GR 表达的高低与疾病严重度相关。2018 年的 1 项研究显示，在全身炎症反应综合征（system inflammatory reaction syndrome，SIRS）、脓毒症和感染性休克患儿中，GR 表达无差异。但对感染性休克患儿进行分析，发现多脏器衰竭或死亡者外周血白细胞中 GR 表达较低，且低 GR 和高血清皮质醇的患者多脏器衰竭的发生率（75%）高于其他组别的患者。GR 重要亚型有 GRα 和 GRβ。与 GRα 相比，GRβ 作为糖皮质激素应答基因表现为负性抑制。感染性休克患者的血清在体外培养的 T 细胞和 B 细胞中可增强 GRα 和 GRβ 的表达，但对 GRβ 的影响更为显著，可以解释为何脓毒症患者对糖皮质激素治疗的反应性降低。

因此，鉴于糖皮质激素可能产生有益或有害的结果，以及其在感染性休克中的应用价值，仍需要以科学的、伦理的和健康经济的立场对糖皮质激素治疗感染性休克患儿进行随机对照试验，以确切地了解类固醇激素治疗脓毒症的潜在风险和益处。对临床应用中观察到的具有矛盾性的研究结果，还需要基础机制研究来解释和引路。

（复旦大学附属儿科医院　朱雪梅　陆国平）

参考文献

[1] Balamuth F, Weiss SL, Neuman MI, et al. Pediatric severe sepsis in U. S. children's hospitals. Pediatr Crit Care Med, 2014, 15(9): 798-805.

[2] Davis AL, Carcillo JA, Aneja RK. et al. American College of Critical Care Medicine clinical practice parameters for hemodynamic support of pediatric and neonatal septic shock. Crit Care Med, 2017, 45: 1061-1093.

[3] Ahmed El-N, Doaa K, Heba O, et al. Evaluation of early corticosteroid therapy in management of pediatric septic shock in pediatric intensive care patients. Pediatric Infect Dis J, 2017, 36(2) : 155-159.

[4] Kusum M, Dayre M, Katharine O'H, et al. A randomized controlled trial of corticosteroids in pediatric septic shock: a pilot feasibility study. Pediatric Critical Care Med, 2017, 18(6): 505-512.

[5] Wong HR, Atkinson SJ, Cvijanovich NZ, et al. Combining prognostic and predictive enrichment strategies to identify children with septicshock responsive to corticosteroids. Crit Care Med, 2016, 44(10): e1000-1003.

[6] Cvijanovich NZ, Anas N, Allen GL, et al. Glucocorticoid receptor polymorphisms and outcomes in pediatric septic shock. PediatrCrit Care Med, 2017, 18(4): 299-303.

[7] van Vught LA, Klein Klouwenberg PM, Spitoni C, et al. Incidence, risk factors, and attributable mortality of secondary infections in the intensive care unit after admission for sepsis. JAMA, 2016, 315: 1469-1479.

[8] Yael LS, Orit PH, Vered MH, et al. Elevated baseline cortisol levels are predictive of bad outcomes in critically Ⅲ children. Pediatr Emer Care, 2018, 34(9): 613-617.

[9] Blake N, Sherri K, Jennifer H, et al. Hydrocortisone therapy in catecholamine- resistant pediatric septic shock: a pragmatic analysis of clinician practice and association with outcomes. Pediatr Crit Care Med, 2017, 18(9): e406-e414.

[10] AlderMN, OpokaAM, Wong HR. The glucocorticoid receptor and cortisol levels in pediatric septic shock. Crit Care, 2018, 22(1): 244.

[11] Abraham MN, Jimenez DM, Fernandes TD, et al. Cecal ligation and puncture alters glucocorticoid receptor expression. Crit Care Med, 2018, 46(8): e797-e804.

第五节　万古霉素联合哌拉西林 / 他唑巴坦增加重症患儿 AKI 风险

在脓毒症患儿中应用抗菌药物可以挽救生命，但一些抗菌药物会导致急性肾损伤（acute kidney injury，AKI），使重症患儿死亡风险增加。早期识别引起 AKI 的危险因素（如药物因素），有助于降低患儿病死率。

一、万古霉素联合哌拉西林 / 他唑巴坦增加儿童 AKI 的发病率

选择不同抗菌药物治疗时 AKI 的发生率会有差异。β 内酰胺类药物与万古霉素（vancomycin，VAN）联合常用于严重细菌感染的经验治疗，但在 22% 的儿童中，VAN 与 AKI 相关。若同时给予其他肾毒性药物，这一风险可能会增加。近期多篇研究报道，在儿科群体中，哌拉西林 / 他唑巴坦（piperacillin-tazobactam，PTZ）联合 VAN 治疗者，AKI 的发病率高于其他 β 内酰胺类药物联合 VAN 治疗者。

有学者在美国 6 家大型儿童医院进行了 1 项回顾性队列研究，评估住院第 1 周 VAN 联用 1 种抗假单胞菌 β 内酰胺类药物治疗期间发生 AKI 的风险。研究共纳入 1915 例住院患儿，结果 157 例（8.2%）发生了 AKI，其中 117 例接受了 VAN 联合 PTZ 治疗。调整年龄、ICU 监护水平、接受肾毒性药物和住院相关因素后，VAN 联合 PTZ 与联合其他抗菌药物相比，每个住院天数的 AKI 发生率更高（校正 *OR* 3.40，95%*CI* 2.26～5.14）。

美国的 1 项回顾性队列研究比较了 VAN 联合 PTZ 或 VAN 联合头孢曲松（ceftriaxone，CTX）治疗重症患儿时 AKI 的发生率。研究纳入 PICU 患儿 93 例，治疗组间患儿年龄、病情严重程度、基线肾功能、VAN 剂量或谷浓度无差异。接受 VAN 联合 PTZ 治疗的患儿，AKI 累计发病率高于 VAN 联合 CTX 者［15/58（25.9%）：3/35（8.6%），P=0.041］。控制 VAN 谷浓度、年龄、并用肾毒性药物及血管活性药后，使用 PTZ 较 CTX 显著增加 AKI 风险（校正 *OR* 4.55，95% *CI* 1.11～18.7，P=0.035）。在研究收集到的所有可测量的 AKI 风险因素中，接受 VAN 联合 PTZ 治疗者与增加 4 倍以上 AKI 风险独立相关。此外，入院时的病情严重程度评分并不影响 AKI 的风险。

Abouelkheir 等报道了 1 组病例，8 例患儿应用 VAN 联合 PTZ 治疗发生了药物相关性 AKI，药物相互作用概率量表评分在所有病例中均为 9 分（极有可能）。发生 AKI 中位时间 3 天，eGFR 较基线

下降百分比为56%～84%。除2例患者需连续肾替代治疗外，其余患者在停药10～14天内自愈。

71例囊性纤维化患儿被纳入了1项回顾性队列研究，根据用药方案将其分为VAN、妥布霉素、PTZ联合治疗组（33例）和VAN、妥布霉素、头孢吡肟联合治疗组（38例）。VAN、妥布霉素、头孢吡肟组患者年龄稍大（13岁：8岁，P=0.072），2组身高（152cm：130cm，P=0.018）和体重（41.5kg：27.5kg，P=0.008）存在差异。该研究分析，这可能使头孢吡肟组更容易出现疾病加重和额外的抗菌药物疗程，然而2组发生AKI的比例分别为54.5%（18/33）、13.2%（5/38），VAN、妥布霉素、PTZ联合治疗组更高。

二、VAN联合PTZ治疗导致AKI发病率升高的机制

VAN联合PTZ导致AKI发病率增加的机制尚不清楚。与单独使用PTZ相比，VAN联合PTZ的AKI发病率更高。与其他β内酰胺类药物相比，接受PTZ治疗的患者AKI发病率增加。PTZ与多数β内酰胺类药物相比，是含有β内酰胺酶抑制剂的复方制剂，而β内酰胺酶抑制剂具有肾毒性，这是否是其使AKI发病率升高的原因之一呢？研究表明，PTZ和氨苄西林舒巴坦的AKI发病率相似，但联合VAN治疗后，前者的AKI发病率升高。因此，添加β内酰胺酶抑制剂可能不是PTZ联合VAN治疗导致AKI发病率升高的机制。评估PTZ肾毒性的研究认为，药物所致的急性间质性肾炎与AKI相关。美国肯塔基大学研究报道，接受VAN联合PTZ或VAN联合头孢吡肟治疗的成年人中，AKI的发病率随着PTZ剂量的增加而增加，但VAN或头孢吡肟的剂量并未增加。这一发现表明，PTZ在VAN肾毒性中起着重要的附加或协同作用。成年人中的研究认为，2种与VAN和PTZ相关的导致AKI发生的机制（即肾小管坏死和间质性肾炎）可能是互补的。

在患儿中，PTZ剂量与AKI之间的关联尚未明确，联合用药增加AKI风险的确切机制也尚待阐明，需进一步开展多中心RCT研究。儿童各年龄段病理生理特点差异较大，而重症患儿通常存在多系统和多器官功能障碍、多种药物同时应用和药物代谢发生变化等特点，除前瞻性临床研究外，还可采用群体药代动力学方法对这一特殊人群进行研究。

综上所述，VAN联合PTZ治疗可能增加重症患儿的AKI风险。在进行经验性抗感染治疗药物选择时，儿科医师、临床药师必须认识到VAN联合PTZ治疗与AKI增加的风险，以及其导致的不良后果，包括住院时间延长和病死率增加等。应严格评估是否需要使用上述2种药物进行广谱抗感染治疗，如果必需，要密切监测肾功能受损的早期症状。一旦获得微生物培养结果，应考虑调整治疗方案。同时，我们期待出现更高级别的循证依据，以便进一步评估药物应用的安全性。

（首都医科大学附属北京儿童医院　杨　梅　钱素云）

参考文献

[1] Downes KJ, Cowden C, Laskin BL, et al. Association of acute kidney injury with concomitant vancomycin and

piperacillin/tazobactam treatment among hospitalized children. JAMA Pediatr, 2017, 171(12): e173219.

[2] Holsen MR, Meaney CJ, Hassinger AB, et al. Increased risk of acute kidney injury in critically ill children treated with vancomycin and piperacillin/tazobactam. Pediatr Crit Care Med, 2017, 18(12): e585-e591.

[3] Abouelkheir M, Alsubaie S. Pediatric acute kidney injury induced by concomitant vancomycin and piperacillin-tazobactam. Pediatr Int, 2018, 60(2): 136-141.

[4] LeCleir LK, Pettit RS. Piperacillin-tazobactam versus cefepime incidence of acute kidney injury in combination with vancomycin and tobramycin in pediatric cystic fibrosis patients. Pediatr Pulmonol, 2017, 52(8): 1000-1005.

[5] Rutter WC, Burgess DS. Acute kidney injury patients treated with IV beta-lactam /beta-lactamase inhibitor combinations. Pharmacotherapy, 2017, 37(5): 593-598.

[6] Pratt JA, Stricherz MK, Verghese PS, et al. Suspected piperacillin-tazobactam induced nephrotoxicity in the pediatric oncology population. Pediatr. Blood Cancer, 2014, 61(2): 366-368.

[7] Giuliano CA, Patel CR, Kale-Pradhan PB. Is the combination of piperacillin-tazobactam and vancomycin associated with development of acute kidney injury? A meta-analysis. Pharmacotherapy, 2016, 36(12): 1217-1228.

[8] Rutter WC, Cox JN, Martin CA, et al. Nephrotoxicity during vancomycin therapy in combination with piperacillin-tazobactam or cefepime. Antimicrob Agents Chemother, 2017, 61(2): e02089-e02116.

第十九章 重 症 产 科

第一节 产后出血的输血管理策略

产后出血患者管理的核心是及时、准确地输注血制品，因此输血管理的关键环节是提前制订计划，以便及时评估患者并及时将适当的血制品运送到床旁。本节将通过大量输血的 ABCD［评估（assessment）/ 激活（activation）、血制品（blood product）、并发症（complications）及药物（drug）］来概述这一复杂临床问题。

一、评估 / 激活

大量输血的管理常依赖于实验室检查结果。但是，必须认识到这种方法的局限性。首先，许多患者在确定需要大量输血时已存在明显的凝血缺陷。产科出血就能很好地说明这一点。1 名足月孕妇的血容量约为 5L，产后大出血定义为 1L 的血液流失并伴有血流动力学改变。因此，当产科医师启动大量输血方案时，患者的血容量已经减少了 20% 或更多，并且可能合并活动的或不受控制的出血。纤溶活性增加在产科出血中的作用已得到充分阐述，特别是与胎盘早剥、前置胎盘或羊水栓塞相关的产后出血。医师要了解出血的根本原因，就要意识到在凝血特征显示低纤维蛋白原之前就需要输注红细胞和血浆替代品。因等待实验室报告而延迟治疗是不合理的，因为这会增加产妇的病死率。实际上，产后出血是导致产妇死亡的主要原因，其发病率在美国也是逐年增加的。因此，最近有按固定比例经验性地输注血制品来救治产后出血的趋势。总之，即使在没有实验室评估的情况下，医师也应该了解患者和相关病症的专业知识，以启动大量输血方案。

实验室检查是大量输血管理的重要组成部分，其在一定程度上能够避免按固定比例盲目输注血制品导致的输注过度或输注不足。此外，血小板的输注需求不能通过其他血制品的使用来预测。因此，随着对患者情况的了解或患者情况的稳定，使用实验室检查进行微调血制品的选择至关重要。标准实验室检查包括血细胞比容、血小板计数、国际标准化比值 / 凝血酶原时间、活化部分促凝血酶原激酶时间和纤维蛋白原 5 项。在大量输血期间应定期重复上述 5 项检查，以流程图的形式记录实验室检查结果和血制品输注是非常重要的，这便于团队中的任何成员轻松查看。最近，人们越来越关注血栓弹力图在大量输血中的应用。该技术可以评估止血相关的多个方面，包括凝血功能、血小板功能和纤溶状态。一些中心已将血栓弹力图纳入复苏方案中，并采用标准化方案来处理异常情况。数据表明，使用该技术可以减少血制品的使用，特别是在心脏手术中，但这一观点尚未在产后出血中进行前瞻性研究。但是，许多研究中心发现该技术是治疗大出血患者的有效辅助手段。

二、血制品

快速输注足够数量的红细胞是大量输血中血制品复苏的基本目标。所有救治方案的一个重要组成部分是快速向患者提供标准的浓缩红细胞，通常每次 6～10 个单位。 在紧急情况下，如果暂时缺乏与患者血型相配的浓缩红细胞，可以考虑输注 O 型红细胞。

最近，对于大量输血患者，有增加血浆输注量的趋势。原因是大量出血动物模型表明需要较大量的血浆来纠正存在的凝血异常；基于对军事和民用创伤中心使用的复苏方案的分析表明，给予 1：1 的红细胞和血浆与患者的预后有关。一些研究将这一概念扩展到血小板，提示 1 个治疗量的机采血小板可以提高生存率。然而，也有学者对“1：1”的概念存在担忧。主要是因为其中许多研究，特别是创伤之外的研究都是回顾性的。并不是所有的医院都能在短时间内给予患者大量血浆。增加血浆使用的一个潜在障碍为血浆是冰冻的且需要 20 分钟才能解冻，而红细胞可以立即应用。许多医疗机构现在都在保留可以立即使用的解冻血浆，用 2～4 个单位的 AB 血浆作为整个库存的流动血浆。解冻但未使用的血浆可以重新标记为“解冻血浆”并保存 5 天。增加血浆的使用也是有风险的，输注血浆与多器官衰竭、感染和急性肺损伤的风险增加有关。

产后出血大量输血时，血浆纤维蛋白原缺乏是第 1 个发生的凝血缺陷。这是由潜在的 DIC 和大量输血造成的。冷沉淀或纤维蛋白原浓缩物可用于替代纤维蛋白原。2g/L 或较高范围内的纤维蛋白原水平可能与预后改善相关。

在非出血患者中，血小板计数＜10×10^9/L 满足输注指征，但产后出血的患者应将血小板计数维持在 50×10^9/L 或更高。一些回顾性数据表明，积极的血小板输注可以改善预后。但鉴于血小板的短缺，这需要在普遍推荐前进行更好的研究。

三、并发症

大量输血最重要的并发症是低体温。多种因素都可能导致患者低体温，如红细胞储存在 4℃、静脉输液的温度是室温、在复苏期间患者体表可能大面积暴露等。低体温有许多不良作用，包括凝血酶活性降低、血小板功能降低、纤维蛋白原合成降低和纤溶亢进。这些不良作用仅在达到一定的体温水平（34℃）后才开始显现，33℃时止血的活性为 37℃时的 50%。可以采取相应措施预防低体温，如应用血液加温器输血，采用损伤控制手术最大限度地缩短手术时间，持续监测核心体温，积极使用被动加热装置。

大量输血还会导致多种代谢紊乱，包括低钙血症（过量枸橼酸盐输注）、酸中毒、高钾血症和低镁血症。储存的血液呈酸性，pH 为 6.5～6.9。然而，仅仅由于输血导致的酸中毒是罕见的。经验性补充碳酸氢盐会导致严重的碱中毒，因此不推荐使用。

四、药物

氨甲环酸通过阻断纤溶酶与纤维蛋白原的结合发挥抗纤溶作用。在常规的下肢关节外科手术中已广泛使用氨甲环酸，因为它可以减少失血和输血量而不增加血栓形成的风险。最近 1 项大型随机对照试验表明，氨甲环酸可以改善创伤患者的生存率，并且没有增加血栓形成。

鉴于氨甲环酸在其他出血情况下的益处，其在产后出血中的使用逐渐增加。最近完成的 WOMEN 试验为其使用提供了强有力的支持。该试验共纳入近 20 000 例患者，纳入标准为阴道分娩后出血量超过 500ml 或剖宫产后出血量超过 1000ml 的患者，将这些患者随机分为氨甲环酸组及安慰剂组，氨甲环酸组给予 1g 氨甲环酸进行治疗。结果显示，氨甲环酸组死亡相对风险降低 0.81，而血栓形成风险没有增加。在婴儿出生后 3 小时内给予产妇氨甲环酸，可使产科出血相关的死亡绝对风险降低 0.5%（1.7%～1.2%）。这相当于治疗 200 例患者，而不会增加母体血栓形成的风险。目前，美国妇产科医师学会（American College of Obstetricians and Gynecologists，ACOG）建议在初始药物治疗失败时使用氨甲环酸；因此，将氨甲环酸早期应用纳入产科大量输血的方案是合理的。

在过去的 20 年中，尽管没有很多数据支持或指导 rⅦa 应用，但其在大量出血需要大量输血的患者中已被广泛使用。虽然有限的数据显示，rⅦa 的成功率（80% 或更高）较高，但其使用也与血栓栓塞的风险（高达 20%）有关，并且还有产妇心肌梗死的报道。成功使用 rⅦa 的前提是补充凝血因子，特别是确保纤维蛋白原高于 2g/L 并且没有低温或严重酸中毒（pH＞7.20）。此时，rⅦa 应限于常规医疗和手术治疗无效的严重产后出血。

总之，产后出血是一个重要的临床难题，如何及时、有效地处理原发疾病并制订相对合理的输血策略对于降低孕产妇的病死率至关重要。

（中日友好医院　李　涛　吴筱箐　段　军）

参考文献

[1] Committee on Practice Bulletins-Obstetrics. Practice bulletin No. 183: postpartum hemorrhage. Obstet Gynecol, 2017, 130(4): e168-e186.

[2] DeLoughery TG. Logistics of massive transfusions. Hematology Am Soc Hematol Educ Program, 2010, 2010: 470-473.

[3] Dunsmoor-Su R. What is new in insights and strategies in postpartum hemorrhage?Best articles from the past year. Obstet Gynecol, 2018, 132(1): 210-212.

[4] Gillissen A, van den Akker T, Caram-Deelder C, et al. Coagulation parameters during the course of severe postpartum hemorrhage: a nationwide retrospective cohort study. Blood Adv, 2018, 2(19): 2433-2442.

[5] Kashuk JL, Moore EE, Sawyer M, et al. Postinjury coagulopathy management: goal directed resuscitation via POC thrombelastography. Ann Surg, 2010, 251(4): 604-614.

[6] Girdauskas E, Kempfert J, Kuntze T, et al. Thromboelastometrically guided transfusion protocol during aortic surgery with circulatory arrest: a prospective, randomized trial. J Thorac Cardiovasc Surg, 2010, 140(5): 1117-1124.

[7] Johansson PI, Stensballe J. Hemostatic resuscitation for massive bleeding: the paradigm of plasma and platelets—a review of the current literature. Transfusion, 2010, 50(3): 701-710.

[8] Shakur-Still H, Roberts I. Finding better ways to prevent postpartum hemorrhage. N Engl J Med, 2018, 379(8): 790-792.

[9] Evensen A, Anderson JM, Fontaine P. Postpartum hemorrhage: prevention and treatment. Am Fam Physician, 2017, 95(7): 442-449.

[10] Colucci G, Helsing K, Biasiutti FD, et al. Standardized management protocol in severe postpartum hemorrhage: a single-center study. Clin Appl Thromb Hemost, 2018, 24(6): 884-893.

[11] Murad MH, Stubbs JR, Gandhi MJ, et al. The effect of plasma transfusion on morbidity and mortality: a systematic review and meta-analysis. Transfusion, 2010, 50(6): 1370-1383.

[12] Borovac-Pinheiro A, Pacagnella RC, Cecatti JG, et al. Postpartum hemorrhage: new insights for definition and diagnosis. Am J Obstet Gynecol, 2018, 219(2): 162-168.

[13] Marietta M, Pedrazzi P, Girardis M, et al. Posttraumatic massive bleeding: a challenging multidisciplinary task. Intern Emerg Med, 2010, 5(6): 521-531.

[14] Simpson KR. Update on evaluation, prevention, and management of postpartum hemorrhage. MCN Am J Matern Child Nurs, 2018, 43(2): 120.

[15] Johnson JL, Moore EE, Kashuk JL, et al. Effect of blood products transfusion on the development of post injury multiple organ failure. Arch Surg, 2010, 145(10): 973-977.

[16] Wiersum-Osselton JC, Middelburg RA, Beckers EA, et al. Male-only fresh-frozen plasma for transfusion-related acute lung injury prevention: before-and-after comparative cohort study. Transfusion, 2011, 51(6): 1278-1283.

[17] Nunez TC, Young PP, Holcomb JB, et al. Creation, implementation, and maturation of a massive transfusion protocol for the exsanguinating trauma patient. J Trauma, 2010, 68(6): 1498-1505.

[18] Sihler KC, Napolitano LM. Complications of massive transfusion. Chest, 2010, 137(1): 209-220.

[19] Pacheco LD, Hankins GDV, Saad AF, et al. Tranexamic acid for the management of obstetric hemorrhage. Obstet Gynecol, 2017, 130(4): 765-769.

[20] Lin Y, Stanworth S, Birchall J, et al. Use of recombinant factor VⅡa for the prevention and treatment of bleeding in patients without hemophilia: a systematic review and meta-analysis. CMAJ, 2011, 183(1): E9-E19.

第二节　重症产科常见疾病与多学科协作

近20年，我国孕产妇病死率逐年降低，已经提前实现联合国“千年发展目标（millennium development goal，MDG）”。发达国家产科患者转入ICU进一步诊治的发生率为（2.0～4.0）/1000分娩量，发展中国家则达（2.0～13.5）/1000分娩量。发达国家孕产妇病死率只占全球总数的1%。尽管我国孕产妇病死率已大大低于全球孕产妇病死率，但产后出血仍然是我国孕产妇死亡的首要原因。按照 2016 年的全国孕产妇病死率计算，我国每年因产后出血死亡的孕产妇数量接近 1000 人，占孕产妇死亡的 1/4，仅相当于全球平均水平，距离发达国家还有较大的差距。

随着 2016 年 1 月 1 日“二孩政策”的全面实施，我国民众的生育需求出现了新的增长点，来自产科的重症患者越来越多，绝大部分的重症产科工作都由综合 ICU 或外科 ICU 来承担，因此有必要让所有的重症医学科医师了解重症产科的常见疾病及其多学科协作体系。

一、围生期常见的重症疾病

产妇可能因为产科相关并发症（占 47%～93%）和非产科并发症转入 ICU。其中，产前和产后出血、妊娠期高血压疾病和产后脓毒症是最常见的产科并发症。而常见的非产科并发症包括围生期心脏病、创伤、麻醉并发症、脑血管意外和药物过量等。妊娠期糖尿病、肾疾病和病毒感染等其他疾病也可能影响产妇的预后。产妇转入 ICU 的常见原因见表 19-2-1。

表 19-2-1 产妇转入 ICU 的常见原因

妊娠特有疾病	产妇易患疾病	与妊娠无关疾病	伴发疾病可能恶化
产科出血	肾脏	糖尿病酮症酸中毒	心血管
胎盘早剥	急性肾衰竭	巨细胞病毒感染	瓣膜病
前置胎盘	感染	HIV 感染	艾森曼格综合征
胎盘植入（尿道）	尿路感染	弓形虫病	主动脉缩窄
妊娠期高血压疾病	李斯特菌感染	社区获得性肺炎	发绀型先天性心脏病
HELLP 综合征	戊型病毒性肝炎	药物滥用	原发性肺动脉高压
急性妊娠脂肪肝	疟疾	创伤	呼吸
羊水栓塞	球孢子菌病		囊性纤维化
产褥期感染	流感病毒感染		肺移植
盆腔血栓性静脉炎	血液病		支气管哮喘
围生期心肌病	弥散性血管内凝血		呼吸睡眠暂停
	静脉血栓形成		肾脏
卵巢过度刺激综合征	产后溶血尿毒综合征 / 血栓性血		肾小球肾炎
宫缩抑制药相关肺水肿	小板减少性紫癜		慢性肾功能不全
妊娠期糖尿病	内分泌		内分泌
催乳素瘤	席汉综合征		妊娠期甲状腺功能亢进症
	神经		糖尿病
	颅内出血		肝脏
	呼吸		肝硬化
	肺血栓栓塞症		血液学
	误吸		镰状细胞性贫血
	急性呼吸窘迫综合征		贫血
			风湿免疫
			硬皮病
			多发性肌炎
			系统性红斑狼疮
			神经病学
			癫痫
			颅内肿瘤
			重症肌无力
			多发性硬化

1. 高血压急症和子痫前期　妊娠期高血压疾病可作为一系列疾病的共同表现，而其并发症常常使患者需要入 ICU 治疗。尽管妊娠期高血压疾病的确切原因尚不清楚，但多数专家认为胎盘是所有问题的根源，因为分娩是唯一确切的“治疗方法”。子痫前期可占妊娠期合并症的 10%。重度子痫前期患者因为可能发生多器官衰竭或突发癫痫通常需要入 ICU 治疗。子痫代表高血压最严重的表现，可能在分娩前、分娩中或分娩后出现。

先兆子痫的起病常表现为视觉症状、头痛和上腹痛。子痫前期的重要表现和并发症见表 19-2-2。

表 19-2-2　妊娠期高血压疾病患者的临床表现与临床意义

临床表现	临床意义
蛋白尿（＞5g/d），血清肌酐升高	肾受累 避免使用利尿剂，因为患者通常处于低血容量状态
上腹痛或右上腹痛，肝酶（AST、ALT、LDH）升高	轻度肝功能障碍较为常见 必须与 HELLP 综合征和急性妊娠脂肪肝相鉴别 超声检查排除肝血肿
自发性出血、鼻出血、血小板减少和凝血功能紊乱	绝大部分患者都存在某些血液功能障碍 如果计划进行产科干预，实施弥散性血管内凝血筛查或血栓弹力图检测以决定患者是否需要输注血制品
视觉障碍（暗点、闪烁、复视）、头痛、嗜睡	中枢神经系统受累性子痫（癫痫发作）、颅内出血、可逆性脑病综合征的发作 如果癫痫发作或神经定位受损，则需要进行脑部 MRI 或 CT 检查
癫痫发作	最常见的是子痫 颅内病变（创伤、脓肿、出血 / 缺血性脑卒中）、代谢（钠、钙、葡萄糖）异常，药物过量（酒精戒断、可卡因滥用）也应该除外 如果分娩后 72 小时发生癫痫，通常需要进行其他诊断
重度高血压	增加颅内出血的风险 需要持续动脉压监测和静脉泵入药物治疗
休克	隐匿性胎盘后出血（胎盘早剥） 肝破裂 产后出血
肺水肿	左心衰竭 宫缩抑制相关性心力衰竭 误吸性急性呼吸窘迫综合征 输血相关急性肺损伤 羊水栓塞

重度子痫前期或器官功能损害为紧急分娩的指征。实验室检验可能提示血小板减少、贫血、血肌酐上升或肝功能损伤。静脉注射降压药常用于治疗重度高血压。妊娠 24～34 周有子痫前期的孕妇，可以采用硫酸镁静脉注射预防癫痫发作，肾衰竭不是硫酸镁静脉注射的绝对禁忌证，但需要严密监测血清镁水平（治疗浓度为 4～7mmol/L）。血小板减少持续加重或肝、肾功能损害者需要频繁（每 4～6 小时）进行相关实验室检查。对于先兆子痫产妇，由于胎盘早剥和死产风险增加，需要连续进行胎心监测和频繁的超声检查。胎盘早剥可造成致命性出血、休克和弥散性血管内凝血。当出现这些情况时，通常需要急诊行剖宫产术。

当患者出现癫痫时，应保持气道通畅，维持充足的氧供和通气，控制癫痫发作，以及控制高血压和维持血流动力学处于稳定状态。静脉注射硫酸镁用于预防和治疗癫痫发作，剂量为 4～6g，输注时间超过 15 分钟，然后 1～2g/h 静脉泵入。如果不能建立有效的静脉通路，可以给予硫酸镁 8g 肌内注射（每侧臀肌注射 4g），然后每 6 小时给予 5g。对于硫酸镁治疗无效的癫痫发作者或存在硫酸镁的应用禁忌证者，给予地西泮 5～10mg 静脉注射，每 5～10 分钟重复使用 1 次，直至最大剂量 30mg；苯妥英钠 15～20mg/kg，静脉注射，20 分钟后还可以重复使用 10mg/kg；左乙拉西坦 500mg 静脉注射，然后每隔 12 小时 500mg 静脉注射或口服。

在癫痫发作期间，可以出现胎心下降或胎盘早剥，通常随着癫痫的好转而好转。将患者置于左侧卧位，如果胎膜破裂，给予特布他林有助于提升胎儿心率。如果癫痫发作后胎儿状况没有改善，应怀疑胎盘早剥。孕妇经硫酸镁治疗后仍存在持续性癫痫发作是迅速分娩的指征。

2. HELLP 综合征与血栓性血小板减少性紫癜　HELLP 综合征的特征性表现为溶血、氨基转移酶升高和血小板减少，常为子痫前期或子痫表现的一部分。即使没有 HELLP 综合征，在子痫前期也可能出现血小板减少和氨基转移酶轻度升高，而 HELLP 通常出现在妊娠晚期或产后早期，具有典型的子痫前期症状和体征，因此可能难以早期鉴别。在 15% 的病例中，HELLP 综合征与高血压无关，需要与表现类似的血栓性血小板减少性紫癜（thrombotic thrombocytopenic purpura，TTP）、溶血性尿毒综合征（hemolytic uremic syndrome，HUS）、急性妊娠脂肪肝、系统性红斑狼疮、疱疹性肝炎和急性严重叶酸缺乏相鉴别。

TTP 表现为溶血性贫血和血小板减少，由于微循环中血小板血栓可致器官功能损伤，因此将 TTP 归为微血管性溶血类疾病。微血管性溶血表现为间接高胆红素升高、外周血涂片破碎红细胞增多和乳酸脱氢酶（lactate dehydrogenase，LDH）值升高。ALT＞70U/L 和血小板低于 100 000/L 也对诊断有帮助。HELLP 综合征可以导致弥散性血管内凝血、肝梗死或出血、肾衰竭和肺水肿。HELLP 综合征患者疾病稳定后应及时分娩，在妊娠 24～34 周，产前可使用皮质类固醇以提高胎儿肺的成熟度，但未证明对母亲有益。严密监测血压、体液平衡和氧合，直至产后至少 48 小时。

HELLP 综合征可能与 TTP 相混淆。从发病时间上看，HELLP 综合征通常发生于妊娠 23～24 周，而 TTP 更常见于产后。HELLP 综合征和 TTP 鉴别困难，因为两者都有不同程度的微血管病变性溶血性贫血、血小板减少和神经损害（TTP 诊断的 3 个主要标准）及肌酐升高和发热。但 TTP 患者 LDH 通常高于 HELLP 综合征患者，血小板计数低于 HELLP 综合征患者。此外，TTP 患者凝血酶原时间、部分凝血活酶时间和纤维蛋白原水平通常处于正常水平；HELLP 综合征患者血小板计数很少低于 50 000/L。

血浆置换是妊娠期 TTP 治疗的主要手段，对于胎儿存活的重症产妇可保留分娩。TTP 患者禁忌输注血小板，这是 TTP 和 HELLP 综合征在治疗上的主要差别。

3. 胎盘植入与产科大出血　胎盘植入是指胎盘绒毛不同程度地侵入子宫肌层，严重者可进一步通过子宫肌层侵入浆膜、周围组织或器官。约 80% 的胎盘植入患者存在子宫瘢痕和既往剖宫产病史。其他危险因素包括高龄产妇、辅助生殖治疗、多胎、既往子宫手术、黏膜下平滑肌瘤、热消融、盆腔照射和子宫动脉栓塞。超声检查显示，子宫肌层变薄（＜10mm）、膀胱和子宫肌层之间的回声层消失及子宫浆膜膀胱界面的血流明显增加。MRI 可进一步评估胎盘植入和周围脏器的关系。分娩时，黏附性胎盘不能完全分离，可导致严重出血和弥散性血管内凝血。90% 的植入性胎盘产妇需要输血，40% 的患者输血量超过 10U。其他并发症包括子宫切除，膀胱、肠或盆腔神经血管结构的手术损伤，ARDS，输血反应，电解质紊乱和急性肾衰竭。

胎盘植入的主要治疗为计划性剖宫产，通常在妊娠 34～35 周将产妇转诊至经验丰富并有多学科协调和处理能力的医学中心，准备充足的血制品。这些患者的平均预期失血量在剖宫产时为 1000ml，而子宫切除时为 2000～5000ml。术前要与麻醉科和血库进行充分的沟通和准备。其他相关专科，如泌尿科、妇科肿瘤、介入科和 ICU 均需要密切沟通和做好相应的准备工作。术中可能出现大量出血和输血，并可能对肠道、膀胱、输尿管和卵巢带来损伤，术前放置输尿管支架可减少输尿管损伤。对于经常收治胎盘植入患者的医疗机构，有必要进行情景模拟的多学科团队演练。

由于胎盘植入患者存在紧急出血倾向，术前需要制订一个紧急、大量输血方案。大量输血通常定义为需要在 24 小时内输注 10U 的红细胞。有效的复苏包括快速输注血液制品，维持核心体温＞35℃，纠正低钙血症和高钾血症。对于创伤患者，输注悬浮红细胞：血浆：血小板的最佳比例为 1：1：1，但在产科大出血患者中尚需要进一步的研究证据。在急性出血得到控制、血流动力学稳定后，应考虑采取限制性液体复苏策略，以减少大量输血的并发症，包括酸碱失衡、电解质紊乱和输血相关急性肺损伤。

4. 羊水栓塞　羊水栓塞（amniotic fluid embolism，AFE）是病死率很高的罕见综合征，发病率为（1～12）/100 000 次分娩。AFE 的病理机制为胎儿的组织通过胎盘屏障而引起母体严重的致敏反应导致休克。胎儿抗原成分通过胎盘屏障进入母体循环系统，引起严重的炎症和类变态反应，主要表现为肺和（或）全身血管阻力增加、左心功能下降和低凝状态，最终出现呼吸衰竭和心源性休克。其他典型表现包括急性右心衰竭、低氧血症、呼吸窘迫、精神状态改变、低血压和凝血病，有时在分娩期间或产后立即出现突发性心动过缓和心脏停搏。AFE 的危险因素包括快速分娩、羊水粪染、高龄产妇、足月妊娠、子痫、剖宫产、胎盘早剥和羊水过多。

AFE 的主要治疗包括：①心肺复苏；②在严密血流动力学监测下实施合理的液体复苏；③呼吸衰竭时需要氧疗或机械通气治疗；④纠正凝血功能紊乱。有典型体征患者的病死率超过 60%，如果出现心脏停搏，病死率增至 90%；多数存活者由于缺血缺氧性脑病而有神经系统后遗症。

二、重症产科的多学科协作

流行病学研究显示，在过去的 20 年中，我国孕产妇病死率迅速下降，但不同区域的下降趋势有所差异，在资源有限的经济欠发达地区，孕产妇病死率仍然偏高。对重症产妇而言，其救治涉及多个学科，包括产科、儿科、ICU、介入科、呼吸科、心内科、输血科和相关外科。因此，需要建立一种多学科协作（multidisciplinary team，MDT）模式，可以迅速整合相关科室资源，对重症产妇实施快速、有效的救治，尤其是在县级医院。

MDT 是一种新型的医疗模式，由多学科专家围绕某一病例进行讨论，在综合各学科意见的基础上为患者制订最佳的治疗方案。MDT 模式已在欧美国家得到普及，其目的是使传统的个体式、经验性医疗模式转变为现代的小组协作和决策模式，最终以质量控制系统来保障 MDT 的质量，不断提高专业水平并进一步推动多学科交叉发展，从而更有效地解决涉及多学科的复杂医疗问题。面对凶险产科疾病的手术和抢救，没有一个专科可以独立完成，无论术前、术中还是术后，都需要多个学科的无缝对接和密切协作。因此，在高危妊娠产妇中探索和完善 MDT 模式是必要的和可行的。

三级综合性医院拥有得天独厚的医疗资源，有条件以MDT模式开展高危孕产妇的诊治工作。世界各地对此进行了不同形式的探索，如每个科室轮值做MDT的组织者和服务者，也有依托优势专科的固定应诊专科、固定诊室、固定时间的“三固定”模式，或者由首诊科室根据疾病状况召集相应专科进行共同诊治的形式。不同医院可根据其实际情况选择MDT模式，但必须以固定的流程或标准操作流程的形式进行确定，使具体操作者有规可依，有章可循，流程越细越好，并让每位流程涉及者都知晓相关学科和管理部门的联系方式。重症产妇常在ICU中救治，面对多学科问题，ICU医师有天然的优势，可以平衡各个器官和系统的问题，实施“最佳”治疗。参与MDT的学科不是越多越好，而应该是彼此熟悉和配合默契，能切实解决实际问题。

医疗急救小组（medical emergency team，MET）是20世纪90年代由澳大利亚及英美等发达国家提出的旨在降低呼吸、心脏停搏发生率，提高住院患者医疗安全的机构。MET一般需要建立相应的快速反应小组来应答紧急呼叫，MET成员一般由麻醉科、ICU、CCU、急诊科的医师和护士组成，有的MET还包括1名临床药师。MET需要1名具有娴熟复苏技术的医师领导团队，在具体工作中负责决策和相关措施的实施。随着实践的增加，MET扩大了处置范围，并建立了较为规范的启动程序，在一些国家已经得到了广泛使用。MET使ICU医师进入普通病房，早期干预高危因素，从而降低心脏停搏和死亡发生率。在某些发达国家，重症产科已成功实施了MET，但发展中国家尚未见报道。在产科实践中引入MET有助于识别和及时转移需要ICU治疗的患者，从而降低孕产妇的病死率。发展中国家医疗资源稀缺，未预约的高危产妇占比较高，这就需要重新设计和建立适用于发展中国家的产科MET。MET警戒标准，即入住ICU最常见的适应证，如产前和产后出血、妊娠期高血压疾病、预期和紧急困难的产科手术，应该更加明确定义。

总之，重症产科疾病复杂多变，处理困难，常常危及产妇和胎儿生命，早期发现重症产科疾病并进行恰当及时的救治非常关键。MDT是改善重症产妇救治成功率的新模式，而ICU队伍是MDT的重要组成部分。

（首都医科大学附属北京朝阳医院　隋　峰　李文雄）

参考文献

［1］Pandya ST, Mangalampally K. Critical care in obstetrics. Indian J Anaesth, 2018, 62(9): 724-733.

［2］Kennedy MBB, Baird SM. Critical care in obstetrics. AACN Adv Crit Care, 2018, 29(3): 269-272.

［3］Bajwa SJ, Kaur J. Critical care challenges in obstetrics: an acute need for dedicated and co-ordinated teamwork. Anesth Essays Res, 2014, 8(3): 267-269.

［4］Guntupalli KK, Hall N, Karnad DR, et al. Critical illness in pregnancy: part I: an approach to a pregnant patient in the ICU and common obstetric disorders. Chest, 2015, 148(4): 1093-1104.

［5］Guntupalli KK, Karnad DR, Bandi V, et al. Critical illness in pregnancy: part II: common medical conditions complicating pregnancy and puerperium. Chest, 2015, 148(5): 1333-1345.

[6] Smulian JC, Pascual AL, Hesham H, et al. Invasive placental disease: the impact of a multi-disciplinary team approach to management. J Matern Fetal Neonatal Med, 2017, 30(12): 1423-1427.

[7] Bharathan R, Farag M, Hayes K. The value of multidisciplinary team meetings within an early pregnancy assessment unit. J Obstet Gynaecol, 2016, 36(6): 789-793.

[8] Bjørn SF, Schnack TH, Lajer H, et al. Classification of ovarian cancer surgery facilitates treatment decisions in a gynecological multidisciplinary team. Int J Gynecol Cancer, 2017, 27(2): 382-389.

[9] Crozier TM, Galt P, Wilson SJ, et al. Rapid response team calls to obstetric patients in a busy quaternary maternity hospital. Aust N Z J Obstet Gynaecol, 2018, 58(1): 47-53.

[10] Baek MS, Son J, Huh JW, et al. Medical emergency team may reduce obstetric intensive care unit admissions. J Obstet Gynaecol Res, 2017, 43(1): 106-113.

第三节　HELLP 综合征的发病机制与激素治疗

HELLP 综合征多发生于孕晚期，可并发多脏器功能损伤，是妊娠期的严重并发症。1982 年，Weinstein 首次对其临床表现进行了详细描述，主要表现为“溶血、氨基转移酶升高和血小板减少”三联征及严重的症状，如全身不适、呕吐、右上腹疼痛、体重增加和全身性水肿等。

一、HELLP 综合征的概述

HELLP 综合征的发病率为 0.5%～0.9%，70% 的病例发生于分娩前，发病高峰在妊娠 27～37 周，约 10% 的病例在第 27 周前出现，20% 在第 37 周后出现。约 30% 的 HELLP 综合征病例发生于分娩后，通常在 48 小时内，少数病例延长至 7 天。与分娩前发生的综合征相比，产后发生 HELLP 综合征的患者出现肾衰竭和肺水肿的风险显著增加，预后更差。产后 HELLP 综合征多发生于怀孕期间存在蛋白尿和高血压的妇女，然而 10%～20% 的病例与上述症状没有关联。HELLP 综合征病死率为 3.5%～24.2%，围生期病死率为 7.7%～60.0%，与 HELLP 综合征相关的产妇病死率主要是由肾衰竭、凝血障碍（即弥散性血管内凝血）、肺和脑水肿、胎盘早剥、肝出血和低血容量性休克等原因引起的。

HELLP 综合征的诊断有赖于实验室检查，尤其在子痫前期、子痫和右上腹疼痛的孕妇中，实验室检查必不可少。溶血是该综合征的主要特征，是微血管病性溶血性贫血的结果。氨基转移酶的升高反映了肝微循环的损伤及其功能的损害，血浆天冬氨酸转氨酶（aspartate transaminase，AST）和丙氨酸转氨酶（alanine aminotransferase，ALT）的升高反映了肝损伤。内皮损伤与血小板的活化和聚集及血小板的外周消耗增加有关，从而导致血小板减少。与妊娠相关的其他临床疾病也可以导致血小板减少，如免疫性血小板减少症（immune thrombocytopenia，ITP）和肺栓塞。血小板计数 $<100\times10^9$/L 在肺栓塞和妊娠血小板减少症中相对罕见，但在 ITP 中很常见，而在 HELLP 综合征中是确诊的必要条件。目前，HELLP 综合征的有 2 个诊断标准，即 Mississippi 标准和 Tennessee 标

准（表 19-3-1）。在 Mississippi 标准中，HELLP 综合征的诊断基于血小板计数最低值反映的疾病严重程度。Sibai 提出的 Tennessee 诊断标准包括：①血小板计数＜100×10^9/L；② AST≥70U/L 或血清胆红素升高（≥1.2mg/dl）；③ LDH≥600U/L 或外周血涂片存在微血管溶血性贫血、低血清结合珠蛋白。

表 19-3-1　HELLP 综合征的主要诊断标准

分级	Tennessee 标准	Mississippi 标准
1	PLT＜100×10^9/L AST≥70U/L LDH≥600U/L	PLT＜50×10^9/L AST≥70U/L LDH＞600U/L
2		PLT（50～100）$\times10^9$/L AST≥70U/L LDH＞600U/L
3		PLT＞100×10^9/L AST≥40U/L LDH＞600U/L

二、HELLP 综合征的发病机制

HELLP 综合征发病机制尚不十分清楚。目前多数学者认为，HELLP 综合征的发生与血管内皮损伤、胶原组织暴露、血小板激活、前列环素与血栓素比值异常和内皮素诱发的血管舒张因子减少等多种因素导致的血管痉挛有关，血小板进一步聚集，导致血小板计数进行性减少。受损的血管内皮细胞合成导致扩血管物质前列环素减少，并导致血管进一步收缩，红细胞通过上述受损的血管和纤维蛋白沉淀网时变形裂解而致微血管内溶血；肝血管痉挛，肝窦及肝实质内纤维蛋白沉积梗死，导致肝细胞局灶性缺血坏死，氨基转移酶升高，严重时可因肝静脉压力升高引发肝血管破裂出血。

三、HELLP 综合征的治疗

HELLP 综合征治疗大致有 3 种方案：①妊娠＞34 周的患者首选立即终止妊娠。②在充分评估、患者临床情况稳定、皮质醇激素治疗后 48 小时内终止妊娠。妊娠 27～34 周时，多数患者适合此方案。③妊娠＜27 周的患者，可考虑采用 48～72 小时的预期（保守）治疗。在这种情况下，通常使用皮质醇激素治疗，但治疗方案差异很大（见下文）。其他治疗主要包括密切监控和预期管理、输注硫酸镁、控制血压、补充血小板及处理并发症等对症治疗。

（一）密切监控和预期管理

密切监控和预期管理包括密切监测母体和胎儿（母体生命体征、体液平衡、胎心监护和胎儿评估的多普勒检查），以及一系列实验室评估（全血细胞计数、综合代谢检查、尿液分析、凝血情况和乳酸脱氢酶）。如果产妇或胎儿情况恶化，大多数需要剖宫产。

（二）注射硫酸镁

如果没有禁忌证，所有患有 HELLP 综合征的妇女需应用硫酸镁以降低癫痫发作的风险。硫酸镁治疗方案：先静脉注射 6g 的负荷量，时间不少于 20 分钟，然后持续输注 2g/h 直至产后 24 小时。如果癫痫反复发作，可在 3～5 分钟内额外注射 2g 硫酸镁，但须密切监测镁毒性。如果在 2 次这样的大剂量硫酸镁注射后仍不能控制癫痫发作，则可尝试其他抗癫痫药物（如地西泮、劳拉西泮和咪达唑仑）。

（三）控制血压

如果患者血压≥160/110mmHg，建议对 HELLP 综合征进行降压治疗。血压严重升高可引起脑血管损伤，颅内压大幅度升高，导致脑水肿或颅内出血，因此在不影响脑灌注和子宫胎盘血流的情况下，使用降压药物将血压维持在安全范围（140～150/90～100mmHg）内。

（四）血小板输注

对剖宫产前 1 级 HELLP 综合征（血小板＜50×10^9/L）的患者及经阴道分娩前血小板≤（20～25）×10^9/L 的患者，建议进行血小板输注。血小板计数＜20×10^9/L 的患者应接受血小板输注，以防止分娩期间过度出血。

（五）并发症处理

HELLP 综合征常伴随先兆子痫和（或）子痫，增加母胎病死率，可能导致多系统器官衰竭。见并发症如下。

1. 凝血障碍、出血和弥散性血管内凝血　凝血障碍、出血和弥散性血管内凝血（disseminated intravascular coagulation，DIC）是 HELLP 综合征的严重并发症。有 15%～38% 的 HELLP 综合征患者报道了 DIC。并发 DIC 的 HELLP 综合征患者需要紧急剖宫产以阻止疾病进展。同时加强输血 / 止血治疗并密切监测实验室检查结果，可促进产后 24～48 小时内的恢复。建议临床上怀疑有凝血障碍时，即使在实验室检查结果尚无法获得的情况下，应积极与输血治疗。对大量输血无效的患者可考虑给予重组因子ⅦA，但这一做法仍然存在争议。

2. 急性呼吸窘迫综合征　＜1% 的 HELLP 综合征患者罹患急性呼吸窘迫综合征（acute respiratory distress syndrome，ARDS）。而入 ICU 的 HELLP 综合征患者中，约 30% 需要机械通气。此类患者通常有喉水肿，这可能使气管插管变得困难，因此需做好紧急手术建立人工气道的准备。

3. 急性肾衰竭　约 7.4% 的 HELLP 综合征患者出现急性肾衰竭（acute renal failure，ARF）。在这种情况下，早期的处理主要包括维持血流动力学稳定、维持液体平衡、纠正电解质紊乱、透析及密切监测胎儿情况。

4. 感染　HELLP 综合征与频繁感染有关，尤其是在剖宫产术后。妊娠期最常见的致病菌包括 A 型溶血性链球菌和大肠埃希菌。因此，对于并发感染的患者考虑适当的液体复苏、经验性抗生素和预防感染等措施。

四、HELLP 综合征的激素治疗

（一）激素治疗的可能机制

糖皮质激素的抗炎和免疫抑制特性可抑制母体全身炎症反应。此外，糖皮质激素可改善异常的内皮细胞功能，抑制许多与内皮活化相关的事件。在 ITP 中，糖皮质激素可减少脾对血小板的消耗，抑制脾、骨髓产生抗体，增加骨髓血小板的产生。糖皮质激素还可以抑制花生四烯酸、ADP、胶原和凝血酶诱导的血小板聚集，抑制内皮细胞、巨噬细胞、嗜酸性粒细胞、T 淋巴细胞和肥大细胞的细胞因子生成，从而诱导抗炎作用。糖皮质激素也可以促进免疫反应对生理性 Th2 细胞因子谱的 Th1-Th2 平衡的调节。糖皮质激素对活化内皮细胞和血小板的稳定作用，以及抗炎和免疫调节特性，可能是皮质类固醇治疗 HELLP 综合征临床获益的机制。

（二）激素治疗中存在的问题

糖皮质激素用于降低妊娠期＜34 周孕妇的病死率已得到很好的证实。对使用皮质类固醇治疗 HELLP 综合征的产妇仍存在争议。Thiagarajah 等首次报道了在子痫前期和 HELLP 综合征产妇中使用皮质类固醇。结果显示，用皮质类固醇治疗的患者血小板计数和肝功能有所改善。许多其他研究亦报道了在 HELLP 综合征患者中使用皮质类固醇可改善血小板功能、溶血程度和肝功能。

大多数研究显示，使用皮质类固醇治疗 HELLP 综合征会增加母体血小板计数。然而，迄今为止进行的前瞻性随机对照研究结果并没有显示孕产妇发病率、病死率的总体改善。对于使用皮质类固醇治疗 HELLP 综合征有 2 种不同的看法。赞成使用皮质类固醇治疗 HELLP 综合征的学者认为，皮质类固醇有助于减缓疾病进展和减轻疾病的严重程度，逆转疾病的发病机制。反对常规使用皮质类固醇治疗 HELLP 综合征认为，血小板计数会在分娩后自动提高，而且没有任何证据表明总体孕产妇发病率和病死率降低。Fonseca 等评估了患有 HELLP 综合征的产前和产后妇女，并将她们随机分为地塞米松组和安慰剂组，2 组在恢复血小板计数、乳酸脱氢酶水平、AST 水平或发生并发症的时间上没有任何统计学显著差异。值得注意的是，在基于疾病严重程度的亚组分析中，地塞米松治疗的 1 级 HELLP 综合征妇女的平均血小板计数恢复时间较短，住院时间较短。Woudstra 等在 Cochrane 上发表的荟萃分析回顾了总计 550 例妇女的 11 项试验，比较了皮质类固醇与安慰剂或不接受治疗的效果。结果显示，孕产妇病死率、严重孕产妇发病率或围生期 / 婴儿病死率的风险无任何差异。在近期对包含 11 项随机对照试验的 22 项研究进行的荟萃分析显示，激素治疗后与基线水平相比，血小板、氨基转移酶、乳酸脱氢酶、平均动脉压及尿量均明显改善。

另一个重要问题是在各种试验中使用的皮质类固醇剂量仍没有标准化。因此，在通过规范的随机临床试验确定最终结果之前，皮质类固醇的应用仍然是实验性的，由临床医师判定给药的益处。

总之，HELLP 综合征是严重威胁孕妇生命的疾病，通过多学科进行早期诊断和早期治疗可以预防并发症，降低发病率和病死率。药物不能治愈 HELLP 综合征，最有效的治疗方法为终止妊娠。使用糖皮质激素可促胎儿肺成熟，提升患者血小板水平，以及改善肝功能，但其应用仍存在争议，需大样本临床研究进一步评价。

（中国人民解放军总医院第八医学中心　刘京涛　马朋林）

参考文献

[1] Abildgaard U, Heimdal K. Pathogenesis of the syndrome of hemolysis, elevated liver enzymes, and low platelet count (HELLP): a review. Eur J Obstet Gynecol Reprod Biol, 2013, 166(2): 117-123.

[2] Wilson SG, White AD, Young AL, et al. The management of the surgical complications of HELLP syndrome. Ann R Coll Surg Engl, 2014, 96(7): 512-516.

[3] Martin JN. Milestones in the quest for best management of patients with HELLP syndrome (microangiopathic hemolytic anemia, hepatic dysfunction, thrombocytopenia). Int J Gynaecol Obstet, 2013, 121(3): 202-207.

[4] Hypertension in pregnancy. Report of the American College of Obstetricians and Gynecologists' Task Force on Hypertension in Pregnancy. Obstet Gynecol, 2013, 122(5): 1122-1131.

[5] Committee on Obstetric Practice. Committee Opinion No. 692: Emergent Therapy for Acute-Onset, Severe Hypertension During Pregnancy and the Postpartum Period. Obstet Gynecol, 2017, 129(4): e90-e95.

[6] Haram K, Mortensen JH, Mastrolia SA, et al. Disseminated intravascular coagulation in the HELLP syndrome: how much do we really know. J Matern Fetal Neonatal Med, 2017, 30(7): 779-788.

[7] Thiagarajah S, Bourgeois FJ, Harbert GM, et al. Thrombocytopenia in preeclampsia: associated abnormalities and management principles. Am J Obstet Gyneco, 1984, 150(1): 1-7.

[8] Wallace K, Martin JN, Tam TK, et al. Seeking the mechanism(s) of action for corticosteroids in HELLP syndrome: SMASH study. Am J Obstet Gynecol, 2013, 208(5): 380.

[9] Yang L, Ren C, Mao M, et al. Prognostic factors of the efficacy of high-dose corticosteroid therapy in hemolysis, elevated liver enzymes, and low platelet count syndrome during pregnancy: a meta-analysis. Medicine (Baltimore), 2016, 95(13): e3203.

[10] Weinstein L. Syndrome of hemolysis, elevated liver enzymes, and low platelet count: a severe consequence of hypertension in pregnancy. 1982. Am J Obstet Gynecol, 2005, 193(3 Pt 1): 859-860.

[11] Woudstra DM, Chandra S, Hofmeyr GJ, et al. Corticosteroids for HELLP (hemolysis, elevated liver enzymes, low platelets) syndrome in pregnancy. Cochrane Database Syst Rev, 2010, (9): CD008148.

第四节　围生期心肌病生物标志物的研究进展

Ritchie 等首次发现在产褥期、产后出现不明原因的心力衰竭症状，距今已经有 150 多年。1971

年以后这种综合征才被确定为围生期心肌病（peripartum cardiomyopathy，PPCM）。PPCM 在很多国家是常见产科疾病，如海地、尼加拉瓜和南非。

近十年来该疾病越来越被重视，尽管我们对病因学理解更加深入，诊断和治疗水平明显提高，PPCM 仍存在延迟诊断、高致残率、高病死率的问题。

一、临床定义、诊断

PPCM 被定义为妊娠末期和产后 5 个月内出现的不明原因的心力衰竭，需要排除既往心脏病和其他类型的心肌病。PPCM 的临床表现各异，可能包括晕厥、呼吸困难、外周水肿、心悸、胸痛、活动耐力下降和肝淤血导致的腹部不适等。目前普遍应用的诊断标准为：①妊娠最后 1 个月至分娩后 5 个月内发生心力衰竭。②缺乏可确定的充血性心力衰竭的病因。③妊娠最后 1 个月前无明确的心力衰竭。④伴有左心室收缩功能障碍［定义为超声心动图确定的左心室扩张和收缩功能下降（缩短分数＜30% 或射血分数＜45%）］。

二、发病机制

围生期心肌病的病因仍然不明，该病的病因可能包括遗传易感性、血管功能失衡、自身免疫、病毒性心肌损害、营养不良、血流动力学变化和激素变化等。下面是几种主要的病因机制。

（一）遗传易感性

海地、尼日利亚和南非等为 PPCM 地理高发区，PPCM 发病率为 1/（300～4000）例活产，而日本及欧洲部分国家的发病率则为 1/（10 000～15 000）例活产。这之间的差异可能与种族、基因遗传多样性和医疗条件有关。心肌病阳性家族中 PPCM 发病率增加，因此认为扩张型心肌病与 PPCM 有关。

（二）催乳素 / 血管失衡机制

PPCM 病理生理机制的新研究表明，PPCM 的多因素病因与妊娠晚期血管生成失衡有关。在 PPCM 患者中，可能存在一种过度的向抗血管生成的转变，而导致内皮功能障碍和微血管缺血，最终损害心肌的机制。

（三）自身免疫机制

妊娠期间免疫系统调整为抑制获得性免疫以维持妊娠。在 PPCM 中，免疫的这种变化可能不同，使得倾向于获得性免疫，导致心脏功能障碍。妊娠期间观察到心肌存在微嵌合体，微嵌合体可能通过自身免疫反应在 PPCM 的发展中发挥作用。

三、围生期心肌病的血生物标志物

以排除诊断为基础的 PPCM 诊断是一项困难的挑战，因此需要血生物标志物用于筛查、诊断和预后评估。

（一）B 型利钠肽、N 端 B 型利钠肽原

生物标志物的质量取决于其检测疾病的敏感性和特异性。B 型利钠肽（brain natriuretic peptide，BNP）在无症状和有症状的左心室收缩功能不全的患者中均升高，其升高比例与慢性心力衰竭的严重程度有关。尽管利钠肽［BNP 和 N 端 B 型利钠肽原（N -terminal pro B-type natriuretic peptide，NT-proBNP）］对 PPCM 的诊断敏感性和成本效益好，但也是许多其他心血管疾病的非特异性标志物。当疾病表现轻微时，利钠肽与超声心动图联合应用其浓度可能对心力衰竭的诊断有帮助。Weiping 等的研究表明，BNP＞1860pg/ml（*HR* 2.87，95%*CI* 1.18～6.99，*P*＝0.020）是预测持续性左心室功能不全的独立因素，灵敏度为 74.2%，特异度为 95.0%。

（二）肌钙蛋白 T

Hu 等研究发现，PPCM 发病 2 周内测得血清肌钙蛋白 T（cardiac troponin T，cTnT）水平与 6 个月随访时左心室射血分数负相关。该标志提供了一种简单、快速、廉价和无创的预后预测方法。cTnT 浓度＞0.04ng/ml 预测持续性左心室功能不全的灵敏度为 54.9%，特异度为 90.9%。

（三）催乳素、N 端催乳素片段、组织蛋白酶 D

全长 23KD- 催乳素（prolactin，PRL）在分娩后生理性上调，并参与心脏组织损伤和自身免疫反应的调节。PRL 水平在 PPCM 组明显要高于健康对照组［24.7（9.6～66.6）ng/ml *vs.* 7.40（2.85～18.95）ng/ml，*P*＜0.0001］，同时随访期内（6 个月）催乳素水平不降低与 PPCM 预后不良有关。

N 端催乳素片段（16KD-PRL）是由组织蛋白酶 D 将 23KD-PRL 切割而成，具有促进细胞凋亡作用，可导致心肌细胞凋亡、血管内皮脱落和收缩功能障碍，并具有强烈的抗血管生成作用，是启动和驱动 PPCM 的潜在因素。PPCM 患者血清 16KD-PRL 及活化组织蛋白酶 D 水平及要明显高于对照组，其可作为一种特异性的诊断指标，成为 PPCM 的生物标志物，但这尚需在更大样本的研究中得到验证。

（四）可溶性 fms 样酪氨酸激酶 -1、胎盘生长因子二者的比值

可溶性 fms 样酪氨酸激酶 -1（soluble fms-like tyrosine kinase-1，sFlt-1）在妊娠晚期由内皮细胞和胎盘分泌，其水平通常在产后迅速下降，是一种抗血管生成因子。PPCM 可能与胎盘中 sFlt-1 的产生增加有关，就像其在子痫前期和双胎妊娠中显著增加一样。sFlt-1 降低了胎盘生长因子（placental growth factor，PIGF）和血管内皮生长因子（vascular endothelial growth factor，VEGF）的浓度，并通过

与其结合阻断了这些血管生成因子对母体内皮细胞的保护作用。

2016 年，Damp 研究发现较高的 sFlt-1 水平与 PPCM 患者严重的心功能障碍和主要的不良临床事件有关。而后 Mebazaa 等比较了产后 PPCM 患者、正常分娩女性和非妊娠急性心力衰竭患者的血浆 sFlt-1 和 PIGF 浓度。结果显示，产后早期 PPCM 患者 PIGF 水平升高，PPCM 组 sFlt-1/PIGF 比值明显低于正常分娩组。结果表明，当 PIGF 和 sFlt-1/PIGF 比值的截断值分别为 50ng/ml 和 4 时，两者区别 PPCM 与正常分娩或急性心力衰竭的 ROC 曲线下面积均＞0.94，sFlt-1/PIGF 比值诊断 PPCM 的灵敏度和特异度分别为 87%～100% 和 100%。因此，PIGF 和 sFlt-1/PIGF 在区别 PPCM 患者与正常分娩、非妊娠导致的急性心力衰竭方面具有显著的诊断价值。但是目前该研究结果尚存在争议，需更多高质量研究来证实。

（五）microRNA-146a

microRNA-146a 是 16KD-PRL 的下游因子，16KD-PRL 的抗血管生成作用可通过诱导 microRNA-146a 来介导的，PPCM 患者血清和左心室组织中的 microRNA-146a 高于正常对照，接受溴隐亭治疗 3～7 天的患者血 microRNA-146a 水平要低于未治疗患者，而且与扩张型心肌病患者相比，PPCM 患者的血 microRNA-146a 表达更高，因此该分子有潜力作为 PPCM 的一种特异性诊断指标。

（六）松弛素 -2

DAMP 等首次报道了松弛素 -2 与 PPCM 预后的关系。在 IPAC 队列研究中，较高的松弛素 -2 水平（尤其是在产后早期）与早期心肌恢复和 2 个月时的左心室射血分数（left ventricular ejection fraction，LVEF）恢复有关。这些发现提示使用重组人松弛素 -2 作为治疗药物促进 PPCM 恢复具有可能性。但是这部分研究数据本质上是观察性的，松弛素 -2 可能是左心室恢复的标志而不是原因，即较高的松弛素 -2 水平可能预示着 PPCM 妇女的良好预后，而较低的水平可能需要更密切的随访。后来 Mebazaa 等的研究也证实了血清松弛素 -2 在 PPCM 患者中的诊断价值。然而，由于围生期妇女血清松弛素 -2 浓度存在很大的差异，Nonhoff 等的研究并未证实松弛素 -2 作为 PPCM 潜在诊断指标的价值。

（七）自身免疫生物标志物

1. 抗心肌肌球蛋重链、肌钙蛋白 I 抗体　Haghikia 等的研究对 PPCM 患者血清中抗心肌肌球蛋和肌钙蛋白 Ⅰ 的循环自身抗体（autoantibodies，AABS）的存在情况及临床表现进行了评价。在病例对照研究中，70 例 PPCM 患者与 50 例正常心功能的妊娠女性相匹配，46% 的 PPCM 患者和 8% 的健康对照女性血清中检测到抗心肌肌球蛋白重链（myosin heavy chain，MHC）或抗肌钙蛋白 Ⅰ（cardiac troponin Ⅰ，TN Ⅰ）或 2 种 AABS。此外，血清 AABS 的阳性率与左心室功能障碍的严重程度及心包积液的发生有关。

2. 抗腺嘌呤核苷酸转运子、分支链酮酸脱氢酶、肌球蛋白抗体　Ansari 等发现特发性扩张型心肌病组与 PPCM 组比较，PPCM 组的抗腺嘌呤核苷酸转运子（adenine nucleotide translocator，

ANT）、分支链酮酸脱氢酶（ branched chain ketoacid dehydrogenase，BCKD）、Myosin 高滴度抗体百分比明显增高，分别为 11/56（20%）*vs.* 8/10（80%）、5/56（9%）*vs.*8/10（80%）、11/56（20%）*vs.* 8/10（80%）。

3. 抗 β_1 肾上腺素受体、抗 M_2 毒蕈碱受体　Liu 等发现循环抗 β_1 肾上腺素受体（autoantibody against β_1 adrenergic receptor，β_1R-AAB）和循环抗 M_2 毒蕈碱受体（M_2-muscarinic receptor，M_2R-AABs）参与心力衰竭，PPCM 患者 β_1R-AABS 和 M_2R-AABS 阳性率分别为 59.5%（22/37）和 45.9%（17/37），正常孕妇中 β_1R-AABS 和 M_2R-AABS 阳性率分别为 19.4%（7/36）（$P<0.001$）和 16.67%（6/36）（$P<0.001$），β_1R-AABS、M_2R-AABS 活性与左心室射血分数、左心室短轴缩短分数成负相关。

（八）内皮功能和氧化应激的生物标志物

1. 氧化低密度脂蛋白和中区前肾上腺髓质素　氧化低密度脂蛋白（oxidized low density lipoprotein，oxLDL）和中区前肾上腺髓质素（mid-regional pro-adrenomedullin，MR-proADM）在 PPCM 患者中也升高。研究发现，产后 6 个月 oxLDL 的下降与预后良好有关。以其他急性心力衰竭患者为对照做诊断试验，MR-proADM 的 ROC 曲线下面积为 0.76（95%*CI* 0.655～0.851），有一定的诊断价值，但其灵敏度和特异度远低于 PIGF 或 sFlt-1/PIGF 比值。

2. 微颗粒　内皮细胞完整性的破坏是心血管疾病发生和发展中的一个关键事件。在细胞活化、凋亡过程中，细胞膜释放的小体可能作为生物活性分子发挥着重要作用。与健康孕妇、产后妇女及其他心脏病患者相比，PPCM 患者中循环内皮细胞和单核细胞来源的微粒特异性地升高。未来可能作为与 PPCM 发病机制有关的诊断指标。

3. 不对称二甲基精氨酸　功能障碍的标志，是氧化应激的结果。与健康的产后妇女相比，PPCM 患者血清中 ADMA 明显升高，然而 ADMA 在缺血性心肌病和扩张型心肌病患者中也是升高的，缺乏特异性可能限制了 ADMA 的临床应用。

（九）心脏重塑生物标志物

转化生长因子 -β 水平的降低，MMP2、肿瘤坏死因子 -α、IL-6、IL-4、干扰素 -γ（interferon-γ，IFN-γ）、可溶性生长刺激表达基因 2 蛋白（soluble growth stimulating express gene 2，sST2）和 Fas/Apo1 水平的升高，与 PPCM 相关。在患者入院时测定血清 Fas/Apo1 能够预测患者存活率。此外，心功能改善组产后 6 个月 IFN-γ 显著降低，非改善组则无显著差异，其变化与射血分数（ejection fraction，EF）相应变化成负相关。因此，与 oxLDL 一样，IFN-γ 可以用作监测疾病进展的生物标志物。

虽然 PPCM 的病因机制方面已经有了明显的进展，有很多蛋白分子、基因与 PPCM 有关，BNP、cTnT 等传统指标也可用于筛查和预后判断，但能用于临床诊断及治疗的新生物标志物仍较少，且需要进一步的临床研究验证。

（浙江大学医学院附属杭州市第一人民医院　王剑荣　蔡学英　胡　炜）

参考文献

[1] Pearson GD, Veille JC, Rahimtoola S, et al. Peripartum cardiomyopathy: National Heart, Lung, and Blood Institute and Office of Rare Diseases (National Institutes of Health) workshop recommendations and review. JAMA, 2000, 283(9): 1183-1188.

[2] Sliwa K, Hilfiker-Kleiner D, Petrie MC, et al. Current state of knowledge on aetiology, diagnosis, management, and therapy of peripartum cardiomyopathy: a position statement from the Heart Failure Association of the European Society of Cardiology Working Group on peripartum cardiomyopathy. Eur J Heart Fail, 2010, 12 (8): 767-778.

[3] van Spaendonck-Zwarts KY, Posafalvi A, van den Berg MP, et al. Titin gene mutations are common in families with both peripartum cardiomyopathy and dilated cardiomyopathy. Eur Heart J, 2014, 35(32): 2165-2173.

[4] Xia G, Sun X, Zheng X, et al. Decreased expression of programmed death 1 on peripheral blood lymphocytes disrupts immune homeostasis in peripartum cardiomyopathy. Int J Cardiol, 2016, 223: 842-847.

[5] Kara RJ, Bolli P, Karakikes I, et al. Fetal cells traffic to injured maternal myocardium and undergo cardiac differentiation. Circ Res, 2012, 110(1): 82-93.

[6] Li W, Li H, Long Y. Clinical characteristics and long-term predictors of persistent left ventricular systolic dysfunction in peripartum cardiomyopathy. Can J Cardiol, 2016, 32(3): 362-368.

[7] Hu CL, Li YB, Zou YG, et al. Troponin T measurement can predict persistent left ventricular dysfunction in peripartum cardiomyopathy. Heart, 2007, 93(4): 488-490.

[8] Forster O, Hilfiker-Kleiner D, Ansari AA, et al. Reversal of IFN-γ, oxLDL and prolactin serum levels correlate with clinical improvement in patients with peripartum cardiomyopathy. Eur J Heart Fail, 2008, 10(9): 861-868.

[9] Cruz MO, Briller J, Hibbard JU, et al. New insights in peripartum cardiomyopathy. Obstet Gynecol Clin North Am, 2018, 45(2): 281-298.

[10] Hilfiker-Kleiner D, Kaminski K, Podewski E, et al. A cathepsin D-cleaved 16 kDa form of prolactin mediates postpartum cardiomyopathy. Cell, 2007, 128(3): 589-600.

[11] Goland S, Weinstein JM, Zalik A, et al. Angiogenic imbalance and residual myocardial injury in recovered peripartum cardiomyopathy patients. Circ Heart Fail, 2016, 9(11): e003349.

[12] Lindley KJ, Verma AK, Blauwet LA. Peripartum cardiomyopathy progress in understanding the etiology, management, and prognosis. Heart Fail Clin, 2019, 15(1): 29-39.

[13] Damp J, Givertz MM, Semigran M, et al. Relaxin-2 and soluble Flt1 levels in peripartum cardiomyopathy: results of the multicenter IPAC study. JACC Heart Fail, 2016, 4(5): 380-388.

[14] Mebazaa A, Seronde MF, Gayat E, et al. Imbalanced angiogenesis in peripartum cardiomyopathy-diagnostic value of placenta growth factor. Circ J, 2017, 81(11): 1654-1661.

[15] Halkein J, Tabruyn SP, Ricke-Hoch M, et al. MicroRNA-146a is a therapeutic target and biomarker for peripartum cardiomyopathy. J Clin Invest, 2013, 123(5): 2143-2154.

[16] Nonhoff J, Ricke-Hoch M, Mueller M, et al. Serelaxin treatment promotes adaptive hypertrophy but does not prevent heart failure in experimental peripartum cardiomyopathy. Cardiovasc Res, 2017, 113(6): 598-608.

[17] Haghikia A, Kaya Z, Schwab J, et al. Evidence of autoantibodies against cardiac troponin I and sarcomeric myosin in peripartum cardiomyopathy. Basic Res Cardiol, 2015, 110(6): 60.

[18] Liu J, Wang Y, Chen M, et al. The correlation between peripartum cardiomyopathy and autoantibodies against cardiovascular receptors. PLoS One, 2014, 9(1): e86770.

[19] Walenta K, Schwarz V, Schirmer SH, et al. Circulating microparticles as indicators of peripartum cardiomyopathy. Eur Heart J, 2012, 33(12): 1469-1479.

第五节　羊水栓塞治疗中病理结果给我们的启示

羊水栓塞（amniotic fluid embolism，AFE）是一种急性的产科严重并发症，是发生在分娩过程中，由羊水成分流入母体循环引起的以缺氧、低血压、癫痫和弥散性血管内凝血（disseminated intravascular coagulopathy，DIC）突然发作为特征的综合征。尽管早期采取一系列治疗措施，如心肺复苏、抗休克治疗、抗 DIC 治疗和输血等，医师仍经常遇到因 AFE 引起的病情恶化的患者。目前，AFE 导致的死亡率仍然很高，在发达国家占所有的产妇总病死率的 5%～15%。在美国，10 万次分娩中羊水栓塞的发病率为 5.1%，病死率为 13.2%，造成这一现象的重要原因是关于 AFE 的诊断和处理目前只有一些有限的循证指南可供参考，而缺乏一些基础研究的支撑。目前，关于 AFE 引起的病理学改变的机制仍然不太清楚。过去，人们认为 AFE 发病机制中的肺血管阻塞是由羊水 / 胎儿成分引起的机械性阻塞，并且目前的研究发现，对胎儿成分的变态反应引起的肺血管痉挛更为常见。因此，目前认为 AFE 是一种免疫炎症反应。本节重点介绍 AFE 的病理学和病理生理学研究新进展及由此带来的治疗变化。

一、AFE 患者肺和子宫的病理学检查

到目前为止，AFE 的诊断标准基本上是基于类似栓塞和变态反应临床表现进行的排除诊断，主要是指无法用其他疾病解释的突发性急性低血压或心脏停搏、急性缺氧或凝血功能障碍等综合征。传统诊断方法是通过病理学方法在母体肺循环中发现胎儿鳞状细胞而实现的，但使用母体循环中胎儿成分的病理检测进行诊断仍然存在争议。因为 21%～100% 的正常孕妇的血液中也可见到鳞状上皮、胎脂及胎儿的其他碎片，但并不引起 AFE 症状；同时在严重妊娠高血压综合征（pregnancy-induced hypertension syndrome，PIH）患者的围生期期间，鳞状细胞或滋养细胞通常也可能存在于母体肺循环中。由此可见，在母体肺血管中存在胎儿细胞不是 AFE 的可靠诊断标准。

AFE 的发病需要 2 个必要条件：①胎儿成分进入母体循环；②羊水或胎儿成分引起了显著的肺栓塞或母体免疫 / 变态反应。通过病理组织学检查，可以鉴定胎儿组分。在常规苏木精和伊红（HE）染色下，母体肺血管床或其他组织中可以检测到胎儿上皮鳞状细胞，如胎毛、来自胎

儿皮脂或黏蛋白上的脂肪的存在；可与黏蛋白反应的阿尔新蓝也是检测羊水的适用染色剂。另外，采用一些免疫组织化学技术可提供更可靠的 AFE 病理评估，如通过细胞角蛋白 AE1 / AE3 检测胎儿鳞状细胞、粪卟啉锌（zinc-coproporphyin 1，ZnCp-1）染色检测胎粪。在一些报道中，C5a 受体（CD88）染色可用于证明不同器官（包括肺和子宫）中的补体激活和过敏毒素的形成。

1. AFE 患者肺组织的病理学检查　目前，AFE 分为心肺衰竭型和 DIC 型 2 种类型。只有 10%～15% 的 AFE 病例属于心肺衰竭型，其中胎儿成分会造成各器官（如肺）母体微血管物理性阻塞，导致休克或失去意识。在这种类型中，相对大量的羊水成分流入母体循环引起阻塞。AFE 患者尸检时在肺部经常可发现肺水肿、充血和局灶性肺不张。通过阿尔新蓝和 ZnCp-1 染色在肺血管中可检测到羊膜成分。肺组织的 AE1 / AE3 细胞角蛋白染色也显示出胎儿鳞状细胞的强烈血管内阳性，还可通过免疫组织化学鉴定和量化肺肥大细胞数量的增加。在肺毛细血管周围的基质细胞和肺泡中可发现 CD88 的免疫组织化学染色呈阳性的炎症细胞。而其他 AFE 的发病机制主要有由于变态反应导致肺血管痉挛、肺水肿和血小板、白细胞和补体的活化。在这些情况下，即使是少量羊水的流入也会引起变态反应，从而导致典型 AFE 的临床表现，这一类型也被称为 CD88 阳性反应型。

2. AFE 患者子宫组织的病理学检查　DIC 型 AFE 是指肺中没有羊膜成分的证据，但符合 AFE 临床标准的一种病理状态。表现为不明病因引起的宫缩乏力导致的产后出血，同时子宫血管中有胎儿成分的证据。宫缩乏力与 AFE 密切相关。产后出血（post partum hemorrhage，PPH）合并低凝状态即 DIC 型 PPH 也是继发于子宫无力。大多数病因不明的 PPH 病例常伴有失张性子宫和 DIC，是临床 AFE 的特异性表现。在这些病例中，可以肉眼观察到子宫乏力并伴有水肿、增大，这是因为局部羊水流入子宫组织可能会诱发子宫内变态反应，导致子宫水肿。对于 DIC 型 AFE，ZnCp-1 和神经氨酸 -N- 乙酰氨基半乳糖（SialylTn，STN）的血清标志物并不总是敏感的；可以通过阿尔新蓝染色和胎粪衍生的 ZnCp-1 在子宫血管中鉴定出黏蛋白成分。对于 DIC 型 AFE，免疫组织化学技术还揭示了在子宫基质中 $CD88^+$间质干细胞、弹性蛋白酶阳性中性粒细胞和 $CD68^+$巨噬细胞数均增加，这与子宫间质水肿和肌层肿胀有关，预示着宫缩乏力与补体活化和炎症激活相关。因此有学者提出“产后急性子宫肌炎（postpartum acute myometritis，PAM）”的这一概念，作为继发于未知病因引起的宫缩乏力导致的产后出血的组织学特征，被广泛认为就是子宫型 AFE。羊水或胎儿成分可能引发补体激活或非典型免疫反应，这可能与 PAM 发展过程中炎性细胞浸润和肥大细胞变态反应的最初步骤有关。大量组胺、缓激肽、炎性因子（如白介素 -8）和促凝血物质的产生可导致内皮细胞活化和大量炎症反应。最终，子宫肌肉松弛并变得水肿，导致子宫肌层同步收缩能力的丧失。

分娩是由炎症反应调节的，而不仅仅是靠激素的波动。炎性介质在人类分娩中起着至关重要的作用。通过补体激活和肥大细胞介导的变态反应诱导的免疫细胞活化作为潜在的病理生理机制。如果生物抑制药（如补体 C1 抑制药）可以充分预防变态反应，一些女性就可以耐受羊水或其他胎儿成分进入体内引起的反应。当然，进入母体的羊水量和性状与生物抑制药的效能之间的平衡将最终导致 AFE 发生的概率及严重性。

二、基于病理 AFE 的新型治疗策略

临床上，AFE 患者的最初治疗应集中于纠正低氧血症、积极的心血管支持和 DIC 的治疗。治疗方案应符合产科重症疾病的治疗建议，特别是在 AFE 继发的无法控制的产后大出血情况下，应在手术干预前启动大规模输血方案，而且方案推荐足够量的新鲜冷冻血浆而不是红细胞。除了这些基础治疗，AFE 的病理学研究还提示其发病机制是炎症介导的变态反应，可能是羊水进入母体后，羊水中妊娠相关的抗原受母体循环中的免疫介质诱导，产生免疫应答，从而发生 AFE。基于上述理论，以下这些以抑制免疫炎症反应为主的治疗方法成为新的治疗策略的备选方案。

1. 血液净化　血液滤过和血浆置换 2 种血液净化方式可有效去除造成变态反应的化学介质和细胞因子，从而达到治疗 AFE 的目的。

2. 糖皮质激素　大剂量皮质类固醇的有效性一直存在争议。然而，因其明显的炎症反应抑制作用，使得其仍然有可能对 AFE 治疗发挥作用。

3. 补体 C1 抑制药　补体 C1 抑制药的浓缩物不仅能通过抑制补体活化，而且可抑制内源性凝血和缓激肽产生，从而抑制变态反应。这也是治疗 AFE 的备选方案之一。AFE 患者存在低水平 C1 抑制药活性，使用补体 C1 抑制药浓缩物可增强宫缩活动，从而防止进一步失血。

因为 AFE 的发病机制中炎症介导的变态反应的概念是基于回顾性病理学研究，所以上述这些新型治疗方法目前仍处于实验阶段，尚未被证实为标准干预措施。为了明确这些新策略的适用性，需要进一步进行前瞻性研究以找到反映临床表现和 AFE 病理生理学之间关系的快速血清诊断标志物。

（贵州医科大学附属医院　付江泉　王迪芬）

参考文献

[1] McBride AM. Clinical presentation and treatment of amniotic fluid embolism. AACN Adv Crit Care, 2018, 29(3): 336-342.

[2] Fong A, Chau CT, Pan D, et al. Amniotic fluid embolism: antepartum, intrapartum and demographic factors. J Matern Fetal Neonatal Med, 2015, 28(7): 793-798.

[3] Pacheco LD, Saade G, Hankins GDV, et al. Amniotic fluid embolism: diagnosis and management. Am J Obste Gynecol, 2016, 215(2): B16.

[4] Tamura N, Farhana M, Oda T, et al. Amniotic fluid embolism: pathophysiology from the perspective of pathology. J Obstet Gynaecol Res, 2017, 43(4):627-632.

[5] Farhana M, Tamura N, Mukai M, et al. Histological characteristics of the myometrium in the postpartum hemorrhage of unknown etiology: possible involvement of local immune reactions. J Reprod Immunol, 2015, 110: 74-80.

[6] Tamura N, Kimura S, Farhana M, et al. C1 esterase inhibitor activity in amniotic fluid embolism. Crit Care Med, 2014, 42(6): 1392-1396.

[7] Kobayashi T. Obstetrical disseminated intravascular coagulation score. Journal of Obstetrics & Gynaecology Research, 2014, 40(6): 1500-1506.

[8] Pacheco LD, Saade G, Hankins GD, et al. Amniotic fluid embolism: diagnosis and management. Am J Obstet Gynecol, 2016, 215(2): B16-B24.

[9] Sultan P, Seligman K, Carvalho B. Amniotic fluid embolism: update and review. Curr Opin Anaesthesiol, 2016, 29(3): 288-296.

[10] Hasegawa J, Ikeda T, Sekizawa A, et al. Recommendations for saving mothers' lives in Japan: report from the Maternal Death Exploratory Committee (2010—2014). J Obstet Gynaecol Res, 2016, 42(12): 1637-1643.

[11] Tamura N, Farhana M, Oda T, et al. Amniotic fluid embolism: pathophysiology from the perspective of pathology. J Obstet Gynaecol Res, 2017, 43(4): 627-632.

[12] Todo Y, Tamura N, Itoh H, et al. Therapeutic application of C1 esterase inhibitor concentrate for clinical amniotic fluid embolism: a case report. Clin Case Rep, 2015, 3(7): 673-675.

第二十章　ICU后综合征、老年重症、重症免疫

第一节　ICU后综合征的流行病学特征与防治

随着对重症患者诊疗的进步，重症患者住院病死率明显降低。随着对转出ICU或出院后患者健康状况的逐步关注，其长期预后并不容乐观。重症患者转出ICU后存在不同严重程度的生理和心理问题，称为ICU后综合征（post ICU syndrome，PICS），可持续数月甚至数年。超过50%的患者需要专业指导和治疗，甚至家属也出现类似的改变。PICS将严重影响重症患者出ICU后及出院后的生存质量和远期预后。关注ICU患者PICS的诊治以改善远期预后具有深远的现实和社会意义。

一、PICS的诊断

PICS包括重症患者在严重疾病后新发或加重的活动能力下降、精神心理异常或认知障碍等改变。常见的症状包括衰弱、乏力、运动能力下降；焦虑或抑郁、睡眠障碍；认知障碍，如记忆力下降、思维迟缓和理解力下降等。患者可出现一种或多种上述临床表现。目前尚缺乏统一的诊断标准，多采用组合、量化的评分表进行诊断，使用较多的评估方法及评定标准分别为日常活动能力评分（activities of daily living，ADL）≥1分，神经心理状态评分（repeatable battery for the assessment of neuropsychological status，RBANS）≤78分和抑郁量表评分（beck depression inventory second edition，BDI-Ⅱ）≥13分。

二、流行病学与现状

ICU救治水平的不断提高使很多复杂的、病情危重的患者得以存活。现代医学在关注患者短期预后的同时，进一步观察其长期预后。

重症患者因神经和肌肉的炎症状态、血管内皮激活等易伴发运动和感觉多发神经病；因制动、正常应力消失，导致肌纤维丢失，进而产生肌肉萎缩、肌无力，恢复往往需要数月，甚至数年；因关节挛缩、骨钙丢失等极大地影响患者躯体运动功能。器官功能障碍会导致记忆力减退、语言表达能力下降等认知功能障碍，而病痛和各种有创治疗等经历则是创伤性记忆，导致患者易伴发精神心理障碍。

Marra 等的多中心研究纳入美国 5 家内科和外科 ICU 的 409 例存活患者，观察患者出院后 3 个月和 12 个月 PICS 发生的情况。结果显示，患者出院后 3 个月 38% 的患者存在认知障碍，26% 的患者活动能力下降，33% 的患者出现抑郁；出院后 12 个月存在认知障碍、活动能力下降和抑郁分别降至 33%、21% 和 31%。出院后 3 个月和 12 个月同时存在 2 种临床表现的患者分别为 19% 和 16%，3 种临床表现的患者为 6% 和 4%。Sevin 等对转出 ICU 的 62 例患者进行研究。结果显示，64% 的患者存在认知损害，焦虑和抑郁的患者分别为 37% 和 27%；运动能力观察显示，1/3 的患者不能独立行走，6 分钟行走距离只有预计值的 56%。Chung 等的研究纳入 30 例既往没有痴呆和谵妄的患者。结果表明，转出 ICU 时，43.3% 的患者存在认知损害，60.0% 的患者出现抑郁，76.7% 的患者能够回想起 1 次以上在 ICU 期间的疼痛、焦虑或恶梦等经历。与男性患者相比，女性患者更易发生抑郁。

Dinglas 等以 ARDS 患者为研究对象，观察了患者出院后肌力的改变与恢复情况。结果显示，出院 ARDS 患者中，有 38% 的患者存在肌力减退。出院后 2 年随着肌力逐渐恢复，患者的生存率逐渐提高。

三、危险因素

探讨危险因素有助于 PICS 的早期识别和防治。Marra 等纳入 409 例出院的 ICU 存活患者，采用前瞻性队列研究探讨患者发生 PICS 的危险因素，采用多元回归方法观察年龄、受教育程度、情感脆弱、机械通气时间、谵妄和脓毒症对患者出院后 3 个月和 1 年 PICS 发生的影响。结果显示，患者受教育程度和情感脆弱与患者 PICS 的发生显著相关。

Pfoh 等观察了 ARDS 患者出院后 5 年运动能力和体能下降的危险因素。多元回归分析显示，年龄是 ARDS 患者出院后运动能力下降的独立危险因素［*OR* 1.34～1.69（每 10 年），$P<0.001$］。此外，Charlson 基础疾病指数和 ICU 期间的 SOFA 分值也与肌力减弱和运动能力下降显著相关。

Gayat 等进行的前瞻性多中心观察性研究则探讨了 ICU 存活患者出院 1 年后预后的预测因素。该研究纳入 1237 例 ICU 期间进行机械通气和（或）使用血管活性药物 24 小时以上、存活 1 年的患者，分析 ICU 住院期间测定的临床和生化指标对出院 1 年预后的预测价值。结果显示，转出 ICU 时的临床监测指标中收缩压、体温、总蛋白和血小板计数降低、白细胞计数增高与转出 ICU 后病死率相关；年龄、基础疾病及转出 ICU 时的心功能指标 NT-proBNP、血管功能指标 bio-ADM、心肌应激指标 sST2 升高与出院后 1 年的预后显著相关（*OR* 2.84，95%*CI* 1.73～4.65，$P<0.001$）。

四、防治

PICS 严重影响患者预后和生存质量，探讨有效的防治手段势在必行。PICS 的防治应该在患者住院治疗期间，尤其是 ICU 治疗期间尽早开始。Venni 等的研究探讨了 ICU 期间镇痛、镇静和谵妄防治策略对重症患者 PICS 发生的影响。该研究纳入住 ICU 时间＞72 小时的重症患者，对入组患者的镇痛、镇静和谵妄防治进行干预，包括依据疾病特征确定镇痛、镇静目标并制订调整流程、采用非药物策略预防谵妄、减少或避免引起谵妄药物的使用。观察患者转出 ICU 后 6 个月内 PICS 的发生情况。

研究共纳入159例患者，采用SF-12评分进行体力、心理和认知状况等方面的评估。结果显示，PICS的发生率为18.2%，体力和认知状况的SF-12评分分别为（46±11）分和（48±16）分，大多数患者评分为正常值。ICU治疗期间的干预措施有助于降低和预防PICS的发生。Garrouste-Orgeas等的多中心随机对照研究将探讨ICU期间书写患者日记对转出ICU重症患者焦虑、抑郁和创伤后应激综合征的防治作用。该研究目前正在进行中。

重症患者转出ICU后的治疗措施对PICS的作用目前也有多项研究正探讨。Khan等的研究纳入620例机械通气的急性呼吸衰竭患者，对试验组患者制订并落实运动康复计划，观察入组后12个月该治疗对急性呼吸衰竭存活患者认知和体能等的影响。Wang等的研究（IMPROVE研究）则预计纳入344例50岁以上、治疗期间曾发生谵妄、经治疗后转出ICU的患者，制订认知和体能锻炼计划，将患者随机分为试验组和对照组，观察认知和体能锻炼对患者转出ICU后3个月和6个月认知和体能的影响。该研究目前也正在进行中。

总之，重症医学的医疗目标不仅是要让患者短期活下来，更要保证患者的远期预后，并让患者有质量地生存，PICS影响ICU患者远期生存质量，甚至预后，值得临床重视。探讨危险因素有助于早期预防和治疗，患者住院期间的治疗措施影响PICS的发生或转出ICU后的治疗措施有助于PICS的治疗和缓解。

（东南大学附属中大医院　郭凤梅）

参考文献

[1] Katz S, Ford AB, Moskowitz RW, et al. Studies of illness in the aged. The index of ADL: a standardized measure of biological and psycho-social function. JAMA, 1963, 185: 914-919.

[2] Randolph C, Tierney MC, Mohr E, et al. The repeatable battery for the assessment of neuropsychological status (RBANS): preliminary clinical validity. J Clin Exp Neuropsychol, 1998, 20: 310-319.

[3] Beck AT. BDI-II depression inventory manual. New York: Har- court Brace, 1996.

[4] Marra A, Pandharipande P, Girard T, et al. Cooccurrence of post-intensive care syndrome problems among 406 survivors of critical illness. Critical Care Medicine, 2018, 2018, 46(9): 1393-1401.

[5] Sevin C, Bloom S, Jackson J, et al. Comprehensive care of ICU survivors: development and implementation of an ICU recovery center. Journal of Critical Care, 2018, 46: 141-148.

[6] Chung CR, Yoo HJ, Park J, et al. Cognitive impairment and psychological distress at discharge from intensive care unit. Psychiatry Investig, 2017, 14(3): 376-379.

[7] Dinglas V, Friedman LA, Colantuoni E, et al. Muscle weakness and 5-year survival in acute respiratory distress syndrome survivors. Crit Care Med, 2017, 45: 446-453.

[8] Pfoh E, Wozniak A, Colantuoni E, et al. Physical declines occurring after hospital discharge in ARDS survivors: a 5-year longitudinal study. Intensive Care Med, 2016, 42(10): 1557-1566.

[9] Gayat E, Cariou A, Deye N, et al. Determinants of long-term outcome in ICU survivors: results from the FROG-ICU study. Critical Care, 2018, 22: 8.

[10] Venni A, Ioia F, Laviola S, et al. Clinical utility of a structured program to reduce the risk of health-related quality of life impairment after discharge from intensive care unit: a real-world experience. Critical Care Research and Practice Volume, 2018, 8: 3838962.

[11] Garrouste-Orgeas M, Flahault C, Fasse L, et al. The ICU-diary study: prospective, multicenter comparative study of the impact of an ICU diary on the wellbeing of patients and families in French ICUs. Trials, 2017, 18: 542.

[12] Khan S, Biju A, Wang S, et al. Mobile critical care recovery program (m-CCRP) for acute respiratory failure survivors: study protocol for a randomized controlled trial. Trials, 2018, 19: 94.

[13] Wang S, Hammes J, Khan S, et al. Improving Recovery and Outcomes Every Day after the ICU (IMPROVE): study protocol for a randomized controlled trial. Trials, 2018, 19: 196.

第二节　老年重症患者肾替代治疗的特点

目前，随着老年人口（＞75 岁）的不断增加，对重症诊疗及护理资源的需求也在不断增加。急性肾损伤（acute kidney injury，AKI）是各种危重疾病的常见并发症，表现为突然的肾功能损伤，以及随后导致的电解质、酸碱平衡紊乱和尿素氮升高。住院患者 AKI 的发病率为 4.9%～7.2%，比普通人群明显升高，在重症监护室（intensive care unit，ICU）患者中 AKI 的发生率则可高达 40%。尽管在过去几十年中各种治疗手段不断进展，AKI 患者总体病死率仍然在 50% 左右，在重症患者中可达 80%。

由于老年人并发症（如动脉硬化、高血压、糖尿病和心力衰竭）多、肾结构和功能改变、治疗并发症的多种药物及重症患者血流动力学不稳定的风险较高，AKI 患病率增加，因此接受肾替代治疗（renal replacement treatment，RRT）的可能性增加。有研究提示，22% 的新开始 RRT 患者年龄＞75 岁，12% 的 RRT 患者年龄＞75 岁。然而，在危重症老年患者中决定开始 RRT 是困难的，因为这些患者在这种积极、昂贵的治疗下仍可能预后不佳。迄今为止，关于老年重症患者 AKI 发生率及老年患者的 RRT 研究数据很少。

一、老年重症患者 AKI 的病理生理及危险因素

（一）AKI 的病理生理特点

KDIGO 指南根据患者肌酐及尿量水平，将 AKI 分为 3 期。而根据病理生理机制，AKI 也可以分为 3 类，即肾低灌注、肾实质损伤和排泄系统阻塞，分别导致肾前性、肾性和肾后 AKI，见图 19-2-1。

ICU 中最常见的 AKI 病理生理类型为肾前性与肾性。两者有类似的潜在病因，即继发于低血容量或低血压的肾灌注不足。因此，两者被合称为缺血性 AKI。另外，在肾前性 AKI 持续超过 2 天的

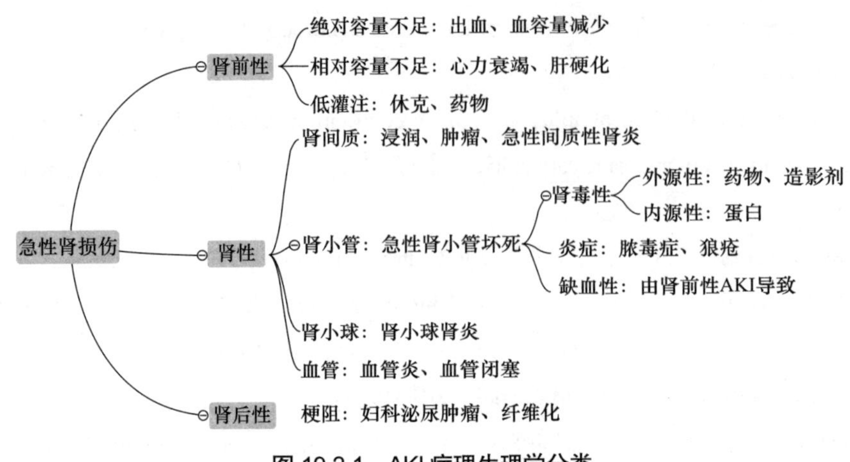

图 19-2-1　AKI 病理生理学分类

情况下，持续低灌注导致肾实质坏死和凋亡，进而导致缺血性急性肾小管坏死（acute tubular necrosis，ATN）。因此，肾前性 AKI 常常继发肾性 AKI，而上述 2 种 AKI 亚型占了 AKI 的绝大部分，占 ICU 中 AKI 病例的 92.5%。

导致 AKI 的常见高危因素有年龄、脓毒症、手术、住院时间延长及并发有高血压、糖尿病、心脏疾病、慢性肾病和肝病等。而收住 ICU 的老年重症患者是独立高危因素。

（二）老年患者发生 AKI 的危险因素

1. 肾衰竭危险因素　随着年龄的增长，肾与身体的其他部分一样，不断老化、萎缩，无法完成其基本功能。肾小球硬化、肾小管萎缩、肾间质纤维化、动脉粥样硬化被称为老年性肾硬化。肾的老化可以通过形态学、解剖和功能的改变来分类，而这些变化最终导致肾滤过功能下降，促进 AKI 的发生、发展。

2. 并发症危险因素　几种常见的并发症可能使老年人易患 AKI。根据大多数研究，并发高血压、糖尿病、心脏病和慢性肾病的老年人更易发展为 AKI。

3. 医疗操作危险因素　由于普遍存在各种并发症，老年人群经常接受医疗诊疗操作。这些患者的药物排泄能力较低，也可以诱导 AKI。在医源性 AKI 的主要原因中，最常见的是对比剂和肾毒性药物的使用。造影剂除直接导致肾小管损伤外，同时可以改变肾灌注和肾内血流动力学。此外，老年人长期使用抗炎药和血管紧张素转换酶抑制剂等药物可能会损害肾自动调节并触发 ATN。正确的药物剂量在这些患者中也是非常重要的，因为患者体重下降，常可能发生药物过量。

（三）老年 AKI 患者的短期和长期预后

不同研究人员发现 AKI 的短期病死率差异较大，但普遍认为老年 AKI 患者的病死率很高，高于其他年龄组。大多数关于 AKI 老年 ICU 患者的研究表明，患者病死率约 63.5%，最高可达 76.2%。

由于这些患者的高度严重性和复杂性，预测老年 AKI 患者的短期预后仍然是非常困难的。短期病死率可能因是否存在少尿、败血症及多器官衰竭而发生极大变化。根据一些研究的结果，影响是否启动 RRT 的决定因素并不是患者的年龄，而受病变的严重程度、并发症和肾功能状态的影响。

很少有研究能够跟踪老年人并评估他们在出院后的疾病进展情况。Coca 等报道 AKI 与老年人的长期病死率独立相关，约 28% 超过 65 岁的老年患者在 AKI 发作后未恢复肾功能，之后由于缺乏代偿机制进而发生慢性肾病（chronic kidney disease，CKD）。18.9% 的老年患者因为 AKI 进入透析治疗，66.7% 在 1 年内死亡。老年透析患者痛苦感明显，生活质量下降明显。

二、老年重症患者启动肾替代治疗的时机、模式、剂量

RRT 对于 AKI 重症患者的治疗至关重要。在 AKI 中，开始 RRT 后患者普遍接受的适应证包括持续的高钾血症、严重的酸中毒和对充分的医疗管理没有反应的高血容量状态，以及明显的尿毒症症状或体征。但是，由于 RRT 后的短期和长期存活率预期在老年患者中低于一般人群，因此 RRT 的治疗决策往往对该年龄组患者更为保守。

2016 年，Park 等的前瞻性多中心研究纳入了 607 例由于 AKI 开始持续肾替代治疗（continuous renal replacement therapy，CRRT）的老年患者，中位年龄为 73 岁，以 CRRT 前 6 小时平均尿量分为早期组［＞0.24ml/（kg·h）］和晚期组［＜0.24ml/（kg·h）］。早期 CRRT 组的总累积生存率较高（log-rank P＜0.01）。在调整年龄、性别、Charlson 并发症指数、累计液体平衡和利尿剂使用后，晚期 CRRT 组病死率高于早期组。在早期 CRRT 组患者存活倾向评分匹配中，患者存活率明显优于晚期 CRRT 组（P＜0.01）。因此，如果对危重症老年 AKI 患者早期应用 CRRT，可以期待更好的预后。

因此，对于老年重症患者，不应仅因为高龄就对其拒绝肾替代治疗。决定是否启动肾替代治疗需个体化地考虑患者的临床情况、患者的意愿、肾功能恢复的可能性等。

AKI 的最佳肾替代治疗模式包括 CRRT、间断肾替代治疗（intermittent renal replacement therapy，IRRT）、缓慢低效透析（slow low efficiency dialysis，SLED），但仍存在争议。2017 年的 1 项荟萃分析评估了 21 项研究（16 项 RCT，5 项前瞻性队列研究）并得出结论，CRRT 在 ICU 病死率、住院病死率或透析依赖性等方面并不优于 IRRT。进一步将 IRRT 分为间歇性血液透析（intermittent hemodialysis，IHD）和 SLED，在 CRRT 和 IHD 或 CRRT 和 SLED 之间也没有观察到病死率或透析依赖性的显著差异。因此，目前对于患有 AKI 的重症患者，CRRT 的优势存在争议。然而，在血流动力学不稳定的患者中，CRRT 通常是首选。而老年重症患者中血流动力学不稳定非常常见，故此类患者中肾替代治疗模式常选择 CRRT。

老年重症患者 CRRT 治疗剂量的高低仍然由置换液的超滤速率决定。研究提示，高剂量［＞35ml/（kg·h）］CRRT 并未较常规治疗剂量组改善预后。但 Liu 等的研究提示，在行 CRRT 的老年重症患者中，生存组与死亡组相比较，治疗剂量在＜25ml/（kg·h）和 25～50ml/（kg·h）之间与 25～50ml/（kg·h）和＞50ml/（kg·h）之间均无统计学意义。但是治疗剂量在＜25ml/（kg·h）和＞50ml/（kg·h）之间有明确统计学意义。提示高 CRRT 治疗剂量可能对高龄危重症患者临床结局有改善。

三、老年重症患者肾替代治疗预后的预测因素

目前，RRT 不仅用于肾衰竭患者，也作为多器官功能障碍综合征（multiple organ dysfunction

syndrome，MODS）的重要辅助治疗。然而，老年 AKI 患者的 RRT 往往伴随高病死率。而关于启动 RRT 的时机及影响其临床实践效果的因素尚未达成共识。

Conroy 等研究提示，年龄>75 岁且需 CRRT 的老年患者的 ICU 病死率与更年轻的患者相似（41.5% *vs.* 36.1%，$P=0.21$）。老年人和相对年轻患者的透析依赖率在出 ICU 时（31.9% *vs.* 35.8%，$P=0.50$）和在出院时（18.5% *vs.* 24.2%，$P=0.32$）均无显著差异。而在出院时年龄较大和年轻的患者新的透析依赖率之间同样是相似的（10.2% *vs.* 6.0%，$P=0.20$）。

Liu 等对 2001 年 1 月至 2010 年 12 月进行 CRRT 的老年 AKI 患者进行了回顾性研究，分析影响老年 AKI 患者 CRRT 预后的因素。入组患者年龄为 80～100 岁，病死率为 60.98%。平均急性生理学和慢性健康评估（APACHE）Ⅱ评分为（27.8±5.6）分。CRRT 的预后和受累器官的数量与 APACHE Ⅱ评分相关。Logistic 回归分析显示，受累器官数量、APACHE Ⅱ评分、机械通气和低蛋白血症是影响 CRRT 患者预后的主要风险因素。APACHE Ⅱ评分是 CRRT 起始时间的重要参考指标，可以预测死亡风险。

Rhee 等的研究与之类似，结果显示，影响患者短期预后的因素除了年龄以外，更高的 SOFA 分值、代谢性酸中毒、更长的凝血酶时间是预测短期病死率增加的重要因素。

肥胖同样是影响老年重症 AKI 患者 CRRT 预后的重要因素。但与其他类型研究不同，肥胖患者的生存率高于体重正常或低体重的患者。在之前的 1 项研究中，分析了需要肾替代治疗的 AKI 患者，BMI<$18.5kg/m^2$ 的患者出 ICU 后病死率最高，而 BMI 为 30～$35kg/m^2$ 的患者最低。同样，Rhee 等的研究发现，BMI 每下降 $1kg/m^2$，长期病死率增加 9%。但肥胖对这类患者的保护机制目前仍不明确。

根据欧洲肾病协会的调查结果显示，与年龄<65 岁的女性相比，男性终身 RRT 风险约为前者的 2 倍。然而，在 70 岁之后，这个比例进一步增加。在 80 岁时，男性终身 RRT 风险的增加到 2.5 倍，而在 85 岁时男性的风险为女性的 3 倍。

总之，高龄重症患者 AKI 发生率高，病死率高，肾功能恢复差。结合老年重症患者的病理生理特点，其肾替代治疗时机、治疗剂量、治疗模式，以及短期、长期预后还需要更多的基础和临床研究。对老年重症患者需要建立个体化的肾替代治疗方案。

（浙江大学医学院附属第二医院　黄　曼）

参考文献

[1] Abubakar I, Tillmann T, Banerjee AJL. Global, regional, and national age-sex specific all-cause and cause-specific mortality for 240 causes of death, 1990—2013: a systematic analysis for the Global Burden of Disease Study 2013. Lancet, 2015, 385(9963): 117-171.

[2] Chronopoulos A, Rosner MH, Cruz DN, et al. Acute kidney injury in the elderly: a review, Cardiorenal Syndromes in Critical Care. Basel: Karger Publishers, 2010: 315-321.

[3] Anderson S, Eldadah B, Halter JB, et al. Acute kidney injury in older adults. J Am Soc Nephrol, 2011, 22(1): 28-38.
[4] Rosner MH. Acute kidney injury in the elderly. Clin Geriatr Med, 2013, 29(3): 565-578.
[5] Carlson N, Hommel K, Olesen JB, et al. Dialysis-requiring acute kidney injury in Denmark 2000—2012: time trends of incidence and prevalence of risk factors: A Nationwide Study. PLoS One, 2016, 11(2): e0148809.
[6] Uchino S, Kellum JA, Bellomo R, et al. Acute renal failure in critically ill patients: a multinational, multicenter study. JAMA, 2005, 294(7): 813-818.
[7] Mehta RL, Pascual MT, Gruta CG, et al. Refining predictive models in critically ill patients with acute renal failure. J Am Soc Nephrol, 2002, 13(5): 1350-1357.
[8] Iwagami M, Yasunaga H, Noiri E, et al. Current state of continuous renal replacement therapy for acute kidney injury in Japanese intensive care units in 2011: analysis of a national administrative database. Nephrol Dial Transplant, 2015, 30(6): 988-995.
[9] Liu S, Cheng QL, Zhang XY, et al. Application of continuous renal replacement therapy for acute kidney injury in elderly patients. Int J Clin Exp Med, 2015, 8(6): 9973-9978.
[10] Mataloun SE, Machado FR, Senna APR, et al. Incidence, risk factors and prognostic factors of acute renal failure in patients admitted to an intensive care unit. Braz J Med Biol Res, 2006, 39(10): 1339-1347.
[11] Coca SG. Acute kidney injury in elderly persons. Am J Kidney Dis, 2010, 56(1): 122-131.
[12] Boumendil A, Aegerter P, Guidet B, et al. Treatment intensity and outcome of patients aged 80 and older in intensive care units: a multicenter matched-cohort study. J Am Geriatr Soc, 2005, 53(1): 88-93.
[13] Hamel MB, Teno JM, Goldman L, et al. Patient age and decisions to withhold life-sustaining treatments from seriously ill, hospitalized adults. SUPPORT Investigators. Study to Understand Prognoses and Preferences for Outcomes and Risks of Treatment. Ann Intern Med, 1999, 130(2): 116-125.
[14] Garrouste-Orgeas M, Montuclard L, Timsit JF, et al. Predictors of intensive care unit refusal in French intensive care units: a multiple-center study. Crit Care Med, 2005, 33(4): 750-755.
[15] Allegretti AS, Steele DJ, David-Kasdan JA, et al. Continuous renal replacement therapy outcomes in acute kidney injury and end-stage renal disease: a cohort study. Crit Care, 2013, 17(3): R109.
[16] Park JY, An JN, Jhee JH, et al. Early initiation of continuous renal replacement therapy improves survival of elderly patients with acute kidney injury: a multicenter prospective cohort study. Crit Care, 2016, 20(1): 260.
[17] Nash DM, Przech S, Wald R, et al. Systematic review and meta-analysis of renal replacement therapy modalities for acute kidney injury in the intensive care unit. J Crit Care, 2017, 41: 138-144.
[18] Rhee H, Jang KS, Park JM, et al. Short- and long-term mortality rates of elderly acute kidney injury patients who underwent continuous renal replacement therapy. PLoS One, 2016, 11(11): e0167067.
[19] Druml W, Metnitz B, Schaden E, et al. Impact of body mass on incidence and prognosis of acute kidney injury requiring renal replacement therapy, 2010, 36(7): 1221-1228.
[20] Van Den Brand J, Pippias M, Stel VS, et al. Lifetime risk of renal replacement therapy in Europe: a population-based study using data from the ERA-EDTA Registry. Nephrol Dial Transplant, 2017, 32(2): 348-355.

第三节　老年重症患者流行病学给我们的启示

重症医学科代表着稀缺和昂贵的医疗资源，而老年患者的入住是一个挑战。目前，老年重症患者的转入尚没有统一的标准，也没有可靠的数据和指南来指导重症医师的判断。现实工作中，需要临床医师根据流行病学结果、患者病情危重程度及患者获益等综合评估，导致不同的临床医学中心和不同的医师做出的决策并不一致。故本节将尝试依据目前有限的相关研究数据，就这一主题进行探讨。

一、老年重症的流行病学

人口老龄化是世界范围内的一个重要趋势。在过去的50年里，60岁以上的人口比例增加了2倍，到2050年，这一比例将再次增加3倍；其中，老年组（≥80岁）增长最快（3.8%/年）。人口老龄化对我们的健康系统有重大影响，包括ICU。老年人（≥65岁）占总人口的14.5%，占ICU住院人数的42%～52%，占ICU住院天数的60%。伴随着老年人口的急剧增加，这一比例将进一步增加。

值得关注的是，1980—1990年，美国85岁以上的人口增长了40%，百岁老人的数量翻了一番。美国最近监测到约12万高龄老年患者入住ICU，来自澳大利亚和新西兰57个重症医学科的数据也发现老年患者（80岁及以上）占所有入院患者的比例也高达13%。根据目前的数据估计，80岁及以上患者ICU入院率高达3.0%～16.5%，在为期6年的监测期间，高龄老年群体对ICU资源的利用率持续上升，每年约增加5.6%。入院率的高度变异性可能与研究设计、文化/地理变异和研究人群（即老年定义、疾病严重程度、治疗强度/分诊）的差异有关。

对入住ICU的危重老年患者的观察数据表明，老年重症患者的住院病死率达24%～40%，3个月病死率为39%～41%，6个月病死率为37%～51%，1年病死率为44%～68%。来自苏格兰ICU的队列研究显示，2005—2010年期间47 779例患者中入住ICU且≥80岁的患者共4561例，<65岁的患者共26 784例。研究结果显示，ICU老年患者较非老年病死率增加（26.4% *vs.* 16.1%，$P<0.0001$）；年龄是预测死亡的独立危险因素（*OR* 1.46，95%*CI* 1.23～1.73，$P<0.0001$）。

此外，1项来自加拿大的多中心前瞻性队列研究发现，80岁以上的危重病患者入住内科、外科ICU的病死率更高，住院时间更长。该研究共纳入1671例老年患者，平均年龄84.5岁，基线急性生理和慢性健康评估评分为22.4分，基线序贯器官衰竭评估评分为5.3分，ICU总病死率为21.8%，医院总病死率为35.0%。内科患者中位住ICU时间为4.1天，住院时间为16.2天，ICU病死率为26.5%，医院病死率为41.5%。外科患者中位住ICU时间为3.8天，住院时间为20.1天，ICU病死率为18.7%，住院病死率为31.6%。研究结果提示，内科患者的住ICU时间较长，ICU和医院病死率高于外科患者。

以上流行病学的调查数据可能对老年人口迅速扩大的地区的 ICU 病床的资源规划具有指导意义。

二、入住 ICU 对老年重症患者预后的影响

在卫生保健支出控制的背景下，适当的重症监护资源利用是一个重要问题。然而，许多医师对老年患者是否能从 ICU 入住中获益表示怀疑。老年患者的生理储备与年龄有关，慢性病患病率更高，虚弱更为常见。这些与年龄相关的生理病理变化使老年患者更容易受到急性疾病引起的压力，使他们在危重病时面临较高的死亡风险，使该人群中入住 ICU 的益处不确定。

观察性研究报道了相互矛盾的结果。一些研究表明，入住 ICU 有好处，而另一些则没有。这些不确定性和缺乏适合老年患者的分诊指南，导致老年患者入住 ICU 的临床实践存在广泛的异质性。例如，2 项观察性研究发现，入住 ICU 的老年患者比未入住 ICU 的老年患者 1 个月病死率降低；而另外的研究则发现，入住 ICU 不能降低老年患者的短期病死率。但这些研究有一定的局限性，如回顾性或观察性设计、年龄界限的不均一性及对已知预后因素的调整，以及急诊科医师在转诊 ICU 前没有充分考虑分诊过程等。

近期也有前瞻随机设计的临床试验对这一问题进行讨论。1 项来自法国的随机临床试验对 3037 例 75 岁及以上无癌症、无功能状态障碍（日常生活活动独立性指数≥4）、无营养状态障碍的危重症患者进行多中心、整群的随机临床试验。结果表明，与常规做法相比，系统性 ICU 入院建议显著提高了 ICU 的入院率，但对 6 个月病死率没有显著影响（*RR* 1.05）；2 组 6 个月时的功能状态和生活质量无显著差异。提示临床医师需要更多的研究来理解接受老年患者到 ICU 的决定。1 项前瞻性多中心观察研究对 2646 例 80 岁及以上的危重症患者进行研究，也提示在 ICU 入院后 6 个月内没有病死率获益（50.6% *vs.* 50.7%）。

三、老年重症患者的预后影响因素及 ICU 入排条件

重症医学医师根据并发症、预期寿命和 ICU 预期效益，每天对其他患者类别（包括年轻患者）进行入院分诊，那么老年患者的入选标准和排除标准是否合适呢？研究表明，医师之间和中心之间存在相当大的差异，很多决策出现分歧。为了探索合适的入排标准，探索老年重症患者在 ICU 预后不佳的危险因素，发现哪些能够从 ICU 入住中获益的人群至关重要。近期有研究对老年重症患者入住 ICU 对预后的影响因素进行了探索。1 项对入住 ICU 的 71 例 75 岁以上老年患者的单中心前瞻性观察研究发现，高龄、危重症、心肺复苏、需要机械通气和（或）血管升压治疗是与入住 ICU 的老年患者不良结局相关的独立危险因素，针对具有这些高危因素的高龄患者，考虑 ICU 以外的替代方案可能更具意义。

值得重视的是，尽管研究发现年龄是老年危重症患者预后的独立预测因素，然而“生理”年龄的替代测量可能更为相关。例如，对虚弱程度的评估可以帮助做出更加准确的预测和合理的决策，不仅与短期生存相关，而且与重症后的功能状态及生活质量等次要重点相关。所谓虚弱是一种生理功能

下降的状态，尽管可能是可逆的，但是在虚弱状态下，患者各器官生理储备明显减少，此时即使是轻微的应激（如尿路感染）也可能导致严重感染，并迅速出现多器官功能不全。因此，危重症患者是否合并虚弱状态和预后密切相关。

由于绝大部分的卫生保健支出常常发生在生命的最后几个月，因此卫生保健经济效益的评估不能仅以死亡作为评价指标，以患者为中心的预后结果包括器官功能、认知障碍和生活质量，均应作为危重症幸存者预后的重要评价指标。其中，生活质量是最直观但难以量化的结果，近期已经开始得到临床医师的广泛重视。

此外，未来的研究需要集中在如何根据患者本身的需求，对老年重症患者提供诊治和护理，并最大限度地降低对医疗支出的影响。

综上所述，考虑到老年患者对重症监护需求的日益增长、医疗资源分配和支出控制及重症监护可能缺乏的长期效益，需要系统地、深思熟虑地评估每位危重症老年患者入住 ICU 的潜在益处和危害，以最终决定是否收入 ICU。

（中山大学附属第一医院　颜默磊　蔡国龙）

参考文献

[1] United Nations. Population Division Department of Economic and Social Affairs: World Population Ageing 2013. New York, 2013[2019-01-13]. Available at: http: //www. un. org/en/development/desa/population/publications/pdf/ageing/WorldPopulationAgeing2013. pdf.

[2] Zivot JB. Elderly patients in the ICU worth it or not?Crit Care Med, 2016, 44(4): 842-384.

[3] Bagshaw SM, Webb SA, Delaney A, et al. Very old patients admitted to intensive care in Australia and New Zealand: a multi-centre cohort analysis. Critical Care, 2009, 13(2): R45.

[4] McDermid RC, Bagshaw SM. ICU and critical care outreach for the elderly. Best Pract Res Clin Anaesthesiol, 2011, 25(3): 439-449.

[5] Flaatten H, de Lange DW, Artigas A, et al. The status of intensive care medicine research and a future agenda for very old patients in the ICU. Intensive Care Med, 2017, 43(9): 1319-1328.

[6] Fuchs L, Novack V, McLennan S, et al. Trends in severity of illness on ICU admission and mortality among the elderly. PLoS One, 2014, 9(4): e93234.

[7] Andersen FH, Flaatten H, Klepstad P, et al. Long-term survival and quality of life after intensive care for patients 80 years of age or older. Ann Intensive Care, 2015, 5(1): 53.

[8] Duke GJ, Barker A, Knott CI, et al. Outcomes of older people receiving intensive care in Victoria. Med J Aust, 2014, 200(6): 323-326.

[9] Heyland DK, Garland A, Bagshaw SM, et al. Recovery after critical illness in patients aged 80 years or older: a multi-center prospective observational cohort study. Intensive Care Med, 2015, 41(11): 1911-1920.

[10] Zeng A, Song X, Dong J, et al. Mortality in relation to frailty in patients admitted to a specialized geriatric intensive care unit. J Gerontol A Biol Sci Med Sci, 2015, 70(12): 1586-1594.

[10] Docherty A, Lone N, Anderson N, et al. Epidemiology and outcomes of older patients admitted to Scottish intensive care units: a national database linkage study. Lancet, 2015, 385 (Suppl 1): S33.

[11] Ball IM, Bagshaw SM, Burns KE, et al. Outcomes of elderly critically ill medical and surgical patients: a multicentre cohort study. Can J Anaesth, 2017, 64(3): 260-269.

[12] Flaatten H, de Lange DW, Artigas A, et al. The status of intensive care medicine research and a future agend a for very old patients in the ICU. Intensive Care Med, 2017, 43(9): 1319-1328.

[13] Chin-Yee N, D'Egidio G, Thavorn K, et al. Cost analysis of the very elderly admitted to intensive care units. Crit Care, 2017, 21(1): 109.

[14] Nguyen YL, Angus DC, Boumendil A, et al. The challenge of admitting the very elderly to intensive care. Ann Intensive Care, 2011, 1(1): 29.

[15] Boumendil A, Angus DC, Guitonneau AL, et al. Variability of intensive care admission decisions for the very elderly. PLoS One, 2012, 7(4): e34387.

[16] Heyland D, Cook D, Bagshaw SM, et al. The very elderly admitted to ICU: a quality finish? Crit Care Med, 2015, 43(7): 1352-1360.

[17] Sprung CL, Artigas A, Kesecioglu J, et al. The Eldicus prospective, observational study of triage decision making in European intensive care units. Part II: intensive care benefit for the elderly. Crit Care Med, 2012, 40(1): 132-138.

[18] Valley TS, Sjoding MW, Ryan AM, et al. Association of intensive care unit admission with mortality among older patients withpneumonia. JAMA, 2015, 314(12): 1272-1279.

[19] Fuchs L, Novack V, McLennan S, et al. Trends in severity of illness on ICU admission and mortality among the elderly. PLoS One, 2014, 9(4): e93234.

[20] Guidet B, Leblanc G, Simon T, et al. Effect of systematic intensive care unit triage on long-term mortality among critically ill elderly patients in France: a randomized clinical trial. JAMA, 2017, 318(15): 1450-1459.

[21] Boumendil A, Angus DC, Guitonneau AL, et al. Variability of intensive care admission decisions for the very elderly. PLoS One, 2012, 7(4): e34387.

[22] Orsini J, Butala A, Salomon S, et al. Prognostic factors associated with adverse outcome among critically ill elderly patients admitted to the intensive care unit. Geriatr Gerontol Int, 2015 , 15(7): 889-894.

[23] Kaarlola A, Tallgren M , Pettila V. Long-term survival, quality of life, and quality-adjusted life-years among critically ill elderly patients. Critical Care Medicine, 2006, 34(8): 2120-2126.

[24] Rockwood K, Mogilner A, Mitnitski A. Changes with age in the distribution of a frailty index. Mechanisms of Ageing and Development, 2004, 125(7): 517-519.

[25] Cuthbertson BH, Roughton S, Jenkinson D, et al. Quality of life in the five years after intensive care: a cohort study. Critical Care, 2010, 14(1): R6.

[26] Leblanc G, Boumendil A, Guidet B. Ten things to know about critically ill elderly patients. Intensive Care Med, 2017, 43(2): 217-219.

第四节　重症免疫缺陷患者耐药菌的诊治

免疫缺陷是由于人体免疫系统先天发育缺陷或实体器官移植、中性粒细胞缺乏、恶性肿瘤、蛋白质丢失、使用免疫抑制药物、医源性放射性损伤及严重感染（如 HIV 引起的 AIDS 等疾病）致使机体免疫功能低下的一种状态。此类患者最重要的临床表现为反复感染或发生严重感染性疾病，极易出现多重耐药菌（multidrug resistance bacteria，MDRB）感染，导致预后不佳。因此，免疫缺陷患者耐药菌的诊治已成为临床关注的焦点问题。本节将重点讨论与重症患者相关的后天获得性免疫缺陷患者耐药菌的诊治。

一、免疫缺陷患者耐药菌感染的流行病学情况

1. 实体器官移植　实体器官移植患者合并耐药菌感染，除了要注意产超广谱β内酰胺酶（extended spectrum beta-lactamase，ESBL）肠杆菌科细菌，还要考虑耐药肠球菌、金黄色葡萄球菌、鲍曼不动杆菌和铜绿假单胞菌感染的可能。实体器官移植人群中革兰阴性菌血症的发生率为普通人群的 10 倍。Serifoglu 等对包括 41 例实体器官移植患者的研究发现，鲍曼不动杆菌的感染率为 6.1%，最常见的感染部位是肺部（48.8%）和血流（36.6%），58.5% 的患者在移植后 1 年内出现感染，30 天死亡率为 41.5%（17/41）。Geladari 等对包括耐碳青霉烯类革兰阴性菌（carbapenem-resistant gram-negative bacillus，CR-GNB）感染的 47 例实体器官移植患者的研究发现，血流感染 9 例，尿路感染 13 例，手术部位感染 25 例，最常见的感染病原体是肺炎克雷伯菌 31 例，其次是鲍曼不动杆菌 10 例和铜绿假单胞菌 6 例。

2. 中性粒细胞减少　Satlin 等的研究纳入 1992 例中性粒细胞减少的血液恶性肿瘤合并血流感染的患者，发现其合并耐碳氢霉烯肠杆菌（carbapenem resistant Enterobacteriaceae，CRE）血流感染比例显著高于其他类型住院患者（1.8% *vs.* 0.7%，$P=0.003$）。Gudiol 等在 1 项纳入 1723 例菌血症患者的研究中发现，795 例发生在中性粒细胞减少的癌症患者中，其中最常见的致病菌为铜绿假单胞菌（39.6%）、肺炎链球菌（20.6%）和大肠埃希菌（8.6%），12.8% 的革兰阴性菌为 MDRB。Tohamy 等从 2015 年 11 月至 2016 年 10 月共采集了埃及 1 家三级癌症医院发热性中性粒细胞减少症患者的 529 份血液标本。结果显示，195 份为阳性，其中 102 份（102/195，52.3%）为革兰阴性菌，93 份（93/195，47.7%）为革兰阳性菌。在 102 种革兰阴性菌中，70 种（70/102，68.6%）为 MDRB，包括大肠埃希菌（27/70，38.6%）、肺炎克雷伯菌（24/70，34.3%）、鲍曼不动杆菌（9/70，12.8%）、阴沟肠杆菌（4/70，5.7%）、铜绿假单胞菌（2/70，2.8%）和产酸克雷伯菌（2/70，2.8%）。最常见的 ESBLs 基因依次为 *ctx-m*（39/70，55.7%）、*shv*（31/70，44.3%）和 *tem*（22/70，31.4%）。检测到的最常见的氨基糖苷耐药基因为 *aac(6')-Ib*（42/70，60%），其次为质粒介导的喹诺酮类耐药决定因子 *qnrA*（2/70，2.8%）、*qnrB*（9/70，12.8%）、*qnrS*（19/70，27.1%）。

3. 人免疫缺陷病毒感染与艾滋病　葡萄球菌，特别是耐甲氧西林金黄色葡萄球菌（methicillin

resistant staphylococcus aureus，MRSA），是 HIV 阳性患者最重要的机会性病原体之一。MRSA 在 HIV 阳性患者中导致更高的发病率、病死率、医疗费用，以及更长的住院时间和抗生素使用时间。美国大型医疗保健网络的回顾性研究发现，11% HIV 感染者合并有 MRSA 感染，而未感染者中合并 MRSA 的感染率仅为 1.4%。Sabbagh 等在 1 项纳入 21 个国家 30 050 例 HIV 感染患者的研究中发现，MRSA 的感染率平均为 7%，其中东南亚和美洲地区的感染率最高（分别为 16% 和 10%），而欧洲地区感染率最低（1%）。此外，HIV 患者容易合并结核感染，虽然近年来结核病发病率开始下降，但多重耐药结核（multidrug resistant tuberculosis，MDR-TB）和广泛耐药结核的发病率在迅速增加。在东欧和中亚地区，MDR-TB 及广泛耐药结核的发病率最高，其中白俄罗斯、俄罗斯和乌克兰的 MDR-TB 在新发结核中占 9%～35%，在复发结核中占 49%～77%；而在意大利、瑞士和英国，MDR-TB 在新发结核中占 1%～3%，复发结核中为 4%～14%。东欧国家中 HIV 合并结核感染患者 1 年病死率为 27%，其中合并 MDR-TB 感染的病死率约是药物敏感结核的 3 倍。

二、免疫缺陷患者耐药菌感染的诊断进展

免疫缺陷患者合并感染的临床表现可不典型，起病相对隐匿，无典型全身炎症反应综合征表现，并迅速出现休克或发展为多器官功能障碍综合征，伴有真菌感染的免疫缺陷患者可能以单个或多个器官功能损伤为主，而感染的相关临床指标（如发热、白细胞升高）不典型。由于免疫缺陷患者是多重耐药菌感染的高危因素之一，若不能及时诊断，预后更差。因此，对于免疫缺陷患者合并耐药菌感染的诊断，要求诊断技术与方法能够更加快速准确，缩短细菌表型和基因鉴定的时间，以及早期获得药敏试验的结果。

1. 基质辅助激光解吸电离飞行时间质谱法　基质辅助激光解吸电离飞行时间质谱法（matrix assisted laser desorption ionization time of flight mass spectrometry，MALDI-TOF MS）是临床微生物学中细菌种类级别的革命性鉴定技术，是一种有效的菌株分型和光谱分析工具，提供了在物种和亚种水平鉴定细菌的可能性，可以明显缩短样本鉴定的周转时间，检测异常或不常见的菌株类型。Kanaya 等回顾性分析 80 例同种异体造血干细胞移植患者的资料，传统方法共发现 92 例血流感染，而使用 MALDI-TOF MS 鉴定了其中 73 例致病细菌，总灵敏度为 79.3%，并且 MALDI-TOF 质谱可以鉴定出 73 例致病菌的菌种类型（73/73，100%），而传统方法仅能鉴定部分菌种类型（74/92，80.4%），MALDI-TOF MS 对细菌的鉴定时间较传统血培养方法明显缩短［（0.91±0.57）天 *vs.*（3.63±0.85）天］。研究结果提示，MALDI-TOF MS 在同种异体造血干细胞移植中可更加快速、可靠地鉴定血流感染的病原菌，尤其在中性粒细胞减少伴有革兰阳性和革兰阴性菌患者中具有高灵敏度。

2. 二代测序技术　二代测序技术（next generation sequencing，NGS）又被称为高通量测序技术。缩短了 MDRB 中耐药基因的检测时间，有助于医师可以非常迅速地识别病原体及其耐药谱。Kampmeier 等于 2016 年 2—7 月，在造血干细胞移植（hematopoietic stem cell transplantation，HSCT）病房内发现 4 例患者合并嗜麦芽窄食单胞菌血流感染，在对环境和血液培养样品进行全基因组测序分型后，显示 4 例患者中有 3 例以前曾有定植。对 7 株嗜麦芽窄食单胞菌进行抗生素敏感性试验后发现 2 株耐甲氧苄啶 / 磺胺甲噁唑、5 株易感菌株。基于全基因组测序显示，在患者的分离株之间不存在

任何密切的基因型关系，而与从淋浴出口的分离株密切相关。因此，通过全基因组测序分型否定了在HSCT病房中存在嗜麦芽窄食单胞菌的暴发，提示了卫生设施可能是其传播的实际源头。

3. 实时聚合酶链反应 PCR是目前检测和定量已知抗生素耐药基因或病原菌存在的最快分子技术，能够在不到5小时内确定已知特定表型的基因。2018年，Kamel等报道了埃及发热性中性粒细胞减少症患儿碳青霉烯耐药革兰阴性菌的流行情况。结果显示，在171种肠杆菌分离株中有116种（94.15%）对3种或3种以上的抗生素产生耐药性，并被认为具有多重耐药性。此外，碳青霉烯类耐药率呈现令人担忧的趋势，171株肠杆菌中有113株（66.08%）及14株非发酵杆菌中有12株（85.71%）对至少一种碳青霉烯类耐药。通过一系列表型试验初步筛选潜在碳青霉烯酶的产生菌株，对29个提取的质粒采用PCR进行分子鉴定（使用5个常用碳青霉烯酶引物）。结果显示，blaOXA-48最为普遍占17个（58.62%），其后依次为blaNDM 8个（27.58%）、blaVIM 3个（10.30%）和blaKPC 2个（6.89%）。

三、免疫缺陷患者耐药菌感染的治疗进展

1. 双碳青霉烯类药物联合使用 体外研究和动物实验均证实双碳青霉烯类药物联合使用具有潜在协同作用，但缺乏相应的临床试验数据支持。2017年，El Nekidy等报道了1例62岁白人女性肾移植术后4年免疫功能受损患者因继发于不同部位多重耐药肺炎克雷伯菌反复感染而多次入院治疗。尽管最小抑菌浓度（minimal inhibitory concentration，MIC）升高，但患者仍多次成功地使用厄他培南/美罗培南联合治疗。此外，Oliva等也报道了采用厄他培南/美罗培南联合成功治疗1例肾移植患者合并产KPC大肠埃希菌的严重血流感染。因此，双碳青霉烯类药物联合应用或许是治疗免疫缺陷患者合并耐碳青霉烯类肠杆菌感染的选择方案，有待进一步临床研究证实。

2. 静脉注射免疫球蛋白 静脉注射免疫球蛋白（intravenous immunoglobulin，IVIG）联合抗菌药物常用于治疗严重感染，体外研究显示其对免疫缺陷患者合并耐药菌感染的治疗可能也有一定帮助。Matsuo等从6例造血干细胞移植后接受免疫抑制药物的患者中分离中性粒细胞，观察IVIG对中性粒细胞杀伤活性和对中性粒细胞O_2^-释放及自噬作用的影响。结果显示，IVIG可显著提升免疫功能缺陷患者中性粒细胞对MDRB的杀菌能力，并呈时间依赖性，同时提高了O_2^-的释放。此外，IVIG治疗还增强了免疫缺陷患者中性粒细胞对多重耐药大肠埃希菌的自噬作用。

3. 粪便微生物群移植抑制多重耐药的肠道病原体 免疫功能缺陷患者，尤其是正在接受化疗和预防性抗生素治疗的患者，肠道微生物菌群失调促进了MDRB定植。肠道内携带耐药微生物是危及生命导致全身感染的危险因素，尤其是中性粒细胞减少的患者，耐药病原体可移位到血液中，引起耐药菌相关的血流感染。肠道菌群的多样性可以对抗MDR微生物的肠道定植。粪便微生物群移植策略（fecal microbiota transplantation，FMT）可使高达90%的难治性梭状芽孢杆菌感染患者完全缓解，包括免疫缺陷患者。Biliński等报道了1例肺炎克雷伯菌和大肠埃希菌定植的免疫缺陷患者，采用FMT从胃肠道中去定植/根除这些细菌。结果显示，通过FMT，降低了患者定植细菌的滴度，从而达到了治疗目的，降低了细菌通过肠壁进入血液的易感风险。

总之，目前流行病学资料显示免疫缺陷患者容易发生多重耐药菌感染或反复感染。合并耐碳青

霉烯类抗生素的鲍曼不动杆菌、铜绿假单胞杆菌、肠杆菌及 MRSA、MDR-TB 等耐药菌感染的免疫缺陷患者预后更差。由于免疫缺陷患者合并感染的临床表现可不典型，起病相对隐匿，因此，MALDI-TOF MS、NGS、PCR 等能够快速准确地鉴定耐药菌表型和基因分型的实验室诊断技术与方法具有广阔的应用前景。未来开发新型抗生素、优化抗菌方案（如双碳青霉烯类药物联合使用、静脉注射免疫球蛋白及粪便微生物群移植等多种治疗措施）对抗免疫缺陷患者的耐药菌感染尚有待临床进一步深入研究。

（吉林大学第一医院　张　东）

参考文献

[1] 中华医学会呼吸病学分会感染学组. 中国成人医院获得性肺炎与呼吸机相关性肺炎诊断和治疗指南（2018 版）. 中华结核和呼吸杂志，2018，41（4）：255-279.

[2] Serifoglu I, ErDekarginoglu B, Savas Bozbas S, et al. Clinical characteristics of acinetobacter baumannii infection in solid-organ transplant recipients. Exp Clin Transplant, 2018, 16(Suppl 1): 171-175.

[3] Geladari A, Karampatakis T, Antachopoulos C, et al. Epidemiological surveillance of multidrug-resistant gram-negative bacteria in a solid organ transplantation department. Transpl Infect Dis, 2017, 19(3): 12686.

[4] Satlin MJ, Cohen N, Ma KC, et al. Bacteremia due to carbapenem-resistant Enterobacteriaceae in neutropenic patients with hematologic malignancies. J Infect, 2016, 73(4): 336-345.

[5] Gudiol C, Royo-Cebrecos C, Laporte J, et al. Clinical features, aetiology and outcome of bacteraemic pneumonia in neutropenic cancer patients. Respirology, 2016, 21(8): 1411-1418.

[6] Tohamy ST, Aboshanab KM, El-Mahallawy HA, et al. Prevalence of multidrug-resistant Gram-negative pathogens isolated from febrile neutropeniccancer patients with bloodstream infections in Egypt and new synergistic antibioticcombinations. Infect Drug Resist, 2018, 11: 791-803.

[7] Sabbagh P, Riahi SM, Gamble HR, et al. The global and regional prevalence, burden, and risk factors for methicillin-resistant Staphylococcus aureus colonization in HIV-infected people: a systematic review and meta-analysis. Am J Infect Control, 2019, 47 (3): 323-333.

[8] Efsen AMW, Schultze A, Miller RF. Management of MDR-TB in HIV co-infected patients in Eastern Europe: Results from the TB: HIV study. J Infect, 2018 , 76(1): 44-54.

[9] Kanaya M, Hayashi Y, Hashimoto D, et al. MALDI-TOF MS in post-transplant bloodstream infections: reliable identification of causativebacteria in the neutropenic phase. Bone Marrow Transplant, 2017, 52(5): 778-780.

[10] Kampmeier S, Pillukat MH, Pettke A, et al. Evaluation of a stenotrophomonas maltophilia bacteremia cluster in hematopoietic stem cell transplantation recipients using whole genome sequencing. Antimicrob Resist Infect Control, 2017, 6: 115.

[11] Kamel NA, EI-Tayeb WN, EI-Ansary MR, et al. Phenotypic screening and molecular characterization of carbapenemase-

producing Gram-negative bacilli recovered from febrile neutropenic pediatric cancer patients in Egypt. PLoS One, 2018, 13(8): e0202119.

[12] EI Nekidy WS, Mooty MY, Attallah N, et al. Successful treatment of multidrug resistant Klebsiella pneu-moniae using dual carbapenemregimen in immunocompromised patient. ID Cases, 2017 , 9: 53-55.

[13] Oliva A, Cipolla A, Gizzi F, et al. Severe bloodstream infection due to KPC-producer e coli in a renal trans-plant recipient treated with the double-carbapenem regimen and analysis of In vitro synergy testing: a case report. Medicine (Baltimore), 2016, 95(7): e2243.

[14] Matsuo H, Itoh H, Kitamura N, et al. Intravenous immunoglobulin enhances the killing activity and auto-phagy of neutrophils isolated from immunocompromised patients against multidrug-resistant bacteria. Biochem Biophys Res Commun, 2015, 464(1): 94-99.

[15] Austin M, Mellow M, Tierney WM. Fecal microbiota transplantation in the treatment of Clostridium diffi-cile infections. Am J Med, 2014, 127(6): 479-483.

[16] Biliński J, Grzesiowski P, Muszy ń ski J, et al. Fecal microbiota transplantation inhibits multidrug-resistant gut pathogens: preliminary report performed in an immunocompromised host. Arch Immunol Ther Exp(Warsz), 2016, 64(3): 255-258.

第五节　ECMO 治疗免疫功能缺陷合并重度 ARDS

近些年，随着造血干细胞和实体器官移植的突破性进展，放疗、化疗及综合治疗的进步，风湿病和其他免疫相关疾病诊治水平的提高，糖皮质激素及免疫抑制药物的广泛使用，免疫功能缺陷的患者呈逐年上升趋势，且极易并发呼吸衰竭，这类患者越来越多地被收治到 ICU，日益受到重症医学的关注。同时，随着体外生命支持手段的不断进步，如体外膜肺氧合（extracorporeal membrane oxygenation，ECMO）等技术不断在重症患者中成功应用，使医师把 ECMO 的目光也逐渐关注到免疫功能缺陷患者，特别是合并重度 ARDS 的患者。

一、免疫功能缺陷患者合并 ARDS

随着重症医学理念的不断完善，器官功能支持技术的推陈出新，免疫功能缺陷患者的管理取得了显著进展，其生存率逐渐提高；但与免疫功能完善的危重症患者相比，其病死率仍然较高，特别是与机械通气相关的重症患者。目前，关于免疫功能缺陷患者合并 ARDS 的发病率、病因、诊治及预后的相关研究不多。2018 年，发表在 *Critical Care* 上的 1 篇文章基于 LUNG SAFE 研究数据的二次分析对免疫功能缺陷患者合并 ARDS 的流行病学及预后进行探讨，结果显示，对于 LUNG SAFE 收录的 2813 例 ARDS 患者，有 20.8% 为免疫功能缺陷合并 ARDS。患者免疫功能缺陷的病因多种多样，超过 60% 的患者为活动性肿瘤或血液系统肿瘤，另外 30% 的患者病因不明；但不管何种基础原因，感染是引起这部分免疫缺陷患者合并 ARDS 的最主要诱因。同时，对于合并同样严重程度的 ARDS，与普通重症患者相比，免疫缺陷患者的病死率明显升高（52.4% *vs.* 36.2%，P<0.0001）。因此，免疫缺陷患者合并 ARDS 的治疗策略、治疗结果等多方面可能较免疫功能完善的重症患者有所不同，需要引起格外重视。

二、ECMO 在免疫功能缺陷合并重度 ARDS 患者中的应用价值

1. ECMO 在重度 ARDS 患者中的应用　自 1972 年 ECMO 开始在临床应用以来，早期临床研究并未显示应用 ECMO 可以改善 ARDS 患者预后。自 2009 年 CESAR 研究证实早期应用 ECMO 在重度 ARDS 治疗中的作用以来，ECMO 逐渐成为重度 ARDS 重要的治疗措施。尤其是 2009 年在甲型 H1N1 流感暴发期间，澳大利亚、新西兰、加拿大及我国多所治疗机构应用 ECMO 技术成功救治了大量重症患者，使 ECMO 在常规抢救措施无效的严重低氧血症患者中的价值受到重新评价和积极重视。事实上，由于 CESAR 研究具有严重方法学上的局限性，VV-ECMO 广泛应用于严重 ARDS 患者仍缺乏有利证据来证实。2018 年，在 *the New England Journal of Medicine* 上发表了 1 项多中心的关于 ECMO 治疗严重 ARDS 的随机研究（EOLIA）试验，结果发现，ECMO 组 124 例中有 44 例（35%）死亡，对照组 125 例中 57 例（46%）死亡；对照组中 35 例（28%）患者随机分组后，交叉到 ECMO 后 20 例（57%）死亡。因此，即使包含由对照组 28% 转为 ECMO 治疗的患者，研究结果也提示早期 ECMO 治疗与传统的机械通气策略相比较并没有明显优势，这使得 ECMO 在重度 ARDS 患者中的应用蒙上一层阴影。由于 ARDS 原发病的异质性，未来仍需要更多的研究进一步探索适合应用 ECMO 的合适人群。

2. ECMO 在免疫功能缺陷合并重度 ARDS 患者中的应用　作为一类特殊人群，免疫功能缺陷合并重度 ARDS 的患者一直未受到明显关注。事实上，在近期发表的一些队列研究中，我们可以发现在接受 ECMO 治疗的重度 ARDS 患者中有 19%～31% 为免疫功能缺陷合并重度 ARDS。因此，在这部分患者中应用 ECMO 是否获益仍不明确。2018 年，在 *American Journal of Respiratory and Critical Care Medicine* 上发表了 1 项国际多中心回顾性研究，其关注的正是免疫功能缺陷合并中、重度 ARDS 患者 ECMO 的治疗价值，同时探索在这部分人群中引起 ECMO 并发症的高危因素，希望能找到在 ECMO 治疗前预测患者死亡的风险因素。该研究包含了来自 7 个国家 10 家 ICU 的 2008—2015 年纳入的免疫功能缺陷且使用 ECMO 治疗的中、重度 ARDS 患者。其中免疫功能缺陷人群的定义为：①血液恶性肿瘤；②活动性实体瘤或过去 1 年内受到特定的抗肿瘤治疗；③实体器官移植；④获得性免疫缺陷综合征（acquired immune deficiency syndrome，AIDS）；⑤长期或大剂量糖皮质激素或免疫抑制剂治疗。结果显示，共有 203 例免疫功能缺陷合并 ARDS 的患者纳入研究，94% 患者使用 VV-ECMO，最后 42% 的患者成功撤离 ECMO 支持，34% 患者成功转出 ICU，6 个月生存率为 30%。进一步的研究发现，入 ICU 后 6 个月生存率取决于患者免疫功能缺陷的类型。实体器官移植、长期或大剂量糖皮质激素或免疫抑制剂治疗、AIDS、血液系统恶性肿瘤和实体瘤入 ICU 后 6 个月生存率分别为 40%、37%、26%、24% 和 20%；其中血液系统恶性肿瘤患者对比其他组预后不良更加明显（P=0.02）。并且在入 ICU 前诊断免疫功能缺陷超过 30 天的患者相比小于 30 天的患者，6 个月生存率前者更低（22% *vs.* 51%，P=0.0004）。除此之外，低血小板

计数、高二氧化碳分压、高龄和高驱动压可作为免疫功能缺陷合并 ARDS 患者使用 ECMO 前 6 个月死亡的独立预测因子。该研究还将 136 例免疫功能缺陷合并 ARDS 接受 ECMO 治疗的患者与免疫力正常合并 ARDS 接受 ECMO 治疗的患者进行匹配队列分析，发现免疫功能缺陷患者 6 个月病死率极高（70% *vs.* 26%，P<0.0001）。该研究尽管为回顾性研究，但对于免疫功能缺陷合并 ARDS 患者能否从 ECMO 治疗中获益给予了我们极大的启示。诊断为免疫功能缺陷时间较短（<30 天）的患者在合并严重 ARDS 使用 ECMO 治疗时，相对长时间免疫功能缺陷（>30 天）的患者其预后更好。然而，和免疫功能正常的患者相比，免疫功能缺陷患者合并严重 ARDS 使用 ECMO 治疗时，其 6 个月生存率仍然偏低（仅为 30%）。2014 年，Azoulay 等在 *Intensive Care Medicine* 上发表了 1 项回顾性研究，对 1990—2011 年从 14 家 ICU 收治的 1004 例合并 ARDS 的肿瘤患者（86% 为血液系统恶性肿瘤，14% 为实体肿瘤）进行研究。结果发现，按照柏林定义，其中 326 例患者符合重度 ARDS，这部分未接受 ECMO 治疗的患者其病死率为 68.5%，生存率仅为 31.5%。虽然目前尚无对于免疫功能缺陷合并 ARDS 患者 ECMO 治疗与传统治疗的直接对照研究，但从历史资料的对比来看，在大多数血液系统恶性肿瘤，包括同种异体干细胞移植患者、实体肿瘤患者，当合并重度 ARDS 时，ECMO 治疗可能并不一定使患者获益，尤其是对于长时间存在免疫功能缺陷的患者。特别是对于造血干细胞移植后出现重度 ARDS 接受 ECMO 治疗的患者，仅有 20% 的存活率，事实上在造血干细胞移植后的前 6 个月，即使出现呼吸衰竭仍不提倡进行 ECMO 治疗，因为接受了 ECMO 治疗其存活率仍<5%。

综上所述，随着 ICU 收治免疫功能缺陷患者的逐渐增加，这类患者逐渐受到更多关注，其治疗难度更大，病死率更高。特别是当合并重度的 ARDS 时，作为挽救性治疗的 ECMO 支持并非对所有患者都适合。选择合适的患者，把握正确的时机，可能还需要更多的研究和临床实践去探索。

（中山大学附属第一医院　司　向　陈敏英）

参考文献

[1] White SL, Rawlinson W, Boan P, et al. Infectious disease transmission in solid organ transplantation: donor evaluation, recipient risk, and outcomes of transmission. Transplant Direct, 2018 , 5(1): e416.

[2] Van Vliet M, Verburg IW, van den Boogaard M, et al. Trends in admission prevalence, illness severity and survival of haematological patients treated in Dutch intensive care units. Intensive Care Med, 2014, 40(9): 1275-1284.

[3] Cortegiani A, Madotto F, Gregoretti C, et al. Immunocompromised patients with acute respiratory distress syndrome: secondary analysis of the LUNG SAFE database. Crit Care, 2018, 22(1): 157.

[4] Brodie D, Bacchetta M. Extracorporeal membrane oxygenation for ARDS in adults . N Engl J Med, 2011, 365(20): 1905-1914.

[5] Davies A, Jones D, Bailey M, et al. Extracorporeal Membrane Oxygenation for 2009 Influenza A(H1N1)Acute

Respiratory Distress Syndrome. JAMA, 2009, 302: 1888-1895.

[6] Pham T, Combes A, Rose H, et a1. Extraeorporeal membrane oxygenation for pandemic influenza A(H1 N1)-induced acute respiratory distress syndrome: a cohort study and propensity-matched analysis. Am J Respir Crit Care Med, 2013, 187 (3): 276-285.

[7] Patel BV, Barrett NA, Vuylsteke A, et al. ECMO for Severe Acute Respiratory Distress Syndrome. N Engl J Med, 2018, 379(11): 1090-1091.

[8] Schmidt M, Zogheib E, Roze H, et al. The PRESERVE mortality risk score and analysis of long-term outcomes after extracorporeal membrane oxygenation for severe acute respiratory distress syndrome. Intensive Care Med, 2013, 39: 1704-1713.

[9] Schmidt M, Bailey M, Sheldrake J, et al. Predicting survival after extracorporeal membrane oxygenation for severe acute respiratory failure. The Respiratory Extracorporeal Membrane Oxygenation Survival Prediction (RESP) score. Am J Respir Crit Care Med, 2014, 189: 1374-1382.

[10] Schmidt M, Schellongowski P, Patroniti N, et al. Six-month Outcome of Immunocompromised Severe ARDS Patients Rescued by ECMO. An International Multicenter Retrospective Study. Am J Respir Crit Care Med, 2018.

[11] Azoulay E, Lemiale V, Mokart D, et al. Acute respiratory distress syndrome in patients with malignancies. Intensive Care Med, 2014, 40(8): 1106-1114.

[12] Wohlfarth P, Beutel G, Lebiedz P, et al. Characteristics and Outcome of Patients After Allogeneic Hematopoietic Stem Cell Transplantation Treated With Extracorporeal Membrane Oxygenation for Acute Respiratory Distress Syndrome. Crit Care Med, 2017, 45(5): e500-e507.